2024

합격 선배들의 맥 one pick!

# 퍼시픽 작업치료사 국시대비 문제집 OCCUPATIONAL THERAPY

## 그림 실기형 문제

9 VOLUME

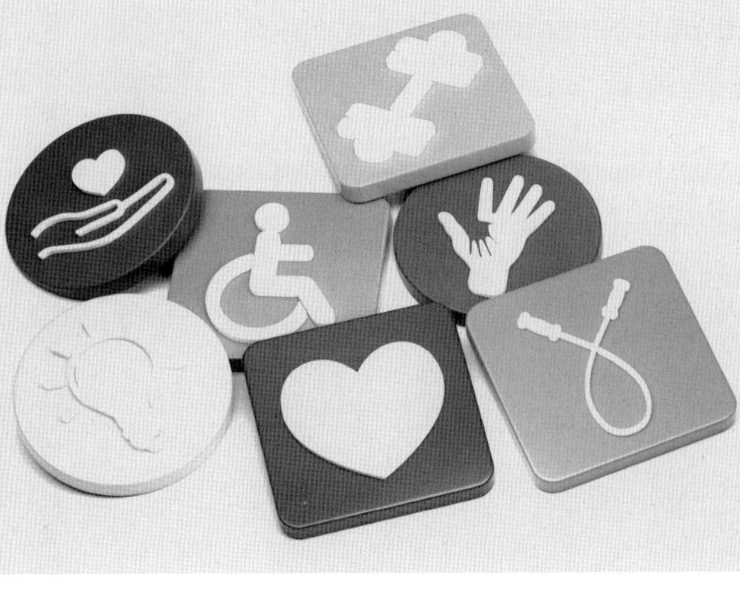

Pacific Books

작업치료사 국가시험

# 시험시간표 및 합격기준

## 시험과목

| 시험종별 | 시험 과목 수 | 문제수 | 배점 | 총점 | 문제형식 |
|---|---|---|---|---|---|
| 필기 | 3 | 190 | 1점/1문제 | 190점 | 객관식 5지선다형 |
| 실기 | 1 | 50 | 1점/1문제 | 50점 | 객관식 5지선다형 |

## 시험시간표

| 구분 | 시험과목(문제수) | 교시별 문제수 | 시험형식 | 입장시간 | 시험시간 |
|---|---|---|---|---|---|
| 1교시 | 1. 작업치료학 기초 (70)<br>2. 의료관계법규 (20) | 90 | 객관식 | ~08:30 | 09:00~10:10<br>(70분) |
| 2교시 | 1. 작업치료학 (100) | 100 | 객관식 | ~10:30 | 10:40~12:20<br>(100분) |
| 3교시 | 1. 실기시험 (50) | 50 | 객관식 | ~12:40 | 12:50~13:55<br>(65분) |

* 의료관계법규 : 「의료법」, 「의료기사 등에 관한 법률」, 「장애인복지법」, 「정신건강증진 및 정신질환자 복지서비스 지원에 관한 법률」, 「노인복지법」과 그 시행령 및 시행규칙

## 합격기준

- 필기시험에 있어서는 매 과목 만점의 40퍼센트 이상, 전과목 총점의 60퍼센트 이상 득점한 자를 합격자로 하고, 실기 시험에 있어서는 만점의 60퍼센트 이상 득점한자를 합격자로 합니다.
- 응시자격이 없는 것으로 확인된 경우에는 합격자 발표 이후에도 합격을 취소 합니다.

작업치료 분야는 그 어떤 영역보다 광범위하고 다차원적인 분야이다. 의학, 심리학, 사회학 등 인간 관련 다영역적 학문으로 매우 다양하고 복합적 성격을 지닌 학문이다. 국내 작업치료 역사는 한국전쟁을 시작으로 이미 반세기가 지났으며, 매우 다양한 분야로 진출하고 있다. 반면, 국내 작업치료의 교육 현실은 예전보다 많이 발전하였으나 전공 교육과정에 필요한 교재는 여전히 부족한 상태이며, 이로 인해 국가시험을 준비해야 하는 재학생들에게 큰 부담이 되고 있다. 이에 본 교재는 부족한 교육과정을 보충하고 중요한 내용들을 요약정리하므로 보다 쉽게 작업치료사 국가고시를 준비할 수 있도록 구성하였다.

최근 국가시험은 보다 전문적이고, 과학적이며, 다양한 문제들이 출제되는 경향을 보이고 있다. 과거 출간된 서적들 대부분이 암기형 문제 풀이식으로 구성되어 있어 국가시험을 준비하는 학생들에게 큰 도움을 주지 못했던 반면, 본 서적은 다양한 분야의 실기형·사례형 문제들을 탑재하는 동시에 풍부한 해설을 통해 체계적이고, 논리적 학습이 가능하도록 편집하였다.

본 교재는 학생들의 이해도를 높이기 위해 구체적이고, 보다 체계적인 해설과 매뉴얼을 제공하고 있으며, 실전 문제와 같은 문제들을 통해 국시 및 임상대비 능력을 극대화하고자 하였다. 국시에 필요한 전공과목의 체계적인 정리는 학생들 스스로 학습이 가능하도록 하였으며, 출제 비중이 높은 이론과 실기, 그에 따른 해설을 통해 학생들의 학습효과를 극대화하여 국가시험에 대한 자신감을 높여주고자 한다.

작업치료사 국가시험을 준비하는 모든 학생들에게 등대와 같은 교재가 되기를 희망하며…

2024년 4월

작업치료 국시연구회

★ 꼭! 알고 넘어가기!!

• 다양한 보조도구의 그림과 사용처를 잘 이해해해야 한다.
• 근골격계 및 신경계 질환의 특징들을 잘 숙지해야 한다.
• 증상에 따른 다양한 평가도구의 이해가 반드시 필요하다.

# 01

다음 그림과 같은 수준의 에너지 대사량(MET)은?

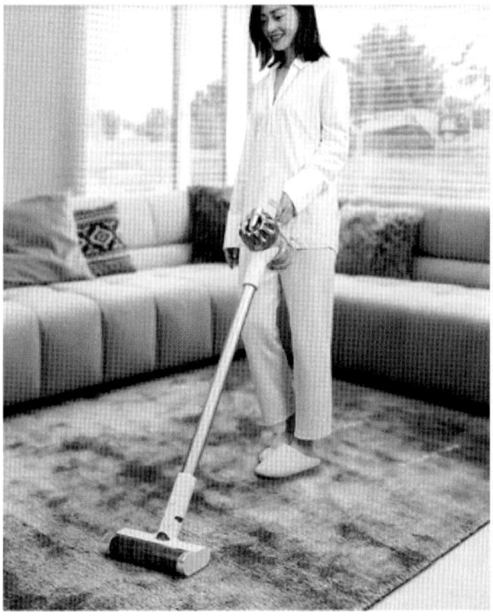

1) 옷 갈아입기
2) 침대보 바꾸기
3) 정원 잡초 뽑기
4) 뜨거운물 샤워
5) 평지에서 자전거타기

## 문제해설

**01** MET 사례

| | | |
|---|---|---|
| 2~3 | • 앉아서 스펀지 목욕하기(sponge bath)<br>• 서서하는 스펀지 목욕<br>• 옷 입기와 벗기<br>• 앉아서 따뜻한 물로 샤워하기<br>• 2~3mph로 걷기<br>• 1.2mph로 휠체어 타기 | • 먼지털기<br>• 밀가루 반죽(kneading dough)<br>• 작은 용기 씻기(hand washing)<br>• 진공청소기 사용하기<br>• 식사 준비하기<br>• 설거지하기<br>• 골프(golf) |
| 3~4 | • 서서 따뜻한 물로 샤워하기<br>• 좌변기에서 대변보기<br>• 계단 오르기 : 분당 24피트 | • 침대 준비하기(making abed)<br>• 청소(sweeping)<br>• 대걸레로 밀기(mopping)<br>• 정원 관리(gardening) |
| 4~5 | • 뜨거운 물로 샤워하기(hot shower)<br>• 침상용 변기(bed-pan)로 대변보기<br>• 성교 | • 침대 속(linens) 바꾸기<br>• 정원활동<br>– 원예(garden)<br>– 갈퀴질(rake)<br>– 잡초 뽑기(weed)<br>• 롤러스케이트 타기<br>• 수영하기 : 분당 200야드 |
| 5~6 | • 성교<br>• 계단 오르기 : 분당 30피트 | • 평지에서 10mph로 자전거 타기 |

**답** 1)

# 02

**다음과 같은 안경을 착용해야 하는 증상은?**

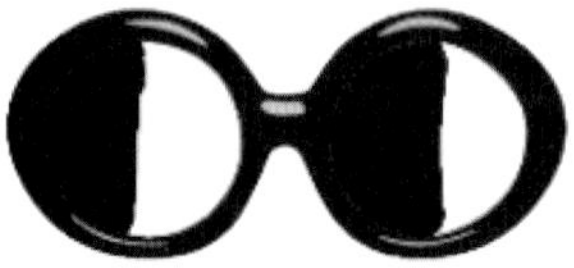

1) 변시증　　2) 편측무시
3) 황반변성　　4) 얼굴실인증
5) 당뇨망막병증

### 문제해설

**02** 시각손상(vision dysfunction)을 중재하는 방법들

- 시각차단(occlusion), 교정렌즈(corrective lense), 프리즘 렌즈(prism lenses), 눈운동(vision exercise), 환경적 적응(adaptation), 교정수술(corrective op) 등

| | |
|---|---|
| 시각 차단 | • 복시(double vision)가 있는 경우 사용<br>• 편측무시가 있는 경우<br>• 단기간의 보상 전략 |
| 프리즘 렌즈 | • 흐려진 형상에 도움<br>• 영구적 복시가 있을 경우 처방됨 |
| 시 운동 (vision exercise)의 순차적 구성 | • 시운동의 효능<br>– 잔존한 시력을 극대화 함<br>– 손상된 시각기술을 증진시킴<br>– 시각손상에 대한 환자의 자각(awareness)을 향상시킴<br>– 환자의 보상전략 학습을 도움<br>• 기초 기술부터 시작함<br>– 시각집중(visual attention), 추적(pursuit), saccade eye movement 등<br>– 점차 보다 어려운 기술로 진보해 나감(fusion, stereopsis 등) |

반을 가린 안경은 편측무시 환자를 위한 보상기법이다.

**답** 2)

# 03

**치매안심센터에서 다음과 물건을 사용하는 이유는?**

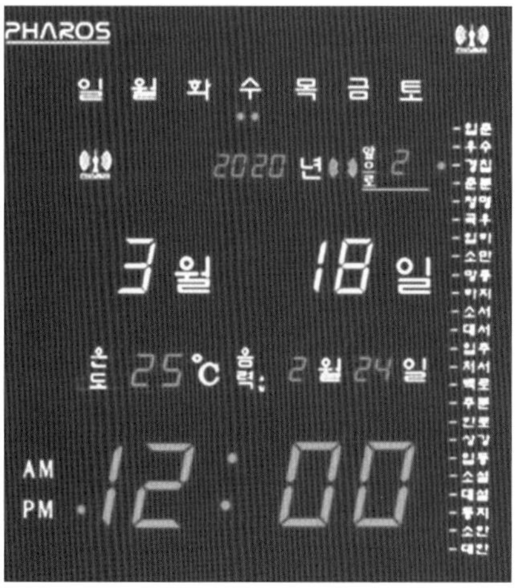


1) 현실인식　　2) 회상치료
3) 불안치료　　4) 인정중재
5) 편측무시 치료

**03** 치매환자에게 시계를 보여줌으로써 현실 인식을 증진시킬 수 있다.

**답** 1)

# 04

**경수 5번 완전손상 사지마비 환자에게 그림과 같은 훈련을 하는 목적은?**

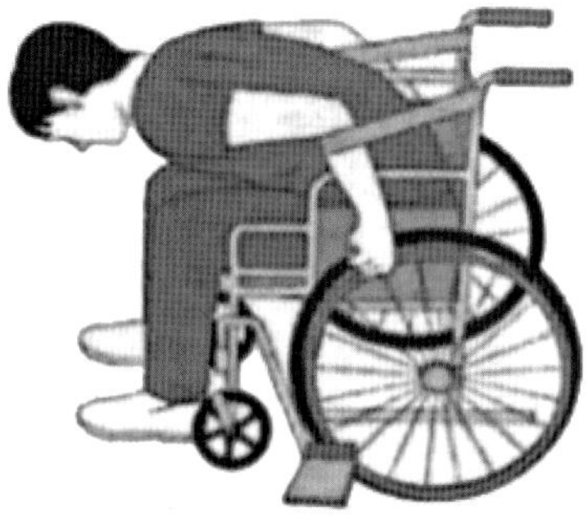

1) 배근육 근력 강화
2) 휠체어 추진력 향상
3) 어깨 관절가동범위 증진
4) 위팔세갈래근 근력 강화
5) 욕창을 예방하기 위한 압력 분산

# 05

**다음 부목(스프린트)를 써야하는 질환은?**

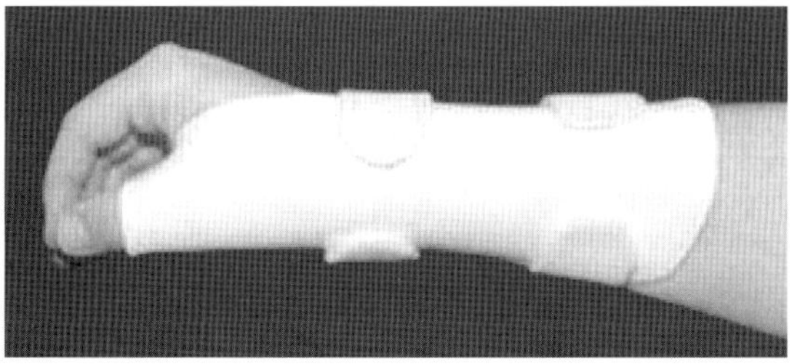

1) 방아쇠손가락
2) 단추구멍변형
3) 팔꿉굴증후군
4) 망치손가락변형
5) 드퀘르뱅힘줄활막염

## 문제해설

**04** C5~6 척수손상 환자의 욕창 예방법(가죽 루프를 이용한 압력 감소)이다.

| 어깨와 팔꿈치의 근력이 $F^+(3+)$ 이상인 사지마비 | • 상지로 엉덩이의 체중을 감소시키기 어려움<br>• 가죽 루프를 휠체어에 묶어 몸을 앞으로 기울여 엉덩이에 압력을 줄여줌 |
|---|---|

**답** 5)

**05 드퀘르뱅병**

엄지벌림근과 짧은엄지폄근을 싸고 있는 힘줄막의 염증으로 인해 손목 주위 통증, 물건을 잡을 때 엄지 손가락에 통증이 발생한다. 중재는 'long opponens splint'를 제공한다.

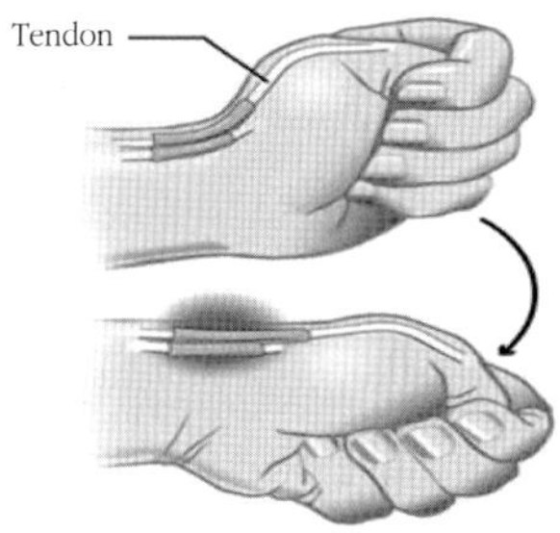


**답** 5)

# 06

**피아제 인지개념 중 다음 그림의 설명은?**

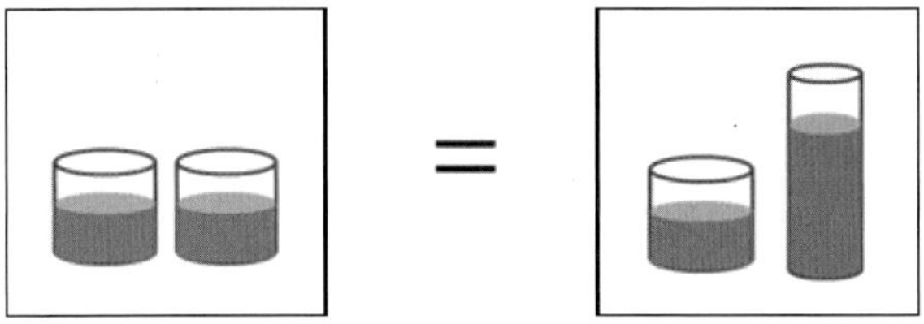

1) 서열화
2) 보존개념
3) 추상개념
4) 대상영속성
5) 물활론적사고

# 07

**그림의 의수를 착용해야 하는 절단 수준은?**

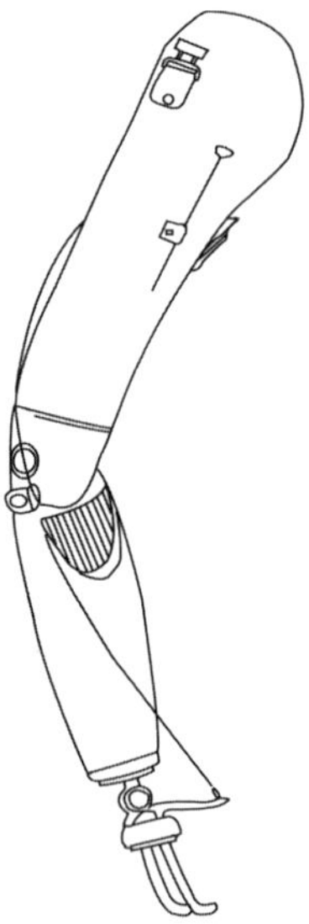

1) 위팔절단
2) 아래팔 절단
3) 손목관절 이단
4) 어깨관절 이단
5) 어깨뼈사이가슴 절단

**문제해설**

**06** 액체를 크기가 다른 용기에 넣어도 같다는 것을 앎 → 보존개념

**답** 2)

**07** 팔꿉 장치가 있으며, 케이블이 2개가 있는 transhumeral amputation 환자에게 필요한 의수이다.

**답** 1)

# 08

## 뇌성마비 아동에게 다음 그림과 같은 중재를 제공하는 목적은?

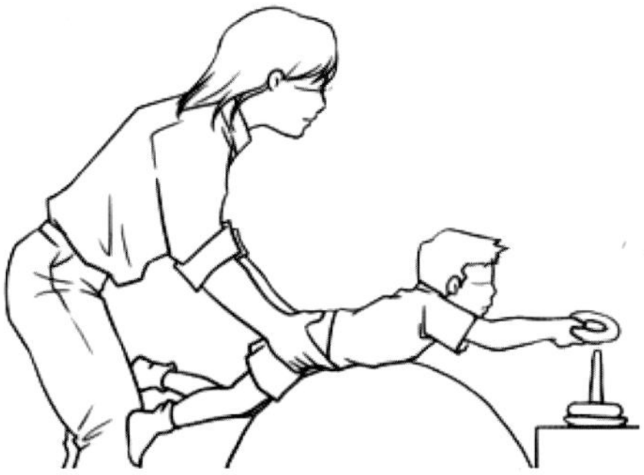

1) 몸통폄근강화
2) 무릎굽힘근강화
3) 손의장악력강화
4) 어깨벌림강화
5) 엉덩관절굽힘근강화

# 09

## 다음 중 DDST의 결과가 정상(normal)인 경우는?

1) 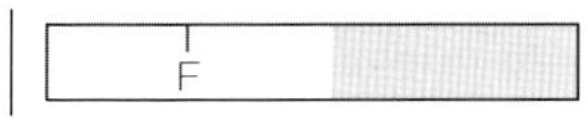


2) 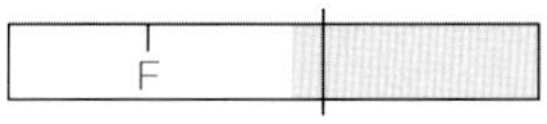


3) 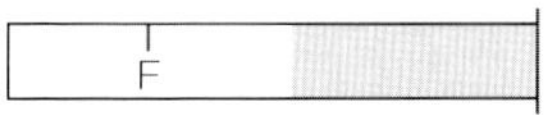


4) 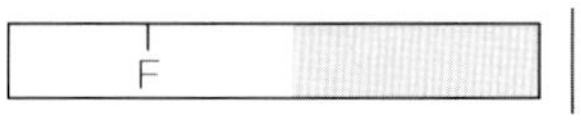


5) 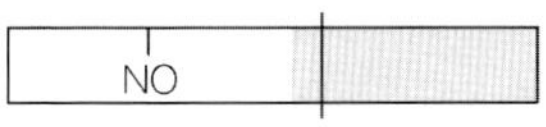


### 문제해설

**08** 몸통 폄근 강화 활동

- 공, 볼스터, 웨지 등을 이용해 다양한 활동을 수행할 수 있음
- 아동은 엎드려 누운 자세로 기울기가 있는 면에 놓임
- 장난감이나 부모의 목소리로 아동을 고무시킬 수 있음
  - 아동의 머리 들기를 촉진하기 위해
  - 정위 반응을 촉진하기 위해
- 기울기의 경사는 점차 감소시킴
- 아동은 한 손 또는 두 손을 사용할 수 있음
- 치료사의 핸들링을 통해 안정성(stability)이 제공되어야 함

**답** 1)

**09** DDST 결과 해석

| | | |
|---|---|---|
| 점수 (item scoring) | P (pass) | • 아동이 성공적으로 그 항목을 수행하거나 보호자가 그 항목을 수행한다고 보고할 경우 |
| | F (fail) | • 아동이 성공적으로 그 항목을 수행하지 못하거나 보호자가 그 항목을 수행하지 못한다고 보고할 경우 |
| | N.O (no opportunity) | • 보호자로 인해 또는 다른 이유로 인해 아동이 그 항목을 수행할 기회를 가지지 못했을 경우<br>– 이 점수는 '보고(R)' 항목에서 사용됨 |
| | R (refusal) | • 아동이 그 항목을 시도하려 하지 않음<br>– 거절은 아동에게 요구하기보다는 무엇을 해야 할지를 말해줌으로 최소화할 수 있음<br>– 보고 항목은 R(refusal)을 받을 수 없음 |
| 평가 해석 | 정상 (normal) | • 지연이 없고, 최대 1개의 주의 |
| | 의심 (suspect) | • 1개 이상의 지연과 2개 이상의 주의 |
| | 측정 불가 (untestable) | • 연령선의 왼쪽으로 완전히 떨어진 1개 항목 이상 또는 75~90% 영역의 연령 선에 교차된 1개 항목 이상에서 'refusal'을 획득했을 경우<br>– 1~2주 후에 다시 평가함 |

**답** 1)

# 10

**다음 그림의 발달장애 아동의 중재 목적은?**

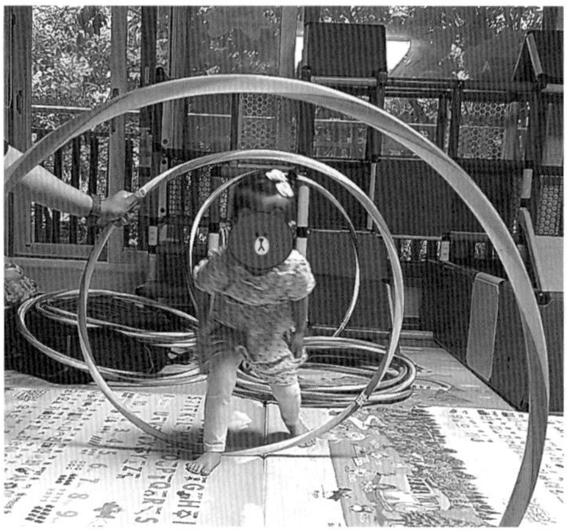

1) 근력강화
2) 지구력증진
3) 눈손협응증진
4) 운동계획능력증진
5) 관절가동범위증진

# 11

**다음 그림에 해당하는 반사로 옳은 것은?**

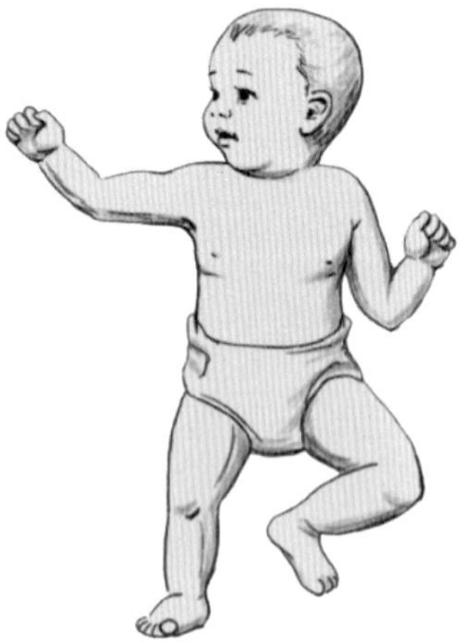

1) 모로반사
2) 미로 정위반사
3) 시각 정위반사
4) 비대칭성 목반사
5) 대칭성 목반사

**문제해설**

**10** 터널 지나기는 운동을 계획하고 실천하는 요소가 많이 포함된 활동이다.

**답** 4)

**11** 얼굴 쪽(머리를 돌린 쪽)의 팔과 다리 폄 또는 폄근의 긴장 증가 및 머리뒤쪽(반대쪽)의 팔과 다리 굽힘 또는 굽힘근의 긴장 증가를 볼 때 뇌줄기 수준의 반사인 비대칭성 긴장성 목반사(Asymmetrical Tonic Neck Reflex; ATNR)이다.

**답** 4)

# 12

다음 그림에서 검사하는 PNF패턴으로 옳은 것은?

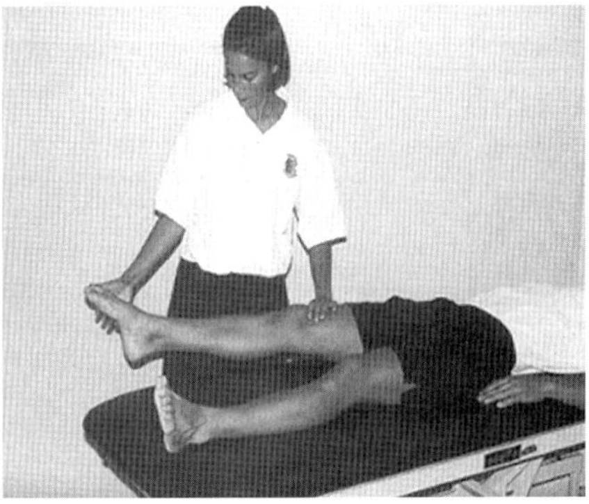

1) D1 Flexion
2) D1 Extension
3) D2 Flexion
4) D2 Extension
5) Reciprocal patterns

# 13

다음 X-ray 사진을 통해 알 수 있는 것은?

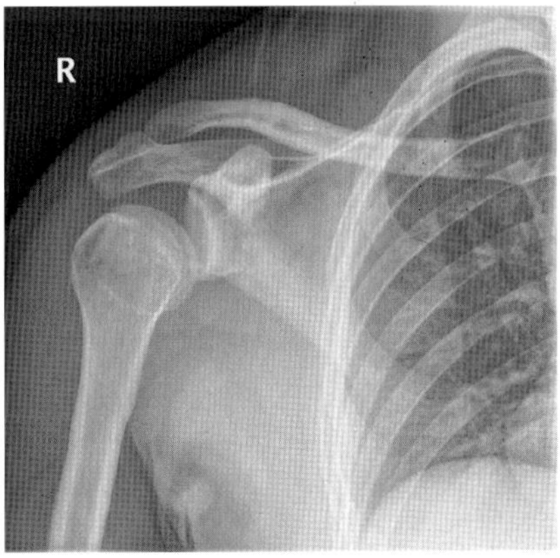


1) subluxation
2) thoracic outlet syndrome
3) cubital tunnel syndorme
4) carpal turner syndorme
5) colles fracture

## 문제해설

12 하지의 D1 Extension 패턴은 엉덩관절 폄, 벌림, 안쪽돌림, 무릎관절 굽힘 또는 폄, 발목 발바닥쪽굽힙, 외번, 발가락 굽힘이다.

| D1 Flexion | D1 Extension |
|---|---|
| 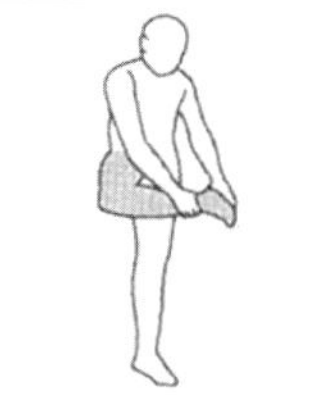 | 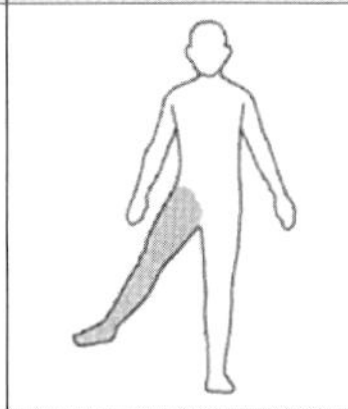 |
| **D2 Flexion** | **D2 Extension** |
| 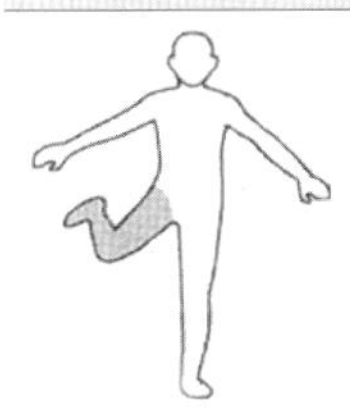 | 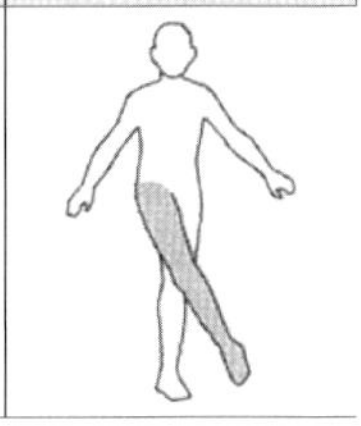 |

답 2)

13 아탈구(Subluxation)는 관절 또는 기관의 불완전하거나 일부분의 탈구로 불완전 탈구라고도 한다. 사진에서 위팔뼈(Humerus) 머리와 어깨뼈(Scapula)의 관절 오목이 마주하는 관절면의 일부가 아직 접촉을 유지하고 있는데 완전하지 못한 상태이다.

답 1)

# 14

**다음 검사를 통해 확인할 수 있는 지각기능은?**

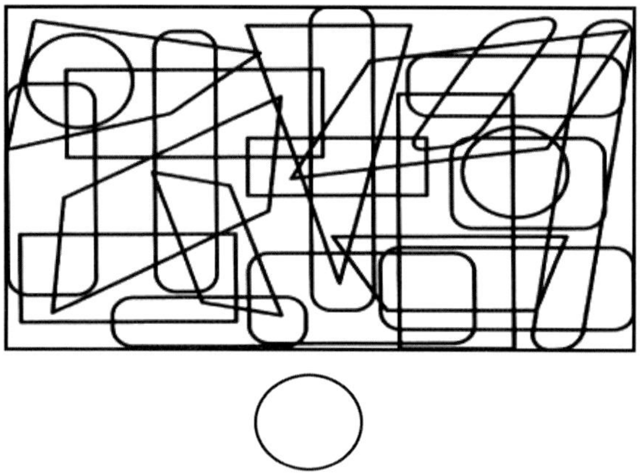

1) Visual Closure
2) Spatial relation
3) Form Constancy
4) Figure-Ground
5) Visual Short Term Memory

# 15

**다음과 같은 보조기가 필요한 척수손상 환자의 수준(level)은?**

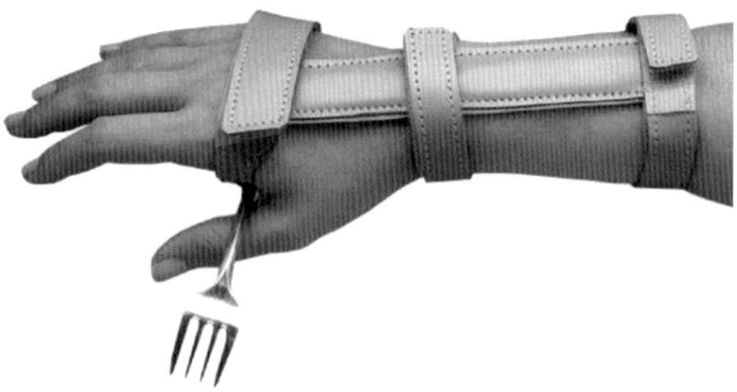

1) C4
2) C5
3) C6
4) C7
5) C8

**문제해설**

**14** 그림은 Motor-Free Visual Perception Test-3 (MVPT-3)의 하위검사 중 전경배경(Figure-Ground) 항목이다.

**답** 4)

**15** C5 환자는 손목 고정이 어렵기 때문에 손목지지대를 함께 사용해야한다. 손목지지대 없이 유니버셜커프만으로 식사가 가능한 것은 C6 수준이다.

**답** 2)

# 16

**다음 그림에서 사용한 쥐기 형태로 옳은 것은?**

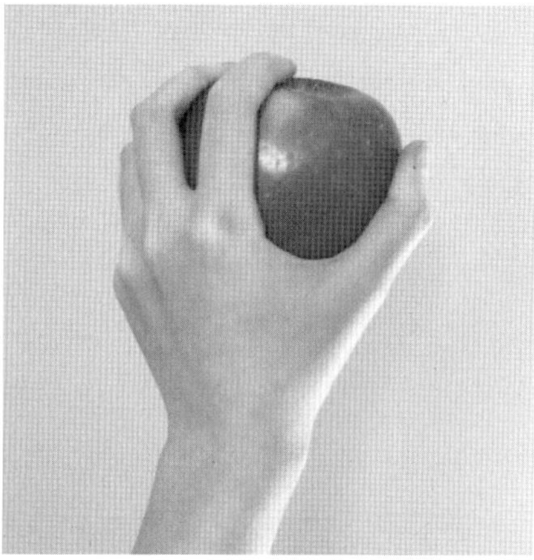

1) Gross grasp
2) Hook grasp
3) Palmar prehension
4) Spherical grasp
5) Cylindrical grasp

# 17

**다음 사진의 보조도구 사용 목적으로 옳은 것은?**

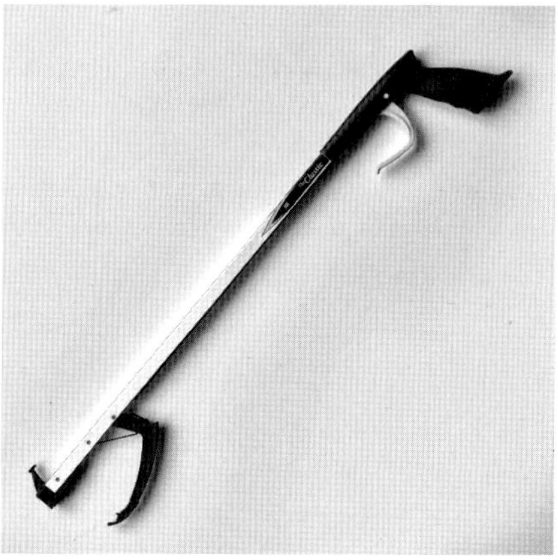

1) 미세운동
2) 협응
3) 근지구력
4) 근력
5) 관절가동범위

**문제해설**

**16** 그림에서 손목의 폄, 손가락 벌림, MCP 및 IP 관절의 약간의 굽힘을 하고 있으므로 구형 쥐기(Spherical grasp)이다. 구형 쥐기는 세로 활(Longitudinal arch)의 안정성이 필요하다.

**답** 4)

**17** 리처(Reacher)는 팔의 운동범위가 제한적이어서 물건을 집거나 내리는 것이 힘든 경우 사용하거나 다리기능에 장애가 있는 사용자가 바닥이나 멀리 떨어진 물건을 집을 때 손잡이를 당겨 사용하는 보조도구이다.

**답** 5)

# 18

**다음 경직형 뇌성마비 아동이 휠체어 사용에 필요한 보조도구로 옳은 것은?**

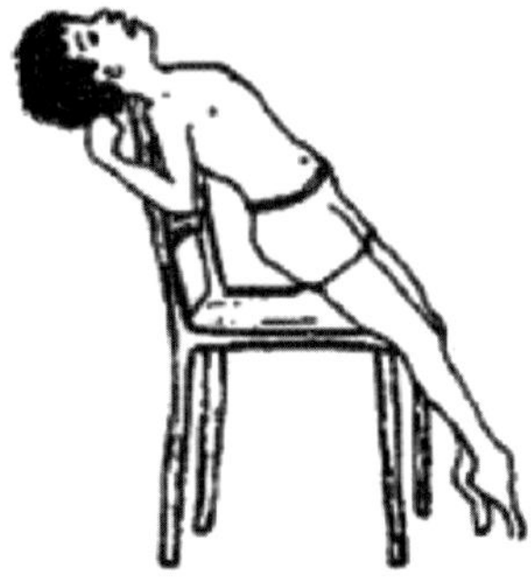

1) 벌림웨지
2) 긴 손잡이 빗
3) 로호방석
4) 피더시트
5) 미끄럼 방지 매트

# 19

**다음 사진과 같은 휠체어가 필요한 사례로 가장 타당한 것은?**

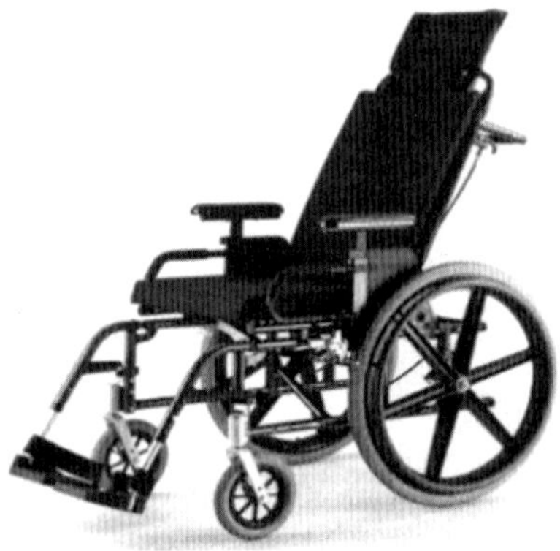

1) 편마비가 있는 경우
2) 편측무시가 있는 경우
3) 사지마비가 있는 경우
4) 기립성 저혈압이 있는 경우
5) 독립적인 이동을 훈련해야 하는 경우

## 문제해설

**18** 사진의 아동은 경직형 뇌성마비 아동으로 휠체어 사용시 벌림웨지를 사용하여 다리를 벌릴 수 있게 하여 휠체어에서 안정적으로 앉을 수 있도록 도와주어야 한다.

**답** 1)

**19** Manual recline wheelchair

- 환자를 뒤로 눕힐 수 있음
- 기립성 저혈압 환자, 심폐기능이 저하된 환자, 체중 감소가 필요한 환자 등에게 적용할 수 있음

**답** 4)

# 20

**삼킴장애 환자의 전기자극 방법 중 하나이다. 다음에서 수축하는 주요 근육은?**

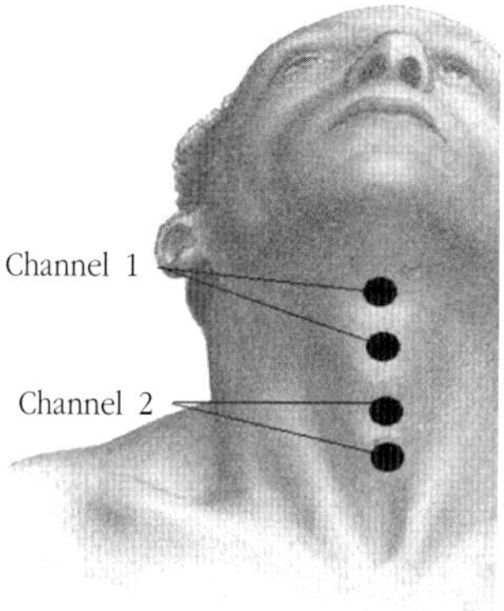


1) 볼근(Buccinator)
2) 등세모근(Trapezius)
3) 목뿔아래근(Infrahyoid)
4) 바깥혀근(Extrinsic tongue)
5) 복장빗장꼭지돌기근(Sternocleidomastoid)

# 21

**다음 두 도구와 가장 관계가 깊은 감각은?**

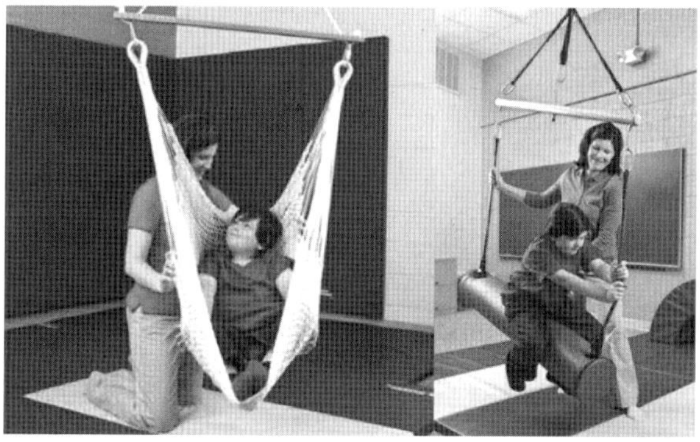

1) 촉각
2) 안뜰감각
3) 고유수용성감각
4) 시각
5) 입체지각

**문제해설**

**20** suprahyoid와 infrahyoid와 수축하기 위한 전극 배치 방법이다.

**답** 3)

**21** 그림의 도구들은 Hammock과 Bolster Swing으로 안뜰감각(Vestibular)과 가장 관계가 깊다.

**답** 2)

## 22

**아동의 검사 양성반응이 다음 그림과 같이 나타났다. 어떤 기능을 검사하는 것인가?**

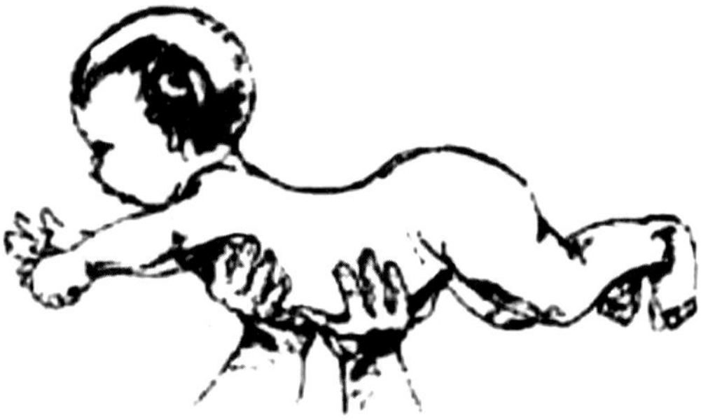

1) 란다우 반사(Landau Reflex)
2) 긴장성 미로반사(Tonic Labyrinthine Reflex)
3) 미로 정위 반응(Labyrinthine Righting Reaction)
4) 대칭 긴장성 목반사(Symmetrical Tonic neck Reflex)
5) 비대칭 긴장성 목반사(Asymmetrical Tonic neck Reflex)

## 23

**다음은 LOTCA에 포함된 검사항목 중 하나이다. 어떤 능력을 측정하는 것인가?**

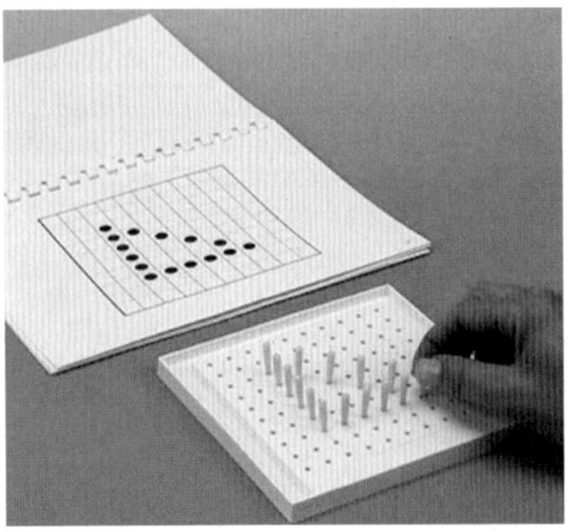

1) 시각완성
2) 전경배경
3) 공간관계
4) 시각폐쇄
5) 형태항상성

### 문제해설

**22 란다우 반사**

엎드린 자세에서 아동의 가슴을 받쳐 올린자세에서 두 팔과 다리를 펴고 머리를 들어올리는 양성반응이 나타난다. 6개월~2세반

**답** 1)

**23** LOTCA의 형태항상성 평가 항목의 수행 그림이다.

**답** 3)

# 24

**다음 보조기의 적용대상은?**

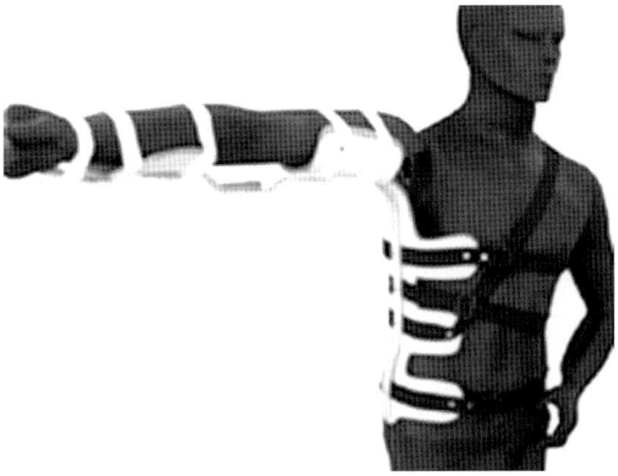

1) 자신경(ulnar nerve) 손상
2) 노신경(radial nerve) 손상
3) 정중신경(median nerve) 손상
4) 팔신경얼기(brachial plexus) 손상
5) 근육피부신경(musculocutaneous nerve) 손상

# 25

**다음과 같은 옷입기 방법의 적용 대상은?**

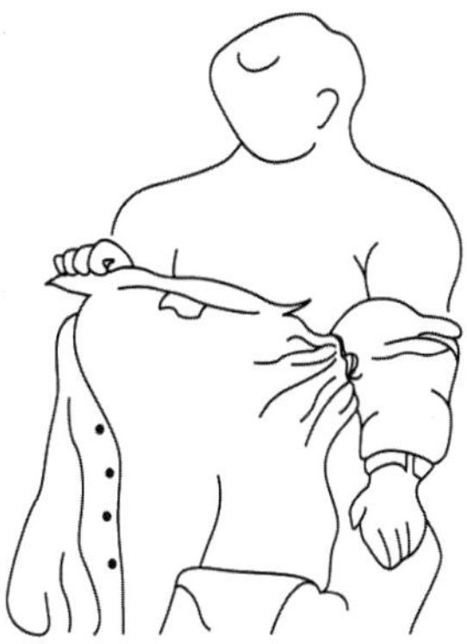

1) $C_6$ 척수손상
2) $C_7$ 척수손상
3) 중심척수증후군
4) 왼쪽 중뇌동맥 손상
5) 오른쪽 중뇌동맥 손상

**문제해설**

**24** airplane splint의 적용대상은 팔신경얼기 손상환자이다.

**답** 4)

**25** 왼쪽 편마비 환자의 옷입기 방법이다. 오른쪽 중뇌동맥 손상 시 왼쪽 편마비가 발생한다.

**답** 5)

# 26

**다음 검사의 목적은?**

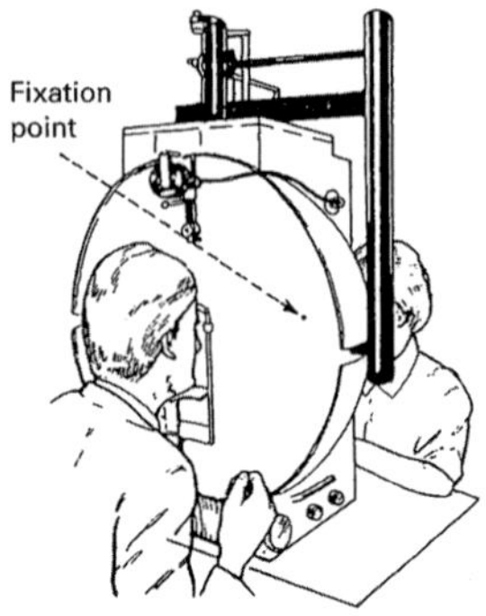


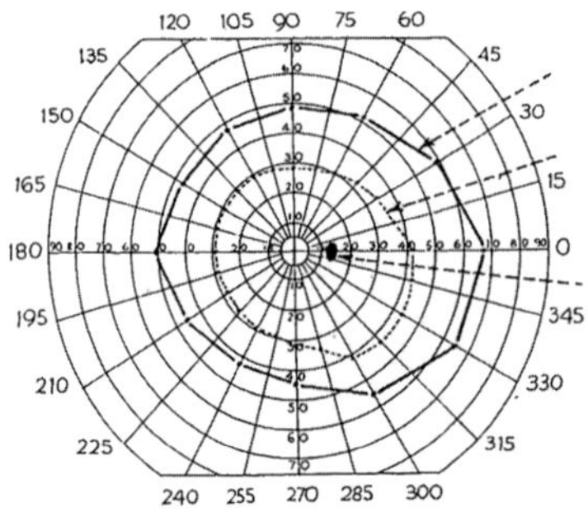


1) 시력검사　　　　　　2) 시야검사
3) 주의력검사　　　　　4) 편측무시검사
5) 안구운동검사

# 27

**그림에서 휠체어 사용자가 넘어지지 않고 팔뻗기가 가능한 최소 높이와 최대 높이는?**

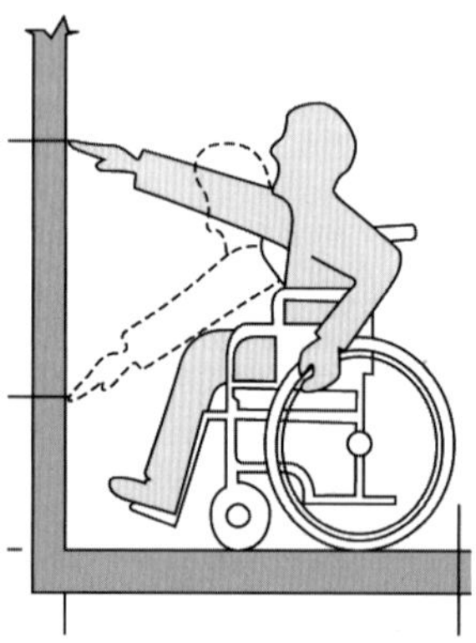

1) 최소 : 5인치, 최대 : 42인치
2) 최소 : 10인치, 최대 : 45인치
3) 최소 : 15인치, 최대 : 48인치
4) 최소 : 20인치, 최대 : 51인치
5) 최소 : 25인치, 최대 : 54인치

**문제해설**

**26** Goldmann perimeter는 시야검사 방법이다.

**답** 2)

**27**
- 최소 : 15인치
- 최대 : 48인치

**답** 3)

# 28

**척수손상환자에게 문제가 발생하여 다음의 응급조치를 하였다. 예상되는 문제는?**

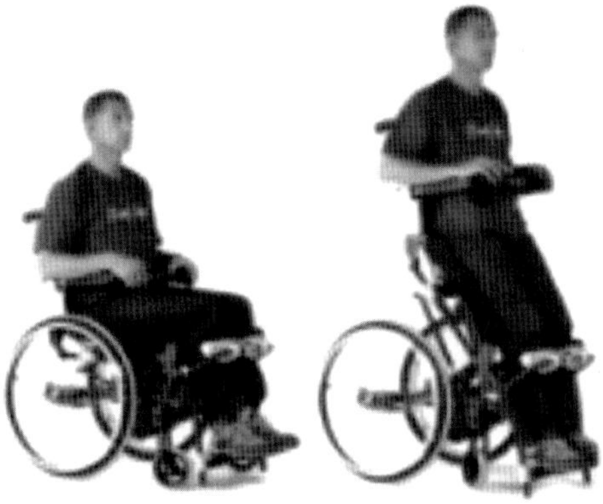

1) 욕창
2) 폐활량 감소
3) 기립성 저혈압
4) 이소성 골화증
5) 자율신경반사부전

# 29

**다음 보조 도구를 필요로 하는 환자는?**

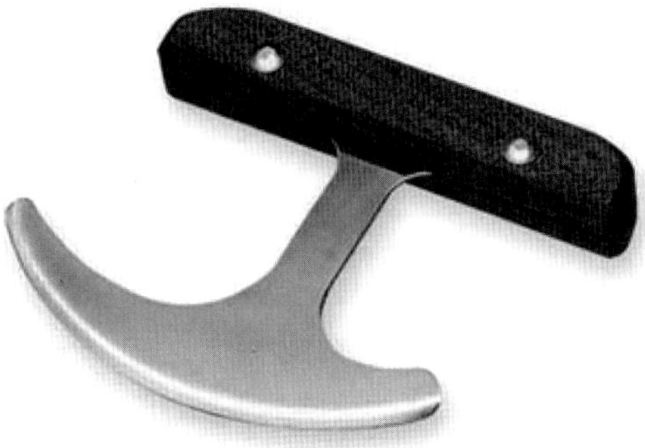

1) 관절염환자
2) 편마비환자
3) 협응장애 환자
4) 하반신마비 환자
5) 고관절 치환술을 한 환자

**문제해설**

**28** 척수손상환자에게 자율신경반사부전이 발생하면 혈압을 낮추기 위해 복대나 탄력스타킹과 같은 조이는 것을 제거하고 기립자세를 위하게 해야한다. 이후 소변배설, 혈압 등을 확인해야 한다.

**답** 5)

**29** T자형 rocking knife이다. 이것은 쥐기가 약한 환자나 관절염 환자를 위한 것이다.

**답** 1)

# 30

**치매노인을 위한 중재방법이다. 다음 활동의 주요 목적은?**

<질문 내용>

- 보신 적이 있나요?
- 만져 보셨나요?
- 어떤 소리가 나나요?
- 어디서 보셨나요?
- 키워 보셨나요?

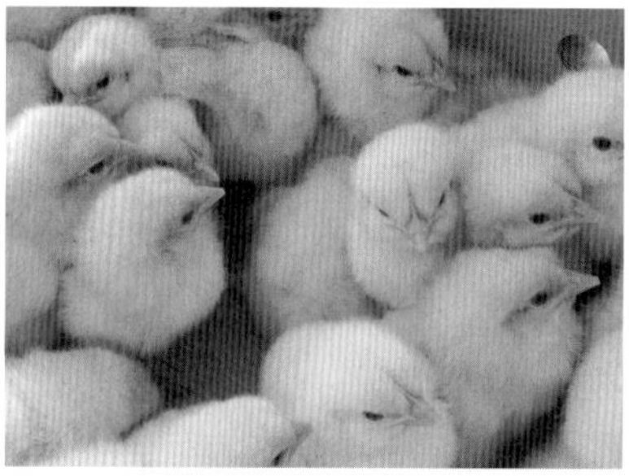

1) 회상 활동
2) 원예 활동
3) 미술 활동
4) 지남력 증진 활동
5) 주의력 증진 활동

# 31

**아래 그림의 아동의 손 기능 발달에 대한 내용으로 적절한 것은?**

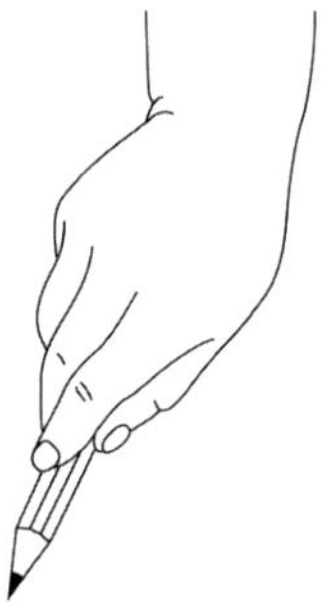

1) 연령은 4세이다
2) 가위로 사각형을 자를 수 있다
3) 종이에 수직선, 수평선, 동그라미를 그린다
4) 지우게 달린 연필을 돌려 지우개를 사용한다
5) 공을 오버핸드로 5피트 떨어진 지점에 던진다

**문제해설**

**30 회상 활동**

과거의 경험과 기억을 나중에 다시 재생해봄으로써 인지기능을 자극하고, 당시 긍정적인 자아상을 다시 한 번 느껴보도록 함으로써 자존감 향상, 정서적 안정감을 도모한다.

**답** 1)

**31** 2~3세 아동의 digital grasp으로 연필을 쥐는 그림이다.

2) 가위로 사각형을 자르는 것은 4.5~5세이다.
4) 복잡한 회전은 4세이다.
5) 오버핸드로 5피트로 던지는 건 5세에 해당한다.

**답** 3)

# 32

**화상의 등급이다. 다음 그림의 등급에 대한 설명은?**

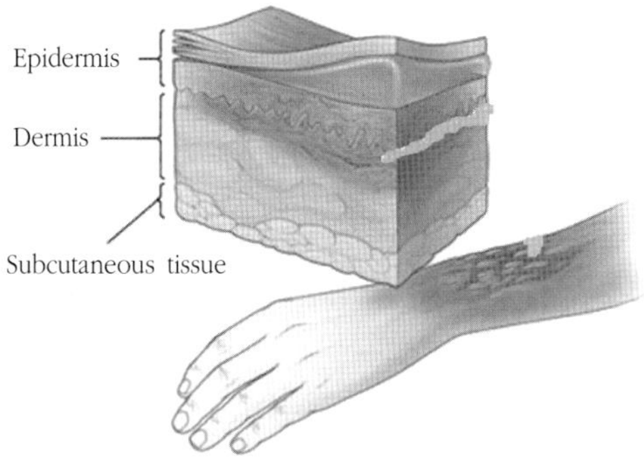


1) 화상 부위의 색깔은 창백해진다
2) 일반적으로 2주 이내에 회복된다
3) 화상 부위의 모세혈관이 응고된다
4) 가벼운 촉각에 대해서 감각이 없다
5) 광범위한 피부이식술이 요구되는 상태이다

# 33

**다음 환자의 어깨뼈 현상은 어떤 근육의 문제인가?**

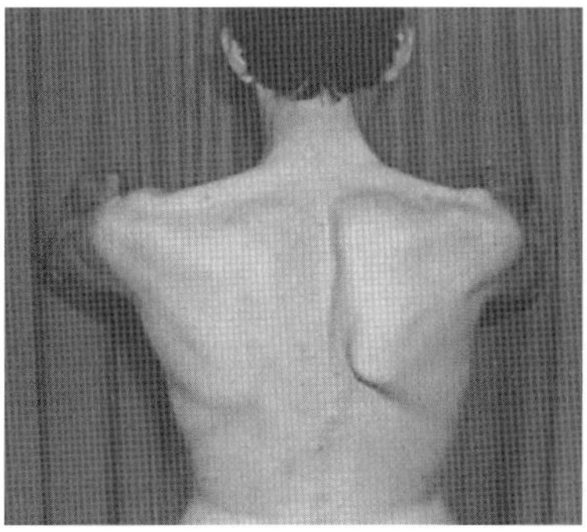

1) 어깨세모근 Deltoid
2) 가시위근 Suprasinatus
3) 큰가슴근 Pectoralis major
4) 앞톱니근 Serratus anterior
5) 어깨올림근 Levator scapulae

**문제해설**

32 Superficial partial thickness에 대한 그림이다. 1), 3), 4), 5)는 full thickness에 대한 설명이다.

**답** 2)

33 Winging scapula의 원인은 앞톱니근(Serratus anterior), 등세모근(Trapezius)의 약화이다.

**답** 4)

# 34

## 노인을 위한 신체활동 프로그램이다. 다음 활동의 주요 목적은?

- 양팔을 모아 위로 들었다가 팔을 벌려 잡아당기듯이 아래로 내린다.
  - 1~4 : 양팔을 모아 내린다.
  - 5~8 : 양손을 옆으로 벌려 주먹을 쥐면서
  - 2~8 : 위의 동작을 반복한다.

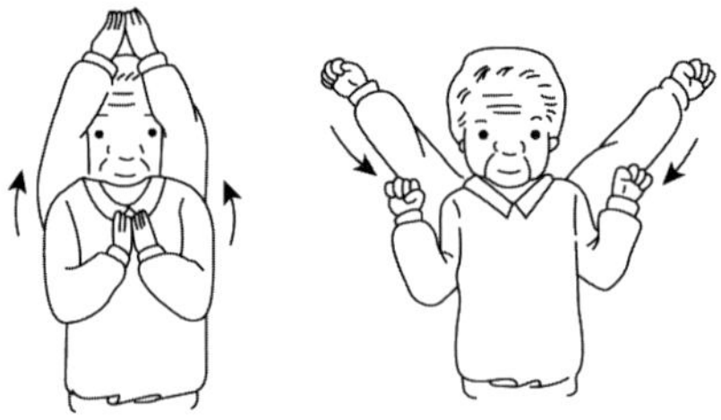

1) 근력 증진
2) 주의력 증진
3) 기억력 증진
4) 지구력 증진
5) 유연성 증진

# 35

## 다음 장비의 목적은?

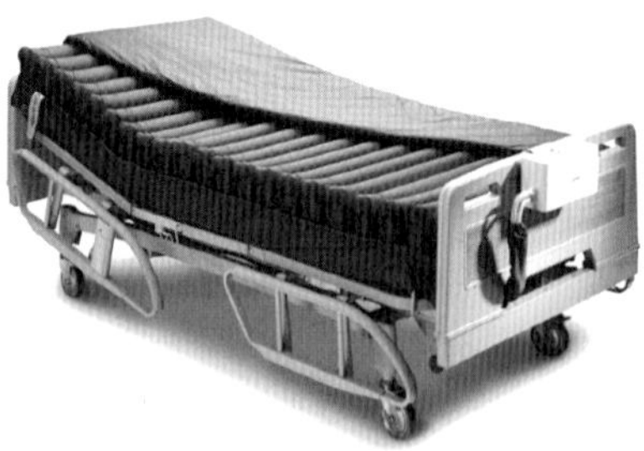

1) 경직(spasticity) 예방
2) 욕창(pressure sore) 예방
3) 관절 구축(joint contracture) 예방
4) 딴 곳 뼈되기(heterotopic ossification) 예방
5) 자율 신경성 반사과민증(autonomic dysreflexia) 예방

**문제해설**

**34** 어깨 스트레칭으로 유연성 증진 활동이다.
**답** 5)

**35** 욕창방지를 위한 압력 완화 매트리스이다.
**답** 2)

# 36

**류마티스 관절염 환자에게 적절한 자세는?**

1) 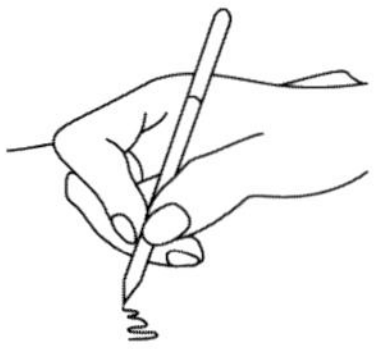

2) 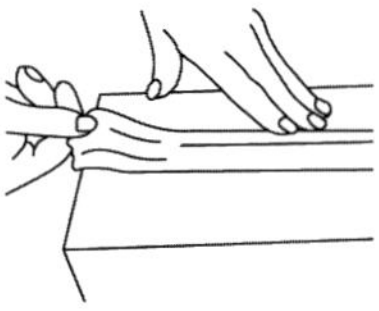

3) 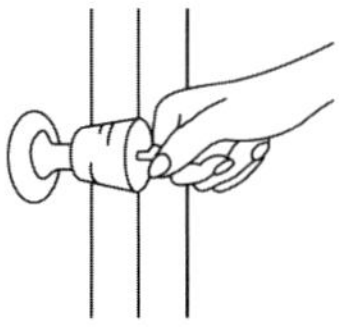

4) 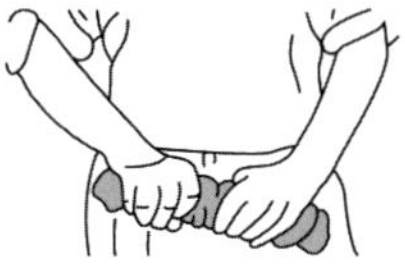

5) 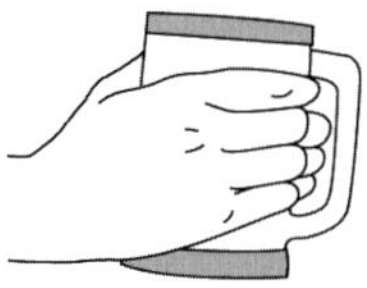

# 37

**환자에게 환측 하지로 체중을 지지하여 서게 했는데 환측의 반대쪽 골반이 그림처럼 내려갔다면 환측의 어떤 근육의 약화가 원인인가?**

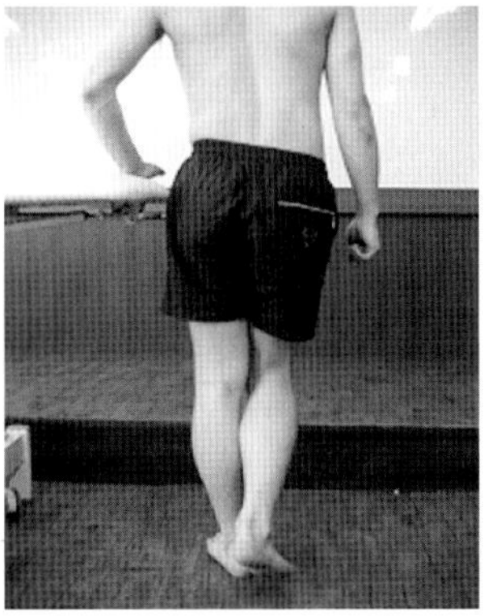

1) 넙다리빗근 Sartorius
2) 큰허리근 Psoas major
3) 큰볼기근 Gluteus maximus
4) 중간볼기근 Gluteus medius
5) 넙다리두갈래근 Biceps femoris

## 문제해설

**36** 1) 연필을 쥐기 쉽도록 자루를 수정해야 한다.
2) 손가락으로 상자를 열려고 시도하는 것을 좋지 않다. 도구 사용 권장
3) 열쇠를 돌릴 때는 자루를 길고 두껍게 수정해야 한다.
4) 비틀거나 꽉 쥐어짜서는 안 된다.
5) 머그컵을 사용할 때 손잡이를 잡지 말고 손 전체로 감싸 들어야 한다.

**답** 5)

**37** Trendelenburg 징후

- 중간볼기근 Gluteus medius의 약화가 원인
- 환자의 환측 하지로 체중을 지지하고 서게 했을 때 반대쪽 골반이 하방으로 내려가면 양성, 그대로 유지하고 있으면 정상임

**답** 4)

그림 실기형 문제

# 38

**다음 손기능이 가능해지는 시기에 아동에게 나타나는 발달 현상은?**

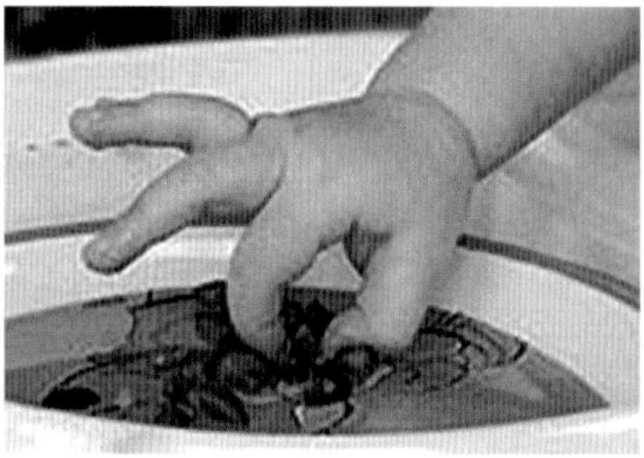

1) 뒤집기
2) 제자리 서기
3) 적목 8개 쌓기
4) 스스로 양치하기
5) 2단어 정도 말하기

# 39

**다음 환자에 대한 치료 방법으로 적절하지 않은 것은?**

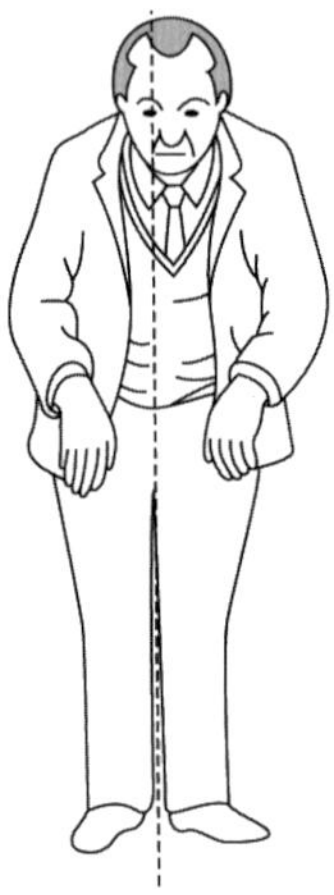

1) 매일 ROM운동을 실시해야 한다
2) 운동 프로그램은 30분 이상 한다
3) 이완 테크닉과 호흡조절을 교육한다
4) 낮 시간에 휴식시간을 수시로 제공한다
5) 의자에 앉은 상태로 앞뒤로 흔들기를 한다

## 문제해설

**38** 손끝 쥐기(Tip pinch) 가능 시기
10~12개월

**답** 2)

**39** 그림은 파킨슨 환자의 전형적인 자세를 나타낸 모습이다.

- 파킨슨 환자는 매일의 운동프로그램이 제공되어야 한다.
- ROM 운동이 포함되어야 한다.
- 5~10분 정도로 짧은 운동 프로그램이 수행되어야 한다.

**답** 2)

# 40

**다음 그림처럼 손가락에 병변에 대한 설명으로 옳은 것은?**

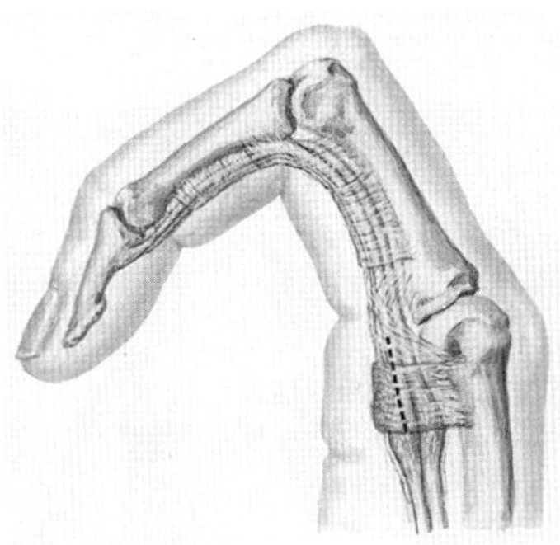

1) Phanel's test로 검사한다
2) 동적 스플린트를 적용한다
3) 자뼈신경의 압박이 원인이다
4) 류마티스 관절염과 관련이 있다
5) 가로손목인대 절단술을 시행한다

# 41

**뇌졸중 환자에게 집을 그리라고 했더니 오른쪽과 같이 그렸다. 이 환자에게 적용할 수 있는 중재방법은?**

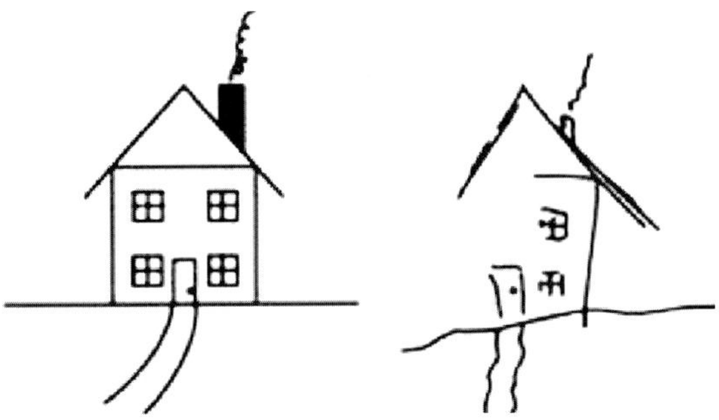

1) 오목렌즈로 교정하기
2) 옷 입을 때 거울보고 입기
3) 소근육 기능 향상 훈련하기
4) 물건의 명암을 선명하게 바꾸기
5) 환측 상지에 동적 스플린트 적용하기

**문제해설**

**40** 방아쇠수지(trigger finger)

손가락 끝마디뼈 굽힘근의 협착성 건초염으로 당뇨병, 류마티스 관절염과 관련이 있다.

**답** 4)

**41** 환측무시(neglect), 치료로 환측으로 고개 돌리기, 거울보고 활동하기, 양손 활동하기 등이 사용될 수 있다.

**답** 2)

# 42

**다음 보조도구가 필요한 척수손상 단계는?**

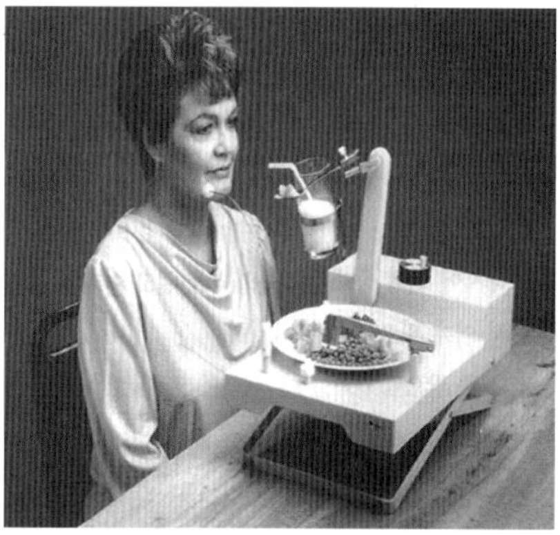

1) $C_5$
2) $C_6$
3) $C_7$
4) $C_8$
5) $T_1$

# 43

**다음 연하 단계에서 환자에게 일어날 수 있는 문제는?**

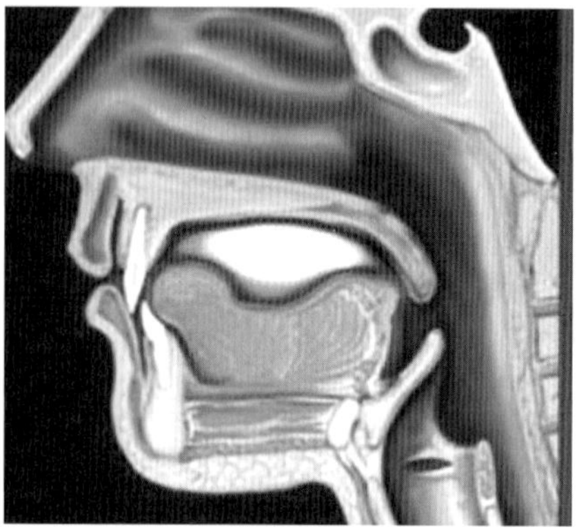

1) 쉰 목소리
2) 후두 폐쇄 지연
3) 비강으로 음식물 역류
4) 음식 덩어리 형성 어려움
5) 인두벽에 음식 잔여물 남음

**문제해설**

**42**
- $C_6$, $C_7$ : 보조도구 착용 후 스스로 식사 가능
- $C_8$ 이상 : 독립적 수행 가능

답 1)

**43** 구강준비기, 구강기

음식물을 잘 씹어서 덩어리를 형성하고 입 밖으로 새지 않게 잘 물고 있어야 하며 삼키기 전 단계이다.

답 4)

# 44

**다음 반사의 중추신경계 발달 단계와 같은 반사는?**

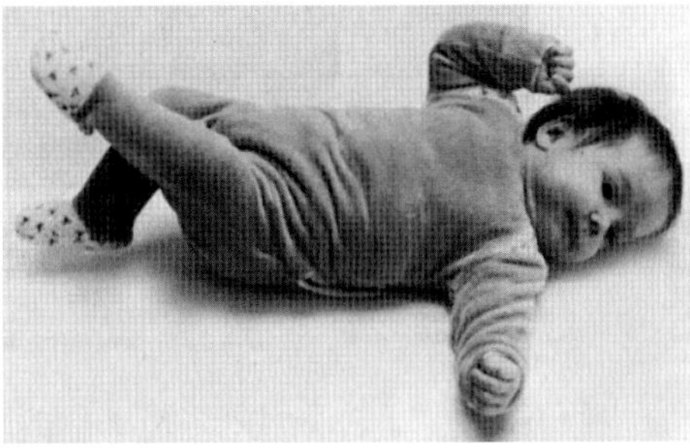

1) 모로 반사
2) 목정위 반사
3) 시각 정위반사
4) 굴곡 회피 반사
5) 긴장성 미로반사

# 45

**다음 검사를 잘 맞추지 못했다면 이 환자에게 예상할 수 있는 문제점은?**

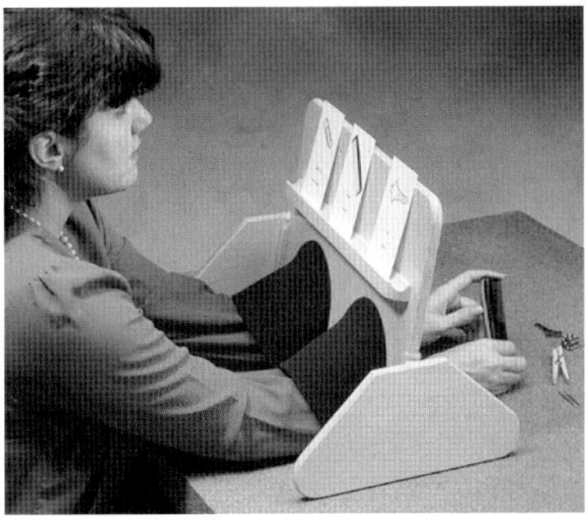

1) 길 찾기 어려움
2) 수저로 글씨를 쓰려고 함
3) 오른쪽, 왼쪽 구별 어려움
4) 주머니에서 동전 꺼내기 어려움
5) 사람의 얼굴 표정을 구별할 수 없음

**문제해설**

**44** 비대칭성 긴장성 경반사－뇌간단계 (0~6개월)

- 모로 반사 : 자율운동반응
- 목정위 반사 : 중뇌단계
- 시각 정위반사 : 중뇌단계
- 굴곡 회피 반사 : 척수단계
- 긴장성 미로반사 : 뇌간단계

**답** 5)

**45** 입체인지지각

일반적인 물체를 시각적인 단서 없이 촉각지각에 의해 인식하는 지각기술, 시각 집중 없이 손으로 하는 활동 수행

**답** 4)

# 46

**다음은 요통이 있는 남자가 타이머를 이용해 요리하는 시간과 휴식 시간을 정하고 있는 모습이다. 이 중재 방법을 무엇이라 하는가?**

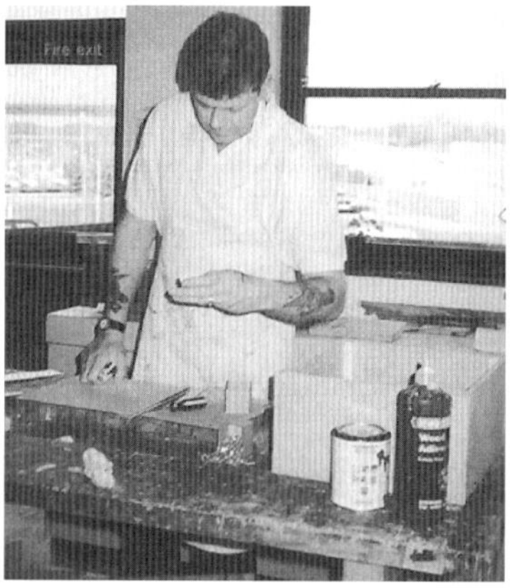


1) pacing activity
2) work simplication
3) energy conservation
4) body mechanics training
5) joint protection technique

# 47

**다음은 아동에게 발달평가를 실시하고 있는 중이다. 이 운동 영역은?**

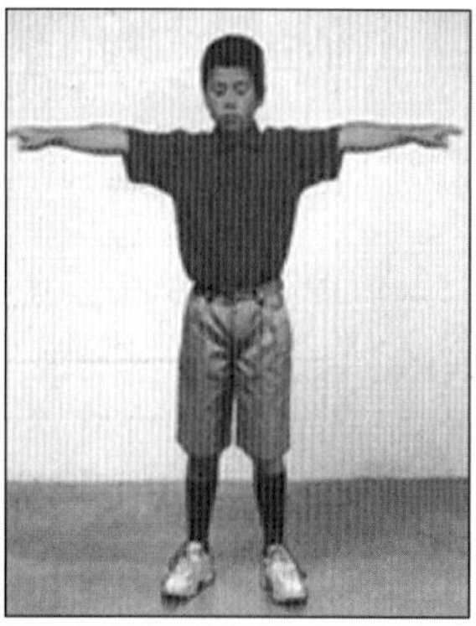

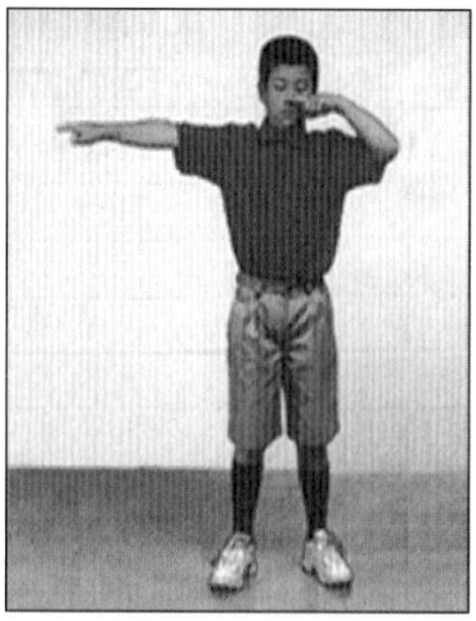

1) 근력
2) 균형
3) 양측 협응
4) 상지 기민성
5) 시각 운동 조절

## 문제해설

**46**
- 요통 환자가 pacing activity를 하고 있는 모습이다.
- pacing activity는 행동적 적응방법이다. pacing의 목표는 휴식과 과도한 활동에서, 점차적으로 개별 활동들의 수준을 높여 큰 문제없이 유지할 수 있게 한다.
- pacing은 두 단계로 실행된다.

1) 서기, 앉기, 그리고 걷기 같은 하나의 자세에서 유지할 수 있는 시간을 정한다.
2) 쇼핑, 골프치기 또는 청소하기 같은 하나의 기능적 활동에서 유지할 수 있는 최대 시간을 정한다.

**답** 1)

**47** Bruininks-Oseretsky Test of Motor Proficiency, 2nd : 신체 협응–양측 협응 평가 항목

**답** 3)

# 48

**다음의 활동을 하는 환자의 질환은 무엇인가?**

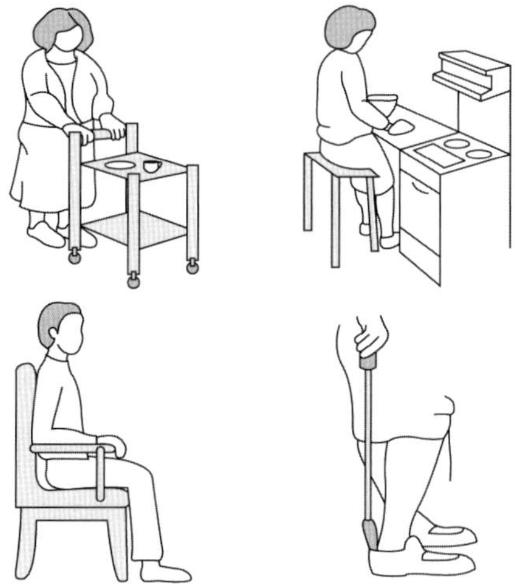

1) 요통
2) 관절염
3) 하지절단
4) 고관절 치환술
5) 무릎관절 치환술

# 49

**다음 치료 방법의 이름은 무엇인가?**

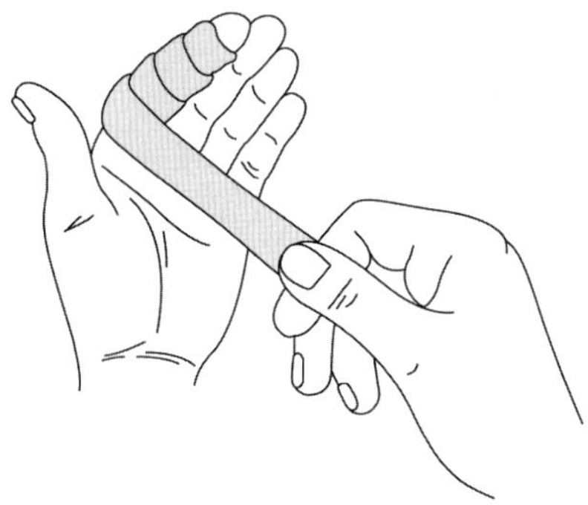

1) elevation
2) contrast baths
3) coban wrapping
4) custom fit jobst garment
5) MED(manual edema mobilization)

**문제해설**

**48** 관절염 환자를 위한 보조기구 사용그림이다.

**답** 2)

**49** 부종환자에게 적용하는 coban wraping 적용 그림이다.

**답** 3)

# 50

**다음은 환자를 이동하는 그림이다. 적절한 이동방법은 무엇인가?**

1)

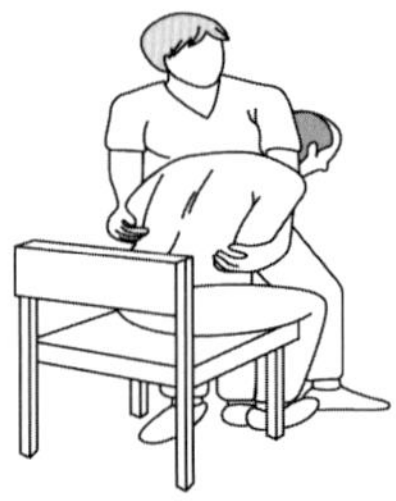

2)

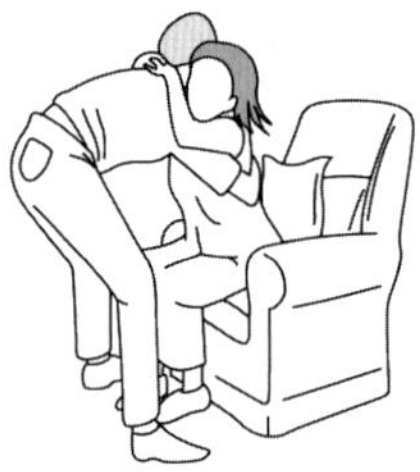

3)

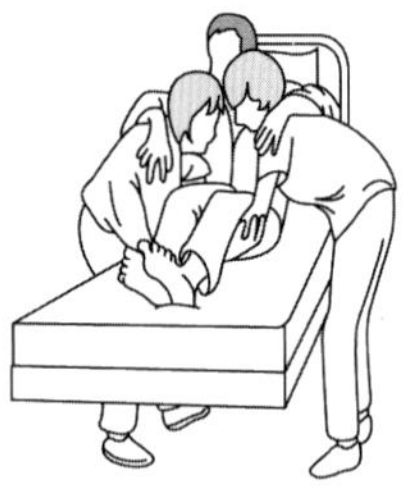

4)

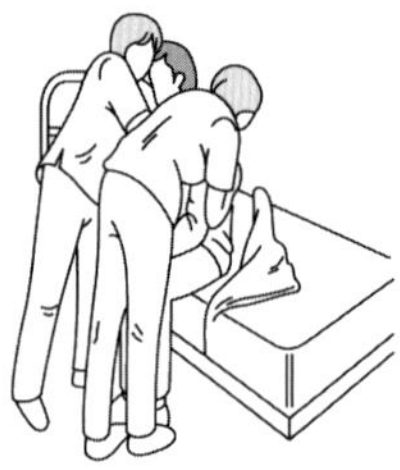

5)

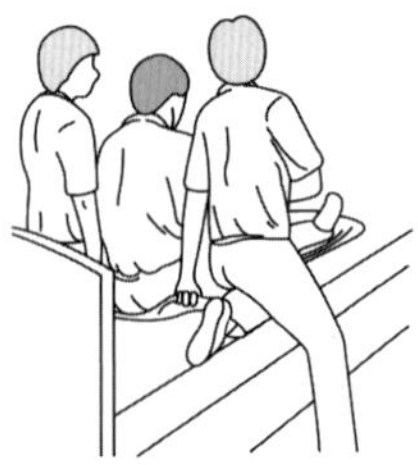

**문제해설**

**50** 적절한 이동방법은 5) sling sheet를 이용한 이동방법이다.
나머지 그림은 부적절한 이동방법이다. 특히 pivot transfer시 다리가 떨어져 있다면 치료사는 쉽게 손상(injury)을 입을 수 있다.

**답** 5)

# 51

**다음은 RA환자가 접시를 잡고 있는 사진이다. 이 자세로 야기할 수 있는 증상은?**

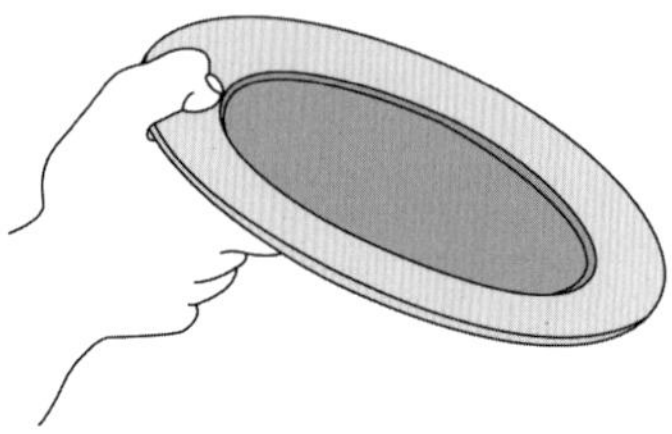

1) node
2) nodule
3) ulnar draft
4) fusiform swelling
5) swan neck deformity

**51** 다음 사진은 plate-grip을 사용해서 접시를 잡고 있다. 이 자세는 ulnar deviation과 ulnar drift를 야기할 수 있다.

ulnar drift

- 정상 관절에서 탈선이 발생된 것
- RA 환자에서 요골 또는 척골의 편위에 일반적이다.
- 보통 ulnar drift라고 한다.
- 발생 원인인 MP 인대의 약화 또는 손상(rupture) 때문이다.

**답** 3)

# 52

**검사 시 다음과 같은 그림 항목은 환자의 어떤 개념을 보기 위한 그림인가?**

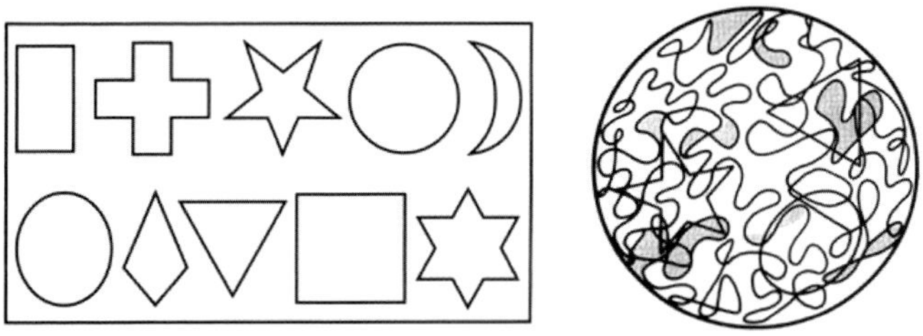

1) form constancy(형태 항상성)
2) figure-ground discrimination(전경배경 구분)
3) visual closure(시각적 연속성)
4) position in space(공간내 위치)
5) spatial relation(공간관계성)

# 53

**다음은 척수손상 환자의 옷을 입는 과정이다. 수행 가능한 최소 레벨은?**

1)
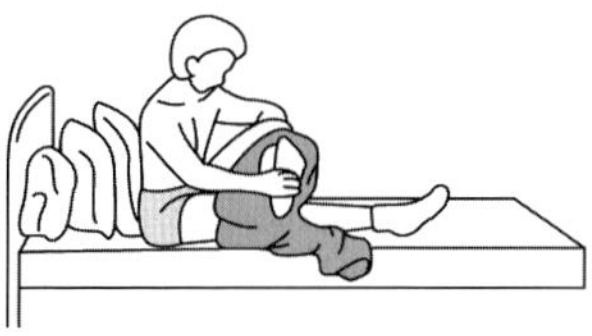

2)
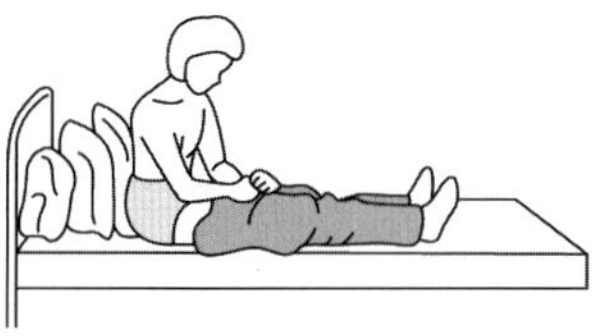

3)
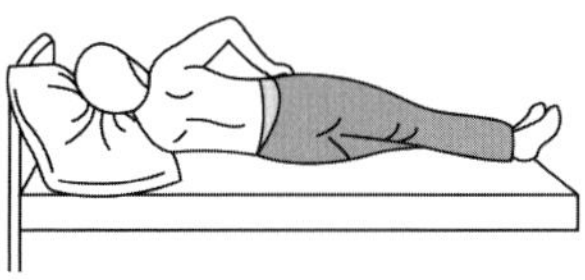

4)
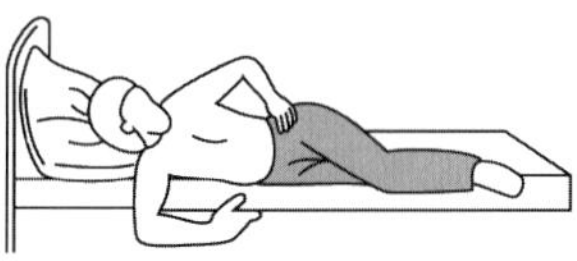

5)
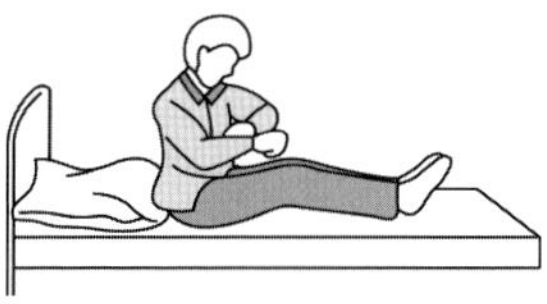

## 문제해설

**52** 전경(형상)과 배경이 되는 것을 구별하는 기술을 나타낸 항목이다.

**답** 2)

**53** 척수손상 환자의 옷입기의 독립적 level은 $C_7$~$C_8$레벨이며, 이 레벨은 상지는 독립적, 하지는 독립적 또는 약간의 도움이 필요하다.

**답** 4)

# 54

**아래 그림은 전화번호부에서 번호를 찾은 뒤 전화사용을 보는 기본적인 IADL 과제이다. 이 평가는 수행을 기초로 한 평가의 맥락에서 높은 수준의 인지 기능의 평가로 개발되었으며, 전화사용 외에 간단한 요리, 투약 관리, 요금 납부 등의 과제가 있으며, Baum 등이 2008년에 개발한 이 평가는 무엇인가?**

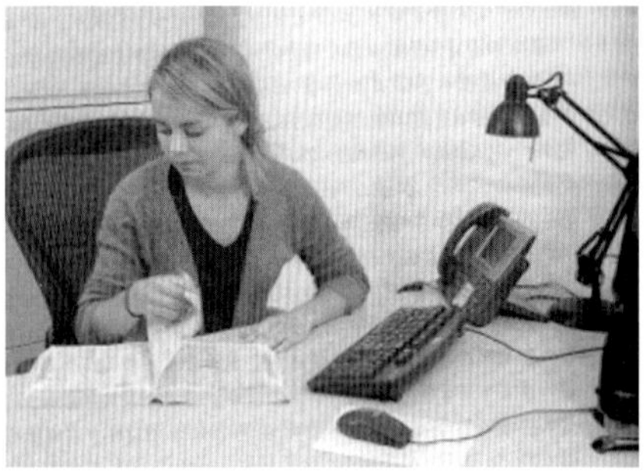

1) Short Blessed Test
2) National Institutes of Health Stroke Scale
3) Trail Making Test
4) Occupational Therapy-Adult Perceptual Screening Test
5) Executive Function Performance Test

# 55

**다음 3.61prob로 적용하고 있는 평가도구 설명으로 올바른 것은?**

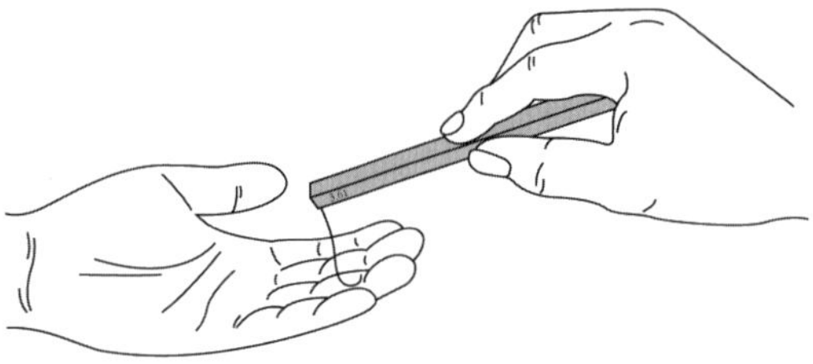

1) 3.61의 색은 녹색으로 표시되어 있다
2) 3.61범위는 감소된 protective sensation이다
3) 3.61은 피검자의 손에 3번 통통 튕겨서 측정한다
4) 3.61범위는 피부를 잘 관찰해서 누르는 정도를 결정한다
5) 피부압박의 역치 측정에 치료사의 주관적인 평가도구이다

## 문제해설

**54** 1) 일반적인 인지 상태를 평가하는 간단한 선별 평가 도구
2) 뇌졸중 후에 나타나는 신경학적 결손을 평가하는 척도
3) 선별, 분리집중력, 인지 적응성의 선별 도구
4) 작업치료사가 지각결손과 세부적으로 실인증, 시공간관계, 공간적 기술, 실행증, 계산불능증, 기능적 기술을 선별하는데 사용할 수 있는 표준화된 도구

**답** 5)

**55** 그림은 semmes-weinstein monofilament로 3.61을 적용하고 있는 모습이다. monofilament는 피부압박의 역치 측정에 있어 가장 정확한 도구이다. 3.61은 청색으로 표시되며, 감소된 light touch를 나타낸다. 범위는 3.22~3.61이다. 이 수치는 monofilament를 구부러질 정도로 3번 적용하고, 그 이상의 굵은 필라멘트는 누르는 정도를 결정하기 위해 피부색을 관찰해야 한다. semmes-weinstein monofilament는 피부압박의 역치 측정에 있어 가장 정확한 도구이다.

**답** 4)

# 56

**다음은 VFSS 영상에서 각 부위의 이름이 맞게 연결된 것은?**

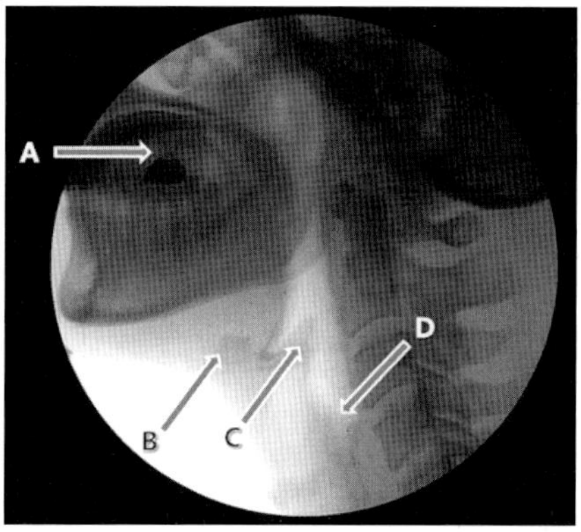


1) A : 연구개(soft palate), B : 목뿔뼈(hyoid bone), C : 후두덮개(epiglottis), D : 식도 상부괄약근(UES)
2) A : 연구개(soft palate), B : 목뿔뼈(hyoid bone), C : 후두덮개(epiglottis), D : 식도 하부괄약근(LES)
3) A : 혀(tongue), B : 갑상연골(thyroid cartilage), C : 식도상부괄약근(UES), D : 조롱박오목(pyriform sinus)
4) A : 혀(tongue), B : 갑상연골(thyroid cartilage), C : 후두덮개(epiglottis), D : 식도 상부괄약근(UES)
5) A : 혀(tongue), B : 목뿔뼈(hyoid bone), C : 후두덮개(epiglottis), D : 조롱박오목(pyriform sinus)

**문제해설**

56 • A : 혀(tongue)
• B : 목뿔뼈(hyoid bone)
• C : 후두덮개(epiglottis)
• D : 조롱박오목(pyriform sinus)

**답** 5)

# 57

**다음 도구를 통해 검사하려고 하는 것은?**

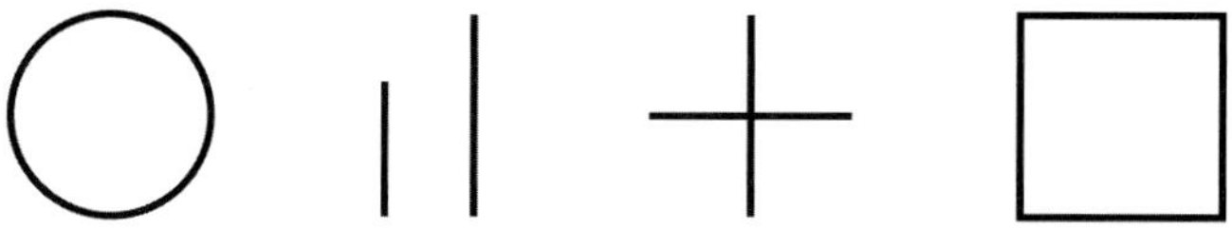

1) 개인사회발달　　2) 미세운동적응발달
3) 언어발달　　4) 운동발달
5) 균형발달

57 발달장애가 의심되는 아동을 조기 판별(Screen)하기 위해 사용되는 Denver Developmental Screening Test Ⅱ(DDST Ⅱ)의 눈-손 협응(Eye-hand coordination), 작은 물체 조작, 문제해결 능력을 검사하는 소 운동-적응력(Fine Motor-Adaptive) 항목이다.

**답** 2)

# 58

**다음 자세가 아동의 feeding에 미치는 효과로 가장 거리가 먼 것은?**

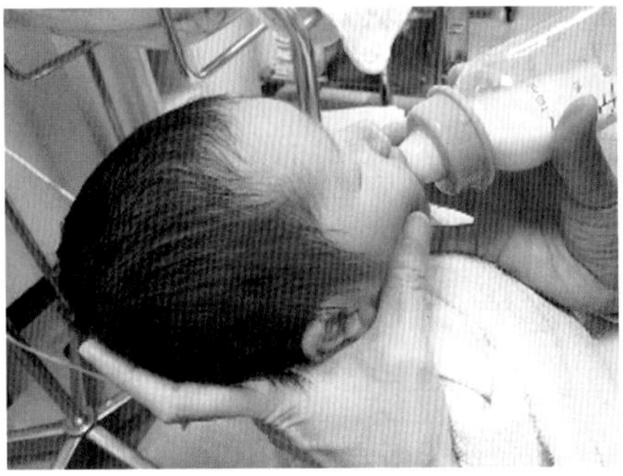

1) 턱과 뺨의 안정성을 증가시킨다
2) 젖꼭지를 빠는 능력을 향상시킨다
3) 우유를 빠는 힘과 압력을 증가시킨다
4) 한 번에 빠는 우유의 양과 속도가 늘어난다
5) 우유의 흘리는 양이 줄고, 먹는 양이 늘어난다

# 59

**아래의 그림은 어떤 보조도구인가?**

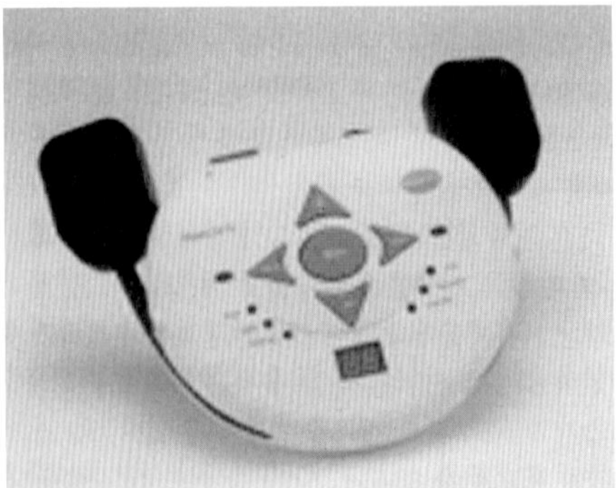

1) 자동음성인식 기기
2) 보완대체의사소통 기기
3) 단일형 일상생활보조도구
4) 글자 읽기 보조도구
5) 복합형 일상생활보조도구

## 문제해설

**58** 뺨과 머리를 지지해서 우유를 먹고 있는 사진이다.

**답** 4)

**59** 단일형 일상생활보조도구이다.

**답** 3)

# 60

## 다음 사진 속의 설명으로 옳은 것은?

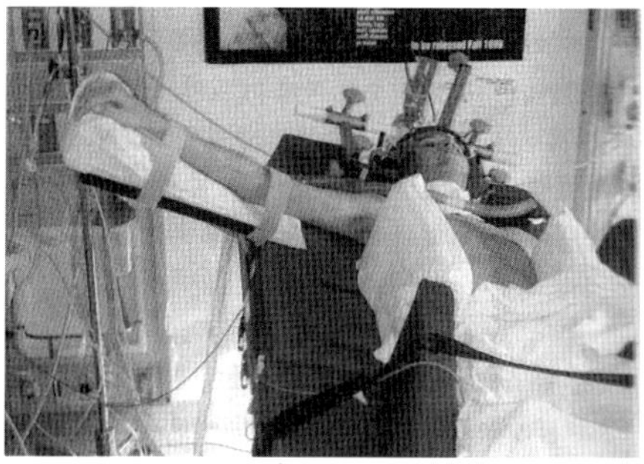

1) 근력을 강화시킨다
2) 기능적 ROM 유지한다
3) 기능적 능력을 증가시킨다
4) 독립적인 환경 조절능력을 촉진시킨다
5) 지구력을 증가한다

# 61

## 아래 splint의 설명으로 옳은 것은?

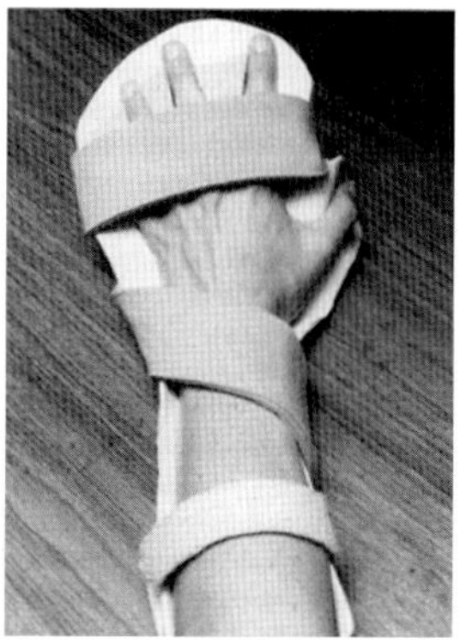

1) 손목을 안정시키기 위해 사용된다
2) 4시간마다 교차하여 반복 착용해야 한다
3) 기능적 활동에 참여하지 못할 때 사용된다
4) 심한 경직이 있을 때 사용된다
5) 추후 손가락 집기를 향상시킬 목적으로 사용한다

### 문제해설

**60** 자세취하기와 부목제작으로 기능적 ROM을 유지시키는 자세이다.

**답** 2)

**61** Stretch splint

- 기능적 활동에 참여하지 못할 때 끼워지는 Resting splint이다.
- 스플린트가 제작되면 다음에 간호사와 간병인을 위해 스플린트 스케줄이 수립되어야 한다.
- 전형적인 스플린트 스케줄은 2시간마다 교차하여 반복착용
- 스플린트를 착용함에 의해 생기는 피부손상과 염증에 대해 감시되어야 한다.
- 염증이 의심되면 스플린트는 수정되어야 한다.
- 환자의 침상 위에, 휠체어에 스플린트 스케줄을 붙여놓고 각 스플린트를 표시(좌측, 우측)하는 것이 좋다.

**답** 3)

# 62

**다음 사진의 보조기와 가장 관계 깊은 증상은?**

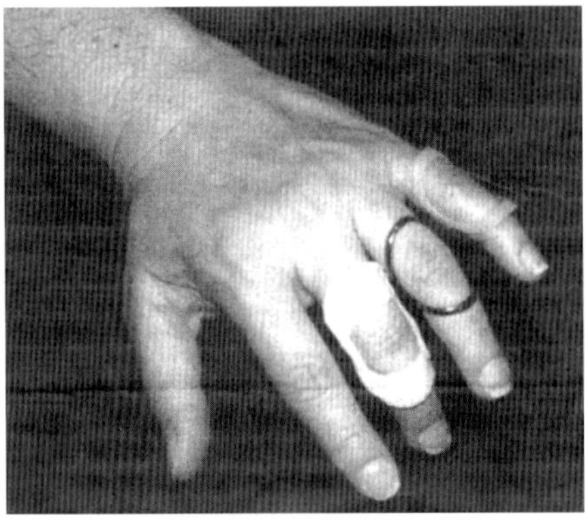

1) Ulnar drift
2) Mallet finger
3) Trigger finger
4) Swan neck deformity
5) Boutonniere deformity

# 63

**다음의 그림은 SCI $C_7$환자의 주요근육(key muscle) 검사이다. 지시사항으로 옳은 것은?**

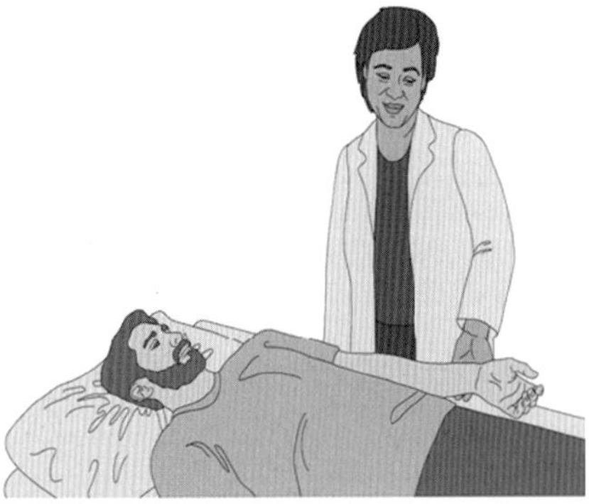

1) "중지를 구부려 주세요."
2) "손 등에 힘을 줄 테니 견디세요."
3) "제가 힘을 줘서 굽혀도 이 자세를 유지하세요."
4) "제가 손목을 지지할 테니 손목을 잡아 당겨보세요."
5) "손목을 구부려서 손가락으로 천장을 가리켜 보세요."

## 문제해설

**62** 불안정한 관절의 측면 안정성을 제공하는 'Swan neck splint'이다.

**답** 4)

**63** $C_7$ 환자가 주요기능은 손목 굽힘과 손목 굽힘이다. 손가락의 굽힘과 폄은 $C_8$ 수준의 기능이다.

**답** 4)

# 64

**다음 검사를 통해 평가하고자 하는 것은?**

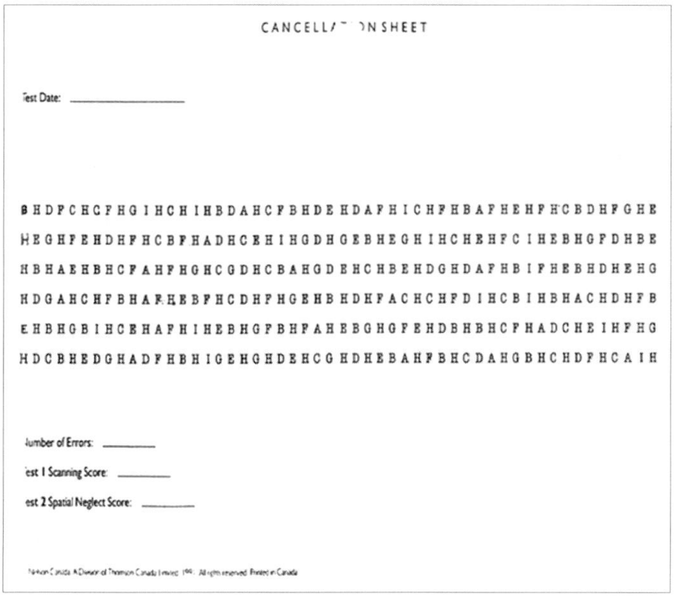
CANCELLATION SHEET

Test Date: ______

B H D F C H C F H G I H C H I H B D A H C F B H D E H D A F H I C H F H B A F H E H F H C B D H F G H E
H E G H F E H D H F H C B F H A D H C E H I H G D H G E B H E G H I H C H E H F C I H E B H G F D H B E
H B H A E H B H C F A H F H G H C G D H C B A H G D E H C H B E H D G H D A F H B I F H E B H D H E H G
H D G A H C H F B H A F H E B F H C D H F H G E H B H D H F A C H C H F D I H C B I H B H A C H D H F B
E H B H G B I H C E H A F H I H E B H G F B H F A H E B G H G F E H D B H B H C F H A D C H E I H F H G
H D C B H E D G H A D F H B H I G E H G H D E H C G H D H E B A H F B H C D A H G B H C H D F H C A I H

Number of Errors: ______

Test 1 Scanning Score: ______

Test 2 Spatial Neglect Score: ______

Nelson Canada. A Division of Thomson Canada Limited. All rights reserved. Printed in Canada

1) 시력　　2) 시야
3) 시각집중　　4) 시각폐쇄
5) 시각기억

# 65

**다음 보조기가 필요한 대상자로 가장 타당한 것은?**

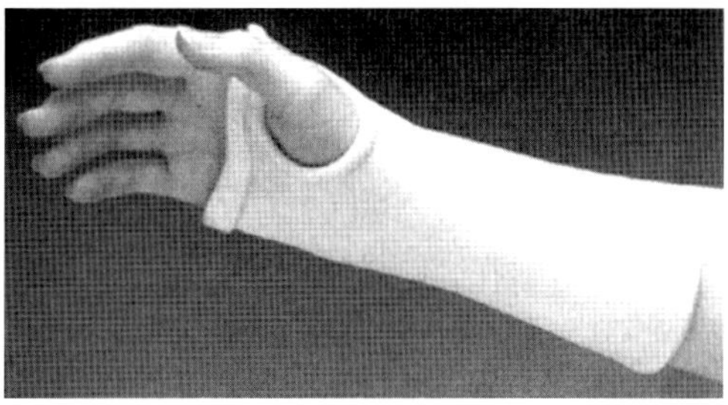

1) 급성기 RA 환자　　2) 급성기 화상 환자
3) 굽힘힘줄 재활 환자　　4) 자신경 손상 환자
5) SCI $C_6$ 완전손상 환자

## 문제해설

**64** 이 검사는 neglect(편측무시)를 평가하기 위한 검사지이다. 시각집중의 문제가 있을 경우 검사자가 지명하는 알파벳을 찾지 못하는 결과가 나타난다.

**답** 3)

**65** cock up 스프린트이며, 손목의 염증으로 변형이 발생될 수 있는 급성기 RA 환자에게 처방된다.

**답** 1)

# 66

**다음 사진은 Tenodesis motion을 위한 운동이다. 설명으로 옳은 것은?**

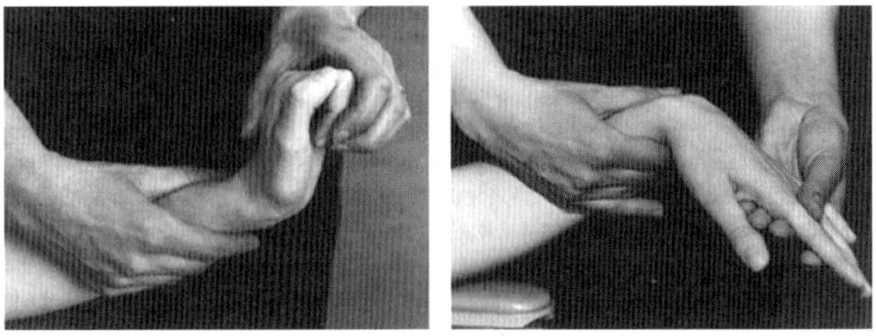

1) ROM 운동을 할 동안 손가락을 굽힐 때는 손목도 굽힌다
2) 관절낭을 자유롭게 유지하게 하고 외재근을 신장시킨다
3) $C_6$ 사지마비환자의 경우 손가락 굽힘을 약간 조이게(tight) 만드는 것이 중요하다
4) MP joint를 굽히고 IP joint는 펴야 한다
5) 기능을 극대화하기 위해 손목의 굽힘 근육을 강화시킨다

# 67

**다음 그림은 신경근육이음부의 질환 중 대표적인 질환을 표현한 그림이다. 뇌줄기에 위치한 운동신경핵에 의해 지배되는 근육에 주로 나타나는 자가 항체의 자가면역장애 중 하나인 이 질환으로 가장 타당한 것은?**

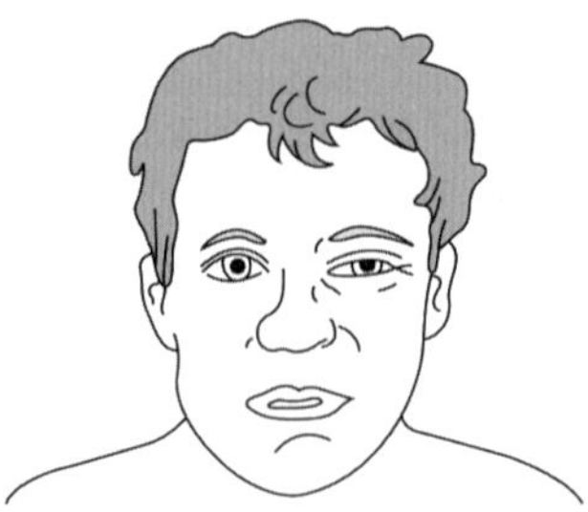

1) 다운증후군(Down's syndrome)
2) 수두증(hydrocephalus)
3) 근육무력증(myasthenia gravis)
4) 태아알코올증후군(Fetal alcohol syndrome)
5) 호너증후군(Horner's syndrome)

**문제해설**

66
- 손가락을 수동적으로 굽혔을 때 손목이 펴지고 손가락을 수동적으로 폈을 때 손가락은 굽힘이 된다.
- tenodesis 기능을 극대화하기 위해 wrist extensor m.을 강화시켜야한다.

**답** 3)

67 중증근육무력증(myasthenia gravis)
- 신경근육이음부의 질환 중 대표적인 질환으로 자가 항체의 자가면역장애 중 하나이다. 자가항체가 아세틸콜린 수용체에 결합하여 신호 전달을 막게 된다.
- 뇌줄기에 위치한 운동신경핵에 의해 지배되는 근육에 주로 나타나게 되므로 안구운동장애, 저작장애, 안면근육위약, 구음장애, 삼킴장애가 나타난다.

**답** 3)

# 68

**다음의 그림은 과제의 유형에서 무게중심과 신체 정렬을 보여주는 그림이다. 옳은 것은?**

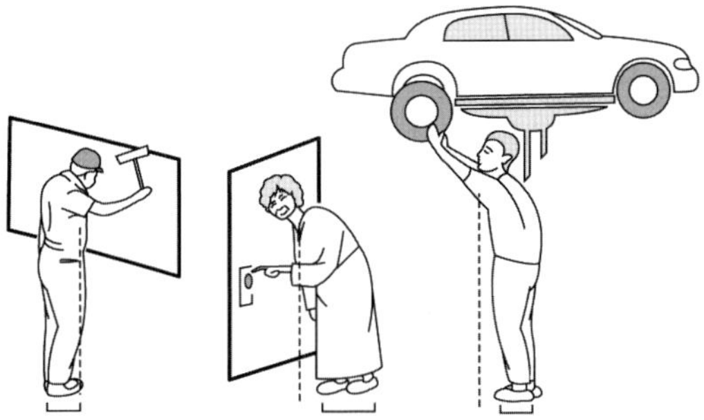

1) 기저면으로부터 뻗는 동안 무게를 추가하는 자세이다
2) 점선은 중력에 가까운 축을 나타내며, 안정성을 나타낸다
3) 손상의 위험을 감소시키는 결과를 가져온다
4) 무게중심에 좋은 자세이다
5) 중력의 축이 기저면 위로 곧게 올라가 있다

# 69

**다음은 환자가 사용하는 방석이다. 이 방석을 사용하는 목적으로 옳지 않은 것은?**

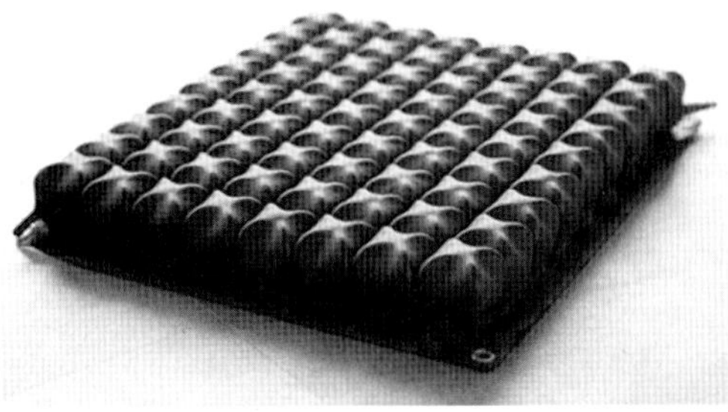

1) 지지면을 제공한다
2) 접촉면의 압력을 재분포한다
3) 체중을 분산시켜 압력을 적절하게 재분배한다
4) 몸통의 안정성을 제공한다
5) 마찰력, 통기성 등을 고려하지 않아도 된다

**문제해설**

68 기저면과 좋지 않은 자세. 점선은 고유한 축과 실제 위치한 장소의 기저면을 나타내며, 기저면으로부터 뻗는 동안 무게를 추가하는 좋지 않은 자세와 그 외 요소들로 인해 중력의 축과 떨어져서 움직이게 된다.
2), 3), 4), 5)는 좋은 신체정렬의 자세이다.
**답** 1)

69 마찰력, 통기성 등을 고려하여 사용하여야 한다.
**답** 5)

# 70

**입술 닫기, 빨기, 후두폐쇄, 기도보호를 촉진하는 자세로 혀의 수축력을 돕는 중재법은?**

1) 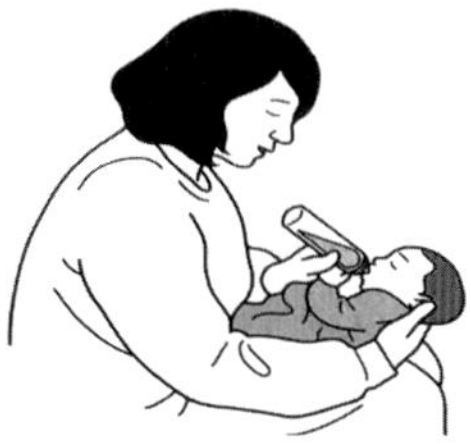

2) 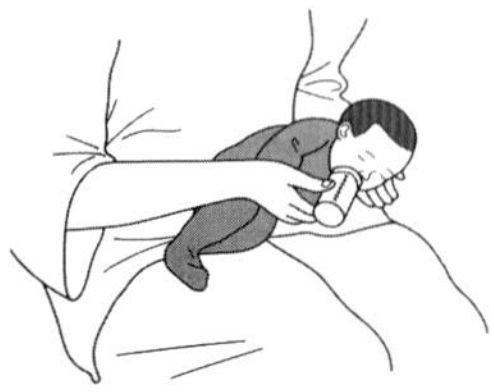

3) 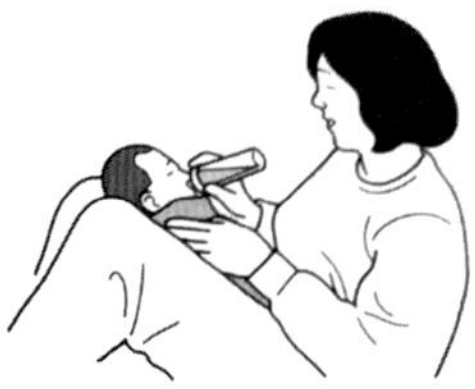

4) 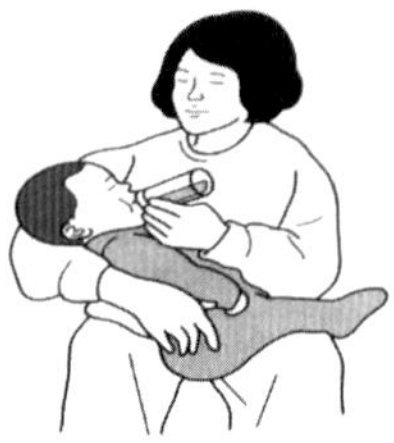

5) 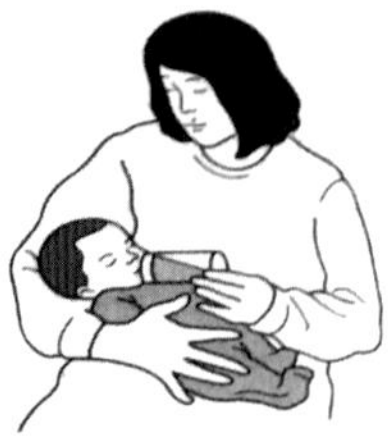

# 71

**다음 그림은 SCI 환자의 근육 검사(key muscle test)를 등급 순서대로 나열한 것이다. 마지막 그림을 통해 알 수 있는 환자의 손상수준(level)과 등급(grade)은?**

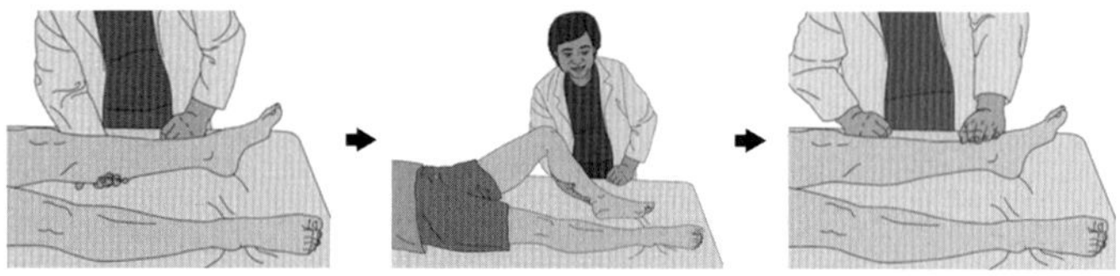

1) L4－1 grade
2) L4－3 grade
3) L5－4～5 grade
4) S1－0～1 grade
5) S1－1～2 grade

## 문제해설

**70** 옆으로 누운 자세에 대한 효과를 설명한 것으로 이 자세를 실시할 경우 수유자는 머리가 과도하게 신전되지 않도록 주의해야 한다.

**답** 2)

**71** 본 검사는 L4의 key muscle인 발목 발등굽힘(Ankle dorsiflexion)을 평가하는 그림이다. 첫 번째 그림은 3등급(fair) 평가 모습이며, 두 번째 그림은 환자의 다리를 지지하여 중력을 제거한 2등급(poor)을 실사하고, 마지막 그림은 촉지를 하는 그림으로 0～1등급(Zero～Trace)이다. L5의 key muscle은 긴발가락폄근(Long toe extensor)이며, S1은 발목 발바닥굽힘(Ankle Plantar flexion)이다.

**답** 1)

# 72

**다음은 서울신경심리검사 중 하나이다. 평가자가 20분 후 그림을 제거한 상태로 그림을 그리게 하였다면 어떤 기능에 대한 평가인가?**

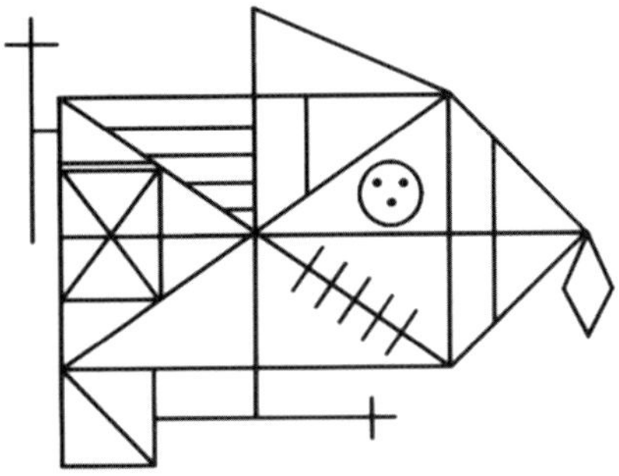

1) 재인
2) 점화
3) 회상
4) 즉시회상
5) 지연회상

# 73

**다음 평가도구를 가지고 8세 아동이 오른손으로 수행할 경우 수행 방향과 종료 위치로 옳은 것은?**

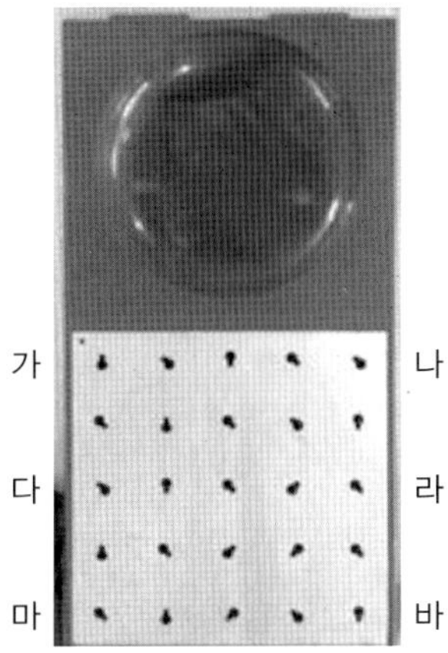


1) (가)에서 (마)방향으로 진행, (바)에서 종료
2) (가)에서 (나)방향으로 진행, (라)에서 종료
3) (나)에서 (바)방향으로 진행, (마)에서 종료
4) (가)에서 (나)방향으로 진행, (다) 이전에서 종료
5) (나)에서 (가)방향으로 진행, (라) 이전에서 종료

## 문제해설

**72** 이 평가는 레이복합도형검사로 즉시회상, 지연회상, 재인을 평가한다. 이 중 20분 뒤 회상하여 그리도록 한다면 이것은 지연회상을 평가하기 위함이다. 즉시회상을 평가할 경우, 도형을 그린 후 보지 않고 다시 그리도록 한다. 재인을 평가할 경우, 도형의 일부와 새로운 도형을 섞어 보여주고 그렸던 도형을 찾게 함

**답** 5)

**73** Grooved Pegboard이다. 본 평가는 연령에 따라 종료개수가 다르다. 10세 이전의 아동이므로 총 10개의 Pegboard를 수행해야하며, 본 평가는 연습이 없으며 우세손부터 시행해야 한다. (가)에서 (나)의 방향으로 진행해야 하며, (다)이전인 10개에서 평가를 종료해야 한다.

**답** 4)

그림 실기형 문제

# 74

## 다음 평가를 통해 평가 가능한 뇌신경은?

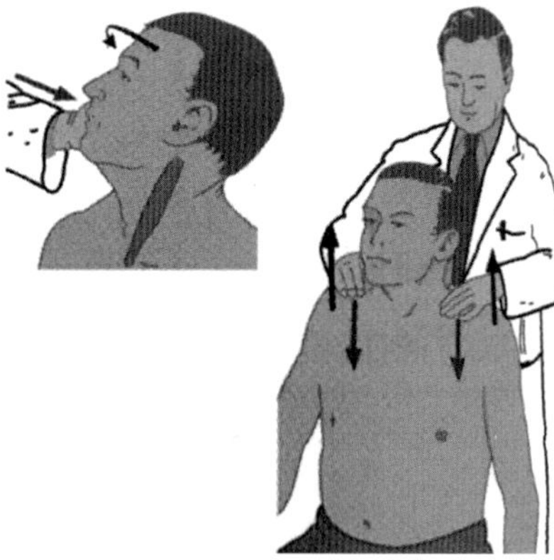

1) CNⅢ
2) CNⅣ
3) CNⅤ
4) CNⅨ
5) CNⅪ

# 75

## 다음은 Grooved peg board 평가 전 치료사의 설명이다. 잘못된 내용은?

환자분, 지금 앞에 있는 이것은 그루브드 페그보드라고 하는 평가도구입니다. 이 검사는 환자분의 손이 1) **얼마나 빠르고**, 2) **정확한지를** 평가하는 것입니다. 3) **먼저 우세손을** 사용하여 가능한 빨리 구멍에 핀을 넣어주셔야 합니다. 이쪽에서 이쪽(4) **오른손잡이는 왼쪽에서 오른쪽, 왼손잡이는 오른쪽에서 왼쪽**)으로 정확하게 윗줄부터 채워주세요. 5) **자, 먼저 한 번 연습해보고** 시작하겠습니다.

1) 얼마나 빠르고
2) 정확한지를
3) 먼저 우세손을
4) 오른손잡이는 왼쪽에서 오른쪽, 왼손잡이는 오른쪽에서 왼쪽
5) 자, 먼저 한 번 연습해보고

### 문제해설

**74** 등세모근(trapezius), 목빗근(SCM)의 근력 검사로 이 근육들을 지배하는 뇌신경은 CNⅪ으로 더부신경(accessory n.)이다. 더부신경은 목과 어깨움직임, 물렁입천장의 올림을 하는 기능을 한다.

**답** 5)

**75** 본 평가는 연습이 없는 것으로 25개의 핀(페그)을 꽂는 데 소요된 시간과 떨어뜨린 핀(페그)의 개수를 세어 점수화하는 평가이다.

**답** 5)

# 76

**다음 그림과 같은 자극의 목적으로 가장 타당한 것은?**

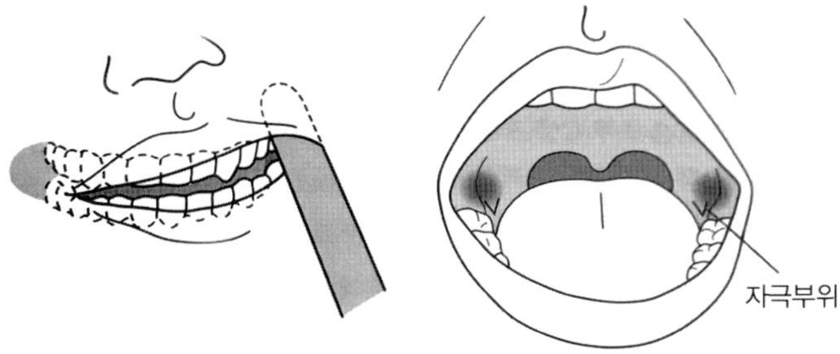


1) 침 분비 촉진
2) 삼킴반사 촉진
3) 구토반사 억제
4) 포유류 반사 촉진
5) 혀 내밀기 반사 억제

# 77

**다음 사진은 자신경 압박을 평가하기 위한 어떤 검사의 한 장면이다. 이 남성에게 요구해야할 내용으로 타당한 것은?**

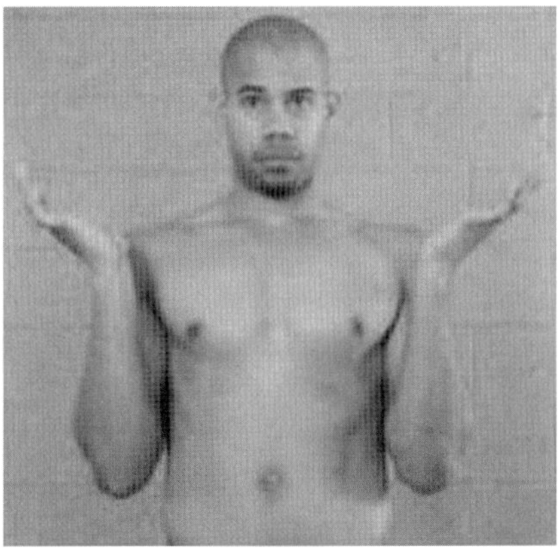

1) 위 상태 그대로 3분 동안 유지하게 한다
2) 팔꿈치 굽힘과 폄을 3분 동안 반복하게 한다
3) 3분 동안 양 주먹의 쥐기와 펴기를 반복하게 한다
4) 기도하는 자세를 만들어 주며 1분 동안 유지하게 한다
5) 숨을 크게 들이마신 후 우세손 쪽으로 먼저 고개를 돌리게 한다

## 문제해설

**76** 반사가 있으면서 입을 벌릴 수 있는 환자에게 그림과 같이 자극을 제공하면 삼킴을 유발시킬 수 있다.

**답** 2)

**77** Elbow flexion test

| | |
|---|---|
| 방법 | • cubital tunnel syndrome(자신경의 압박)을 위한 스크리닝(screening)이 목적<br>• 환자에게 3~5분 동안 팔꿈치의 완전 굽힘(full flexion)과 손목의 완전 폄(full extension)을 요구함 |
| 반응 | • 아래팔과 손의 자신경 분포 부위에 찌릿한 느낌이 발생하면 양성반응 |

**답** 1)

# 78

**VFSS를 다음과 같은 자세로 측정할 경우 가장 큰 장점은?**

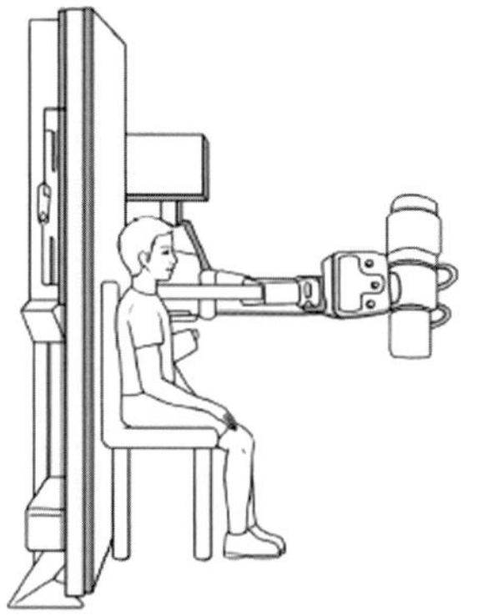

1) 다른 자세보다 흡인의 원인 파악이 쉽다
2) 다른 자세보다 구강과 인두 통과시간 측정이 용이하다
3) 다른 자세보다 흡인된 음식의 양과 위치를 파악하기 쉽다
4) 다른 자세보다 구조물과 기능에 대한 대칭성 파악이 용이하다
5) 다른 자세보다 구강 및 인두의 해부학과 생리학적 움직임 확인하기 쉽다

# 79

**다음 그림과 가장 관계 깊은 감각운동 접근법과 중재 목적이 바르게 연결된 것은?**

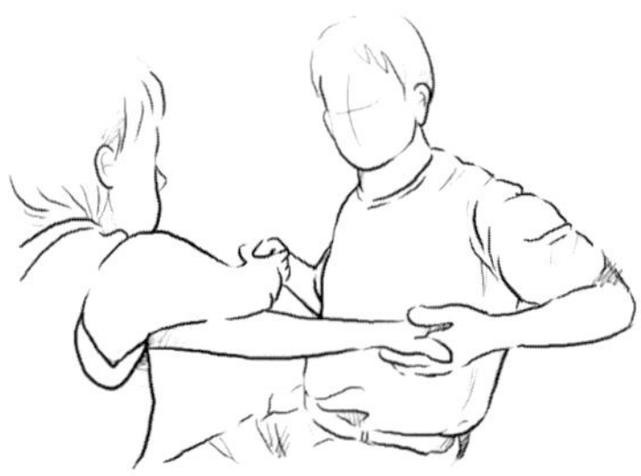

1) NDT－느리고 조절된 움직임 촉진
2) NDT－근 긴장 촉진 테크닉 사용
3) PNF－$D_1$ 굽힘 패턴을 이용한 움직임 사용
4) PNF－$D_2$ 굽힘 패턴을 이용한 움직임 사용
5) Brunnstrom－시너지로부터 벗어나는 움직임 촉진

**문제해설**

**78** 그림은 뒤－앞면촬영상검사를 할 때의 자세이며 이 검사 자세의 장점은 구조물과 기능에 대한 대칭성을 판단할 수 있다는 것이다.

**답** 4)

**79** Brunnstrom 2~3단계 환자의 중재

- 치료 목표
  - 시너지 패턴의 수의적 조절
- 양측으로 노 젓기(bilateral rowing)
  - 치료사는 환자의 손을 잡고 '노 젓는 동작'을 만들어 줌
    → '교차적인 시너지' 운동을 만들기 위해 실시함

**답** 5)

# 80

**다음 평가 항목 중 초시계가 필요한 경우는?**

1) 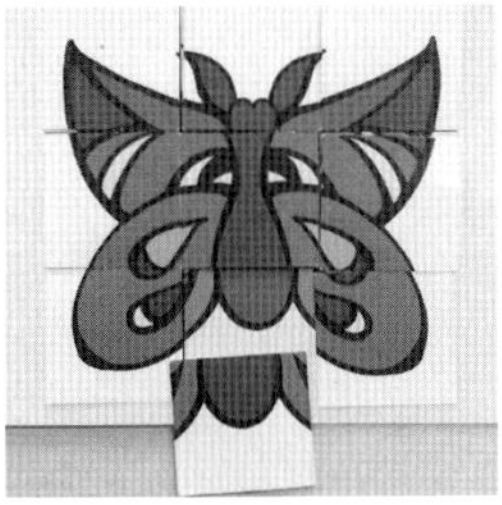

2) 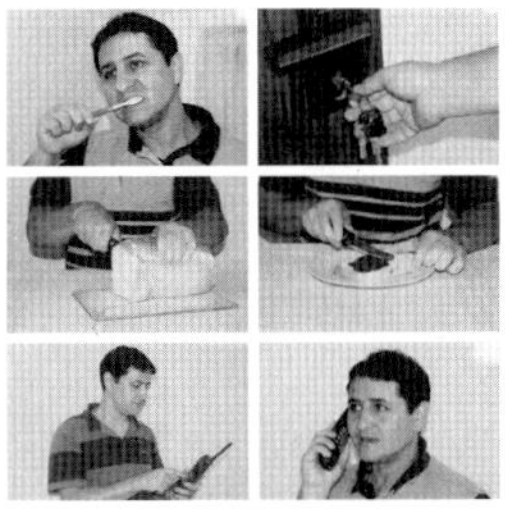

3) 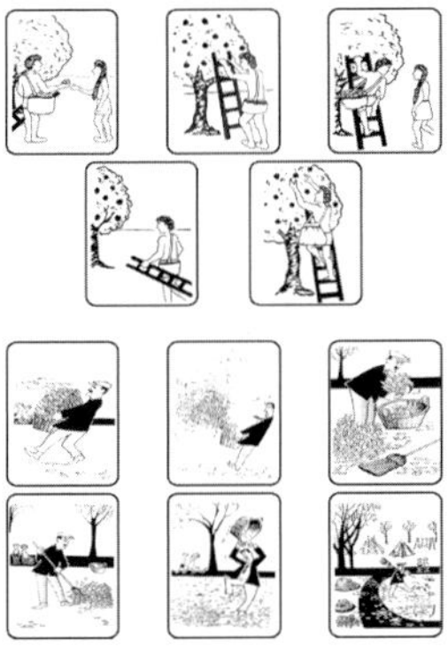

4) 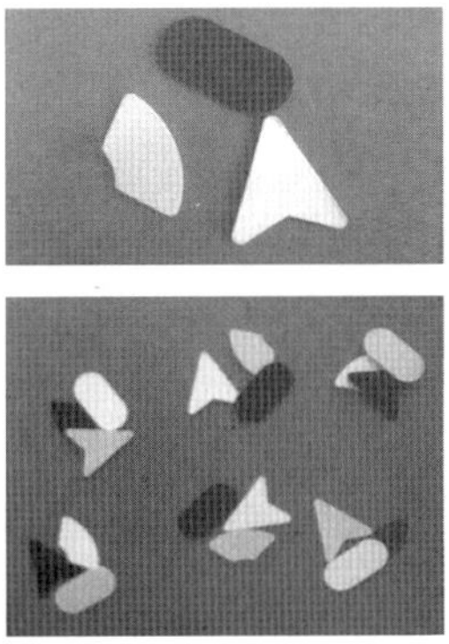

5) 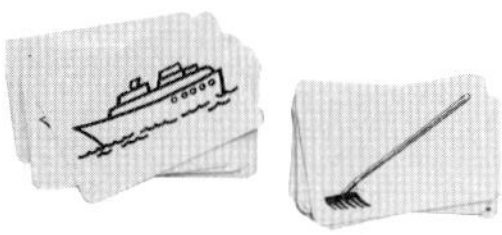

# 81

**다음 사진의 현상을 만드는 질환은?**

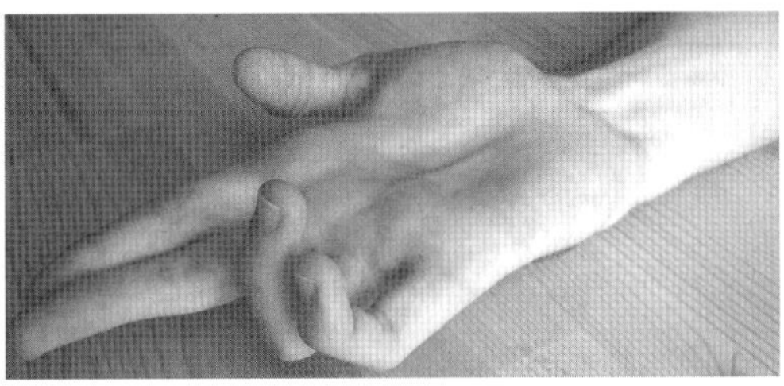

1) RA
2) OA
3) SCI
4) BPI
5) TBI

**문제해설**

**80** 나비모양 퍼즐조각과 평가책자를 주며 퍼즐을 맞추는 시간을 측정한다.

**답** 1)

**81** 자신경 손상으로 인한 claw hand이다.

**답** 4)

# 82

**다음 그림의 평가지를 보여주면서 평가자가 지시해야 할 내용으로 타당한 것은?**

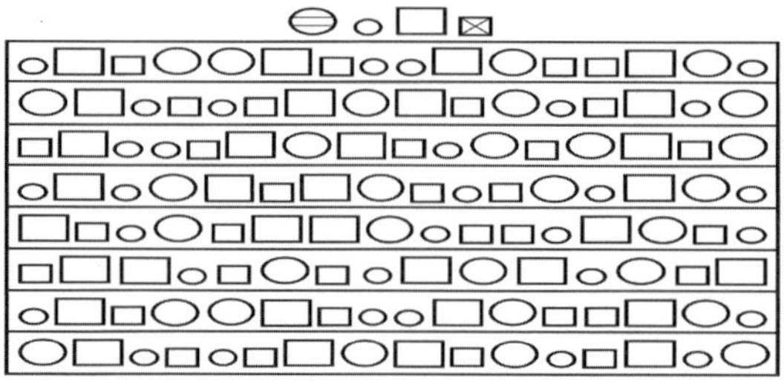

1) 이 순서대로 나열된 도형에만 동그라미를 쳐 보세요.
2) 큰 원과 큰 사각형에 표시를 하고 작은 원과 작은 사각형에는 표시를 하지 마세요.
3) 큰 원에는 두 개의 선을 표시하고 작은 사각형에는 가위표를 하세요. 작은 원과 큰 사각형에는 표시를 하지 마세요.
4) 이 순서와는 반대로 작은 원에 두 개의 선을 표시하고 큰 사각형에는 가위표를 하세요. 큰 원과 작은 사각형에는 표시를 하지 마세요.
5) 이 순서대로 나열된 도형에 큰 원에는 두 개의 선을 표시하고, 작은 사각형에는 가위표를 하세요. 작은 원과 큰 사각형에는 색칠을 하세요.

**문제해설**

**82** 본 평가는 시각-운동속도를 평가하는 것으로 주어진 보기와 같은 모양에 같은 표시를 할 수 있는지를 평가하는 것이다.

**답** 3)

# 83

**다음 사진의 부목이 필요한 질환은?**

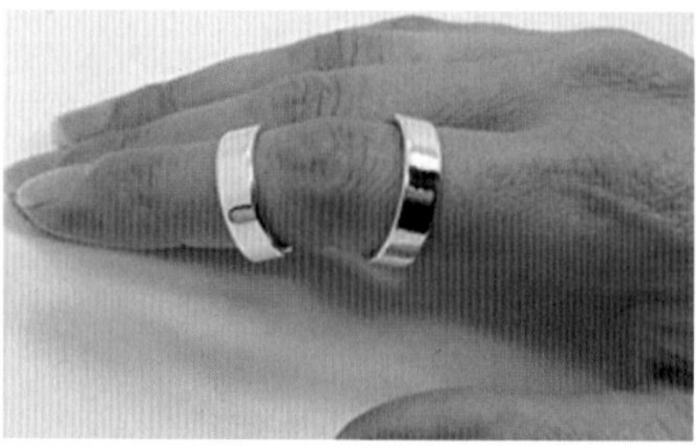

1) RA
2) Erb's palsy
3) Ulnar nerve palsy
4) Radial nerve palsy
5) Gamekeeper's thumb

**83** RA 유형 중 백조목 변형을 예방하는 swan neck splint이다.

**답** 1)

# 84

**치료사는 다음 사진의 보조기를 RA 환자의 엄지에 적용하고자 한다면 예상되는 변형 유형은?**

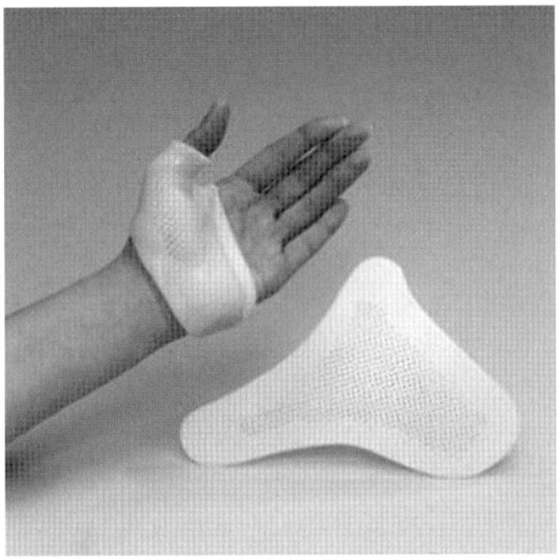

1) 엄지 변형 타입 1
2) 엄지 변형 타입 2
3) 엄지 변형 타입 3
4) 엄지 변형 타입 4
5) 엄지 변형 타입 5

**문제해설**

**84** 해설내용 참조

**답** 4)



Explanation

## 류마티스성 엄지 변형(rheumatoid thumb deformities)

| 유형(Type) | 손목손허리관절(CMC Joint) | 중간마디뼈 관절(MCP Joint) | 손가락 관절(IP Joint) |
|---|---|---|---|
| Ⅰ. 단춧구멍(boutonniere) | 포함 안 됨 | 굽힘 | 과다폄(hyperextension) |
| Ⅱ. 희귀한(uncommon) | 손목손허리관절 굽힘과 모음 | 굽힘 | 과다폄 |
| Ⅲ. 백조목(swan neck) | 손목손허리관절 아탈구(semiluxation), 굽힘과 모음 | 과다폄 | 굽힘 |
| Ⅳ. 골키퍼 엄지(gamekeeper's) | 손목손허리관절 아탈구 없음, 굽힘과 모음 | 과다폄, 자뼈곁인대(ulnar collateral ligament) 불안정 | 포함 안 됨 |
| Ⅴ. 이름 없음 | 포함되지 않음 또는 포함됨 | 손바닥판(volar plate) 불안정 | 포함 안 됨 |
| Ⅵ. 절단관절염(arthritis mutilans) | 약간의 뼈 손실 | 약간의 뼈 손실 | 약간의 뼈 손실 |

# 85

**다음은 K-DTVP의 평가 내용 중 일부분이다. 검사자의 지시사항으로 옳은 것은?**

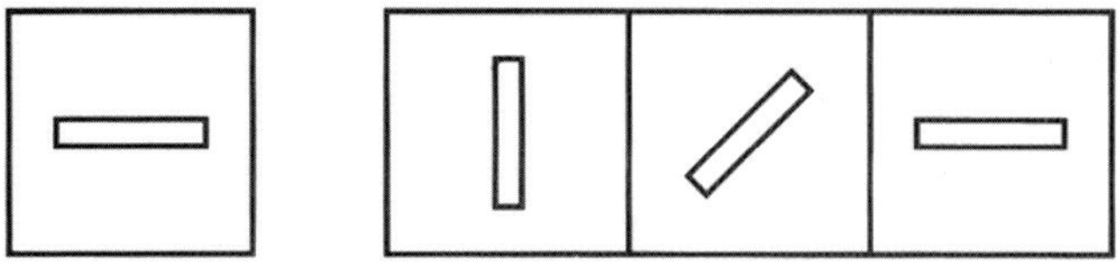

1) 이 그림과 반대의 모양을 짚어보세요.
2) 이 그림과 같은 모양이 몇 개 있는지 말해보세요.
3) 이 그림과 방향, 모양, 위치가 동일한 그림을 짚어보세요.
4) 이 그림에서 30°를 회전시켰을 때 나오는 그림을 짚어보세요.
5) 이 모양을 잘 기억하시고 3초 후에 같은 모양을 찾아보세요.

# 86

**다음 사진들과 가장 관계 깊은 평가 항목은?**

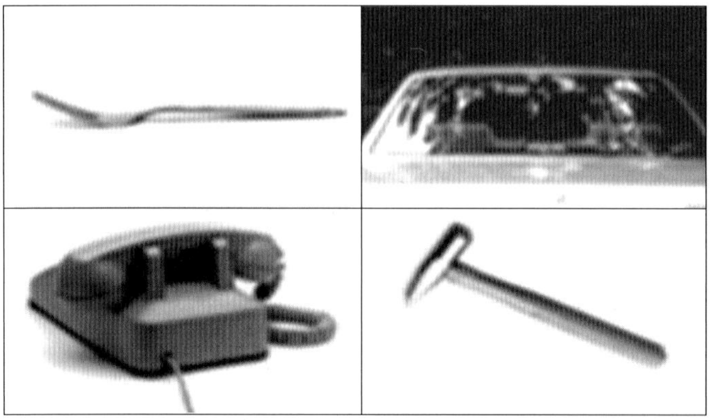

1) Categorization(CA)
2) Object Constancy(OC)
3) Shape Identification(SI)
4) Object Identification(OI)
5) Overlapping Figures(OF)

## 문제해설

**85** 자극 그림을 보고 비슷하지만 다른 그림들 가운데 정확한 그림을 찾는 "공간위치"에 대한 내용이다.

**답** 3)

**86** Object Constancy(OC)

| 준비물 | Test Booklet(pages 11～19) |
|---|---|
| 방법 | • 환자에게 특별한 각도에서 찍은 네 개의 사물(object) 사진을 보여 줌<br>– 자동차, 망치, 전화기, 포크<br>– 환자는 각각의 사진을 보고 질문을 받게 됨<br>→ "사진 속에 무엇이 보입니까?"<br>• 만약 환자가 언어장애를 가졌을 경우(예, aphasia)<br>– 이러한 경우 평가자는 사지선다형 보드를 사용함<br>– 검사자의 지시<br>→ "큰 사진에서와 같은 물체를 작은 사진에서 가리켜보세요."<br>• 오직 하나의 정답이 있음 |
| 점수 | • 1점 – 환자는 아무 물체도 정의하지 못하거나, 오직 하나만 찾아냄<br>• 2점 – 환자는 2개의 물체를 찾아냄<br>• 3점 – 환자는 3개의 물체를 찾아냄<br>• 4점 – 환자는 4개의 물체를 모두 찾아냄 |

**답** 2)

# 87

**다음 사진의 동작과 가장 관계 깊은 PNF 패턴은?**

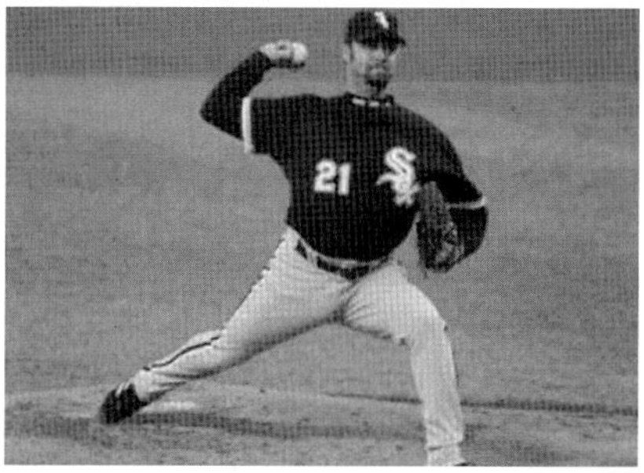

1) 양측성 패턴(bilateral patterns)
2) 동측 패턴(ipsilateral patterns)
3) 반측 패턴(contralateral patterns)
4) 상호적 패턴(reciprocal patterns)
5) 대각선 상호 패턴(diagonal reciprocal patterns)

# 88

**치료사가 뇌졸중 환자에게 다음 사진과 같은 치료를 제공하였다면 사용한 접근법은?**

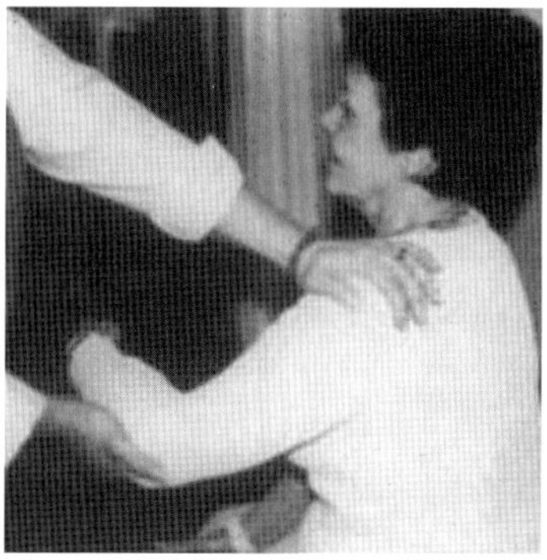

1) SI 접근법
2) PNF 접근법
3) Rood 접근법
4) NDT 접근법
5) Brunnstrom 접근법

## 문제해설

**87 상호적 패턴(reciprocal patterns)**

- 짝을 이루는 사지가 동시에 반대 방향으로 움직임을 보임
  - 동시의 대각선(diagonal) 또는 혼합된 대각선 방향이 나타남
- 짝을 이루는 사지의 움직임이 혼합된 대각선 방향일 때 머리, 목, 몸통에 안정성을 제공함
  - 머리와 목이 정중앙에 위치할 때 사지의 움직임은 서로 반대 방향이기 때문
- 고난이도의 균형을 요구하는 활동
  - 상호적 패턴 나타남
  - 편측 사지는 $D_1$ 폄, 반대쪽은 $D_2$ 굽힘이 나타남
  - 야구공 던지기, 걷기, 수영에서의 사이드스트로크(sidestroke)
  - 평균대 걷기
  - 편측 사지는 '대각선 굽힘' 패턴, 반대쪽은 '대각선 폄'이 나타남

**답** 4)

**88** Rood 접근법의 억제 테크닉인 가벼운 관절압박(approximation)이다.

**가벼운 관절압박(joint approximation)**

- 가벼운 관절 압박을 'joint approximation'이라고 함
- 경직이 있는 근육을 억제하기 위해 사용되는 테크닉임
- 편마비 환자의 어깨 통증을 감소시키기 위해 자주 사용됨
  - 치료사는 환자의 팔꿈치를 잡고 위팔뼈(humerus)를 관절오목(glenoid fossa)내에서 부드럽게 움직여줌
  - 경직된 근육이 이완될 때까지 지속함

**답** 3)

# 89

팔을 사용하려고 노력하면 다음과 같은 동작이 나온다면 Brunnstrom 단계는?

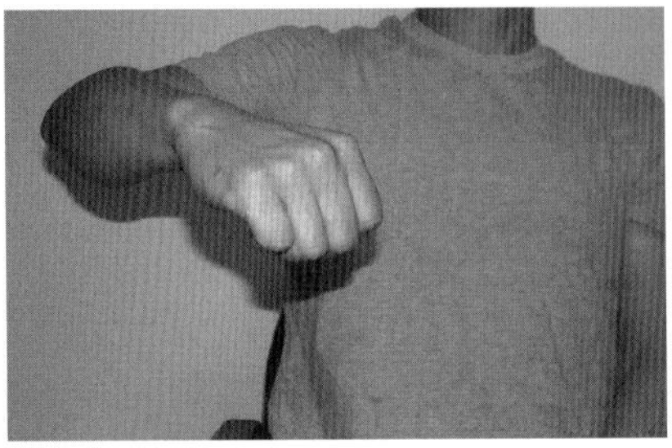

1) 1단계
2) 2단계
3) 3단계
4) 4단계
5) 5단계

**문제해설**

89 해설내용 참조

답 4)

## Brunnstrom stage

Explanation

### 1. 뇌졸중(CVA) 이후 팔의 운동 회복 단계(brunnstrom stage)

| 단계(stage) | 팔(arm) |
|---|---|
| 1 | • 이완(flaccidity)<br>• 어떤 움직임도 수행 못함 |
| 2 | • 시너지 발달이 시작됨<br>– 연합 반응(associated reaction)으로 시너지 또는 시너지의 일부분 |
| 3 | • 경직(spasticity)의 증가<br>• 시너지 패턴 및 관련 요소들이 수의적으로 수행됨 |
| 4 | • 경직(spasticity)의 감소<br>• 시너지로부터 벗어난 움직임의 조합(combination)이 가능함<br>– 팔을 90° 들어 어깨 높이까지 들 수 있음 |
| 5 | • 시너지가 더 이상 우세하지 않음<br>• 시너지로부터 벗어난 움직임의 조합(combination)이 보다 쉽게 수행됨 |
| 6 | • 빠른 움직임을 제외하고는 경직(spasticity)이 사라짐<br>• 독립된(isolated) 관절의 움직임이 쉽게 수행됨 |

# 90

**다음 그림의 내용으로 옳은 것은?**

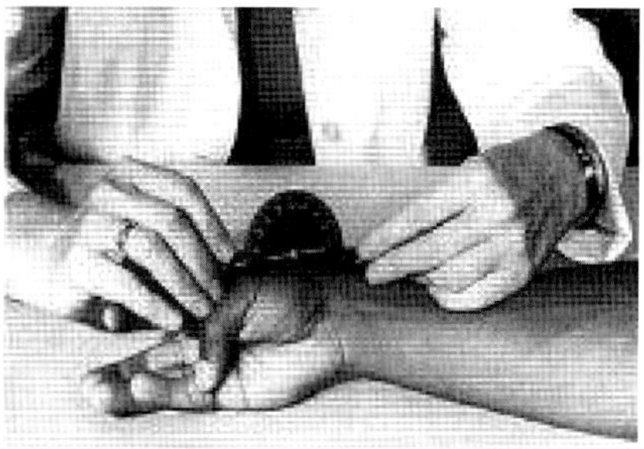

1) 시작자세이다
2) MMT 평가이다
3) PIP 굽힘 평가이다
4) 손목에 대한 평가한다
5) 평균 정상범위는 15°이다

# 91

**다음 사진과 같이 균형을 유지해야 하는 척수손상환자의 기능적 레벨은?**

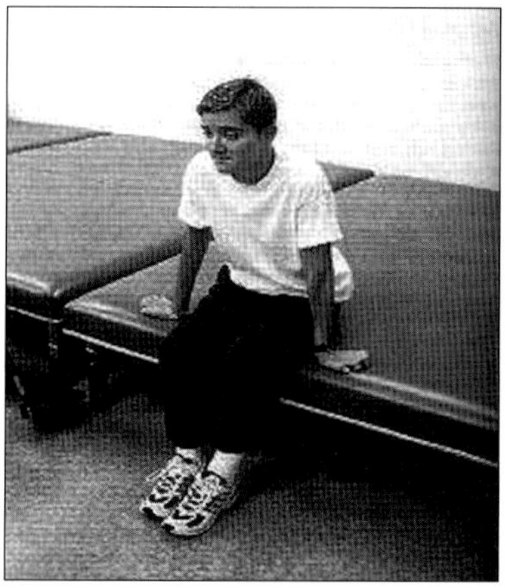

1) $C_4$
2) $C_5$
3) $C_6$
4) $C_7$
5) $C_8$

**문제해설**

**90** 'thumb carpometacarpal flexion' 0~15°

**답** 5)

**91** 삼두근(triceps)의 근력이 0(zero)인 $C_6$ 사지마비 환자

- 앞으로 기울여 앉기 시 균형 유지를 위해 팔꿉관절 폄을 이용
- '어깨의 depression, protraction, external rotation'+'팔꿉관절 폄'+'손목의 완전 폄'

**답** 3)

그림 실기형 문제

# 92

**다음 그림과 같이 아동의 머리를 들었더니 다리가 구부러지는 반사가 나타났다. 이 반사는 무엇인가?**

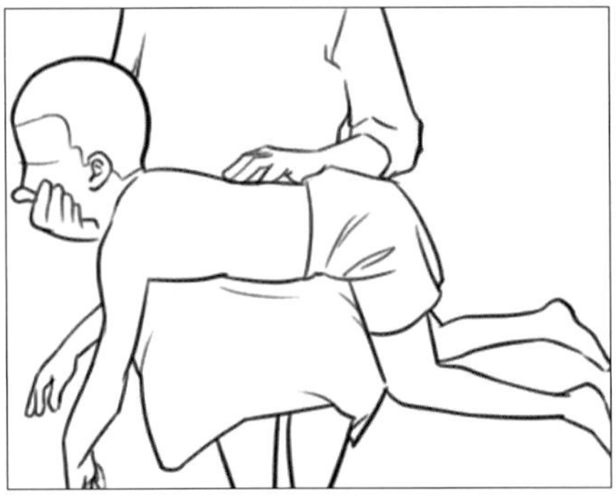

1) TLR
2) STNR
3) ATNR
4) 연합반응
5) 정위반응

**문제해설**

**92** 해설내용 참조

**답** 2)

## STNR

Explanation

### 1. 대칭성 긴장성 경반사 2(STNR 2)

1) **검사자세**
   - 사지 짚기 자세 또는 검사자의 양 무릎 위에 엎드림
2) **검사자극**
   - 머리를 뒤로 제침
3) **음성반응**
   - 양쪽 팔과 다리에 아무런 변화 없음
4) **양성반응**
   (1) 양쪽 팔이 폄되거나 폄근 긴장 증가
   (2) 양쪽 다리가 굽힘되거나 굽힘근 긴장 증가
   (3) 양성반응은 4~6개월까지는 정상
   (4) 생후 6개월 이후에 양성반응이 나타나면 이는 반사의 성숙이 늦어짐을 의미함

## 2. 긴장성 미로반사 – 엎드려 누운 자세(TLR : tonic labyrinthine reflex-prone)

### 1) 검사자세

(1) 엎드려 눕힌 자세(prone)

(2) 머리는 중앙에 위치

### 2) 검사자극

• 엎드려 누운 자세를 유지함

### 3) 음성반응

(1) 굴근긴장의 증거 없음

(2) 머리, 몸통, 팔, 다리의 폄이 가능

### 4) 양성반응

(1) 머리를 뒤로 들거나 어깨를 뒤로 제침

(2) 몸통, 팔, 다리를 펌시킬 수 없음

(3) 양성반응은 생후 4개월까지 정상

(4) 생후 4개월 이후에 양성반응이 나타나면 이는 반사의 성숙이 늦어짐을 의미함

# 93

**다음 사진은 나사못을 나무에 박는 활동이다. 양손의 잡기와 가장 거리가 먼 것은?**

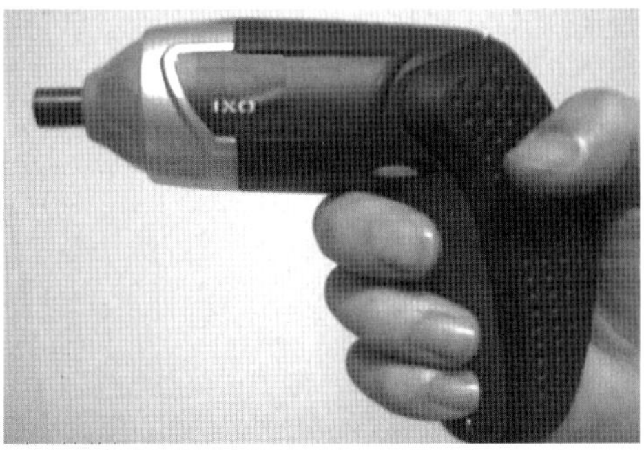


1) tip pinch
2) power grasp
3) cylindrical grasp
4) pad to pad pinch
5) intrinsic plus grasp

**문제해설**

**93** 공구사용에 필요한 잡기

'tip pinch'는 작은 나사못을 잡을 때 쓰이며, 'power grasp'은 손잡이를 조절할 때 사용된다. 'intrinsic plus grasp'은 '엄지의 모음+엄지를 제외한 나머지 손가락들의 MP관절 굽힘+PIP 및 DIP 관절의 폄'을 말한다.

**답** 5)

# 94

**다음 사진과 같은 의수 훈련을 통해 얻을 수 있는 가장 큰 효과는?**

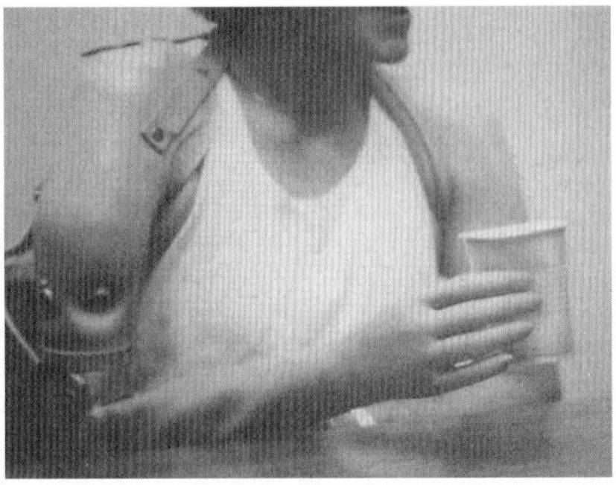

1) 근력 향상
2) 지구력 향상
3) 잡기 조절 향상
4) 상지 ROM 향상
5) 원동형 잡기 훈련

**문제해설**

**94** 쥐기 훈련(prehension training)

- 처음에는 크고 단단한 물체를 사용
  - 적목(block), 캔, 병
- 점진적으로 부드럽고 부서지기 쉬운 물체를 사용
  - 고무공, 스펀지, 종이박스, 원뿔, 종이컵 등
- 사물들은 다양한 위치에 배치
  - 팔꿉관절 및 말단 장치(TD)의 자세 준비(prepositioning)가 요구되어지는 자세
  - TD의 조작이 다양한 높이에서 이루어지도록

**답** 3)

## 다양한 작업

Explanation

### 1. 이완훈련

1) 근육을 풀어주므로 긴장을 해소하는 방법
   (1) 명상(meditative) 기법
   - 만트라(mantra)와 같은 형태

   (2) 최면요법

### 2. 춤

1) 자유로운 움직임
   (1) 감정표현의 강력한 중재물
   (2) 감정을 표현할 수 있어 승화의 기능을 함
2) 자발성 향상
3) 몸의 창조적 움직임을 통한 자아탐색의 기회를 제공
4) 비언어적 접촉
   - 의사소통 기술의 발달
5) 공간 활용
   - 지각 향상

### 3. 수영

1) 관절염, 요통, 비만 환자에게 적합함
2) 심리적 효과
   (1) 우울, 분노, 불안을 감소
   (2) 정신을 맑게 함
3) 치료사
   (1) 인명구조가 가능해야 함
      • 인명구조시험을 통과해야 함
4) 기타
   (1) 대중교통수단의 활용
   (2) 옷 입기와 같은 자조활동 기술을 연습할 수 있음

### 4. 요가

1) 요가는 뇌파(electroencephalogram) 변화를 초래함
2) 정신 집중의 향상
3) 신체에 대한 지각 향상
4) 비경쟁적이면서 평안한 분위기
   • 정신적 및 신체적 이완

## 95

**다음 사진은 무엇을 측정하는 자세이며, 기대되는 결과는?**

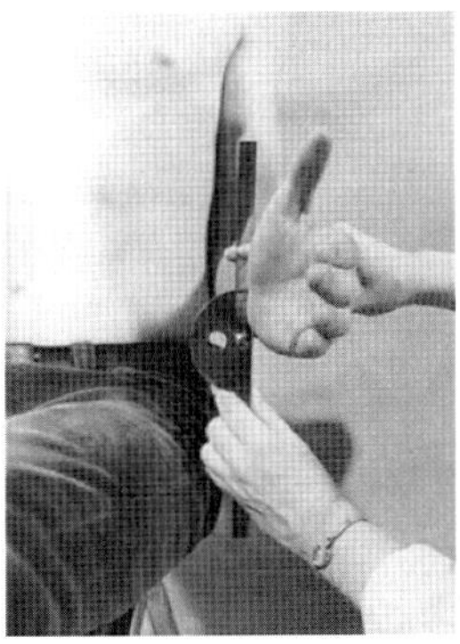

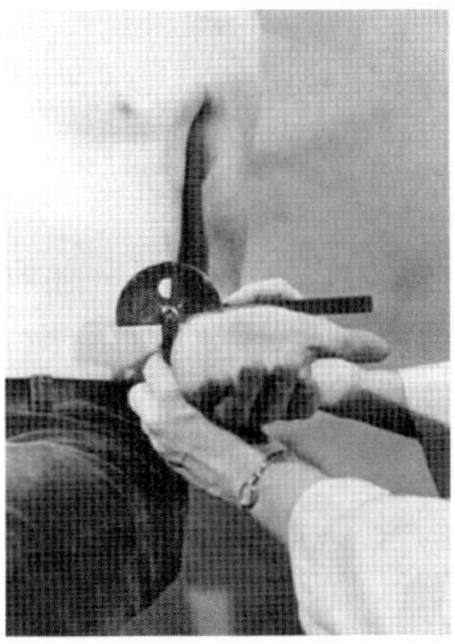

1) 아래팔의 엎침, 80°
2) 아래팔의 엎침, 60°
3) 아래팔의 뒤침, 80°
4) 아래팔의 뒤침, 60°
5) 아래팔 엎침, 100°

**문제해설**

**95** 아래팔의 뒤침(forearm supination)
- 0~80°
- 각도계 위치(goniometer placement)
  - 축(axis)
    - 자뼈
  - 정적 상태의 팔(stationary arm)
    - 바닥으로부터 수직
  - 동적 상태의 팔(movable arm)
    - 원위부(먼쪽) 노뼈(distal radius)의 교차
    - 바닥 쪽 면을 향하는 자뼈

**답** 3)

# 96

다음은 'Jabsen hand function test'의 내용이다. 대상자의 오른손이 우세손이라면 가장 먼저 해야 할 것은?

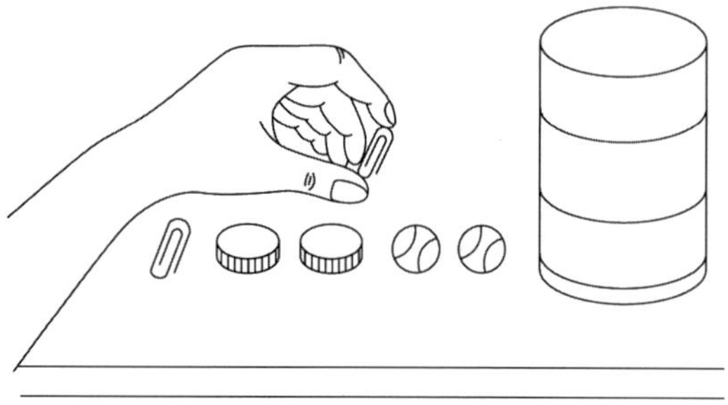

1) 왼손으로 가장 안쪽의 사물을 깡통에 넣기
2) 오른손으로 가장 안쪽의 사물을 깡통에 넣기
3) 왼손으로 가장 바깥쪽의 사물을 깡통에 넣기
4) 양손으로 바깥쪽 두 개를 동시에 깡통에 넣기
5) 오른손으로 가장 바깥쪽의 사물을 깡통에 넣기

**문제해설**

**96** 해설내용 참조

**답** 3)

## 작은 물건 집어 올리기

Explanation

### 1. 작은 물건 집어 올리기(picking up small object) : Subtest #3

1) **과정**(procedure)

(1) 대상자의 전방 테이블 끝에서 5″ 떨어진 곳에 1 파운드의 빈 커피 캔을 놓음

(2) 2개의 1″ 종이클립(수직으로), 2개의 일반크기 병뚜껑(각 1″ 직경이며 뚜껑의 안쪽면이 위를 향하게), 2개의 미국 동전을 비우세손 쪽에 수평적으로 정렬함

- 캔에서 동전이 가장 가까우며 클립이 가장 멀리 떨어져 있음

(3) 각각은 대략 2″씩 떨어져 있음

(4) "시작"이라는 말과 동시에 시간을 측정하며, 마지막 물체가 캔 안에 떨어지는 소리가 들릴 때까지 초를 측정함

(5) 우세손도 반복함

(6) 우세손의 정렬은 앞서 서술된 내용의 거울상처럼 배치함(반대로 배치)

(7) 우세손 쪽의 캔을 제외한 나머지 물체를 재위치 시킴

2) **언어적 지시**(verbal instructions)

(1) 비우세손(non-dominant hand)

- "당신의 (　　)손을 테이블 위에 올려놓으세요. 제가 '시작'이라는 말을 하면 한 번에 하나씩 빠르게 이 물건들을(비우세손 쪽의 클립을 가리킴) 캔 안에 집어서 넣어주세요. 이해하셨나요? 준비. 시작."

(2) 우세손(dominant hand)

- "자, 이제 앞서 실시한 (　　)손과 똑같이 반복하세요(우세손 쪽의 클립을 가리킴). 준비. 시작."



# 97

**다음 그림은 연하곤란(dysphagia) 환자에게 적용되는 기관절개(tracheotomy) 튜브의 그림이다. 화살표가 가리키는 커프(cuff)의 기능으로 가장 적절한 것은?**

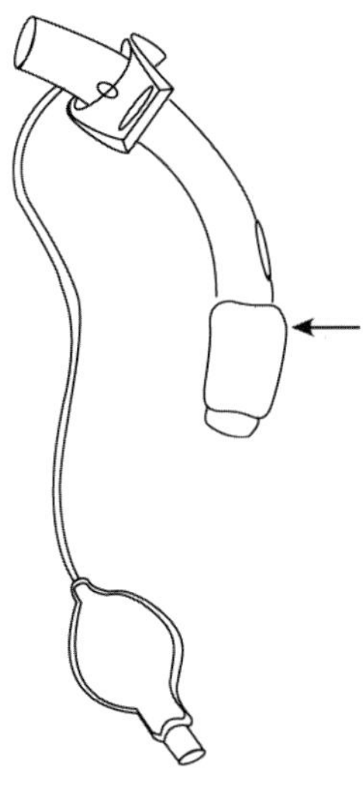

1) 음식물을 저장한다
2) 음식물 유입을 차단한다
3) 공기의 흐름을 원활히 해준다
4) 기침반사를 억제하는 목적을 가진다
5) 기관절개 튜브를 고정시키는 목적을 가진다

**문제해설**

**97** Tracheotomy

'cuff'이며 풍선(balloon)으로 바람을 넣어 음식물이 폐로 유입되는 것은 막는다.

**답** 2)

# 98

**다음 그림을 보여주며 치료사는 "네모와 세모에 따라서 그려주세요."라고 지시하였다면 평가하고자 하는 내용은?**

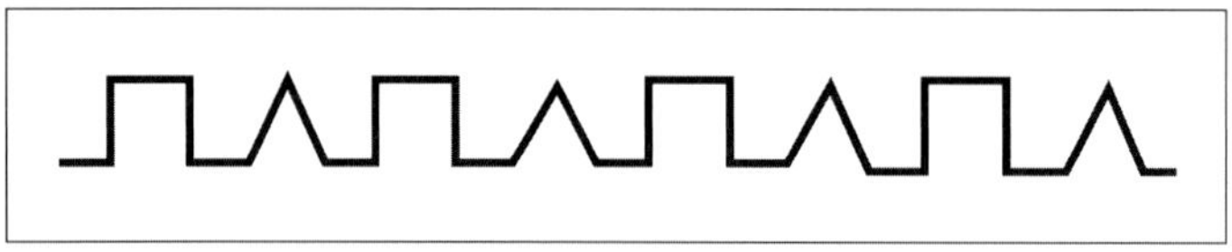

1) 무엇을 해야 하는지를 기억하는 능력
2) 행동을 조직화하고 지휘하는 자기조절 능력
3) 유사한 반응을 이끌어 낼 자극을 준비하는 과정
4) 기억, 조직화, 계획, 판단으로 이루어진 종합적 인지 능력
5) 물체를 정의하고 차이점과 공통점을 비교하여 논리적 관련성을 확보하는 분류 능력

# 99

**다음 두 그림은 뇌졸중 환자의 눕기 자세이다. 진한 색이 칠해진 부분이 손상된 쪽이라면 두 그림에 대한 설명으로 옳은 것은?**

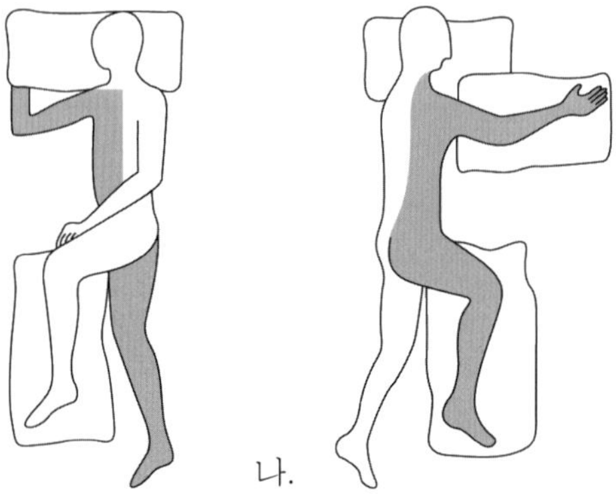

가. 나.

1) '나'는 팔꿉 관절의 폄이 올바른 자세이다
2) '가'는 옳은 자세이며 '나'는 틀린 자세이다
3) '나'는 옳은 자세이며 '가'는 틀린 자세이다
4) '가'는 팔꿉 관절의 굽힘이 잘못된 자세이다
5) '가'와 '나' 모두 잘못된 자세이며 팔꿉 관절의 폄과 어깨관절의 돌출(protraction)을 유지해야 한다

**문제해설**

**98** 행동 억제를 통한 운동 조절력을 평가하므로 집행기능 능력을 가늠하는 평가이다. 정신기능의 최고위 부분에 해당한다.

**답** 2)

**99** '가'와 '나' 모두 옳은 자세이다.

**답** 1)

# 100

**다음 그림은 삼킴장애를 지닌 환자를 돕기 위한 치료방법이다. 다음 그림의 중재를 통해 얻을 수 있는 효과는?**

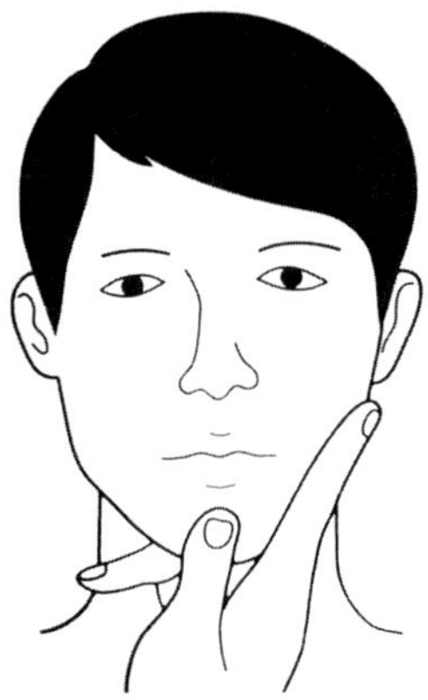

1) 환자의 턱 조절을 돕는다
2) 독립적인 자가 식사를 돕는다
3) 삼킴반사 촉진 작용을 돕는다
4) 인두 수축력을 증가시켜 삼킴을 돕는다
5) 인두에 남는 음식의 양을 줄여 흡인의 위험을 감소시킨다

# 101

**다음 그림과 가장 관계 깊은 검사는?**

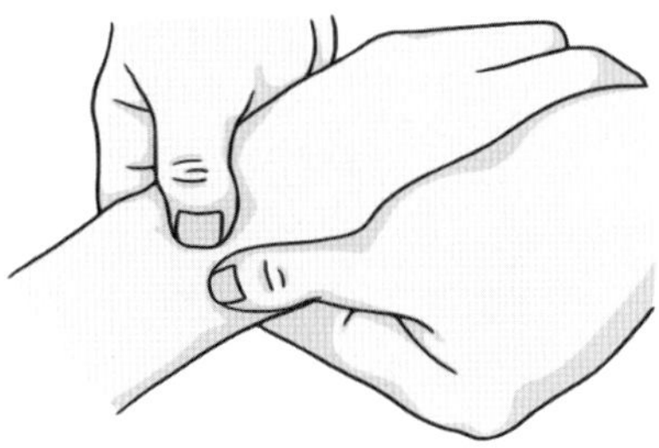

1) 루스(Roos) 검사
2) 에드슨(Adson) 검사
3) 와트슨(Watson) 검사
4) 피아노 건반(Piano key) 검사
5) 머피 사인(Murphy sign) 검사

## 문제해설

**100** 앉은 자세에서 환자의 머리조절을 돕기 위한 방법으로, 마주보고 앉은 자세의 경우 보다 치료사가 옆에서 팔로 목뒤를 받치고 손가락을 턱 위, 아래에 두어 조절하는 것이 머리조절에 더 큰 도움을 준다.

**답** 1)

**101** 피아노 건반(Piano key) 검사
- 검사목적 : 먼저 노자관절의 안정성 검사
- 자극 : 아래팔을 엎침시킨 자세에서 한 손의 엄지와 집게손가락으로는 자뼈머리를, 다른 손의 엄지와 집게손가락으로는 노뼈를 잡고 위아래로 움직임
- 이상반응 : 통증이 유발됨

**답** 4)

그림 실기형 문제

# 102

**다음 사진의 활동을 수행하므로 얻을 수 있는 치료 목적으로 가장 타당한 것은?**

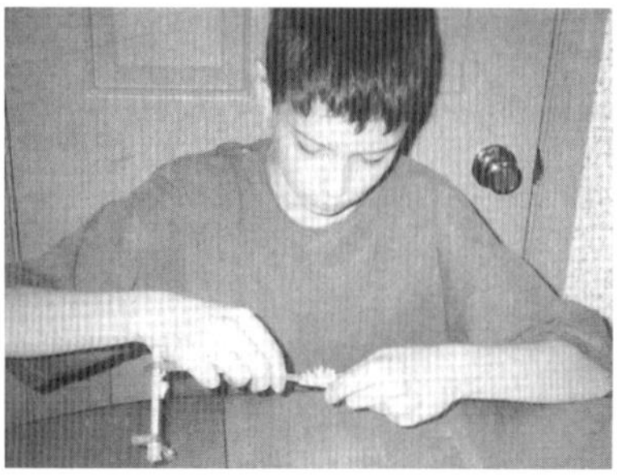

1) 손끝집기 훈련
2) 양손 사용 훈련
3) 인지·지각 훈련
4) ADL 훈련 및 작업훈련
5) 손상된 상지를 활동에 통합하기

# 103

**다음 사진의 보조기의 이름과 목적으로 옳은 것은?**

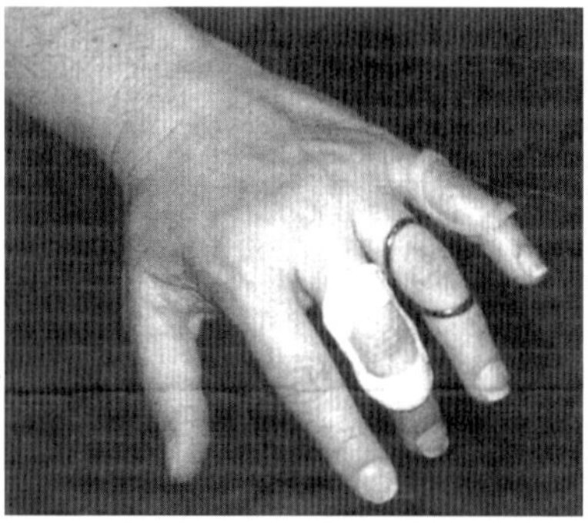

1) resting splint — IP 관절의 전방안정성 제공
2) blocking splint — IP 관절의 전방안정성 제공
3) ulnar drift splint — IP 관절의 측면 안정성 제공
4) swan neck splint — IP 관절의 측면 안정성 제공
5) short thumb spica — IP 관절의 측면 안정성 제공

**문제해설**

**102** 양손사용

사진은 양손을 동시에 사용하여 '구성활동'을 수행하고 있는 것이다. 아동은 변형된 'power grasp'과 다양한 아래팔의 자세를 만들고 있다.

**답** 2)

**103** finger splint

RA 유형 중 swan neck 변형을 예방하기 위한 splint이며, 목적은 IP 관절의 측면 안정성을 제공하는 것이다.

**답** 4)

# 104

다음 그림의 반사는?

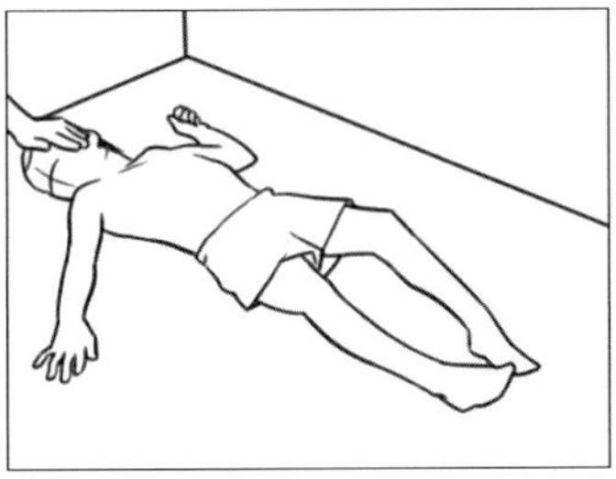

1) TLR
2) STNR
3) ATNR
4) righting reaction
5) flexor withdrawal

문제해설

104 해설내용 참조

답 3)



## 비대칭성 긴장성 경반사(Asymmetrical Tonic Neck Reflex, ATNR)

Explanation

### 1. 검사자세

1) 바로 눕힌 자세에서 머리는 중앙에 위치
2) 양측 상지와 하지를 폄시킴

### 2. 검사자극

- 머리를 한쪽으로 돌림

### 3. 음성반응

- 양쪽 상지, 하지에 아무런 반응이 없음

### 4. 양성반응

1) 얼굴 쪽(머리를 돌린 쪽)의 팔과 다리 폄
   - 또는 폄근의 긴장 증가
2) 머리뒤쪽(반대쪽)의 팔과 다리 골곡
   - 또는 굽힘근의 긴장 증가

### 5. 양성반응은 생후 4~6개월까지는 정상

- 생후 6개월 이후에 양성반응이 나타나면 이는 반사의 성숙이 늦어짐을 의미함

# 105

**다음 그림은 척수손상 환자의 재활이다. 가장 관계 깊은 잡기 유형은?**

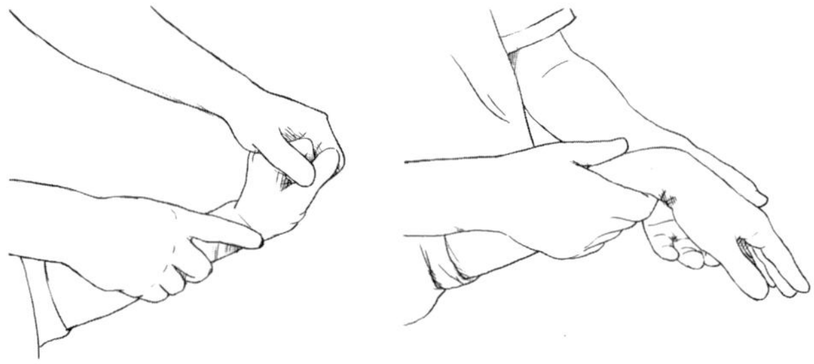

1) hook grasp
2) disk grasp
3) power grasp
4) tenodesis grasp
5) intrinsic plus grasp

# 106

**65세 남성은 뇌졸중으로 손의 기능이 마비되었다. 이 남성은 손의 기능이 조금씩 회복되고 있으며, 현재 이 남성의 전담 치료사는 다음 사진과 같은 고무 밴드가 달린 장갑을 제공해 특정 기능을 성취하고자 한다. 이 장갑의 착용 목적은?**

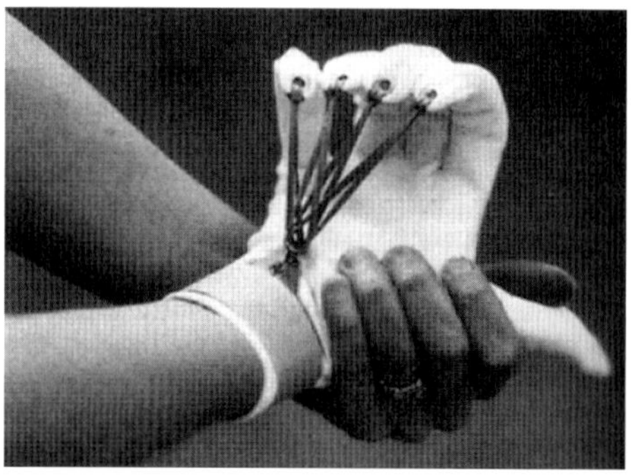

1) 폄 시너지 감소
2) 굽힘 시너지 감소
3) 자발적인 손가락 폄 촉진
4) 자발적인 손가락 굽힘 촉진
5) 손가락 굽힘으로 인한 관절구축 예방

## 문제해설

**105 테노데시스(tenodesis) 잡기(건고정을 이용한 잡기)**

- 상실된 잡기 능력을 보상하는 방법
- long finger flexor의 건 고정(tenodesis)을 이용하는 잡기
- 어느 정도의 구축(contracture)이 필요함 : 구축을 유발시킴
- '손목 폄과 동시에 손가락 굽힘'+'손목 굽힘과 동시에 손가락 폄'

**답** 4)

**106 자발적 놓기**

뇌졸중 이후 자발적 놓기 훈련의 한 종류이다. 목적은 손가락 폄의 촉진이다.

**답** 3)

# 107

**다음 평가의 양성반응으로 옳은 것은?**

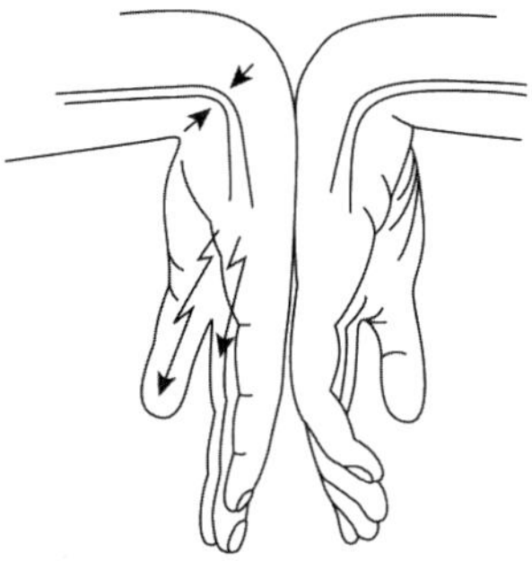

1) ‘Claw hand’가 나타난다
2) 손등에 이상감각이 나타난다
3) 손목 폄근의 마비가 나타난다
4) 맥박 수의 현저한 감소가 나타난다
5) 약지의 1/2에서 이상감각이 나타난다

# 108

**다음 사진의 평가도구에 대한 설명으로 옳은 것은?**

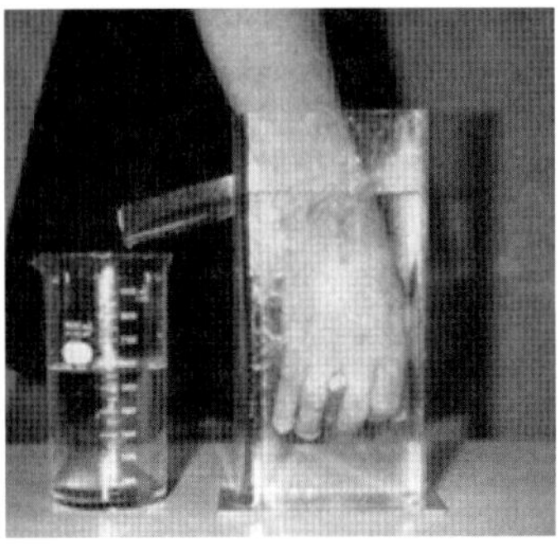

1) 손의 자세는 주먹을 쥔 자세이다
2) 끝이 반드시 바닥에 닿아야 한다
3) 비커에 10ml의 물을 넣어 둔다
4) 중지와 약지 사이에 막대(rod)가 위치해야 한다
5) 물의 온도는 부피 변화를 최소화하기 위해 반드시 찬 물을 사용해야 한다

## 문제해설

**107** Phalen's test

‘phalen’s test’이며 정중신경의 압박 유무를 평가이므로 결과는 엄지, 검지, 중지, 그리고 약지의 1/2에서 이상감각이 나타난다.

**답** 5)

**108** Volumeter

volumeter의 중앙 하부에는 손이 더 이상 아래로 내려가는 것을 막기 위한 막대가 있으며, 그 막대는 피검자의 중지와 약지 사이에 위치해야 한다.

**답** 4)

그림 실기형 문제

# 109

**다음 그림과 같이 척수의 반쪽이 손상을 입었다면 어떤 증상이 나타나는가?**

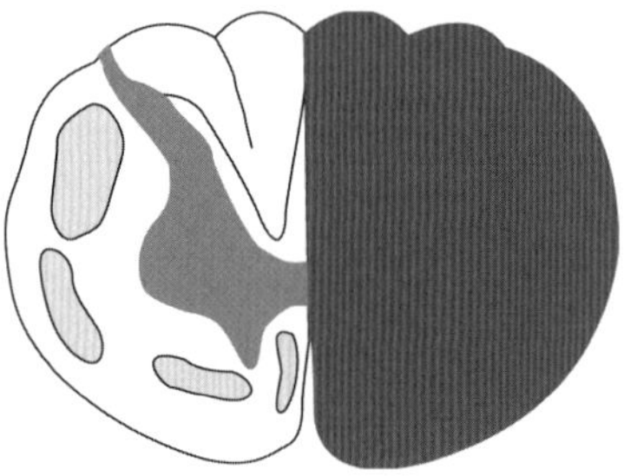

1) 운동기능은 온전하다
2) 감각기능은 온전하다
3) 손상된 쪽의 촉각은 온전하다
4) 손상된 쪽의 운동은 온전하다
5) 손상된 쪽의 통증과 온도감각은 온전하다

# 110

**다음 그림과 같이 옷입기를 수행했다면, 어떤 문제를 지닌 환자를 보상하기 위한 방법인가?**

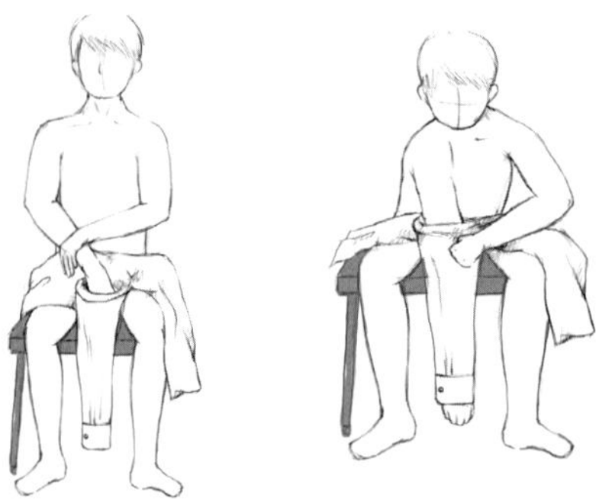

1) 경직이 높은 척수손상 환자의 옷입기
2) 왼쪽에 편마비가 있는 뇌졸중 환자의 옷입기
3) 오른쪽에 편마비가 있는 뇌졸중 환자의 옷입기
4) 손의 사용이 어려운 $C_7$ 척수소상 환자의 옷입기
5) 양쪽에 마비가 있는 외상성 뇌손상 환자의 옷입기

## 문제해설

**109** Brown-sequard syndrome

- 원인
  - 척수의 한쪽 절반이 손상된 것으로 일명 'central-cord syndrome'이라고도 함
    - 오직 한쪽만 손상된 경우
  - 골절, 관통상, 돌림 손상, 종양 등에 의하여 발생됨
- 증상
  - 동측(ipsilateral)
    - 운동 조절의 상실(부전마비)과 손상 레벨 이하에서의 강직이 나타남
      'lateral corticospinal tract' 손상
    - 손상 부위 이하에서 이완(flaccidity)이 나타남
      'lateral corticospinal tract' 손상
    - '촉각 / 압박 / 진동 / 고유수용성' 감각의 상실
      'dorsal column' 손상
  - 반측(contralateral)
    - 반대쪽 손상 레벨 이하에서 '통증과 온도' 감각의 상실
      'spinothalamic tracts' 손상
- 예후
  - 90% 이상의 환자에서 방광 및 대장조절 기능이 회복되고 보행이 가능하게 됨

**답** 5)

**110** 편마비 환자의 옷입기

편마비 환자의 옷입기 시 손상된 쪽의 손을 소매에 먼저 넣어야 한다.

**답** 3)

# 111

**맛있는 음식이 나오는 방송을 보면 침 분비 현상이 나타난다. 가장 관계 깊은 해부학적 구조물은?**

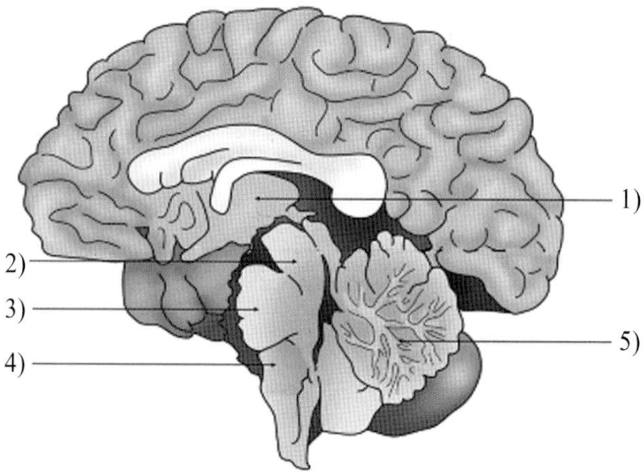


# 112

**뇌졸중 환자의 머리 빗기 동작이다. 다음 그림에 대한 설명으로 적절한 것은?**

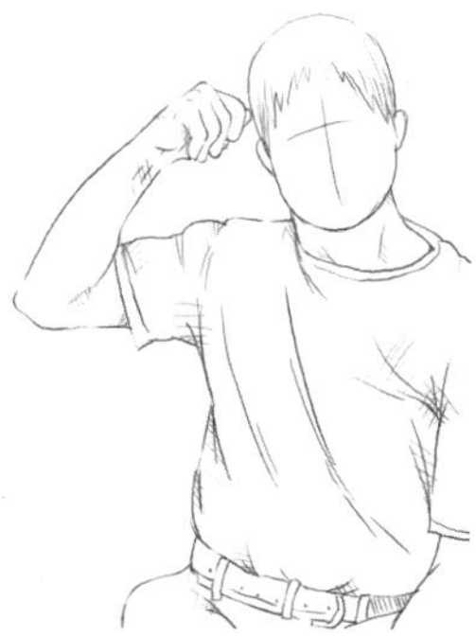

1) 굽힘 시너지 패턴이다
2) 엎침(pronation)을 만들기 어려운 자세이다
3) NDT 테크닉의 올바른 자세잡기 동작이다
4) 뇌졸중 환자의 평형반응을 평가하는 자세이다
5) 굽힘근의 경직을 억제하기 위한 반사억제 테크닉(RIP)의 사용이다

## 문제해설

**111** 음식 방송을 보며 침을 분비하는 것은 귀밑샘의 침이 분비하는 것으로 CNⅨ(혀인두신경)의 부교감 신경으로 인해 발생한 것으로 CNⅨ는 숨뇌의 지배를 받는다.

**답** 4)

**112** 상지의 굽힘 시너지

- 어깨뼈 : 모음(adduction)+올림(elevation)
- 어깨관절(shoulder) : 벌림(abduction)+바깥돌림(external rotation)
- 팔꿉관절(elbow) : 굽힘(flexion)
- 상완(forearm) : 뒤침(supination)
- 손목(wrist) : 굽힘(flexion)
- 손가락(finger) : 굽힘(flexion)

**답** 1)

# 113

**다음 두 그림은 척수손상(SCI) 환자이다. ○표시가 있는 곳의 공통점은 무엇인가?**

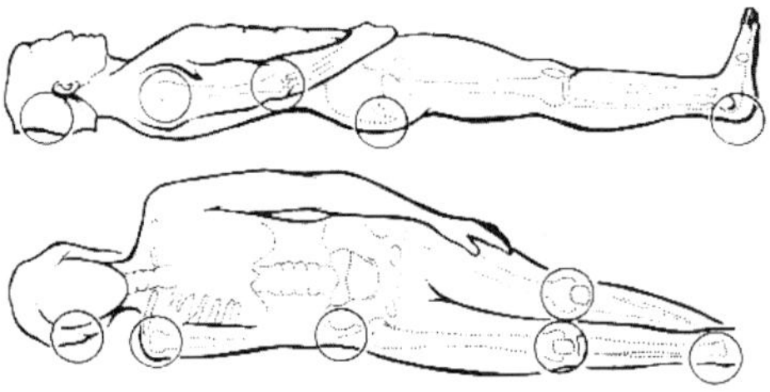

1) 욕창 호발 부위
2) 경직 호발 부위
3) 급성기 환자의 통증 호발 부위
4) 무용성 골다공증(osteoporosis) 호발 부위
5) 자율신경반사부전(autonomic dysreflexia)원인 부위

**문제해설**

113 해설내용 참조

답 1)

## 척수손상 환자의 욕창(Pressure sore or decubitus ulcer)

Explanation

### 1. 원인 및 특징

1) 감각상실
   - 감각이 없는 상태로 오래 앉아있게 되므로 압박에 의해 발생됨
2) 압박(pressure)은 혈액 공급을 저하시켜 괴사를 초래함
3) 열(heat), 피부 손상(shearing), 습기(moisture) 등이 원인이 될 수 있음
   - 소변, 대변, 땀 등에 의한 습기 제공, 피부 변성 등에 의해 발생됨
4) 스플린트(splint) 또는 'body jacket' 등의 보조기에 의해서도 발생될 수 있음

### 2. 욕창 발전의 단계

1) 1단계 : 피부가 붉게 변함
2) 2단계 : 붉은 피부가 더 이상 희어지지 않음(괴사가 시작되었음을 암시)
3) 3단계 : 발진 및 욕창의 발현

### 3. 예방

1) 압박 부위를 이완시켜주고, 올림(elevation)시켜줌
2) 과도한 쓸림, 습기, 열 등에 노출되지 않도록 주의함

3) 최소 2시간에 1회 이상 침대에서 자세변화를 만들어 줌
4) 쿠션, 방석 등을 이용해 체중분산을 만들어 줌
   • 계란 판처럼 생긴 매트리스나 방석을 이용
5) 뼈 돌출 부위(bony prominence)를 항상 관찰하고 환자와 보호자 교육을 실시함
6) 호발 부위 : sacrum, ischium, trochanter, heels, iliac crest, scapular 등



# 114

**다음 그림과 같은 동작으로 일상의 활동을 수행해야 하는 질환에 대한 설명으로 옳은 것은?**

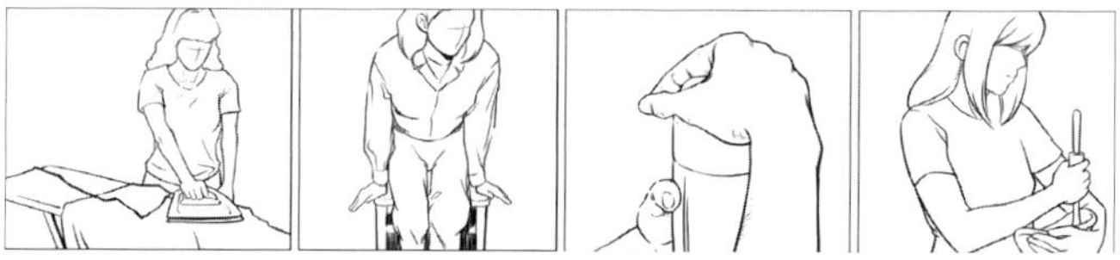

1) 남성에게 호발한다
2) 엉덩관절의 굽힘을 피해야 한다
3) 큰 관절의 사용을 자제해야 한다
4) 용기의 뚜껑을 열 때 오른손을 사용해야 한다
5) 휘저을 때 오른손의 경우 시계방향으로 돌려야 한다

# 115

**다음 그림과 같이 흘림 없이 식사가 가능한 최소 연령은 몇 개월인가?**

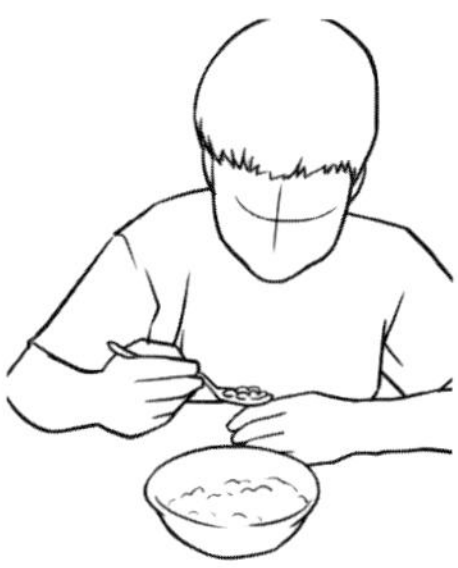

1) 6개월
2) 12개월
3) 18개월
4) 24개월
5) 36개월

## 문제해설

**114** RA 환자의 ADL

그림은 RA 환자의 ADL이다. 여성에게 호발하며, 작은 관절의 사용을 자제해야 하며, 휘저을 때 오른손의 경우 시계 반대방향으로 돌려야 한다.

**답** 4)

**115** 숟가락 사용

숟가락의 용도를 이해하는 것은 12개월이며, 숟가락을 사용하는 것은 18개월이다. 또한 흘림 없이 음식물을 섭취할 수 있는 것은 24개월이다.

**답** 4)

# 116

**다음 두 그림과 가장 관계 깊은 능력은?**

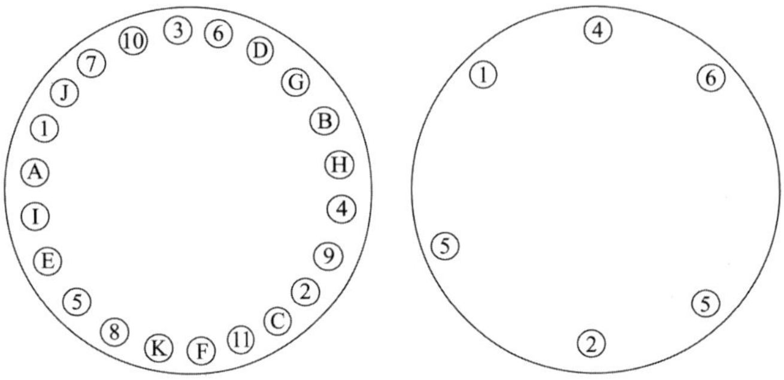


1) 기억력
2) 집중력
3) 서화감각
4) 입체지각
5) 구성실행능력

# 117

**다음 그림은 'Rood 접근법'의 고유수용성 자극(proprioceptive stimuli)의 한 종류이다. 그림과 같은 목적을 지닌 테크닉과 가장 거리가 먼 것은?**

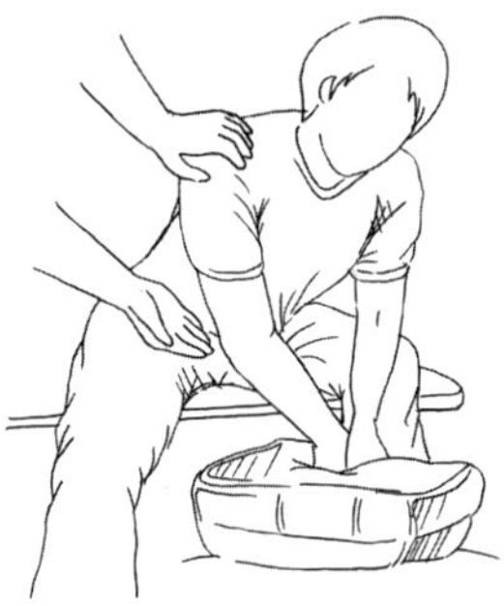

1) 진동(vibration)
2) 저항(resistance)
3) 빠른 신장(quick stretch)
4) 장시간의 신장(prolonged stretch)
5) 무거운 관절압박(heavy joint compression)

## 문제해설

**116** 이동적 집중력(shift attention)

- 다른 자극과 서로 교대로 집중할 수 있는 집중력
  - 색이 다른 두 가지 구술을 교대로 끼우기
  - 'AABBAABBAABB' 따라 쓰기

**답** 2)

**117** Tapping

그림은 'triceps'를 손끝으로 두드리는(tapping) 동작이다. 전형적인 Rood 접근법의 한 종류이며 목적은 근긴장도 촉진이다. 장시간의 신장(prolonged stretch)은 근긴장 억제 테크닉이다.

**답** 4)

# 118

**치료사는 생후 3개월 된 아동을 바닥에 엎드린 자세(prone)로 눕히고 기다렸더니 다음 그림과 같은 자세를 보였다. 무엇인가?**

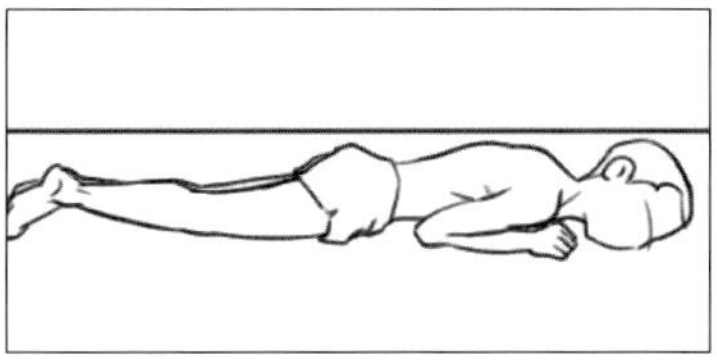

1) 정위반사이다
2) 연합반응의 한 형태이다
3) 긴장성 미로반사(TLR)의 한 형태이다
4) 대칭성 긴장성 경반사(STNR)의 한 형태이다
5) 전형적인 비대칭성 긴장성 경반사(ATNR)이다

**문제해설**

**118** 긴장성 미로반사－바로 누운 자세(TLR : tonic labyrinthine reflex-supine)

- 검사자세
  - 바로 누운 자세
  - 머리를 중앙에 위치함
  - 양쪽 팔과 다리는 폄시킴
- 검사자극
  - 무릎 아래를 들어 올림
- 음성반응
  - 양쪽 팔과 다리를 수동적으로 굽힘 시킬 때 폄근의 긴장 변화가 없음
- 양성반응
  - 폄 상태의 다리를 골곡 시키면 반대편 골곡된 다리가 반사적으로 폄이 됨
- 기타
  - 양성반응은 생후 4개월까지 정상임
  - 생후 4개월 이후에도 양성반응이 나타나면 이는 반사의 성숙이 늦어짐을 의미함

**답** 3)

## 긴장성 미로반사－바로 누운 자세(Tonic labyrinthine reflex-supine, TLR)

Explanation

### 1. 검사자세

1) 바로 누운 자세
2) 머리를 중앙에 위치함
3) 양쪽 팔가 다리는 폄시킴

### 2. 검사자극

- 무릎 아래를 들어 올림

### 3. 음성반응

- 양쪽 팔과 다리를 수동적으로 굽힘 시킬 때 폄근의 긴장 변화가 없음

### 4. 양성반응

- 폄 상태의 다리를 골곡시키면 반대편 골곡된 다리가 반사적으로 폄이 됨

### 5. 기타

1) 양성반응은 생후 4개월까지 정상임
2) 생후 4개월 이후에도 양성반응이 나타나면 이는 반사의 성숙이 늦어짐을 의미함

# 119

**다음 그림은 RA로 인해 발생된 손가락 변형의 한 종류이다. 무엇인가?**

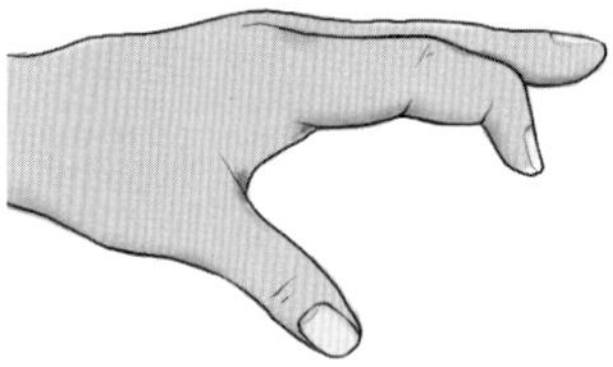

1) Joint laxity
2) Trigger finger
3) Mallet deformity
4) Heberden's nodes
5) Swan neck deformity

# 120

**다음 그림은 뇌졸중 환자의 재활치료이다. 어떤 단계이며, 목적은 무엇인가?**

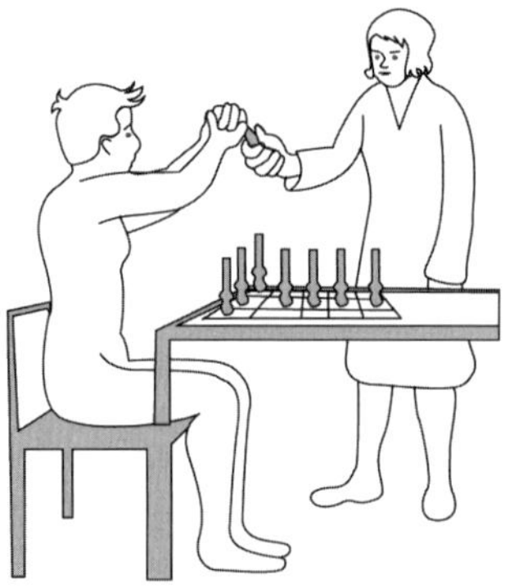

1) 손과 팔의 기능이 없는 단계이며 몸통의 돌림이 목적이다
2) 손과 팔의 기능이 없는 단계이며 손상된 팔에 체중지지가 목적이다
3) 손의 기능이 있지만 팔의 기능이 없는 단계이며 어깨 돌출(protraction)이 목적이다
4) 팔의 기능이 있지만 손의 기능이 없는 단계이며 어깨 돌출(protraction)이 목적이다
5) 손과 팔의 기능이 약간 있는 단계이며 어깨의 돌출(protraction)과 몸통의 돌림이 목적이다

**문제해설**

**119** Mallet deformity
DIP 관절의 굽힘이 특징이다.
**답** 3)

**120** 손과 팔의 기능이 없는 NDT 1단계이며, 활동의 목적은 몸통의 돌림이다.
**답** 1)

# 121

**다음 사진의 보조기를 적용해야 하는 대상자로 가장 적절한 경우는?**

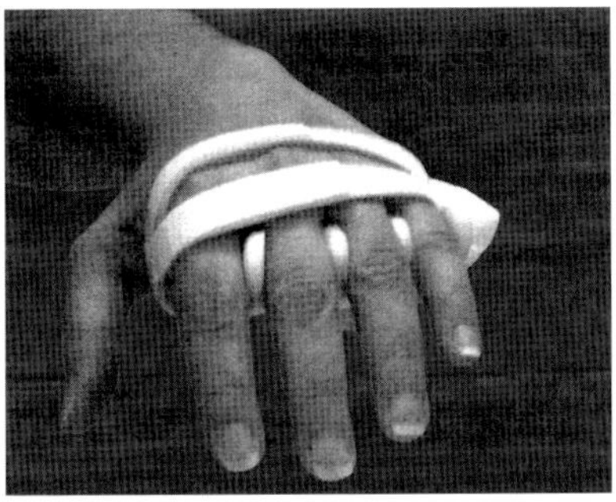

1) 뇌졸중으로 인한 변형방지가 필요할 경우
2) 척수손상 후 손의 기능을 증진시키기 위해
3) 'ulnar nerve' 손상 후 손의 변형을 예방하기 위해
4) 굽힘 힘줄 손상 후 힘줄에 유동성을 제공하기 위해
5) 류마티스 관절염 환자에게 손의 안정성을 제공하기 위해

# 122

**다음 그림은 흡인(aspiration)의 한 종류이다. 검은색 부분이 음식물이라면, 이 흡인(aspiration)의 원인이 되는 것은 무엇인가?**

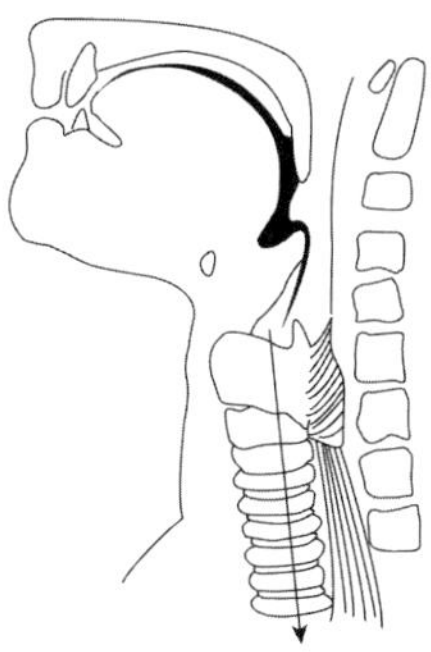

1) 혀 조절의 감소
2) 삼킴반응의 부재
3) 후두덮개(epiglottis)의 기능 상실
4) 식도성 역류로 인한 음식물 역류
5) 양배꼴동(pyfiform sinuse)에 쌓인 음식물

**문제해설**

121 RA환자의 스플린트

RA환자의 MP 관절 안정성을 목적으로 하는 스플린트이다.

**답** 5)

122 흡인

흡인의 원인 중 혀 조절의 감소로 인해 음식물이 통제되지 않는 그림이다.

**답** 1)

# 123

**30세 남성은 다음 그림과 같이 미술활동을 하고 있다. 이 남성은 마우스 스틱을 이용해 붓을 사용하고 있으며, 목에는 호흡기가 부착되어 있다. 이 남성의 휠체어 등(back)의 높이는 어깨선까지 올라와 있다. 이 남성의 질환과 기능 수준은?**

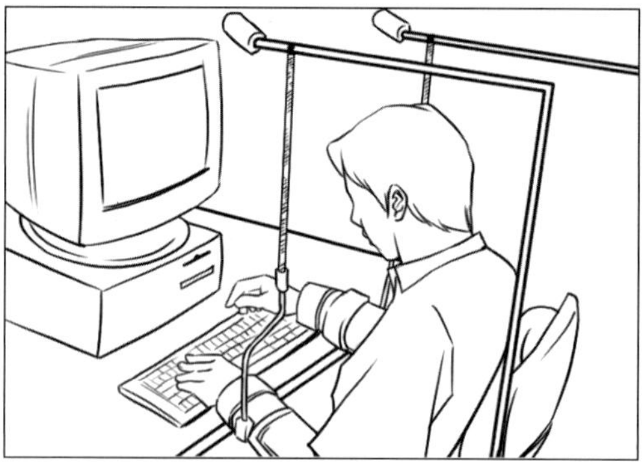

1) 뇌졸중이며 우측 편마비이다
2) 뇌졸중이며 좌측 편마비이다
3) ‘Eerb’s palsy’이며 양손 사용이 어렵다
4) 척수손상(SCI)이며 $C_4$ 수준의 기능이다
5) 척수손상(SCI)이며 $C_6$ 수준의 기능이다

# 124

**다음 그림의 평가와 신경의 연결이 올바른 것은?**

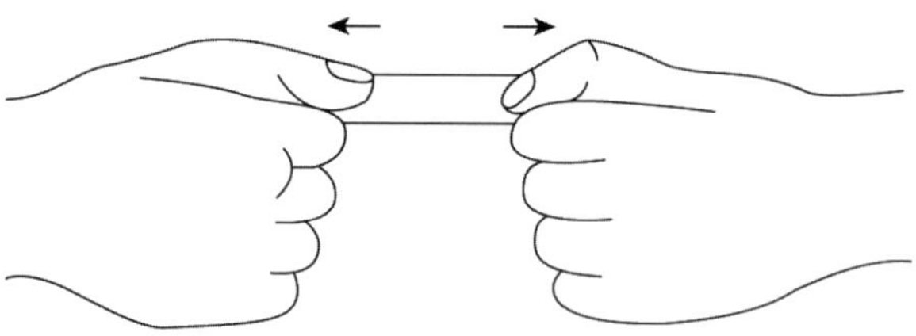

1) ulnar nerve — Phalen’s test
2) ulnar nerve — Froment’s test
3) median nerve — Jeanne’s sign
4) median nerve — Froment’s test
5) ulnar nerve & median nerve — Moberg pick up test

**문제해설**

**123** 팔의 사용이 어려워 overhead sling을 사용 중인 $C_4$ 수준의 척수손상 환자이다.
**답** 4)

**124** Froment's test
‘Froment’s test’이며, 대상 신경은 자신경(ulnar nerve)이다.
**답** 2)

# 125

**척수손상(SCI)으로 인한 사지마비 환자가 다음 그림과 같은 동작을 해야 하는 이유로 가장 적절한 것은?**

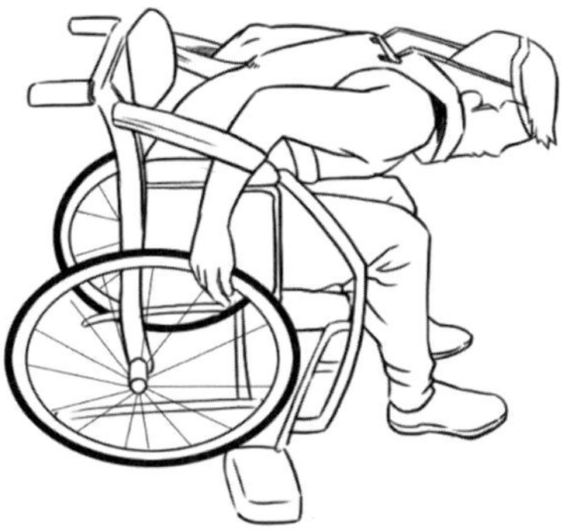

1) 근력증진
2) 욕창예방
3) 낙상방지
4) 호흡재활
5) 지구력증진

# 126

**다음 그림은 뇌졸중 환자의 재활치료이다. 그림에 대한 설명으로 틀린 것은?**

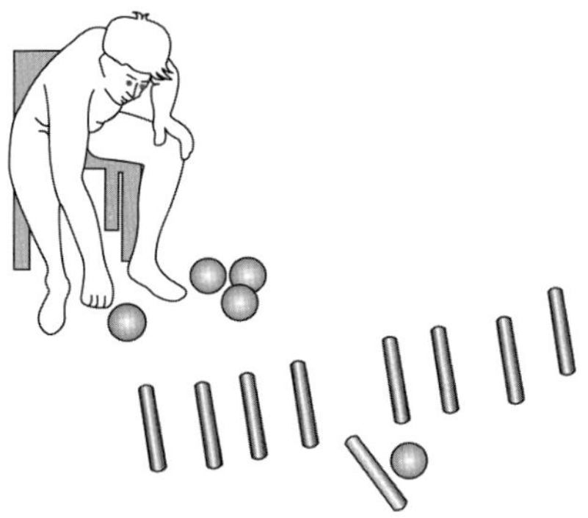

1) 스키틀(skittle)이다
2) 편측 활동의 일종이다
3) 치료사의 도움을 받아 수행할 수 있다
4) 느리고 조절된 움직임을 수행해야 한다
5) 팔의 기능은 없지만 손의 기능이 있는 단계이다

## 문제해설

**125** $C_6$ 환자의 욕창방지

$C_6$ 환자의 체중이동을 훈련하는 장면이다.

**답** 2)

**126** NDT

NDT 2a단계의 활동이다. 손의 기능은 없지만 팔의 기능은 있을 경우에 실시하는 스키틀(skittle)이다.

**답** 5)

# 127

다음 그림들 중 가장 늦게 나타나는 운동발달은?

1) 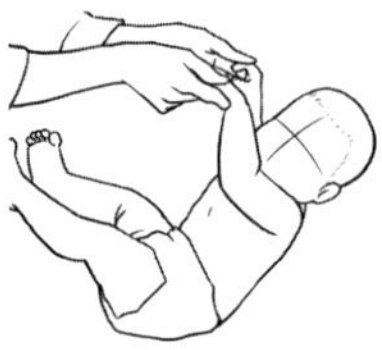

2) 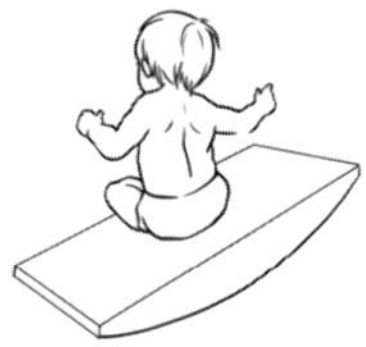

3) 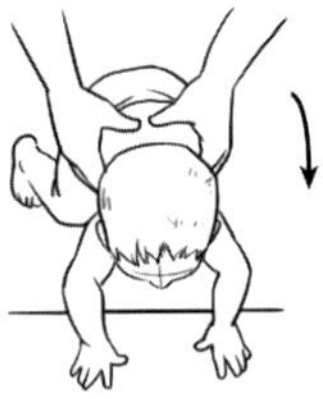

4) 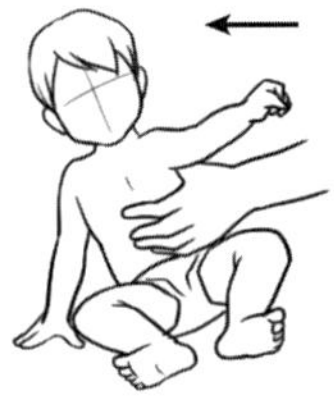

5) 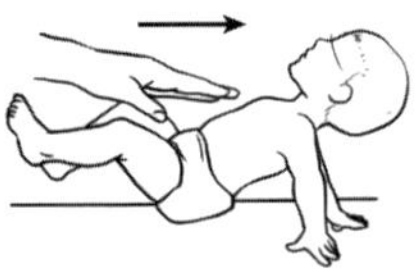

문제해설

127 해설내용 참조

답 5)

## 운동발달 지표

Explanation

| 정위반응(righting reaction) | | |
|---|---|---|
| 란다우(Landau) | • 미성숙(immature)<br>• 성숙(mature) | 3개월<br>6~10개월 |
| 굽힘(flexion) | • 부분적(partial)<br>• 성숙(머리가 앞을 향함) | 3~4개월<br>6~7개월 |
| 수직(vertical) | • 부분적(partial)<br>• 성숙(머리가 수직이 됨) | 2개월<br>6개월 |
| 방어반응(protective reaction) | | |
| 전방(forward)<br>측방(lateral)<br>후방(backward) | | 6~7개월<br>6~11개월<br>9~12개월 |
| 평형반응(equilibrium reaction) | | |
| 엎드려 누움(prone)<br>바로 누움(supine)<br>앉기(sitting)<br>네발기기 자세(quadruped)<br>서기(standing) | | 5~6개월<br>7~8개월<br>7~10개월<br>9~12개월<br>12~21개월 |

# 128

**다음 그림은 음식물을 삼키는 과정 중 어떤 한 단계를 보여주는 그림이다. 검은 색으로 표시된 부위가 음식물이라면 이 단계에 대한 설명으로 <u>틀린</u> 것은?**

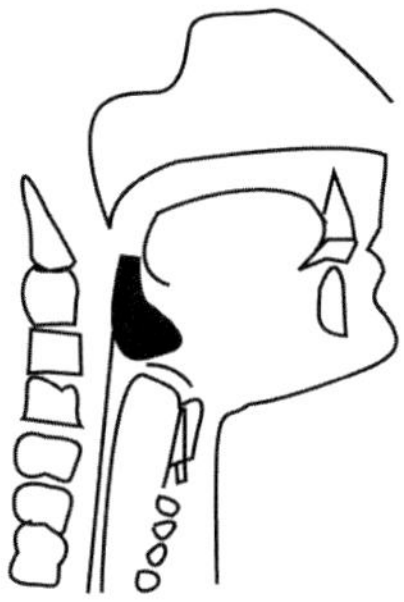

1) 불수의적 단계이다
2) 음식물이 인두(pharynx)로 이동했다
3) 후두덮개(epiglottis)가 열리고 인두가 수축된다
4) 구강단계 및 구강 전 단계에서 음식물이 충분히 저작된 상태이다
5) 상부의 식도 괄약근은 이완되고, 음식물은 식도로 들어가기 전이다

# 129

**척수손상(SCI) 환자인 30세 남성에게 다음 그림과 같은 자세를 취하게 하였다면 가장 큰 목적은 무엇인가?**

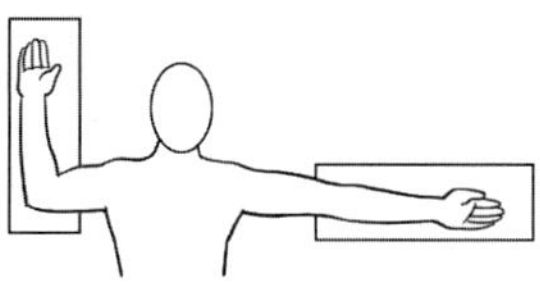

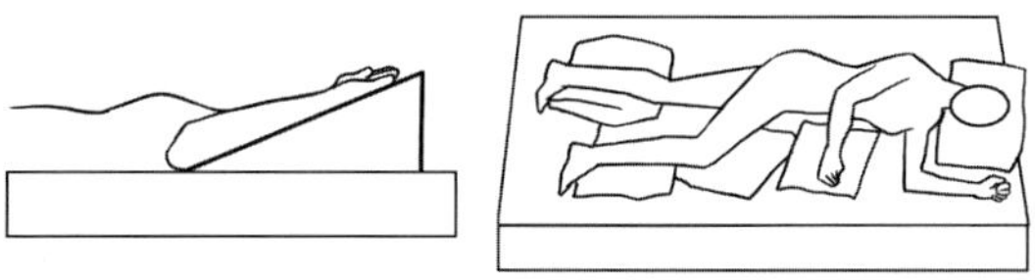

1) 욕창예방
2) 부종감소
3) 통증 치료
4) 구축 예방
5) 호흡 재활

## 문제해설

**128** 인두 단계(pharyngeal phase)
- 불수의적(involuntary) 과정
  - 음식물은 전 협궁(anterior faucial arches)과 혀 중간 부위에서 후두(pharynx)로 들어가게 됨
  - 삼키기 반응이 시작되면(triggered) 멈출 수 없음(no pause)
    - 불수의적 단계
  - 삼키기 반응은 뇌간의 연수(medulla oblongata)에 의해 조절됨
  - 연수 내 망상체(reticular formation)
    - 연하작용에 필요한 감각에 반응하게 됨
    - 연하 관련 근육 및 운동 및 신경 조절에 관여하는 부위가 됨
- 삼킴 반응(swallow response) 시작 시(when triggered) 일어나는 현상들
  - 연구개(velum) 올림(elevated) 및 수축(retract)
  - 봉합 인두 부위(velopharyngeal port)의 닫힘
  - 혀의 상승(elevated)으로 'bolus'를 인두 쪽으로 밀어버림
  - 인두관(pharyngeal tube)의 상승(elevated)
  - 인두 괄약근(pharyngeal constrictor)의 수축(contract)

**답** 3)

**129** 척수손상 환자의 경직(spasticity) 및 구축예방
- 원인 및 증상
  - 상위 신경(higher center)의 억제 부족으로 인해 근육이 불수의적으로 수축하는 것
  - 첫 6개월 동안 점진적인 증가가 있으며, 발병 후 1년이 되면 고원기(plateau)에 이르게 됨
- 예방 및 관리
  - 적당한 경직은 오히려 유익할 수 있음
    - 근육 크기의 유지, 침대 및 휠체어 이동에 도움이 됨
  - 구축(contracture)이 발생하므로 침상 자세(positioning)가 중요함
  - 심한 경우 신경차단, 절개, 주사 등의 처치가 필요함

**답** 4)

# 130

**다음 그림은 전대뇌동맥(ACA)에 뇌졸중이 발생할 때 손상되는 영역이다. 이 영역이 손상됨으로써 나타나는 증상과 거리가 먼 것은?**

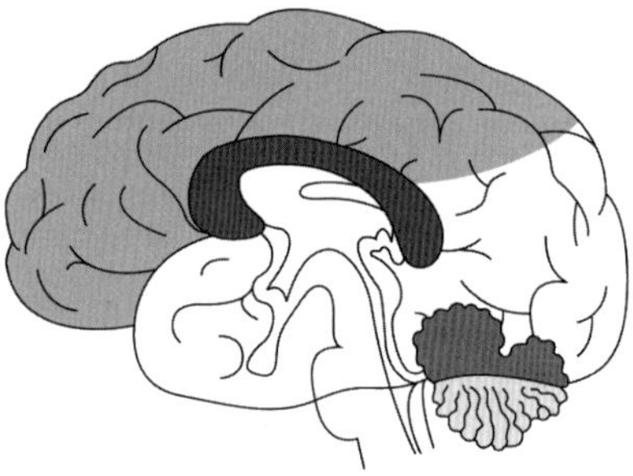

1) 지적 기능의 손상이 특징이다
2) 반대쪽 운동기능의 손상이 나타난다
3) 반대쪽 감각기능의 손상이 나타난다
4) 상지의 손상이 하지의 손상보다 더 크다
5) 실행증, 요실금, 보속증 등의 증상이 나타난다

# 131

**다음 그림은 마우스 스틱을 이용한 카드놀이이다. 치료사가 사용하고 있는 전략은?**

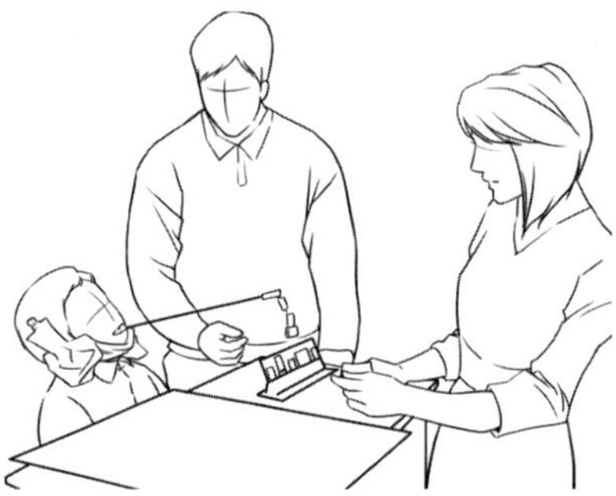

1) 큐(cue)
2) 보상적 전략
3) 환경수정 전략
4) 피드백(feedback)
5) 교육을 통한 장애 예방

## 문제해설

**130 전대뇌동맥**
(ACA : Anterior Cerebral Arteries)

- 증상(symptom)
  - 반대쪽(contralateral) 하지(L/E)의 약화(weakness)가 특징임
  - 일반적으로 상지보다 하지의 손상이 더 큰 것이 특징임
  - 실행증, 정신적 변화, 원시 반사(primitive reflexes), 요실금 등이 나타남
  - 지적 기능의 손상
    - 혼동(confusion), 의지 상실(abulia), 느려짐(slowness), 산만함(distractibility), 판단력 손상, 통찰력 손상, 보속증(perseveration), 기억 상실(amnesia), 지남력 상실(disorientation) 등이 나타남
    - 전두엽에 혈액을 공급하기 때문에 지적기능의 손상이 발생함
  - 하지의 감각 손실이 나타남
  - 요실금이 발생함
  - '보행장애'가 나타남 → 'ataxia'가 특징임
  - 주 손상 부위는 전두엽 및 두정엽이 됨

**답** 4)

**131 보상적 전략**

보조도구를 이용한 보상적 전략이며, 이를 통해 아동은 카드놀이를 수행할 수 있다.

**답** 2)

# 132

다음 사진은 노신경(radial nerve) 손상을 보상하기 위한 'dynamic splint'이다. 어떤 동작을 보상할 수 있는가?

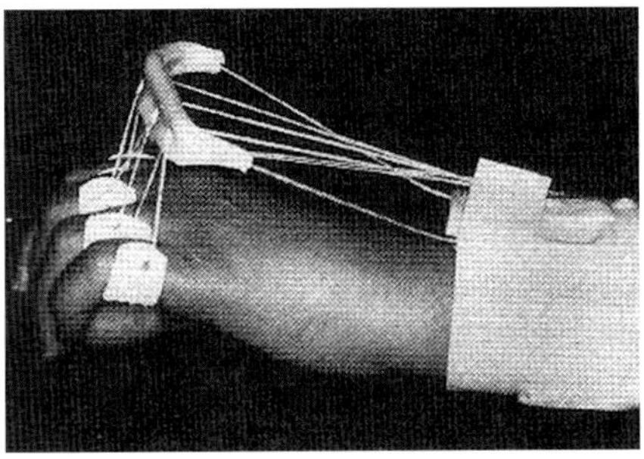

1) MP관절의 폄
2) DIP관절의 폄
3) DIP관절의 굽힘
4) MP관절의 굽힘
5) PIP관절의 굽힘

# 133

다음 두 그림은 연하곤란 환자를 위한 치료사의 테크닉이다. 두 그림에 대한 설명으로 옳은 것은?

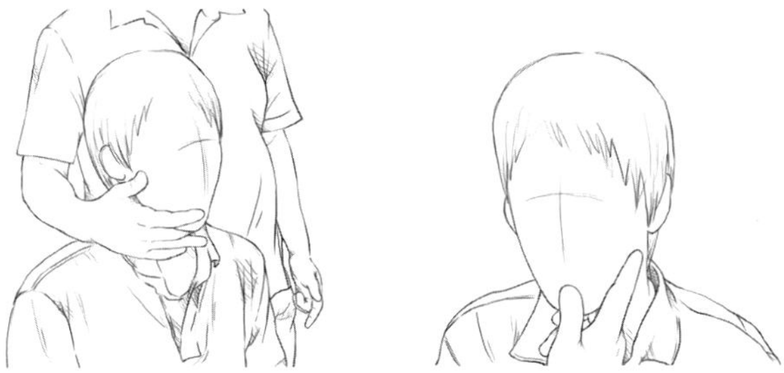

1) A와 B 모두 잘못된 치료 테크닉이다
2) A와 B 모두 위턱의 지지가 목적이다
3) A는 편마비 환자이고, B는 척수손상 환자이다
4) A는 가벼운 접촉이고, B는 깊은 압박의 제공이다
5) A는 '중도~최대'의 도움이며, B는 최소의 도움을 제공하는 테크닉이다

## 문제해설

**132** 노신경(radial nerve) 손상 시 적용되는 스플린트(splint)

- dorsal splint(dynamic splint)
  - 손목의 폄(extension), MP 관절 폄, 엄지의 폄을 제공
  - 회복 기간 동안 과신장(overstretch)으로부터 폄 힘줄(extensor tendon)을 보호하며, 기능 자세를 유지시켜줌
    - 'dynamic splint'가 일반적으로 적용됨

**답** 1)

**133** 치료사의 손(hand) 사용

- '2 hand hold technique'의 사용
  - 측면잡기와 정면잡기
- 머리 조절 및 유지를 도움
  - 턱과 혀의 움직임, 안면 근육조절, 삼키기 등을 촉진

**답** 5)

# 134

**다음 그림에 대한 설명으로 옳은 것은?**

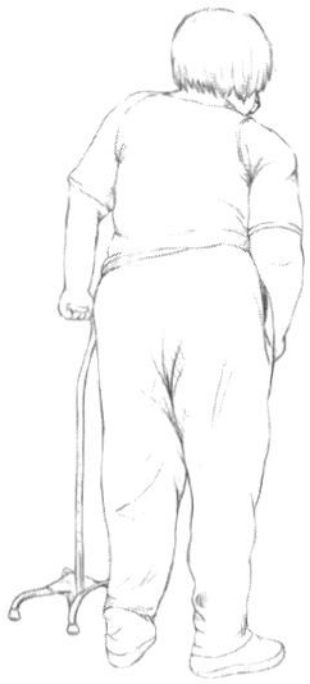

1) 지팡이의 높이가 너무 높다
2) 지팡이의 베이스(base)가 너무 넓다
3) 뇌졸중 환자의 옷입기 준비 자세이다
4) 뇌졸중 환자의 초기 보행의 형태이다
5) 뇌졸중 환자의 평형반응 검사를 실시하는 중이다

# 135

**다음은 뇌졸중 후 특정 문제를 중재하기 위한 치료법이다. 어떤 접근법이며 목적은 무엇인가?**

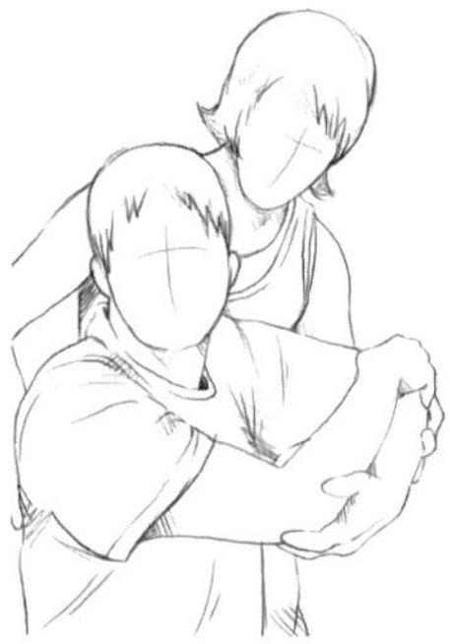

1) NDT 접근법의 몸통회전이다
2) NDT 접근법의 시너지 유발 운동이다
3) Rood 접근법의 빠른 신장의 적용이다
4) Rood 접근법의 가벼운 접촉의 적용이다
5) Rood 접근법의 무거운 관절압박 적용이다

## 문제해설

**134 뇌졸중 환자의 보행**

전형적인 뇌졸중 환자의 보행 형태이며, 초기 뇌졸중 환자가 사용하는 쿼드 케인(quad-cane)을 사용하고 있다.

**답** 4)

**135 NDT**

NDT의 근정상화 기술 중 하나인 몸통 회전을 수행하는 동작이다.

**답** 1)

# 136

**다음 두 그림은 연속동작이다. 아동이 사용한 잡기의 종류와 상지의 동작은 무엇인가?**

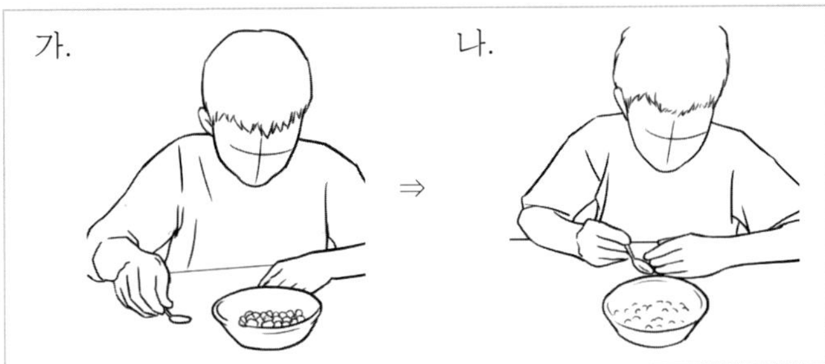


1) power grasp, pronation
2) power grasp, supination
3) radial digital grasp, pronation
4) radial digital grasp, supination
5) ulnar palmar grasp, complex rotation

# 137

**다음 그림은 초기 뇌졸중 환자의 자세이다. 설명으로 옳은 것은?**

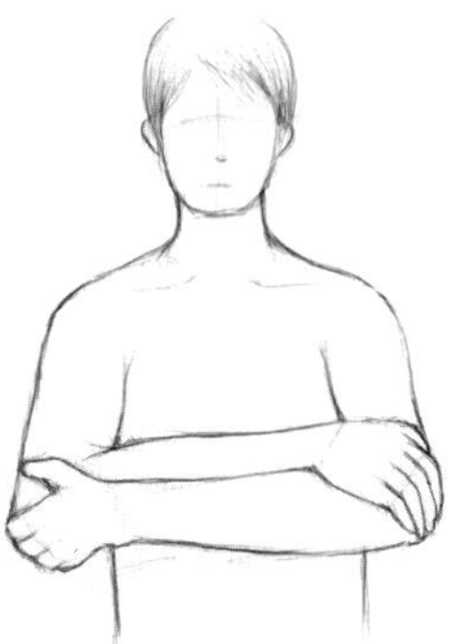

1) 피해야 하는 자세이다
2) 손의 위치가 반대로 위치한다
3) 두 팔을 머리 위까지 들어 올려야 한다
4) 손상된 손을 이용해 정상 팔을 감싸주어야 한다
5) 부드럽게 팔을 들어 올리며 좌우로 회전시켜 준다

**문제해설**

**136** 숟가락 들기
엄지와 검지를 이용한 'radial digital grasp'이며, 팔의 연속 동작은 'supination'이다.

**답** 4)

**137** 뇌졸중환자에게 추천되는 자세이며, 정상 손으로 손상된 팔을 감싸주며, 몸통의 회전과 같이 부드럽게 좌우로 회전시킬 수 있다.

**답** 5)

# 138

**다음 그림은 영아의 9%의 법칙(Rule of nine)이다. '머리 – 양팔 – 체간 – 양다리'의 비율(%)로 옳은 연결은?**

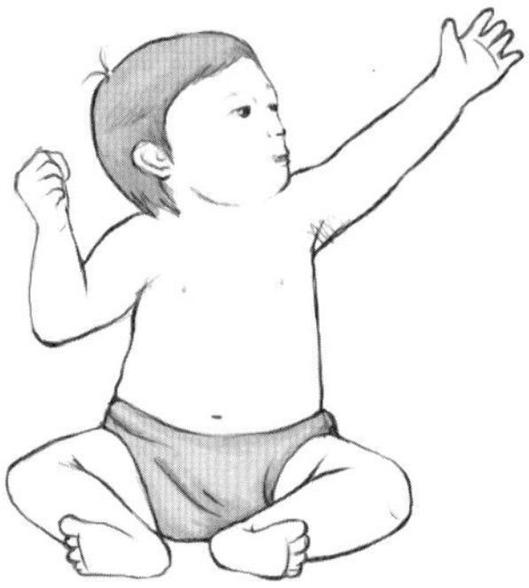

1) 14 — 18 — 36 — 32
2) 14 — 14 — 36 — 32
3) 18 — 18 — 36 — 28
4) 18 — 18 — 36 — 32
5) 18 — 14 — 36 — 28

# 139

**다음 사진에 대한 설명으로 틀린 것은?**

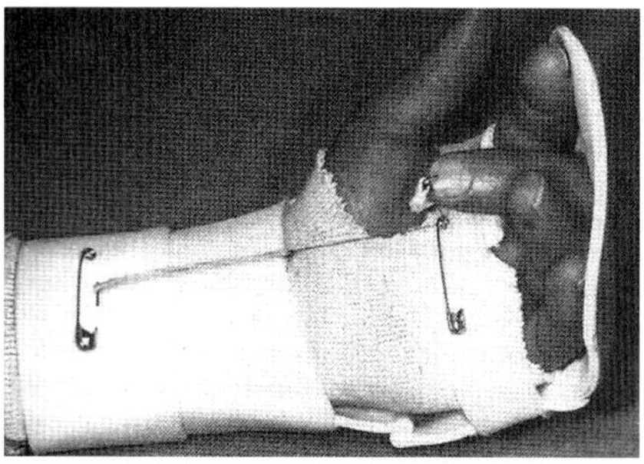

1) 고무 밴드를 손톱에 부착한다
2) MP관절은 각도는 60도 굽힘이다
3) 힘줄 손상에 사용되는 'Louisville 테크닉'이다
4) 대상 손가락의 PIP 관절의 각도는 40~60도 굽힘이다
5) 폄근의 힘줄에 유동성(gliding)을 제공하기 위한 목적으로 착용한다

## 문제해설

**138 아동과 영아의 9% 법칙**

- 머리 : 14/18%
- 상지 : 18%(각 9%씩)
- 몸통 : 36%
- 하지 : 각 16/14%

**답** 3)

**139 굽힘 힘줄 치료**

굽힘 힘줄 손상 시 사용되는 'Louisville 테크닉'이다. 목적은 유동성(gliding) 제공이다.

**답** 5)

# 140

**다음 그림은 손, 팔, 어깨, 몸통의 협력이 필요한 치료적 활동이다. 이 활동이 적절한 뇌졸중 환자의 회복단계는?**

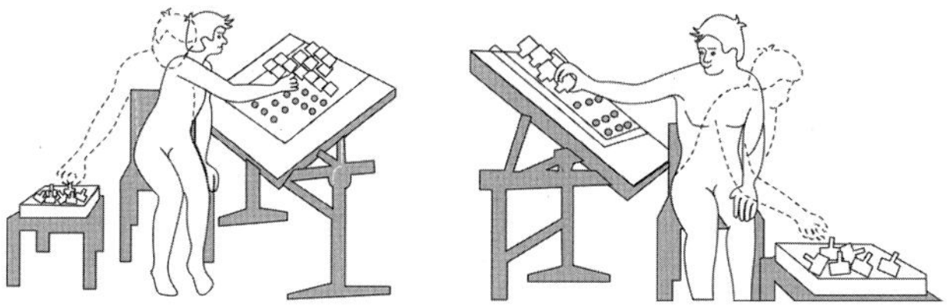

1) NDT 3단계
2) NDT 2a단계
3) NDT 2b단계
4) Brunnstrom 5단계
5) Brunnstrom 6단계

# 141

**다음 그림은 사물에 따른 몸통의 움직임 및 체중이동이다. 다음 중 몸통의 돌림과 폄을 만들며 체중이동이 왼쪽으로 일어나는 경우는?**

1)
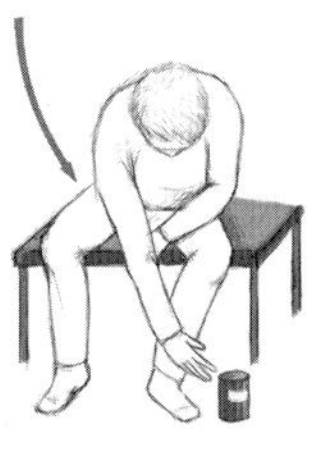

2)
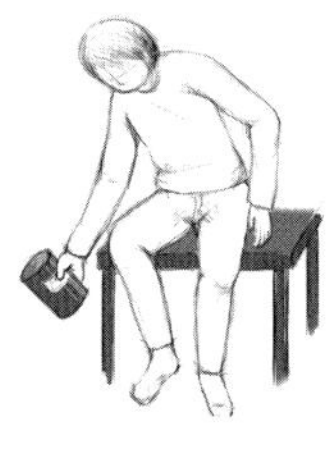

3)
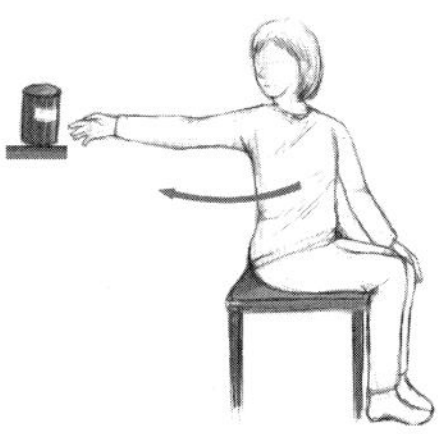

4)
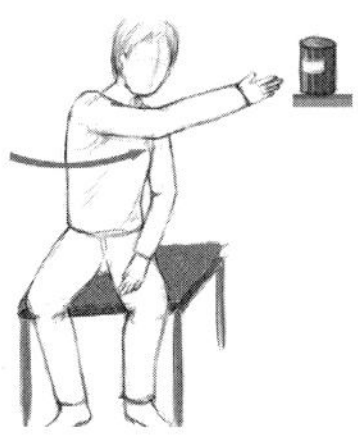

5)
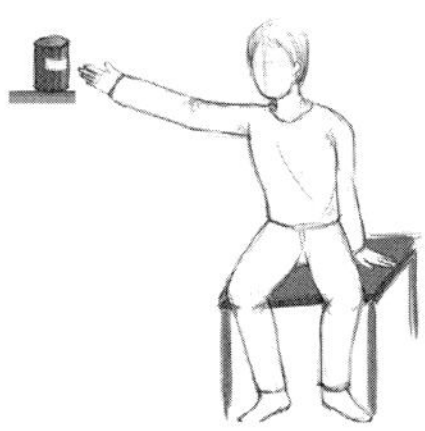

**문제해설**

**140** NDT 3단계

- 기능
  - 팔의 기능이 있으며 손은 전체잡기 (gross grasp)가 가능함
- 치료 활동
  - 손과 팔을 이용할 수 있는 다양한 활동
  - 목공예 베틀, 조립 등

**답** 1)

**141** 1)은 몸통돌림과 오른쪽으로의 체중이동이며, 2)는 하방 굽힘과 오른쪽으로의 체중이동이다. 3)은 몸통돌림과 오른쪽으로 체중이며, 5)는 몸통 굽힘이다. 4)는 물체의 위치가 위쪽에 있어 폄 동작이 나타나며, 몸통돌림과 왼쪽으로의 체중지지가 나타난다.

**답** 4)

# 142

**다음 그림과 같은 자세를 뇌졸중 환자가 취하였다. 그림에 대한 설명으로 옳은 것은?**

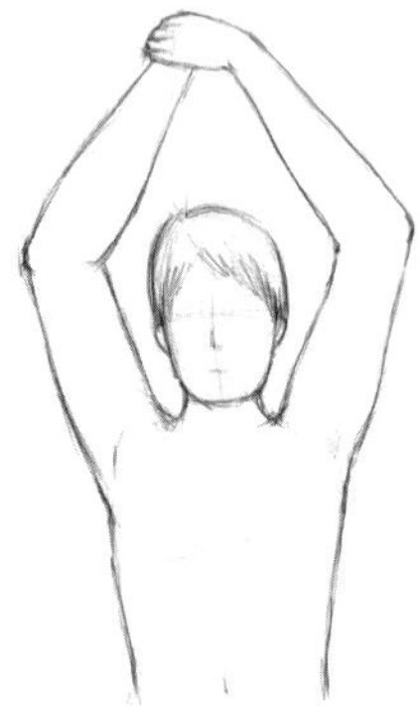

1) 근긴장이 감소된다
2) 손목의 안정성을 만들어준다
3) 어깨에서의 충돌 증후군을 예방할 수 있다
4) 깍지 낀 손을 머리 위로 최대한 들어 올려야 좋다
5) 통증을 유발하는 자세로 뇌졸중 환자가 피해야 한다

# 143

**다음 사진은 'Coban wrap'의 적용사례이다. 목적은 무엇인가?**

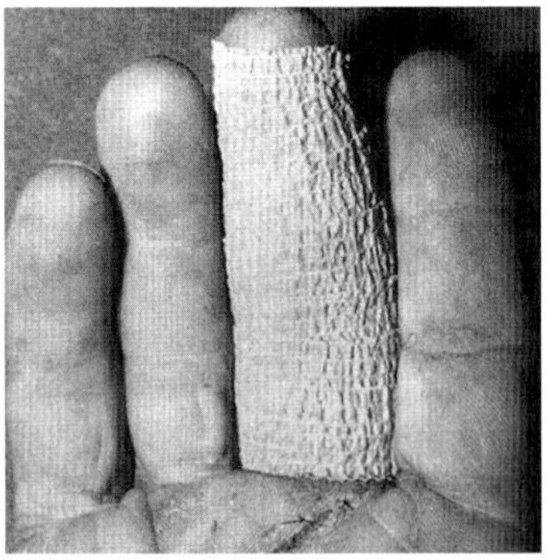

1) 통증 감소
2) 상처 회복
3) 부종 감소
4) 구축 예방
5) 유동성 제공

## 문제해설

**142** 뇌졸중 환자의 팔

손목의 불안정성을 제공하며, 어깨에 충돌 증후군을 발생시킬 수 있는 자세이다. 깍지 낀 손을 머리 위로 최대한 들어 올리는 것은 피해야 한다.

**답** 5)

**143** Coban wrap

주로 수부손상 및 화상 환자의 부종감소에 이용된다.

**답** 3)

# 144

**다음 사진은 'Brunnstrom 1단계'의 뇌졸중 환자의 어깨관절이다. 사진에 대한 설명으로 옳은 것은?**

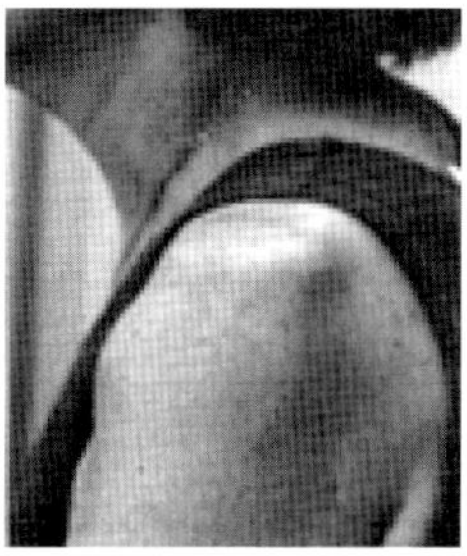

1) 근긴장이 증가된 모습이다
2) 시너지가 나타난 모습이다
3) 부분탈구가 나타난 모습이다
4) 좋은 예후를 보여주는 전형적인 모습이다
5) 어깨 관절 전체에 근수축이 나타난 모습이다

# 145

**다음 사진은 화상환자의 재활치료 과정이다. 사진 속 남성이 실시하는 활동을 통해 얻을 수 있는 치료효과로 가장 타당한 것은?**

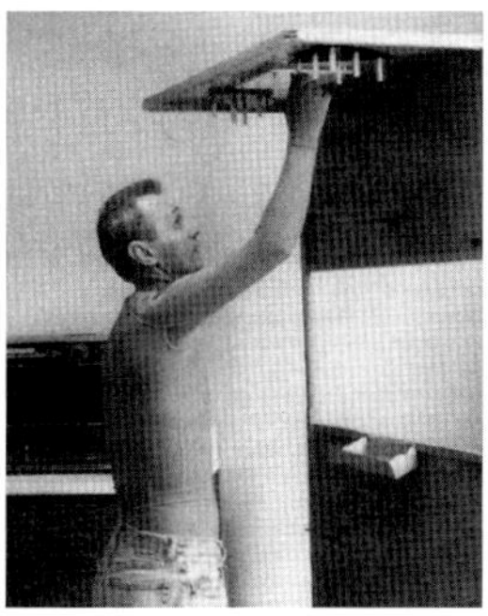

1) 통증감소
2) 근력증진
3) 협응력 향상
4) ROM 유지 및 피부 내구성 향상
5) 과도한 흉터 형성 예방 및 사회성 기술 강화

**문제해설**

**144** Shoulder subluxation

이완기에 나타나는 전형적인 'shoulder subluxation'이다.

답 3)

**145** 압박의복을 착용한 화상환자의 재활이다. 목적은 ROM 유지 및 피부 내구성 향상이다.

답 4)

# 146

**다음 그림은 뇌졸중 환자의 재활치료의 사례이다. 어떤 접근법이며, 치료의 목적은 무엇인가?**

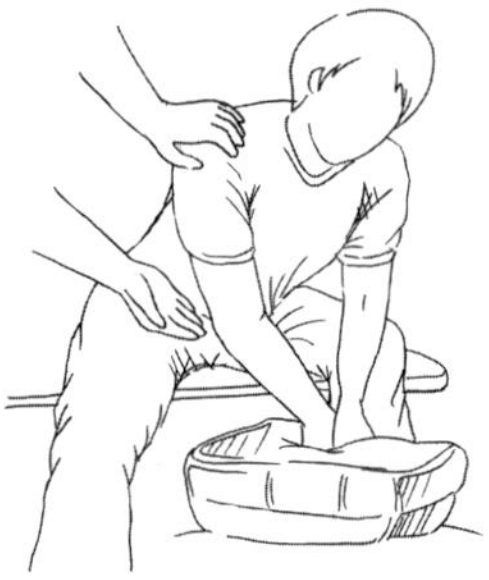

1) 억제테크닉이며, C섬유를 활성화시킨다
2) 억제테크닉이며, A섬유를 활성화시킨다
3) 촉진테크닉이며, 고유수용성 감각자극이 목적이다
4) 촉진테크닉이며, 빠른 솔질을 통해 C섬유를 자극하는 것이 목적이다
5) 촉진테크닉이며, 가벼운 접촉을 통해 A섬유를 자극하는 것이 목적이다

# 147

**다음 사진의 여성과 같이 컴퓨터를 사용해야 하는 척수손상(SCI)의 수준은?**

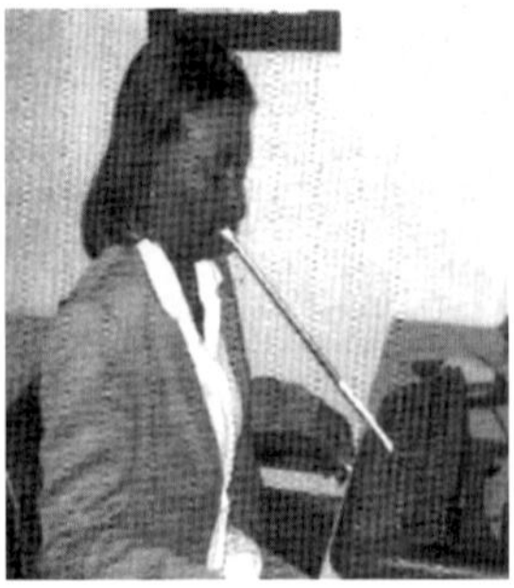

1) $C_4$
2) $C_5$
3) $C_6$
4) $C_7$
5) $C_8$

## 문제해설

**146** Quick stretch

Rood 접근법의 'quick stretch'의 한 종류인 태핑이다.

**답** 3)

**147** SCI $C_4$~$C_5$

상지의 사용이 불가능한 $C_4$ 수준이다. $C_5$의 경우는 팔굽관절의 굽힘이 가능하므로 보조기를 이용해 타이핑이 가능하다.

**답** 1)

# 148

다음 사진은 명도차를 이용한 치료적 적응(adaptation)의 사례이다. 목적으로 옳은 것은?

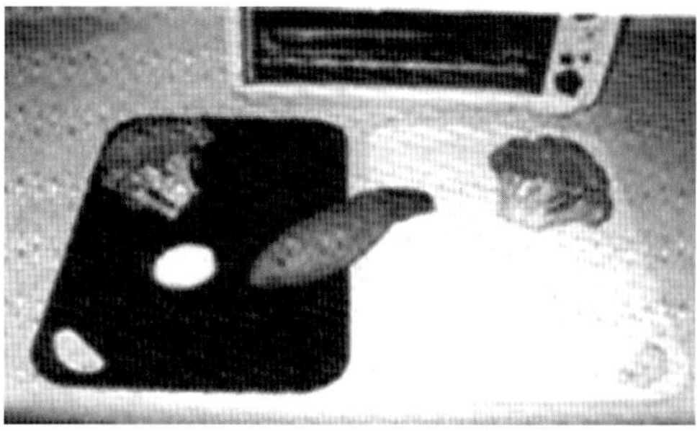

1) 한 손 사용을 위한 적응이다
2) 시지각 보상을 위한 적응이다
3) 시야결손을 보상하기 위한 적응이다
4) 기억력 손상을 보상하기 위한 적응이다
5) 편마비 환자의 기능적 손사용을 위한 적응이다

# 149

다음 그림은 어떤 반사에 대한 음성반응(좌)과 양성반응(우)이다. 이 반사와 성격이 다른 하나는 무엇인가?

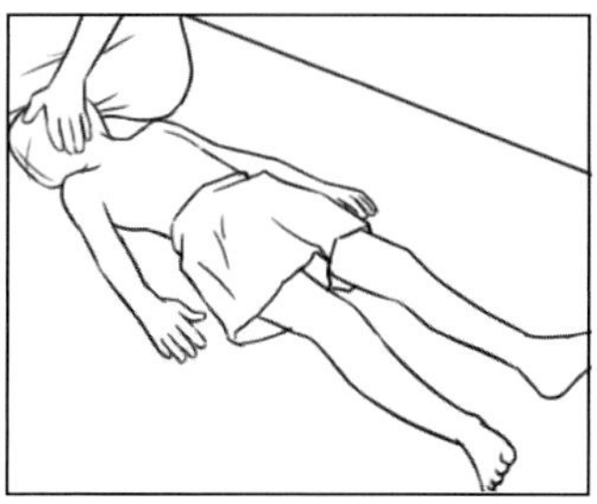

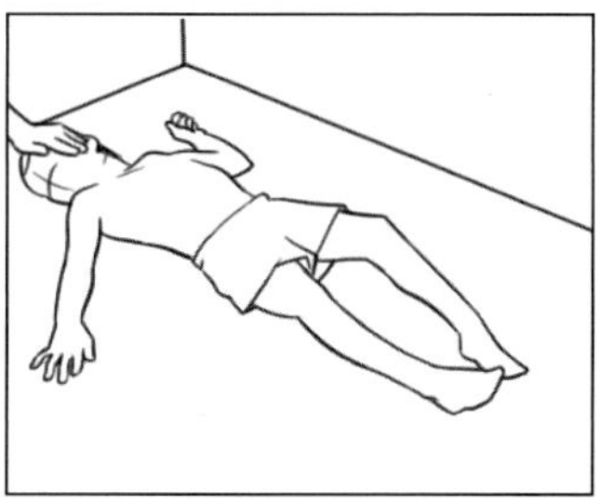

1) TLR
2) STNR
3) 연합반응
4) 양성 지지반응
5) 시각 정위반사

## 문제해설

**148 명도대비**

색의 대비를 이용한 시지각 보상이다.

**답** 2)

**149 원시반사의 수준 (primitive reflex levels)**

| | |
|---|---|
| 척수수준의 반사 (spinal cord level reflex) | • flexor withdrawal<br>• extensor thrust<br>• crossed extension |
| 뇌간수준의 반사 (brainstem level reflex) | • asymmetrical tonic neck reflex(ATNR)<br>• symmetrical tonic neck reflex(STNR)<br>• tonic labyrinthine reflex(TLR)<br>• positive supporting reaction<br>• associated reaction |
| 중뇌(midbrain) | • righting reaction |
| 기저핵 (basal ganglia) | • protective extension<br>• equilibrium reaction |

**답** 5)

# 150

**다음 그림은 뇌졸중 환자의 재활치료의 한 종류이다. 치료사는 가벼운 압박을 제공하고 있다. 어떤 접근법이며, 목적은 무엇인가?**

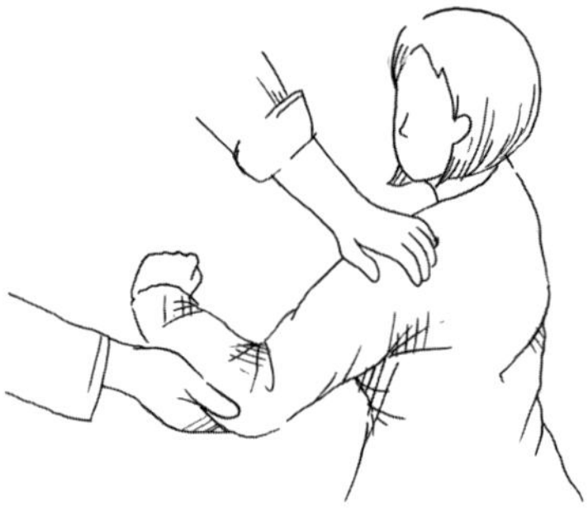

1) NDT 접근법이며, 근긴장의 억제이다
2) NDT 접근법이며, 근긴장의 증진이다
3) Rood 접근법이며, 근 긴장의 억제이다
4) Rood 접근법이며, 근 긴장의 증진이다
5) NDT 접근법이며, ROM 범위의 증진이다

# 151

**다음 그림의 잡기형태 보다 늦게 나타나는 'in hand manipulation' 활동은?**

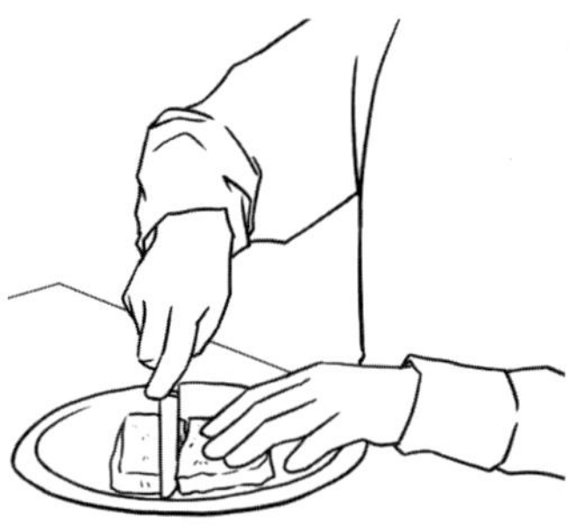

1) 용기의 뚜껑 열기
2) 찰흙으로 공 만들기
3) 연필 지우개 돌리기
4) 'palm to finger' 이동
5) 'intrinsic plus grasp' 사용하기

## 문제해설

**150** Rood 테크닉

Rood의 'approximation'이다.

답 3)

**151** 해설내용 참조

답 3)

## 손기술 스크리닝(Screening)을 위한 활동들

Explanation

| 활동 | | | 6~12개월 | 1~2년 | 3~5년 | 6년 이상 |
|---|---|---|---|---|---|---|
| 뻗기 (reach) | • 완전한 ROM을 통한 움직임 | | ○ | ○ | ○ | ○ |
| | • 정중선까지 뻗기 : 팔꿈치 폄 | | ○ | ○ | ○ | ○ |
| | • 정중선 통과하기 | | × | ○ | ○ | ○ |
| 쥐기 (grasp) | • 완전 손바닥 쥐기의 사용 | | ○ | ○ | ○ | ○ |
| | • 'radial digital grasp'의 사용 9개월 | | 9개월 | ○ | ○ | ○ |
| | • 표준 핀서(pincer) 쥐기의 사용 10개월 | | 10개월 | ○ | ○ | ○ |
| | • 구형 쥐기(spherical grasp)의 사용 | | × | ○ | ○ | ○ |
| | • 'intrinsic plus grasp'의 사용 | | × | ○ | ○ | ○ |
| | • 'power grasp'의 사용 | | × | × | ○ | ○ |
| 놓기 (release) | • 자유롭게 놓기 | | ○ | ○ | ○ | ○ |
| | • 1인치 크기의 물체를 용기 속에 넣기 | | | ○ | ○ | ○ |
| | • 1인치 크기의 적목을 쌓기 | | × | ○ | ○ | ○ |
| | • 작은 물체를 작은 구멍에 넣기 | | × | ○ | ○ | ○ |
| | • 3피트 이상 공 던지기 | | × | | ○ | ○ |
| in hand manipulation | • 두 손으로 물체 조작하기 | | ○ | ○ | ○ | ○ |
| | • 'finger to palm' 이동 | | × | ○ | ○ | ○ |
| | • 'palm to finger' 이동 | • 한 개의 물체 | × | 2년 | ○ | ○ |
| | | • 2~3개의 물체 | × | 2년 | ○ | ○ |
| | | • 동전 | × | × | ○ | ○ |
| | • 용기의 뚜껑 열기 | | × | 2년 | ○ | ○ |
| | • 찰흙을 공 모양으로 만들기 | | × | × | ○ | ○ |
| | • 회전(rotation)을 사용하여 크레용 집어 들기 | | × | × | 4년 | ○ |
| | • 연필 'shift' 하기 | | × | × | 5년 | ○ |
| | • 지우개 연필 돌리기 : 지우기 위해 | | × | × | × | ○ |
| 양손사용 기술 | • 두 손으로 큰 공 운반하기 | | ○ | ○ | ○ | ○ |
| | • 글씨쓰기 시 종이 고정하기 | | × | × | ○ | ○ |
| | • 가위사용 시 종이 고정하기 | | × | × | ○ | ○ |
| | • 가위사용 시 종이 조작하기 | | × | × | × | ○ |
| 도구 사용 | • 가위 사용 | • 직선 | × | × | 3년 | ○ |
| | | • 단순 형태 | × | × | 4년 | ○ |
| | | • 복잡 형태 | × | × | × | ○ |
| | • 연필로 낙서하기 | | ○ | | | |
| | • 형태 따라 그리기 | | | ○ | | |
| | • 글씨쓰기 | | | | | ○ |

# 152

다음 그림은 PNF 테크닉의 사례이다. 치료사는 오른손으로 환자의 손등을 잡고 있으며, 왼손으로는 세갈래근 위를 잡고 있다. 어떤 패턴을 이용한 치료인가?

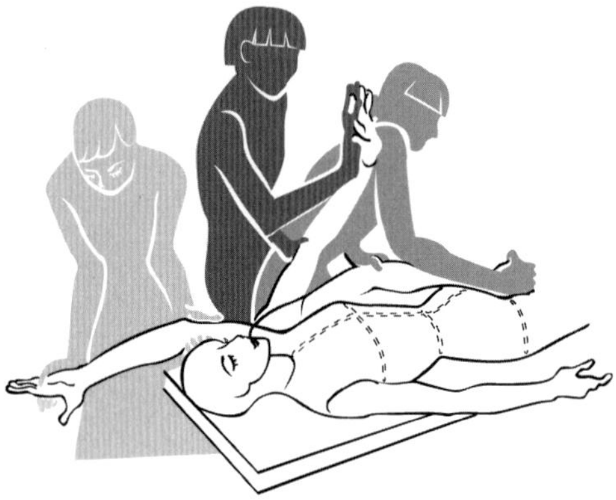

1) 상지 $D_1$ 폄
2) 상지 $D_2$ 폄
3) 상지 $D_1$ 굽힘
4) 상지 $D_2$ 굽힘
5) 양측성 패턴(bilateral patterns)

# 153

다음 사진은 곡물 속에 숨어 있는 물건을 찾는 활동이다. 어떤 목적으로 실시하는 중재 방법인가?

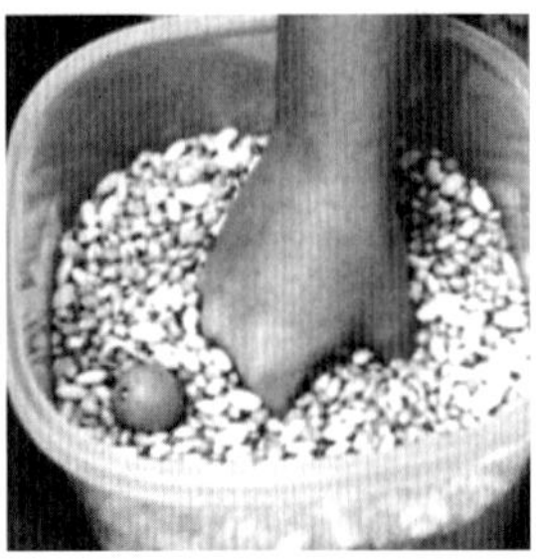

1) 부종감소
2) 통증완화
3) 탈감각 효과
4) 지구력 증진
5) 협응력 증진

## 문제해설

**152** 상지 $D_2$ 굽힘(upper extremity $D_2$ flexion)

| | |
|---|---|
| 자세 | • 어깨뼈(scapular) : 올림(elevation)+모음(AD)+돌림(R)<br>• 어깨관절(shoulder) : 굽힘(F)+벌림(AB)+바깥돌림(ER)<br>• 팔꿉관절(elbow) : 굽힘(F) 또는 폄(E)<br>• 아래팔(forearm) : 뒤침(S)<br>• 손목(wrist) : 노뼈쪽 폄(E)<br>• 손가락(finger) : 폄(E)+벌림(AB)<br>• 엄지(thumb) : 폄(E) |
| 기능적 활동의 예 | • 오른손으로 오른쪽 머리 빗기<br>• 테니스 서브 시 라켓 들어올리기<br>• 수영의 배영 동작(back stroke) |

**답** 4)

**153** 탈감각 치료의 예

여러 곡물의 질감을 이용한 탈감각 테크닉이다.

**답** 3)

# 154

**다음 설명에 해당하는 의수의 특정 구성요소는?**

- 말단장치를 연결하는 장치이다
- 엎침과 뒤침 동작을 만들어 준다

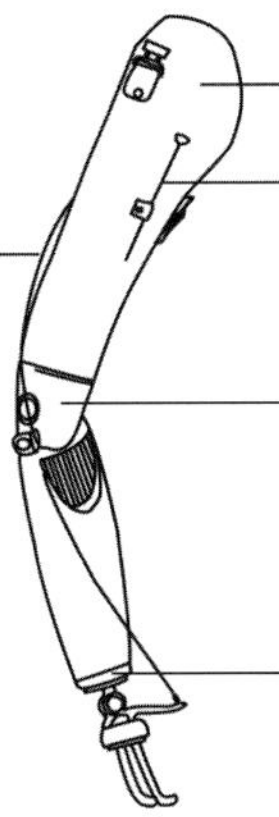


1) 가
2) 나
3) 다
4) 라
5) 마

# 155

**다음 그림의 아동과 가장 유사한 발달 연령을 보이는 사례는?**

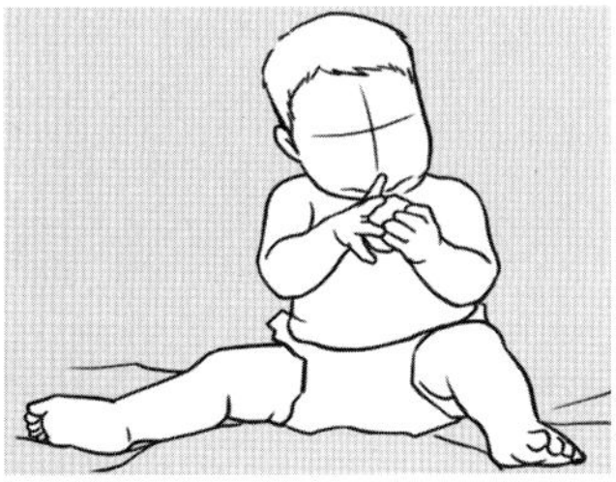

1) 엎드려 90° 머리 들기
2) 바로 누운 자세에서 머리 들기
3) 손가락으로 바닥의 과자 집어 먹기
4) 손끝으로 작은 구술을 집어 통에 넣기
5) 숟가락으로 음식물을 흘리며 스스로 먹기

**문제해설**

**154 의수요소**

'wrist unit'에 대한 설명이다.

**답** 5)

**155 지지 없이 앉아 있기**

- 지지 없이 앉아 있기는 7~8개월 수준의 발달이다.
- finger feeding은 6~8개월이다.

**답** 3)

# 156

**다음 사진은 화상환자를 위한 'Volar hand splint'이다. 이 보조도구의 착용 목적과 가장 거리가 먼 것은?**

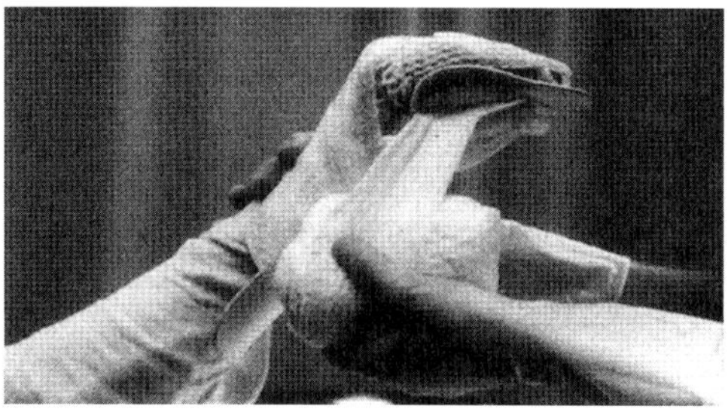

1) 부종감소
2) 손가락의 폄 자세 유지
3) 손목 관절의 폄 자세 유지
4) 엄지손가락의 벌림 자세 유지
5) 일상생활 활동에서의 독립성 증진

# 157

**다음 사진은 사지마비 환자가 손목 보조도구(wrist driven orthosis)를 사용해 화장을 하고 있는 모습이다. 이 여성의 기능적 수준을 예상할 경우 가장 적절한 수준은?**

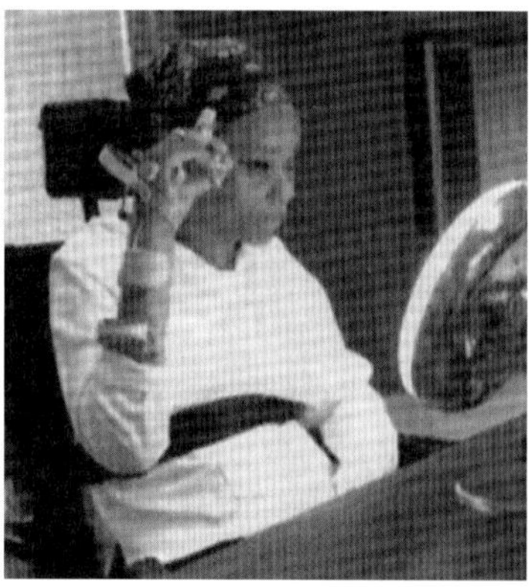

1) $C_{2\sim3}$
2) $C_{4\sim5}$
3) $C_{6\sim7}$
4) $C_{8}$
5) $T_{1\sim2}$

## 문제해설

**156 화상 환자의 스플린트**

손의 올바른 자세를 만들어 주는 부목이다. IP 관절의 폄이 특징적이다.

**답** 5)

**157 Tenodesis splint**

손목을 이용해 'tenodesis splint'의 사용이 가능한 '$C_{6\sim7}$'이다.

**답** 3)

# 158

**다음 사진의 환자는 'dill stick'을 사용하고 있다. 이 보조도구의 사용 목적으로 가장 타당한 것은?**

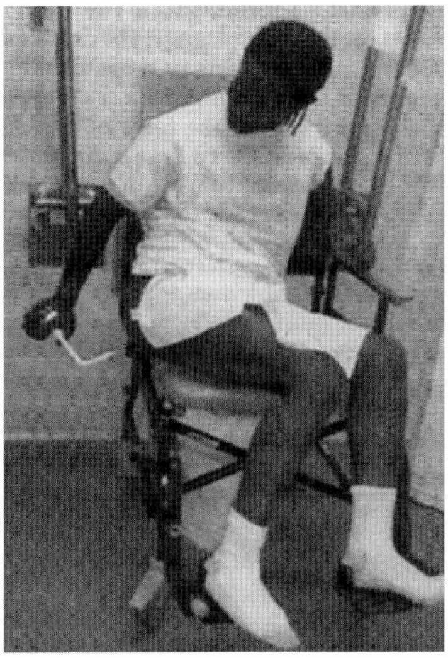

1) 신체 세척
2) 대변 촉진
3) 소변 배출
4) 신체 관찰
5) 성기능 보상

# 159

**다음 사진과 가장 관계 깊은 용어는?**

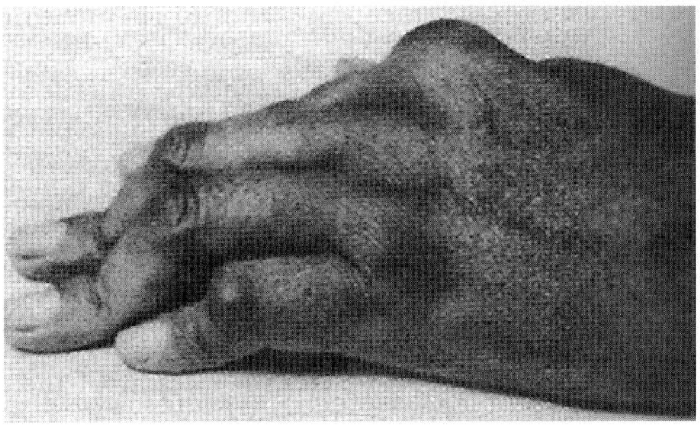

1) OA
2) Partial hand
3) Mallet deformity
4) Heberden's nodes
5) Bouttoniere deformity

## 문제해설

**158** dill stick

'dill stick'은 항문을 자극하는 보조도구이다.

답 2)

**159** RA 변형

단추구멍변형(Bouttoniere deformity)은 DID 관절의 폄과 PIP 관절의 굽힘이 특징이다.

답 5)

# 160

다음 사진은 어떤 문제를 지닌 환자의 치료과정이다. 어떤 문제인가?

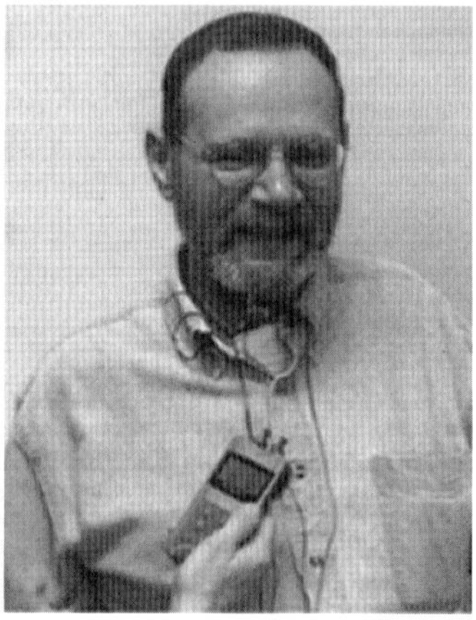

1) 실어증
2) 구음장애
3) 식음장애
4) 지남력 장애
5) 기억력 장애

# 161

다음 사진과 같이 두 손을 이용해 앉기와 일어나기를 실시해야 하는 질환은?

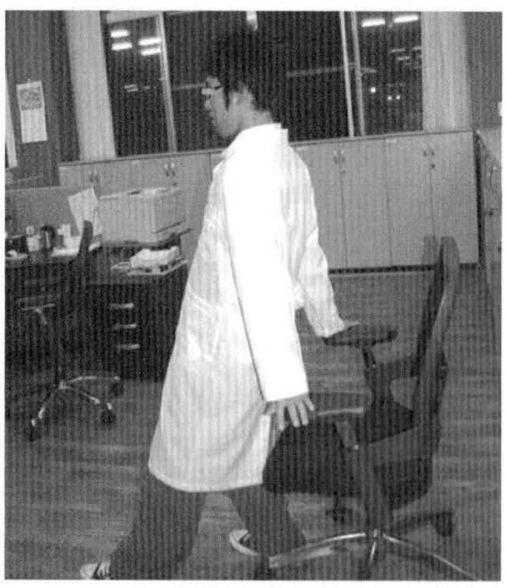

1) SCI $C_8$
2) Poliomyelitis
3) Multiple sclerosis
4) Parkinson's disease
5) Total hip replacement

**문제해설**

**160** Vital stim

'vital stim'을 사용 중인 식음장애 환자이다.

**답** 3)

**161** ADL방법

THR 환자의 전형적인 앉기 방법이다.

**답** 5)

# 162

**다음 사진은 'knee immobilizer'이다. 적용대상에 대한 설명으로 틀린 것은?**

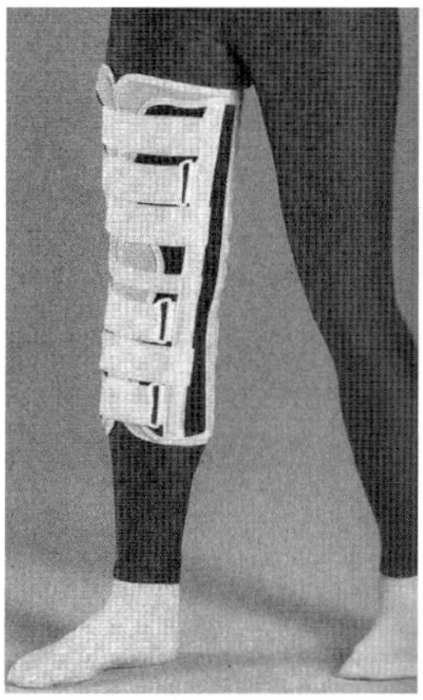

1) 골절이 있는 경우 사용한다
2) 무릎관절의 굽힘을 예방하기 위해 사용된다
3) TKR(total knee replacement) 실시 후 착용한다
4) 특정 움직임을 제한하며, 특정 움직임을 허용한다
5) 엉덩관절(hip joint)의 움직임과 직접적인 관련은 없다

# 163

**다음 사진 속에 볼 수 있는 손의 형태에 가장 적합한 용어는?**

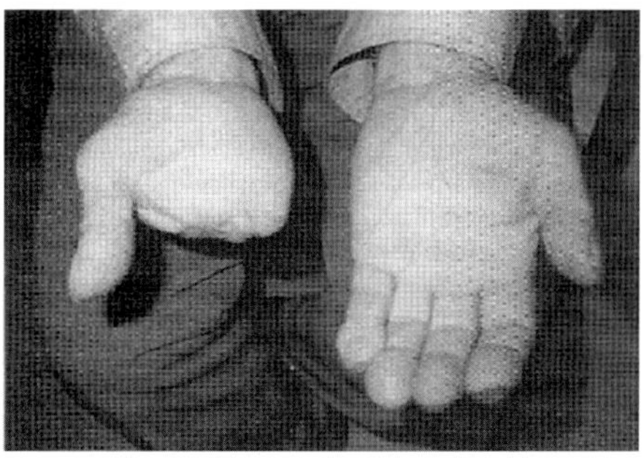

1) RA
2) partial hand
3) trigger finger
4) colle's fracture
5) wrist disarticulation

**문제해설**

**162** knee immobilizer
무릎관절의 굽힘이 자유롭다.
**답** 2)

**163** 손의 절단
절단의 종류 중 손의 일부분이 사라진 'partial hand'이다.
**답** 2)

# 164

**다음 두 사진의 공통점으로 가장 타당한 설명은?**

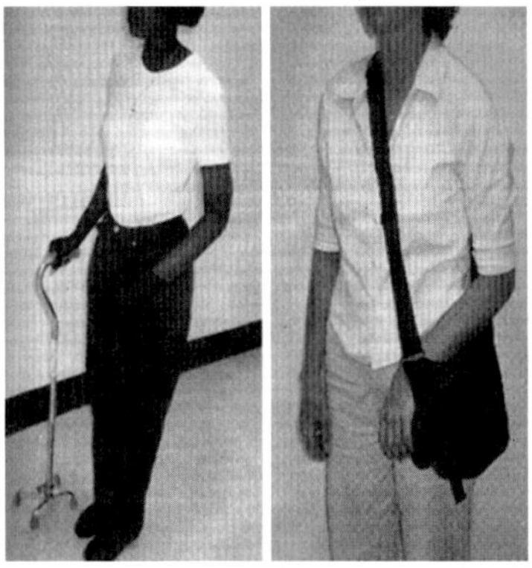

1) 류마티스 관절염 환자의 손 보호법
2) 급성회백수염 환자의 에너지 보존법
3) PNF의 $D_1$ 굽힘 패턴을 이용한 치료 테크닉
4) 편마비 환자의 마비된 팔에 대한 지지 테크닉
5) 중기 MS(multiple sclerosis) 환자의 ADL 테크닉

# 165

**다음 그림은 척수손상(SCI) 환자의 ADL 활동의 사례이다. 이 그림을 통해 이 남성의 기능수준을 예측한다면 이 남성에게 필요한 보조도구로 가장 거리가 먼 것은?**

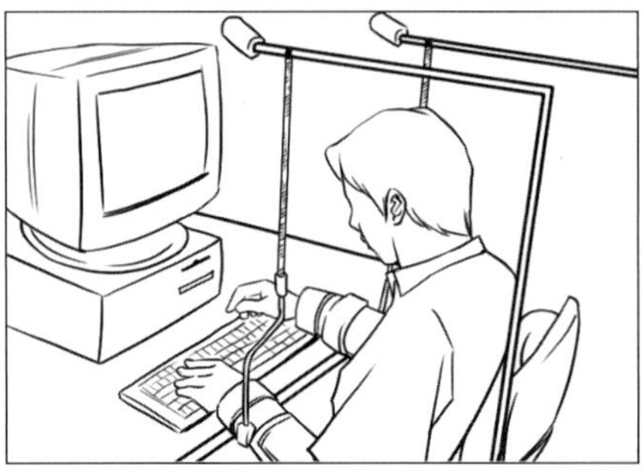

1) button hook
2) overhead sling
3) extended straw
4) MAS(mobile arm support)
5) wrist cock up splint

## 문제해설

**164** 뇌졸중

뇌졸중 후 마비된 팔을 관리하는 테크닉이다.

답 4)

**165** 척수손상 환자의 기능

$C_{4\sim5}$ 수준의 척수손상 환자이므로 손의 기능이 없다.

답 1)

# 166

**다음 그림은 사물을 양발 사이의 중심부에 위치시킨 것이다. 이 치료를 통해 얻을 수 있는 효과로 가장 타당한 것은?**

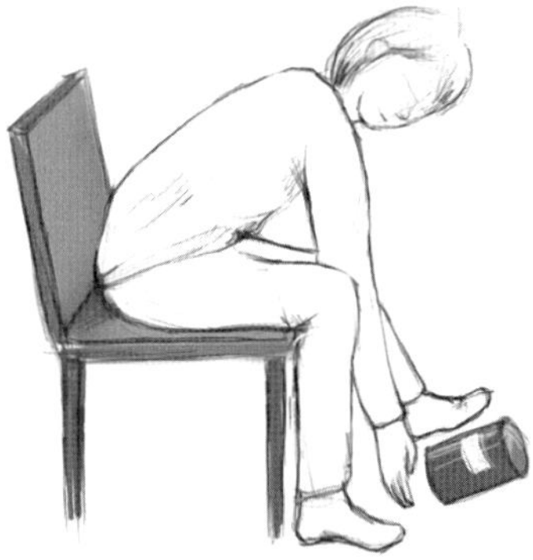

1) 몸통의 폄
2) 전방으로 체중이동
3) 뒤쪽으로 체중이동
4) 골반의 후방 기울임
5) 오른쪽으로 제중이동

# 167

**다음 그림과 가장 관계 깊은 신경?**

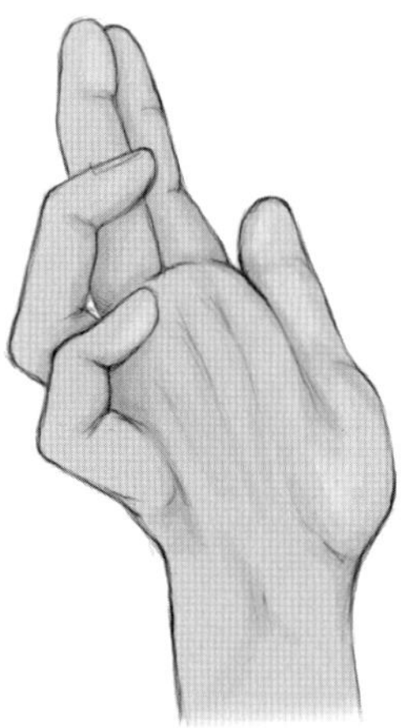

1) ulnar nerve
2) radial nerve
3) median nerve
4) axillary nerve
5) musculocutaneous nerve

**문제해설**

**166** 체중이동

물건이 다리사이에 위치하기 때문에 전방으로의 체중이동이 일어난다.

**답** 2)

**167** Claw hand

ulnar nerve 손상 시 발생되는 변형이다.

**답** 1)

# 168

**다음 그림의 A~E 중 교통사고와 같이 직접적인 외상이 원인이 되며, 60세 미만에서 가장 많은 골절이 발생하는 부위는?**

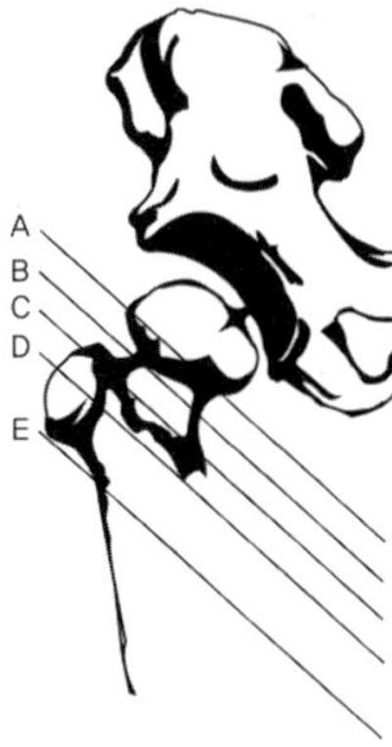


1) A
2) B
3) C
4) D
5) E

# 169

**다음 사진은 특정 문제를 지닌 대상자를 위한 중재 프로그램의 사례이다. 가장 타당한 내용은?**

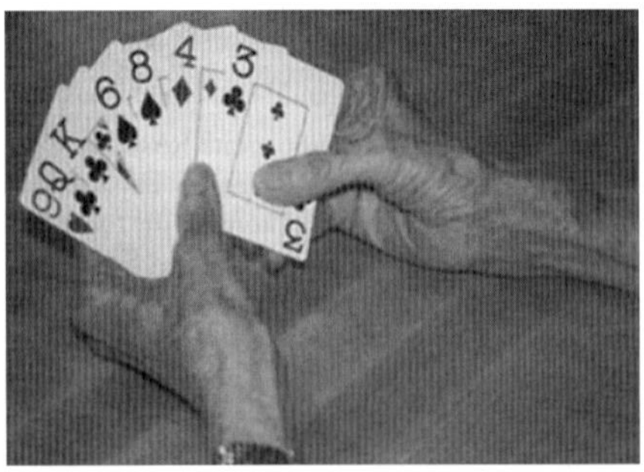

1) 편마비 환자의 교차적 움직임의 훈련이다
2) $C_7$ 척수손상 환자의 재활훈련의 내용이다
3) 굽힘힘줄 손상 환자의 유동성 확보 활동이다
4) 정신분열증을 가지고 있는 환자의 사회기술 훈련이다
5) 노인의 시각문제를 해결하기 위한 변형된 카드놀이이다

**문제해설**

**168** subtrochanteric fractures

- 직접적인 외상이 원인이 됨
  - 낙상, 교통사고 등이 주요 원인
- 60세 미만에서 가장 많이 발생하는 골절임

**답** 5)

**169** 카드의 그림과 글씨가 확대된 카드이다.

**답** 5)

# 170

**다음 사진은 냉각 조끼를 입고 요리를 하고 있는 여성의 모습이다. 질환과 조끼의 사용 목적으로 적합한 것은?**

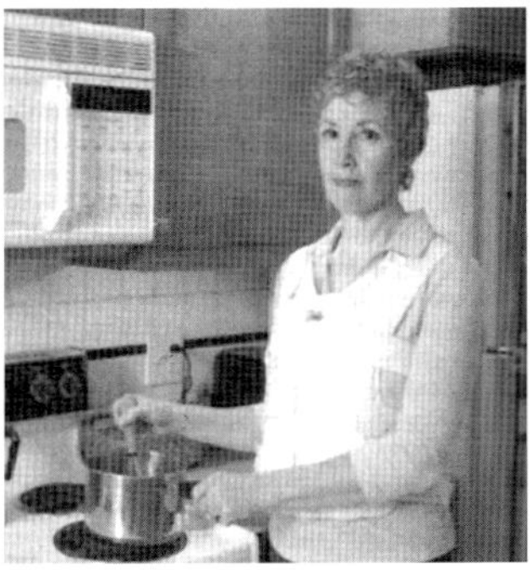

1) RA 환자이며, 염증감소가 목적이다
2) MS 환자이며, 염증관리가 목적이다
3) 요통 환자이며, 통증감소가 목적이다
4) 뇌졸중 환자이며, 올바른 자세가 목적이다
5) 척수손상 환자이며, 통증의 감소가 목적이다

# 171

**다음 사진은 수부 손상 이후 어떤 문제를 보상하기 위한 보조도구이다. 목적으로 가장 타당한 것은?**

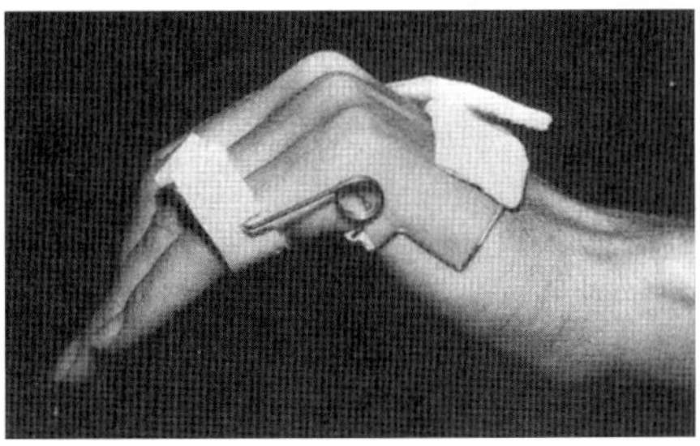

1) 'Ape's hand'를 예방하기 위해
2) 힘줄에 유동성을 제공하기 위해
3) 약지와 소지의 MP관절의 폄을 방지하기 위해
4) 자뼈쪽 손바닥에 발생할 수 있는 화상을 방지하기 위해
5) 'web space'의 감소를 방지하고 IP관절의 폄을 유지하기 위해

## 문제해설

**170** MS

급성신경염이 특징인 MS 환자의 ADL이다.

**답** 2)

**171** 말초신경 손상

- 'ulnar nerve' 손상 환자에게 필요한 스플린트이다.
- claw hand를 예방하기 위한 스플린트이다.

**답** 3)

# 172

**다음 사진에 대한 설명으로 옳은 것은?**

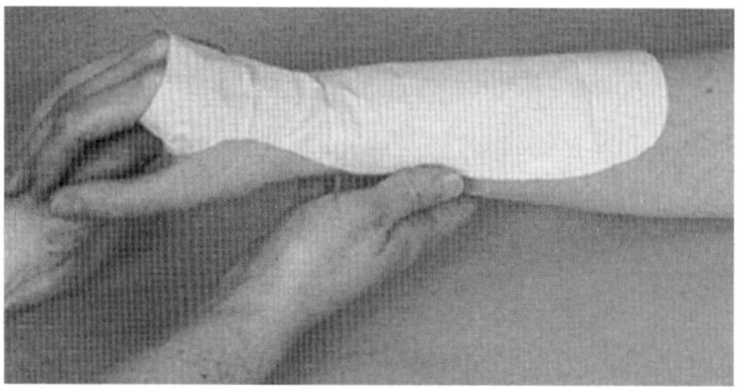

1) 손목의 ROM을 평가하는 도구이다
2) 플라스틱을 실제로 적용하는 과정이다
3) 손등과 팔에 묻어있는 수분을 제거하는 과정이다
4) 스플린트 제작 전 패턴을 만들어 적용하는 과정이다
5) 염증 예방을 위해 스플린트와 피부 사이에 넣는 중재물이다

# 173

**45세의 남성은 뇌졸중 후 특정 회복단계에 있다. 치료사는 다음 사진과 같이 이 남성에게 노젓기 동작을 만들어 주었다면 'Brunnstrom 단계' 중 어떤 단계에 수행되는 치료인가?**

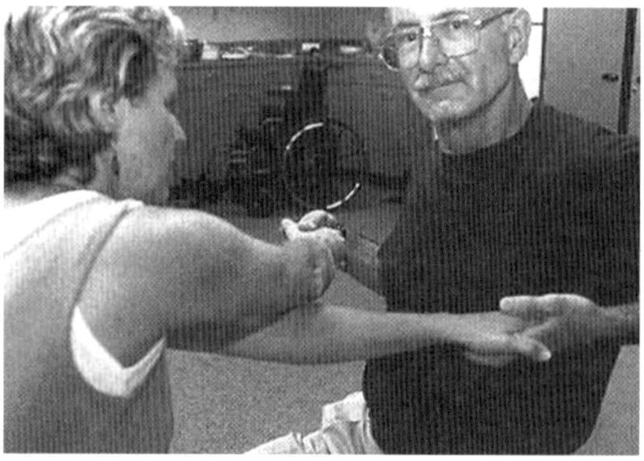

1) 1단계
2) 1~2단계
3) 2~3단계
4) 4~5단계
5) 5~6단계

**문제해설**

**172 스플린트 제작**

스플린트 제작 과정 중 종이로 패턴을 만들어 먼저 적용해 보는 과정이다.

**답** 4)

**173 노젓기**

노젓기를 하고 있는 브론스트롬 2~3단계의 환자이다(매뉴얼 CVA 참조).

**답** 3)

# 174

**다음 그림은 치료용 찰흙인 'putty'를 이용한 손 운동이다. 그림의 운동을 통해 얻을 수 있는 효과로 가장 타당한 것은?**

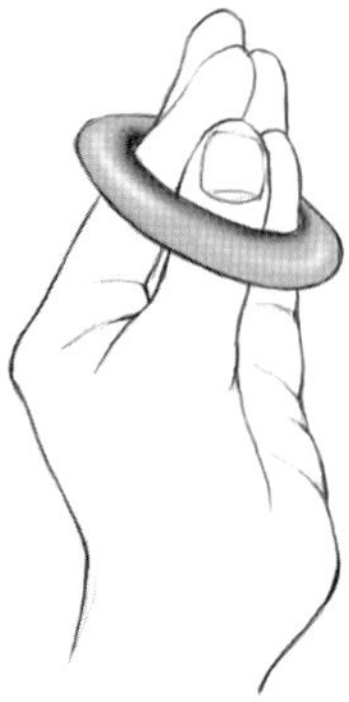

1) 손목의 근력 강화
2) 손가락 폄근의 강화
3) 손가락의 민첩성 강화
4) 손가락의 협응력 강화
5) 손가락 굽힘근의 강화

# 175

**다음 사진과 가장 관계 깊은 PNF 패턴은?**

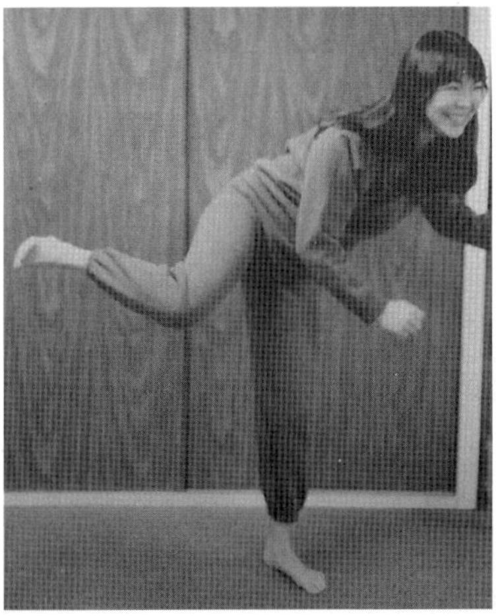

1) 상지의 $D_1$ 굽힘(flexion)
2) 하지의 $D_1$ 굽힘(flexion)
3) 하지의 $D_2$ 굽힘(flexion)
4) 상지의 $D_2$ 폄(extension)
5) 하지의 $D_2$ 폄(extension)

## 문제해설

**174** Putty

손가락의 벌림과 폄이 강화되는 운동이다.

**답** 2)

**175** 하지의 $D_2$ 굽힘(flexion)

| | |
|---|---|
| 자세 | • 엉덩관절(hip) : 굽힘(F)+벌림(AB)+안쪽돌림(IR)<br>• 무릎관절(knee) : 굽힘(F) 또는 폄(E)<br>• 발목(ankle) : 발등굽힘(DF)+외번(EV)<br>• 발가락(toe) : 폄(E) |
| 기능적 활동의 예 | • 가라데 발차기<br>• 평영(개구리 수영)에서 발뒤꿈치 끌어당기기 |

**답** 3)

# 176

**다음 사진은 어떤 신경의 손상으로 인해 발생되는 손의 변형을 예방하기 위한 부목(스플린트)이다. 해당 신경과 가장 관계 깊은 근육은?**

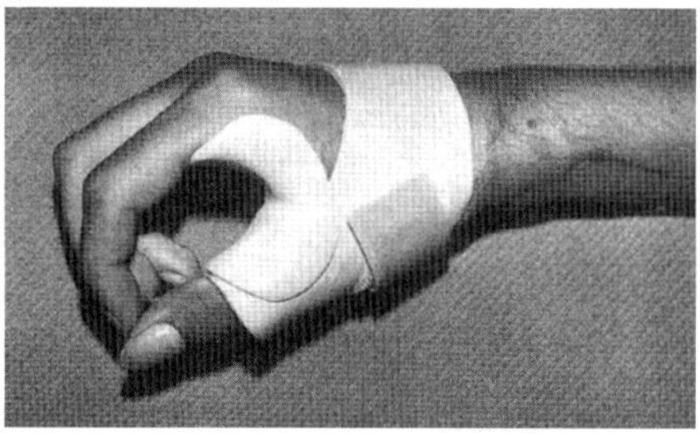

1) 1~2번 lumbricals
2) 3~4번 lumbricals
3) 4~5번 lumbricals
4) extensor pollicis longus
5) abductor pollicis longus

# 177

**62세의 남성은 평상 시 그림과 같은 자세를 취하고 있다. 이 남성이 가지고 있는 질환의 임상적 특징으로 바르지 못한 것은?**

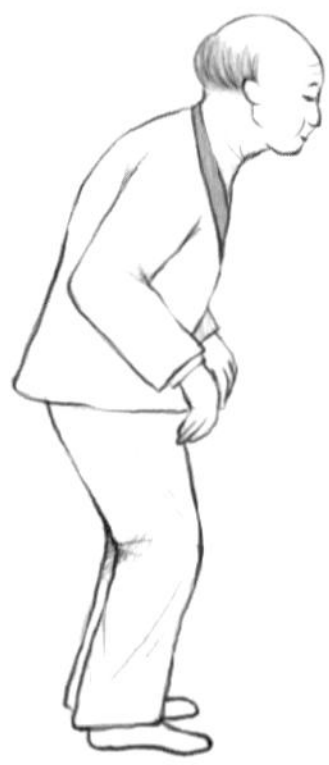

1) 50%에서 우울증이 나타난다
2) 보행 시 팔 흔들기가 감소된다
3) 동결(freezing) 현상이 특징이다
4) 무의미하게 웃는 얼굴이 특징이다
5) 보폭이 감소되고 속도가 증가되는 보행이 나타난다

## 문제해설

**176** Median nerve

'median nerve' 손상에 필요한 스플린트이다.

답 1)

**177** 파킨슨 환자의 표정

- 얼굴 표정의 감소가 나타남
- "무표정한 얼굴(masked face)"이 특징임
- 얼굴 표정의 감소 단계
  - 초기 : 한쪽 측면에만 나타남
  - 병의 진행 : 양쪽 모두에서 나타남
- 얼굴 표정의 감소와 움직임의 장애로 사회적 교류가 제한되기도 함

답 4)

# 178

**다음 사진과 같은 자세로 수유를 해야 하는 경우는?**

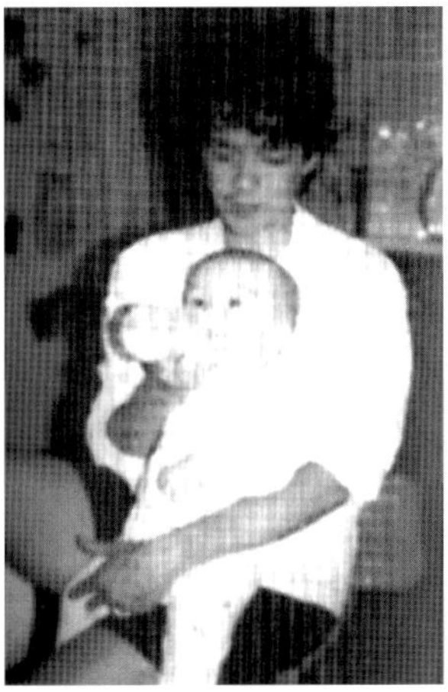

1) RA 환자
2) 요통 환자
3) 편마비 환자
4) 사지마비 환자
5) THR를 시행한 환자

# 179

**다음 사진은 'cryotherapy'의 한 장면이다. 사진의 모달리티(modality)를 실행하는 목적으로 가장 타당한 것은?**

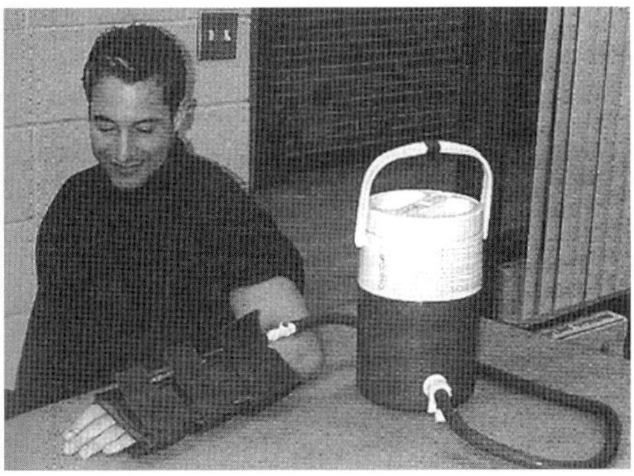

1) 감각자극 제공
2) 손목 자세 교정
3) 부종 및 염증 감소
4) 손과 팔에 열(heat) 공급
5) 통증 감소를 위한 압박

**문제해설**

**178 편마비 아동의 수유**

마비된 팔로 아동을 지지한 상태로 수유하는 엄마의 모습이다.

답 3)

**179 냉치료**

냉치료의 사례이다.

답 3)

# 180

**다음 사진은 'fast brushing'에 사용되는 도구이다. 뇌졸중 환자에게 적용했을 경우 기대되는 치료효과로 가장 타당한 것은?**

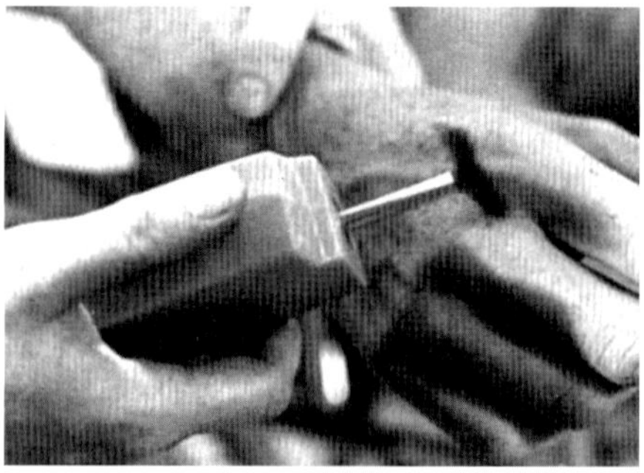

1) 통증 감소
2) 근긴장도 촉진
3) 진동감각 입력
4) 따뜻한 온기 제공
5) 고유수용성감각 입력

# 181

**다음 사진은 수부손상 후 회복정도를 판단하기 위한 평가이다. 이 평가에 대한 설명으로 옳지 않은 것은?**

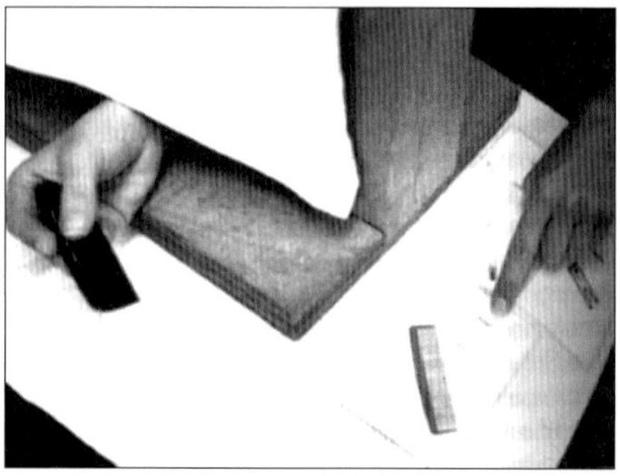

1) 시각을 차단해야 한다
2) 시각의 사용 없이 손의 감각만을 사용한다
3) 척수손상 후 손의 기능적 사용을 훈련하는 과정이다
4) 신경재생이 일어난 후 감각 재교육을 목적으로 실시된다
5) 카드의 그림과 커튼 뒤의 사물이 서로 같은 경우에는 좋은 수행이 된다

## 문제해설

**180** fast brushing

Rood의 촉진 테크닉이다.

답 2)

**181** Stereognosis

입체지각을 평가하고 있는 모습니다.

답 3)

# 182

**다음 그림의 아동이 사용한 양손의 쥐기 형태로 옳은 것은?**

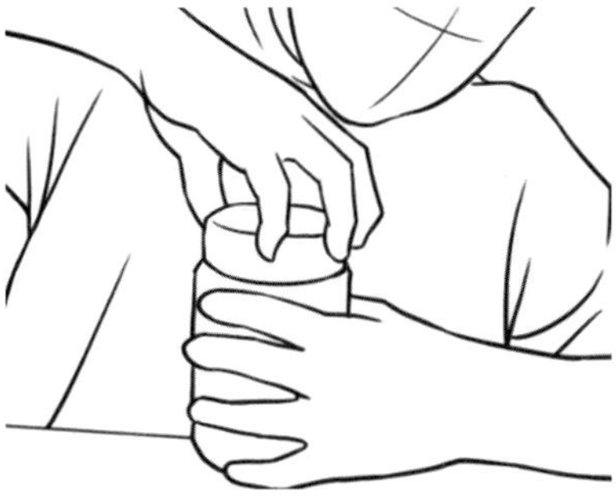

1) tip pinch + pincer grasp
2) power grasp + disk grasp
3) disk grasp + cylindrical grasp
4) power grasp + spherical grasp
5) spherical grasp + cylindrical grasp

# 183

**다음 사진과 가장 관계 깊은 이론가와 적용되고 있는 테크닉의 연결이 옳은 것은?**

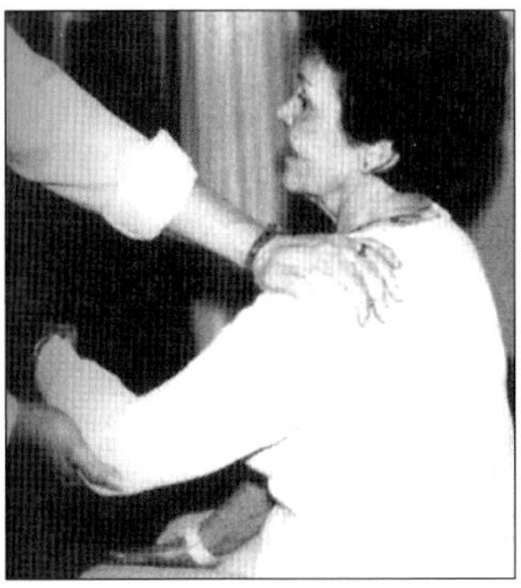

1) PNF — $D_2$ 굽힘
2) Rood — 가벼운 관절압박
3) Rood — 무거운 관절압박
4) NDT — 상지의 기능 훈련
5) NDT — 유도(guiding) 테크닉

**문제해설**

**182** 양손의 쥐기 형태

오른손은 disk grasp이며, 왼손은 cylindrical grasp이다.

답 3)

**183** Approximation

Rood의 approximation이다.

답 2)

# 184

**다음 두 사진의 공통점으로 가장 타당한 것은?**

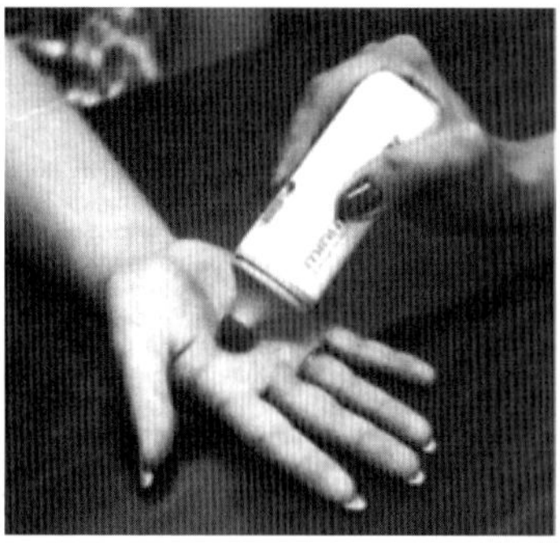

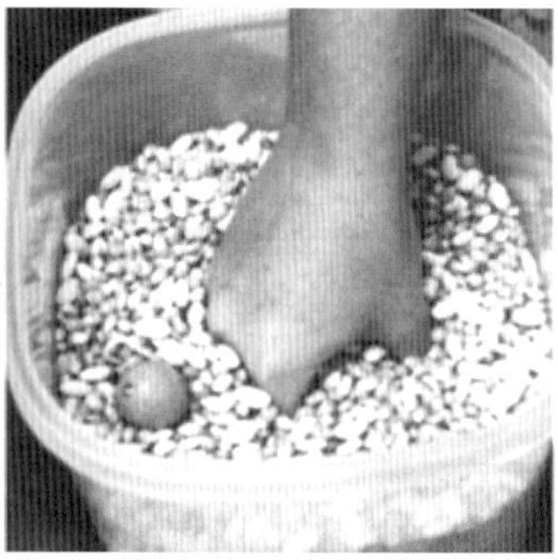

1) 탈감각
2) 근력강화
3) 근긴장 촉진
4) 근긴장 억제
5) 근긴장 정상화 기술

# 185

**다음 사진은 $C_6$ 척수손상 환자의 욕창방지 프로그램이다. 사진과 같이 체중이동을 해야 하는 최소수준의 근력은?**

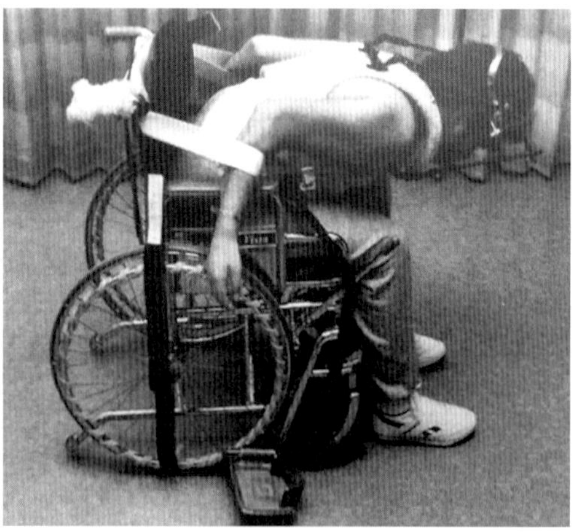

1) $C_5$, F
2) $C_6$, $F^+$
3) $C_8$, F
4) $C_8$, $F^+$
5) $T_1$, G

문제해설

**184 탈감각 훈련**

진동감각과 곡물의 촉각을 이용한 탈감각 훈련이다.

답 1)

**185 체중이동**

끈을 이용한 체중이동은 상지의 근력이 $C_5$ $F^+$ 이상이며, 팔을 이용한 엉덩이 들기는 $C_7$ $F^+$ 이상이다.

답 2)

# 186

다음 사진은 아동이 칼을 잡고 빵을 자르는 모습이다. 칼을 쥐고 있는 손의 쥐기는 어떤 형태의 쥐기인가?

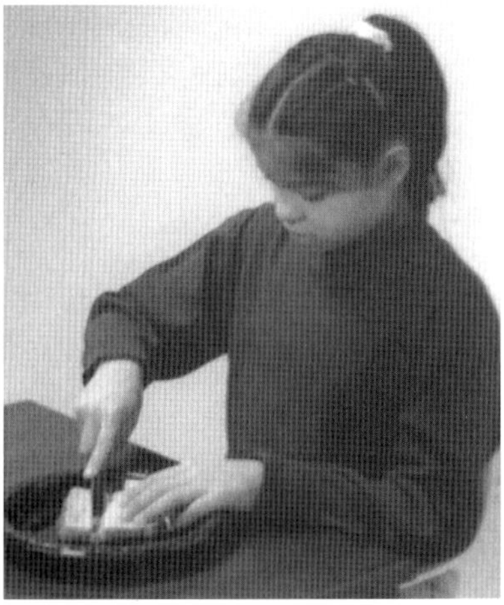

1) hook grasp
2) lateral pinch
3) power grasp
4) spherical grasp
5) intrinsic plus grasp

# 187

다음 그림의 쥐기는 어떤 종류이며, 이 쥐기가 시작되는 연령은?

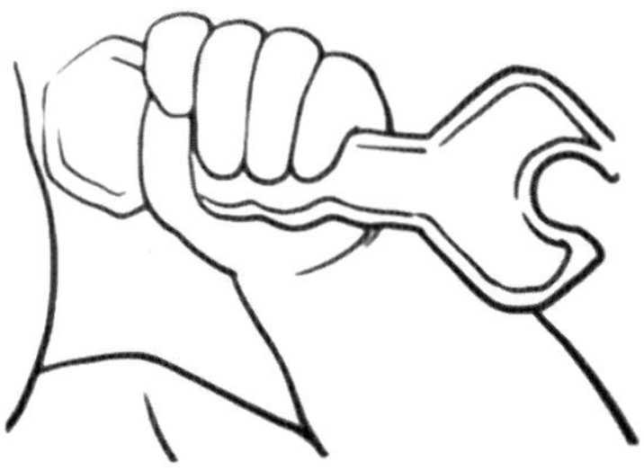

1) 'spherical grasp'이며, 시작연령은 1년이다
2) 'cylindrical grasp'이며, 시작연령은 1년이다
3) 'spherical grasp'이며, 시작연령은 5개월이다
4) 'cylindrical grasp'이며, 시작연령은 5개월이다
5) 'ulnar palmar grasp'이며, 시작연령은 5개월이다

## 문제해설

**186** Power grasp

전형적인 power grasp이다. 엄지와 검지에 유동성이 특징이며, 나머지 손가락들은 고정(안정)의 역할을 한다.

**답** 3)

**187** Palmar grasp

5개월 수준의 손바닥 잡기이며, 이후 노뼈쪽 손가락을 이용한 잡기가 발달된다(약 7~8개월).

**답** 5)

# 188

**말초신경손상환자에게 다음 사진의 도구를 사용했다. 도구의 이름과 목적으로 옳은 것은?**

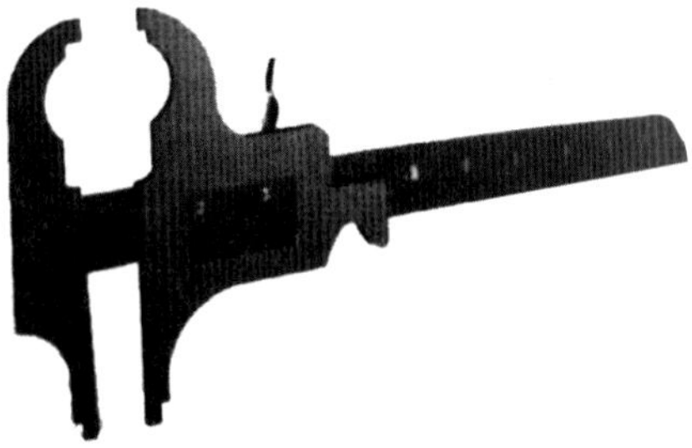

1) 'Volumeter'이며, 부종검사 도구이다
2) 'Metal rod'이며, 온도검사 도구이다
3) 'Boley guage'이며, 2점구별검사 도구이다
4) 'Disk criminator'이며, 너비를 측정하는 도구이다
5) 'Semmes-weinstein monofilament'이며, 압박감을 측정하는 도구이다

# 189

**다음 사진과 같이 시각을 차단하므로 얻을 수 있는 효과로 가장 타당한 것은?**

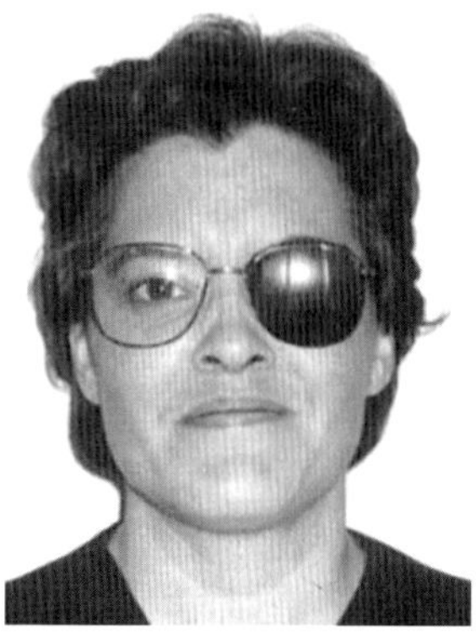

1) 시야의 확대
2) 시력의 증대
3) 복시의 감소
4) 기억력 보상
5) 편측무시 보상

## 문제해설

**188** Boley guage

- Boley guage(또는 캘리퍼)이다.
- two point discriminatin을 평가하는 도구이다.

**답** 3)

**189** 복시를 교정하는 방법

안대를 이용하거나 안경에 패칭 붙임

**답** 3)

# 190

**다음 그림은 어떤 종류의 PNF 패턴인가?**

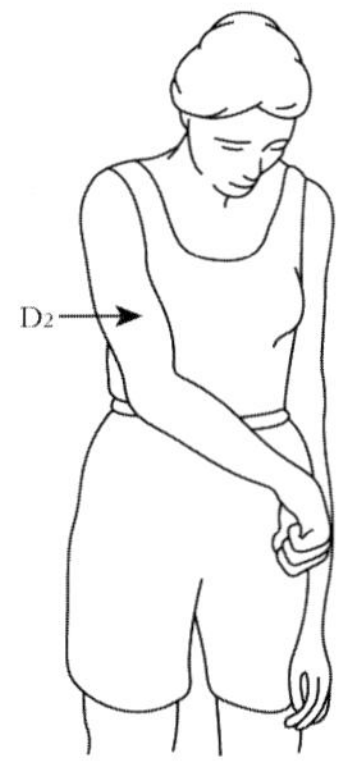


1) $D_1$ Flexion
2) $D_2$ Flexion
3) $D_1$ Extension
4) $D_2$ Extension
5) $D_1$ Flexion + $D_2$ Flexion

# 191

**다음 사진은 MMT 검사를 진행 중인 치료사와 환자의 모습이다. 평가의 내용으로 옳은 설명은?**

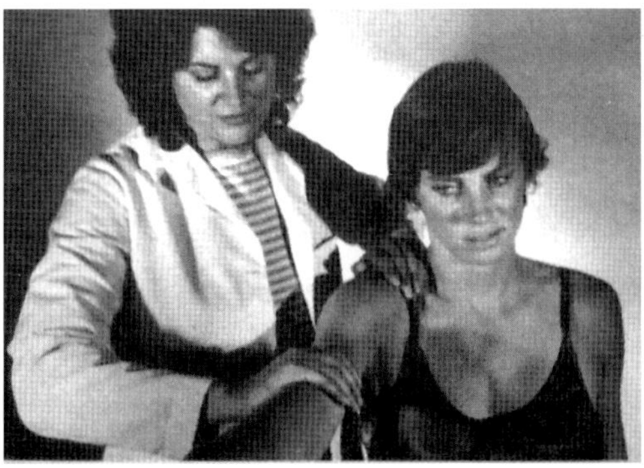

1) 어깨 굽힘(shoulder flexion)의 항중력자세이다
2) 어깨 폄(shoulder extension)의 항중력자세이다
3) 어깨 굽힘(shoulder flexion)의 중력제거자세이다
4) 어깨 벌림(shoulder abduction)의 항중력자세이다
5) 어깨 수평벌림(shoulder horizontal abduction)의 항중력자세이다

**문제해설**

**190** $D_2$ Extension

| | |
|---|---|
| 자세 | • 어깨뼈(scapular) : 올림(elevation) + 모음(AD) + 돌림(R)<br>• 어깨관절(shoulder) : 굽힘(F) + 벌림(AB) + 바깥돌림(ER)<br>• 팔꿈관절(elbow) : 굽힘(F) 또는 폄(E)<br>• 아래팔(forearm) : 뒤침(S)<br>• 손목(wrist) : 노뼈쪽 폄(E)<br>• 손가락(finger) : 폄(E) + 벌림(AB)<br>• 엄지(thumb) : 폄(E) |
| 기능적 활동의 예 | • 오른손으로 오른쪽 머리 빗기<br>• 테니스 서브 시 라켓 들어올리기<br>• 수영의 배영 동작(back stroke) |

**답** 4)

**191** Shoulder flexion

어깨관절의 굽힘근 MMT 측정의 항중력 자세이다.

**답** 1)

# 192

**다음 사진은 어떤 근육의 저항운동인가?**

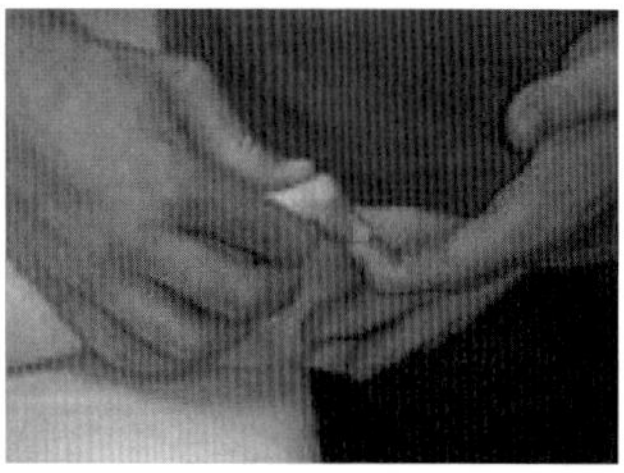

1) flexor carpi ulnaris
2) flexor carpi radialis
3) flexor pollicis longus
4) flexor digitorum profundus
5) flexor digitorum superficialis

**문제해설**

**192** 엄지의 IP 굽힘의 항중력 자세(against-gravity position)

- 주동근(prime movers)
  - flexor pollicis longus
- 시작 자세(start position)
  - 테이블에 팔꿉관절을 굽힘하고 지지
  - 아래팔의 벌림(supination)
  - 엄지의 MP 및 IP 폄

**답** 3)

## Explanation 엄지의 IP 굽힘의 항중력 자세(Against-Gravity position)

### 1. 주동근(prime movers)

- flexor pollicis longus

### 2. 시작 자세(start position)

1) 테이블에 팔꿉관절을 굽힘하고 지지함
2) 아래팔의 벌림(supination)
3) 엄지의 MP 및 IP 폄

### 3. 안정(stabilize)

1) 근위지골(proximal phalanx)
2) 폄된 MP 관절 고정시킴

### 4. 지시(instruction)

- "엄지의 끝을 최대로 굽히세요, 저항을 가할 때 펴지지 않도록 유지하세요."라고 말함

### 5. 저항(resistance)

- 치료사의 손가락은 폄방향으로 원위지골두(head of distal phalanx)를 밀어줌

### 6. 보상(substitution)

1) 'extensor pollicis longus'가 이완됨
2) 자연스러운 굽힘을 야기(rebound effect)함

# 193

**글씨쓰기 발달의 사례 중 가장 늦게 나타나는 것은?**

1) ○ 2) □
3) ＋ 4) |
5) −

**문제해설**

**193 글씨 쓰기 발달**

- 10~12개월 : 낙서하기
- 2세 : 수직선, 수평선, 원의 흔적이 나타남
- 2.5세 : 수직선, 수평선 그리기
- 3세 : 동그라미 보고 그리기, 사람 그리기(4부분-머리, 팔, 다리, 눈)
- 4세 : 십자가 보고 그리기, 사람 그리기(8부분)
- 4.5세 : 사각형 보고 그리기
- 5세 : 삼각형 보고 그리기
- 6세 : 마름모 보고 그리기, 사람(12부분-눈, 코, 입까지 모두)

**답** 2)



## Explanation 급성기 굽힘 힘줄 손상의 조절 : 루이스빌 테크닉

### 1. 밴드의 이용

1) 'zone 2'의 굽힘 힘줄(flexor tendon) 복구 후에 밴드를 이용하여 당김(traction)
   (1) 수술 후 고무 밴드를 손상된 손가락의 손톱에 연결함
   (2) 특수 접착제를 사용하여 손톱에 hook을 붙이거나, 손톱을 이용함

### 2. 후 블로킹 스플린트(dorsal blocking splint)

1) MP 관절 60° 굽힘(flexoion)+IP 관절 완전 폄(full extension)
2) 고무 밴드가 손바닥의 안전핀을 통과해 잡아당김
3) 밴드는 strap에 부착되어 충분한 장력을 가져야 함
4) PIP 관절 : 40~60° 굽힘(flexion)

### 3. 착용

1) 환자는 스플린트를 3주 동안 하루 24시간 착용해야 함
2) 환자는 스플린트를 착용한 상태로 하루에 여러 번 능동적(active)으로 손가락을 폄시킬 것을 교육받게 됨
3) 제거(remove)는 3주 후에 하며 고무 밴드는 손목의 밴드(band)에 부착됨
   - 추가적으로 1~5주 정도 더 착용해야 함

# 194

다음 사진은 어떤 근육을 강화하는 것인가?

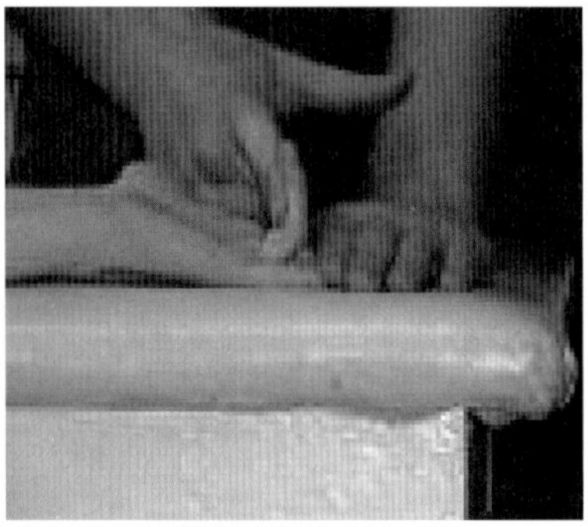

1) Interossei
2) Lumbricals
3) Flexor carpi ulnaris
4) Flexor digitorum profundus
5) Flexor digitorum supericialis

### 문제해설

**194** 손가락 PIP 굽힘(Finger PIP flexion)

- 주동근(prime movers)
  - lexor digitorum superficialis(FDS)

**답** 5)

## 손가락 PIP 굽힘(Finger PIP flexion)

Explanation

### 1. 주동근(prime movers)

- flexor digitorum superficialis(FDS)

### 2. 시작 자세(start position)

1) 테이블 위에 위치
   (1) 아래팔은 뒤침(supination)하고 지지
   (2) 손목과 중손가락(metacarphalangeal) 관절은 이완시킴
      - zero position

### 3. 안정(stabilize)

- 다른 손가락의 IP관절을 안정시킴

### 4. 지시(instruction)

- PIP 관절을 지적하고 "이 관절만 굽히세요."라고 말함

### 5. 저항(resistance)

1) 하나의 손가락을 사용함
2) 치료사는 폄방향으로 middle phalanx의 head에 저항을 가함

### 6. 보상(substitution)

1) flexor digitorum profundus
2) 손목폄은 'tenodesis' 동작을 야기함



# 195

**사진과 같은 찰흙공예의 적용과 효과의 연결이 잘못된 것은?**

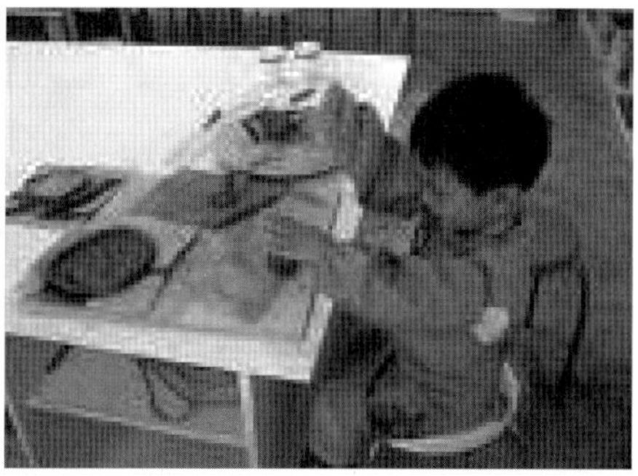

1) 어린아동 — 창의성 증가
2) 관절염 환자 — 근력 증진
3) 정신지체 — 인지능력 향상
4) 정신과 환자 — 카타르시스
5) 치매 환자 — 감각, 지각 능력 향상

# 196

**'Phalen's test'에서 양성반응이라면 어떤 신경의 손상인가?**

1) 노뼈신경(radial nerve)
2) 자뼈신경(ulnar nerve)
3) 정중신경(median nerve)
4) 경골신경(tibial nerve)
5) 약와신경(axillary nerve)

**문제해설**

**195 찰흙공예의 금기 대상**

- 개방된 상처가 있을 경우 감염 또는 상처의 확장이 발생될 수 있음
- 관절염을 가진 환자의 경우 더 악화될 수 있음
- 당뇨와 같은 혈액순환의 장애를 가진 환자
  - 피부에 손상이 발생할 수 있음
- 수부의 말초신경 손상이 있는 환자
  - 느낌이 없으므로 손을 다칠 수 있음

**답** 2)

**196 PHALEN'S TEST**

- 방법
  - 손등을 서로 반대로 대고 손목을 완전 굽힘(full flexion)시킴
  - 1분 동안 기도하는 자세로 손을 유지함
- 반응
  - 정중 신경(median nerve) 부위(엄지, 검지, 중지, 약지의 1/2)에 1분 이내 찌릿한 느낌이 발생하면 양성 반응

**답** 3)

# 197

**다음의 집기 동작이 시작되는 평균 연령은?**

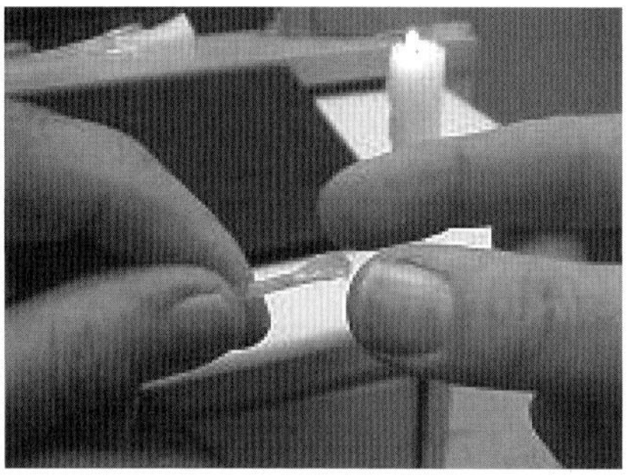

1) 4개월
2) 8개월
3) 12개월
4) 16개월
5) 24개월

**문제해설**

**197 쥐기발달**

- 8~9개월 : 노뼈측 측면 잡기(radial distal grasp)
- 9~10개월 : superior pinch, three-Jaw chuck
- 11~12개월 : fine pincer grasp(perhension, tip pinch' pad-to-pad)

**답** 3)

## Pad-to-Pad Pinch

Explanation

### 1. Pad-to-Pad Pinch

- 'two-point pinch' 또는 'pincer grasp'이라고도 함

### 2. 쥐기의 발달

1) 0~1개월 : 원시적인 쥐기(primitive grasp)
2) 3~4개월 : 스크래칭(scratching)
3) 4~5개월 : 미성숙한 손바닥 잡기(crude palmar grasp)
4) 5~6개월 : 손바닥 잡기
5) 6~7개월 : 노뼈측 손바닥 잡기(radial palmar grasp)
6) 7~8개월 : 손가락 찌르기(index probing), 본능적 쥐기(instinctive grasp)
7) 8~9개월 : 노뼈측 측면 잡기(radial distal grasp)
8) 9~10개월 : superior pinch, three-Jaw chuck
9) 11~12개월 : fine pincer grasp(perhension, tip pinch' pad-to-pad)

# 198

호흡기를 착용한 환자가 'mouth stick'을 사용해 그림을 그리고 있다. 이 환자의 손상 레벨은?

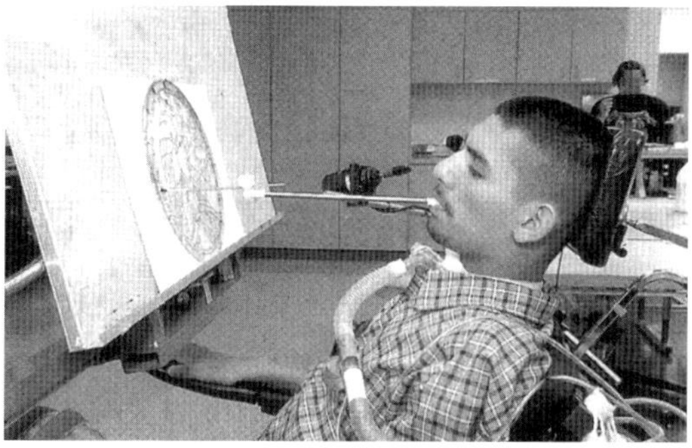

1) $C_4$
2) $C_5$
3) $C_6$
4) $C_7$
5) $C_8$

**문제해설**

198 SCI 환자의 기능

| $C_{3\sim4}$ |
|---|
| • 독립적인 호흡<br>• 어깨뼈의 올림(scapular elevation)<br>• 전동 휠체어 : 턱이나 호흡으로 조절<br>• 의사소통 : 마우스 스틱(mouthstick), ECU 등을 이용한 컴퓨터 사용 |

**답** 1)



## SCI 환자의 기능

Explanation

| 레벨(level) | 기능적 결과 |
|---|---|
| $C_{1\sim3}$ | • 씹기, 삼키기, 말하기, 보기, 듣기, 냄새-맛 알기 등의 감각 운동<br>• 모든 ADL은 의존적 상태<br>• 호흡의 심각한 손상<br>• 전동 휠체어 : 턱과 호흡으로 전동 휠체어 사용<br>• 의사소통 : mouth stick, ECU 등을 이용한 컴퓨터 사용(많은 도움이 필요) |
| $C_{3\sim4}$ | • 독립적인 호흡<br>• 어깨뼈의 올림(scapular elevation)<br>• 전동 휠체어 : 턱이나 호흡으로 조절<br>• 의사소통 : 마우스 스틱(mouthstick), ECU 등을 이용한 컴퓨터 사용 |
| $C_5$ | • 식사(준비는 의존적)<br>– 적절한 컵이나 빨대로 독립적인 마시기(drink) 가능<br>– 보조 도구를 이용한 독립적 식사(utensil feeding)<br>• 독립적 글씨 쓰기(handwriting) 및 타이핑(typing)<br>– 보조 도구(long ponens splint 등)를 착용시켜주면(setting) 수행<br>• 고도의 기술을 지닌 장비를 통해 독립적 이동<br>• 독립적 전동 휠체어 사용 및 약간의 수동 휠체어 사용<br>– 수동 휠체어 : 카펫이 없는 실내의 편평한 바닥에서 가능할 수 있음 |

# 199

**다음 사진에 대한 설명으로 가장 적절한 것은?**

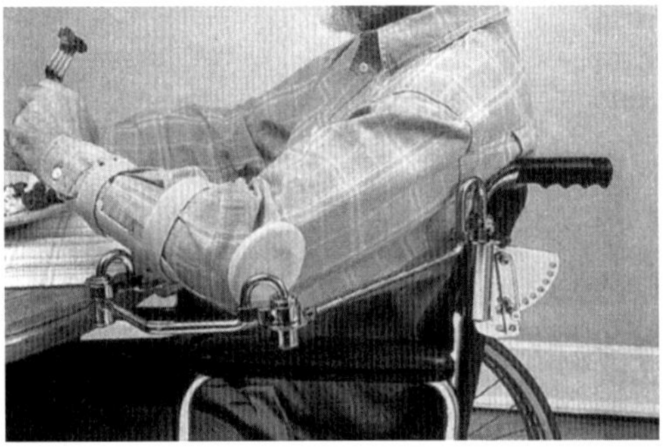

1) 관절염 환자의 관절을 보호한다
2) 편마비 환자의 운동조절을 위해 사용한다
3) 환자의 남아 있는 근력을 사용할 수 있다
4) 팔꿉관절의 굽힘과 폄 각도를 조절해야 한다
5) 상지근력 훈련 도구로 레저 활동에도 사용한다

# 200

**다음 사진과 같은 노인의 그룹 치료에 ROM 댄스 프로그램을 적용하였을 때 기대되는 효과로 거리가 먼 것은?**

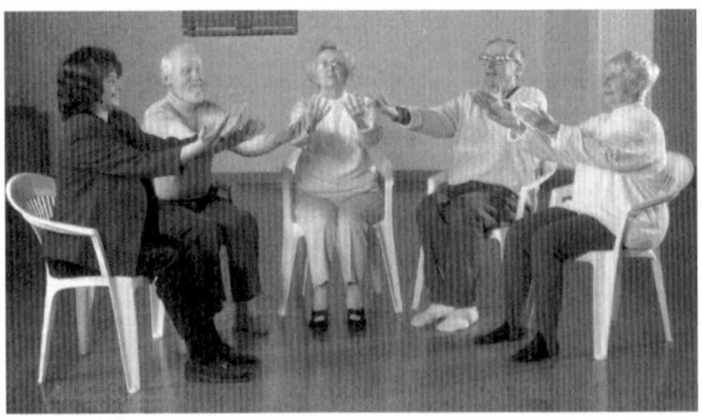

1) 근육이완
2) 체중감소
3) 통증관리
4) 관절염 예방
5) 관절보호

**문제해설**

**199** BFO(또는 MAS)

- 목적
  - 힘이 없는 상지(어깨 및 팔꿈치)를 지지하므로 손의 사용을 가능하게 함
- 대상
  - SCI 경추 4번, MD, 폴리오, ALS, 길랑-바레 증후군
  - 기타
    - ◦ 염증으로 인한 상지의 통증 감소에도 사용됨

**답** 3)

**200** ROM 댄스 프로그램

- 관절염 예방
- 통증 관리기술과 관절보호, 에너지 보존, 일 단순화, 스플린트 대처기술을 포함하여 시행
- 통증이나 관절제한환자 사용
  - 성인과 어린이 등 다양하게 사용

**답** 2)

## BFO(또는 MAS)

Explanation

### 1. 명칭

1) Ball bearing forearm orthosis(BFO)
2) Mobile arm support(MAS)
3) Ball bearing arm support
4) Arm positioner

### 2. 특징

1) 휠체어에 고정함
2) 보행 시 벨트에 연결함
3) 볼베어링 시스템

### 3. 목적

- 힘이 없는 상지(어깨 및 팔꿈치)를 지지하므로 손의 사용을 가능하게 함

### 4. 대상

1) SCI 경추 4번, MD, 폴리오, ALS, 길랑－바레 증후군
2) 기타
   - 염증으로 인한 상지의 통증 감소에도 사용됨

### 5. 사용 기준

1) 적절한 운동조절이 가능해야함
2) ROM이 확보된 경우
   (1) 어깨관절 굽힘 및 벌림 : 90°
   (2) 어깨관절 바깥돌림 : 30°
   (3) 어깨관절 안쪽돌림 : 정상
   (4) 팔꿈치 관절 굽힘 : 정상
   (5) 아래팔의 엎침(pronation) : 80°
   (6) 엉덩관절 굽힘 : 100°
3) 안정된 몸통의 자세
   - 직립자세가 가장 이상적임
4) 동기 유발
   - 환자의 사용하고자하는 동기가 있어야 함

# 201

**다음 그림을 보고 알 수 있는 능력은?**

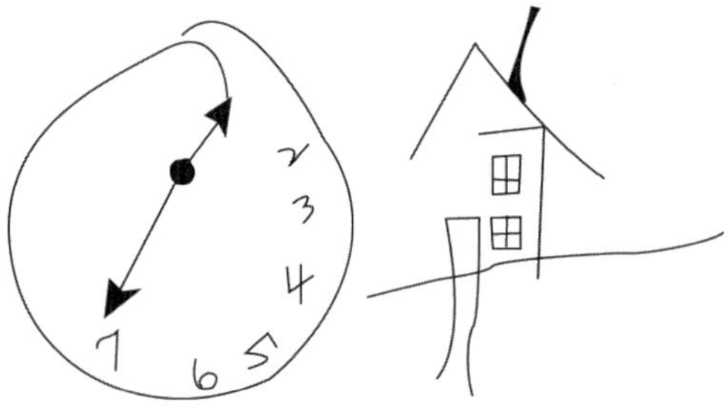

1) visual field
2) visual closure
3) foam constancy
4) visual integration
5) topographical orientation

**문제해설**

**201 시야(visual field)**

- 지정된 부분에 집중할 때 눈이 물체를 발견 할 수 있는 범위를 말함
- 시야 범위의 손상은 매우 다양함
  - 뇌 손상의 영역과 크기에 의해 결정됨
- 환경에 적응하는 능력과 독립적인 일상생활에 있어 중요한 역할
- 정상적인 시야
  - 위 60°, 아래 70~75°, 안쪽 60°, 바깥쪽 100~110°

**답** 1)

## 뇌졸중 환자의 시각적 문제

Explanation

### 1. 시야(visual field)

1) 지정된 부분에 집중할 때 눈이 물체를 발견할 수 있는 범위를 말함
2) 시야 범위의 손상은 매우 다양함
   - 뇌 손상의 영역과 크기에 의해 결정됨
3) 환경에 적응하는 능력과 독립적인 일상생활에 있어 중요한 역할을 함
4) 정상적인 시야
   - 위 60°, 아래 70~75°, 안쪽 60°, 바깥쪽 100~110°

### 2. 시각 집중(visual attention)

1) 시각적 집중의 발달은 출생과 동시에 자연적으로 형성됨
2) 출생 후 4주 동안 성숙하고 의지적인 행동으로 환경 속에서 시각을 고정할 물건을 찾음
3) 손상 시
   (1) 환경 내에서 어떠한 물체에 시각을 고정하고 지속하지 못함
   (2) 공간 및 신체 무시와 함께 나타남
   (3) 'visual scanning'의 어려움 발생

**3. 시력(visual acuity)**

1) 작고 세밀한 부분을 볼 수 있는 능력을 말함
2) 근시와 원시가 있음

**4. 눈 추적(ocular pursuit)**

1) 느리게 움직이는 목표물(slow-moving target)을 따라가는 눈의 능력
2) 손상 시
   (1) 처음 목표물 응시가 어려움
   (2) 너무 빠르거나 느린 눈의 움직임
   (3) 비대칭적인 눈의 움직임(한 눈이 더 빠르거나 느림)
3) 검사자는 여러 방향의 물체 움직임에 대한 눈의 추적 정도를 보는 것

**5. 도약 안구 운동(saccadic eye movement)**

1) 하나의 고정된 물체를 응시하다 다른 것으로 전환 시 나타나는 빠른 눈의 움직임
2) 주어지는 자극에 빨리 대응하는 능력
3) 읽기 또는 두 물체 사이에서 지시에 따라 눈을 움직이는 능력

# 202

**손 보조기를 만들기 위해 다음 그림과 같은 패턴을 그렸다면 예상되는 보조기의 이름은?**

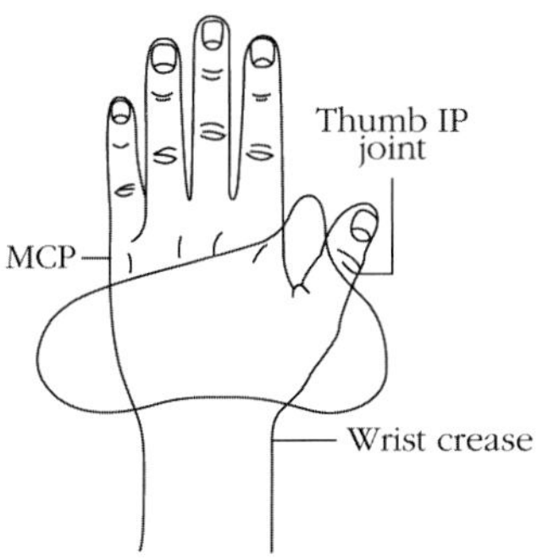


1) Thumb splint
2) Cock up splint
3) Resting hand splint
4) Thumb spica splint
5) Long opponence splint

**문제해설**

**202** Short opponence splint 또는 thumb splint 라고 부른다. 엄지의 대립 동작을 도우며, 척수손상 환자의 건고정 잡기를 돕는 보조도구이다.

**답** 4)

# 203

**다음은 매듭을 만드는 그림이다. 활동에 필요한 요소와 거리가 먼 것은?**

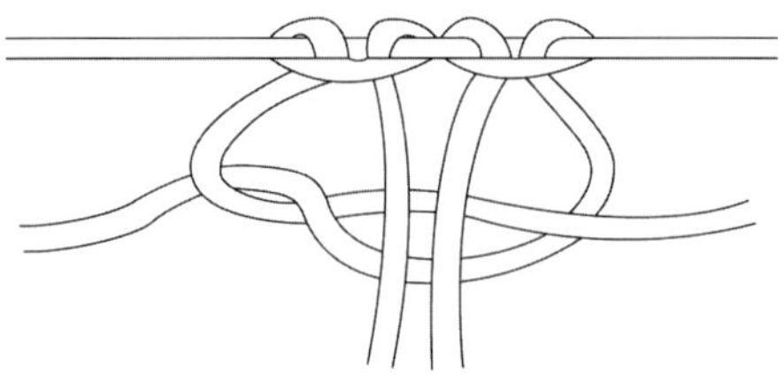

1) 인지
2) 일반화
3) 시지각기술
4) 미세운동능력
5) 양손협응능력

**문제해설**

**203 매듭장식**

- 신체장애
  - 신체적 장애 또는 소뇌의 기능 손상이 있는 환자
    - 시작하기, 멈추기, 균형 유지하기와 같은 활동을 연습할 수 있음 대뇌 및 소뇌 관련 기능
  - 부분적 마비 환자에게 적용
    - 양손 사용 활동을 훈련할 수 있음
  - 시각 장애 또는 청각 장애를 지닌 환자
    - 촉각을 향상시킬 수 있음
  - 알레르기 또는 호흡의 문제를 지닌 환자
    - 먼지가 적은 실을 선택해야 함

**답** 2)

## 매듭 장식의 적용대상

Explanation

### 1. 신체장애

1) 체적 장애 또는 소뇌의 기능 손상이 있는 환자
   - 시작하기, 멈추기, 균형 유지하기와 같은 활동을 연습할 수 있음
     - 대뇌 및 소뇌 관련 기능
2) 부분적 마비 환자에게 적용
   - 양손 사용 활동을 훈련할 수 있음
3) 시각 장애 또는 청각 장애를 지닌 환자
   - 촉각을 향상시킬 수 있음
4) 알레르기 또는 호흡의 문제를 지닌 환자
   - 먼지가 적은 실을 선택해야 함

### 2. 정신건강

1) 대상
   (1) 집중력이 떨어지는 환자에게 적용
   (2) 조증이나 정신분열증 환자에게 적용
      - 즉각적인 만족감을 제공
2) 금기대상
   - 자살의 가능성이 있는 환자

### 3. 소아

1) 대부분의 어린 아동들에게는 어려운 과제
2) 남아에게는 'nautical skill'을 향상

### 4. 노인

1) 여성 노인에 의해 주로 사용됨
2) 남성들은 매듭을 배움
   • 가사 활동 또는 남성적인 직업에 사용됨
3) 균형감각에 문제가 있는 환자에 적용
   • 섬유조직의 재료가 떨어져도 깨지지 않음



# 204

**다음 사진은 정신분열증 환자의 활동이다. 정신분열증 환자의 그림 그리기 목적으로 거리가 먼 것은?**

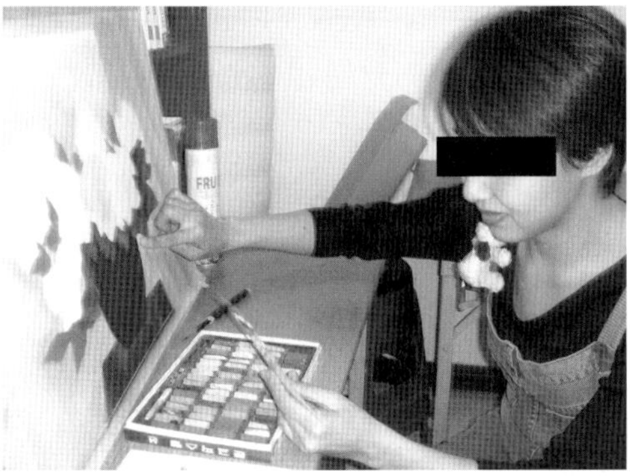

1) 카타르시스를 느낌
2) 심리적 통합을 이룸
3) 자기 표출의 수단이 됨
4) 긴장을 완화시킬 수 있음
5) 긍정적인 경쟁심과 협동력을 향상시킴

**문제해설**

**204** 정신분열 환자의 그림 그리기 목적

- 자기 표출
- 카타르시스 제공
- 심리적 통합
- 사고의 표현
- 감정의 표출
- 긴장의 완화

**답** 5)

# 205

**다음은 절단 환자가 종이컵을 쥐는 훈련이다. 이 훈련을 위해 수행했던 훈련의 내용으로 거리가 먼 것은?**

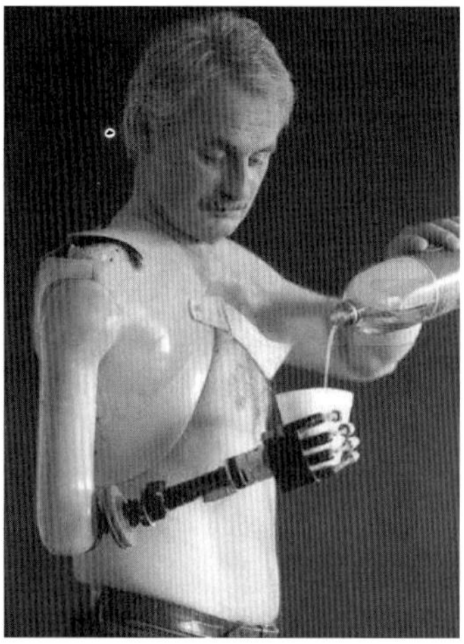

1) 살짝 잡기
2) 힘 조절하기
3) 강한 힘 주기
4) 의수조작 연습
5) 팔꿉관절 잠그기

**문제해설**

**205** 쥐기 훈련(prehension training)

- 처음에는 크고 단단한 물체를 사용
  - 적목(block), 캔, 병
- 점진적으로 부드럽고 부서지기 쉬운 물체를 사용
  - 고무공, 스펀지, 종이박스, 원뿔, 종이컵 등·사물들은 다양한 위치에 배치
  - 팔꿉관절 및 말단 장치(TD)의 자세 준비(prepositioning)가 요구되어지는 자세
  - TD의 조작이 다양한 높이에서 이루어지도록

**답** 3)

## FIM의 식사하기

Explanation

### 1. 완전 독립(complete independent) : 7점

1) 접시의 음식을 떠먹기, 컵으로 마시기 등을 식탁(또는 밥상)에서 일반적인 식사 방식으로 수행할 수 있음
2) 스푼, 포크를 사용하여 음식을 입으로 가져가고, 씹으며, 삼킴

### 2. 부분(또는 변형된) 독립(modified independent) : 6점

1) 보조 기구가 필요함(빨대, 스포크(spork), rocking knife 등)
2) 평소보다 긴 식사 시간을 갖거나 먹기 쉽게 만든 음식(또는 비벼놓은 음식) 등이 필요함
3) 안전에 대한 고려가 있어야 함
4) 비경구적 투여 또는 위 절개 후 음식투여(parenteral or gastrostomy feeding) 등 영양 섭취를 다른 방법에 의존하고 있는 환자
   - 스스로 음식을 섭취할 수 있음

### 3. 지도 감독 또는 준비(supervision or set up) : 5점

1) 조언이 필요하며 옆에서 감독하며 큐(cue)를 주거나 격려해 주어야 함
2) 보조기를 착용함에 있어 준비가 필요함
3) 고기를 잘라주거나 물을 따라주는 등의 도움이 필요함

### 4. 최소 보조(minimal contact assistance) : 4점

- 식사하기의 75% 이상의 과정을 수행함

### 5. 중간 보조(moderate assistance) : 3점

- 식사하기의 50~74%의 과정을 수행함

### 6. 최대 보조(maximal assistance) : 2점

- 식사하기의 25~49%의 과정을 수행함

### 7. 완전 보조(total assistance) : 1점

1) 25% 이하의 식사 과정을 수행함
2) 다른 영양섭취 방법에 의존하는 경우 : 스스로 식사를 하지 못함

## 206

**이 평가는 치료사가 면봉으로 아동의 혀 뒤쪽을 꾹꾹 누르는 상황이다. 무슨 검사인가?**

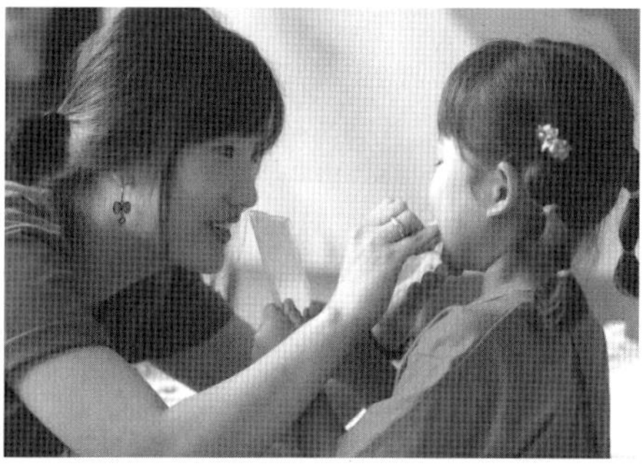

1) 구토 검사
2) 구개 검사
3) 혀의 삼킴 검사
4) 혀 내밀기 검사
5) 입술 닫기 검사

**문제해설**

**206** 구토(gag) 반사
- 혀 뒤쪽에 압력 제공
- 반응 : 혀가 둔덕을 이룸(humping), 인두의 수축(헛구역질)

**답** 1)

# 207

**표시된 부분을 지배하는 신경은?**

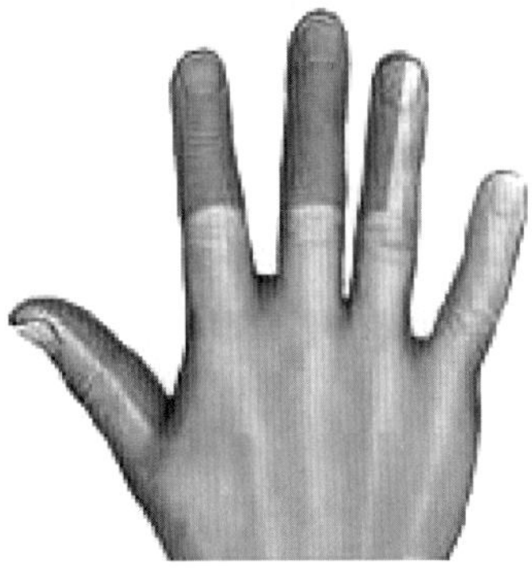

1) Ulnar nerve
2) Radial nerve
3) Median nerve
4) Axillary nerve
5) Musclocutaneous nerve

**문제해설**

**207** Median nerve

- 감각(sensory) 분포
  - 엄지, 검지, 중지의 바닥 면(volar surface) + 약지의 노뼈 측 1/2(radial half)
  - 검지, 중지의 후면(dorsal surface) + 약지 PIP 관절 노뼈 측 1/2(radial half)

**답** 3)

## Median Nerve

Explanation

### 1. 신경 지배

1) 아래팔 및 수부(forearm & hand)의 굽힘근(flexor)의 신경을 지배
2) '손의 눈(eye of the hands)'이라 불림
   - 엄지, 검지, 중지의 바닥면 감각 지배 때문

### 2. 신경 손상

1) laceration
2) CTS(carpal tunnel syndrome)와 압박 증후군(compression syndromes)

### 3. 감각(Sensory) 분포

1) 엄지, 검지, 중지의 바닥 면(volar surface) + 약지의 노뼈 측 1/2(radial half)
2) 검지, 중지의 후면(dorsal surface) + 약지 PIP 관절 노뼈 측 1/2(radial half)

# 208

다음 사진에 나타난 훈련으로 향상될 수 있는 능력과 거리가 먼 것은?

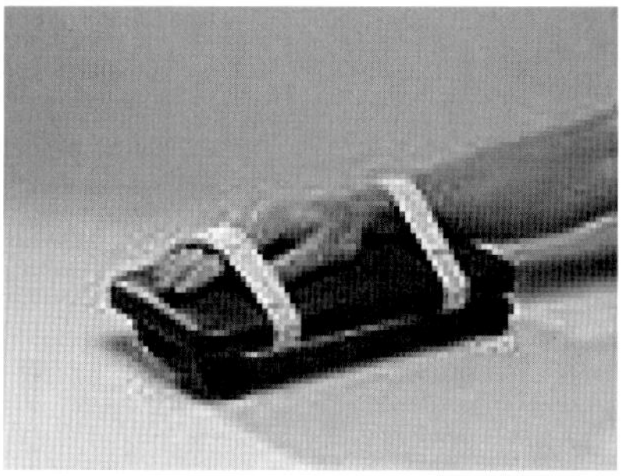

1) strength
2) fine motor
3) gross motor
4) reflex integration
5) controlled movement

**문제해설**

208 소운동 협응 및 민첩성 (fine coordination/dexterity)

조절된 움직임을 만들기 위해 작은 근육군을 사용하는 것
예) 작은 물체를 조작하기

답 2)



## 스케이트 보드

Explanation

### 1. 스케이트 보드(skate board) 또는 파우더 보드(powder board)의 사용

1) 팔꿉관절 굽힘(flexion)을 만들기 위해 호(arc)가 그려지는 운동을 시행
2) 두 가지 형태 움직임의 교차적 반복
   (1) 어깨관절 수평 모음(horizontal adduction)+위팔 엎침(forearm pronation)+팔꿉관절 굽힘(elbow flexion)
   (2) 어깨관절 수평 벌림+위팔 뒤침+팔꿉관절 폄

### 2. 소운동 협응 및 민첩성(fine coordination/dexterity)

• 조절된 움직임을 만들기 위해 작은 근육 군을 사용하는 것(작은 물체를 조작하기)

# 209

다음과 같이 접시잡기 방법을 교육해야 하는 대상은?

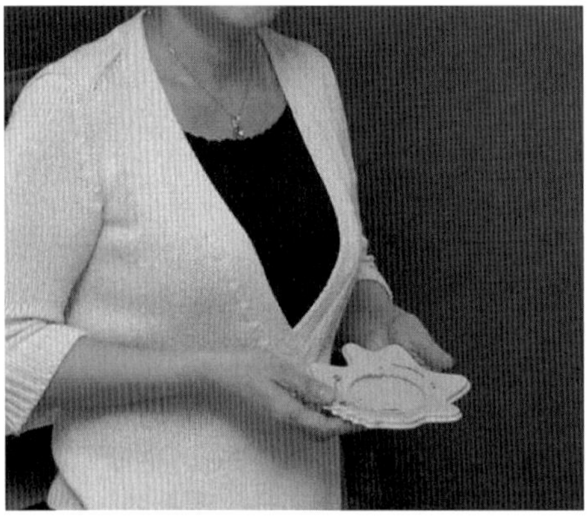

1) SCI 환자
2) RA 환자
3) TBI 환자
4) CVA 환자
5) 심폐질환자

**문제해설**

209 관절 보호(joint protection)

- 손상된 관절에 스트레스가 주는 자세 피하기
  - 강한 쥐기(tight grip)는 손잡이가 보강된 굵은 것을 사용하므로 피함
  - 손잡이가 굵은 단검이나 피자 칼 사용
  - 버터 칼을 이용하여 종이 우유팩 열기에 사용
  - 손바닥은 의자에서 일어날 때(손가락이 아닌 손바닥으로 밀면서) 사용
  - 강한 쥐기(tight pinch), 짜기, 비틀기는 피함
  - 먼지 털이 장갑은 먼지 털이 동안 손가락의 폄(finger extension)을 도움
  - 스펀지나 걸레는 편평하게 펴서 짜거나 손바닥 사이에 넣어 짜기
  - 용기의 뚜껑(screw-top jar)은 손바닥을 용기 뚜껑에 밀착하여 열기
  - 자뼈 쪽 드리프트 변형(ulnar drift deformities)의 방지를 위해 용기의 뚜껑을 열 때는 오른손으로 그리고 닫을 때는 왼손을 사용
  - 휘저을 때(stirring)는 오른손 사용의 경우 스푼을 시계 반대 방향으로, 왼손 사용의 경우는 시계 방향으로
  - 손이나 손가락을 이용하여 턱을 지지하지 않도록 함
  - 머그컵을 잡을 때는 손가락을 사용하지 않기

**답** 2)

## 관절 보호(Joint protection)

Explanation

### 1. 통증의 고려

1) 통증은 신체에서 무언가 잘못되었다는 신호
2) 엄지손가락의 법칙(rule)
   - 스트레스가 많은 활동 수행을 완성한 후 1~2시간 동안 통증이 지속되면 그 활동을 바꿔주어야 함
3) 활동은 여러 단계로 나누어진 휴식을 포함해야 함
4) 바뀐 활동은 보다 적은 노력이 들어야 함

### 2. 근력 및 관절의 ROM 유지

1) 일상의 활동에서 각 관절이 최대 가용한 ROM과 근력을 사용하므로 유지
2) 다리미질, 쓸기, 밀대 사용 시 환자는 길게 밀며 가능한 많은 팔의 굽히기와 펴기
3) 가벼운 물건은 높은 캐비닛에 저장하여 뻗기 시 완전한(full) 어깨의 ROM이 사용

### 3. 손상된 관절에 스트레스를 주는 자세 피하기

1) 강한 쥐기(tight grip)는 손잡이가 보강된 굵은 것을 사용하므로 피함
2) 손잡이가 굵은 단검이나 피자 칼 사용
3) 버터 칼을 이용하여 종이 우유팩 열기에 사용
4) 손바닥은 의자에서 일어날 때(손가락이 아닌 손바닥으로 밀면서) 사용
5) 강한 쥐기(tight pinch), 짜기, 비틀기는 피함
6) 먼지 털이 장갑은 먼지 털이 동안 손가락의 폄(finger extension)을 도움
7) 스펀지나 걸레는 편평하게 펴서 짜거나 손바닥 사이에 넣어 짜기
8) 용기의 뚜껑(screw-top jar)은 손바닥을 용기 뚜껑에 밀착하여 열기
9) 자뼈쪽 드리프트 변형(ulnar drift deformities)의 방지를 위해 용기의 뚜껑을 열 때는 오른손으로, 그리고 닫을 때는 왼손을 사용
10) 휘저을 때(stirring)는 오른손 사용의 경우 스푼을 시계 반대 방향으로, 왼손 사용의 경우는 시계 방향으로 사용
11) 손이나 손가락을 이용하여 턱을 지지하지 않도록 함
12) 머그컵을 잡을 때는 손가락을 사용하지 않기

### 4. 장시간 한 자세의 유지 피하기

1) 책 쥐기에 책 스탠드(book stand)의 사용
2) 휘 젓기 시 그릇 잡기를 위해 서랍을 조금 열어 넣어 두거나 고무 매트 이용하기
3) 환자가 통증과 피로를 느낄 때 끝낼 수 없는 활동은 시작하지 말 것

### 5. 가장 강한 관절과 사용 가능한 근육들 이용하기

1) 큰 관절의 사용은 작은 관절의 스트레스를 줄여 줌
2) 손에 가방을 들기 보다는 어깨에 메기
3) 양어깨에는 같이 무게로 균형을 잡거나 자주 두 어깨로 번갈아 가며 들기
4) 문을 손으로 열기보다는 팔의 측면을 이용하여 열기
5) 서랍에 가죽 고리 끈을 달아 아래팔을 이용하여 열기
6) 손가락 대신 손바닥을 사용해 커피 잔 들기
7) 계단을 내려갈 때 좀 더 약한 다리로 먼저 디디기
8) 체중을 적절히 유지하여 체중을 받는 관절에 스트레스를 예방하기

### 6. 여러 관절에 업무량 분산시키기

1) 컵, 접시 주전자, 팬 등을 들 때는 양 손바닥을 사용하기
2) 뜨거운 접시 운반 시 오븐 장갑을 사용하기
3) 무거운 물건을 신체에 가까이 붙여 운반하기
4) 손을 대신해 팔을 이용하여 안기
5) 들고 나르기 대신에 선반 위로 사물 밀기
6) 손목 스플린트(wrist splint)를 착용하므로 스트레스 감소시키기

# 210

**다음은 어느 부분을 촉지하고 있는 사진인가?**

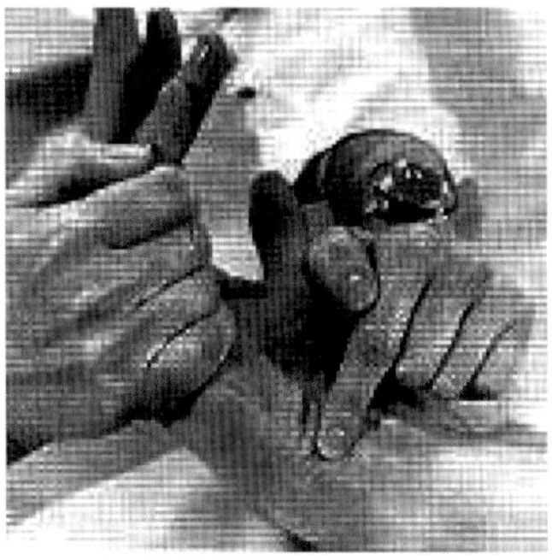

1) Flexor carpi ulnaris
2) Extensor carpi ulnaris
3) Flexor digitorum profundus
4) Flexor digitorum superficialis
5) Extensor digitorum communis

**문제해설**

210 손목 굽힘(wrist flexion)

- 주동근(prime movers)
  - flexor carpi radialis(FCR)
  - palmaris longus
  - flexor carpi ulnaris(FCU)

답 1)

## 손목 굽힘(Wrist flexion)

Explanation

- 주동근(prime movers)
  - flexor carpi radialis(FCR)
  - palmaris longus
  - flexor carpi ulnaris(FCU)

### 1. 항중력 자세(against-gravity position)

1) **시작 자세**(sart position)
   (1) 아래팔은 뒤침(supination)
   (2) 손목은 폄
   (3) 손가락과 엄지는 이완
2) **안정**(sabilize)
   (1) 아래팔은 테이블 위에서 안정됨
   (2) 손등은 테이블에 위에 놓여짐
   (3) 손목은 약간의 폄

3) **지시**(istruction)
   - "손목을 앞쪽 방향으로 굽혀보세요. 저항을 가할 때 유지하세요."라고 말함

4) **저항**(rsistance)
   (1) FCR/palmaris longus
      - 치료사는 폄방향으로 손바닥의 중수골두(metacarpal head) 위에 저항을 가함

5) FCU
   (1) 치료사는 자뼈 편위(radial deviation) 및 손목 폄 방향으로 저항을 가함
   (2) 손바닥 쪽 4번째 중수골두(metacarpal head) 위에 저항을 가함

6) **보상**(Sbstitution)
   - abductor pollicis longus, flexor pollicis longus, flexor digitorum superficialis, flexordigitorum profundus



## 2. 중력이 제거된 자세(gravity-eliminated position)

1) **시작 자세**(sart position)
   (1) 아래팔은 중립자제
   (2) 손목은 폄
   (3) 손가락과 엄지는 이완

2) **안정**(sabilize)
   - 아래팔은 테이블 위에 놓고 안정시킴

3) **지시**(istruction)
   - "손목을 앞쪽으로 굽힘시키세요."라고 말함

4) **촉지**(plpation)
   (1) FCR은 radial의 palmaris longus와 2번째 metacarpal에 손목의 주름(line)의 바닥 면에 촉지함
   (2) FCU는 pisiform 쪽의 손목 바로 근위의 바닥 면에 촉진함
   (3) palmaris longus의 힘줄은 손목의 바닥 면의 가운데를 지남

# 211

**외상성뇌손상(TBI) 환자가 아래와 같은 '끈 끼우기' 작업을 완성하였다. 이 작업을 완성하기 위한 최소 알렌인지단계 수준은?**

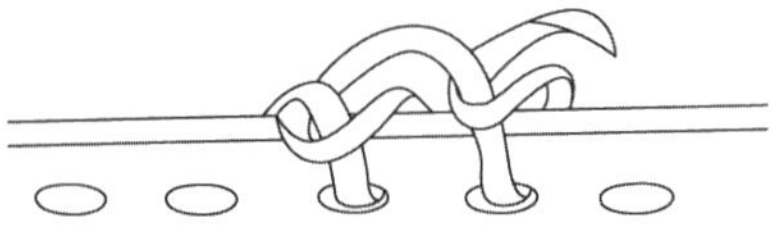

1) 3.0
2) 3.4
3) 3.6
4) 4.2
5) 4.4

# 212

**다음 사진은 편마비 환자의 앉아있기 자세이다. 사진 B의 골반은 어떤 자세인가?**

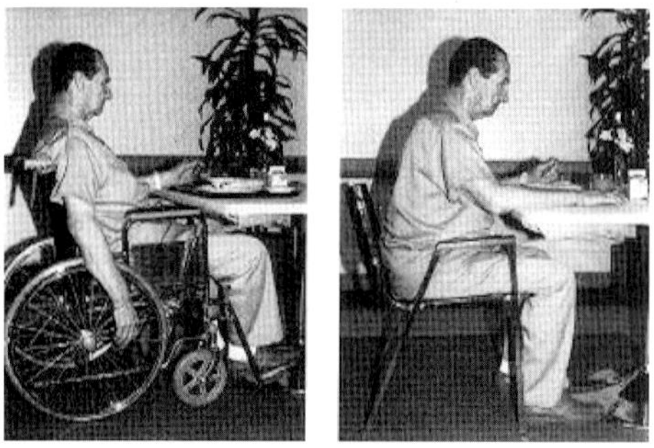

A B

1) lordosis
2) kyphosis
3) lateral bending
4) slight anterior tilting
5) slight posterior tilting

## 문제해설

**211**
- Running Stitch : 3.0~3.4
- Whipstitch : 3.6~4.4
- Single Cordovan Stitch : 4.2~5.8

답 4)

**212** 올바른 앉기 자세
- 의자와 같은 견고한 표면 위에 앉기
- 환자의 발은 바닥위에 편평하게(flat) 위치시킴
- 무릎은 90° 굽힘시킴
- 양쪽 엉덩이의 좌골(ischial tuberosity)에 균등하게 체중을 실음
- 등은 곧게 펴고, 몸통(trunk)은 전방으로 약간 굽힘시킴(엉덩관절 100° 굽힘)
- 환자의 양팔은 앞을 향해 테이블 위에 놓음
- 머리는 정중선상에 수직이며, 턱은 약간 당겨진(tucked) 상태로 유지함

답 4)

## 정신분열증

Explanation

### 1. 정신분열 환자의 그림 그리기 목적

1) 자기 표출
2) 카타르시스 제공

3) 심리적 통합
4) 사고의 표현
5) 감정의 표출
6) 긴장의 완화

## 2. 정신분열병의 증상

### 1) 사고과정의 장애
(1) 사고의 비약(flight of idea)
(2) 연상의 이완(looseness of association)
(3) 지리멸렬

### 2) 사고 형태의 장애
(1) 자폐적 사고(autistic thinking)
(2) 마술적 사고(magical thinking)

### 3) 사고내용의 장애
(1) 환상(fantasy)
(2) 망상(delusion)
(3) 강박적 사고

### 4) 지각의 장애
(1) 착각(illusion)
(2) 환각(hallucination)

### 5) 감정의 장애
(1) 부적절한 정서(inappropriate affect)
(2) 정서의 둔마(blunted affect)
(3) 무미건조한 정서(flat affect)
(4) 무쾌감증(anhedonia)
(5) 불안정한 기분(mood lability)
(6) 양가감정(ambivalence)

### 6) 충동조절, 의욕 및 행동의 장애
(1) 긴장증(catatonic)
(2) 납굴증(waxy flexibility)
(3) 자동증(automatism)
(4) 거부증(negativism)
(5) 상동증(stereotype)

### 7) 의식, 기억력 및 지적 능력의 장애
(1) 의식수준의 손상은 없으며, 사람, 장소, 시간에 대한 지남력은 유지되어 있음
(2) 기억력의 장애를 보이는 경우는 없다고 함

# 213

## 다음 동작을 할 수 없다면 어떤 신경의 손상인가?

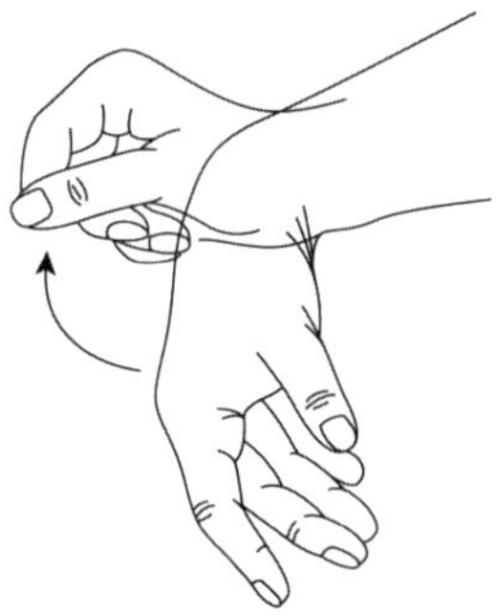

1) 자신경(ulnar nerve)
2) 노신경(radial nerve)
3) 액와신경(axillary nerve)
4) 정중신경(mudian nerve)
5) 근피신경(musculocutaneus nerve)

# 214

## 다음 사진의 보조기에 대한 내용으로 옳은 것은?

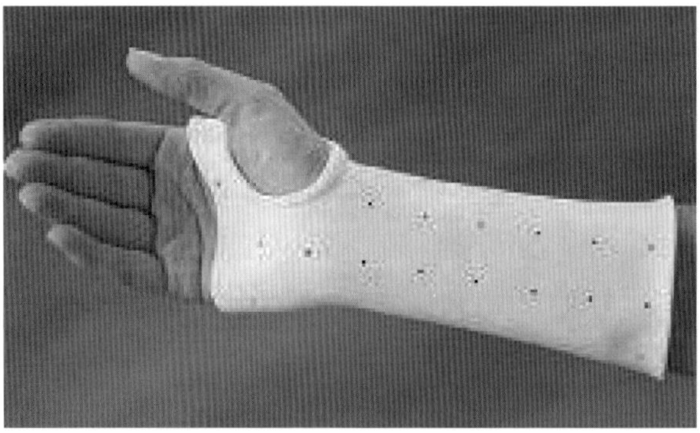

1) 자신경(ulnar never) 손상 시 사용한다
2) 길이는 중손가락(MP) 관절까지 올라온다
3) 재료는 가죽이며 펀치로 구멍을 뚫어준다
4) 아래팔의 외측면(lateral)이 1/2까지 올라온다
5) 아래팔의 아랫면(volar)이 팔꿉관절까지 올라온다

### 문제해설

**213** 노신경(radial nerve)

- 임상적 증상(sign)
  - 상위 레벨(level)
    - 위팔(forearm)의 엎침(pronation), 손목 관절의 굽힘 및 폄(flexion- extension) 기능의 상실로 손목 하수(wrist drop)가 나타남
  - 하위 레벨(level)
    - 엄지와 손가락의 MP 관절의 완전한 폄(full extension)이 어려움(IP 관절은 폄, MP 관절은 약 30° 굽힘)

**답** 2)

**214** cock up splint
(volar wrist flexion control orthosis)

- wrist drop 방지
- wirst joint를 약 20° 정도 dorsifleixon 시켜야 하며 transverse palmar arch를 받쳐 주어야 한다.
- 아래팔의 복측(volar) 1/2까지 덮음
- 아래팔의 내측면(lateral) 1/2까지 덮음
- Radial nerve 손상 시 사용

**답** 4)

## 노신경(Radial nerve)

Explanation

### 1. 신경 지배

- 위팔(forearm)의 폄근 및 뒤침근(extensor-supinator) 그룹의 신경 지배(innervation)

### 2. 관련 근육

1) brachioradialis(elbow flexion)
2) triceps brachii(elbow extension)
3) extensor carpi radialis longus(wrist extension)
4) extensor carpi radialis brevis
5) extensor digitorum(MP joint extension)
6) extensor digiti minimi
7) extensor indicis
8) extensor carpi ulnaris
9) supinator(forearm supination)
10) abducor pollicis longus(thumb abduction)
11) extensor pollicis brevis(thumb MP extension)
12) extensor pollicis longus(thumb IP extension)

### 3. 임상적 증상(sign)

1) **상위 레벨**(level)
   - 위팔(forearm)의 엎침(pronation), 손목 관절의 굽힘 및 폄(flexion-extension) 기능의 상실로 손목 하수(wrist drop)가 나타남
2) **하위 레벨**(level)
   - 엄지와 손가락의 MP 관절의 완전한 폄(full extension)이 어려움(IP 관절은 폄, MP 관절은 약 30° 굽힘)

### 4. 적용되는 스플린트(splint)

1) dorsal splint
   (1) 손목의 폄(extension), MP 관절 폄, 엄지의 폄을 제공함
   (2) 회복 기간 동안 과신장(overstretch)으로부터 폄힘줄(extensor tendon) 보호 및 기능적 사용을 위한 손의 자세유지를 목적임
2) ‘dynamic splint’가 일반적으로 적용됨

# 215

'Hypotonia' 아동을 가장 잘 안고 있는 모습은?

1) 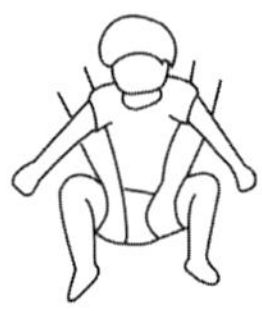

2) 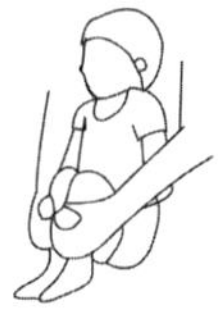

3) 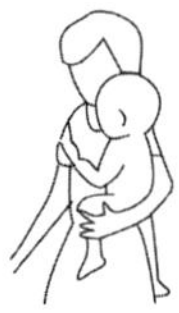

4) 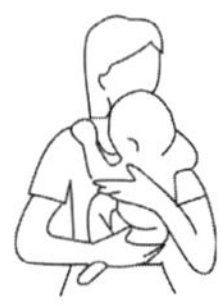

5) 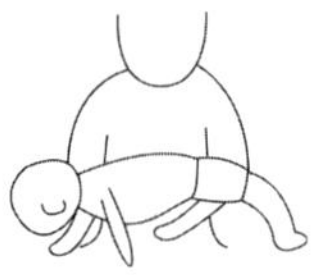

**문제해설**

**215** 아동을 어깨로 안아주기

- 자세
  - 아이는 보호자와 마주보고는 방향으로 수직자세(upright position)로 안아줌
  - 아이는 보호자의 뒷 방향을 주시함
  - 이 자세는 명료성(alertness)과 시각 추적(visual pursuit)의 증가가 일어남
- 어린 유아
  - 전정계(vestibular system)가 중력에 대해 반응하는 느낌을 받음
- 보호자의 어깨로부터 머리가 떨어지면서 목 근육(neck muscle)이 자극을 받음
  - 목 근육의 강화가 일어남
  - 이 적응적 반응(adaptive response)은 6개월이 되면 완전 성숙이 이루어짐

**답** 4)

## 척수손상의 수준별 운동능력

Explanation

### 1. 척수손상과 운동능력

1) $C_5$ : elbow flexion
2) $C_6$ : wrist extension
3) $C_7$ : elbow extension, wrist flexion
4) $C_8$ : finger flexion
5) $T_1$ : finger abduction, adduction

### 2. $C_8$ 환자의 기능적 결과

| 레벨(level) | 기능적 결과 |
|---|---|
| $C_{7\sim8}$ | • 식사 : 독립적(또는 보조 도구의 사용)<br>• 이동(transfer)<br>– 편평한 곳 : 독립적 이동(트랜스퍼 보드의 사용 또는 비사용)<br>– 편평하지 않은 곳(uneven) : 독립적 또는 약간의 도움<br>• 옷 입기 : 상지는 독립적, 하지는 독립적 또는 약간의 도움(변형된 도구의 사용)<br>• 치장(grooming) : 독립적(보조 도구의 사용)<br>• 목욕<br>– 상체는 독립적, 하체는 독립적 또는 약간의 도움<br>– bench, chair, 보조 도구 등의 사용 |

| 레벨(level) | 기능적 결과 |
|---|---|
| $C_{7\sim8}$ | • 휠체어<br>– 수동 : 실내에서 독립적, 실외의 평지에서 독립적<br>– 편평하지 않은(uneven) 지역에서는 도움이 필요<br>– 가벼운 폴딩(folding)형 휠체어, 코팅된 핸드림(hand rim)이 필요<br>• 의사소통 : 독립적(보조 도구의 사용)<br>• 운전이 독립적(보조 장치 필요)<br>• 대·소변 관리하기(bladder and bowel)<br>– 대변 : 약간 또는 완전 의존<br>– 소변 : 독립적 또는 약간의 도움(보조 도구 사용) |



## 216

다음 보조도구의 이름으로 옳은 것은?

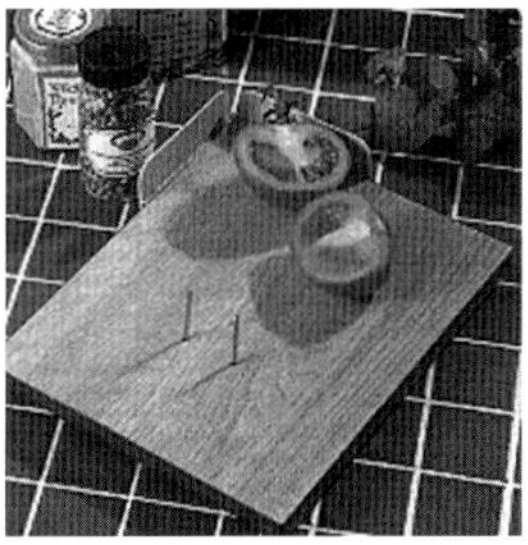

1) BFO
2) Pull helper
3) Hand peeler
4) Paring board
5) Horizontal peeler

**문제해설**

216 해설내용 참조

답 4)

## 편마비 환자를 위한 보조도구들

Explanation

1) Pull helper

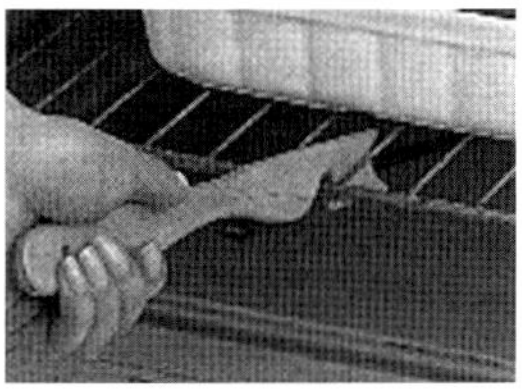

2) Hand peeler

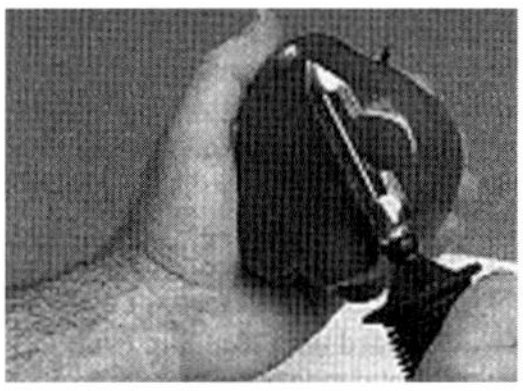

3) Horizontal peeler

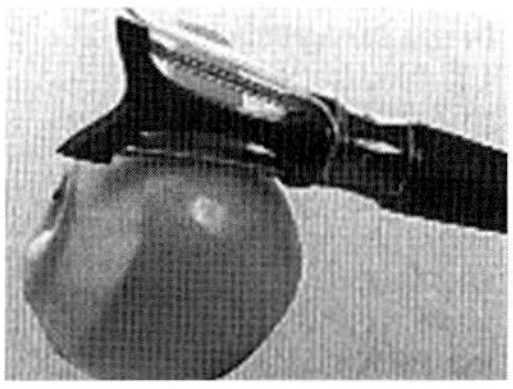

# 217

**다음 사진은 PNF 패턴의 한 종류이다. 같은 패턴의 사례는?**

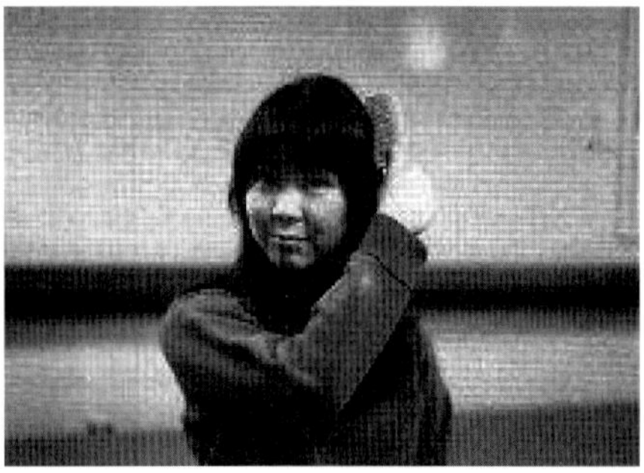

1) 테니스의 백핸드
2) 테니스의 포핸드
3) 차안에서 차문 밀기
4) 높은 곳의 물건 내리기
5) 엎드린 자세에서 등 쪽으로 구르기

# 218

**다음 사진은 어떤 동작에 대한 ROM 측정인가?**

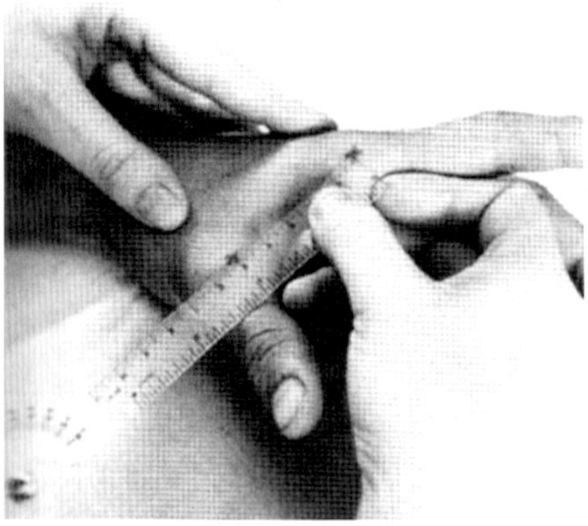

1) wrist flexion
2) thumb flexion
3) wrist extension
4) thumb abduction
5) thumb opposition

**문제해설**

**217** 상지 $D_1$ 굽힘(Upper extremity $D_1$ flexion)의 대표적 사례들

- 식사 때 손을 입으로 가져가기
- 테니스의 포핸드
- 오른 손으로 좌측 머리 빗기

**답** 2)

**218** 해설내용 참조

**답** 4)

## Thumb의 ROM 측정

Explanation

### 1. Thumb의 ROM

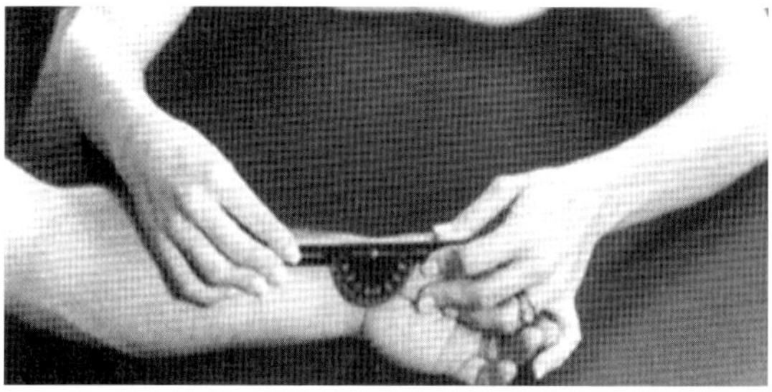

CMC extension : 시작 자세

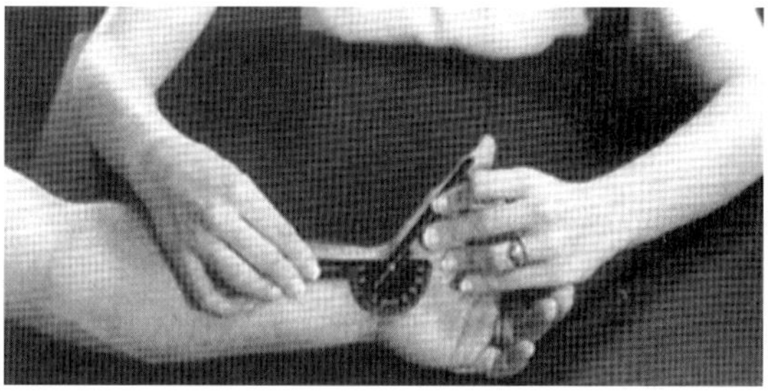

CMC extension : 끝 자세

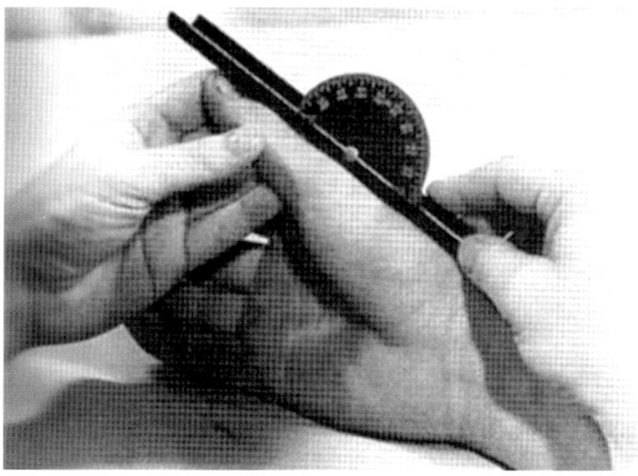

MP flexion : 시작 자세

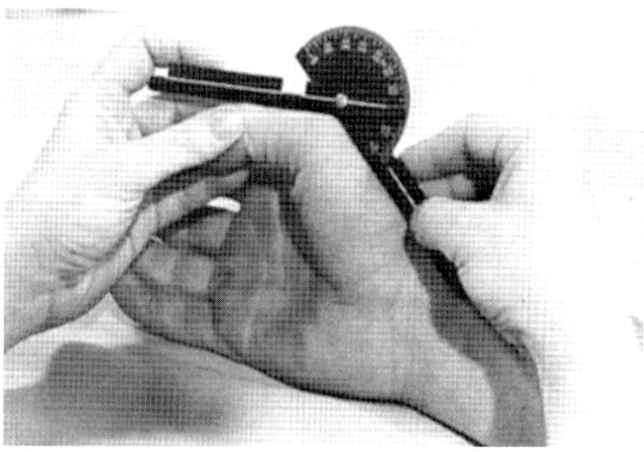

MP flexion : 끝 자세

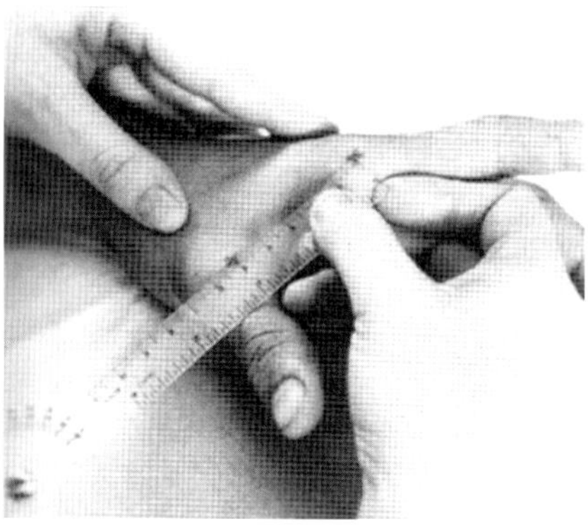

thumb abduction

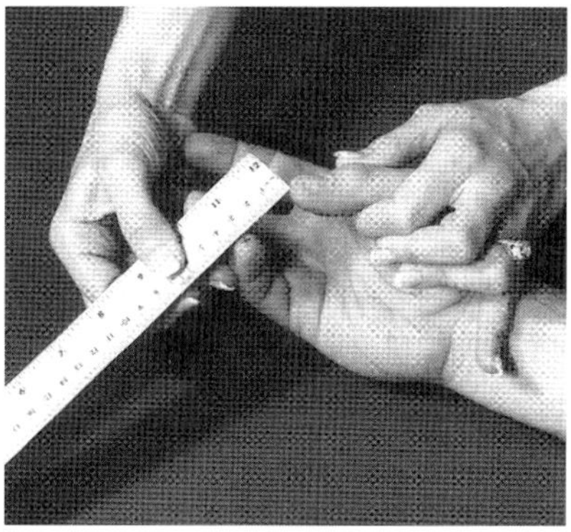

opposition

# 219

**다음 사진은 오른쪽 어깨관절의 어떤 동작인가?**

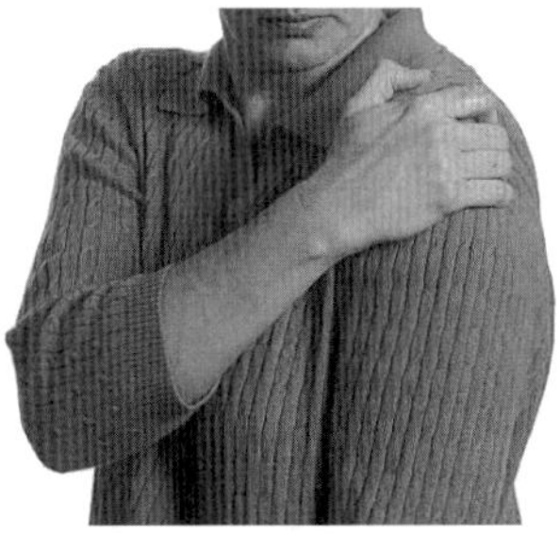

1) 굽힘과 벌림
2) 바깥돌림과 모음
3) 바깥돌림과 벌림
4) 안쪽돌림과 모음
5) 안쪽돌림과 굽힘

**문제해설**

219 어깨관절의 ROM

- 굽힘 : 팔이 전방으로 움직임
- 폄 : 팔이 후방으로 움직임
- 벌림 : 팔이 외측으로 나감
- 모음 : 팔이 내측으로 들어옴
- 바깥돌림 : 손바닥이 외측으로 돌아감
- 안쪽돌림 : 손바닥이 내측으로 돌아감
- 수평모음 : 어깨 수준의 높이에서 팔이 내측으로 들어옴
- 수평벌림 : 어깨 수준의 높이에서 팔이 내측으로 들어옴

**답** 4)

## Two Point Discrimination

Explanation

### 1. 목적

- 감각 평가 시 두 점 분별의 측정에 사용

### 2. 정상범위

- 6mm 또는 그 이하

### 3. 방법 1(정적)

1) 환자의 시야를 가림
2) 캘리퍼(caliper)를 10mm 간격을 벌리고 손끝(fingertip)에서 시작해서 근위부(몸쪽)(proximal) 쪽으로 이동함
3) 환자가 더 이상 두 점을 인식하지 못할 때 까지 간격을 줄이며 측정함
4) 3~4초의 적용 시간을 주고, 5번 중에서 4번을 정확히 답해야함

### 4. 방법 2(동적 : moving 2 point discrimination)

1) 환자의 시야를 가림
2) 5~8mm 간격으로 몸쪽(proximal)에서 먼쪽(distal)으로 한 자극(one point)과 두 자극(two point)을 번갈아 가며 적용함
3) 8번 중에서 7번 정확히 대답해야 함

### 5. 도구

1) 무딘 캘리퍼(blunt calipers), 구부린 종이 클립(bent paper clip)의 사용
2) Disk criminator
3) Two Point Discrimination

## 220

이 사진은 어떤 동작의 ROM 측정 시작자세이다. 무엇인가?

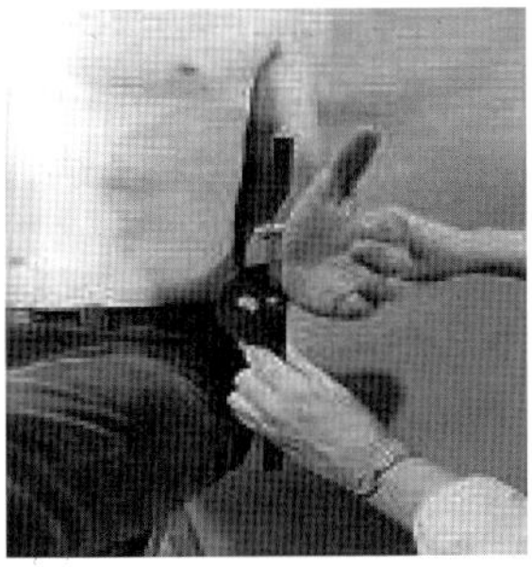

1) supination
2) wrist flexion
3) elbow plexion
4) ulnar deviation
5) wrist extension

**문제해설**

220 아래팔의 뒤침(forearm supination)

- 0~80°
- 각도계 위치(goniometer placement)
  - 축(axis)
    - 자뼈
  - 정적 상태의 팔(stationary arm)
    - 바닥으로부터 수직
  - 동적 상태의 팔(movable arm)
    - 원위부(먼쪽) 노뼈(distal radius)의 교차
    - 바닥 쪽 면을 향하는 자뼈

**답** 1)

## 아래팔의 뒤침(Forearm supination)

Explanation

### 1. 각도계 위치(goniometer placement)

1) 축(axis)
   - 자뼈
2) 정적 상태의 팔(stationary arm)
   - 바닥으로부터 수직
3) 동적 상태의 팔(movable arm)
   (1) 원위부(먼쪽) 노뼈(distal radius)의 교차
   (2) 바닥 쪽 면을 향하는 자뼈

### 2. 보상(possible substitutions)

- 어깨관절의 바깥돌림 및 모음

# 221

**다음은 무엇을 평가하는 사진인가?**

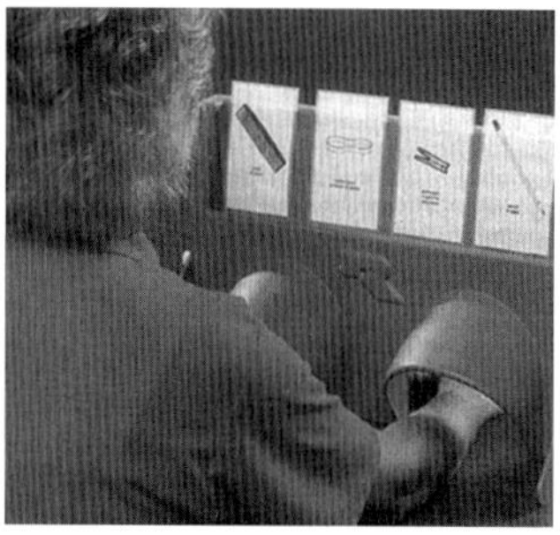

1) 운동감각
2) 입체지각
3) 이점구별
4) 서화 감각
5) 고유수용성 감각

**문제해설**

221 해설내용 참조

답 2)

## 입체 지각

Explanation

### 1. 입체 지각(stereognosis)

1) 시각적 도움 없이 촉각의 느낌으로 물건들을 알아내는 것
2) 여러 가지 감각의 통합
   - 접촉 압박감(touch pressure), 위치감(position), 질감(texture), 무게감(weight), 온도감(temperature) 등
3) 손상 시 'astereognosis'라고 함
   (1) 평가 목적
   - 촉각 방어를 통한 물건의 정체를 아는 능력을 평가함
4) 재료
   (1) 시각 폐쇄용 커튼 또는 폴더
   (2) 연필, 선글라스, 열쇠, 못, 클립, 동전, 단추 등
5) 방법
   - 시각 차단 후 물건들을 임의대로 제공

### 2. 서화 감각(graphesthesia)

1) 피부에 글씨, 숫자, 도형 등을 그리면 환자가 그것에 반응함
2) 손상 시 'agraphesthesia'라고 함
3) 시각을 폐쇄 후 손바닥에 무딘 연필이나 도구로 문자, 숫자, 도형 등을 그림

### 3. 운동 감각(kinesthesia)

1) 신체 관절에 수동적으로 움직임을 주고 그 위치를 정의할 수 있는 것
2) 관절 움직임의 방향과 움직임 정도를 구별

### 4. 고유수용성 감각(proprioceptive sense)

1) 근육, 관절, 내부기관의 감각 자극
2) 환자에게 일정 자세를 취하게 한 뒤 움직임의 방향을 말하게 하거나, 건측으로 같은 자세를 취하게 함



## 222

다음 사진의 이름으로 옳은 것은?

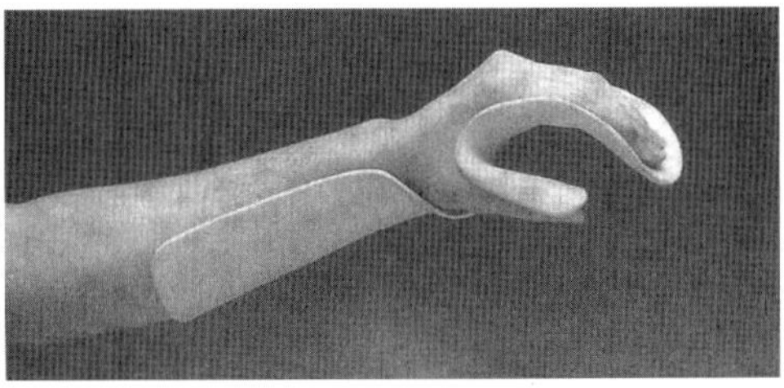

1) cock up splint
2) tenodesis splint
3) thumb spica splint
4) resting hand splint
5) anti spastic hand splint

**문제해설**

222 resting hand splint

- 손목과 손의 급성기 통증 및 염증에 유용함
- 주요기능은 손상된 관절에 휴식을 제공하는 것
- 통증감소, 근육 연축(spasm)의 감소, 구축 및 변형예방 등을 위해 사용됨

**답** 4)

## Resting hand splint

Explanation

### 1. 적절한 관절의 자세

1) 약간의 손목 폄 : 0~20°
2) PIP 및 DIP 관절의 굽힘 : 10~30°
3) MP 굽힘 : 20~30°
4) 엄지의 MP 및 IP 관절 : 약간의 굽힘
5) 엄지 : 폄 및 벌림

# 223

**다음과 같은 활동으로 얻을 수 있는 효과로 거리가 먼 것은?**

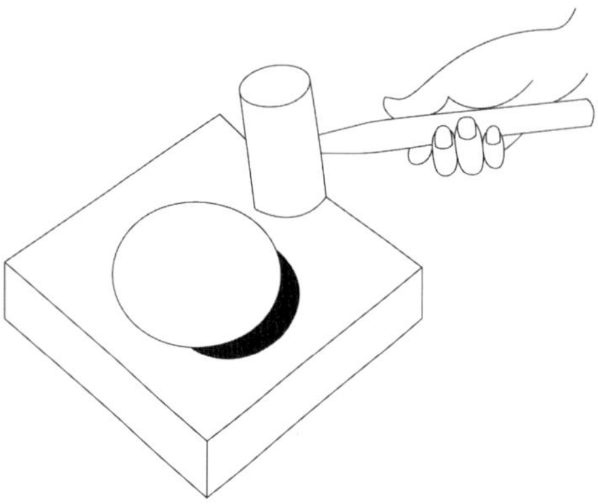

1) 독립성 강화
2) 쥐기 근력 강화
3) 자아 존중감 상승
4) 부정적 느낌 해소
5) 사회적 기술 강화

# 224

**다음과 같은 도구로 치료적 활동을 실시했다. 작업수행에 영향을 주는 환경적 요소로 거리가 먼 것은?**

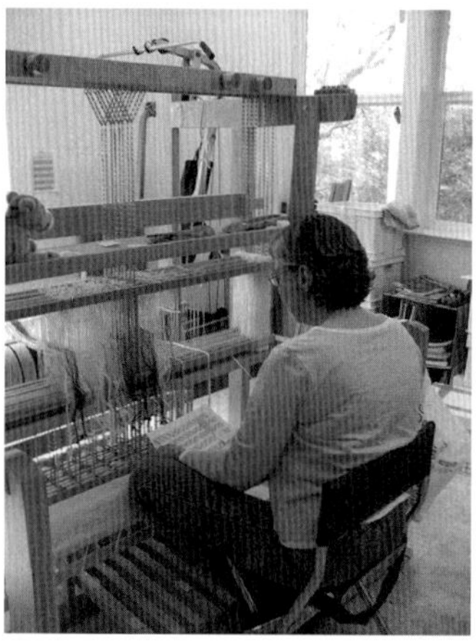

1) 문화적
2) 가상적
3) 시간적
4) 사회적
5) 물리적

## 문제해설

**223** 구리압형의 정신 건강 적용
- 전통적인 목표
  - 적대감과 분노를 표출하게 하는 것

**답** 5)

**224** 가상적 환경

실제 경험하지 않고도 연습을 통해 성취할 수 있는 환경

**답** 2)

## 구리압형의 정신 건강 적용

Explanation

### 1. 자아존중감

• 성취감에 의해 형성됨

### 2. 인지

1) 주의력 향상
2) 순서화 능력 향상
3) 문제해결능력 향상

### 3. 우울증 환자

• 실패에 대한 염려 없음

### 4. 자살할 수 있는 환자

• 자살위험이 있는 환자는 늘 주의해야 함

### 5. 정신분열을 가진 환자

1) 많은 집중과 사고를 요구하지 않음
2) 틀을 제공하는 구조가 도움이 됨
3) 어려운 과정이 없음
4) 'here and now'의 특성

### 6. 즉각적인 결과를 얻을 수 있음

### 7. 조증 상태의 환자

1) 과도한 활동을 통제할 수 있음
2) 분명한 작업의 가이드라인은 과도한 에너지의 배출을 통제함
3) 빨리 완성할 수 있음

### 8. 전통적인 목표

• 적대감과 분노를 표출하게 하는 것

# 225

**다음과 같은 매듭 활동으로 도움을 주기 어려운 대상은?**

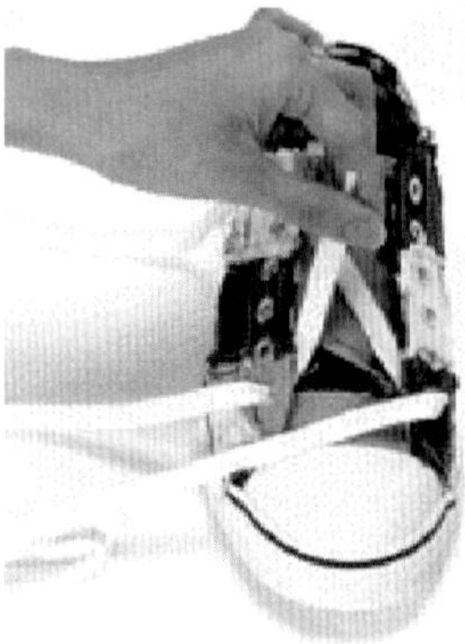

1) 침대생활을 하는 환자
2) 소운동 협응을 훈련하려는 환자
3) 손이 어둔한 수근터널증후군 환자
4) 상반신 근력이 약한 하지마비 환자
5) 시력이 저하되었으나 촉각보상이 가능한 환자

**문제해설**

**225** 매듭공예의 적용(신체장애)

- 침대 생활을 하는 환자들에게 적용가능
- 전염성을 지닌 환자
  - 격리되어 있어도 가능
- 상지의 근력 및 지구력 증진
- 상지
  - 엄지 및 손가락의 굽힘근과 폄근 사용
  - 아래팔의 뒤침 및 엎침
  - 어깨관절의 신근
  - 집기
  - 손목의 요척측 편위 등

**답** 3)

## 매듭공예의 적용

Explanation

### 1. 신체장애

1) 침대 생활을 하는 환자들에게 적용가능
2) 전염성을 지닌 환자
   - 격리되어 있어도 가능
3) 상지의 근력 및 지구력 증진
4) 상지
   (1) 엄지 및 손가락의 굽힘근과 폄근 사용
   (2) 아래팔의 뒤침 및 엎침
   (3) 어깨관절의 신근
   (4) 집기
   (5) 손목의 요척측 편위 등
5) 시각장애를 지닌 환자
   - 촉각 인식을 향상시킴

### 2. 정신 건강

1) 효과

- 집중시간, 기억력, 시각 인식 및 처리, 소근육 조절, 기민성, 자아개념, 집중력 문제 해결 능력, 자존감, 자아의식 증진, 정신지체, 소근육 조절, 기민성 등

### 3. 소아

1) 금기

- 소리 및 촉각에 민감한 아동은 피함

### 4. 노인

1) 연장 등에 의한 상처에 주의해야 함

2) 도구의 잡기

- 관절염을 악화시킬 수 있음

## 226

**다음은 치매노인들의 ROM 댄스 활동이다. 치료내용으로 바르지 못한 것은?**

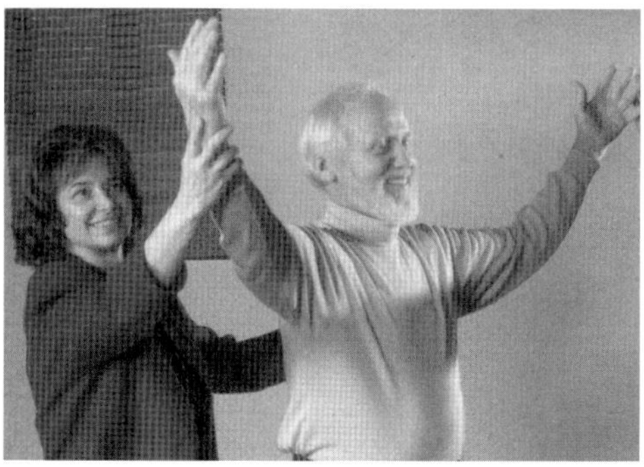

1) 가벼운 스트레칭을 한다
2) 앉은 자세에서 동작을 만든다
3) 그룹 활동으로 활용할 수 있다
4) 심리적 안정을 주는 음악을 듣는다
5) 한 발을 들고 균형잡기를 하고 있다

**문제해설**

226 ROM 댄스

**답** 5)

# 227

**인지손상이 있는 노인이 목적 지향적인 활동의 수행은 어렵지만 식사 활동은 가능하다. 이 노인의 'ACL'의 수준은?**

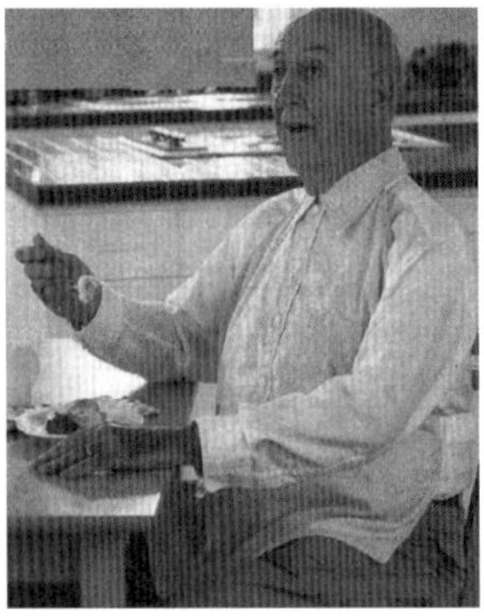

1) 손 행동
2) 자동적 행동
3) 자세적 행동
4) 탐색적 활동
5) 목적 지향적 행동

**문제해설**

227 ACL 수준

- Level 3 : 손 행동(manual action)
  - 손의 사용이 가능
  - 기본적인 일상생활 활동의 수행

**답** 1)

## Allen의 인지수준 검사(ACL)

Explanation

### 1. Level 1 : 자동적 행동(automatic actions)

1) 의식은 있으나 주어진 자극에 몇 초간만 집중함
2) 먹고 마실 수 있지만 관찰(monitering)을 필요로 함

### 2. Level 2 : 자세적 행동(postural actions)

1) 불편함에 대한 반응
2) 대동작의 움직임

### 3. Level 3 : 손 행동(manual actions)

1) 손의 사용이 가능
2) 기본적인 일상생활 활동의 수행

### 4. Level 4 : 목적 지향적 행동(goal-directed actions)

1) 목적 있는 활동을 함
2) 단순한 업무의 반복 수행이 가능함

**5. Level 5 : 탐색 행동(exploratory actions)**

1) 자연스런 탐색 활동의 시작
2) 새로운 것을 학습할 수 있음

**6. Level 6 : 계획된 행동(planned actions)**

• 정상적 기능을 하는 수준

# 228

**다음 사진의 활동을 통해 얻을 수 있는 효과로 가장 거리가 먼 것은?**

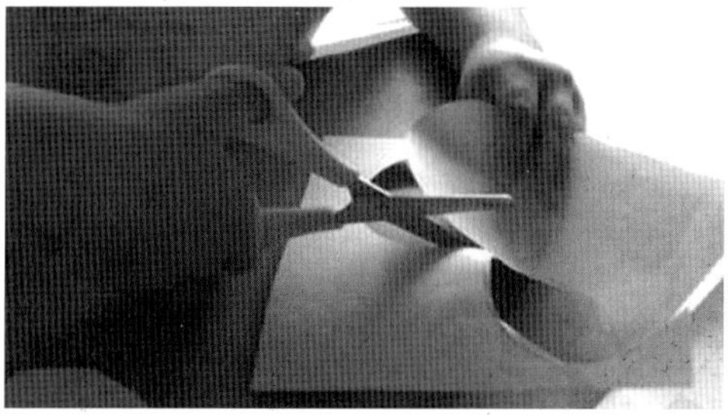

1) 대운동
2) 소동작
3) 집중력
4) 시운동
5) 양손협응

# 229

**다음 보조기의 사용이 가장 적절한 척수 손상 레벨은?**

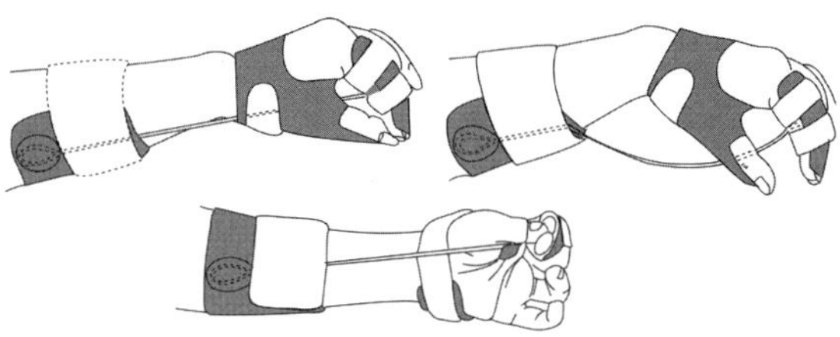

1) $C_4$
2) $C_6$
3) $C_8$
4) $T_1$
5) $T_2$

**문제해설**

**228** 가위질에 필요한 요소들

소운동 협응, 양측/양손 협응, 집중력, 고유수용성감각, 시운동 통합 등

**답** 1)

**229** RIC(Rehabilitation Institute of Chicago) tenodesis splint로 $C_{6\sim7}$ 환자에게 주로 사용한다.

**답** 2)

# 230

A 사진을 B 사진과 같이 바꿔주었다. 보조기의 특성 중 무엇을 말하는가?

A
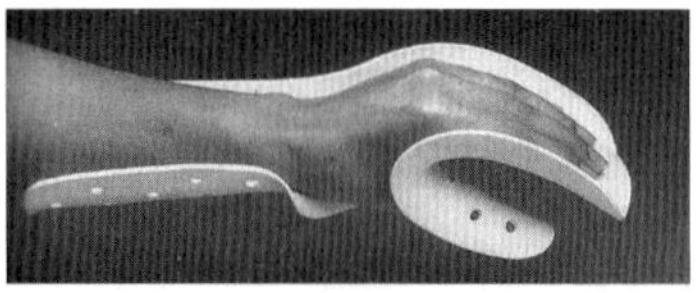

B
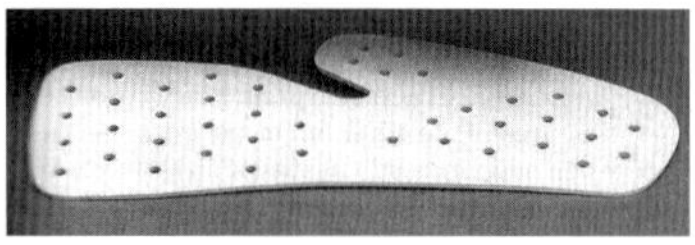

1) 점도　　2) 복원력
3) 신장도　　4) 경직도
5) 회전력

**문제해설**

230 **복원력**(memory)
펌 후나 성형 후에 처음의 형상으로 다시 되돌아가려고 하는 힘
**답** 2)

## Thermoplastic의 일반적 특성(Characteristics)

Explanation

### 1. 복원력(memory)

• 펌 후나 성형 후에 처음의 형상으로 다시 되돌아가려고 하는 힘

### 2. 늘어짐(dapability)

• 물체 위에 올려놓았을 때 아래로 쳐지는 정도

### 3. 신축(easticity)

• 탄성의 정도

### 4. 접착력(bnding)

• 재료끼리 붙는 접착 수준의 정도

### 5. Slf-finishing

• 자른 후 끝처리의 처리 정도

# 231

## 다음 사진은 무엇을 평가하는 모습인가?

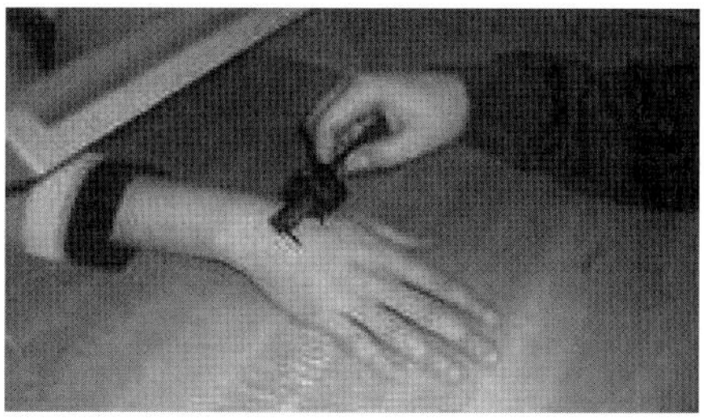

1) light touch
2) stereognosis
3) edema assessment
4) monofilament test
5) two-point discrimination

# 232

## 다음 사진의 보조도구는 어떤 환자에게 도움이 되는가?

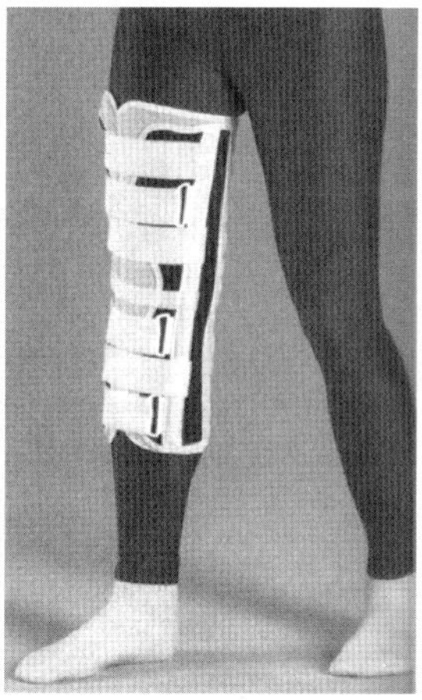

1) 요통
2) 편마비
3) 엉덩관절 전치술
4) 무릎관절 전치술
5) 우측 편마비 환자

### 문제해설

**231** Two Point Discrimination

- 목적
  - 감각 평가 시 두 점 분별의 측정에 사용
- 정상범위
  - 6mm 또는 그 이하

**답** 5)

**232** 무릎관절 전치술(Total Knee Replacement, Knee Joint Replacement)

- 일반적으로 관절염, 골절 있을 때 시술
- TKR(Total Knee Replacement), TKA (Total Knee Arthroplasty)라고 함
- 무릎 지지(support)를 제공하기 위해 'knee immobilizer'사용
  - 제한된 움직임
    - 환자는 수술 후 12주까지 무릎관절의 돌림(rotation)을 피해야 함
    - 구부림(bending)의 제한은 없음
  - 치료와 동시에 움직임(mobility)의 발생이 중요함

**답** 4)

# 233

**손바닥의 동전을 다음 사진과 같이 저금통에 넣었다. 사용하지 않은 손 기술은?**

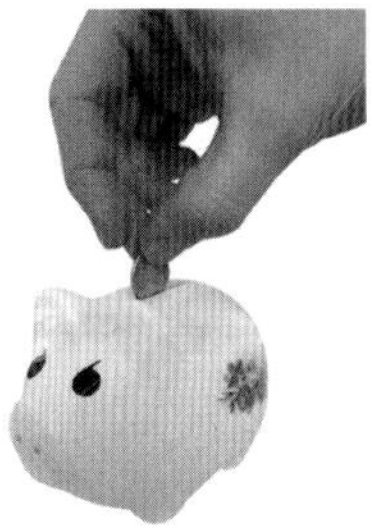

1) shift
2) tip pinch
3) simple rotation
4) finger to palm
5) palm to finger

**문제해설**

233 해설내용 참조

답 4)

## In-Hand Manipulation Skills

Explanation

### 1. 분류

1) 'Finger-to-palm **이동**' **또는** 'Palm-to-finger **이동**'
   - 물체가 손가락에서 손바닥으로의 움직임 또는 손바닥에서 손가락 쪽으로의 이동하는 직선적(linear) 움직임

2) **쉬프트**(shift)
   (1) 직선적인 움직임으로 물체가 손가락 면(finger surface)에서 손가락 패드(finger pad)로 다시 자리잡기(repositioning)가 일어나는 움직임
   (2) 펜이나 연필을 잡은 후 글씨를 쓰기 위해 위치를 다시 잡는 것을 말함

3) **단순돌림**(simple rotation)
   - 손가락 패드(finger pad)에서 90° 또는 그 이하 수준으로 물체를 돌리거나(turning) 굴리기(rolling)
     예) 작은 병뚜껑 돌리기, 퍼즐 조각 돌리기

4) **복잡돌림**(complex rotation)
   (1) 물체를 180~360° 돌림시키기
      ① 동전 돌리기
      ② 패그(peg) 돌리기
      ③ 지우개 사용을 위해 지우개연필 돌리기

# 234

**다음과 같은 환자에게 적용할 수 있는 보조도구로 가장 적절한 것은?**

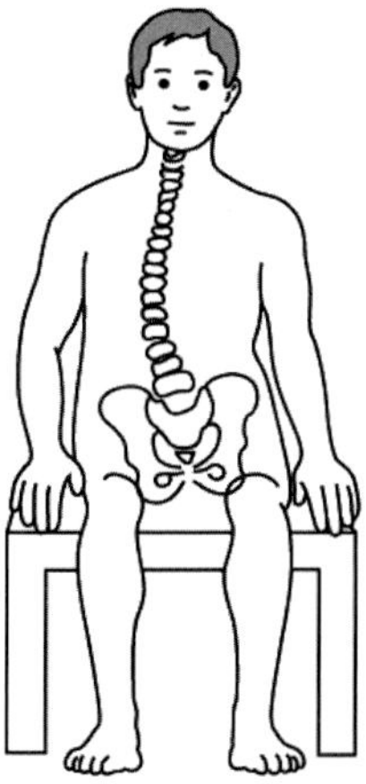

1) cushion

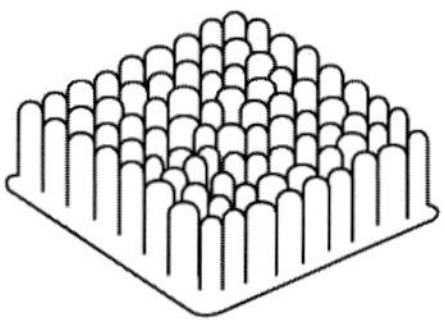

2) solid back support

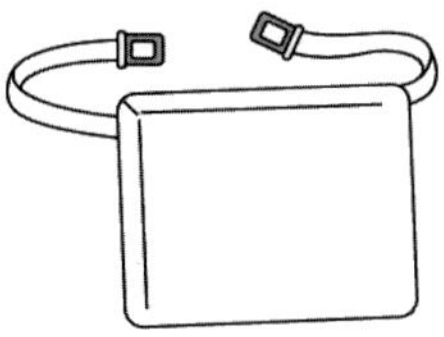

3) head support

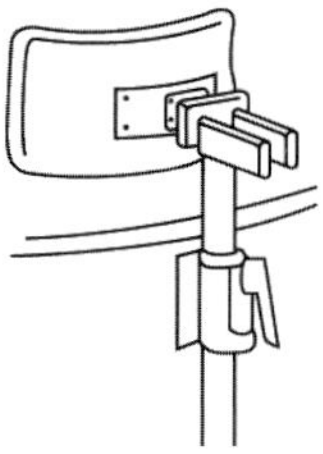

4) pelvic obliquity build-up

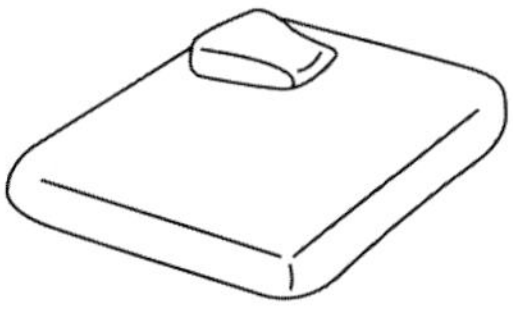

5) wheel lock extension

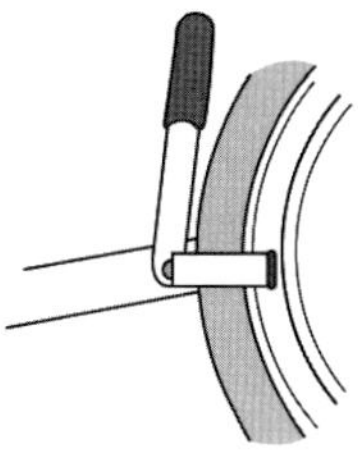

**문제해설**

**234** 1) air medium pressure-relieving cushion
2) solid back support
4) head support
5) wheel lock extension

**답** 4)

# 235

**다음 스플린트(splint)의 이름과 처방 대상은?**

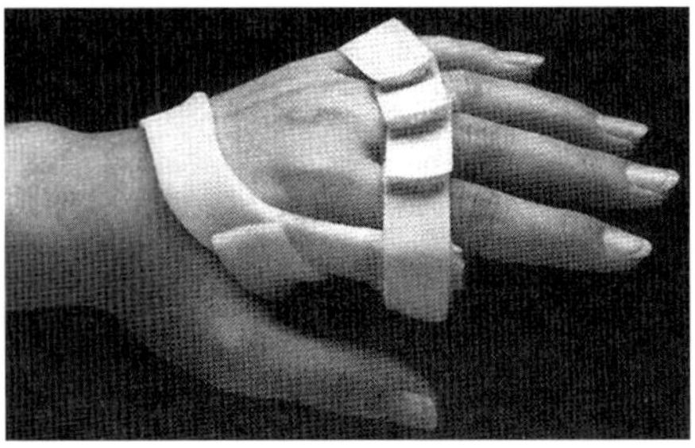

1) tenodesis splint－사지마비
2) finger splint－MP 관절 염증
3) resting pan splint－수부 골절
4) cock up splint－RA 환자를 위한 스플린트
5) ulnar drift positioning splint－류마티스 관절염

**문제해설**

235 RA 환자를 위한 스플린트

답 5)

## Thumb spica

Explanation

### 1. 척측 드리프트(ulnar drift)

• MP 인대(ligament)의 약화(weakness)로 인해 ‘ulnar drift’ 발생

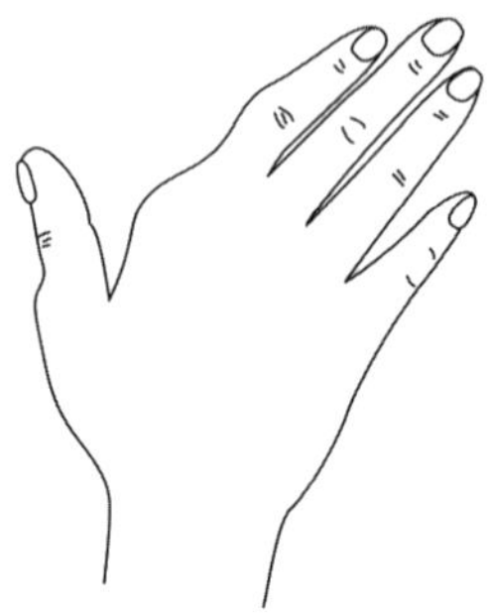

### 2. RA의 부목사용(splinting)

1) 목적

• 기능을 위해 관절을 지지(support)해 주며 휴식(rest)을 제공하므로 염증 반응을 감소함

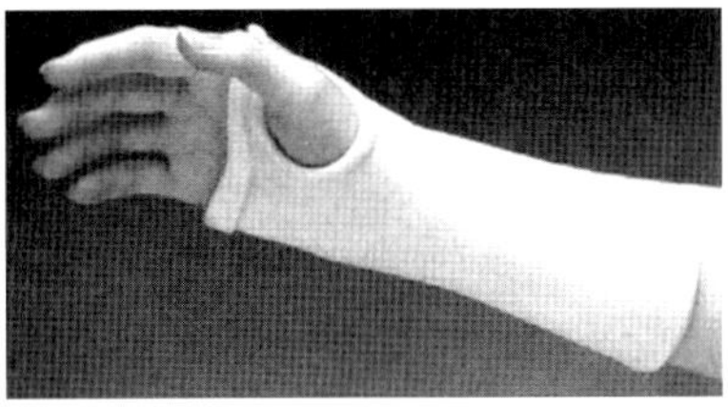
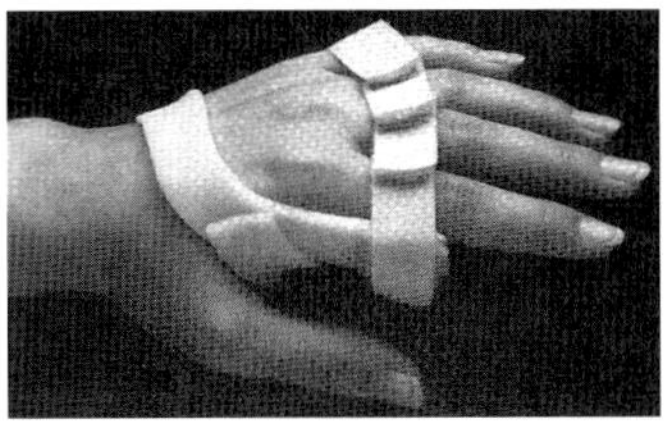
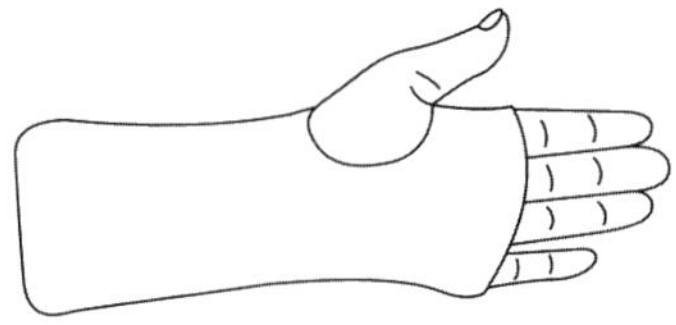



2) **적용**

(1) 대상

- 손목, 손가락, 목, 팔꿈치, 무릎, 발목이 주요 대상

(2) 종류

- 일반적으로 'resting hand splint', 'wrist immobilization splint', 'ulnar drift positioning splint' 등이 사용됨

① resting hand splint

- 'ulnar drift'의 예방, 엄지의 'web space' 유지를 도와줌

② wrist immobilization splint

- 잔존한 손의 기능을 가능하게 함
- MP 관절까지 포함해야 할 경우
  - cock up splint with MP support

③ ulnar drift positioning splint

- 'ulnar drift' 예방

# 236

**아래 사진은 어떤 근육을 검사하는 것인가?**

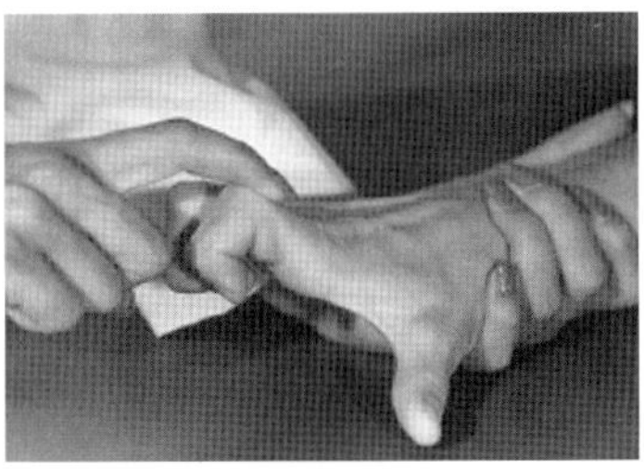

1) 긴손바닥근(장장근, Palmaris longus)
2) 등쪽뼈사이근(골간근, Dorsal interossei)
3) 자쪽손목굽힘근(척측수근굴근, Flexor carpi ulnaris)
4) 노쪽손목굽힘근(요측수근굴근, Flexor carpi radialis)
5) 손가락폄근(총지신근, Extensor digitorum communis)

**문제해설**

**236** MP 관절폄근의 MMT 측정자세이다. 항중력자세이며 대표적인 근육은 EDC이다.

**답** 5)

# 237

**다음 환자가 착용한 의수의 팔꿉관절 잠금동작은?**

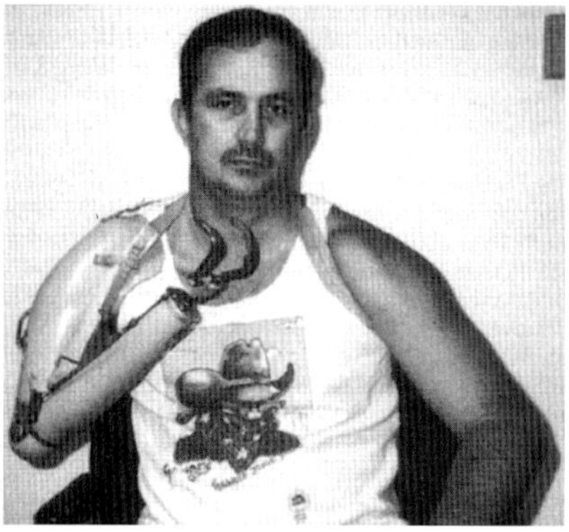

1) 어깨관절의 모음
2) 어깨관절의 폄과 모음
3) 어깨관절의 폄과 벌림
4) 어깨관절의 굽힘과 모음
5) 어깨관절의 굽힘과 벌림

**문제해설**

**237** 해설내용 참조

**답** 3)

## AE 의수

Explanation

### 1. Transhumerual(또는 AE) 의수

1) **개요**

(1) 대부분 두 종류의 케이블 시스템(control cable system)을 사용함

(2) 팔꿉관절 유닛(elbow unit)에 부착된 케이블(cable)에 장력이(tension) 걸림

- 팔꿉관절 유닛이 잠기거나 풀림

(3) 팔꿉관절 유닛(elbow unit)이 풀렸을 때

- 두 번째 케이블에 장력이 걸리면 TD가 부착된 의수의 아래팔(prosthetic forearm)이 굽힘(flexes the elbow)

(4) 팔꿉관절 유닛(elbow unit)이 잠겼을 때

- 두 번째 케이블에 장력이 걸리면 TD의 조작이 일어남

2) **안쪽돌림 및 바깥돌림**(internal and external rotation)

(1) 안쪽돌림 및 바깥돌림의 발생

- 팔꿉관절 유닛(elbow unit)과 소켓(socket) 사이에 장착된 턴테이블(turn table)을 손으로 조작

3) **팔꿉관절 굽힘과 폄**(elbow flexion and extension)

(1) 팔꿉관절 굽힘 교육 시

① 치료사는 의수를 착용한 사람의 얼굴을 보호해야 함

- 초기에는 팔꿉관절 굽힘에 대한 조절이 어려우므로 자신의 얼굴을 TD로 칠 수 있음

(2) 방법

① 치료사는 팔꿉관절 유닛(elbow unit)이 풀어져 있는 지 확인함

② 환자에게 느린 위팔(humerus) 굽힘과 어깨뼈 벌림(abduction)을 요구함

- 팔꿉관절 굽힘 발생

③ 환자에게 어깨관절의 폄(shoulder extension)을 요구함

- 팔꿉관절 폄 발생

4) **팔꿉관절 잠금**(elbow locking)

(1) 팔꿉관절 유닛(elbow unit)의 조작

① 두 번의 '딸깍'하는 소리의 반복이 있음

② 같은 움직임으로 팔꿉관절 유닛을 잠그고 풀 수 있음

(2) 방법

① 어깨관절과 어깨뼈의 조합된 움직임

- 어깨관절(shoulder) : 과도한 폄(hyperexension), 벌림(abduction)
- 어깨뼈(scapula) : 내림(depression)

5) **말단 장치**(TD) **조절**

(1) 팔꿉관절의 굽힘을 만드는 동작과 같은 동작

① 어깨관절(shoulder) 굽힘과 어깨뼈 벌림(abduction)

② 팔꿉관절이 잠긴 상태에서 TD를 조절함

(2) 처음에는 90° 팔꿉관절 잠금에서 수행함

- TD의 조작을 수행

(3) 다양한 팔꿉관절의 ROM에서의 연습(완전 굽힘~완전 폄)

① 팔꿉관절 잠그기(elbow locking)

② TD 열기

③ 팔꿉관절 풀기(elbow unlocking)

④ 팔꿉관절 제자리로 돌아가기(reposition)

# 238

**다음 내용은 휠체어 측정에 관한 것이다. 어떤 내용을 측정하고자 하는 것인가?**

시트에서 팔꿈치까지의 거리를 측정한다

1) 등 높이
2) 바닥 너비
3) 바닥 높이
4) 바퀴 높이
5) 팔걸이 높이

**문제해설**

238 해설내용 참조

**답** 5)

## 휠체어 측정 내용

Explanation

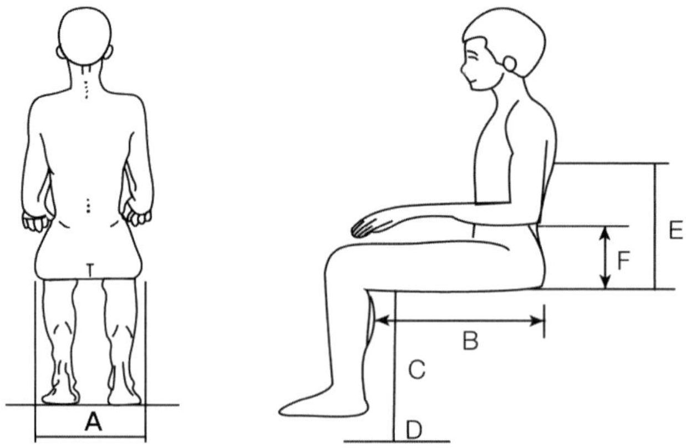


A. 시트 너비(seat width)
B. 시트 깊이(seat depth)
C. 시트 높이(seat height)
D. 발 받침대(foot rest)
E. 등 높이(back height)
F. 팔걸이 높이(armrest height)

## 1. 바닥/시트 너비(seat width)

| 구분 | 내용 |
|---|---|
| 목적 | • 환자의 체중을 가능한 넓은 면적으로 분산시키기 위해<br>• 휠체어의 너비를 가능한 최소화하기 위해 |
| 측정 | • 편안하게 앉은 자세에서 측정<br>• 엉덩관절 또는 허벅지(thigh)의 가장 넓은 부위를 가로질러 측정<br>– 측정 후 1~2인치를 더함 |
| 체크 | • 편평하게 손을 펴서 대퇴와 휠체어의 'arm rest' 사이에 넣음<br>– 들어가는지를 봄<br>– 양쪽으로 1인치의 여유가 있는지를 체크함 |
| 고려사항 | • 넓어진 폭이 주변의 환경접근에 어떤 영향을 주는지 고려함<br>• 환자의 체중 증가 혹은 감소<br>• 휠체어 전체의 넓이를 고려 |

## 2. 바닥/시트 깊이(seat depth)

| 구분 | 내용 |
|---|---|
| 목적 | • 체중을 허벅지에서 무릎까지 고르게 지지되도록 하기 위해 적절한 근 긴장을 유지시킴<br>• 몸무게를 전체 다리를 통해 분산시키기 위해<br>• 욕창 예방<br>• 몸 전체를 통해 최적의 근긴장을 유도 |
| 측정 | • 엉덩이 뒤에서 무릎 뒤쪽(오금)까지의 거리 측정한 후 2인치를 뺌=(back of the buttock~popliteal fossa)−2인치 |
| 체크 | • 오금(popliteal fossa) 부위와 시트의 앞부분이 닫는지를 확인함 |
| 고려사항 | • 양쪽의 다리 길이가 틀릴 경우<br>– 시트의 깊이는 양쪽이 달라져야 함 |

## 3. 바닥/시트 높이(seat height)

| 구분 | 내용 |
|---|---|
| 목적 | • 허벅지가 바닥과 평행하여 환자의 몸을 지지하게 만들기 위해 적정 높이가 필요함<br>• footrest 측정으로 지면에서부터 적절한 거리를 만들기 위해 |
| 측정 | • 바닥에서부터 시트(seat post)까지의 높이를 측정<br>• 발뒤꿈치에서 오금(popliteal fossa)까지의 거리를 측정 |
| 체크 | • 시트커버 앞 모서리 부분과 허벅지 사이로 손가락이 지나갈 수 있는지 확인<br>• 맞춤형 시트의 높이<br>– footrest의 높이가 필요함<br>– 시트 높이가 1인치 증가되면 footrest도 1인치 증가됨 |
| 고려사항 | • 휠체어에 앉았을 때 무릎이 너무 높을 경우<br>– 좌골결절에 압력이 증가됨<br>– skin breakdown 및 골반 변형(pelvic deformity)이 발생함<br>• 시트 높이의 영향<br>– 무게 중심의 이동<br>– 이동(transfer) 시 영향<br>◦ 높이가 너무 높으면 transfer의 어려움<br>• 휠체어를 타고 운전할 때 시야에 영향을 줌<br>• 시트 쿠션(seat cushion)<br>– 시트의 높이를 증가시킴 |

## 4. 등 높이(back height)

| | |
|---|---|
| 목적 | • 물리적, 기능적 요구에 맞는 등 지지를 위해<br>– 높이가 낮으면 기능은 증가됨<br>– 높이가 높으면 지지(support)가 증가됨 |
| 측정 | • 몸통 전체 지지의 경우<br>– 시트에서부터 어깨 윗부분까지 측정<br>• 최소 지지의 경우<br>– 등 끝부분이 팔의 움직임을 방해해서는 안 됨<br>◦ 피부의 변성, 어깨뼈의 움직임 방해, 신체 정렬 어려움 |
| 체크 | • 환자의 상체가 앞이나 뒤로 기울어지는지 확인<br>– 등이 너무 높거나 전방으로 기울어져 있으면 앞으로 기울어짐<br>– 등이 너무 낮을 경우 뒤로 기울어짐 |
| 고려사항 | • 등 높이가 조절 가능한 종류<br>– 보통 4인치 범위<br>• 요추부에 지지물 사용이나 기타 지지물의 사용 |

## 5. 팔걸이 높이(armrest height)

| | |
|---|---|
| 목적 | • 자세와 균형을 유지<br>• 상체에 지지와 정렬을 제공<br>• 팔걸이를 밀어 자세 변경 |
| 측정 | • 편안한 자세로 앉음<br>• 시트에서 구부린 팔꿈치의 바닥까지 측정<br>– armrest의 상부는 측정 높이 보다 1인치 더 높음 |
| 체크 | • 자세가 올바르게 보여야 함<br>– 어깨가 앞으로 돌출하거나 아탈구 형태를 취하는지 확인<br>– armrest에 팔을 구부린 상태로 올려놓았을 때 올림(elevation)의 힘이 작용하는지 확인 |
| 고려사항 | • armrest 중 어떤 종류는 의자의 너비를 증가시킬 수 있음<br>• armrest가 환자에게 필수적인가를 고려함<br>• 환자가 독립적으로 의자에서 armrest를 제거하거나 설치할 수 있는지를 고려함 |

## 6. 발받침대(foot rest)

| | |
|---|---|
| 목적 | • 환자의 발을 표면과 모퉁이를 돌 때 적절하게 놓도록 하기 위해 |
| 측정 | • 바닥에서부터 적어도 2인치 이상 떨어짐 |
| 고려사항 | • 무릎이 너무 높으면 골반의 변형과 피부의 손상이 발생됨 |

# 239

**다음은 퇴원할 하반신 마비 환자의 가옥이다. 가옥평가 시 가장 먼저 고려해야 할 상황은?**

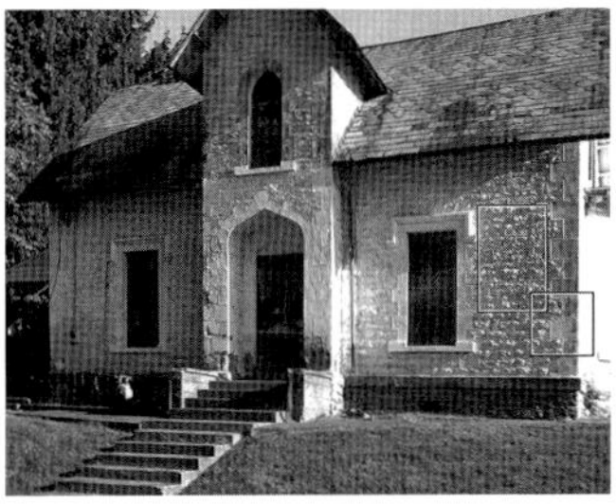

1) 창문
2) 문턱
3) 경사로
4) 화장실
5) 주차장

**문제해설**

239 해설내용 참조

답 3)



## 가옥 평가

Explanation

### 1. SCI 환자의 환경개선

1) 가옥 평가(home evaluation)
   (1) 집안 구조(경사로, 난간, 욕조, 가드레일 등) 개선할 것을 권고
   (2) 다양한 환경에 대한 안전과 접근성에 대한 교육
   (3) 바닥의 깔개(rug) 제거 및 가구 재배치 등
   (4) 화장실의 손잡이, 변기의 변형, 목욕 보조도구 사용 등
2) MAS(Mobile Arm Support), overhead sling의 사용
   • 경수 4~5번 환자의 타이핑 등을 도움
3) ADL 프로그램의 확대
   • 보조 도구를 통한 식사, 구강 위생, 목욕, 대소변 관리 등
4) 커뮤니케이션(communication) 기술 향상
   • 글씨 쓰기, 전화사용, 컴퓨터 사용 등
5) 견고한 의료 장비(DME : Durable Medical Equipment)
   (1) 평가, 처방, 맞춤은 재활 프로그램의 중요한 일면
   (2) 휠체어, 앉기 및 자세 유지 장치, 리프트, 침대, 호흡기 등
   (3) 기능, 자세, 환경, 경비, 심리 등을 모두 고려해야 함
6) 휠체어 활동
   (1) 집안 개조 : 문턱 등
   (2) 휠체어 조작 훈련

# 240

**다음 그림의 편마비 환자가 취해야 할 올바른 자세가 아닌 것은?**

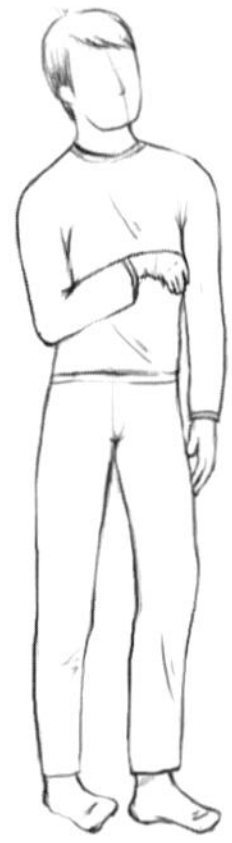

1) 몸통 돌림
2) 어깨뼈 내림
3) 어깨의 돌출
4) 전방골반 자세
5) 환측 체중지지

**문제해설**

240 해설내용 참조

답 2)

## 편마비 환자의 전형적 자세

Explanation

### 1. 편마비 환자의 전형적 자세

1) **상지**(U/E)
   (1) 어깨뼈(scapular) : depression, retraction
   (2) 어깨관절 : 모음(adduction), 안쪽돌림(internal rotation)
   (3) 팔꿉관절(elbow) : 굽힘(flexion)
   (4) 아래팔(forearm) : 엎침(pronation)
   (5) 손목 : 굽힘, 척골 편위(ulnar deviation)
   (6) 손가락 : 굽힘

2) **하지**(L/E)
   (1) 골반(pelvis) : posterior elevation, retraction
   (2) 엉덩관절(hip) : 안쪽돌림, 모음, 폄(extension)
   (3) 무릎관절(knee) : 폄(extension)
   (4) 발목(ankle) : plantar flexion, supination, inversion
   (5) 발가락(toe) : 굽힘(flexion)

**2. 편마비 환자의 근 긴장 정상화 기술(technique)**

1) 손상된 쪽에 체중지지(weight bearing over affected side)
2) 몸통 돌림(trunk rotation)
3) 어깨뼈 돌출(scapular protraction)
4) 전방 골반자세 취하기(positioning pelvic forward)
5) 느리고 조절된 움직임 촉진(facilitation of slow, controlled movement)
6) 적절한 자세 취하기(proper positioning)
7) 상지를 활동에 통합하기(incorporating the upper extremity into activity)



# 241

**다음 보조도구들 중 적용 목적이 다른 하나는?**

1) lap tray

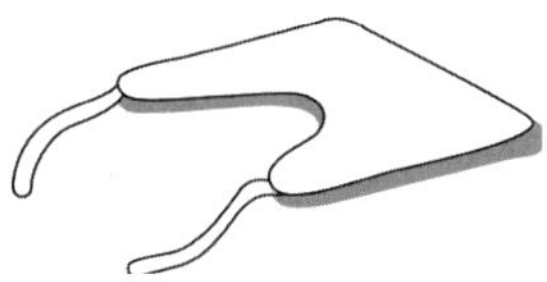

2) lumbar-sacral back support

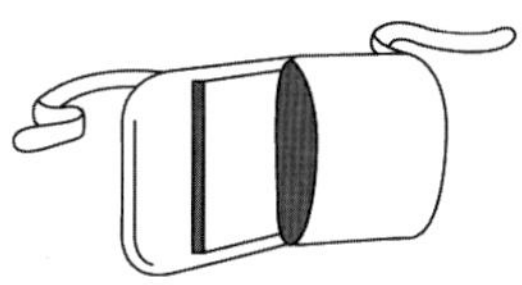

3) lateral trunk support

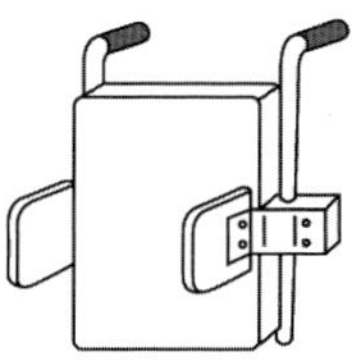

4) adjustable-angle back support

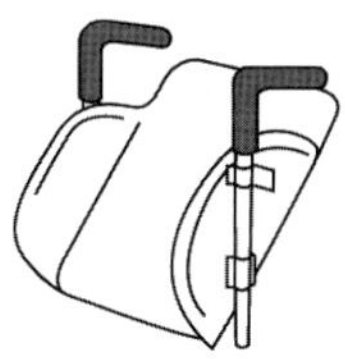

5) harness

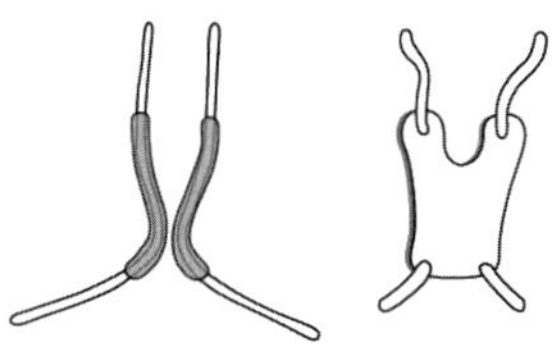

**문제해설**

**241** 1) lap tray : 상지지지
2) lumbar-sacral back support : 체간지지
3) lateral trunk support : 체간지지
4) adjustable-angle back support : 체간지지
5) harness : 체간 지지

**답** 1)

# 242

**다음 사진과 같은 상지 훈련이 필요한 환자의 브론스트롬 회복 단계는?**

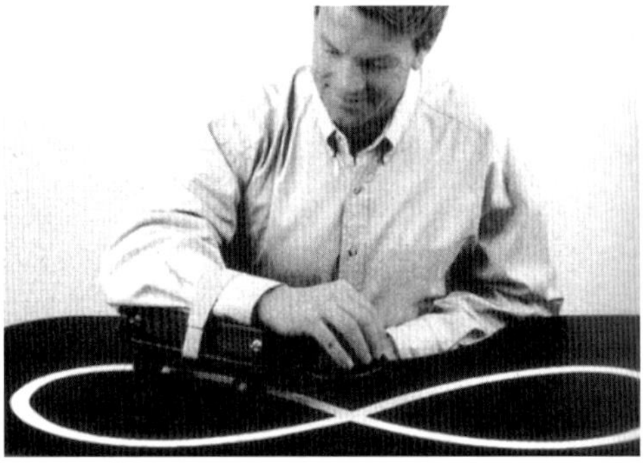

1) 1～2단계
2) 2～3단계
3) 3～4단계
4) 4～5단계
5) 5～6단계

**문제해설**

242 해설내용 참조

답 4)

## 뇌졸중 환자의 상지 훈련

Explanation

### 1. 뇌졸중 환자의 상지의 훈련(upper limb training)

1) **1～2단계**(Stage 1～2)
   (1) 팔은 이완 상태이거나 약간의 시너지 형태를 보임
   (2) 목표 : 반사를 기초로 근 긴장도 및 시너지 패턴들을 생산함
   (3) 연합반응(associated reaction) 및 긴장성 반사(tonic reflex)를 이용
      ① 긴장도에 영향을 미침
      ② 반사적(reflexive) 움직임을 만들어냄
   (4) 근위부(몸쪽) 견인(proximal traction)은 굽힘 시너지를 활성화시킴
   (5) 태핑(tapping)
      ① 승모근(upper/middle trapezius), 능형근(rhomboid), 이두근(biceps)을 태핑
      ② 상지의 굽힘 시너지 유발
      ③ 폄 시너지 유발(triceps, serratus anterior 등을 태핑)
   (6) 빠른 신장(quick stretch) 및 표피 스트로킹(surface stroking)
      • 근육의 활성화

2) 2~3**단계**(Stage 2~3)

(1) 시너지가 있지만 가끔 수의적 움직임이 발생함

(2) 과긴장성은 3단계에 최고치에 달함

(3) 치료목표 : 시너지 패턴의 수의적 조절을 성취

① 처음에는 치료사의 도움 및 촉진(facilitation)과 함께 시작

② 시너지 패턴의 반복적 수행

③ 촉진(facilitation)

- 수의적 움직임에 저항 제공
- 언어 지시(verbal cue), 태핑(tapping), 피부자극(cutaneous stimulation)을 이용

(4) 양측으로 노 젓기(bilateral rowing)

① 치료사가 환자의 손을 잡고 노 젓는 동작을 만듦

② 교차적인 시너지 운동을 만들기 위해

(5) 환측 팔에 체중 지지하기

- 팔꿉관절의 폄을 촉진하기 위해

3) 4~5**단계**(Stage 4~5)

(1) 치료목표 : 새롭고 보다 복잡한 움직임의 패턴을 수행하기 위해 시너지로부터 벗어나기

① 팔꿉관절 굽힘(flexion)을 만들기 위해 호(arc)가 그려지는 운동을 시행함

- 스케이트보드(skate board), 파우더 보드(powder board)를 이용
- 두 가지 형태 움직임의 교차적 반복
  - 어깨관절 수평모음(horizontal adduction)+위팔 엎침(forearm pronation)+팔꿉관절 굽힘(elbow flexion)
  - 어깨관절 수평벌림+위팔 뒤침+팔꿉관절 폄

4) 5~6**단계**(Stage 5~6)

(1) 복잡한 움직임의 조합(combination) 및 독립적(isolated) 움직임 모두가 가능해짐

(2) 치료목표

① 움직임의 조합(combination) 및 독립적(isolated) 움직임 수행을 성취

② 움직임의 속도 증진

(3) 상지의 완전한 회복이 없더라도 양측 활동(bilateral activity)이 폭넓게 가능하도록 함

(4) 훈련이 필요함

- 건측 상지를 보조하기 위한 훈련

## 2. Brunnstrom stage

### 1) 팔

| 단계(stage) | 팔(arm) |
|---|---|
| 1 | • 이완(flaccidity)<br>• 어떤 움직임도 수행 못함 |
| 2 | • 시너지 발달이 시작됨<br>– 연합반응(associated reaction)으로 시너지 또는 시너지의 일부분 |
| 3 | • 경직(spasticity)의 증가<br>• 시너지 패턴 및 관련 요소들이 수의적으로 수행됨 |
| 4 | • 경직(spasticity)의 감소<br>• 시너지로부터 벗어난 움직임의 조합(combination)이 가능함 |
| 5 | • 시너지가 더 이상 우세하지 않음<br>• 시너지로부터 벗어난 움직임의 조합(combination)이 보다 쉽게 수행됨 |
| 6 | • 빠른 움직임을 제외하고는 경직(spasticity)이 사라짐<br>• 독립된(isolated) 관절의 움직임이 쉽게 수행됨 |

### 2) 다리

| 단계(stage) | 다리(leg) |
|---|---|
| 1 | • 이완(flaccidity) |
| 2 | • 경직(spasticity) 발달<br>• 최소의 수의적(voluntary) 움직임 |
| 3 | • 최고조의 경직(spasticity)<br>– 굽힘 및 폄 시너지<br>• 엉덩관절–무릎관절–발목관절의 굽힘(앉기 및 서기 상태) |
| 4 | • 앉은(sitting) 자세에서 무릎관절 굽힘 90° 초과<br>– 바닥 면에서 발이 뒤로 미끄러짐<br>– 바닥 면 위에서 발뒤꿈치의 발등굽힘(dorsiflexion)<br>– 무릎관절 90° 굽힘 |
| 5 | • 선(standing) 자세에서 엉덩관절의 폄과 같이 무릎관절의 굽힘이 있음<br>• 엉덩관절 및 무릎관절의 폄과 동시에 발목의 배측 굽힘이 나타남 |
| 6 | • 앉은(sitting) 자세 또는 선(standing) 자세에서 엉덩관절의 벌림(abduction)<br>• 엉덩관절의 안쪽돌림과 바깥돌림의 교차<br>– 앉은 자세에서 발목의 내번 및 외번과 같이 조합됨 |

3) 손

| 단계(stage) | 손(hand) |
|---|---|
| 1 | • 손 기능 없음 |
| 2 | • 큰 잡기(gross grasp) : 가능한 최소의 손가락 굽힘 이용 |
| 3 | • 큰 잡기(gross grasp), 후크(hook) 잡기가 가능함<br>– 놓기는 불가능함 |
| 4 | • 큰 잡기(gross grasp)가 존재, 측면 쥐기(lateral prehension) 발달, 그리고 약간의 손가락 폄 및 엄지의 움직임이 가능함 |
| 5 | • 손바닥 쥐기(palmar prehension), 구형 쥐기(spherical grasp), 원통형 쥐기(cylindrical grasp), 그리고 놓기(release)가 가능함 |
| 6 | • 모든 종류의 쥐기가 가능함<br>• 각각의 손가락 움직임이 가능함<br>• 전범위의 수의적 폄이 가능함 |

# 243

**그림에서 회색으로 표시된 영역이 손상된 뇌졸중 환자에서 나타나는 주요 증상으로 가장 타당한 것은?**

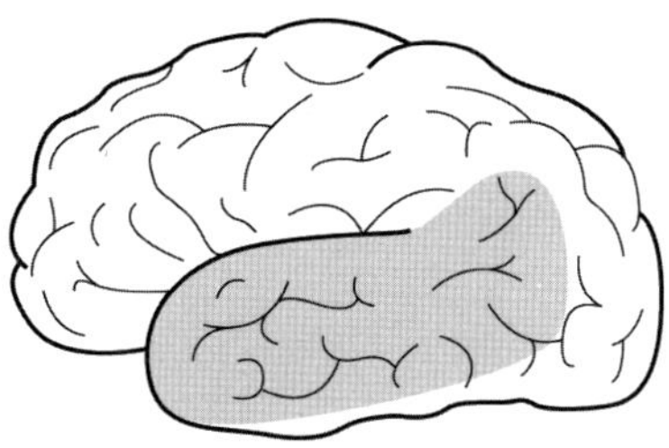

1) 편마비(hemiplegia)
2) 보속증(perseveration)
3) 개념실행증(ideational apraxia)
4) 브로카 실어증(Broca's aphasia)
5) 베르니케 실어증(Wernicke's aphasia)

**문제해설**

**243** 관자엽 손상시 베르니케 실어증이 나타날 수 있다. 유창성은 있으나, 내용에는 거의 사용하지 않고 의미에 맞지 않는 말을 사용한다. 언어결함이 있기 때문에 언어이해 능력을 측정하기 위해서 비언어적 방법을 사용해야 한다. 대답을 말로 하기 보다는 반응으로 하도록 해야 한다. 1), 2), 3), 4)는 이마엽 손상시 주로 발생한다.

**답** 5)

# 244

다음 사진의 보조도구가 필요한 SCI 환자의 기능적 수준은?

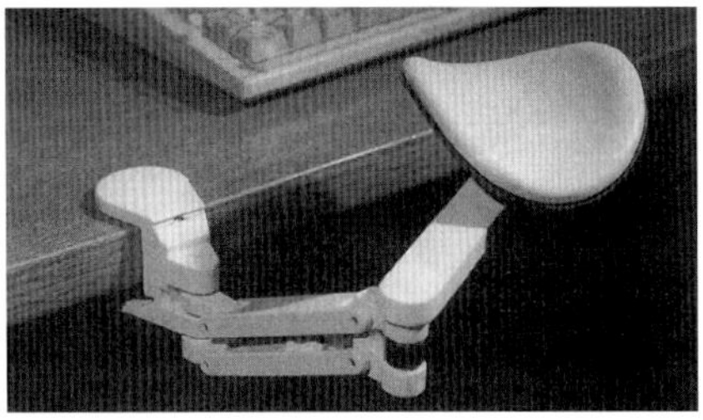

1) $C_{1\sim3}$
2) $C_{4\sim5}$
3) $C_{6\sim7}$
4) $C_{7\sim8}$
5) $T_{1\sim2}$

# 245

다음 스플린트(splint)의 이름으로 옳은 것은?

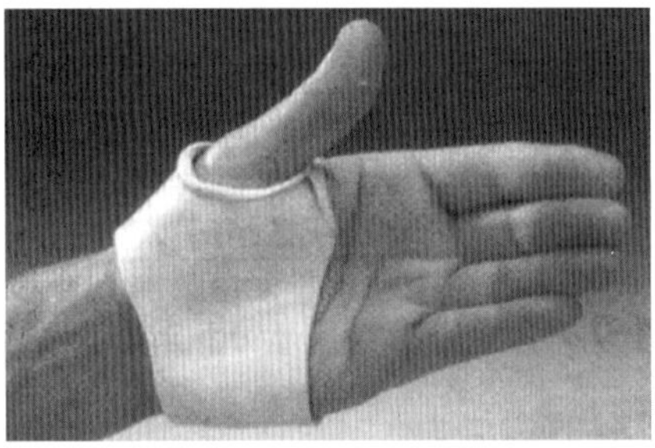

1) thumb splint
2) cock up splint
3) resting hand splint
4) long opponent splint
5) short opponent splint

## 문제해설

**244** SCI 환자이 상지 기능

- $C_5$ : 팔꿉 관절의 굽힘
- $C_6$ : 손목의 폄+$C_5$의 기능
- $C_7$ : 팔꿉 관절의 폄, 손목의 굽힘+$C_{5\sim6}$의 기능

**답** 2)

**245** 해설내용 참조

**답** 5)

## Thumb spica

Explanation

### 1. Short opponents splint(thumb spica)

1) **적용**

(1) 엄지의 CMC 관절의 염증 또는 외상

(2) CMC 관절 성형술

(3) 정중신경 손상

- 엄지의 대립을 만들어 줌

(4) 사비마비

- 'tenodesis splint'의 기초부위

2) **재료 및 자세**

(1) 1.6mm 열가소성 플라스틱(thermoplastic)

(2) 엄지의 대립

(3) 엄지 IP 관절의 제한이 있으면 안 됨



### 2. 기타 스플린트

1) long opponents splint

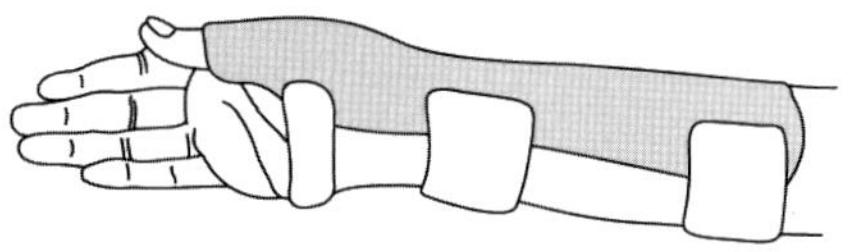

2) cock up splint

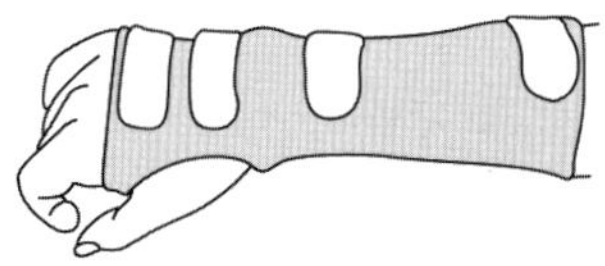

3) thumb splint

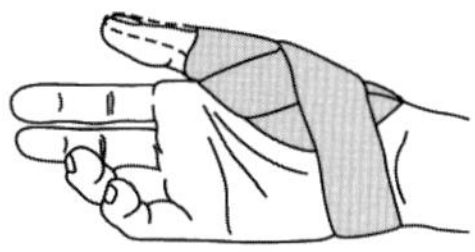

4) tenodesis splint

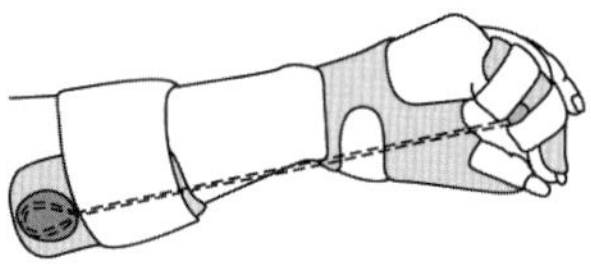

## 246

**다음 보조기의 이름은 무엇인가?**

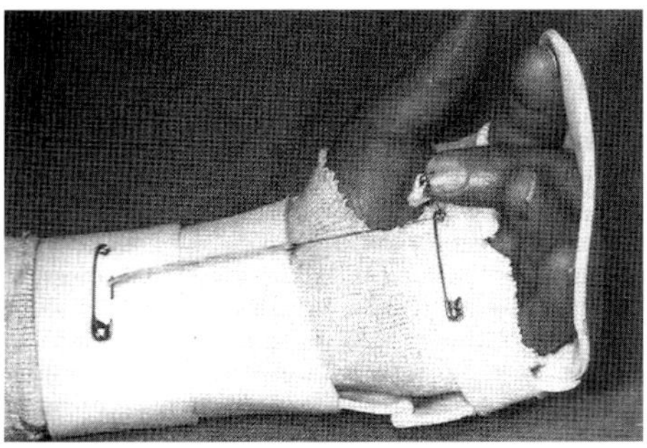

1) Resting pan splint
2) Dorsal block splint
3) Palmar block splint
4) Static dorsal block splint
5) Static palmar block splint

**문제해설**

**246** 후 블로킹 스플린트 (dorsal blocking splint)

- MP 관절 60° 굽힘(flexoion)+IP 관절 완전 폄(full extension)
- 고무 밴드가 손바닥의 안전핀을 통과해 잡아당김
- 밴드는 strap에 부착되어 충분한 장력을 가져야 함
- PIP 관절 : 40~60° 굽힘(flexion)

**답** 2)

## 247

**편마비 환자의 환측에 체중을 지지하는 이유는?**

1) 통증 감소
2) 부종 감소
3) 기능적 사용
4) 지구력 증진
5) 근 긴장 조절

## 248

**다음 사진의 치료에 대한 설명으로 올바른 것은?**

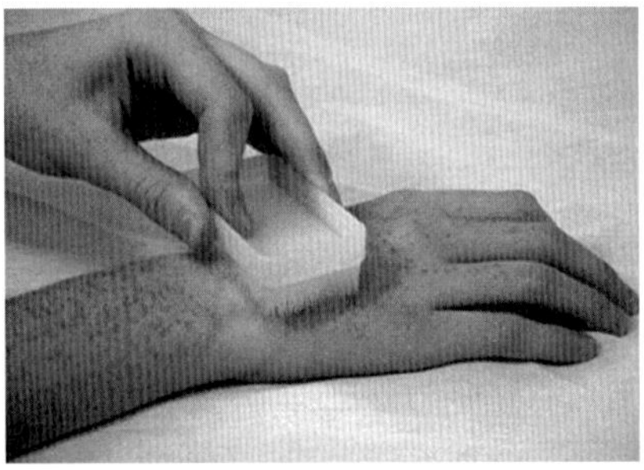

1) STPT 평가의 한 항목이다
2) 편마비 환자의 감각 훈련이다
3) 한손사용(one hand) 테크닉이다
4) 감각통합 장애를 위한 테크닉이다
5) 화상환자의 피부 관리 마사지이다

**문제해설**

**247** 환측으로 체중을 지지할 경우 감각입력을 촉진하며, 높거나 낮아진 근 긴장을 조절할 수 있으며, 체중이동에 대한 두려움을 감소시킬 수 있다.

**답** 5)

**248** 해설내용 참조

**답** 4)

### 윌버그(Wilbarger)의 DPPT(Deep Pressure and Proprioceptive Technique)

Explanation

**1. 창시자**

1) Wilbarger, MEd, OTR, FAOTA
   (1) 작업치료사, 임상심리학자
   (2) 30년 동안 'sensory processing theories'를 연구해옴
   (3) 감각방어에 대한 비디오 테이프, 오디오 테이프, 치료가이드(intervention guide) 등을 개발해 옴

## 2. 솔질 테크닉(brushing technique)

1) 뇌가 감각정보를 조직화하는 것을 돕는 자극의 한 방법
2) 자신과 자신의 딸인 Julia Wilbarger(MS, OTR)와 같이 훈련 코스를 개발함
3) 교육(instruction) 없이 이 테크닉을 사용하는 것은 위험하고 바람직하지 않음

## 3. 이론

1) **피부**
   (1) 가장 큰 감각 기관이며 근육 및 골격과 가장 밀접한 기관임
   (2) 신경계와 연결되며 직접적인 뇌의 지배를 받음
2) **감각 시스템**
   (1) 환경으로 부터의 정보를 신경 신호를 통해 뇌로 전달함
   (2) 뇌는 정보를 조직화해서 다시 신경계를 통해 내려 보냄
   - 이해, 수용, 학습, 기술개발의 용도로 사용됨
3) **감각 시스템의 기능과 장애**
   (1) 기능을 잘 할 때
   ① 환경과 효과적인 교류가 이루어짐
   ② 운동 및 언어기술의 개발, 적절한 사회/감정적 행동 등이 발달함
   (2) 장애 발생 시
   ① 적절한 정보의 조직화가 불가능함
   ② 다양한 문제들이 발생됨
   - motor delay, tactile defensiveness, learning disorder, social/emotional difficulties, speech & language deficits, attention disorder

## 4. 목적 및 장점(purpose and benefit)

1) **감각통합의 장애를 가진 아동에게 매우 유익함**(very beneficial)
   - 뇌와 신체가 보다 효율적으로 작동할 수 있도록 도움
   (1) 감정적 조절, 인내력의 향상
   (2) 접촉에 대한 공포와 불편감을 지닌 아동에게 도움이 됨(helping tactile defensiveness)
   (3) 자기조절을 향상시킴(increase self regulation)
   (4) 신경의 감각정보 사용 능력을 증진시킴
   예) 언어기술, 운동기술
   (5) 주의력과 집중력(attention and focus)을 향상시킴

# 249

**다음 사진의 설명으로 옳은 것은?**

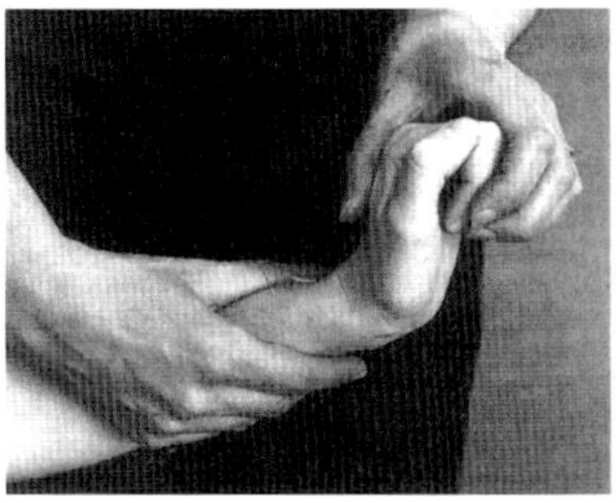
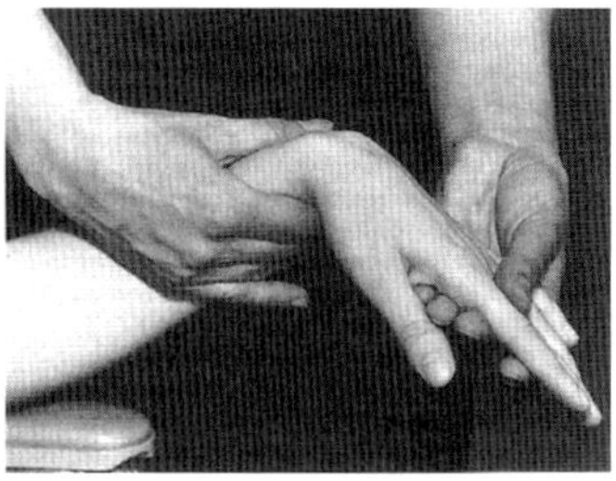

1) RA 환자의 관절보호 운동이다
2) 뇌졸중 환자의 ROM 운동이다
3) 수부손상 환자의 근력운동이다
4) 사지마비 환자의 잡기 훈련이다
5) 척골신경손상 환자의 전형적인 움직임이다

**문제해설**

**249 힘줄고정/테노데시스(tenodesis) 잡기**

- 잡기 능력이 상실된 것을 보상
- 'ong finger flexor'의 힘줄 고정(tenodesis)을 이용
- 어느 정도의 구축(contracture)이 필요
- '손목 폄과 동시에 손가락 굽힘' + '손목 굽힘과 동시에 손가락 폄'
- 테노데시스(tenodesis) 잡기를 위한 손목 폄근 근력 운동이 필요
- 경수 6~7번의 보조도구
  - handwriting, typing aid, telephone holder, page turner 등
  - 'tenodesis' 스플린트(RIC 스플린트)의 사용
    - 테노데시스(tenodesis) 잡기 가능

**답** 4)

## ROM 댄스

Explanation

### 1. ROM 댄스 프로그램

1) 예방 운동이며, 이완요법(relaxation intervention)임
2) Diane Harlowe와 Tricia Yu에 의해 개발됨
3) 7분간의 ROM 댄스
4) 전신 ROM이 통합된 움직임을 만들어냄
   - 'Tal Chi Ch'uan'의 운동 원칙을 사용함
5) 마음을 진정시키는(soothing) 음악과 연주를 들으면서 수행함
   (1) 따뜻한 물, 우정, 햇볕이 내용이 됨
   (2) 치료이미지를 상상하게 함
6) 처음에는 관절염 예방 교육 프로그램으로 만들어짐
   (1) 90분 세션의 8주 프로그램
      ① 이완 및 통증관리
      ② 관절보호 교육
      ③ 에너지 보존
      ④ 업무 단순화(work simplification)
      ⑤ 극복 기술(coping techniques)

7) ROM 댄스의 새로운 적용
   (1) 아동 및 성인에게 모두 적용하게 됨
   (2) 다양한 통증 및 제한을 가진 환자들에게 적용함
   (3) 테이프 시리즈, 비디오 시리즈 등의 개발로 사용이 용이하게 됨
   (4) 초기 햇볕 버전
      • 휠체어를 사용하는 환자들과 같이 앉아서 하는 ROM 댄스로 활용됨
   (5) 다양한 프로그램들이 작업치료 임상에서 유용한 용도로 사용되어지고 있음



# 250

**다음 사진의 보조기를 착용해야 하는 대상자로 가장 타당한 것은?**

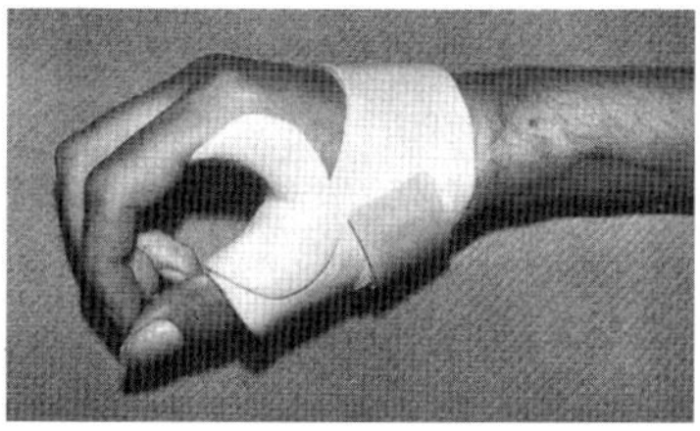

1) 경직이 높은 뇌졸중 환자
2) 손목 변형이 있는 RA 환자
3) 손의 기능이 없는 척수손상 환자
4) 손목의 상해로 인한 정중신경 손상환자
5) 화상으로 인해 손에 구축이 발생한 환자

**문제해설**

250 해설내용 참조

답 4)

## 정중신경

Explanation

| | |
|---|---|
| 신경 지배 | • 아래팔 및 수부(forearm & hand)의 굽힘근(flexor)을 신경지배함<br>• '손의 눈(eye of the hands)'이라 불림<br>– 엄지, 검지, 중지의 바닥면의 감각지배 때문 |
| 신경 손상 | • 'laceration' 발생으로 인해<br>• CTS(carpal tunnel syndrome)와 압박 증후군(compression syndromes)으로 인해 |
| 감각(sensory) 분포 | • 엄지, 검지, 중지의 바닥 면(volar surface)+약지의 노뼈 쪽 1/2(radial half)<br>• 검지, 중지의 후면(dorsal surface)+약지의 PIP 관절 노뼈 쪽 1/2(radial half) |
| 적용되는 스플린트(splint) | • 엄지의 'palmar abduction'과 맞섬(opposition)을 만들어 주므로 손 기능을 증진시킴<br>• 검지와 중지에 갈고리 모양(clawing)이 나오면, MP 관절의 과도한 폄을 방지해 주는 스플린트를 제작해야 함 |

# 251

**다음 사진과 같은 바늘공예 활동이 어려운 환자는?**

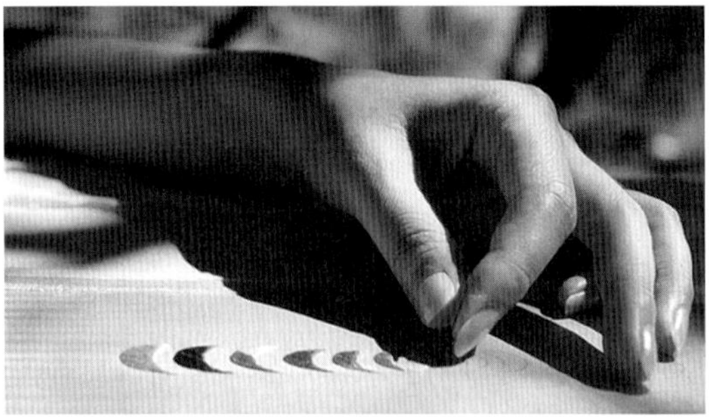

1) 편마비
2) 시각장애인
3) 청각장애인
4) 우울증 환자
5) 외상성 뇌손상

**문제해설**

**251** 해설내용 참조

**답** 2)

## 바늘공예(Needle working)의 적용

Explanation

### 1. 신체장애

1) 신체적으로 약한 환자들에게 적용가능
2) 손가락 및 손
   - 대부분의 관절 및 근육이 참여함
3) 어깨관절
   - 안쪽돌림 및 바깥돌림
4) 팔꿉관절
   - 굽힘 및 폄
5) 아래팔
   - 엎침 및 뒤침
6) 손목 관절
   (1) 굽힘 및 폄
   (2) 요측 및 척측 편위
7) 관절염이 있는 환자의 참여가 가능함
   (1) 큰 근력이 필요하지 않음
   (2) 관절에 큰 스트레스를 주지 않음
   (3) 같은 자세로 관절을 사용하는 것은 금기

## 2. 정신건강

1) 우울증
 • 타 활동에 비해 피로감이 적은 활동이 됨
2) 공격적인 환자
 • 자르고 구멍 냄을 통해 적대감을 해소함
3) 히스테릭한 환자
 • 퀼트(quilting)를 통해 이완(relaxation)을 얻을 수 있음
4) 강박관념 환자
 • 바늘공예로 만족감을 얻을 수 있음
5) 정신지체 환자
 • 즐거움과 유익을 얻을 수 있음

## 3. 아동

1) 지각 및 소운동의 발달에 필요한 활동
 • 손과 눈의 협응력이 필요함

## 4. 노인

1) 여성들이 주로 해왔던 활동
 • 보다 쉽고 자연스럽게 참여하는 활동이 됨
2) 시각의 문제를 지닌 노인
 (1) 명도가 높은 색을 사용하는 것이 도움이 됨
 (2) 대비를 이루는 색상의 사용
 (3) 확대경의 사용이 필요할 수도 있음
3) 전염의 위험
 (1) 바늘에 찔리지 않도록 주의해야 함
 (2) 당뇨병과 같은 혈액순환의 문제를 지닌 노인에게는 주의를 요함
4) 치매노인의 가위사용
 • 가구, 침대, 자신의 옷 등을 손상시킬 수 있으므로 주의를 요함

# 252

**다음 사진의 평가 도구에 대한 설명으로 틀린 것은?**

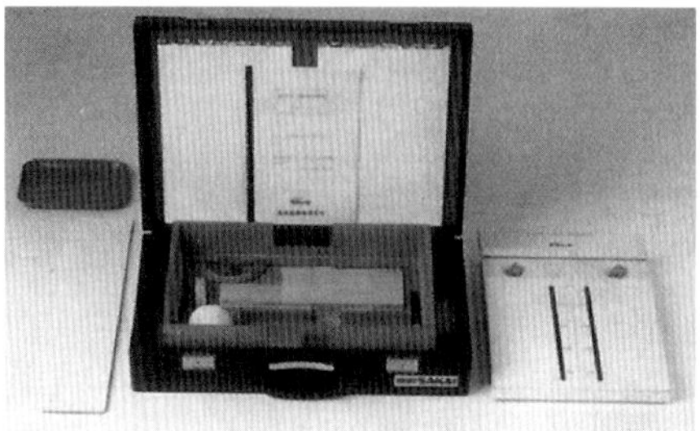

1) 뇌졸중 환자가 대상이다
2) 검사 시간은 약 60분이다
3) 8항목 32개 소검사로 구성된다
4) 기능회복 수준을 예측할 수 있다
5) 상지 운동 기능의 변화를 측정하고 기록한다

**문제해설**

252 해설내용 참조

답 2)

## Manual Function Test(MFT)

Explanation

### 1. 목적

• 뇌졸중 환자의 조기 재활치료의 신경학적 회복의 시기에 있어 상지운동기능의 변화를 측정하고 기록하기 위해

### 2. 대상

• 뇌졸중 환자

### 3. 검사시간

• 약 10분

### 4. 검사 도구

• 각도계, 공, 동전, 바늘, 연필, CC보드, 적목, 페그 보드, 페그, 초시계

### 5. 구성

• 영역 및 항목 : 3영역 8항목 32개 소검사로 구성됨

# 253

**두 사람은 그림과 같이 손깍지를 끼고 공을 쳐서 보내기 활동을 하였다. 기대할 수 있는 효과로 가장 거리가 먼 것은?**

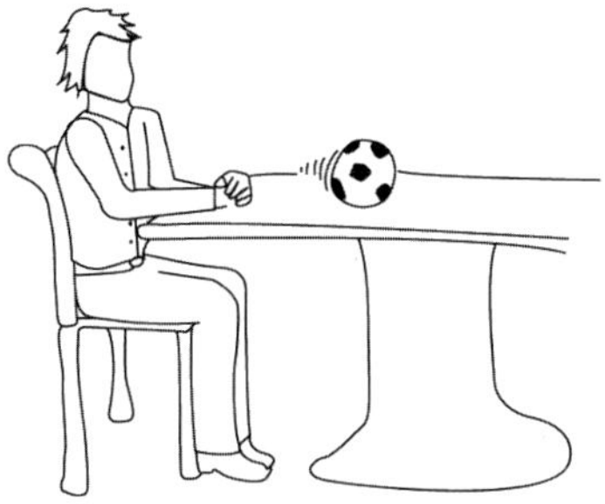

1) 앉기 지구력 향상
2) 몸통의 근력 향상
3) 과도한 근긴장 억제
4) 전방 골반 자세 촉진
5) 양손의 기능적 사용 향상

**문제해설**

253 해설내용 참조

답 3)



## 테이블 활동(Table activity) 또는 탁자 위(Table top) 활동

Explanation

### 1. 일반적 특징

1) 움직임이 적은(sedentary) 활동
2) 적은 지구력으로 수행할 수 있는 활동
3) 오랜 침상 생활 후 적용
4) 인지 지각 훈련에 적합한 활동
   (1) 퀴즈 및 탁자 게임(quizzes and table games)
   (2) 기억력 향상, 문제해결능력 향상 등의 효과
5) 안정성을 제공(stabilize)
   - 테이블에 어깨뼈, 몸통, 상지 등을 안정시킬 수 있음

### 2. 테이블 위의 공놀이

1) 앉기 지구력이 요구됨
2) 즐거움을 제공함
3) 양손의 상지 사용을 촉진함
4) 몸통의 돌림, 굽힘 등 움직임을 촉진함
5) 마비 측에 체중지지를 촉진함
6) 편마비 환자, 근력 및 지구력이 저하된 환자, 심폐기능이 낮은 환자 등에 적용 가능함

# 254

**다음 활동을 통해 얻을 수 있는 가장 큰 효과는?**

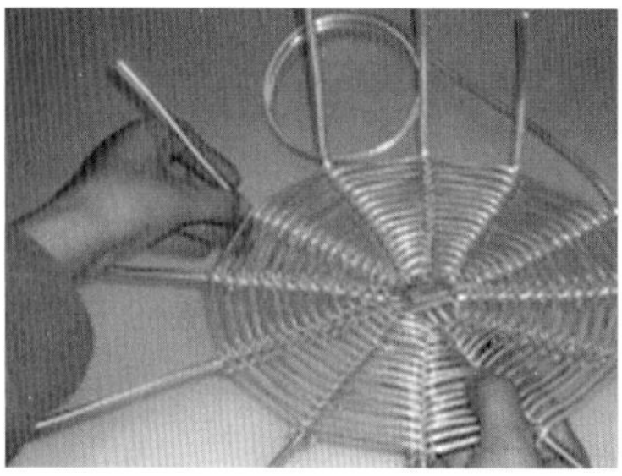

1) 근력
2) 지남력
3) 지구력
4) 양손협응
5) 시각차단

**문제해설**

254 해설내용 참조

답 4)

## 바구니 짜기

Explanation

### 1. 직물 짜기

1) 바구니 짜기에서 시작됨
2) 과거 작업치료에 베틀이 많이 사용됨
   (1) 어깨관절의 굽힘, 벌림, 모음을 만들기 위해
   (2) 가정용 베틀이 사용 가능했음
   (3) 작은 장치의 사용이 요구됨
      예) inkle loom, finger weaving, card weaving, stick weaving

### 2. 적용대상

1) **신체장애**
   (1) 신체적 장애 또는 소뇌의 기능 손상이 있는 환자
      ① 시작하기, 멈추기, 균형 유지하기와 같은 활동을 연습할 수 있음
      ② 대뇌 및 소뇌 관련 기능
   (2) 부분적 마비 환자에게 적용
      • 양손 사용 활동을 훈련할 수 있음
   (3) 시각 장애 또는 청각 장애를 지닌 환자
      • 촉각을 향상시킬 수 있음

(4) 알레르기 또는 호흡의 문제를 지닌 환자
- 먼지가 적은 실을 선택해야 함

2) **정신건강**

(1) 대상
① 집중력이 떨어지는 환자에게 적용
② 조증이나 정신분열증 환자에게 적용
③ 즉각적인 만족감 제공

(2) 금기대상
- 자살의 가능성 있는 환자

3) **소아**

(1) 대부분의 어린 아동들에게는 어려운 과제임
(2) 남아에게는 'nautical skill'을 향상

4) **노인**

(1) 여성 노인에 의해 주로 사용됨
(2) 남성들은 매듭을 배움
- 가사 활동 또는 남성적인 직업에 사용됨

(3) 균형감각에 문제가 있는 환자에 적용
- 섬유조직의 재료가 떨어져도 깨지지 않음



# 255

**다음 사진은 환자가 벽에 물건을 붙이는 활동이다. 이 활동의 목적으로 거리가 먼 것은?**

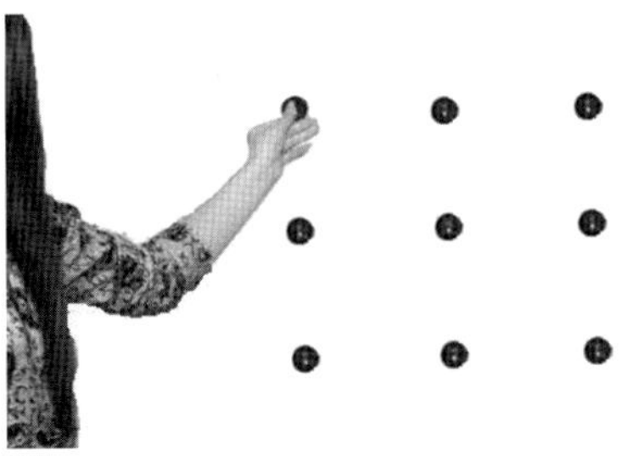

1) ROM 증진
2) 눈손 협응력 증진
3) 공간지각능력 향상
4) 공간에 대한 지남력 향상
5) 물체 사이의 공간 인식능력 향상

**문제해설**

255 지남력(orientation)
- 사람
  - 대상자가 누구인지를 분별하는 능력
- 장소
  - 여기가 어디인지를 분별하는 능력
- 시간
  - 지금이 언제인지를 분별하는 능력

**답** 4)

# 256

**찰흙공예 시 반죽 후 찰흙을 반으로 자르려고 한다. 적절한 도구는?**

1) 철사
2) 가위
3) 학용품 칼
4) 나무 막대
5) 주방용 칼

**문제해설**

256 해설내용 참조

답 1)

## 찰흙공예

Explanation

### 1. 찰흙공예의 자르기

1) 반죽 후 자르기

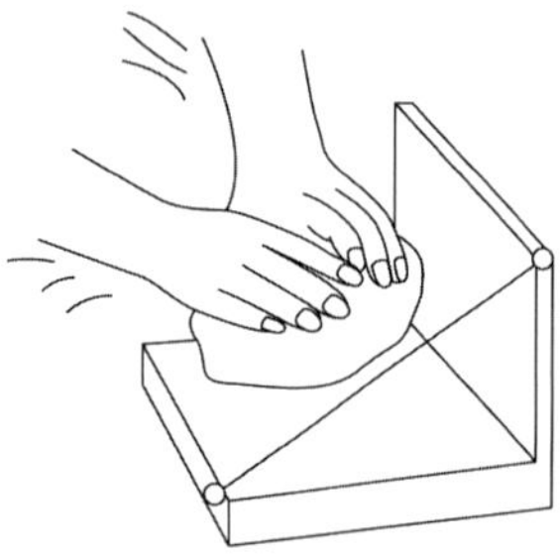

반죽하기

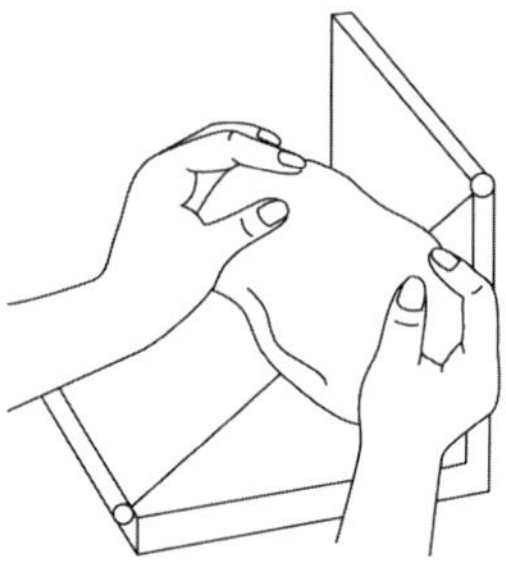

줄을 이용한 자르기

2) 패턴 자르기

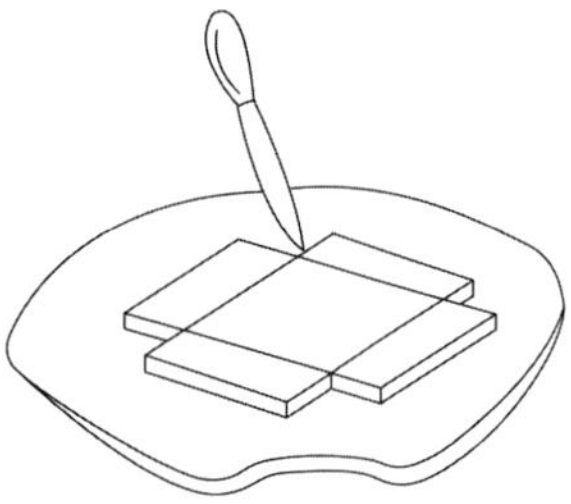

3) 원형 자르기

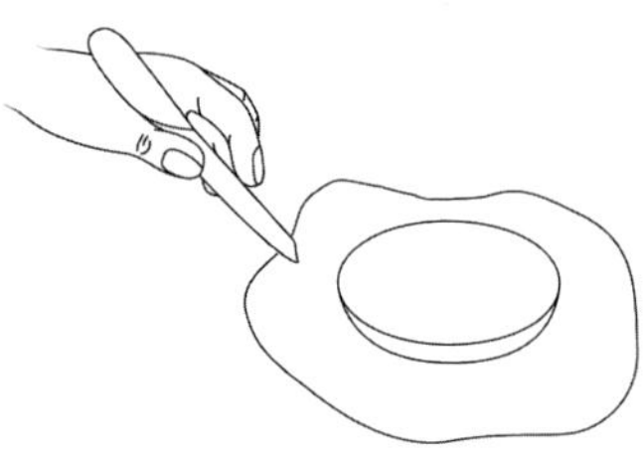

# 257

다음 사진과 같은 운동을 통해 경직성 양하지 마비를 지닌 아동의 어떤 ADL을 도울 수 있는가?

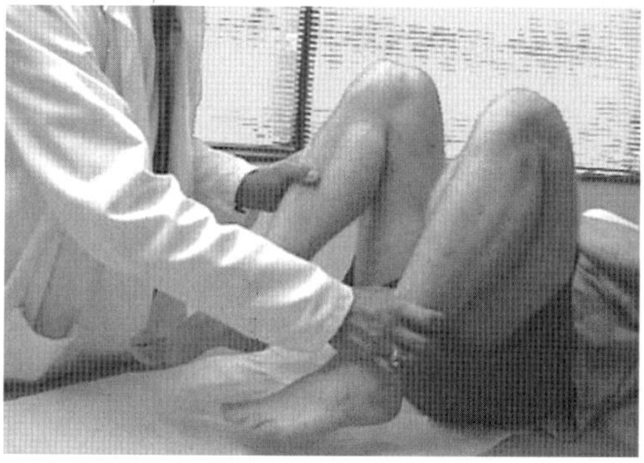

1) 목욕하기
2) 상의 입기
3) 하의 입기
4) 양말 신기
5) 화장실 가기

**문제해설**

257 해설내용 참조

답 4)



## 운동제한이 있는 아동의 옷입기

Explanation

### 1. 운동제한이 있는 아동의 옷 입기 적응 방법

1) 바닥에 등을 대고 누워서 옷 입히기
   (1) 이 자세는 신경학적 문제를 지닌 아동에게 적절함
   (2) 폄근 긴장이 나타날 때 사용함
2) 아동이 머리 및 몸통 조절을 습득 했을 경우
   (1) 보호자는 아동의 등을 지지해주므로 옷 입기를 수행함
      • 이 자세는 옷 입는 동안 자신의 신체를 관찰하는 기회를 제공함
3) 폄근의 긴장이 증가된 아동의 옷 입히기
   • 보호자는 양말이나 신발을 착용시켜주기 전 아동의 엉덩관절이나 무릎을 굽힘시킴
4) 아동이 나이가 많거나 무거울 때
   (1) 옆으로 눕혀(sidelying) 실시
      • 아동의 엉덩관절과 무릎을 구부리고 팔을 앞쪽에 가져오는 것이 편리함

# 258

**아동이 다음 모자이크를 통해 얻을 수 있는 효과로 가장 거리가 먼 것은?**

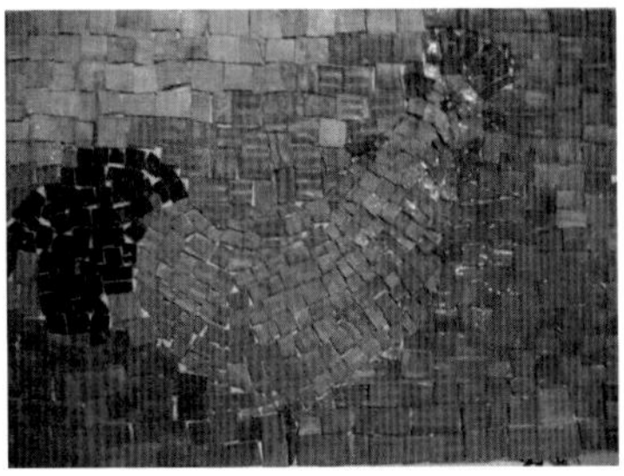

1) 흥미
2) 성취감
3) 창의력
4) 내적동기
5) 소운동 협응

**문제해설**

258 해설내용 참조

답 3)

## 모자이크의 적용

Explanation

### 1. 신체장애

1) 모자이크 전체 과정에 소동작 협응이 요구됨
2) 타일 집어 올리기
   - 집기의 향상
3) 타일 니퍼의 사용
   - 원통형잡기(cylindrical grasp) 근력의 강화가 이루어짐
4) 뇌 손상 환자의 기능향상
   (1) 디자인의 계획
   (2) 구성능력
5) 기타 적용
   (1) 모자이크는 침상생활을 하는 환자에게도 적용 가능함
   (2) 고립된 환자에게도 적절함
6) 호흡기 환자
   - 시멘트 풀과 물의 혼합 시 먼지가 발생하므로 금기 대상이 됨

### 2. 정신건강

1) 다양한 기능향상
   (1) 주의력, 집중력

(2) 계획능력
(3) 공간관계
(4) 인과관계 추리
(5) 소근육 협응

2) 매우 기능이 낮은 상태의 환자에게도 적용 가능함
• 긍정적인 결과물을 창출할 수 있음

3) 난이도의 조절이 가능함
(1) 색, 모양, 크기의 조절
(2) 과제의 난이도 조절



### 3. 소아

1) 소근육 운동 수행
(1) 조절능력의 증진
(2) 기술개발의 기회제공
(3) 집중 시간 유도

2) 씨앗이나 콩으로 대신할 수 있음

### 4. 노인

1) 노인에게 맞는 모자이크의 적응(adaptation)이 필요함
(1) 더 큰 사이즈의 타일 사용
(2) 대조적인 색의 사용
(3) 잘 깨지지 않는 타일의 사용
① 노인들은 균형의 문제를 가질 수 있음
② 걷기 또는 의자에 앉고 서기의 어려움

## 259

**다음 그림은 어떤 보조도구를 사용하기 위한 훈련인가?**

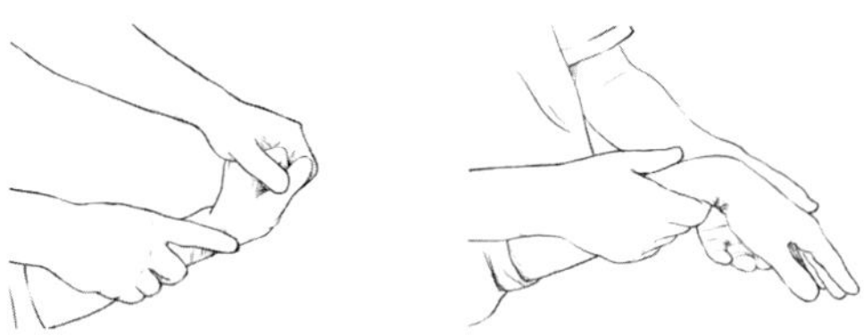

1) cock up splint
2) resting splint
3) lumbrical bar splint
4) RIC(tenodesis) splint
5) dosal blocking splint

**문제해설**

259 'Tenodesis grasp'을 훈련 중인 환자이다.

**답** 4)

# 260

**다음 도구의 사용에 가장 필요한 능력은?**

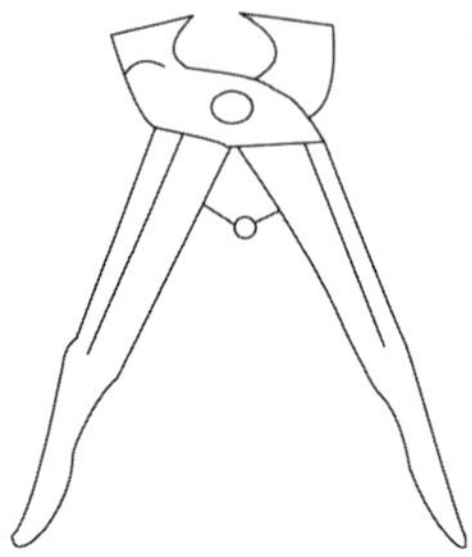

1) 악력
2) 순발력
3) 기억력
4) 집중력
5) 문제해결 능력

# 261

**다음 그림의 활동 시 고려할 내용으로 가장 거리가 먼 것은?**

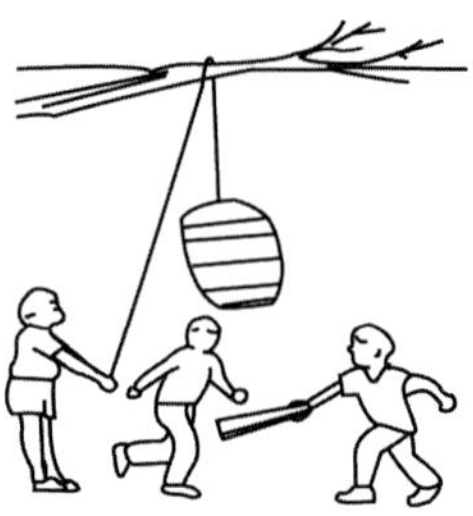

1) 외상
2) 역할분담
3) 대인관계
4) 계획능력
5) 독립성 증진

## 문제해설

**260** 타일 니퍼의 사용

- 집기의 향상
- 원통형잡기(cylindrical grasp) 근력의 강화가 이루어짐

**답** 1)

**261** 해설내용 참조

**답** 5)

## Pinata 놀이

Explanation

### 1. Pinata 놀이

1) 종이로 만든 용기 내에 장난감과 캔디를 담아 막대기로 쳐서 부수는 놀이
   - 우리나라의 ‘박 터트리기’ 놀이와 유사함

## 2. 종이공예의 적용

### 1) 신체장애

(1) 대부분의 환자들에게 적용할 수 있음
(2) 재가 장애인에게도 적절함
① 재료를 구하기 쉬움
② 저렴함
(3) 종이공예에서 강조되는 동작들
① 손가락의 움직임
② 손목의 움직임
③ 팔꿉관절 및 아래팔의 움직임
(4) 적은 노력으로 수행할 수 있음
• 심장병 환자와 호흡기계 환자에게 매우 적절한 활동임
(5) 재료의 독성 냄새를 제거해야 함
(6) 모든 종이공예는 양손 사용을 필요로 함

### 2) 정신건강

(1) 종이는 찢어지거나 구겨질 가능성이 있음
① 실패를 예방하기 위해 특별한 감독이 필요함
② 좌절할 수 있음
(2) 풀의 사용량을 결정하지 못하는 환자
• 작은 브러시를 이용하게 함
(3) 단순한 종이 접기
① 인지 기능을 평가할 수 있음
• 지시 따르기 능력
• 공간지각
• 좌절에 대한 내성

### 3) 소아

(1) 아동들에게 좋은 활동
• 창작물은 아동의 장난감이 될 수 있음
(2) 매우 어린 아동
• 종이를 찢어버리지만 가위 사용에 대한 욕구가 빨리 시작됨
(3) 의사소통에 어려움을 가지고 있는 아이
① 언어 형성을 도움
② 작품을 만들고 부수며 공상을 표출할 수 있음
(4) 가장 큰 단점
• 너무 많은 풀의 사용

# 262

**다음 그림은 감각통합 활동이다. 보기에 제시된 그림은 거울에 발라진 면도크림으로 그림을 그리는 활동이다. 제시된 그림과 치료목적이 가장 유사한 것은?**

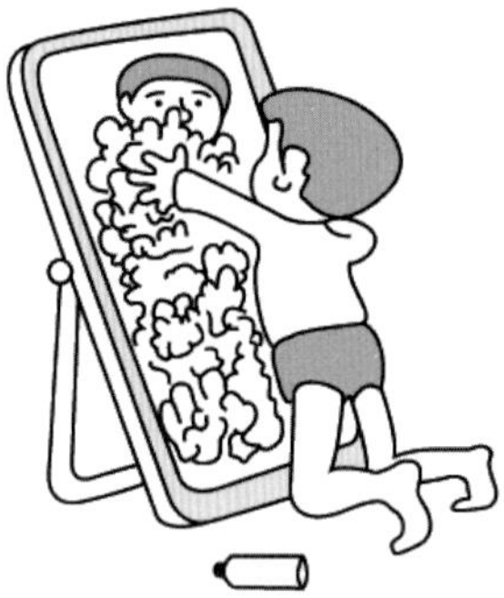

1) 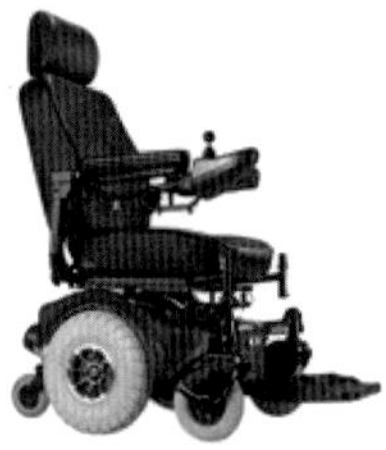

2) 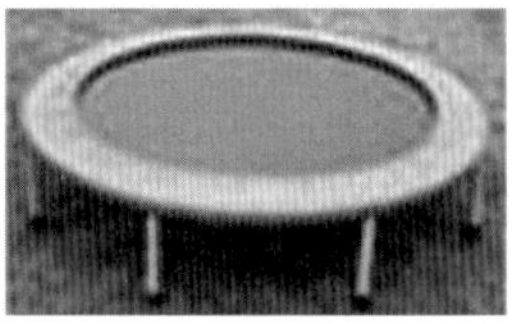

3) 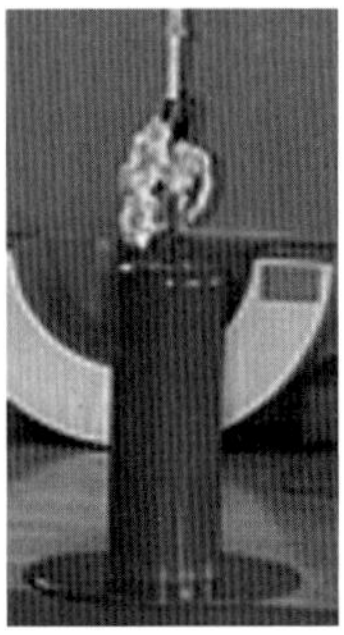

4) 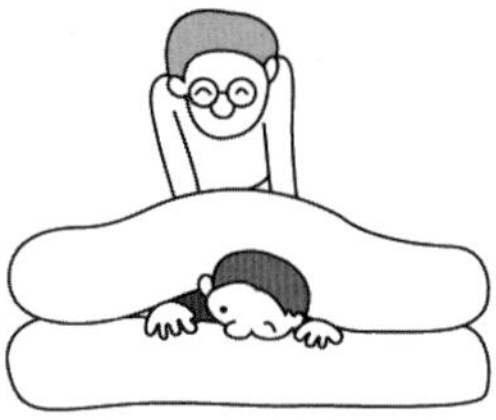

5) 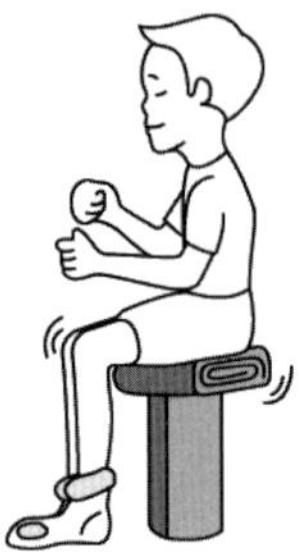

**문제해설**

**262** 촉각 자극 활동

1) 전동휠체어 : 이동성 향상
2) 트램펄린 : 전정감각 자극
3) UFO그네 : 전정감각 자극
4) 담요 : 촉각 자극
5) T-stool에 앉기 : 균형 및 자세조절 능력 향상

**답** 4)

# 263

**다음 중 가죽공예에 쓰이는 도구는?**

1) 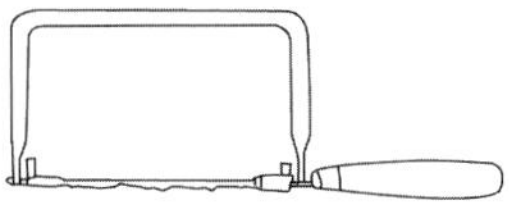

2) 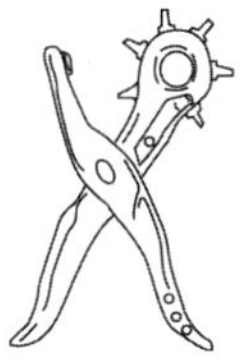

3) 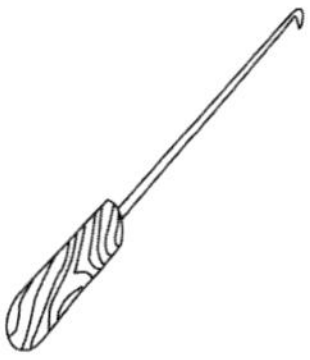

4) 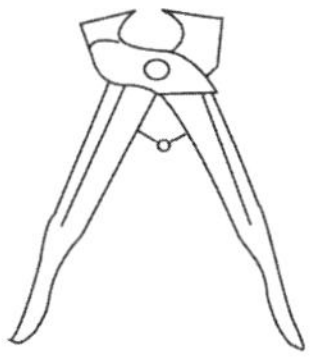

5) 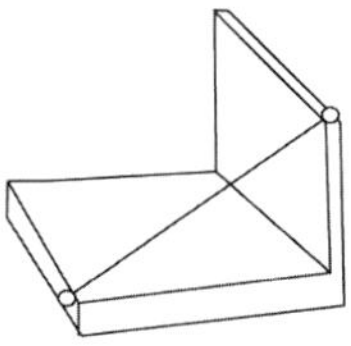

**문제해설**

263 해설내용 참조

답 2)

## 가죽공예

Explanation

### 1. 가죽공예의 대표적 도구들

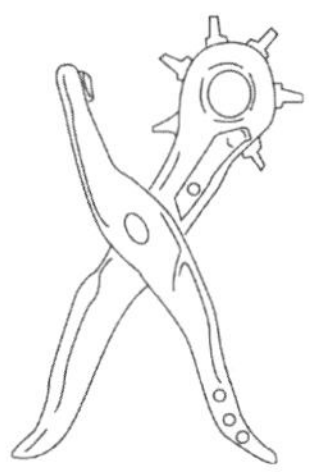

rotatory punch

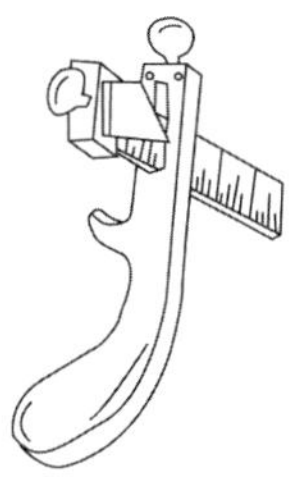

strap cutter

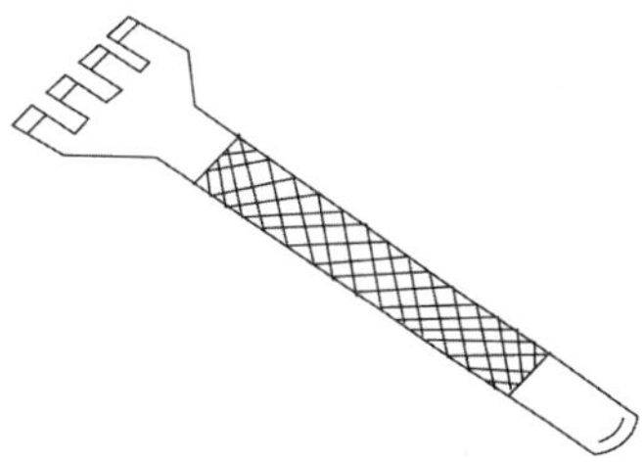

thonging chisel

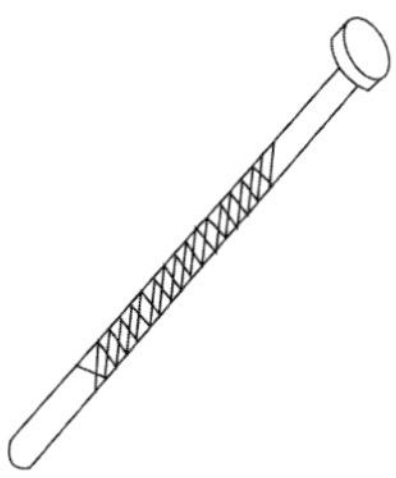

pear shader

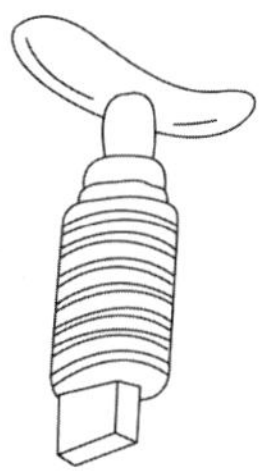

swivel knife

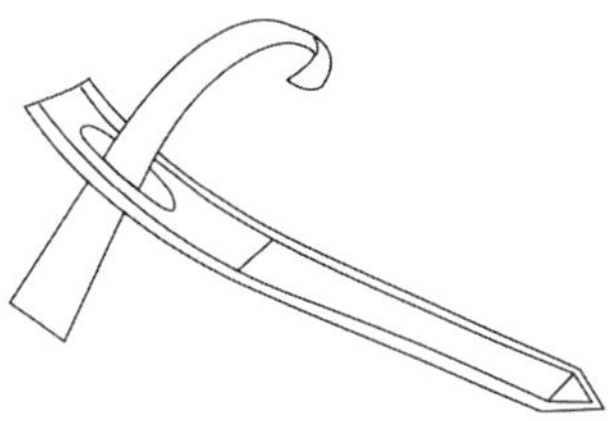

skife

# 264

**다음 얼굴 표정과 가장 관계 깊은 근육은 무엇인가?**

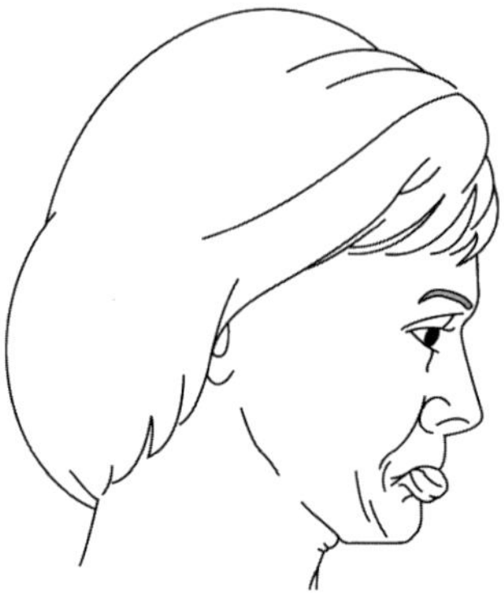

1) 턱끝근
2) 넓은 목근
3) 큰 광대근
4) 입꼬리내림근
5) 볼근

# 265

**다음 환자의 일상생활활동으로 부적절한 것은?**

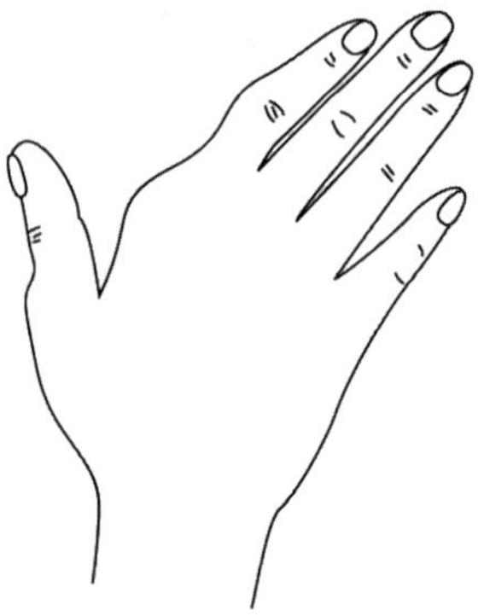

1) 걷을 때는 천천히 걷고 횡격막 호흡을 한다
2) 가능한 한 많은 동작을 할 때는 앉아서 한다
3) 음식을 저을 때에는 어깨와 팔꿈치 관절을 움직여서 휘젓는다
4) 꽉 쥐는 것을 피하기 위해 숟가락이나 포크 등을 두껍게 해준다
5) 물건의 뚜껑을 열 때는 왼손으로, 닫을 때는 오른손을 사용하는 것이 좋다

**문제해설**

**264** 그림은 아랫입술을 화난 것처럼 뿌루퉁하게 내민 모습으로 관여하는 근육은 턱끝근(mantalis)이다.

**답** 1)

**265** 그림은 류마토이드 관절염을 가진 환자로 일상생활을 할 때 기형을 유발하는 자세는 되도록 피한단. 예를 들어 물건의 뚜껑을 열 때는 오른손으로, 닫을 때는 왼손을 사용하는 것이 좋다.

**답** 5)

# 266

**다음 그림에 대한 설명으로 가장 타당한 것은?**

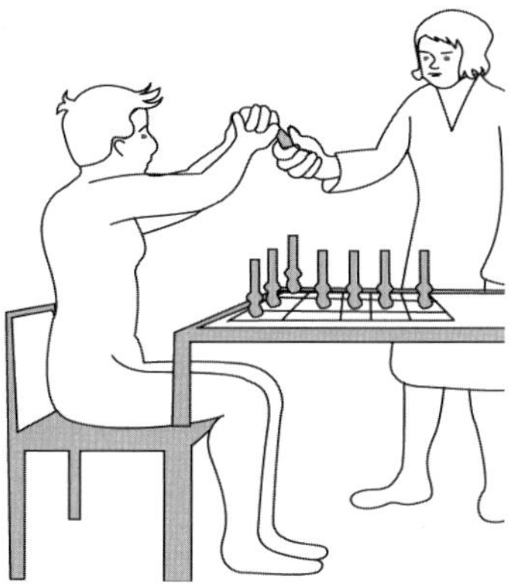

1) Rood 테크닉 중 촉진 테크닉이다
2) 치료사는 건측에 서서 실시해야 한다
3) 치료의 목적은 몸통회전과 기억력 향상이다
4) 손과 팔 모두에 기능이 없는 뇌졸중 환자이다
5) 위팔을 어깨 높이보다 더 높게 들어 올려야 한다

# 267

**아래와 같은 상황에서 휠체어가 통과하기 위해서 필요한 X의 최소 넓이는?**

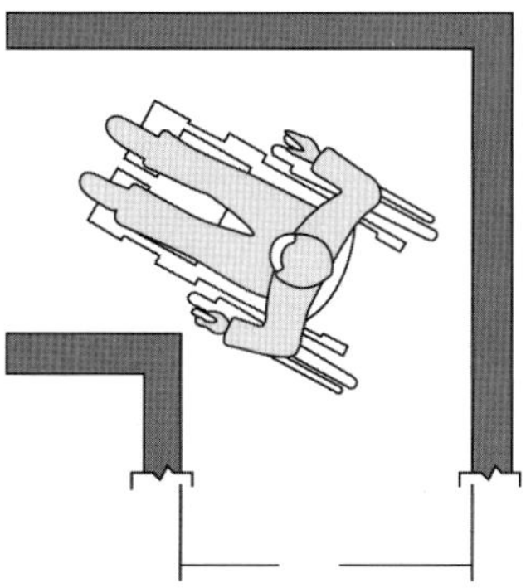

1) 26인치
2) 36인치
3) 42인치
4) 48인치
5) 60인치

## 문제해설

**266** NDT 1단계에 실시하는 치료적 활동이다. 1단계는 팔과 손에 모두 기능이 없다.

**답** 4)

**267** 1) 표준형 휠체어의 평균 좌우폭은 26인치이다.
3) 표준형 휠체어의 평균 전후폭은 42인치이다.
4) 그림과 같은 상황에서 90° 회전 후, 다시 90° 회전하여 공간을 나가는 경우 48인치의 공간이 필요하다.
5) 휠체어가 360° 회전하기 위해서는 가로, 세로 각각 60인치의 공간이 필요하다.

**답** 4)

# 268

**다음의 말단장치는 'voluntary closing TRS'이다. 그렇다면 못을 놓기 위한 팔의 동작은 무엇인가?**

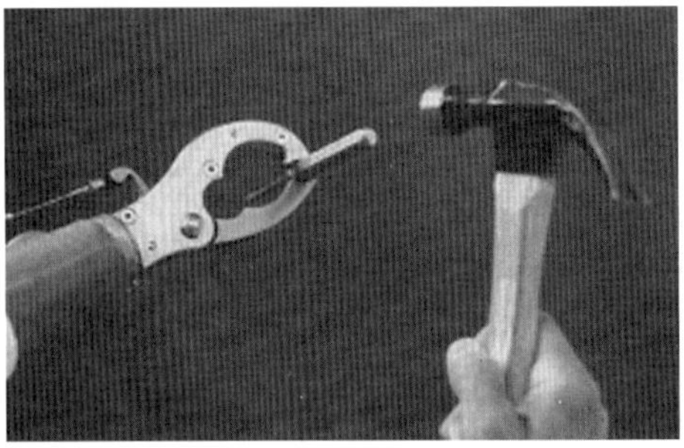

1) 아래팔의 엎침
2) 팔꿉 관절의 폄
3) 어깨 관절의 폄
4) 어깨 관절의 굽힘
5) 팔꿉 관절의 굽힘

# 269

**다음의 활동을 패턴 없는 한 색으로만 채워 넣기 작업을 하고 있다면 목적으로 가장 타당한 것은?**

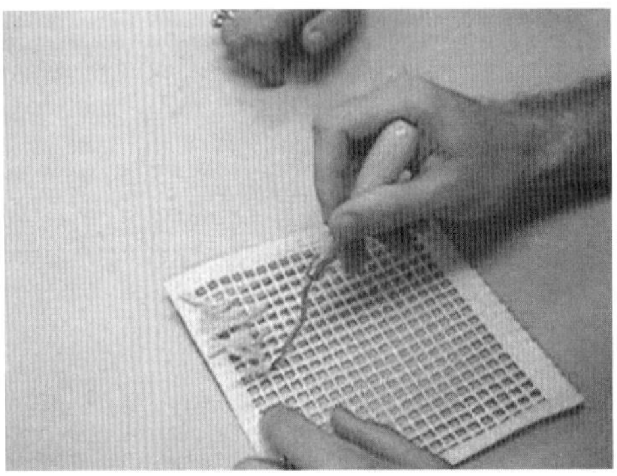

1) 인지손상환자의 인지훈련
2) 지각손상환자의 지각훈련
3) 수부 손상 환자의 ROM 증진
4) 편마비 환자의 운동패턴 강화
5) 손목 근력이 약한 환자의 훈련

## 문제해설

**268** 말단장치가 voluntary closing 타입이므로 장력을 가할 때 후크가 열린다. 후크를 여는 동작은 어깨 관절의 굽힘과 어깨뼈의 벌림이다.

**답** 4)

**269** 래치후킹 작업이다. 손목의 폄을 촉진하는 활동이다.

**답** 5)

# 270

**다음 사진의 변형이 발생하는 원인으로 옳은 것은?**

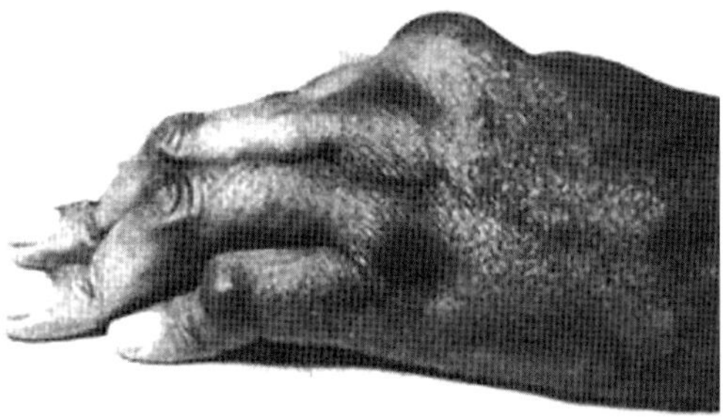

1) FDS 손상
2) 다발성 골절
3) MP 관절 주변의 인대 손상
4) 펌 힘줄의 가측슬립(lateral slip) 손상
5) 펌 힘줄의 중앙슬립(central slip) 손상

**문제해설**

**270 단춧구멍 변형(bouttoniere deformity)**

손목 관절(wrist), MP 관절, PIP 관절에 활액막염(synovitis)이 발생할 때 폄 힘줄(extensor tendon)의 'central slip'이 손상됨

**답** 5)

# 271

**화상 환자의 손에 다음 사진과 같이 자가접착식 붕대를 적용했다. 가장 타당한 목적은 무엇인가?**

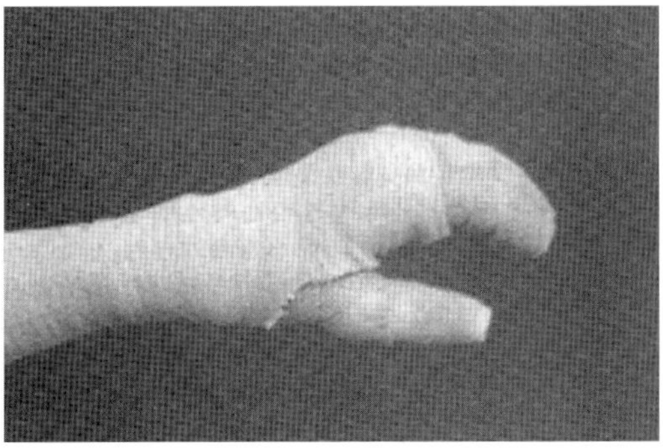

1) 통증 완화
2) 부종 감소
3) 근력 강화
4) 피부 관리
5) 지구력 강화

**271 부종(Edema)**

- 외상의 일반적 결과이지만 빠르고 공격적인 치료가 필요
  - 영구적인 강직(stiffness)과 장애(disability)를 예방하기 위해
  - 외상 초기 수 시간 내 백혈구의 증가로 초기 부종 발생
- 초기 부종 조절이 이루어져야 함
  - 거상(elevation)
  - 마사지
  - 붕대 또는 의복을 이용한 압박(compression)
  - 능동적(active) ROM
  - MEM

**답** 2)

# 272

**다음 사진의 평가를 통해 재평가를 수행한 결과로 물의 양이 줄어들었다. 이런 변화를 초래할 수 있었던 이유로 가장 거리가 먼 것은?**

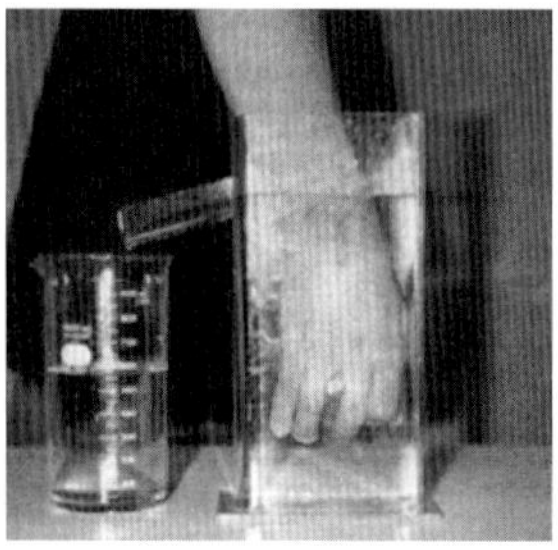

1) 손에 압박장갑을 착용한다
2) 손을 심장보다 높게 유지한다
3) 온냉 교대 목욕(contrast baths)을 실시한다
4) AROM(active range of motion)을 실시한다
5) 젖은 수건을 따뜻하게 만들어 손을 감싸준다

**문제해설**

272 부종을 평가하는 도구이다. 그러므로 부종을 줄여주는 방법이 아닌 '열의 적용'이 답이 된다.

**답** 5)

## 부종(Edema)

Explanation

- 외상의 일반적 결과이지만 빠르고 공격적인 치료가 필요함
- 영구적인 강직(stiffness)과 장애(disability)를 예방하기 위해
- 외상 초기 수 시간 내 백혈구의 증가로 초기 부종이 발생됨
- 초기 부종 조절
  - 올림(elevation), 마사지, 압박(compression), 능동적(active) ROM 등을 사용함

### 1. 올림(elevation)

1) 손을 심장보다 높게 위치시킴
2) 슬링(sling)은 혈액의 유입을 감소시킴
3) 누워있는 경우 또는 앉아있는 경우 베게(pillow) 위에 손을 올림

### 2. 온냉 교대 목욕(contrast baths)

- 따뜻한 물과 차가운 물에 담그기

1) 'contrast bath'는 20분간 시행됨
2) 1분은 찬물에, 1분은 따뜻한 물에 넣기를 번갈아 가며 반복함
3) 처음의 1분과 마지막 1분은 찬물로 해야 함

### 3. manual edema mobilization(MEM)

1) 림프샘(lymphatic)의 역할 이용한 부종 감소법
   (1) 조직액, 단백질, 기타 미분자성 물질(molecule substance)의 이동을 통해
   (2) 아급성기(subacute) 환자의 부종이 만성화되는 것을 예방하기 위해 또는 만성 부종을 감소시키기 위해 사용되는 테크닉
2) MEM의 원칙 및 개념
   (1) 가벼운 마사지
   (2) 마사지 이후의 운동
   (3) 몸쪽에서 먼쪽 쪽으로의 마사지 후 먼쪽에서 몸쪽으로 림프선을 따라가는 마사지
   (4) 마사지는 절개지(incision) 주변을 돌아서 지나감
   (5) 추가적인 염증을 만들지 않음
   (6) 가정에서의 셀프 마사지 프로그램에 포함시킴
   (7) 다른 치료법(테크닉)이 부종을 증가시키지 않도록 유도함
   (8) 낮은 장력의 압박 붕대 적용 및 견고한(harden) 연부 조직에 온기(warmth)의 제공

### 4. AROM(active range of motion)

1) 근육의 활동을 통해 정상적인 혈류의 움직임이 발생함
2) 하루 여러 차례 어깨와 팔꿈치를 움직여 주어야 함

### 5. 압박(compression)

1) 'coban wrap'을 이용한 압박
2) 압박 의복을 통한 압박

## 273

**그림에 제시된 평가도구에서 언어적 도움(verbal assistance)만 필요한 경우 점수는?**

PRIMARY ADL ACTIVITY　SCORING　COMMENTS AND REASONING

| DRESSING | IP SCORE | | | | | |
|---|---|---|---|---|---|---|
| Shirt (or Dress) | 4 | 3 | 2 | ① | 0 | Include one armhole, fix shoulder |
| Pants | 4 | 3 | 2 | ① | 0 | Find correct leghole |
| Socks | 4 | 3 | 2 | ① | 0 | One-handed technique, balance |
| Shoes | 4 | 3 | 2 | ① | 0 | Balance |
| Fastenings | 4 | 3 | 2 | ① | 0 | Match buttonholes, Velcro through loop |
| Other | | | | | | |

1) 0　2) 1
3) 2　4) 3
5) 4

**문제해설**

273 그림에 제시된 평가도구의 이름은 A-ONE이다.
- 4 : 독립적으로 수행
- 3 : supervision 필요
- 2 : verbal assistance 필요
- 1 : physical assistance 필요
- 0 : 수행불가

**답** 3)

# 274

**사람그리기와 꽃 그리기를 아래와 같이 수행한 환자의 주요 문제점은?**

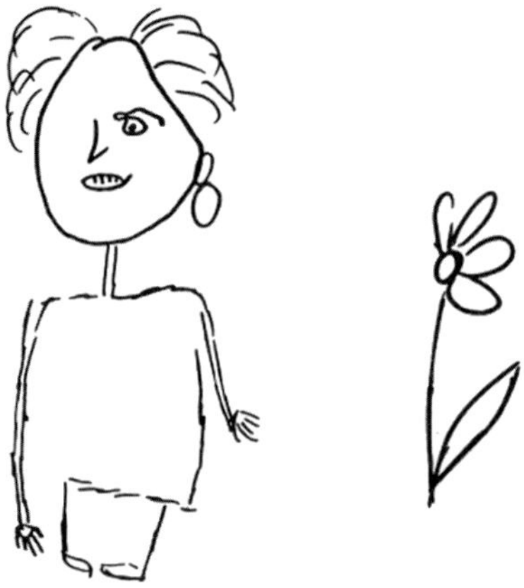

1) 시력장애
2) 시야 장애
3) 시각적 기억
4) 안구운동 장애
5) 시각적 주의장애

# 275

**다음 사진과 같이 손가락에 골절이 있는 환자의 치료 내용으로 가장 타당한 것은?**

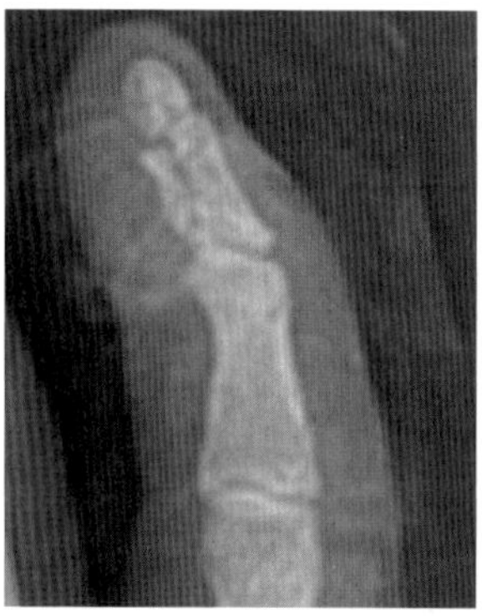

1) 관절운동
2) 근력강화
3) 부동유지
4) 신장운동
5) 지속적압박

## 문제해설

**274** 편측무시가 있는 우뇌손상환자가 사람그리기(안보고 그리기)와 꽃그리기(보고 그리기)를 수행한 그림으로, 편측무시는 시각적 주의장애에 해당한다.

**답** 5)

**275** 골절 후 부동(immobilization)이 절대적으로 필요하다.

**답** 3)

# 276

**다음 그림은 손가락 부목(splint)이다. 어떤 문제에 적용하는가?**

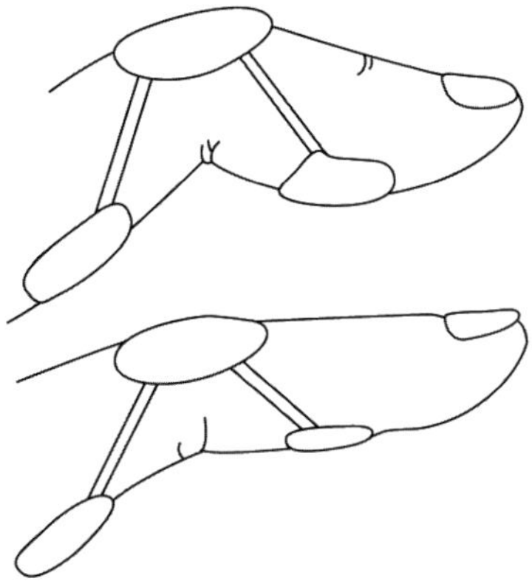

1) Mallet finger
2) Trigger finger
3) Heberden's nodes
4) Swan neck deformity
5) Boutoniere deformity

# 277

**다음 그림과 같은 쥐기의 사례와 명칭으로 타당한 것은?**

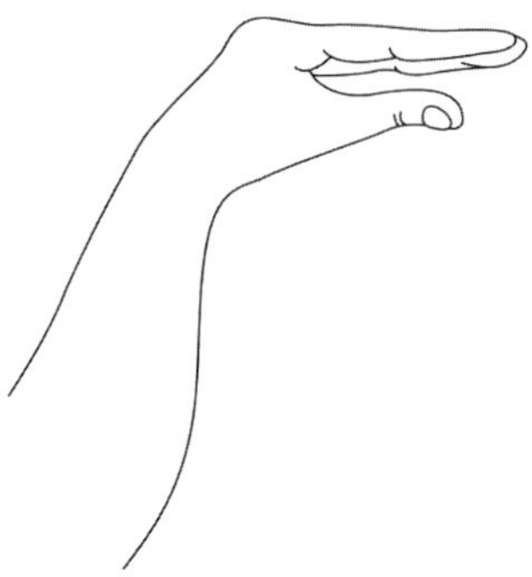

1) 책 쥐기, palmar grasp
2) 책 쥐기, radial digital grasp
3) 책 쥐기, intrinsic plus grasp
4) 디스크(disk) 잡기, disk grasp
5) 디스크(disk) 잡기, palmar grasp

**문제해설**

**276** 단춧구멍 변형(bouttoniere deformity)

- PIP 관절의 굽힘
- DIP 관절의 과도한 폄(hyper extension)
- 손목 관절(wrist), MP 관절, PIP 관절에 활액막염(synovitis)이 발생할 때 폄 힘줄(extensor tendon)의 'central slip'이 손상됨

**답** 5)

**277** 'intrinsic plus grasp'이다. 사례로는 책 잡기가 있다. 손의 내재근과 폄근이 조화를 이루며 만든 잡기이다.

**답** 3)

# 278

**아래 사진은 어떤 근육을 검사하는 것인가?**

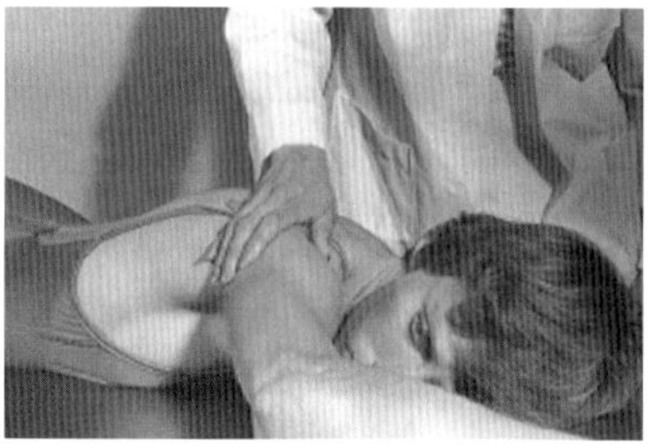

1) 큰마름근(대능형근, Rhomboids major)
2) 어깨올림근(견갑거근, Levator scapula)
3) 작은마름근(소능형근, Rhomboids minor)
4) 위등세모근(상부승모근, Upper trapezius)
5) 아래등세모근(하부승모근, Lower trapezius)

# 279

**사진에 제시된 PNF 패턴은?**

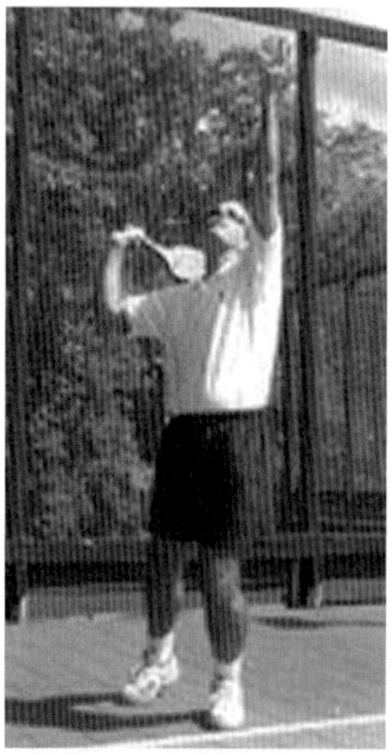

1) $D_1$ 굽힘
2) $D_1$ 폄
3) $D_2$ 굽힘
4) $D_2$ 폄
5) 대칭성 양쪽 굽힘

**문제해설**

278 아래등세모근의 MMT 측정자세이다. 어깨내림근이며 중력이 제거된 상태이다.

**답** 5)

279
- Scapular : Elevation, Aduction, Rotation
- Shoulder : Flexion, Abduction, External Rotation
- Elbow : Flexion
- Forearm : Supination

**답** 3)

# 280

**아래와 같은 의수의 특징으로 옳은 것은?**

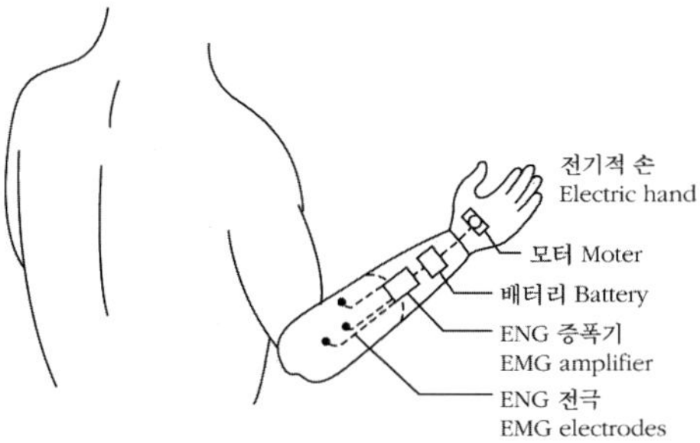


1) 매우 가볍다
2) 재장착이 필요 없다
3) 외관과 미용성이 개선되었다
4) 어깨멜빵이 반드시 필요하다
5) 고유감각 피드백이 가능하다

# 281

**아래 그림에서 하얀색 삼각형의 존재를 인식하기 위해서 필요한 능력은?**

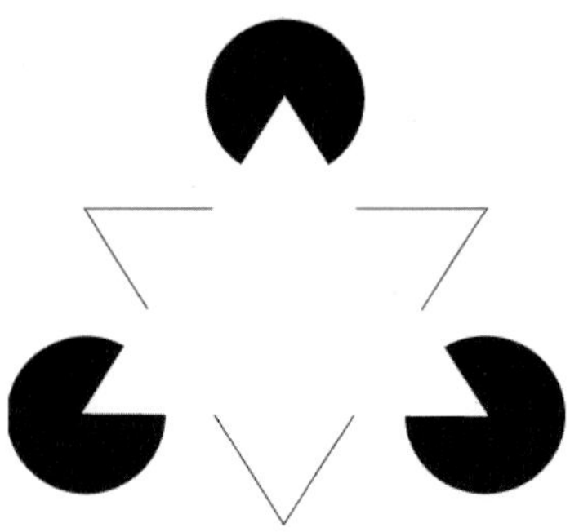

1) 공간관계
2) 시각완성
3) 입체지각
4) 시각적 판별
5) 전경과 배경

**문제해설**

**280** 근전기 의수(myoeletric prosthesis)

- 무게가 증가된다.
- 재장착을 빈번히 해야한다.
- 어깨멜빵이 최소화되거나 없다.
- 신체동력 의수가 고유감각 피드백이 가능하다.

**답** 3)

**281** 시각완성 훈련은 하얀색 삼각형의 가장자리를 인식할 수 있다. 이러한 지각은 검은선과 동그라미에 나란히 놓기에 기반한다.

**답** 2)

# 282

## 다음 그림에 대한 설명으로 옳은 것은?

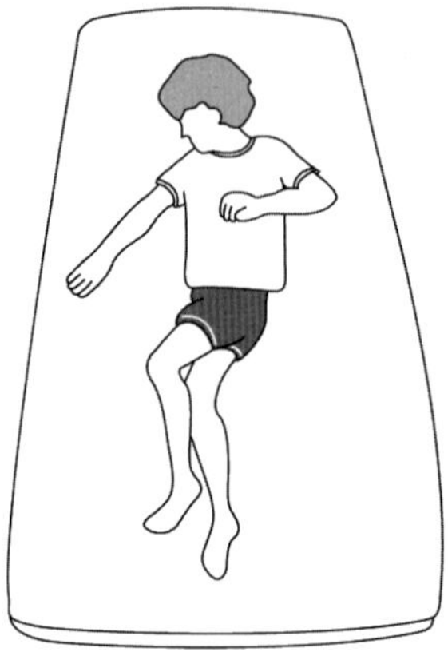

1) 척수단계의 반사이다
2) 목의 굽힘과 폄에 의해서 유발된다
3) 생후 3개월부터 8개월까지 나타나면 정상이다
4) 잡기반사(grasp reflex)와 같은 단계의 반사이다
5) 독립적인 먹기를 위해서는 이 반사가 통합되어야 한다

# 283

## 다음 그림에 대한 설명으로 옳은 것은?

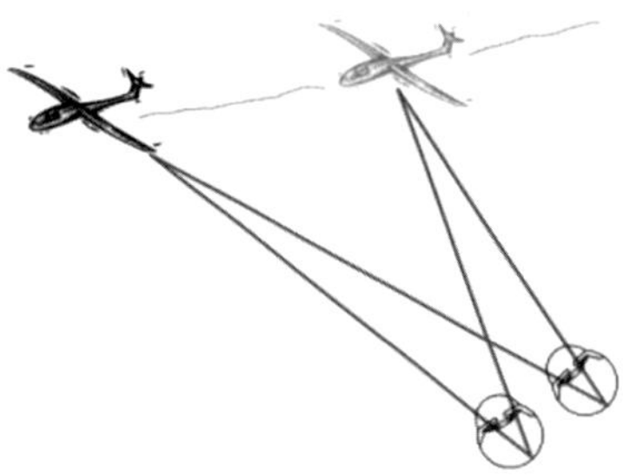

1) 눈의 빠른 움직임에 대한 설명이다
2) 눈이 책을 읽을 때의 눈움직임과 유사하게 움직인다
3) 눈이 공중에 높이 뜬공을 받을 때와 유사하게 움직인다
4) 복잡한 서랍에서 원하는 연필을 찾을 때 필요한 기술이다
5) 보지 않고도 주머니에서 원하는 동전을 찾을 수 있는 기술이다

### 문제해설

**282** ATNR에 대한 설명
1) 뇌간단계의 반사이다.
2) STNR
3) 양성지지반응에 대한 설명이다.
4) 잡기반사는 척수단계의 반사이다.
5) 음식을 먹기 위해서 음식 방향으로 목을 돌리면 팔이 신전되어서 음식을 입쪽으로 가지고 올 수 없게 된다.

**답** 5)

**283**
1) saccade에 대한 설명이다.
2) saccade에 대한 설명이다.
3) smooth pursuit(눈의 추적)에 대한 그림이다.
4) 전경과 배경에 대한 설명이다.
5) 입체지각에 대한 설명이다.

**답** 3)

# 284

**다음 중 자신경 검사에 해당하는 것은?**

1) 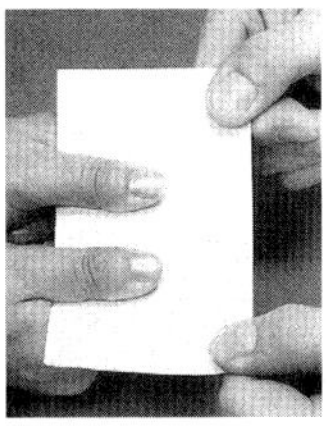

2) 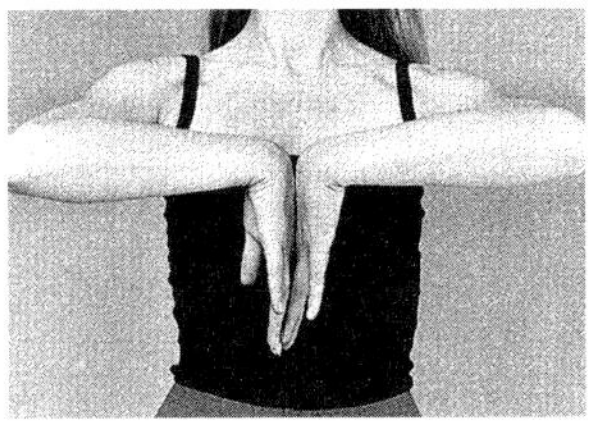

3) 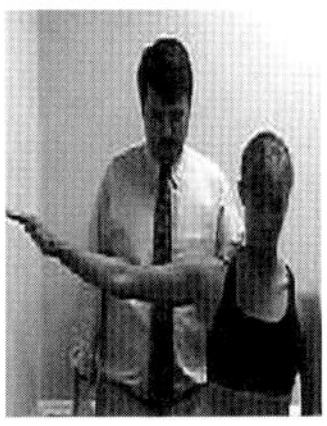

4) 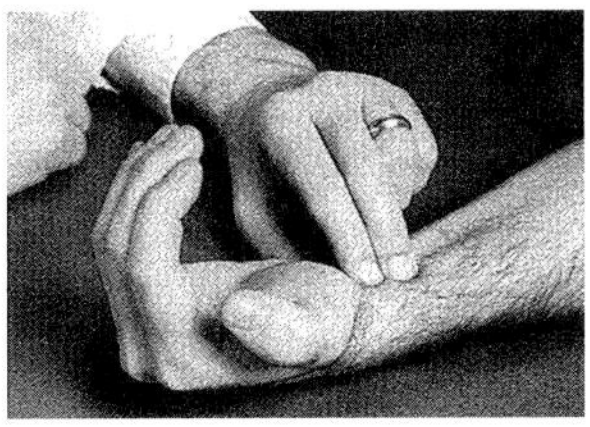

5) 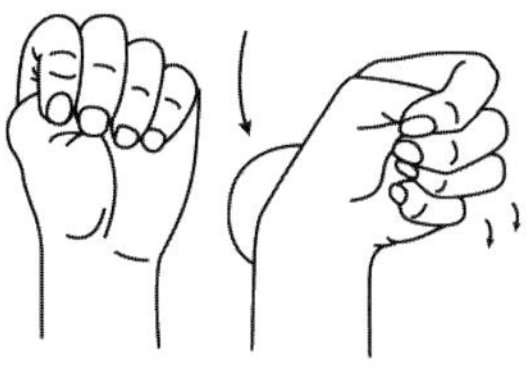

# 285

**알렌인지단계 검사에 대한 사진이다. 제시된 바느질 패턴에 해당하는 인지수준으로 가장 적절한 것은?**

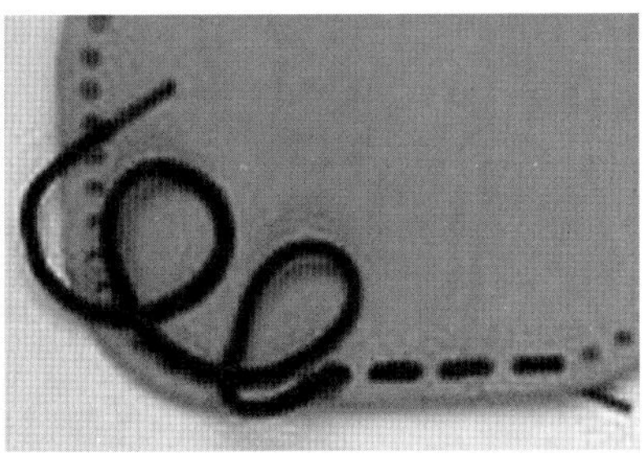

1) 자동적인 행동
2) 자세 반응
3) 조작 행동
4) 목적 지향적 행동
5) 계획된 행동

## 문제해설

**284** 1) 프로멘트 징후 : 자신경 검사
2) 팔렌 검사 : 정중신경 검사
3) 팔떨어뜨리기 검사 : 회전근띠의 열상 검사
4) 손목관 압박 검사 : 정중신경 검사
5) 핀켈 스타인 검사 : de Quavein 질병 검사

**답** 1)

**285** running stitch는 알렌인지단계 3.0~3.4에 해당한다.
1) 2단계
2) 3단계
3) 5단계
4) 1단계
5) 4단계

**답** 3)

# 286

**루드의 촉진기술과 억제기술에 대한 그림이다. 아래 그림 중 치료의 목적이 다른 하나는?**

1) 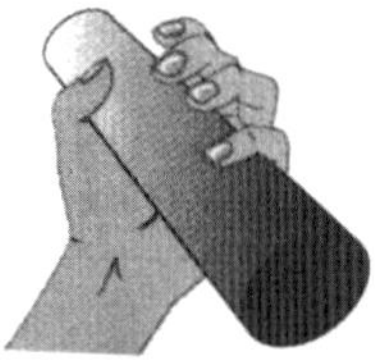

2) 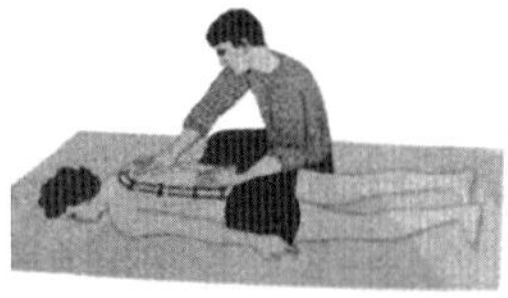

3) 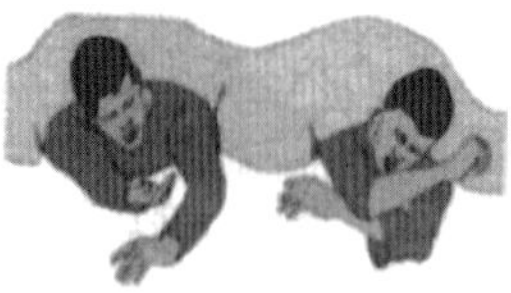

4) 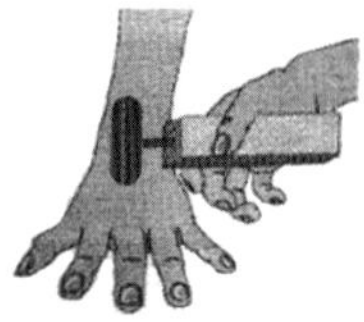

5) 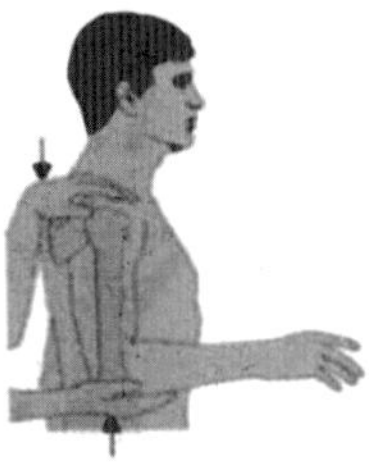

# 287

**아래 사진의 평가 도구와 가장 관계 깊은 용어는?**

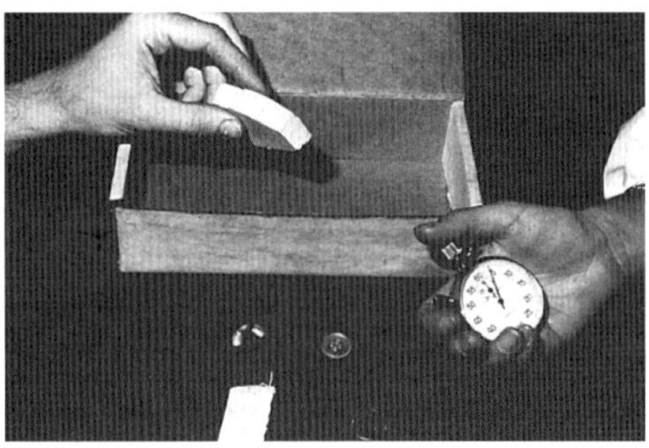

1) 시각
2) 정중신경
3) 편측무시
4) 온도감각
5) 고유수용성감각

**문제해설**

**286** 1) 깊은 힘줄 압박 – 억제기법
2) 천천히 쓰다듬기 – 억제기법
3) 미지근한 온난 – 억제기법
4) 빠른 솔질 – 촉진기법
5) 관절압박 – 억제기법

**답** 4)

**287** Moberg pickup test
정중신경 및 자신경 마비를 검사함

**답** 2)

# 288

**아래 그림은 무엇을 검사하기 위한 검사인가?**

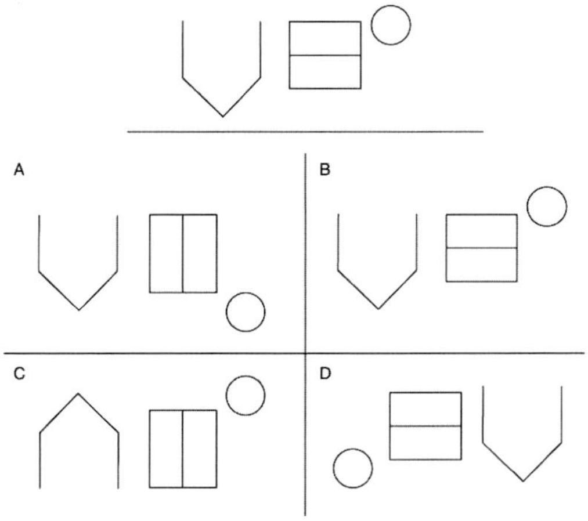


1) 장기기억
2) 단기기억
3) 구성실행증
4) 개념실행증
5) 시각적 집중

# 289

**뇌졸중 환자가 계산을 수행 중 오류를 범하였다. 그림에서 이 환자가 오류를 범한 주요인은 무엇인가?**

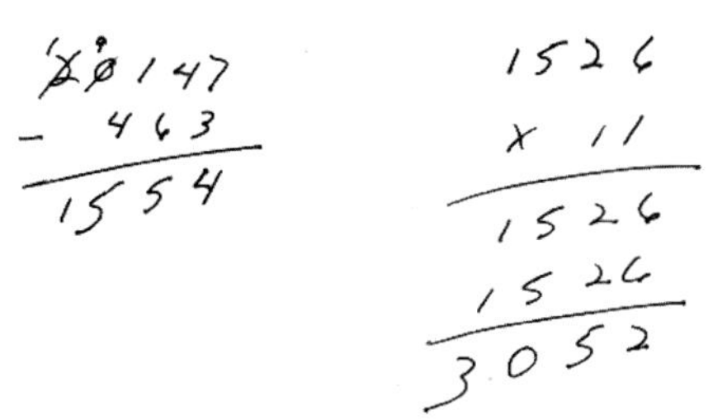

1) 실독증
2) 실서증
3) 연역적 추리
4) 귀납적 추리
5) 공간지각 장애

**문제해설**

288 이차원 구성 실행증을 검사하는 "The Test of Visual-Motor Skills for adults"이다.

**답** 3)

289 공간적 계산곤란증으로 공간지각장애에 해당한다.

**답** 5)

# 290

## 다음 그림과 관련된 NDT의 운동회복단계는?

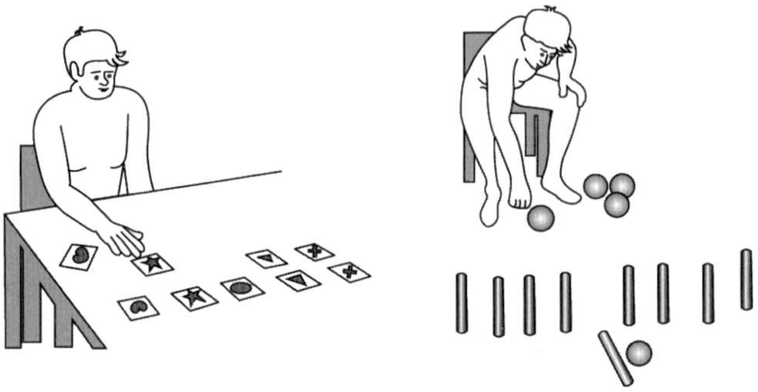

1) 1단계
2) 2a단계
3) 2b단계
4) 3단계
5) 4단계

# 291

## 사진에 제시된 검사와 관련된 설명으로 틀린 것은?

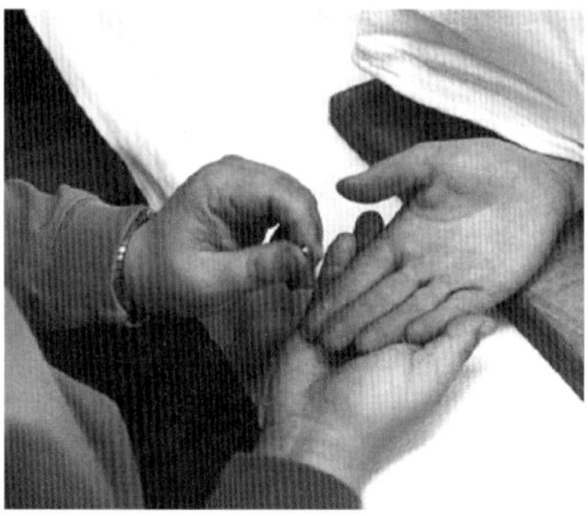

1) 가벼운 촉각은 A-beta 섬유로 전달된다
2) 검사자극은 불규칙적으로 적용해야 한다
3) 고유수용성 감각과 촉각은 같은 신경로로 전달된다
4) 의식적인 고유수용성 감각은 척수소뇌로로 전달된다
5) 검사 수행 시 눈가리개를 사용하면 불안이나 균형장애를 유발할 수 있다

### 문제해설

**290** 1) 1단계 : 팔과 손의 기능이 없다.
2) 2a단계 : 팔의 기능은 약간 있으니 손의 기능은 없다.
3) 2b단계 : 손의 쥐는 기능은 있으나 팔의 기능은 없다.
4) 3단계 : 팔의 기능이 있으며, 손가락의 전체적인 굽힘이 가능하다.
5) 4단계 : 섬세한 운동기능이 부족하다.

**답** 2)

**291** 척수소뇌로는 무의식적인 고유수용성 감각을 전달한다.

**답** 4)

# 292

**휠체어 농구에 대한 그림이다. 그림과 관련된 적응(adaptation)에 대한 설명으로 가장 타당한 것은?**

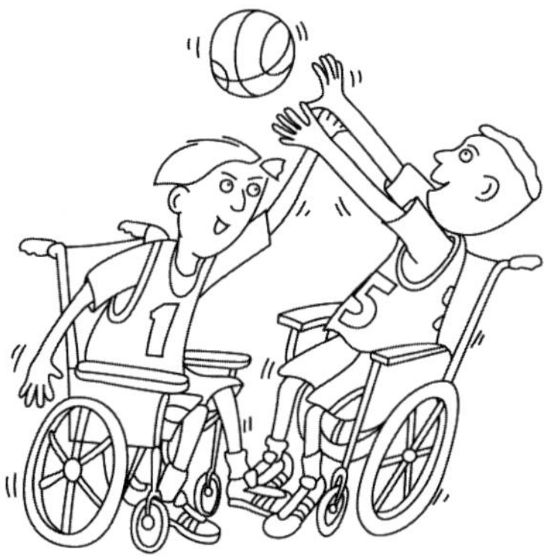


1) 저항을 감소시킨다
2) 지렛대를 변화시킨다
3) 수행방법을 변화시킨다
4) 사물의 크기를 변화시킨다
5) 관절가동범위를 증가시킨다

# 293

**아래 사진은 어떤 근육을 검사하는 것인가?**

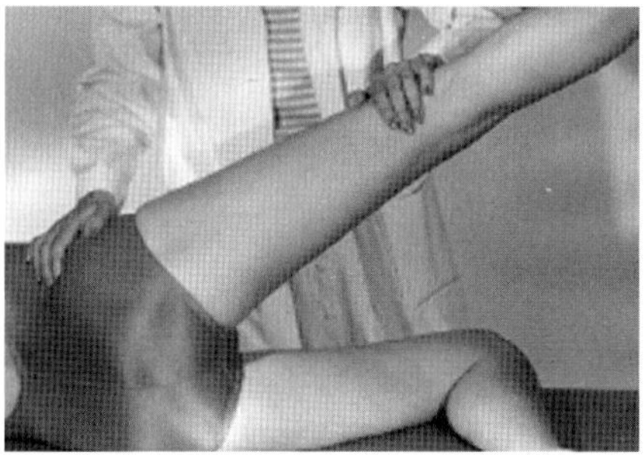

1) 큰볼기근(대둔근, Gluteus maximus)
2) 중간볼기근(중둔근, Gluteus medius)
3) 큰모음근(대내전근, Adductor magnus)
4) 짧은모음근(단내전근, Adductor brevis)
5) 반힘줄모양근(반건양근, Semitendinosus)

**문제해설**

**292** 서서하는 농구 경기를 휠체어에 앉아서 수행하는 것은 과제수행방법을 변화시키는 것이다.

**답** 3)

**293** 엉덩관절 벌림근의 MMT 측정자세이다. 항중력자세이며 대표근육은 중간볼기근과 작은볼기근이다.

**답** 2)

# 294

**아래의 검사와 관련된 뇌신경은?**

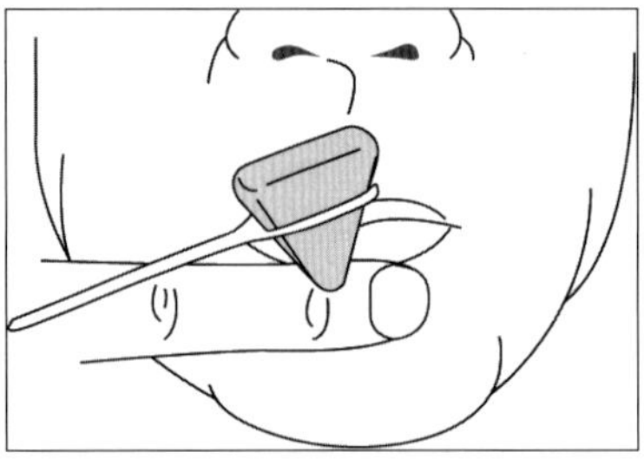

1) 삼차신경
2) 얼굴신경
3) 미주신경
4) 더부신경
5) 혀인두신경

# 295

**브론스트롬의 폄근 시너지(extensor synergy)에 대한 설명으로 옳은 것은?**

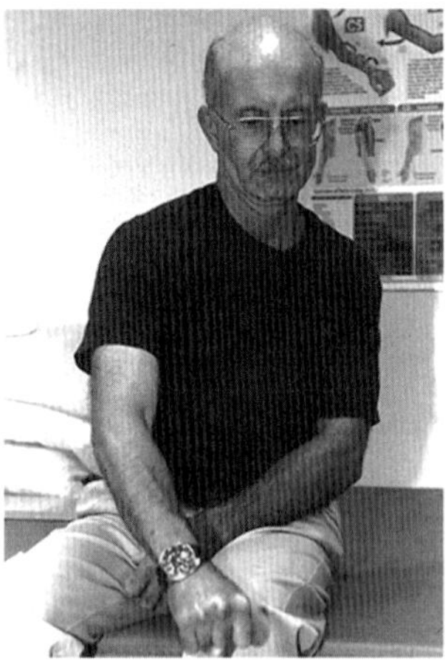

1) 팔꿈치 굽힘이 나타난다
2) 아래팔 뒤침이 나타난다
3) 어깨뼈 뒤당김이 나타난다
4) 위팔 바깥돌림이 나타난다
5) 건측 팔에 저항을 주면 환측의 시너지를 촉진할 수 있다

## 문제해설

**294** Jaw jerk 검사로, 삼차신경을 검사하기 위한 것이다.

**답** 1)

**295**
- elbow extension
- forearm pronation
- scapular protraction
- shoulder internal rotation

**답** 5)

# 296

**보기에 제시된 평가와 목적이 다른 한 가지는?**

1. 나에게 이상한 일이 생겼을 때
2. 내 생각에 가끔 아버지는
3. 우리 윗사람들은
4. 나의 장래는
5. 어리석게도 내가 두려워하는 것은

1) 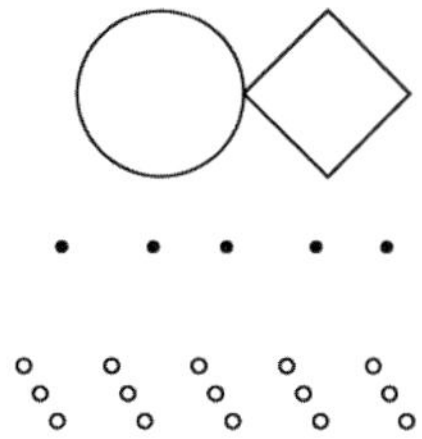

2) 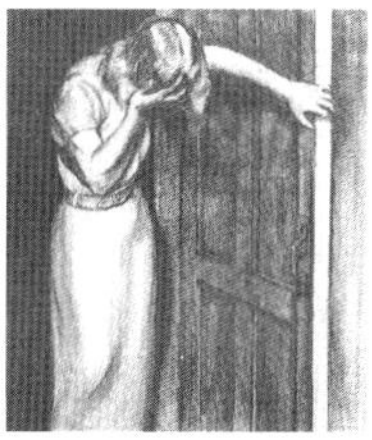

3) 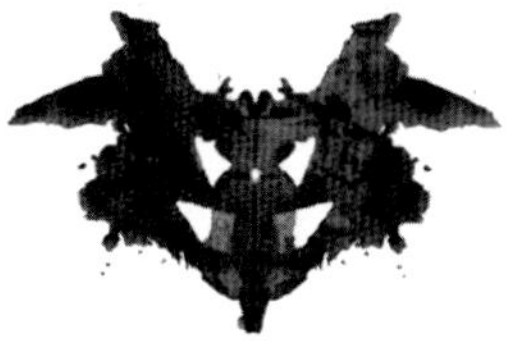

4) 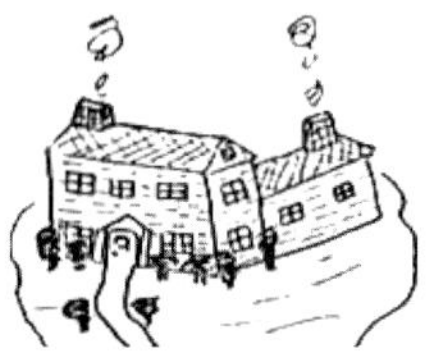

5) 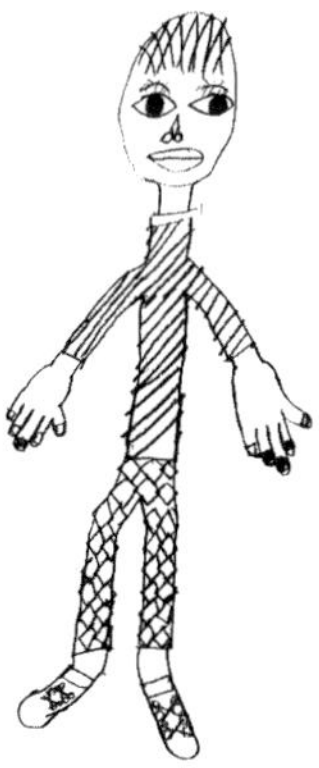

**문제해설**

**296 문장완성검사-투사적 성격검사**

1) 벤더도형검사-신경심리검사
2) 주제통각검사-투사적 성격검사
3) 로샤검사-투사적 성격검사
4) 집그림검사-투사적 성격검사
5) 사람그림검사-투사적 성격검사

**답** 1)

# 297

**아래 평가도구의 목적으로 가장 적절한 것은?**

1. 테이블의 전완(측면)
   a. 의자
   b. 쿠션과 평평한 의자
2. 상자의 전완(측면)
   a. 상자(완전한 높이)
   b. 상자(1/2 높이)
3. 팔꿈치의 뻗침(측면으로)
   a. 40cm 선
   b. 28cm 선
4. 무게를 가한 팔꿈치의 뻗침(측면으로)
   a. 상자(완전한 높이)
   b. 상자(1/2 높이)
5. 테이블의 손(앞)
   a. 의자
   b. 쿠션과 평평한 의자
6. 상자의 손(앞)
   a. 상자(완전한 높이)
   b. 상자(1/2 높이)
7. 뻗기, 다시 시작 위치로 돌아오기
   a. 40cm 선
   b. 28cm 선
8. Foam stick 움직임
   a. 회 내에서 회외
   b. 회 내만

1) 감각 평가 2) 인지 평가
3) 시각 평가 4) 운동조절 평가
5) 관절가동범위 평가

**문제해설**

**297** 위 평가도구는 GRADED WOLF MOTOR FUNCTION TEST로 운동조절 평가에 해당한다.

**답** 4)

# 398

**보기는 MVPT의 문항 일부이다. 이 문항을 전혀 수행하지 못하는 환자의 문제점으로 가장 유사한 것은?**

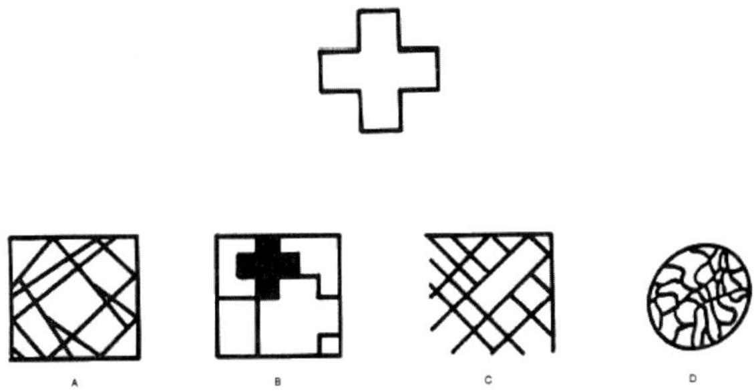

1) 운전하면서 보행자를 조심한다
2) 시계를 보지 않고 몇 시인지 알 수 없다
3) 치료사의 손가락 동작을 따라 할 수 없다
4) 조리대에서 재료와 주방용기를 구별할 수 없다
5) 자동차 사진과 자동차 그림 모두가 자동차라는 것을 인식하지 못한다

# 299

**다음과 같은 스위치를 사용해야 하는 대상자로 가장 타당한 것은?**

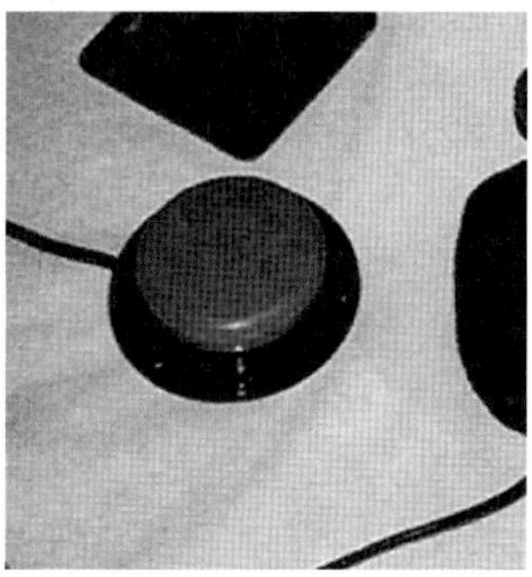

1) 손에 협응력 장애가 심한 아동
2) 손의 쥐기가 없는 $C_6$ 척수손상 환자
3) 심한 손 변형을 보이고 있는 RA 환자
4) 의식의 장애가 심한 외상성뇌손상 환자
5) 뇌졸중으로 인해 손이 완전히 마비된 환자

## 문제해설

**298** 형태항상성 검사
1) 주의력 장애
2) 지남력 장애
3) 실행증
4) 전경과 배경 장애
5) 형태항상성 장애

**답** 5)

**299** 큰 스위치는 손의 협응력이 거의 요구되지 않으며, 쉽게 컴퓨터 또는 기타 장치들을 활성화 시킬 수 있다.

**답** 1)

그림 실기형 문제

# 300

**그림의 과제(빈 달걀 껍질을 용기위에 매달기)를 수행하기 위한 운동기술(Motor skill)에 해당하는 것은?**

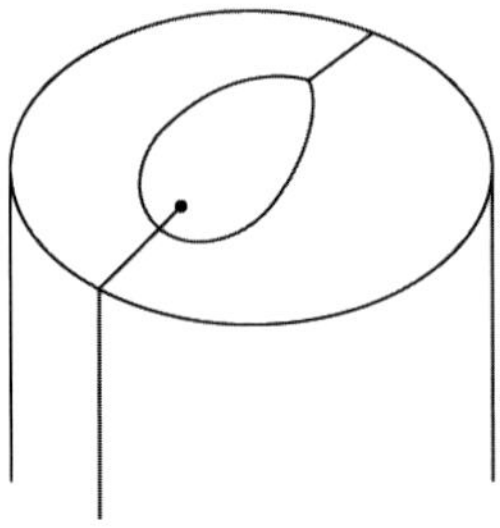

1) Use
2) Align
3) Heeds
4) Gather
5) Terminate

# 301

**식사 시 그림과 같은 반응을 보이는 아동에 대한 설명으로 틀린 것은?**

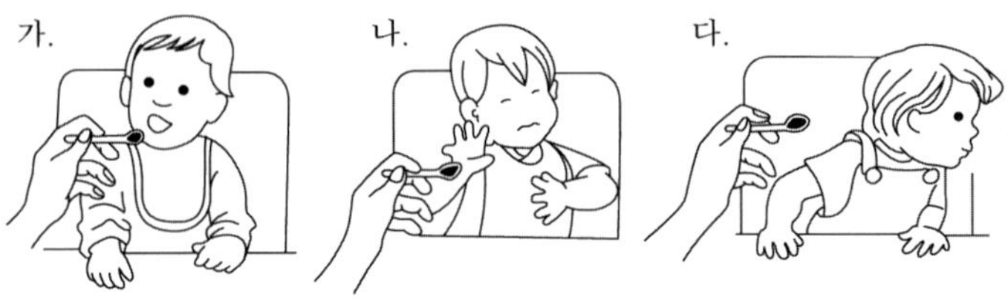


1) '가'와 '다'의 집중 시간(span)은 모두 다양하다
2) '가'와 '다'의 감각 역치(threshold)는 모두 보통이다
3) '가'와 '다'의 활동성(activity) 수준은 모두 낮음~보통이다
4) '나'와 '다'의 식사 수용(adaptability) 수준은 모두 느림(slow)이다
5) '나'는 식사 거부(withdrawal)가 특징이며, '다'는 초기 식사 거부가 특징이다

**문제해설**

**300** 1), 3), 4), 5)는 process skill에 해당한다.
**답** 3)

**301** '나'는 식사 거부(withdrawal)가 특징이고 '다'는 초기 식사 거부가 특징이다.
**답** 5)

# 302

**그림의 수공예 작업에 대한 설명으로 옳은 것은?**

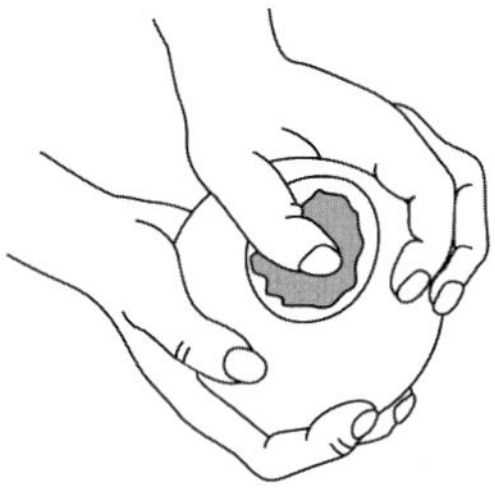

1) 음영을 새겨 넣고 있다
2) 점토그릇 형태를 만들고 있다
3) 점토 반죽판으로 반죽하고 있다
4) 패턴주위를 모양을 따라 절단하고 있다
5) 반죽한 점토를 철사를 이용해서 자르고 있다

# 303

**다음은 상지 협응력에 문제가 있는 환자들에게 적용하는 보조도구들이다. 가장 거리가 먼 것은?**

1) 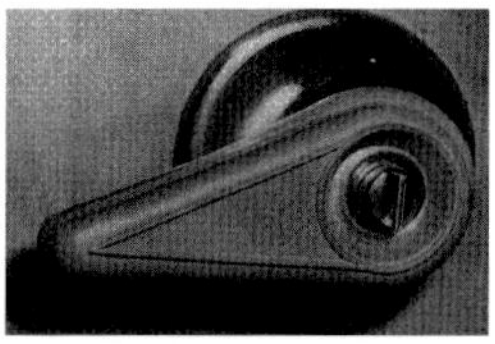

2) 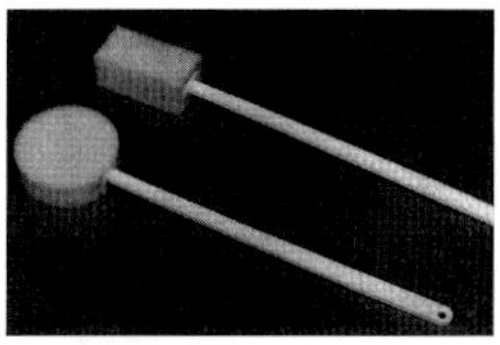

3) 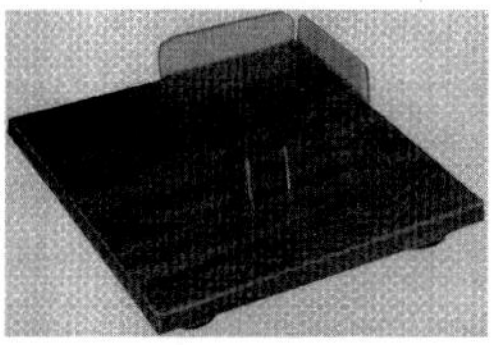

4) 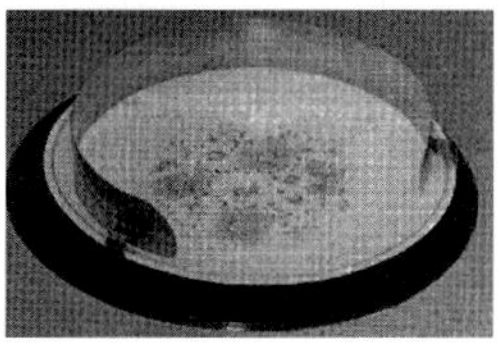

5) 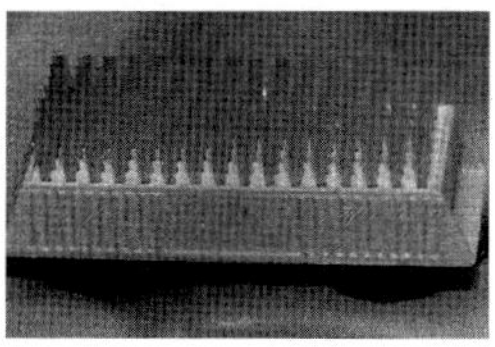

**문제해설**

302 찰흙공예이며, 엄지를 이용한 그릇 만들기이다. 엄지의 동작이 매우 중요한 요소가 된다.

**답** 2)

303 1) 상지의 협응력 제한 또는 근력 제한 환자에게 유용하다.
2) 가동범위 제한에게 적절하다. 상지의 협응력 제한이 있는 환자는 사용하기 어렵다.
3) 상지의 협응력 제한 또는 편마비 환자에게 유용하다.
4) 상지의 협응력 제한 또는 편마비 환자에게 유용하다.
5) 상지의 협응력 제한 또는 편마비 환자에게 유용하다.

**답** 2)

# 304

**다음 사진과 같이 숟가락을 한 방향으로 180도 회전시켰다면 어떤 종류의 손동작인가?**

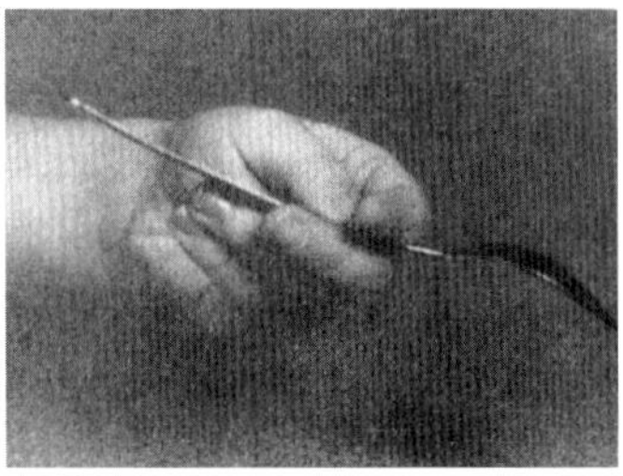

1) shift
2) simple rotation
3) complex rotation
4) tenodesis fixation
5) radial digital grasp

# 305

**50대 교통사고 환자의 인지능력을 파악하기 위해 다음과 같은 평가를 실시하였다. 무엇을 평가하기 위한 것인가?**

아래의 하노이탑을 보여주고 다음과 같이 설명하였다. "막대 1에 걸려 있는 세 개의 고리를 막대 3으로 옮겨야 합니다. 옮길 때의 조건은 한번에 1개씩 옮겨야 하고 큰 고리가 작은 고리의 밑에 놓여야 합니다."

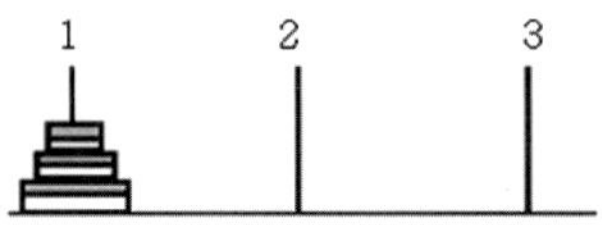


1) 추론
2) 분류
3) 연속성
4) 공간조작
5) 문제해결

## 문제해설

**304** 90° 미만의 회전은 simple rotation이며, 180° 이상의 회전은 complex rotation이나.

**답** 3)

**305** 문제해결은 문제인식, 문제정의, 대체적 방법 선택, 계획, 단계별로 조직화, 계획한 것을 실시하기, 평가결과 등의 과정이다. 하노이탑의 경우 수행할 목표는 뚜렷하나 이 목표가 한 번에 달성되지 못하기 때문에 보다 작은 단위의 목표들로 세워서 문제를 풀어나가야 한다. 문제해결 평가로는 과제수행의 관찰, 퍼즐맞추기, 적목디자인 과제, 퇴원 후 계획에 대한 질문을 통해 할 수 있다.

**답** 5)

# 306

**아래 그림은 뇌졸중 환자이다. X부분과 상지에 대한 설명으로 바르지 못한 것은?**

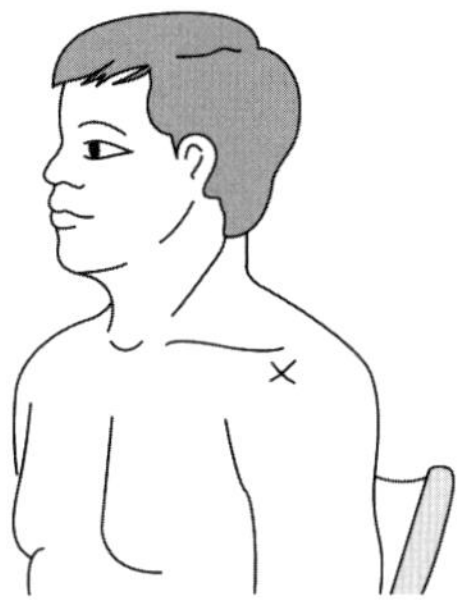

1) X부분은 부분 탈구(subluxation)가 발생할 수 있는 부위이다
2) X부분은 가시위근(supraspinatus)이 닿는 곳이다
3) 접근운동(approximation)은 근긴장도를 정상화하기 위한 중재방법이다
4) 어깨세모근(deltoid)의 근긴장도가 과도하게 증가되면 위쪽 부분 탈구를 유발시킬 수 있다
5) 팔꿈치 굽힘과 뒤침(supination)의 과긴장(hypertonicity)은 앞쪽 부분의 탈구를 유발시킬 수 있다

# 307

**아래의 고급 가방과 가장 관계 깊은 'Maslow의 욕구 단계'는 무엇인가?**

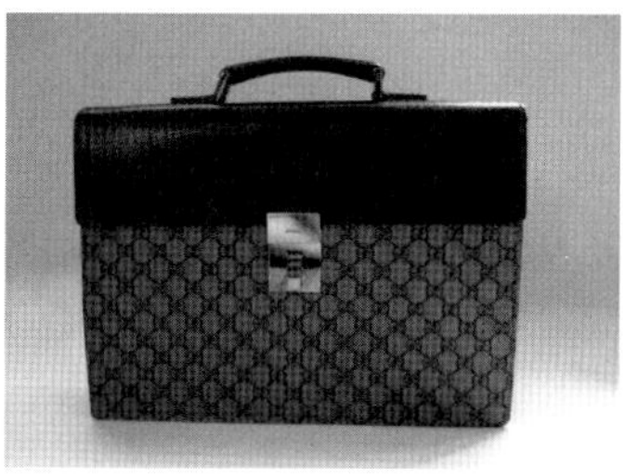

1) 1단계　　2) 2단계
3) 3단계　　4) 4단계
5) 5단계

**문제해설**

306 X부분은 bicep의 long head가 닿는 곳이다.

**답** 2)

307
- 1단계 – 생리적 욕구 : 물통, 음식상자, 옷, 침대…
- 2단계 – 안전의 욕구 : 텐트, 활, 갑옷….
- 3단계 – 소유의 욕구 : 장식품….
- 4단계 – 성공과 명예 : 격식에 맞는 옷, 서류가방…
- 5단계 – 자아실현의 욕구 : 책커버와 공, 장식된 옷과 예술…

**답** 4)

그림 실기형 문제

# 308

**뇌졸중 환자가 세탁물을 정리하고 있는 사진이다. 아래 사진에서 요구되는 가장 중요한 처리기술(process skill)은?**

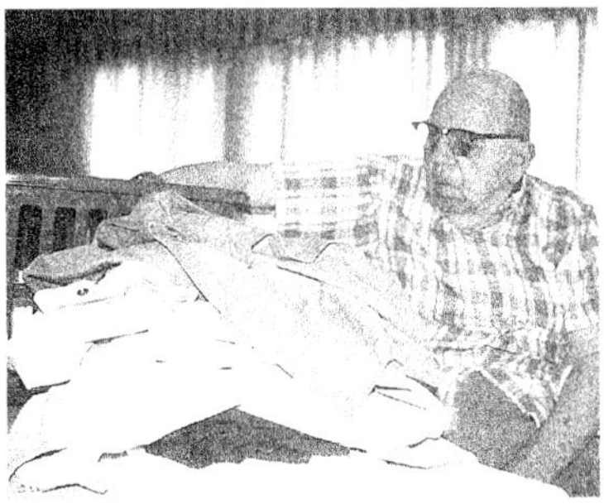

1) bend
2) reach
3) choose
4) organize
5) manipulate

# 309

**뇌졸중 환자가 양손으로 테이블을 앞뒤로 닦는 동작을 수행하고 있다. 사진에 대한 설명으로 가장 거리가 먼 것은?**

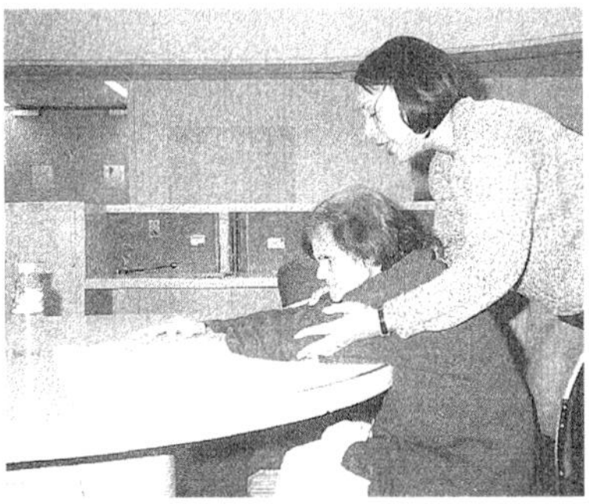

1) 몸통 회전을 촉진하는 동작이다
2) 처음에는 천천히 수행하는 것이 좋다
3) 전방 및 후방으로 체중이동이 발생한다
4) 몸을 앞으로 구부릴 때 위팔 굽힘이 발생한다
5) 능동적 움직임은 대부분 엉덩관절과 몸통에서 발생한다

**문제해설**

308 세탁물을 정리하기 위해서는 organize가 필요하며, 1), 2), 5)는 운동기술이다. choose는 적절한 도구나 재료를 선택하는 것인데 아래 사진에서 빨래를 정리할 때는 특별한 도구나 재료를 선택하는 과정은 불필요할 것이다.

**답** 4)

309 'trunk rotation'과는 무관하며, 체간의 앞뒤 움직임과 체중의 전방, 후방 움직임을 촉진한다.

**답** 1)

# 310

**뇌졸중 환자가 양말신기를 수행하는 동안 환자가 양말 끝부분을 무릎 쪽으로 계속 당기는 동작을 반복하고 있다. 이 환자의 문제점으로 가장 타당한 것은?**

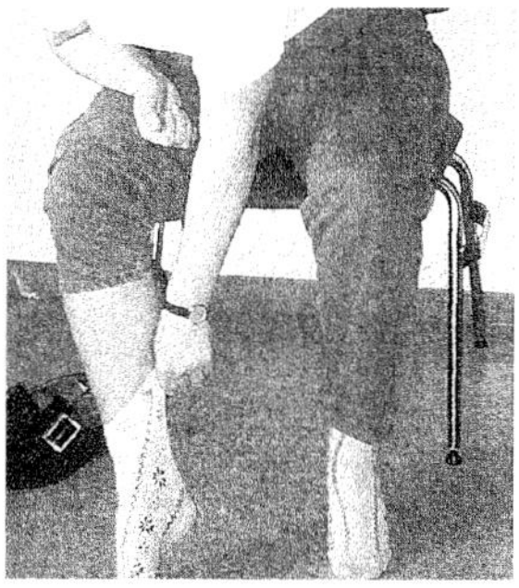

1) 보속증(perseveration)
2) 신체인식실인증(somatoagnosia)
3) 개념 실행증(ideational apraxia)
4) 편측 신체 무시(unilateral body neglect)
5) 공간관계 장애(spational relation impairment)

# 311

**아래와 같은 도구를 사용하는 수공예에 대한 설명으로 틀린 것은?**

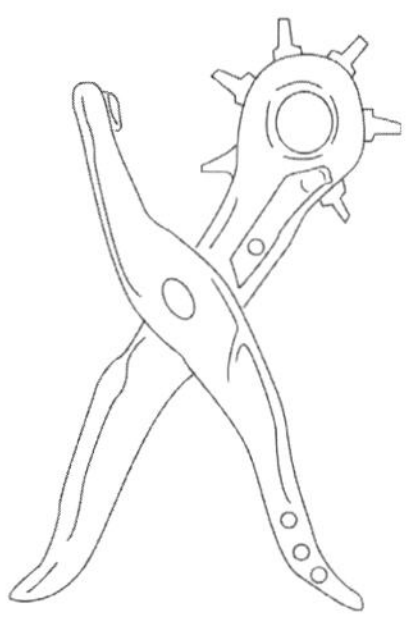

1) 성취감을 제공한다
2) 남성적인 작업이다
3) 단계조절이 용이하다
4) 자아존중감과 자아의식 증진에 도움이 된다
5) 신체적 장애를 가진 급성 소아환자에게 적용한다

**문제해설**

**310 보속증(perseveration)**
한 동작에서 다른 동작으로 넘어가지 못하고 같은 동작을 반복하는 증상
**답** 1)

**311 가죽작업**
신체적 장애를 가진 소아가 가죽작업을 할 만큼 상태가 양호하다면, 이미 병원에서 퇴원했을 것이다.
**답** 5)

# 312

**다음 사진과 같은 형태로 크리스마스트리 전구 만들기 작업을 한다면 어떤 요소를 강조한 것인가?**

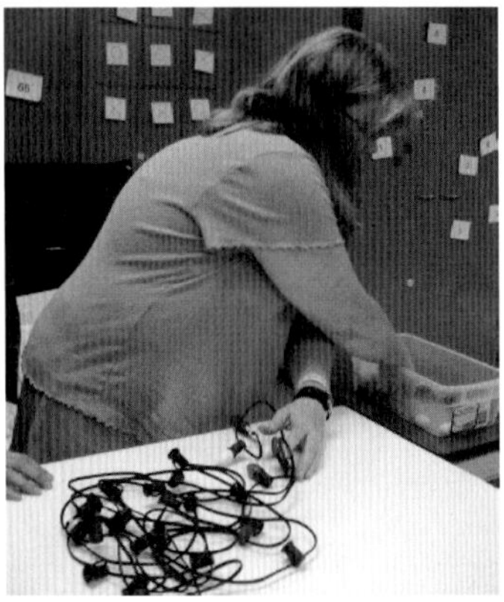

1) 에너지 소모의 감소
2) 도구 손잡이의 변화
3) 스프링 또는 고무밴드의 추가
4) 사물의 모양 또는 크기의 변화
5) 사람과 관련된 과제의 위치 설정

# 313

**아래 그림은 횡경막 호흡훈련(diaphragmatic breathing)에 대한 그림이다. 이 환자에게 가장 적절한 수공예는?**

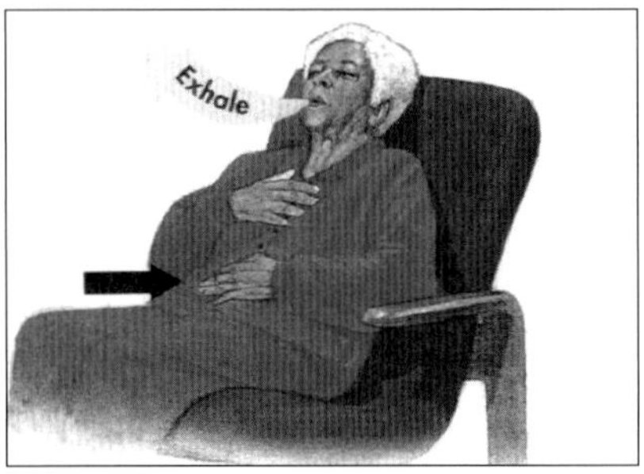


1) 목공예
2) 종이공예
3) 금속공예
4) 유리공예
5) 타일모자이크

**문제해설**

**312** 사람의 체간 회전을 촉진하기 위해서 재료를 테이블 바깥 왼쪽에 위치하였다.

**답** 5)

**313** 종이공예는 힘이 적게 드는 활동이므로 심장병이나 호흡기 질환자가 수행하기에 용이하다. 금속공예와 유리공예는 에칭(etching) 작업 시 가스가 발생하며, 타일모자이크는 시멘트 가루가 호흡장애를 유발하며, 목공예는 에너지 소모가 많은 활동으로 심장이나 폐에 부담을 준다.

**답** 2)

# 314

**다음 사진은 'tic tac toe 게임'을 하는 여성이다. 이 여성의 치료 목적으로 가장 타당한 것은?**

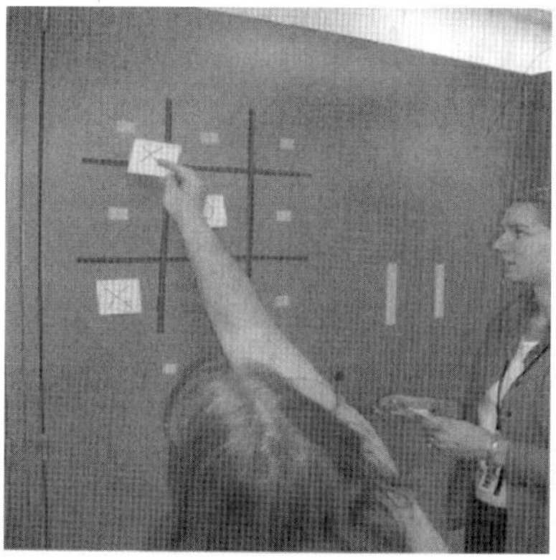

1) ROM 증진
2) 지구력 증진
3) 협응력 증진
4) 계산력 증진
5) 기억력 증진

# 315

**다음과 같은 컵을 사용해야 하는 대상자로 가장 타당한 경우는?**

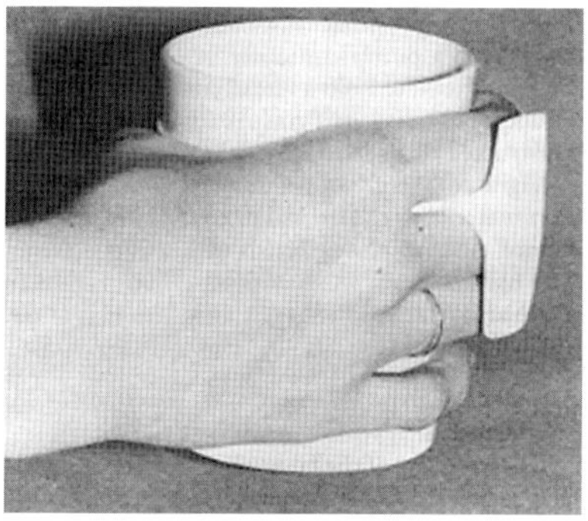

1) 급성기 RA일 경우
2) 손에 경직이 있는 경우
3) 잡기 근력이 약할 경우
4) 편측에 마비가 있는 경우
5) 손가락 굽힘에 LOM이 있는 경우

**문제해설**

**314** 어깨 관절의 굽힘 ROM을 증진시키기 위한 게임이다.

**답** 1)

**315** 손에 쥐기 근력을 보상하기 위한 T자 모양의 손잡이 컵이다.

**답** 3)

# 316

**그림의 목공예 작업에 대한 설명으로 틀린 것은?**

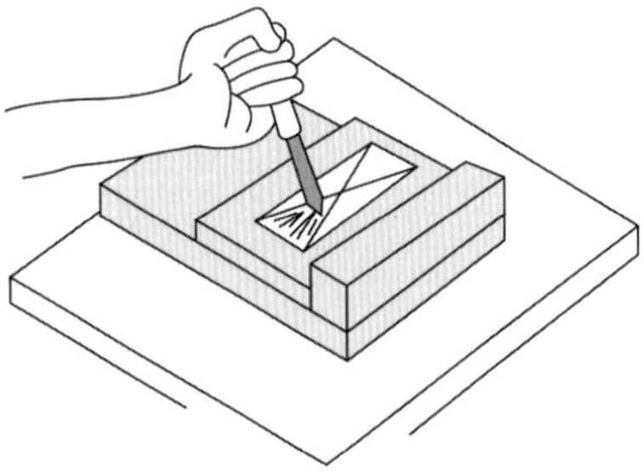

1) 성취감과 자부심을 준다
2) 몸에서 떨어져 작업하는 것이 좋다
3) 운동기술 중 협응(coordinate)이 필요하다
4) 노뼈 편위를 완화하기 위한 보상적 자세이다
5) 사포질을 통해서 부정적인 감정을 표출할 수 있다

# 317

**다음 사진은 어떤 상지 평가 도구의 한 항목이다. 평가 도구는 무엇인가?**

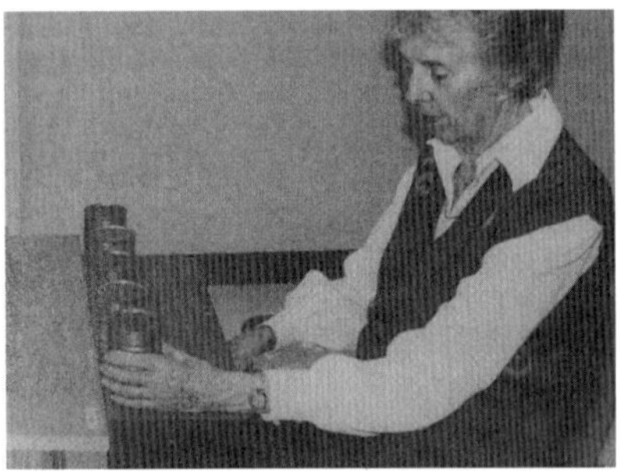

1) Adson test
2) Manual function test
3) O'onnor finger dexterity test
4) Minnesota manual dexterity test
5) Jebsen-Taylor hand function test

**문제해설**

316
- 자르기나 파기 작업은 몸에서 떨어져 작업하는 것이 좋다.
- 자뼈 편위를 완화하기 위한 보상적 자세이다.

답 4)

317
- Jebsen-Taylor hand function test의 6번과 7번 항목
- 6# 크고 가벼운 물건 들어올리기(lifting large light objets)
- 7# 크고 무거운 물건 들어올리기(lifting large heavy objects)

답 5)

# 318

SCI 완전손상일 경우 다음 사진과 같은 보조도구를 사용해야 글씨쓰기가 가능하다면 예상되는 기능적 수준은?

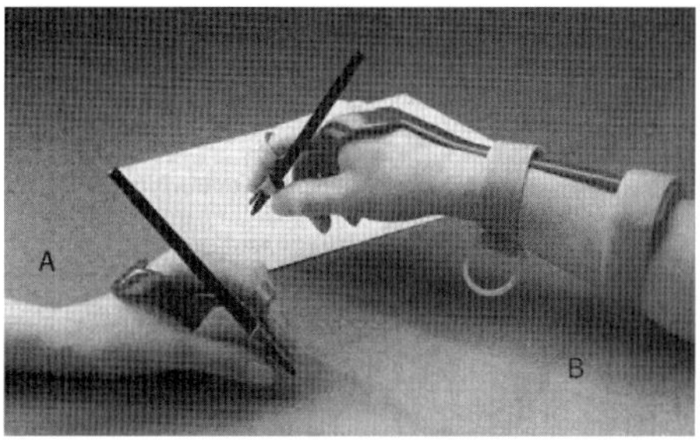


1) A는 $C_5$이고, B는 $C_6$이다
2) A는 $C_5$이고, B는 $C_4$이다
3) A는 $C_6$이고, B는 $C_7$이다
4) A는 $C_6$이고, B는 $C_5$이다
5) A는 $C_7$이고, B는 $C_6$이다

# 319

다음과 같은 보조기를 착용해야 하는 대상자로 가장 타당한 경우는?

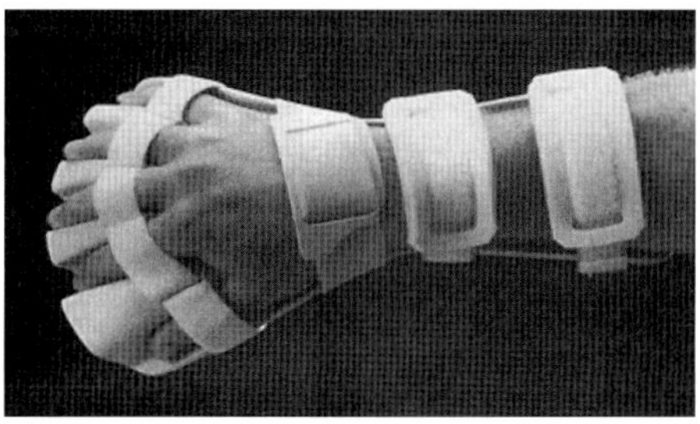

1) 편마비 환자로 경직이 심한 경우
2) RA 환자로 손의 변형이 심한 경우
3) 화상 환자로 손에 부종이 심한 경우
4) 환상 환자로 손에 화상이 심한 경우
5) 뇌졸중 환자로 손에 부종이 심한 경우

**문제해설**

**318** A는 손목의 기능이 있는 $C_{6\sim7}$이며, B는 손목의 기능이 없는 $C_5$이다.

**답** 4)

**319** 손에 경직이 심한 환자들을 위한 'anti spastic hand splint'이다.

**답** 1)

# 320

**다음 보조기의 명칭과 적용 대상자로 가장 타당한 것은?**

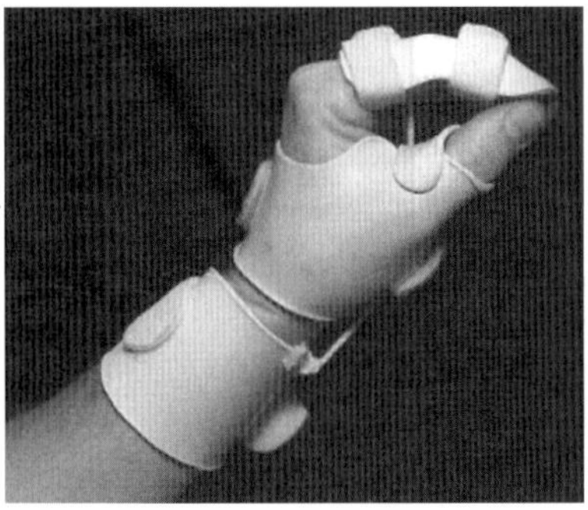

1) RIC splint, SCI $C_{6\sim7}$
2) cock up splint, SCI $C_{6\sim7}$
3) tenodesis splint, Lt. hemiplegia
4) cock up splint, swan neck deformity
5) tenodesis splint, swan neck deformity

# 321

**다음 사진은 TBI 남성 환자의 음료수 마시기이다. 이 남성의 손목에 사진과 같은 보조도구를 달아 수행을 돕고 있다면 그 목적으로 가장 타당한 것은?**

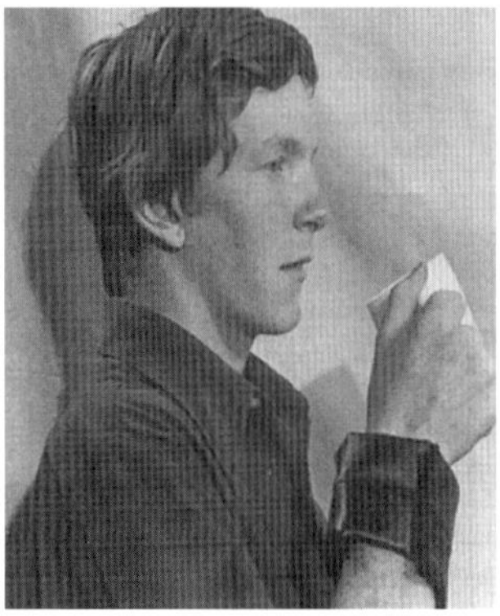

1) 기억력 보상
2) 의식의 자극
3) 심리적 위로
4) 협응력 보상
5) 지구력 향상

## 문제해설

**320** RIC splint 또는 tenodesis splint로 불린다. 적용대상은 손의 기능이 없는 $C_{6\sim7}$이며, 손목 폄의 근력이 F+ 이상이어야 사용이 가능하다.

답 1)

**321** 손의 떨림을 보상하기 위한 'weighted cuff'이다.

답 4)

# 322

**다음 그림은 뇌졸중 환자의 재활 과정이다. 치료 목적으로 가장 타당한 것은?**

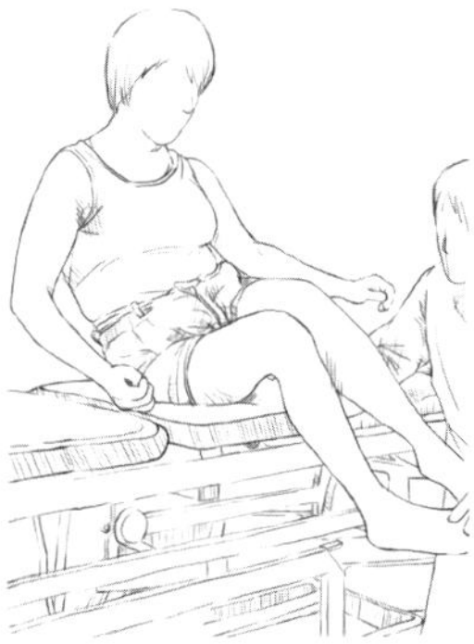

1) ADL 훈련
2) 근긴장 감소
3) 지구력 향상
4) 균형감 훈련
5) 감각 입력 증진

# 323

**다음 그림과 같은 평가를 수행하기 위해 필요한 인지/지각 능력의 사례로 가장 타당한 것은?**

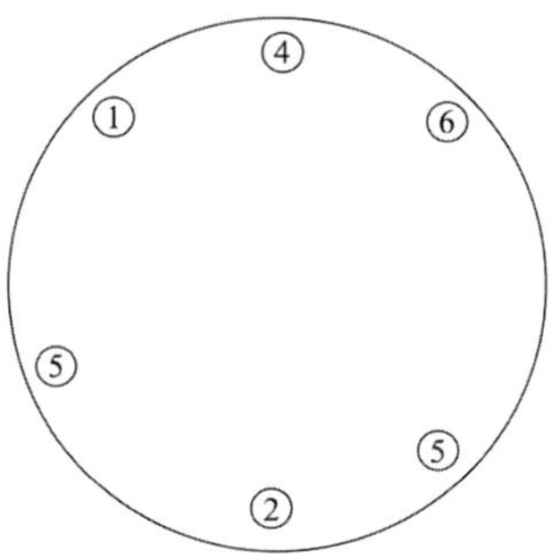


1) 음악을 들으며 운전하기
2) 오후에 진료 스케줄을 기억하기
3) 한 물체를 지속적으로 추적하기
4) 샌드위치를 순서에 따라 만들기
5) 다양한 소리들 중 특정 소리 찾기

**문제해설**

**322** 침대 끝에 앉아 균형잡기 연습을 하고 있는 뇌졸중 환자이다.

**답** 4)

**323** 지속적 집중력(sustain attention)을 평가하는 그림이다.

**답** 3)

# 324

**다음 그림은 절단 환자의 침상 자세이다. 그림에 대한 설명으로 틀린 것은?**

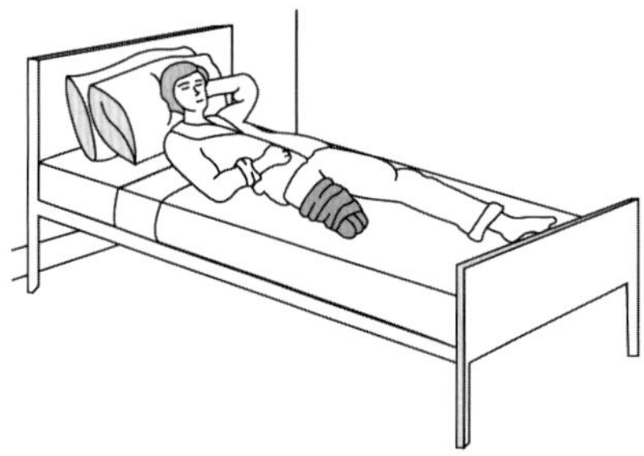

1) 문제가 없는 좋은 자세이다
2) 왼쪽 무릎을 굽힘시켜야 한다
3) 머리의 베개를 제거해야 한다
4) 엉덩관절은 모음을 유지해야 한다
5) 왼팔을 심장 위에 모아 두어야 한다

# 325

**아래의 사진과 가장 유사한 잡기 유형은?**

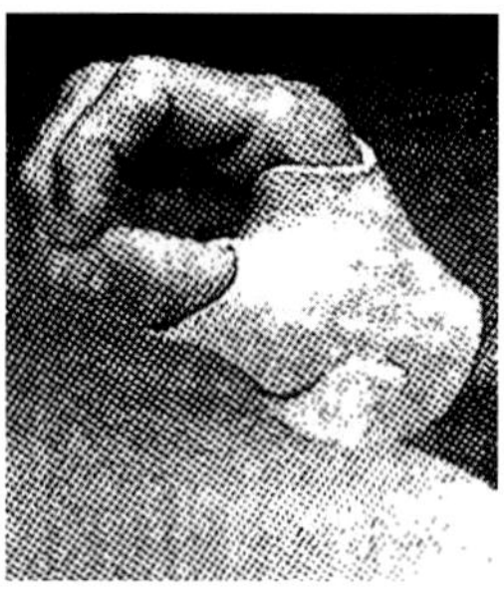

1) 공잡기
2) 망치잡기
3) 원통집기
4) 신발끈매기
5) 접시 옮기기

**문제해설**

**324** 엉덩관절의 벌림은 금기 자세가 된다.

**답** 4)

**325** 보기－palmar pinch의 사진이다.

1) spherical grasp
2) cylindrical grasp
3) tip pinch
5) intrinsic plus grasp

**답** 4)

# 326

**다음 그림이 보여주고 있는 신경은 무엇인가?**

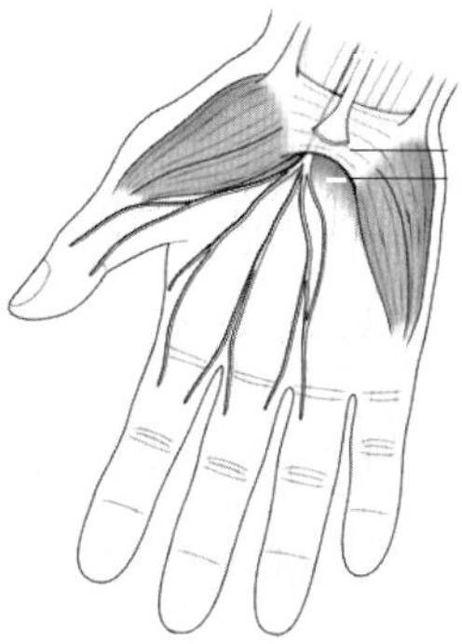

1) ulnar nerve
2) radial nerve
3) median nerve
4) axillary nerve
5) musclocutaneous nerve

# 327

**다음 그림에 대한 설명으로 가장 타당한 것은?**

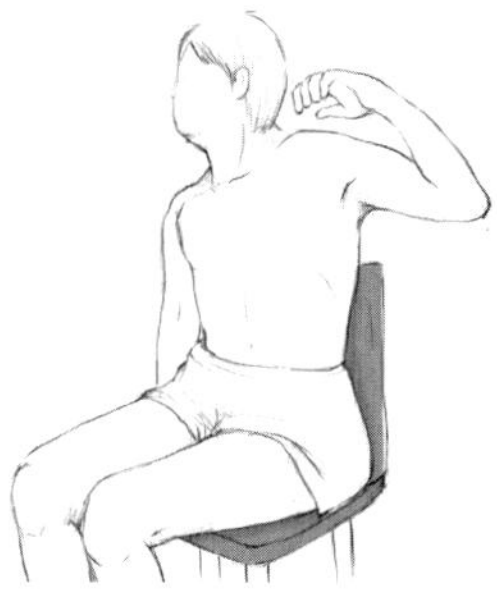

1) SCI 환자의 경직 자세이다
2) 뇌졸중 환자의 전형적 자세이다
3) 대발작(seizure)의 전조증상이다
4) 상지의 굽힘 시너지(flexion synergy)이다
5) 급성기 화상 환자를 위한 변형 예방 자세이다

**문제해설**

**326** median nerve는 겨드랑이 동맥의 가쪽에서 형성되어 위팔동맥을 따라 위팔로 내려온다. 손바닥의 약 2/3 가량의 감각을 지배하는데 손바닥에서 1, 2, 3번째 손가락, 4번째 손가락의 절반과 그 영역의 손바닥 감각을 담당한다. 운동기능은 손목의 엎침작용, 엄지손가락을 안으로 모으거나 엄지손가락을 구부리는 등의 미세 동작에 중요한 운동기능을 담당한다.

**답** 3)

**327** 상지의 굽힘 시너지(flexion synergy)이다. 뇌졸중 환자의 전형적 자세는 상지에 굽힘 시너지가 우세한 것이지 굽힘 시너지는 아니다.

**답** 4)

# 328

다음 사진과 같이 칫솔로 머리를 빗는 행동을 하는 환자의 문제는 무엇인가?

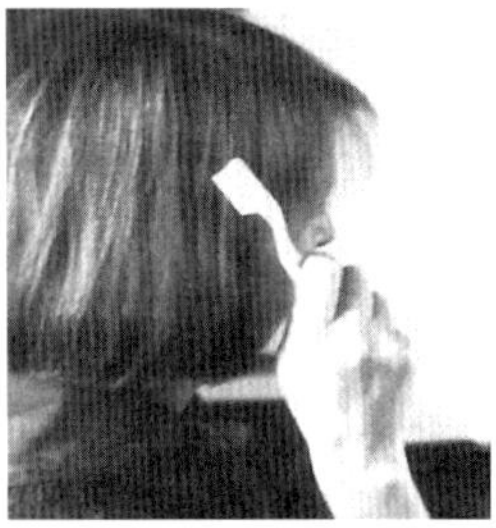

1) prosopagnosia
2) visual agnosia
3) ideational apraxia
4) ideomotor apraxia
5) constructional apraxia

**문제해설**

328 해설내용 참조

답 3)

## 실행증

Explanation

| | |
|---|---|
| 실행증의 분류 | • 개념적(ideational) 실행증<br>– 동작의 개념을 형성할 수 없음<br>– 실제 물건들은 적절히 사용할 수 없는 실행증<br>– 최근 'conceptual aprixia'라고도 함<br>– 적절한 순서로 동작을 구성하기 어려움(예, 숟가락으로 글씨쓰기)<br>– 지시 또는 자동적 실행 능력이 없음<br>• 운동(ideomotor) 실행증<br>– 지시 또는 모방에 의한 실행은 수행 못하나 자동적으로는 가능함<br>– 실제 물건사용은 정확히 수행함<br>– 말로는 가능하지만 동작으로는 실행 할 수 없음(예, 양치질하기를 흉내(mime) 낼 수는 없지만 실제 양치질을 정확히 수행할 수 있음)<br>• 구성(constructional) 실행증<br>– 지시 또는 자동적 그리기, 구성하기 능력에 장애가 있음<br>– 전체를 조직하거나 조립하는데 문제가 있음, 블록 쌓기, 그림 그리기, 성냥 쌓기 등의 문제<br>– 옷 입기, 장난감 조립, 그릇 쌓기 등이 어려움<br>– 2차원과 3차원으로 나눠짐<br>• 언어(verbal) 실행증<br>– 구강 또는 안면 부분의 수의적 움직임에 문제<br>– 경우에 따라 성대 또는 호흡기에도 문제를 일으킬 수 있음<br>– 전두엽 기능과 관련 있음<br>– 지시에 따라 혀, 볼, 입술, 턱 등의 움직임이 어려움<br>• 옷입기(dressing) 실행증<br>– 신체 도식(body scheme)과 관련이 있음<br>– 오른쪽과 왼쪽을 구분 못함<br>– 단추와 지퍼를 제대로 조작할 수 없음 |

# 329

**다음 스플린트(splint)와 가장 관계 깊은 손의 변형은?**

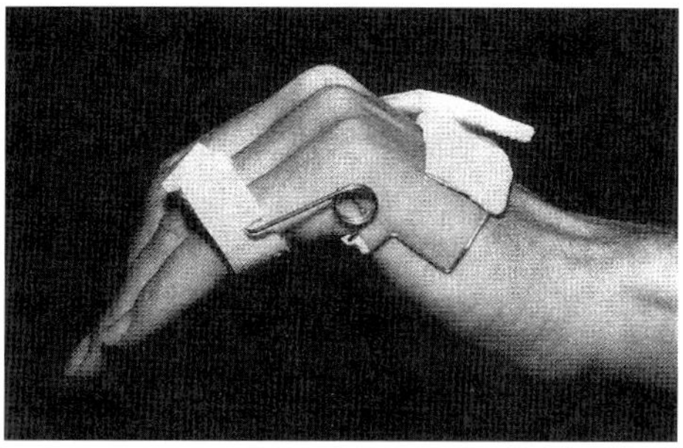

1) Claw hand
2) Ulnar drift
3) Ape's hand
4) Mallet finger
5) Trigger finger

# 330

**다음 사진에 대한 설명으로 옳은 것은?**

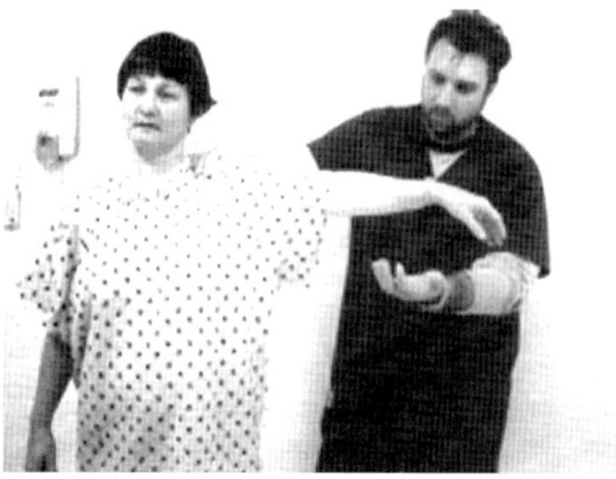

1) Rood 테크닉 중 가벼운 압박이다
2) 화상 환자의 변형 예방 자세이다
3) 어깨의 통증 유무를 평가하고 있다
4) 편마비 환자의 균형감을 평가하고 있다
5) 편마비 환자의 손 사용을 촉진하고 있다

**문제해설**

329 'Dynamic ulnar nerve splint'로 claw hand에 적용한다.

**답** 1)

330 DROP ARM TEST

- 방법
  - 환자의 팔을 90° 외전(abduction)하도록 하고 손바닥을 아래로 향하게 함
  - 팔을 아래로 내리도록 요구함
- 반응
  - 팔을 천천히 내리지 못하거나 통증이 나타나면 양성 반응

**답** 3)

그림 실기형 문제

# 331

**다음 두 그림과 가장 관계 깊은 말초신경이 담당하는 감각 영역은?**

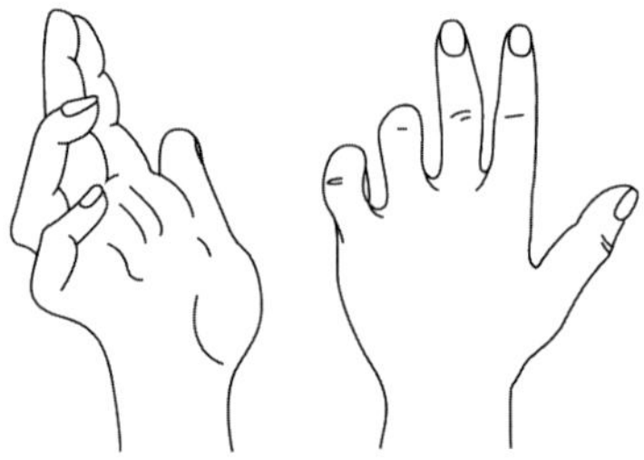

1) 손등 전체
2) 중지의 손바닥 쪽
3) 엄지의 손바닥 쪽
4) 약지, 소지의 손바닥 쪽
5) 엄지, 검지, 중지의 손바닥 쪽

**문제해설**

331 해설내용 참조

답 4)

Explanation

## 자신경(Ulnar nerve)

### 1. 신경 지배

1) 전완 부위에서 flexor carpi ulnaris, flexor digitorum profundus의 1/2 지배
2) 손의 내재근(intrinsic muscles) 지배
3) 감각은 손바닥 쪽 약지의 1/2과 소지 부위

### 2. 관련 근육

1) palmaris brevis
2) abductor digiti minimi
3) opponens digiti minimi
4) flexor digiti minimi
5) dorsal & volar interossei
6) 3th & 4th lumbricals
7) flexor pollicis brevis의 medial head

### 3. 임상적 증상(signs)

- claw hand 발생

# 332

**다음 사진은 중재 방법은 어떤 테크닉이며, 목적은 무엇인가?**

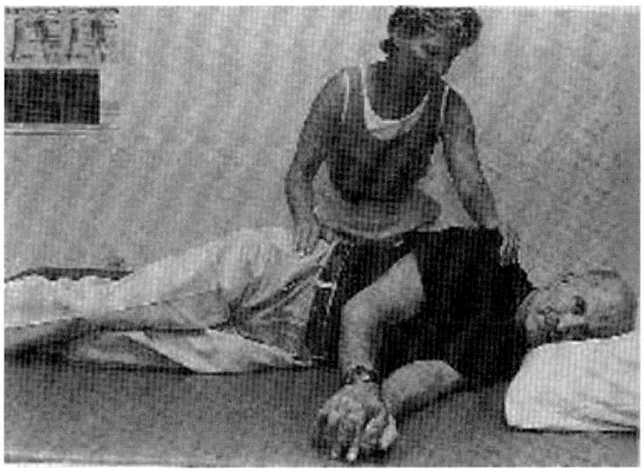

1) NDT 체중지지 테크닉이며, 목적은 감각입력이다
2) Rood의 억제 테크닉이며, 목적은 근긴장 억제이다
3) Rood의 촉진 테크닉이며, 목적은 근긴장 촉진이다
4) NDT의 근긴장 정상화 기술이며, 목적은 몸통 회전이다
5) Brunnstrom 1단계 환자의 중재이며, 목적은 시너지 유발이다

**문제해설**

332 Rood의 'slow rolling'이다.

**답** 2)

## Rood 테크닉

Explanation

| 촉진 테크닉 : 피부 | 촉진 테크닉 : 고유수용성 | 억제 테크닉 |
|---|---|---|
| • 가벼운 접촉(light touch)<br>• 빠른 솔질(fast brushing)<br>• 얼음(icing)<br>– A 아이싱<br>– C 아이싱 | • 관절중압박(heavy joint compression)<br>• 저항(resistance)<br>• 전정감각자극(vestibular stimulation)<br>• 신장 압박(stretch pressure)<br>• 빠른신장(quick stretch)<br>• 내재근 신장(intrinsic stretch)<br>• 태핑(tapping)<br>• 진동(therapeutic vibration)<br>• 골압박(osteopressure) | • neural warmth<br>• prolonged cooling<br>• joint approximation<br>• slow stroking<br>• rocking<br>• gentle shaking<br>• tendon pressure<br>• 지속적 신장(prolonged stretch)<br>• 지속적 압박(maintained pressure)<br>• 느린 구르기(slow rolling)<br>• 전정자극(vestibular stimuli) |

# 333

**사진에 제시된 보조도구를 사용하는 최소 척수손상 수준은?**

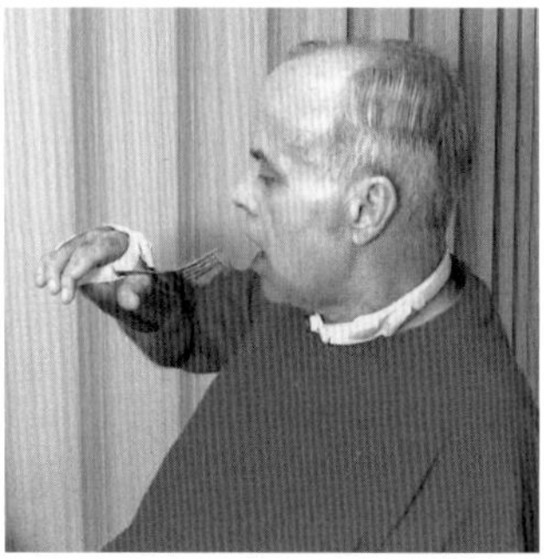

1) $C_4$
2) $C_6$
3) $C_8$
4) $T_1$
5) $T_2$

# 334

**다음과 같은 변형이 일어나는 원인으로 가장 타당한 것은?**

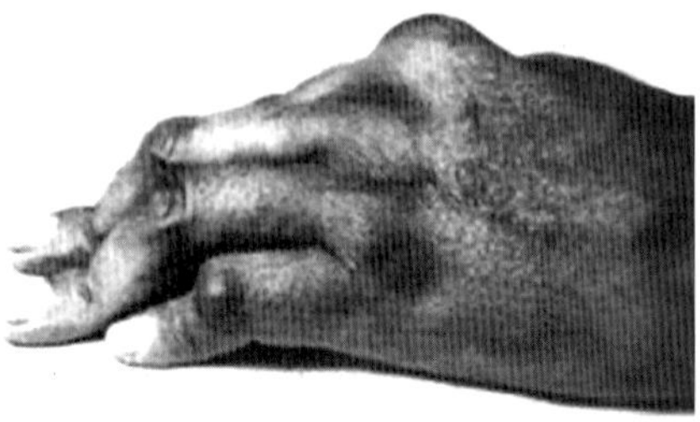

1) FDP(Flexor Digitorum Profundus)의 손상
2) FDS(Flexor Digitorum Superficialis)의 손상
3) MP 관절 변형 및 내재근의 당김(tightness)
4) 폄 힘줄(extensor tendon)의 'central slip' 손상
5) 폄 힘줄(extensor tendon)의 'lateral slip' 손상

## 문제해설

**333** universal cuff로 $C_6$ 환자부터 사용할 수 있다.

**답** 2)

**334** **단춧구멍 변형**(bouttoniere deformity)

- PIP 관절의 굴곡
- DIP 관절의 과도한 신전(hyper extension)
- 손목 관절(wrist), MP 관절, PIP 관절에 활액막염(synovitis)이 발생할 때 신전 건(extensor tendon)의 central slip을 손상시킴

**답** 4)

# 335

다음 사진의 부목을 착용해야 하는 대상은?

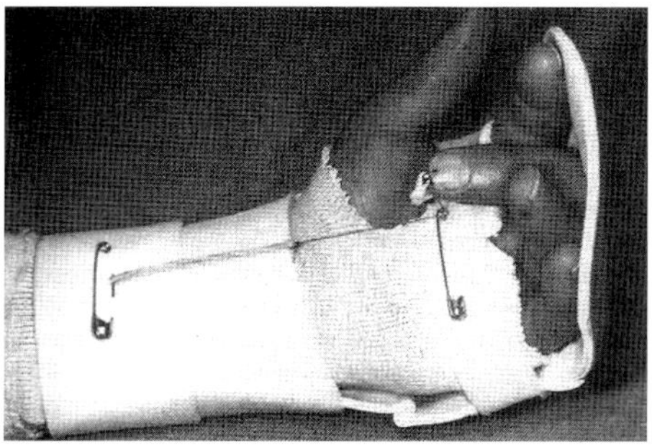

1) 골절 환자
2) 화상 환자
3) 뇌졸중 환자
4) 힘줄 복구 환자
5) 류마티스 관절염 환자

**문제해설**

335 해설내용 참조

**답** 4)



Explanation

## 급성기 굴곡 건 손상의 조절된 유동성 : 루이스빌 테크닉 (Controlled mobilization of acute flexor tendon injuries : Louisville technique)

### 1. 밴드의 이용

- 'zone 2'의 굴곡 건(flexor tendon) 복구 후에 밴드를 이용하여 당김(traction)

1) 수술 후 고무 밴드를 손상된 손가락의 손톱에 연결
2) 특수 접착제를 사용하여 손톱에 hook을 붙이거나, 손톱을 이용

### 2. 후 블로킹 스플린트(dorsal blocking splint)

1) MP 관절 60° 굴곡(flexoion)+IP 관절 완전 신전(full extension)
2) 고무 밴드가 손바닥의 안전핀을 통과해 잡아당김
3) 밴드는 strap에 부착되어 충분한 장력을 가져야 함
4) PIP 관절 : 40~60° 굴곡(flexion)

# 336

다음 사진은 MS 환자의 요리 활동이다. 사진에 대한 설명으로 옳은 것은?

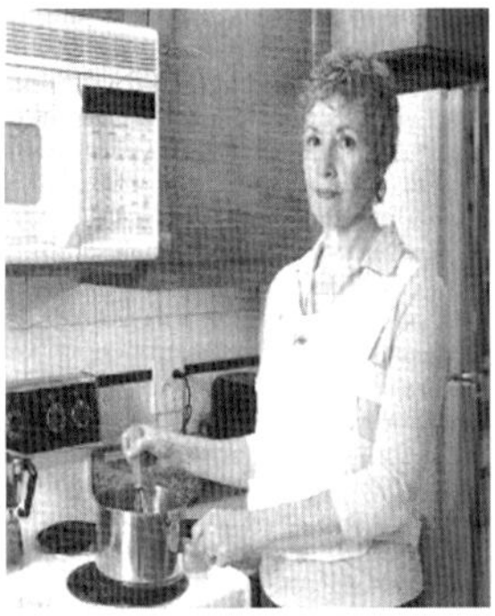

1) 착용한 재킷(jacket)은 척추 변형 예방이 목적이다
2) 양쪽 눈의 시각 손상을 대신하기 위한 보상 방법이다
3) 편마비가 발생하므로 운동 기능을 보상하는 방법이다
4) 한 쪽 눈의 시각 손상을 보상하기 위한 보상 방법이다
5) 착용한 재킷(jacket)의 목적은 체온 저하를 통한 염증 예방이다

**문제해설**

336 해설내용 참조

답 5)

## Multiple Sclerosis(MS)

Explanation

### 1. 발병

1) 중추 신경계의 'myelin sheath'를 손상
2) 20~40세 사이에서 주로 발생
3) 여성에게 호발
4) myelin sheath
   (1) 축삭(axon)의 전도 속도에 영향을 미침
   (2) 보통 축삭은 손상 받지 않음
   (3) 손상 시 축삭의 전도 속도를 저하시킴

### 2. 병리

1) 면역 시스템과 관련
   - 30~60%는 감기 또는 바이러스성 질환 후 발병함
2) 면역 시스템은 미엘린 수초의 단백질 일부분을 바이러스로 잘못 알고 공격
   - 가족력과 관련이 있음

### 3. ADL

- 염증성 질환이므로 체온이 상승하는 것을 막아야 함 : ADL 활동 시 냉조끼를 착용함

# 337

**MVPT의 소항목 중 다음은 무엇을 파악할 수 있는가?**

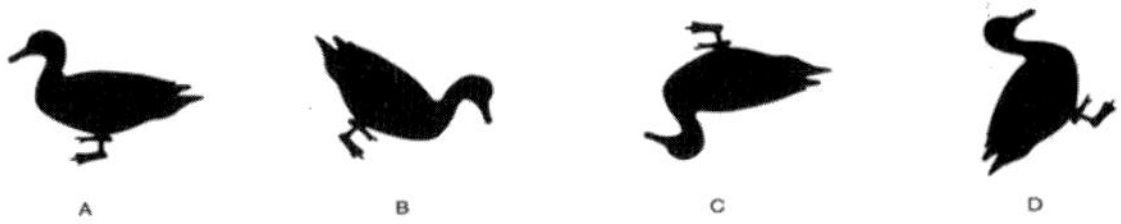


1) 시각적 구별
2) 형태 항상성
3) 시각적 단기기억
4) 시각적 폐쇄
5) 공간적 방향

# 338

**다음 그림의 의수가 가지는 장점과 거리가 먼 것은?**

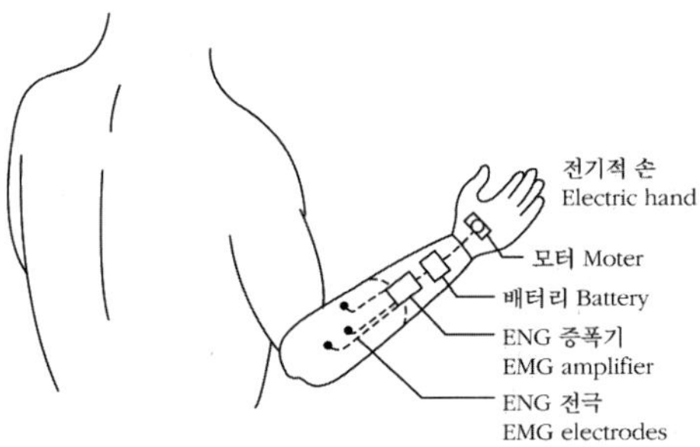


1) 가볍다
2) 외관이 우수하다
3) 하네스(harness)가 없다
4) 머리 위에서 사용이 가능하다
5) 조절이 인간의 생리적 반응에 가깝다

**문제해설**

**337** 이 그림은 시지각 능력 중 공간관계에 대한 것을 파악할 수 있는 공간적 방향을 알 수 있는 항목이다. 공간관계는 공간에서 자신의 신체를 파악하고 다른 물체와의 관계에서 물체의 위치를 인식하는 능력이다.

**답** 5)

**338** 해설내용 참조

**답** 1)

## 전동 의수의 장단점

Explanation

| | | |
|---|---|---|
| 장점 | • 향상된 외관<br>• 하네스(harness)가 없거나 거의 없음<br>• 조절에 필요한 노력의 최소화 | • 악력(쥐는 힘)의 증가<br>• 머리 위(overhead) 사용이 가능<br>• 인간의 생리적 반응에 보다 가까워진 조절 |
| 단점 | • 비싼 의수의 가격<br>• 잘 찢어지는 장갑 및 빈번한 교체<br>• 전동 손(electric hand)의 반응이 느림 | • 관리 및 유지의 빈번함<br>• 감각 되먹임(sensory feedback)의 결핍<br>• 무거움 |

# 339

**다음 두 사진의 공통점으로 가장 타당한 것은?**

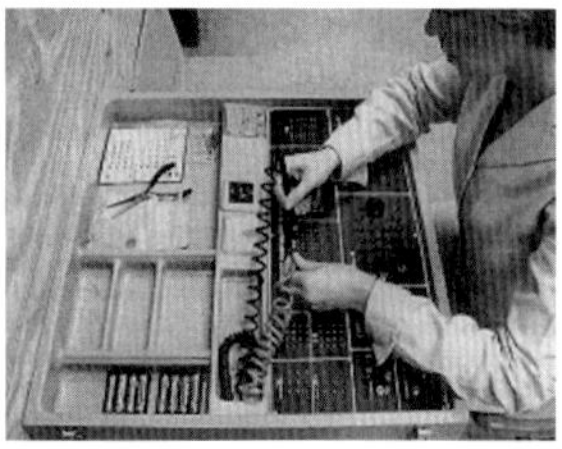

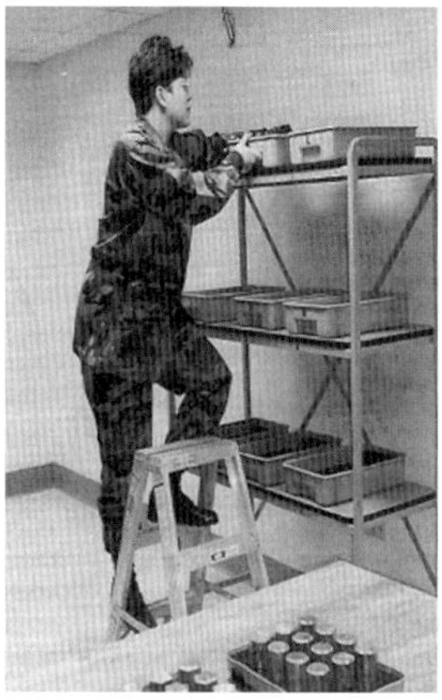

1) 여가 개발
2) 근력 운동
3) 인지 훈련
4) 직업 평가
5) 금속공예

# 340

**다음 사진과 같이 한 손을 사용하지 못하도록 하는 중재는 무엇인가?**

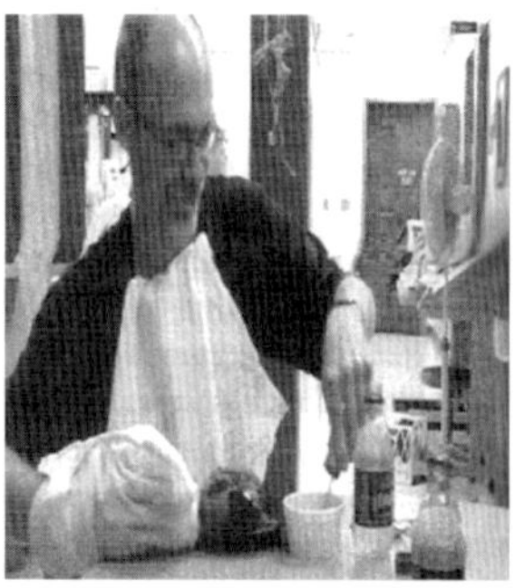

1) SI
2) CIT
3) PNF
4) NDT
5) Rood

## 문제해설

**339** Valpar 5번과 19번 샘플이다.

- Small tools(mechanical)
- Size discrimination
- Numeric sorting
- Upper-extremity range of motion
- Clerical Comprehension and Aptitude
- Independent Problem Solving
- Multi-Level Sorting
- Simulated Assembly
- Whole Body Range of Motion
- Tri-Level Measurement
- Eye-Hand-Foot Coordination
- Soldering & Inspection(electronic)
- Integrated Peer Performance
- Electrical Circuitry & Print Reading
- Drafting
- Pre-Vocational Readiness Battery
- CUBE(Conceptual Understanding Through Blind Evaluation)
- Dynamic Physical Capacities
- Physical Capacities & Mobility Screening evaluation
- Mechanical Assembly/Alignment and Hammering
- Mechanical Reasoning and Machine Tending
- Fine Finger Dexterity
- Independent Perceptual Screening(Spatial Aptitude)

답 4)

**340** CIT는 한 팔을 사용하지 못하도록 구속하는 운동 학습의 한 종류이다.

답 2)

# 341

**다음 사진에 대한 설명으로 틀린 것은?**

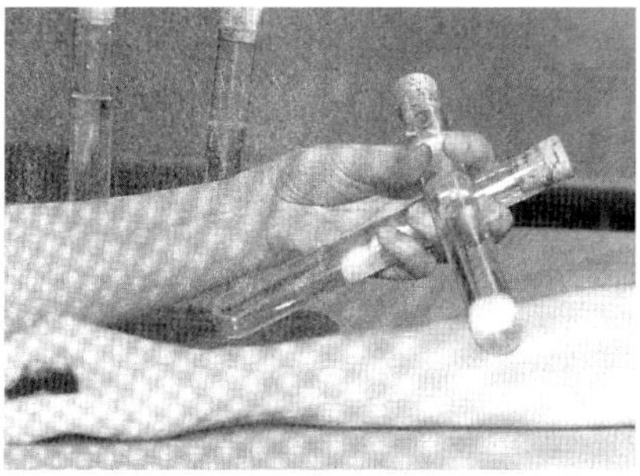

1) 온도를 평가하는 방법이다
2) 두 개의 시험관으로 평가할 수 있다
3) 결과가 '0'이라면 부정확한 구분을 의미한다
4) 결과가 '+'라면 정확히 구분했음을 의미한다
5) 결과가 '−'라면 구분하지 못했음을 의미한다

**문제해설**

341 해설내용 참조

답 3)



## 온도(Thermal)

Explanation

### 1. 도구

1) 막대 실험관을 이용
2) 찬 물과 더운 물을 담아 검사함
3) 방법 1
   (1) 뜨거운 물과 차가운 물을 채운 2개의 시험관을 이용
   (2) 각 시험관의 측면을 임의의 피부 표면에 문지름
4) 방법 2
   (1) 뜨거운 물, 미지근한 물, 따뜻한 물, 차가운 물을 채운 4개의 시험관을 이용
   (2) 시험관 마다 색깔을 부여해 가장 뜨거운 것부터 차가운 것까지 순서대로 배열

### 2. 점수

1) + 온도를 정확하게 구분
2) − 구분 못함

# 342

**다음 사진의 평가 결과에 대한 정의로 틀린 것은?**

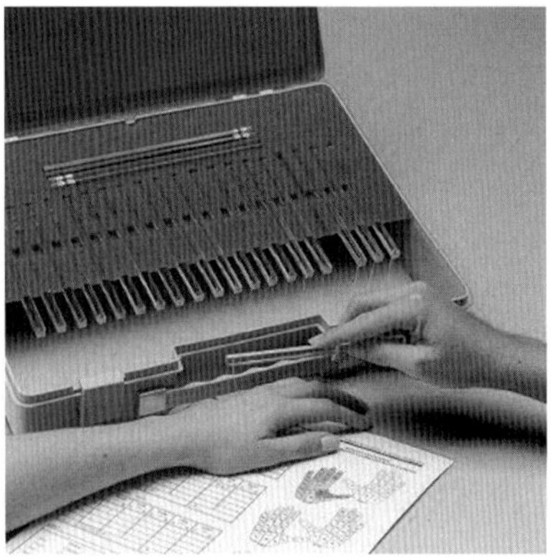

1) > 6.65 marking은 측정불가를 의미한다
2) 1.62～2.83 marking은 정상범위를 의미한다
3) 3.22～3.61 marking은 감소된 'light touch'를 의미한다
4) 3.84～4.31 marking은 정상적 'protective sensation'을 의미한다
5) 4.56～6.65 marking은 상실된 'protective sensation'을 의미한다

**문제해설**

342 해설내용 참조

답 4)

## 'Semmes-Weinstein monofilament' 스케일 해석

Explanation

| 색(color) | 해석(interpretation) | 범위(marking) |
|---|---|---|
| 녹색(green) | 정상(normal) | 1.62～2.83 marking |
| 청색(blue) | 감소된 'light touch' | 3.22～3.61 marking |
| 보라색(purple) | 감소된 'protective sensation' | 3.84～4.31 marking |
| 적색(red) | 상실된 'protective sensation' | 4.56～6.65 marking |
| 붉은줄(red lined) | 측정불가 | > 6.65 marking |

# 343

**MVPT의 소항목 중 다음 그림을 보고 다음과 같이 질문을 하였다. 어떤 시지각 능력을 파악하는 검사인가?**

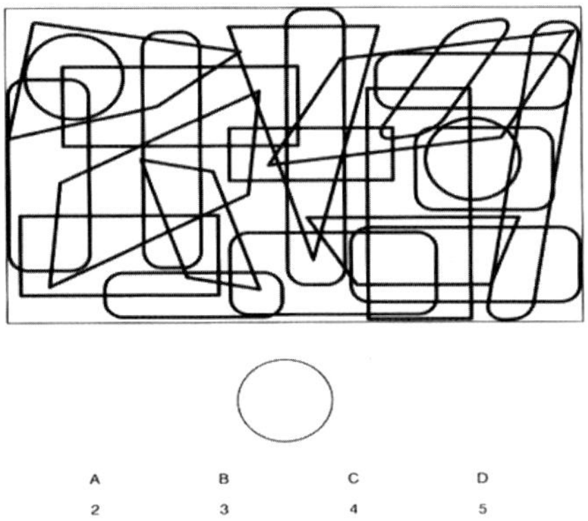


<질문>
아래 그림과 같은 것이 위 그림에서 몇 개나 있나요? 크기는 달라도 되지만 모양은 같아야 합니다.

1) 전경배경　　2) 형태 항상성
3) 시각적 단기기억　　4) 시각적 폐쇄
5) 공간적 방향

# 344

**다음은 숫자 아래 기호를 보고 맞는 기호를 빈칸을 채우는 활동이다. 가장 관계가 깊은 집중력은?**

| 1 | 2 | 3 | 4 |
|---|---|---|---|
| – | X | Ǝ | O |

| 2 | 3 | 4 | 1 |
|---|---|---|---|
| | | | |

1) 지속적 집중력　　2) 이동적 집중력
3) 선택적 집중력　　4) 반응적 집중력
5) 분리된 집중력

## 문제해설

343 전경배경은 배경이 되는 그림에서 찾으려는 물체를 구별할 수 있는 능력이다.
**답** 1)

344 이동적 집중력은 다른 자극과 서로 교대로 집중할 수 있는 것으로 예를 들어 색이 다른 2가지 구슬을 교대로 끼우기 등이 있다.
**답** 2)

# 345

**다음 사진의 평가도구의 내용과 거리가 먼 것은?**

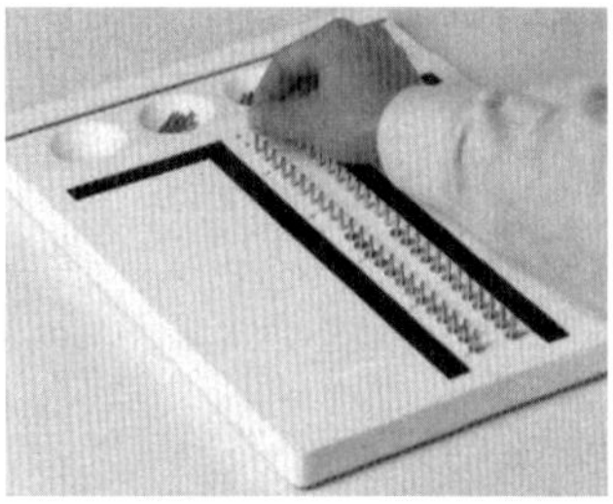

1) 양손으로 60초 동안 조립하기
2) 왼손으로 30초 동안 페그 넣기
3) 양손으로 30초 동안 페그 넣기
4) 오른손으로 30초 동안 페그 넣기
5) 오른손, 왼손, 양손을 모두 사용해 30초 동안 페그 넣기

**문제해설**

345 해설내용 참조

답 5)

## 테스트 구성 및 시간 측정(Test batteries and timing)

Explanation

### 1. 평가자는 각각의 평가를 완전히 마친 후 다음 5개의 분리된 점수를 조합해야 함

1) 오른손(30초)
2) 왼손(30초)
3) 양손(30초)
4) 오른손＋왼손＋양손(Note : 실제로 평가하지 않음 : 수학적인 점수 합산)
5) 조립(60초)

### 2. 이 테스트 조합(test batteries)은 연속적 순서로 진행함

1) 왼손잡이의 경우는 예외(1번과 2번이 반대로 진행)
2) 왼손이 먼저, 그 다음에 오른손을 실시함

# 346

다음 동작으로 측정 가능한 MMT 등급과 동작은?

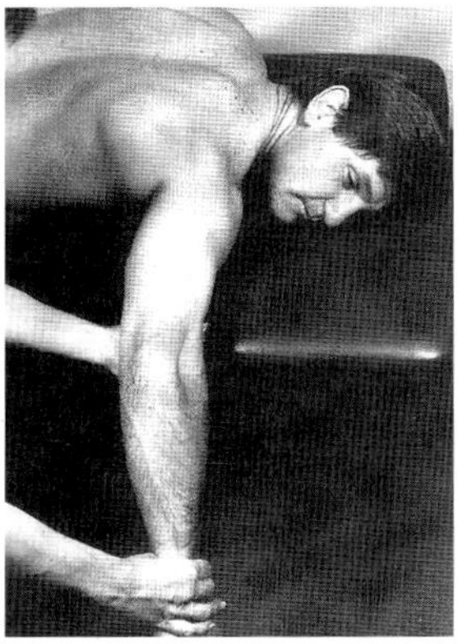

1) 팔꿉 관절의 폄, Z～P 2) 팔꿉 관절의 폄, F～G
3) 팔꿉 관절의 굽힘, Z～P 4) 팔꿉 관절의 굽힘, F～G
5) 어깨 관절의 안쪽 돌림, F～G

**문제해설**

346 해설내용 참조

답 2)



## 팔꿉 폄(Elbow extension)

Explanation

### 1. 항중력 자세

1) 시작 자세
   (1) 엎드려 누움(prone)
   (2) 위팔뼈(humerus)는 90° 벌림(abduction)으로 지지면에 지지됨
      • 팔꿉(elbow)의 굽힘(flexion)
   (3) 아래팔(forearm)은 침대의 가장자리 끝에 매달려 있음

2) 안정화
   • 먼 위팔뼈(distal humerus) 하부를 지지해 줌

3) 지시
   • "팔을 펴세요, 그리고 제가 아래로 저항을 줄 때 견디세요."

4) 저항
   (1) 완전 폄(full extension)보다는 약 10～15° 사이의 범위에서 저항을 제공함
   (2) 평가자의 손은 환자의 아래팔(forearm) 상부에 위치함
   (3) 저항은 굽힘(flexion) 방향으로 제공함

# 347

**다음 그림의 활동을 신체장애 환자에게 적용하고자 한다. 설명으로 옳지 않은 것은?**

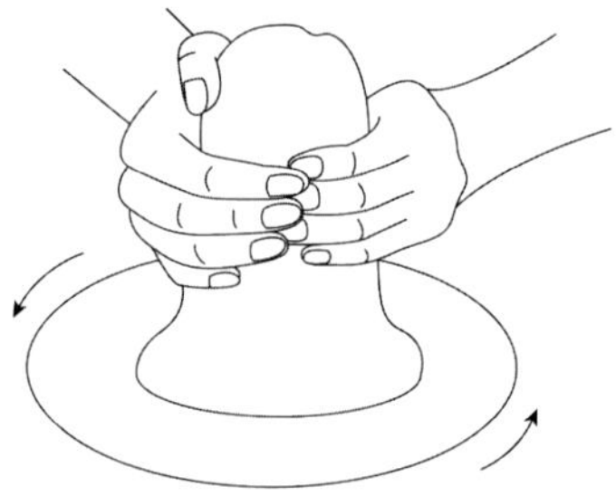

1) 화상환자에게 상처가 있다면 금기 활동이 된다
2) 감염성 질환자의 그룹 활동에 추천되는 활동이다
3) 소운동 동작과 대운동 동작을 모두 강화할 수 있다
4) 찰흙 밀기를 통해 복·부의 근육들을 강화할 수 있다
5) 하지로 물레 돌리기를 통해 무릎관절의 폄근을 강화할 수 있다

**문제해설**

347 해설내용 참조

답 2)

## 신체적 적용(신체장애)

Explanation

### 1. 상지의 기능 향상

1) 쥐기, 짜기, 밀기, 굴리기, 손 조작 등의 동작을 사용
2) 근력을 강화할 수 있음
3) 소운동 동작과 대운동 동작이 모두 강화됨
4) 찰흙 떼기(wedging)
   - 어깨관절의 굽힘 및 폄 운동이 일어남
5) 찰흙 밀기(rolling)
   (1) 팔꿉관절의 굽힘근과 폄근이 강화됨
   (2) 복부의 근육들이 강화됨
6) 소운동 조절 및 협응 능력의 강화
   (1) 코일로 만들기, 그릇 표면 장식하기 등
   (2) 물레의 사용

### 2. 하지로 물레 돌리기

- 무릎관절의 폄근 강화에 매우 좋음

### 3. 물레 위에서의 작업

1) 상당한 집중력을 요구함
2) 상지의 협응능력이 매우 중요함

### 4. 찰흙의 특징

1) 소음이 발생하지 않음
2) 침대에 있는 환자에게도 적합함
3) 물로 쉽게 세척할 수 있음
4) 독성이 없음
5) 치료용 퓨티(putty)보다 저렴함

### 5. 감염성 질환을 지닌 환자

1) 금기대상이 될 수 있음
2) 만약 감염성 환자가 작업을 했을 경우
    - 감염 가능성이 있는 재료들은 불로 태워버림

### 6. 시력의 문제를 지닌 환자

- 시각장애를 가진 사람들에게 적합함

### 7. 완전 시력 손상 또는 부분적 시력 손상을 가진 사람들이 대상

- 손으로 만지고 느낄 수 있음

### 8. 화상환자

1) 상처가 완전히 회복된 환자에게 적용
2) 구축(contracture) 감소를 위해 적용
3) 활동 후 핸드로션을 사용하여 피부가 건조해 지는 것을 방지해야함

### 9. 금기 대상

1) 개방된 상처가 있을 경우 감염 또는 상처의 확장이 발생될 수 있음
2) 관절염을 가진 환자의 경우 더 악화될 수 있음
3) 당뇨와 같은 혈액순환의 장애를 가진 환자

### 10. 피부에 손상이 발생할 수 있음

- 수부의 말초신경 손상이 있는 환자

### 11. 느낌이 없으므로 손을 다칠 수 있음

# 348

**다음 그림에 대한 설명으로 옳은 것은?**

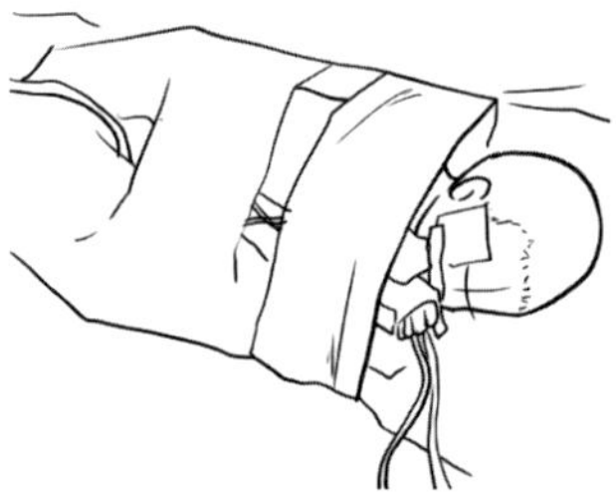

1) 신생아의 식사 자세이다
2) 전형적인 미숙아의 자세이다
3) 조산아동의 올바른 자세이다
4) 고긴장 아동의 치료적 자세이다
5) 시각적 자극을 최소화하는 자세이다

**문제해설**

348 해설내용 참조

답 3)

## 미숙아의 치료적 자세

Explanation

### 1. 미숙아를 위해 굽힘, 쌓여짐, 정중선 유지 등이 필요함

### 2. 치료적 자세의 효과

1) 활동 의존성(activity-dependent)이 발달
   (1) 중추신경계의 발달은 임신의 마지막에 일어남
      • 피질층의 형성, 신경로의 조직화 및 전문화 등
   (2) 자궁 내에서의 신경발달이 이루어짐
      • NICU 환경보다 훨씬 더 많은 신경발달이 이루어짐
   (3) 굽힘(flexion)과 대칭(symmetry) 자세
      • 자궁 내에서 강화됨
   (4) 태아의 능동적 폄(extension)
      • 자궁의 벽으로 인해 폄 자세에서 굽힘 자세로 다시 돌아오게 됨
2) 아동은 보다 편안해 지며, 보다 관리하기 쉬워짐
3) 근 골격계(musculoskeletal) 요소
   • 비정상적인 신체정렬은 시간이 지남에 따라 근 골격계의 변화를 촉진하며, 자세로 인해 변형을 유발하게 됨

### 3. 미래의 운동발달, 놀이기술, 사회성 등에 영향을 미칠 수 있음

# 349

**다음 사진의 보조도구가 사용되는 활동으로 가장 타당한 것은?**

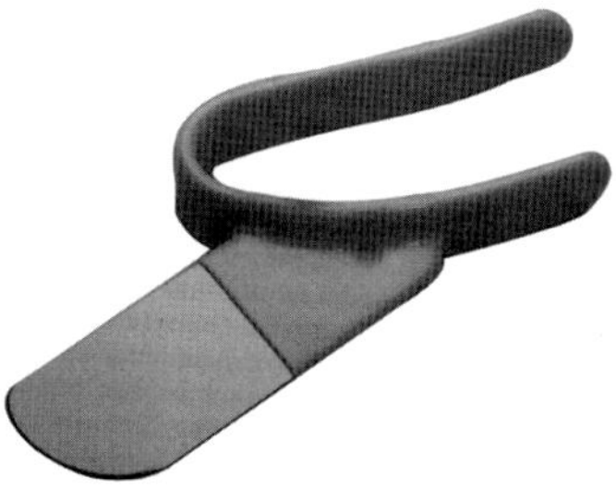

1) 대변 활동
2) 식사 활동
3) 침상 활동
4) 욕실 활동
5) 레저 활동

# 350

**다음 그림과 같이 치료사의 도움을 받아 양치질을 할 때 치료사가 사용하는 테크닉의 이름은 무엇인가?**

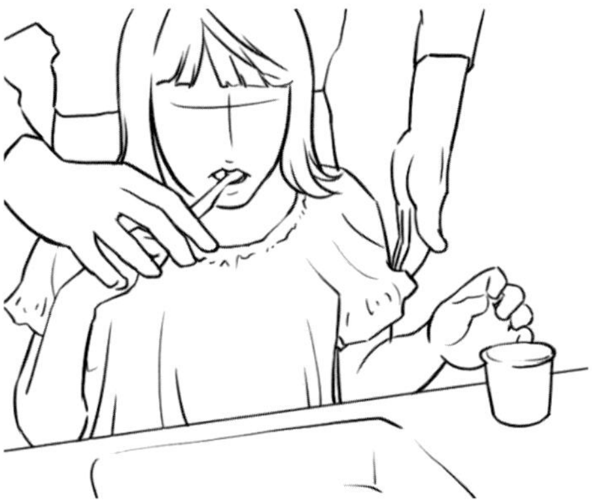

1) Rood 테크닉
2) PNF 테크닉
3) NDT 테크닉
4) Fading 테크닉
5) Hand over hand 테크닉

**문제해설**

**349** 손의 기능이 없는 $C_{6\sim7}$ 척수 손상 환자들이 사용하는 Quad-quip knife이다.

**답** 2)

**350** 아동의 양치질 방향을 지도할 수 있는 hand over hand 테크닉이다

**답** 5)

# 351

**다음 그림은 아동의 목욕 활동에 사용되는 보조도구이다. 이름으로 가장 타당한 것은?**

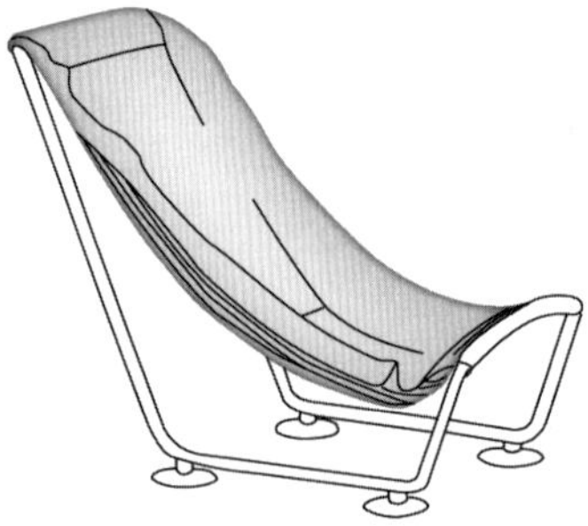

1) infant seat
2) shower bench
3) hammock chair
4) trunk support ring
5) inflatable bath collar

# 352

**다음 두 그림에 대한 설명으로 옳은 것은?**

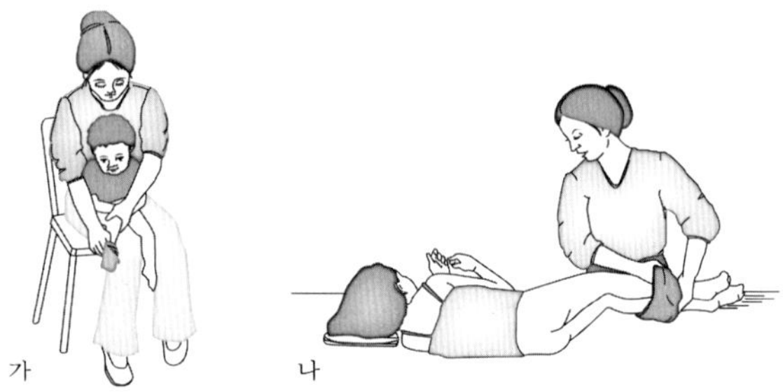


1) '가'와 '나' 모두 과긴장 아동의 옷 입기 방법이다
2) '가'와 '나' 모두 저긴장 아동의 옷 입기 방법이다
3) '가'는 과긴장 아동의 옷 입기 방법이며, '나'는 무거운 아동의 옷 입기 방법이다
4) '가'는 저긴장 아동의 옷 입기 방법이며, '나'는 무거운 아동의 옷 입기 방법이다
5) '가'는 과긴장 아동의 옷 입기 방법이며, '나'는 저긴장 아동의 옷 입기 방법이다

**문제해설**

**351** hammock chair

- 전체를 지지할 수 있음
- 보호자가 아동을 온전히 목욕시킬 수 있음

**답** 3)

**352** 옷입기 중재 전략

- 바닥에 등을 대고 누워서 옷 입히기
  - 신경학적 문제를 지닌 아동에게 적절함
  - 폄근 긴장이 나타날 때 사용함
- 아동이 머리 및 몸통 조절을 습득했을 경우
  - 보호자는 아동의 등을 지지해주므로 옷 입기를 수행함
  - 이 자세는 옷 입기 동안 자신의 신체를 관찰할 수 있는 기회를 제공함
- 폄근 긴장이 증가된 아동의 옷 입히기
  - 보호자는 양말이나 신발을 착용시키기 전 아동의 고관절이나 무릎을 굽힘시킴
- 아동이 나이가 많거나 무거울 때
  - 옆으로 눕혀(sidelying) 옷 입기를 실시함
  - 아동의 고관절과 무릎을 구부리고 팔을 앞쪽으로 가져오는 것이 보다 편리함

**답** 3)

# 353

**다음 그림은 미숙아의 모습이다. 그림에 대한 설명으로 가장 타당한 것은?**

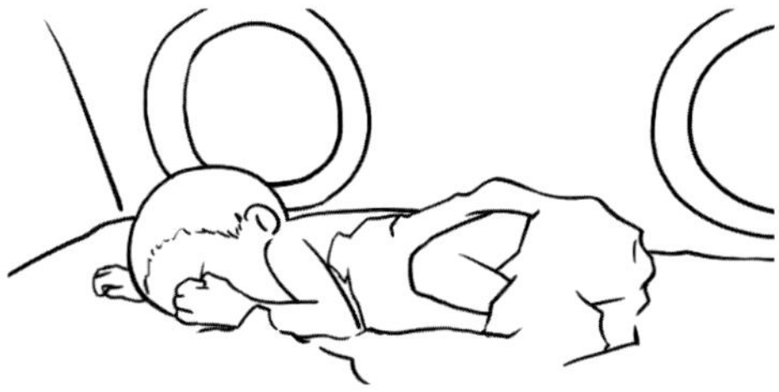

1) 고긴장의 아동이다
2) 저긴장의 아동이다
3) 조산아동의 치료적 자세이다
4) 미숙아의 전형적인 자세이다
5) 스스로 팔을 당겨 눈을 막고 있다

# 354

**다음 그림의 증상이 나타나는 시기가 2～6세이고, 남아에게만 나타난다. 이 질환의 원인으로 가장 타당한 것은?**

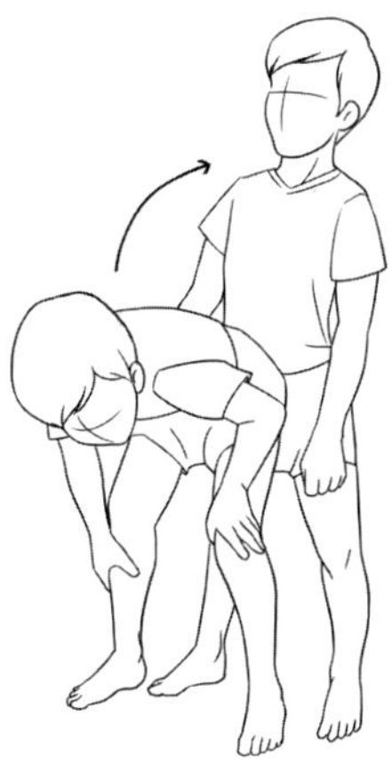

1) 급성 신경염
2) 바이러스 감염
3) X 염색체 이상
4) 신경전달물질의 파괴
5) 중추신경의 탈수초화

**문제해설**

353 미숙아의 운동 전략이다. 조명으로부터 자신을 보호하려고 사지를 끌어당기며, 손을 얼굴에 두고 있다.

**답** 5)

354 Duchenne's MD

- 가장 심하며, 가장 일반적인 MD
- X염색체의 문제로 인해 발생
- 남아에게만 발생 : 3,500명 중 1명
- 증상
  - 2～6세 사이에 계단 오르기 및 일어나기 어려워짐
  - 잘 흔들리고 넘어짐
  - 'pseudohypertorphy muscle'이 발생됨
  - 몸쪽(어깨, 골반)에서부터 전체 근육에 영향을 미침
  - 'Gower's sign'이 나타남
  - 일반적으로 9살 정도에 휠체어를 사용하게 됨
    - 다리와 골반 근육의 약화로 아동은 앉은 자세에서 일어날 때 손으로 허벅지를 집으며 일어남
  - 결국 사망하게 됨
    - 기능을 완전히 잃게 됨
    - 일반적으로 20세 전에 사망함

**답** 3)

# 355

**다음 그림과 같이 진한 색이 칠해진 영역이 손상되었다면 어떤 뇌혈관의 영향인가?**

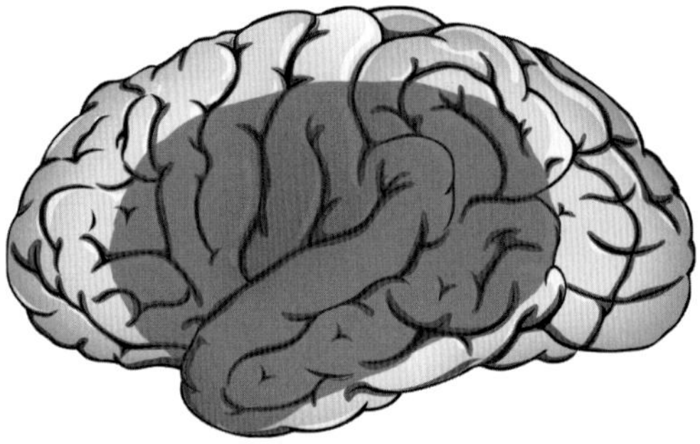

1) 소뇌동맥(CAS)
2) 전대뇌동맥(ACA)
3) 중대뇌동맥(MCA)
4) 후대뇌동맥(PCA)
5) 척추뇌저동맥(VAS)

# 356

**다음 그림은 차가운 인두 거울(iced laryngeal mirror)을 이용해 'faucial arch'를 자극하는 그림이다. 치료의 목적으로 가장 타당한 것은?**

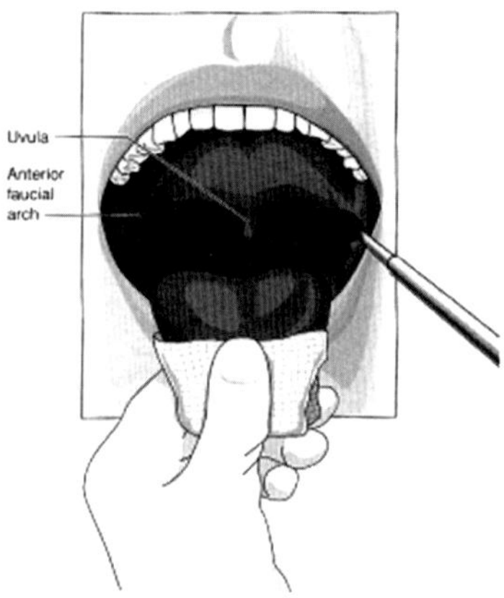


1) 구토 유발
2) 삼킴 촉진
3) 빨기 촉진
4) 감각재교육
5) 탈감각 촉진

## 문제해설

**355** MCA이며 'both upper & lower trunk' 손상이다.

**답** 3)

**356** iced laryngeal mirror를 이용해 삼킴 반사의 힘을 향상시키기 위해서 faucial arch를 자극한다.

**답** 2)

# 357

**다음 그림의 치료법과 효과의 연결로 옳은 것은?**

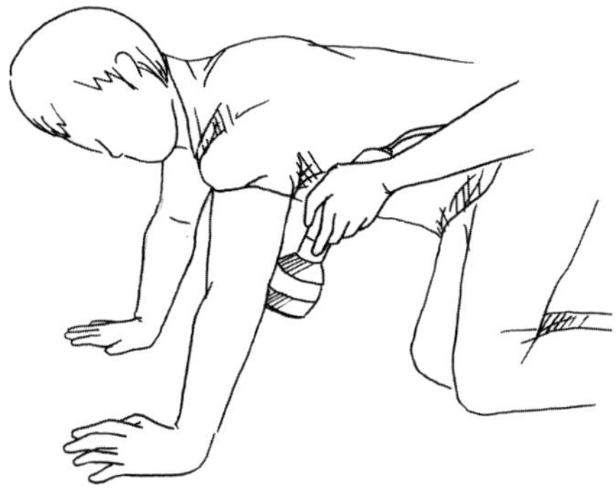

1) NDT 테크닉 — 효과는 감각입력이다
2) PNF의 양측 패턴 — 효과는 통증감소이다
3) Rood 테크닉 — 효과는 근긴장의 촉진이다
4) Rood 테크닉 — 효과는 근긴장의 억제이다
5) NDT 테크닉 — 효과는 폄근 긴장의 촉진이다

# 358

**다음 그림과 가장 관계 깊은 PNF 패턴은?**

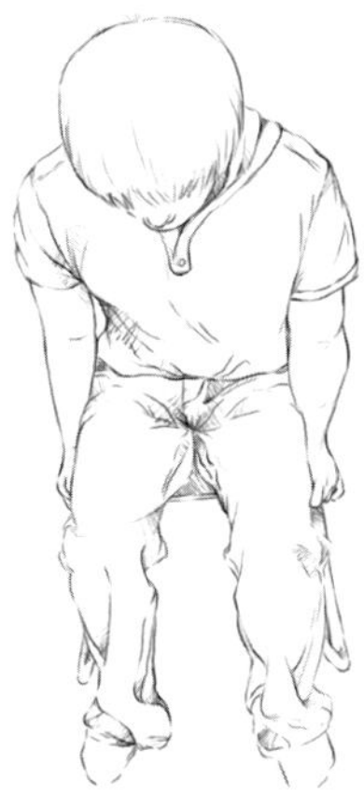

1) $D_1$ flexion
2) $D_2$ flexion
3) $D_1$ extension
4) $D_2$ extension
5) reciprocal pattern

**문제해설**

**357** Rood의 촉진 테크닉인 진동(vibration)을 적용하는 모습이다.

**답** 3)

**358 대칭적 패턴의 사례**

- $D_1$ 폄 : 의자 밀며 일어나기
- $D_2$ 폄 : 풀오버(pullover) 스웨터 벗기
- $D_2$ 굽힘 : 높은 선반의 큰 물건 들기

**답** 3)

# 359

**다음 그림의 평가와 가장 관계 깊은 집중력의 종류는?**

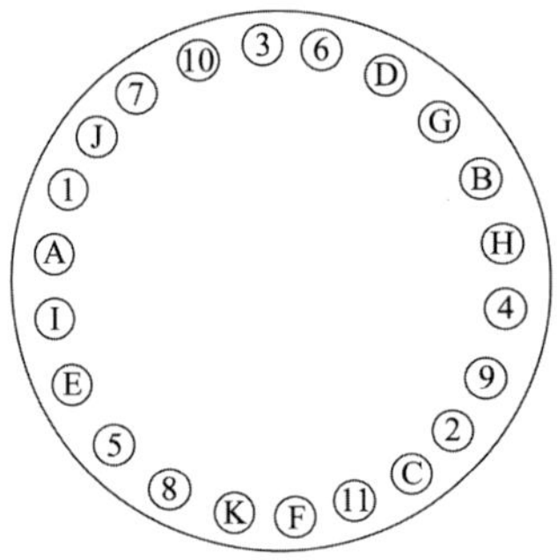


1) 선택적 집중력(select attention)
2) 이동적 집중력(shift attention)
3) 분리된 집중력(divided attention)
4) 지속적 집중력(sustain attention)
5) 반응적 집중력(detect/react attention)

**문제해설**

359 해설내용 참조

답 2)

## 집중력

Explanation

### 1. 반응적 집중력(detect/react attention)

1) 주위 환경에 반응하는 능력
2) 특정 자극을 찾는 능력
   • 다양한 소리들 속에 특정 소리 찾기, 여러 색 중 특정 색 찾기

### 2. 선택적 집중력(select attention)

1) 다양한 환경적 자극 중 특정 자극에만 집중할 수 있는 능력
   (1) 여러 색의 적목 중 붉은 색 적목만 골라내기
   (2) 문장 속에서 '가'라는 글자만 골라내기
   (3) 여러 모양 중 삼각형만 골라내기

### 3. 지속적 집중력(sustain attention)

1) 특정 활동을 지속할 수 있는 집중력
   (1) 종이접기하면서 50까지 숫자세기
   (2) 그림 속에 배열된 숫자 따라가기

(3) 특정 작업과 함께 50부터 2씩 더해가기

### 4. 이동적 집중력(shift attention)

1) 다른 자극과 서로 교대로 집중할 수 있는 집중력
   (1) 색이 다른 두 가지 구슬을 교대로 끼우기
   (2) 'AABBAABBAABB' 따라 쓰기

### 5. 분리된 집중력(divided attention)

1) 동시에 두 가지 이상의 자극을 유지하는 집중력
   • 운전하며 라디오 듣기, 전화하며 주소 적기 등

## 360

**고유수용성 촉진기법에서 대각성 상반(diagonal reciporcal) 패턴은?**

1)
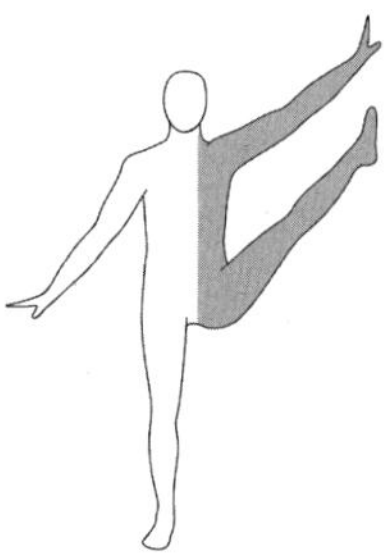

2)
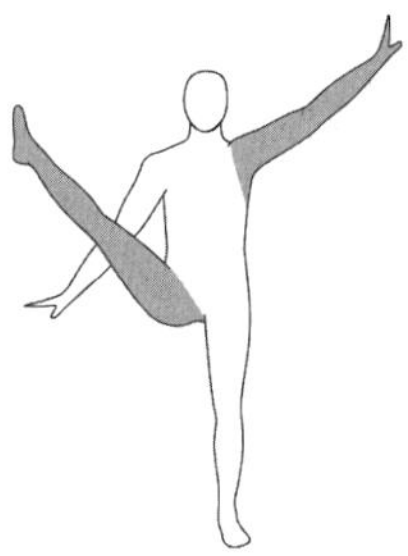

3)
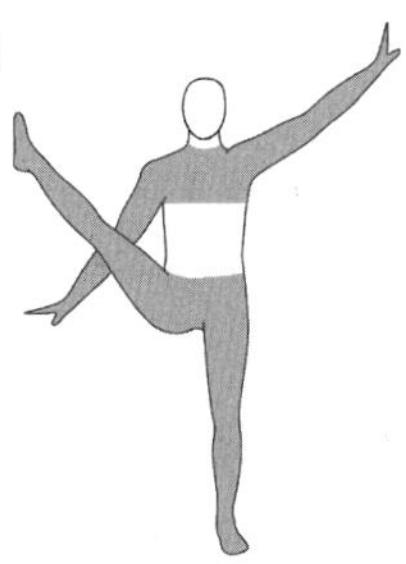

4)
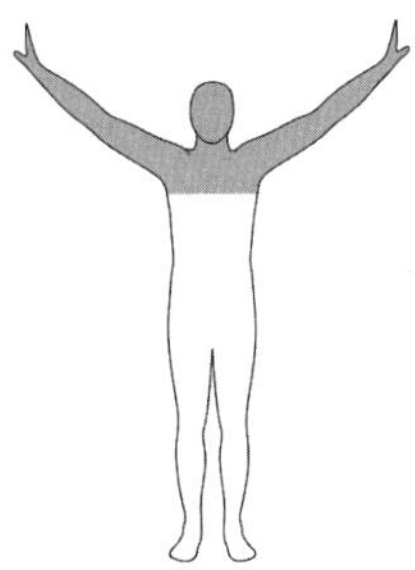

5)
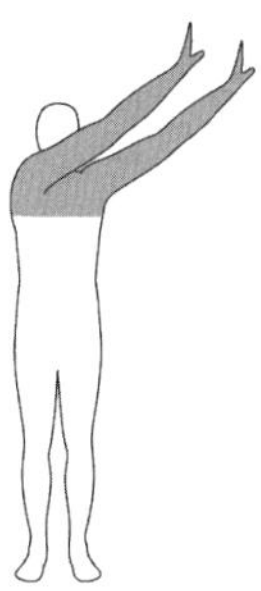

**문제해설**

**360** 1) 동측성 패턴
2) 반측성 패턴
3) 대칭 패턴
4) 비대칭 패턴

**답** 3)

# 361

**다음 그림은 뇌졸중 환자의 NDT 치료의 사례이다. 이 남성의 손상된 상지의 기능으로 옳은 것은?**

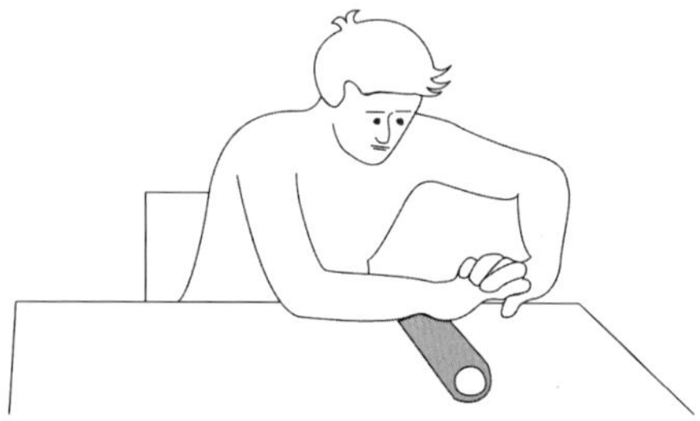

1) 손과 팔에 기능이 전혀 없다
2) 손과 팔에 약간의 기능이 있다
3) 손에 약간의 쥐기가 있지만 팔에는 기능이 없다
4) 손에는 기능이 없지만 팔에는 약간의 기능이 있다
5) 손에는 쥐기가 가능하며 팔에는 약간의 기능이 있다

# 362

**다음 그림에 대한 설명으로 가장 타당한 것은?**

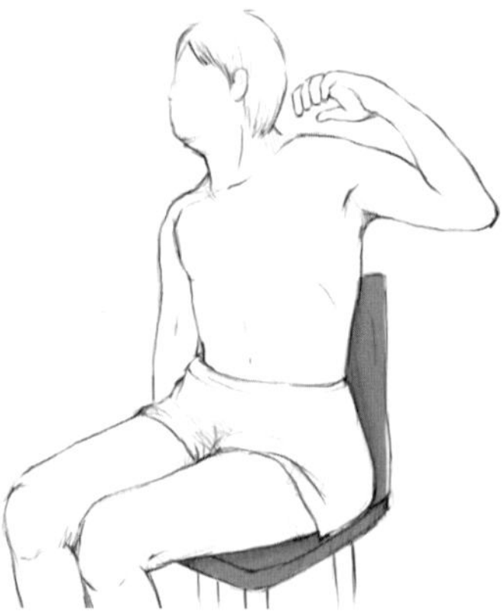

1) NDT 3단계이다
2) Brunnstrom 4단계이다
3) 상지의 굽힘 시너지이다
4) 뇌졸중 환자의 근력 평가이다
5) 전형적인 뇌졸중 환자의 자세이다

**문제해설**

**361** NDT 1단계(손과 팔의 기능 없음) 환자의 활동이다.

**답** 1)

**362** 전형적인 상지의 굽힘 시너지 패턴이다.

**답** 3)

# 363

**다음 보조기의 사용 목적으로 가장 타당한 내용은?**

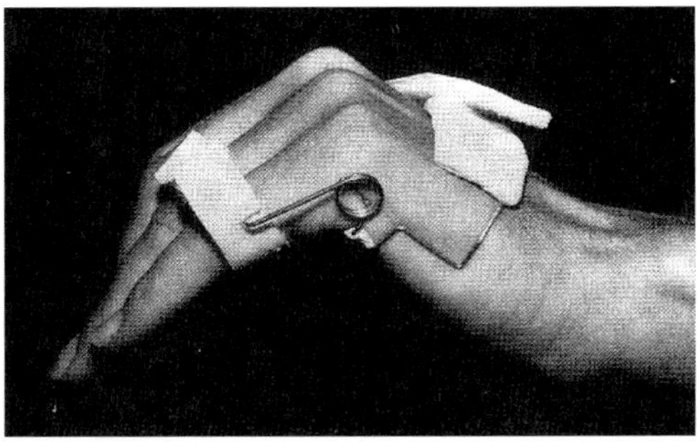

1) Ulnar drift 예방
2) Claw hand 예방
3) Ape's hand 예방
4) Colle's fracture 예방
5) Swan neck deformity 예방

# 364

**다음 두 그림은 9의 법칙(rule of nine)의 그림이다. 아동과 영아에 대한 적용으로 옳은 것은?**

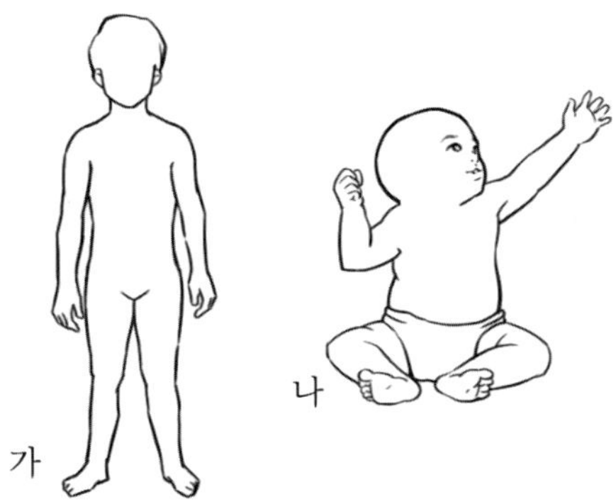


1) '가'의 팔은 9%이며, '나'의 팔은 12%이다
2) '가'의 머리는 9%이며, '나'의 머리는 18%이다
3) '가'의 다리는 14%이며, '나'의 다리는 16%이다
4) '가'의 몸통은 36%이며, '나'의 몸통은 36%이다
5) '가'의 생식기는 9%이며, '나'의 생식기는 9%이다

**문제해설**

**363** 신경(Ulnar nerve) 손상으로 인한 변형

'claw hand' 발생 : 약지와 소지의 MP 관절 과도한 폄+IP 관절의 더 강한 굽힘

**답** 2)

**364** 아동/영아

① 머리 : 14/18%
② 상지 : 각 9%(18%)
③ 몸통 : 36%
④ 하지 : 각 16/14%(32/28%)

**답** 4)

# 365

다음 그림은 뇌졸중 환자를 치료하는 모습이다. 그림에 대한 설명으로 가장 거리가 먼 것은?

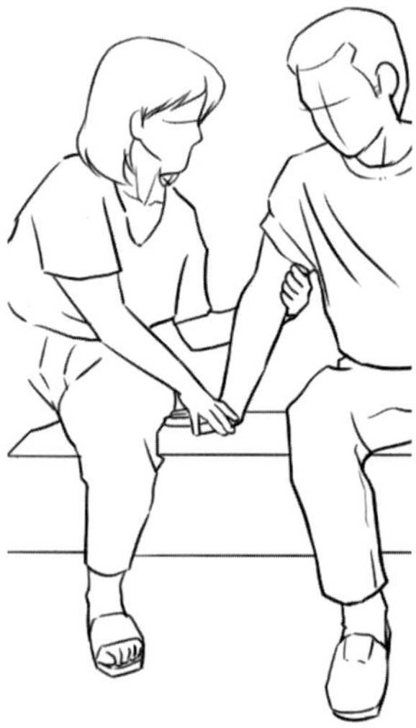

1) NDT 테크닉이다
2) 감각입력이 목적이다
3) 체중지지가 목적이다
4) 부종 감소가 목적이다
5) 근 긴장 조절이 목적이다

**문제해설**

365 해설내용 참조

답 4)

## 손상된 쪽으로 체중지지(Weight bearing over affected side)하기

Explanation

1. 근 긴장을 조절(regulate)하고 보다 정상범위로 근 긴장을 이끄는 가장 효과적인 방법임

2. 저 긴장(low tone)을 지닌 환자의 경우
   • 긴장을 촉진시킴

3. 고 긴장(high tone)을 지닌 환자의 경우
   • 긴장을 억제시킴

4. 고유수용성(proprioceptive) 감각의 입력을 제공함

5. 측면에 대한 인식(awareness)을 제공하므로 편측 무시(neglect)를 감소시킴

### 6. 회복의 매 단계에 긍정적인 효과를 보임

### 7. 올바른 체중지지

1) 침대에서 단순히 손상된 쪽으로 눕기(side lying position)
2) 보행 훈련 시 체중지지 시기(stance phase)에 체중지지 하기

### 8. 상지(U/E)의 체중지지

1) 어깨뼈(scapular) : forward protraction, elevation, upward rotation
2) 어깨뼈 자세 후 환자의 손이 매트나 긴 의자에 위치함
   • 손목의 과도한 폄을 예방하기 위해 엉덩관절(hip)에서 조금 떨어진 곳에 손을 위치함
3) 위팔뼈는 바깥돌림(external rotation), 팔꿈치는 폄이 됨
   • 환자의 팔꿈치가 무너지지 않도록 적절히 보조함
4) 손에 통증이 있을 경우 또는 손에 부종이 있는 경우 허용되지 않음

# 366

**정상발달을 보이는 아동에게 다음 사진과 같은 'ulnar palmar grasp'이 나타난다. 이 운동 기술이 가능한 최소 연령은?**

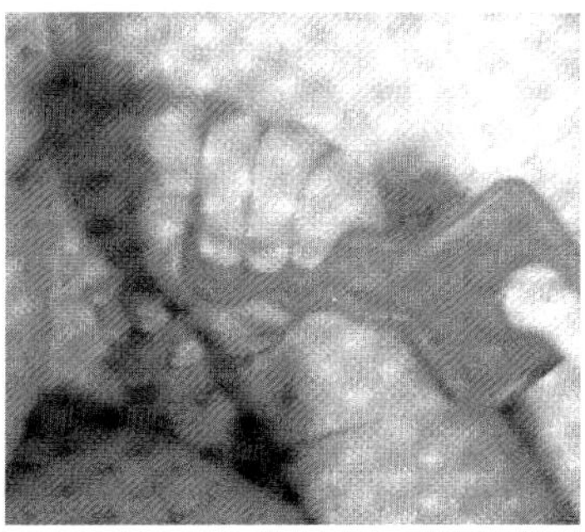

1) 1개월　　2) 3개월
3) 6개월　　4) 8개월
5) 12개월

**문제해설**

**366** 6개월
- 수의적 사용이 없음(no voluntary hand use)
- 반복적인 쥐기와 펴기(alternately open and close)가 나타남
- 쥐기반사(grasp reflex)는 감소하고 수의적 손바닥잡기(voluntary palmar grasp)가 나타나기 시작함

**답** 3)

# 367

**다음 그림은 뇌졸중 환자의 노 젓기 활동이다. Brunnstrom 단계 중 어떤 단계 환자들의 활동인가?**

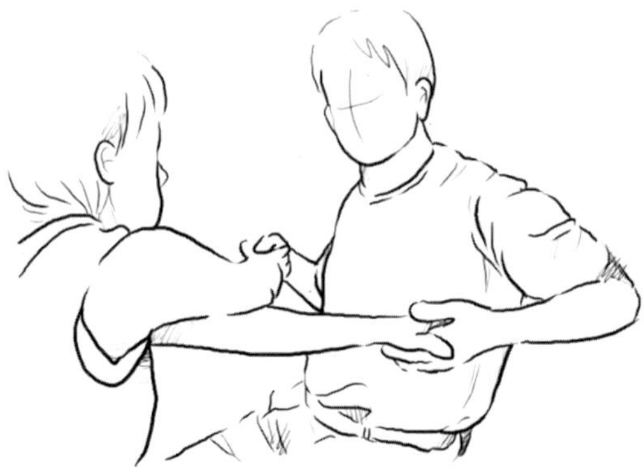

1) 1단계
2) 2~3단계
3) 4~5단계
4) 5~6단계
5) 6단계

# 368

**다음 사진은 악력을 측정하는 평가 도구이다. 측정 자세로 옳은 것은?**

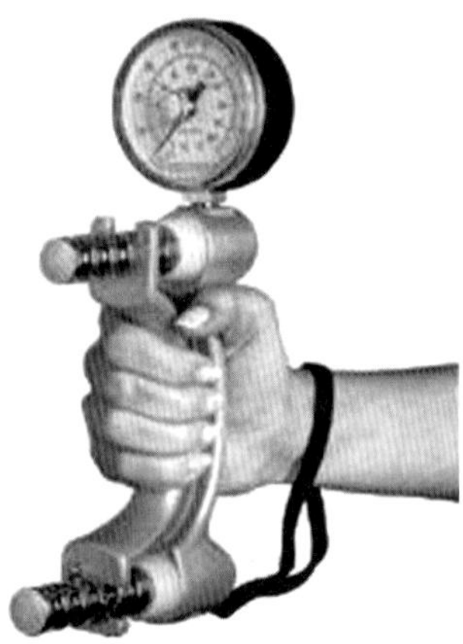

1) 아래팔의 엎침
2) 어깨관절의 벌림
3) 팔꿉관절 120° 굽힘
4) 자뼈쪽 편위 0~15°
5) 손목 관절 0~10° 굽힘

## 문제해설

**367** 2~3단계(stage 2~3)

- 팔의 회복
  - 시너지가 있지만 가끔 수의적 움직임이 발생하는 단계
  - 과긴장성은 3단계에 최고치에 달함
- 치료 목표
  - 시너지 패턴의 수의적 조절
- 치료 내용
  - 처음에는 치료사의 도움을 받아 시작함
  - 시너지 패턴을 반복적으로 수행함
  - 촉진(facilitation)
    - 수의적 움직임에 저항을 제공함 언어적 지시(verbal cue), 태핑(tapping), 피부자극(cutaneous stimulation) 등을 이용함
  - 양측으로 노 젓기(bilateral rowing)
    - 치료사는 환자의 손을 잡고 '노 젓는 동작'을 만들어 줌
    - '교차적인 시너지' 운동을 만들기 위해 실시함
  - 환측 팔에 체중지지하기
    - 팔꿉관절 폄을 촉진하기 위해

**답** 2)

**368** 측정 자세

- 어깨관절 모음(shoulder adduction)
- 중립 돌림(neutrally rotation)
- 팔꿉관절 90° 굽힘(elbow 90° flexion)
- 아래팔의 중립(forearm neutral position)
- 손목 관절 0~30° 폄(wrist extension)
- 자뼈쪽 편위 0~15°(ulnar deviation)
- 의자 또는 서서(standing)

**답** 4)

# 369

**상지 절단 환자를 위한 의지는 보통 8자형 하네스 형태이며, 이것은 등 뒤에서 교차한다. 다음 그림의 하네스 교차점으로 옳은 것은?**

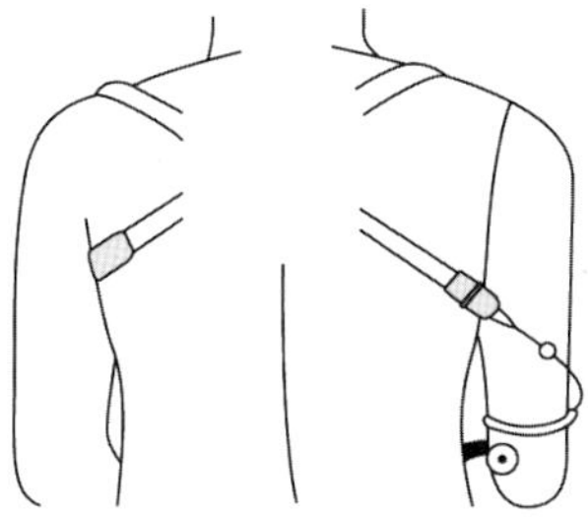

1) $C_7$ 가시돌기 하부이며 건측으로 치우친다
2) $T_1$ 가시돌기 하부이며 정중앙에 위치한다
3) $C_7$ 가시돌기 하부이며 정중앙에 위치한다
4) $C_7$~$T_1$ 가시돌기 사이이며 정중앙에 위치한다
5) $T_1$ 가시돌기 하부이며 약간 건측으로 치우친다

# 370

**다음 그림은 절단 환자의 모습이다. 이 환자의 스텀프(stump)와 침상자세 대한 설명으로 옳은 것은?**

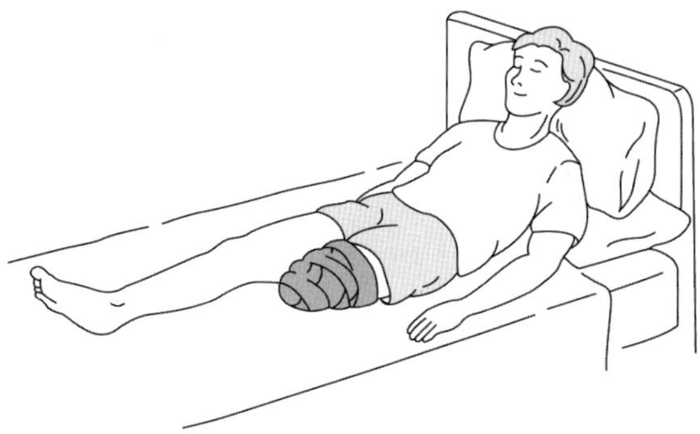

1) 팔의 자세가 바르지 못하다
2) 엉덩관절 벌림을 유지해야 한다
3) 오른쪽 무릎 아래에 베개를 넣어야 한다
4) 감겨진 붕대는 하루 한 번 적용하는 것이 원칙이다
5) BK 절단 환자의 경우에는 무릎 아래에 베개를 넣으면 안 된다

## 문제해설

**369 후방교차점(posterior cross point)**

- 하네스의 후방 교차점이 $C_7$ 가시돌기 하부에서 약간 건측에 위치
- 링 타입 하네스
  - 아래팔의지에서 사용
  - 짧은 위팔절단자일수록 의지 구성 요소를 조절하기 어려움

**답** 1)

**370 자세유지(positioning)**

- 연부조직의 단축과 관절 구축을 예방하기 위해 시행함
- 바로 누움(supine) : 엉덩관절과 무릎관절의 폄계함, 딱딱한 침상을 이용함, 절단단 밑에 베개를 사용하는 것을 피함, 하지는 벌림 자세를 취하지 말아야 함

**답** 5)

# 371

**다음 그림의 변형을 예방하기 위한 보조기로 가장 타당한 것은?**

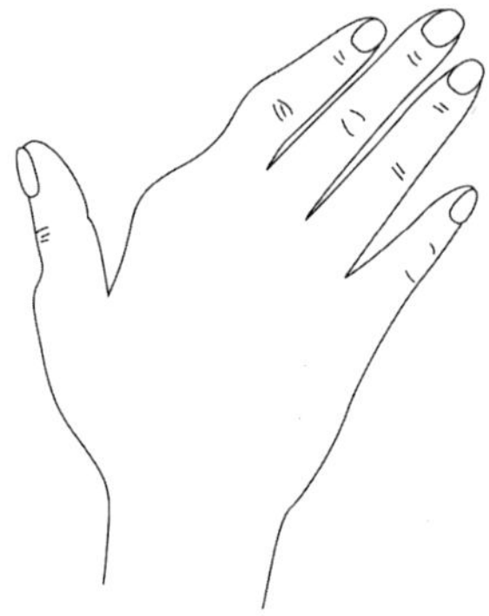

1) tenodesis splint
2) thumb spica splint
3) long opponent splint
4) wrist immobilization splint
5) ulnar drift positioning splint

# 372

**다음 사진의 평가 도구의 항목으로 거리가 먼 것은?**

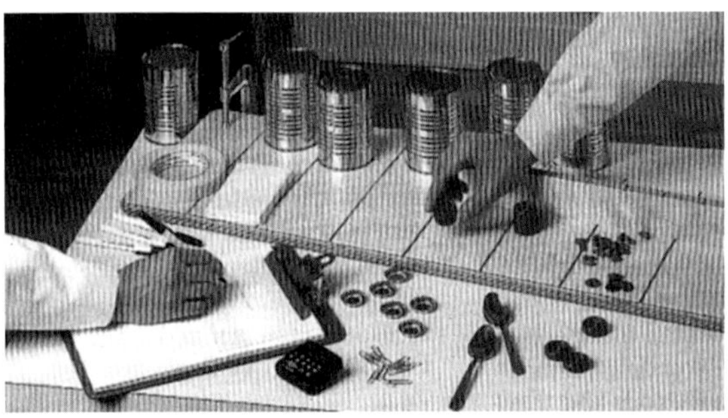

1) 글씨쓰기
2) 모의 식사
3) 장기알 쌓기
4) 큰 물건 집어 올리기
5) 크고 무거운 물건 들어올리기

## 문제해설

**371** ulnar drift positioning splint

- 통증 감소
- 안정성(stability) 제공
- 관절 정렬(alignment)
- 관절에 발생되는 스트레스 감소
- 통증, 탈골, 변형 등의 발생 위험을 감소

**답** 5)

**372** Jebsen-Taylor Hand Function Test

- 저자
  - RH Jebsen, N Taylor
- 목적
  - 일상생활에서 사용되는 손 기능(협응력)을 단계별로 간편하게 평가하기 위함
- 대상
  - 아동에서 성인
- 내용
  - 글쓰기(writing) : subtest #1
  - 카드 뒤집기(card turning) : subtest #2
  - 작은 물건 집어 올리기(picking up small object) : subtest #3
  - 모의+식사(simulating feeding) : subtest #4
  - 장기알 쌓기(stacking checkers) : subtest #5
  - 크고 가벼운 물건 들어올리기(lifting large light objets) #6
  - 크고 무거운 물건 들어올리기

**답** 4)

# 373

**다음 사진은 어떤 문제를 지닌 환자의 시각훈련이다. 어떤 문제이며, 훈련의 목적은 무엇인가?**

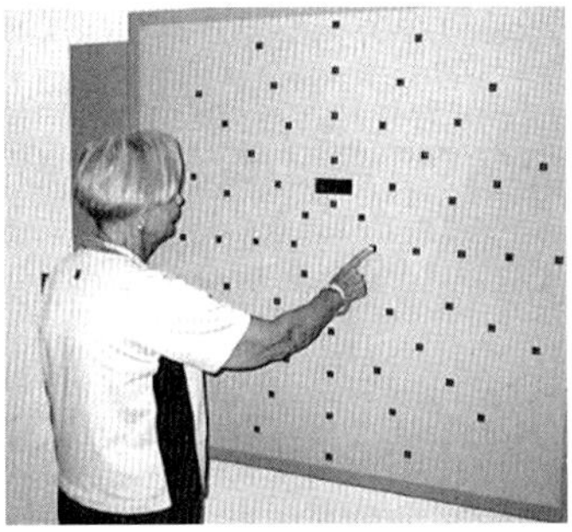

1) 시야가 손상된 환자의 ROM 훈련이다
2) 편측무시를 지닌 환자의 'visual scanning' 훈련이다
3) 화상환자의 상지 움직임을 촉진하는 'dynavision'이다
4) 지각장애가 있는 환자의 '2차원 구성실행증' 훈련이다
5) 기억력 손상이 있는 환자의 'visual memory' 훈련이다

**문제해설**

**373** Dynavision

dynavision이며, 'visual scanning'을 훈련 중이다.

**답** 2)

# 374

**다음 그림과 가장 관계 깊은 것은?**

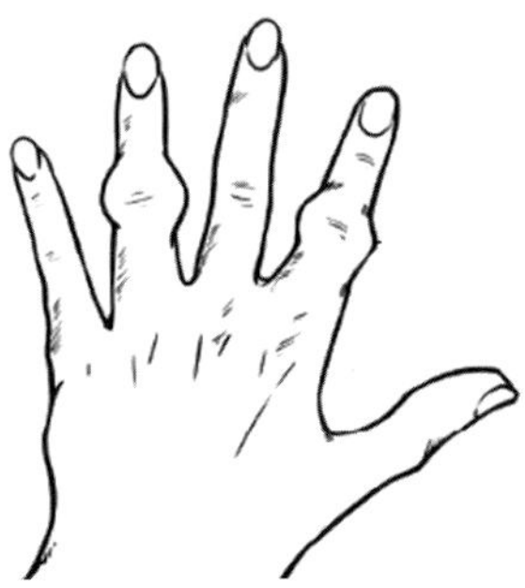

1) 방아쇠 손가락
2) Bouchard's nodes
3) Heberden's nodes
4) 단추구멍 변형(bouttouiere deformity)
5) 백조목 변형(swan neck deformity type)

**374** Node

PIP 관절의 변형은 'Bouchard's nodes'이다.

**답** 2)

# 375

**다음 그림의 도구는 어떤 목적을 지닌 수공예 도구인가?**

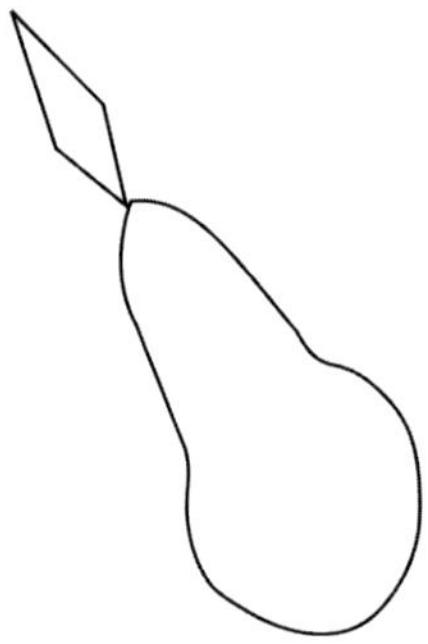

1) 가죽을 자르는 도구
2) 바늘에 실을 꿰는 도구
3) 코바늘 작업에 사용되는 도구
4) 도자기에 그림을 그리는 도구
5) 목공예 시 못을 제거하는 도구

# 376

**다음 사진은 척수손상 환자의 보조도구이다. 어떤 용도로 사용되는가?**

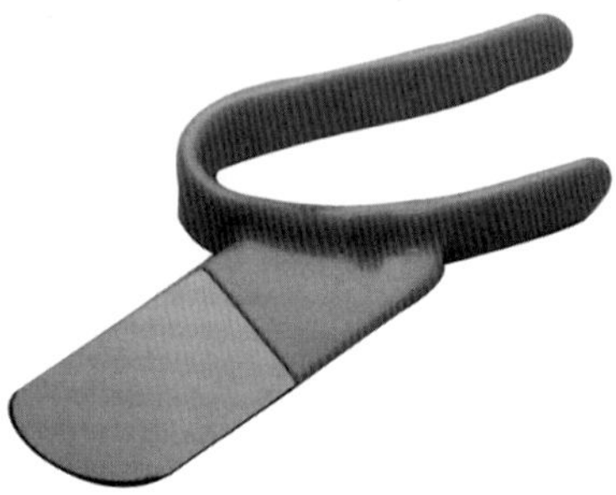

1) 소변
2) 대변
3) 식사
4) 옷입기
5) 컴퓨터 사용

**문제해설**

375 needle threader

바늘공예 시 실을 꿰는 도구이다.

**답** 2)

376 Quad knife

사지마비 환자가 식사 시 사용하는 변형된 칼이다.

**답** 3)

# 377

**다음 그림의 보조도구를 적용해야 하는 대상자로 가장 타당한 것은?**

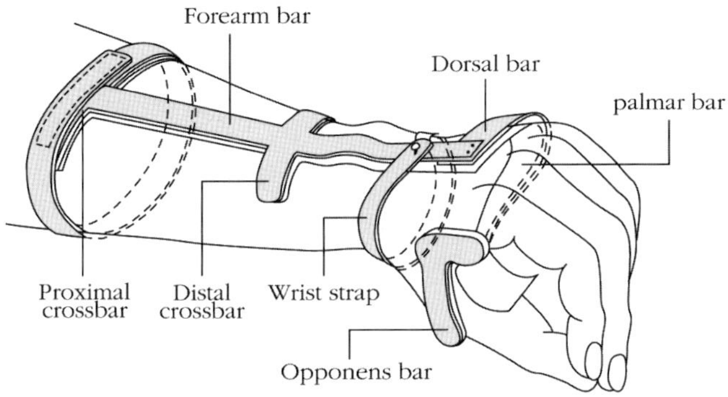


1) 화상 환자
2) 편마비 환자
3) 사지마비 환자
4) 급성기 RA 환자
5) 정중신경 마비 환자

# 378

**다음 사진은 절단 환자의 재활 과정이다. 사진에 대한 치료 활동으로 가장 타당한 것은?**

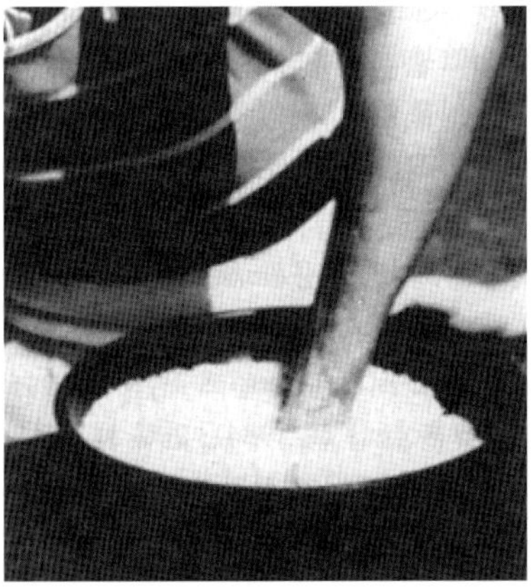

1) 탈감각 활동
2) 피부유지 활동
3) 근력 증진 활동
4) 부종 감소 활동
5) ROM 증진 활동

**문제해설**

377 손목의 처짐을 방지하는 보조도구이다. SCI $C_5$ 환자에게 적용한다.

**답** 3)

378 잔여지의 민감성 감소

- 여러 재질의 질감 제공
  - 부드러운 재질, 탄력성 있는 재질, 모직, 쌀, 점토와 같은 저항력 있는 재질
- 마사지
  - 감각을 둔화시킴
  - 유착을 예방 함
  - 흉터를 부드럽게 함
- 잔여지를 두드리고 문지르기
- 잔여지를 감싸기

**답** 1)

# 379

**다음 사진과 같은 치료를 적용해야 하는 대상과 적용 목적으로 가장 타당한 것은?**

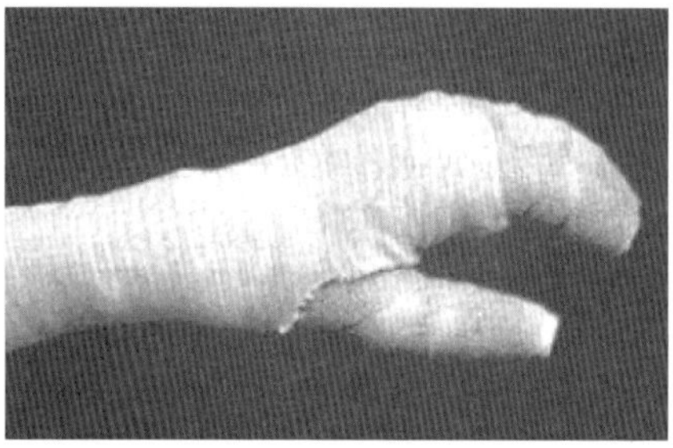

1) 화상 환자이며, 통증 감소가 목적이다
2) 화상 환자이며, 흉터 관리가 목적이다
3) 편마비 환자이며, 통증 관리가 목적이다
4) 편마비 환자이며, 부종 관리가 목적이다
5) 편마비 환자이며, 운동학습의 수행이 목적이다

# 380

**다음 사진과 같은 방법으로 요리를 해야 하는 대상으로 가장 타당한 것은?**

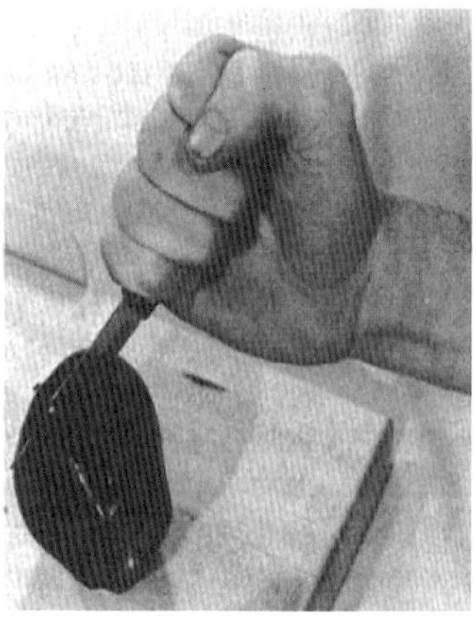

1) RA 환자
2) OA 환자
3) TBI 환자
4) 편마비 환자
5) 사지마비 환자

**문제해설**

**379** Coban band이다. 목적은 압박을 통한 부종 감소 및 흉터 관리이나.

**답** 2)

**380** 손가락(MP)의 ulnar drift 예방을 위한 칼의 사용이다.

**답** 1)

# 381

**다음 스플린트(splint)의 이름으로 옳은 것은?**

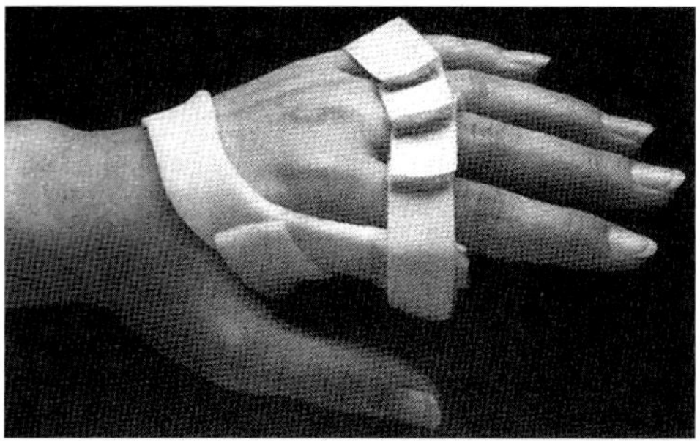

1) serial static splint
2) wrist immobilization splint
3) short thumb spica splint
4) ulnar drift positioning splint
5) resting hand splint

# 382

**다음 보조도구의 이름과 이 보조도구를 사용해야 하는 대상자의 연결이 옳은 것은?**

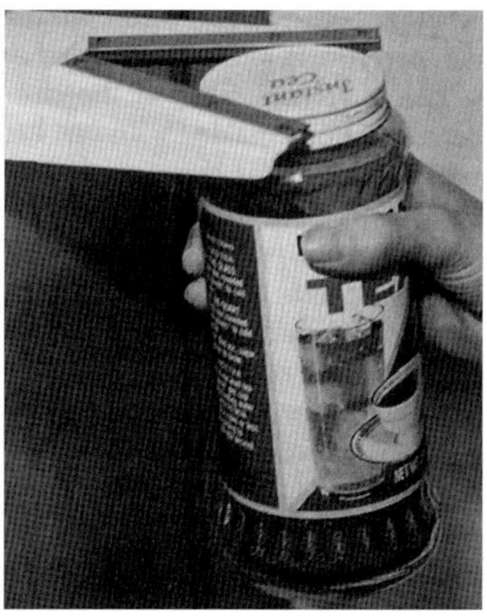

1) Zim jar opener — 편마비
2) Quad-guip knife — 편마비
3) Zim jar opener — 사지마비
4) Quad-guip knife — 류마티스 관절염
5) Electric self feeder — 류마티스 관절염

**문제해설**

**381** Ulnar drift positioning splint

RA 환자의 'ulnar drift'를 예방하는 스플린트이다.

**답** 4)

**382** Zim jar opener

'Zim jar opener'이며, 한 손의 사용이 가능한 사람들의 ADL 보조도구이다.

**답** 1)

# 383

다음 그림의 평가와 가장 관계 깊은 검사는?

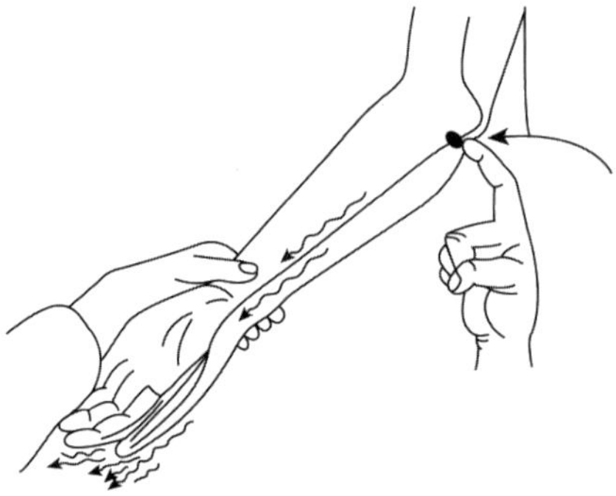

1) Roos test
2) Adson test
3) Tinel's sign
4) Phalen's test
5) Drop arm test

# 384

다음 사진과 같은 보조도구를 사용해야 하는 척수손상 환자가 할 수 없는 기능은?

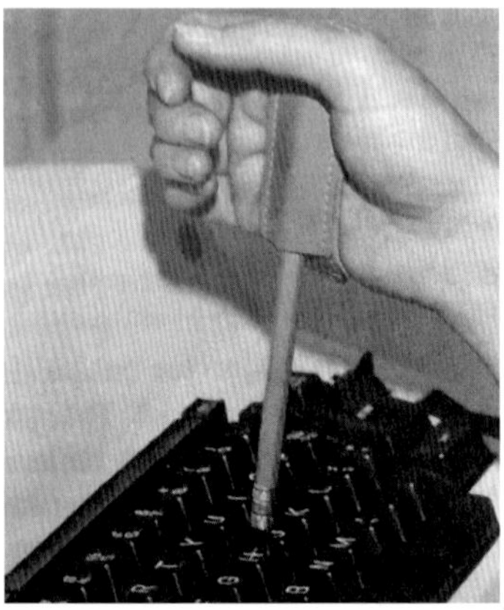

1) 글씨쓰기
2) 그림 그리기
3) 자동차 운전하기
4) 보조도구를 이용한 독립적인 식사하기
5) 실외에서의 독립적인 휠체어 사용하기

## 문제해설

**383** Tinel' sign

- 신경(nerve course)을 따라 천천히 가볍게 두드리며 올라감
- 먼쪽(distal)에서 몸쪽(proximal)으로 이동하며 찌릿한(tingling) 감각을 유도함
- 찌릿한(tingling) 감각이 시작되는 부위가 신경압박이 있는 부위가 됨
- 신경수술(nerve repair) 후에 사용되는 검사
  - 감각신경 수초(sensory axon)의 성장 범위를 가늠하기 위해 사용됨

**답** 3)

**384** $C_{6\sim7}$ 척수손상 환자

손의 사용이 어려운 $C_{6\sim7}$ 수준의 환자이며, 실외에서의 독립적인 휠체어 사용하기가 가능한 수준은 $C_8$ 이상이다.

**답** 5)

# 385

**다음 사진의 평가도구에 대한 설명으로 옳지 않은 것은?**

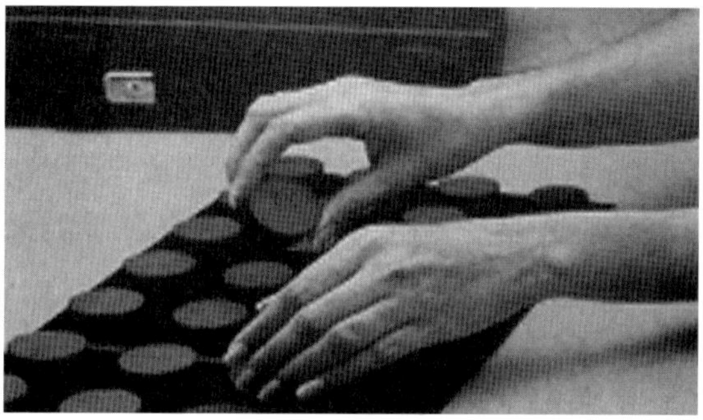

1) 손의 기민성을 측정한다
2) 두 손을 사용할 수 있다
3) 넣기와 뒤집기로 구성된다
4) MFT 검사 중 물건 넣기이다
5) 눈과 손의 협응력을 평가한다

# 386

**다음 보조기의 이름과 적용대상의 연결이 옳은 것은?**

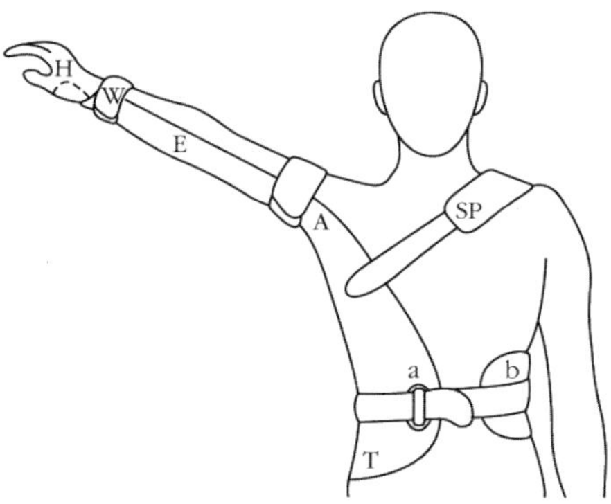


1) AFO — 화상 환자
2) AFO — 뇌졸중 환자
3) Airplane splint — 화상 환자
4) Volar hand splint — 뇌졸중 환자
5) Cock-up splint — Erb's palsy 환자

## 문제해설

**385** MMDT

평가는 MMDT이며, 손의 민첩성을 평가한다.

**답** 4)

**386** Airplane splint

어깨 관절의 벌림과 바깥돌림은 화상환자의 변형 예방자세이다.

**답** 3)

# 387

**다음 사진의 스플린트(splint)에 대한 설명으로 옳지 않은 것은?**

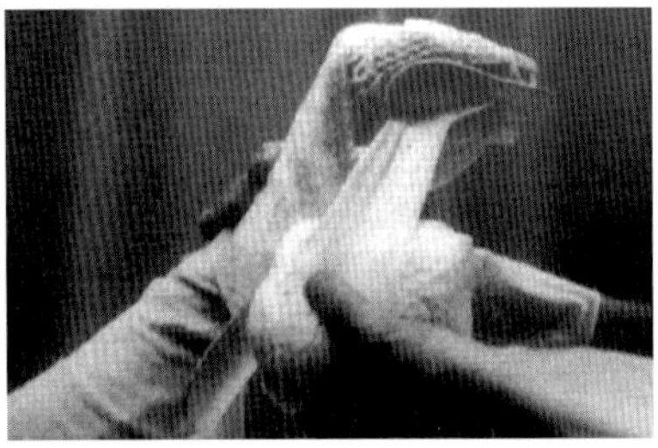

1) 손에 심한 부종이 있는 경우에 처방된다
2) 능동적 움직임이 제한된 경우에는 사용된다
3) 제작된 스플린트는 지속적인 평가를 통해 수정해야 한다
4) 스플린트 적용 시 특정 지역에 압박이 있는지를 점검해야한다
5) 손목의 자세는 15도 폄이며, IP관절은 약간의 굽힘을 유지해야 한다

# 388

**다음 사진의 평가도구에 대한 설명으로 옳지 않은 것은?**

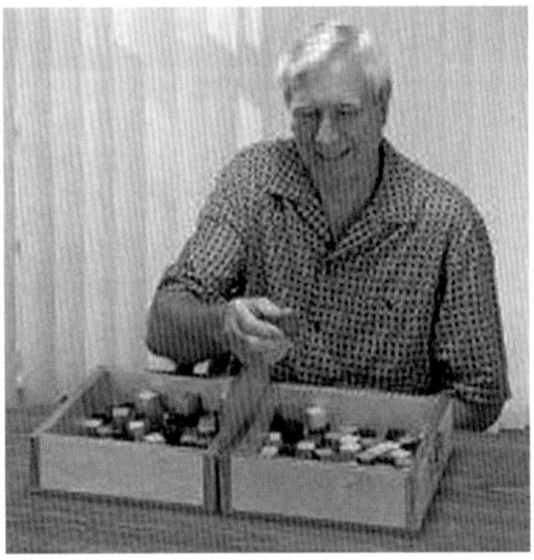

1) 우세손을 먼저 평가한다
2) 손가락이 분리대를 넘어가야 한다
3) 상지의 대운동 협응 기능을 측정한다
4) 측정시간은 1분이며, 3회 측정값의 평균이 결과이다
5) 한 번에 두 개 이상의 적목을 옮길 경우에는 한 개로 계산한다

## 문제해설

**387** Resting splint

화상환자의 'restıng splint'이다. IP 관절의 폄이 특징이다.

**답** 5)

**388** BBT

측정 시간은 1분이며, 평균값을 구하지는 않는다.

**답** 4)

# 389

## 다음 사진의 스플린트(splint)는 무엇인가?

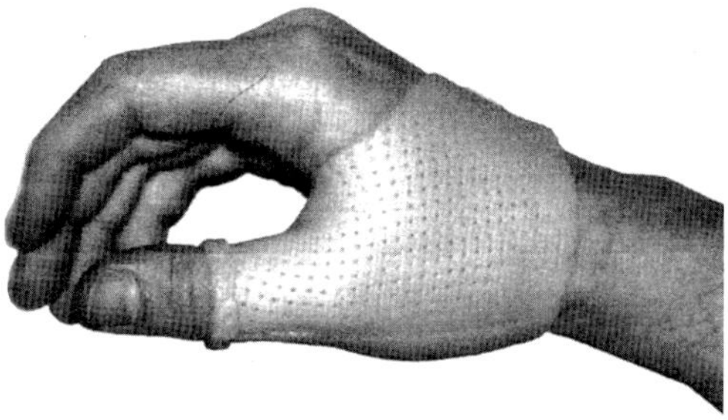

1) serial static splint
2) resting hand splint
3) short thumb spica splint
4) ulnar drift positioning splint
5) wrist immobilization splint

# 390

## 다음 그림에 대한 설명으로 옳은 것은?

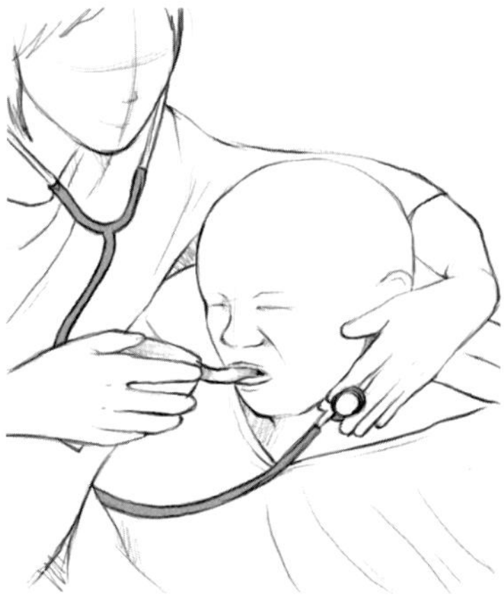

1) 뇌졸중 환자의 구강 훈련이다
2) 종양 환자의 영양섭취 방법이다
3) 'video fluroscopy'를 시행하는 장면이다
4) 입술 닫힘이 약한 환자의 턱지지 장면이다
5) 식음장애 환자의 삼키기를 청진기로 진찰하는 과정이다

### 문제해설

**389** Thumb spica

'short opponent splint' 또는 'thumb spica splint'고 한다. 엄지의 MP 관절과 IP 관절을 안정화시킨다.

**답** 3)

**390** 식음장애

식음장애 환자가 음식을 삼킬 때 치료사가 청진기를 이용해 소리를 듣는 장면이다.

**답** 5)

# 391

## 다음 그림은 관절염으로 인한 변형이다. 무엇인가?

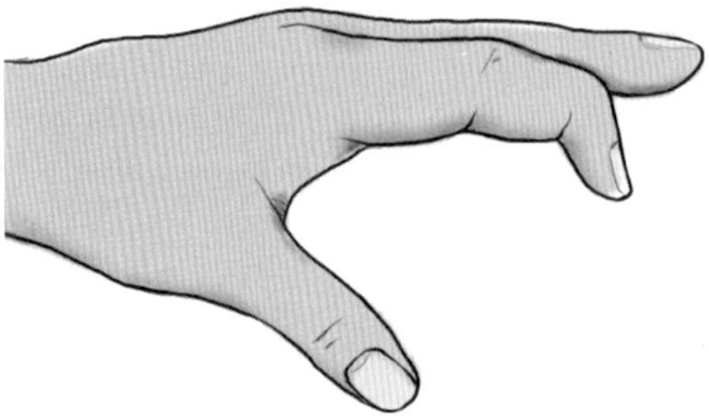

1) Mallet finger
2) Trigger finger
3) Fusiform swelling
4) Swan neck deformity
5) Bouttoniere deformity

# 392

## 다음 사진에 대한 설명으로 옳은 것은?

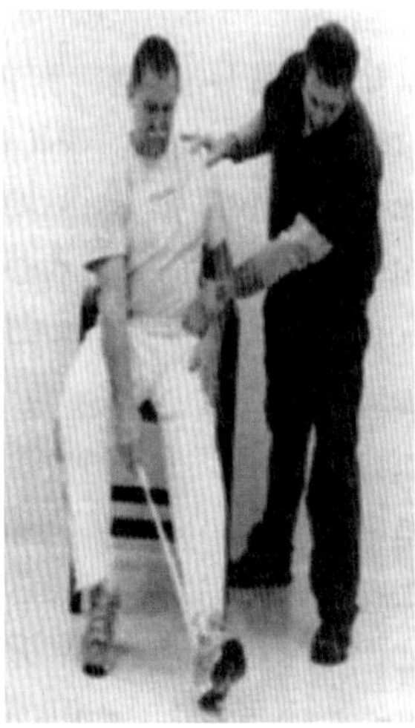

1) 편마비 환자의 ADL 훈련이다
2) 척수손상 환자의 신발신기이다
3) 하지절단 환자의 의수족 훈련이다
4) 엉덩관절전치술(THR) 환자의 양말신기이다
5) 손잡이의 길이를 변형시킨 보조도구의 사용이다

## 문제해설

**391** Mallet finger

DIP 관절의 굽힘 변형이 특징인 'Mallet finger'이다.

**답** 1)

**392** THR

엉덩관절의 굽힘이 제한된 THR 환자의 신발신기이다. 손잡이의 길이가 길어진 스틱을 사용하고 있다.

**답** 5)

# 393

**다음 사진의 평가에 대한 설명으로 바르지 못한 것은?**

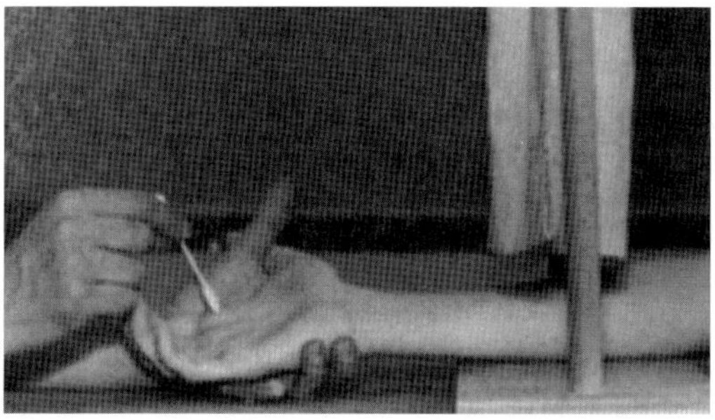

1) 시각차단이 필요하다
2) 정상인 경우 점수는 0이다
3) 정상 쪽 손을 먼저 평가한다
4) 솜으로 피부를 가볍게 접촉한다
5) 가벼운 접촉(light touch)을 평가한다

# 394

**다음 그림의 손가락 변형의 원인과 가장 관계 깊은 해부학적 구조물은?**

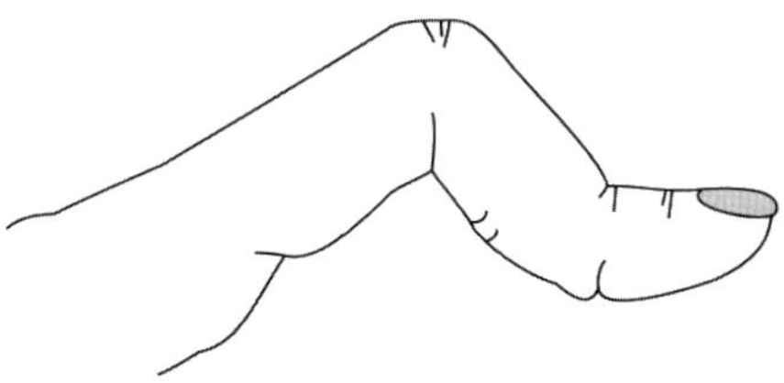

1) 폄 힘줄의 'lateral slip'
2) 폄 힘줄의 'central slip'
3) 굽힘 힘줄의 'lateral slip'
4) 굽힘 힘줄의 'central slip'
5) FDS(flexor digitorum superficialis)

**문제해설**

**393** Light touch

가벼운 접촉(light touch)을 평가하는 사진이며, 정상일 경우는 '+'이다.

**답** 2)

**394** RA

단춧구멍 변형의 원인은 폄 힘줄의 'central slip'이다. 'lateral slip'은 백조목 변형의 원인이다.

**답** 2)

# 395

**다음 사진은 어떤 환자의 어떤 치료인가?**

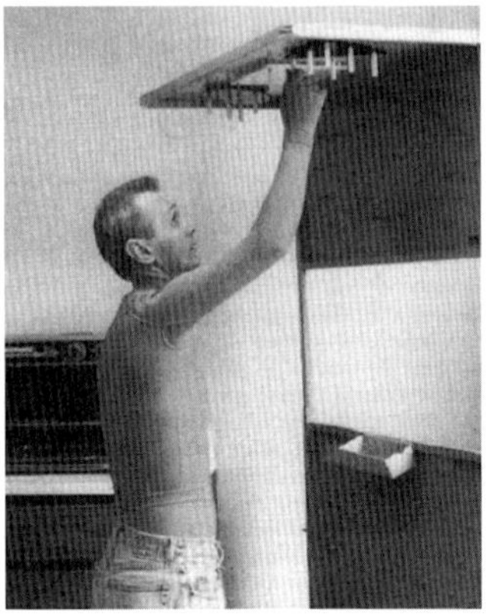

1) 화상 환자의 피부유지 활동
2) 화상 환자의 심폐기능 향상 활동
3) 상지골절 환자의 ROM 증진 활동
4) 편마비 환자의 상지 근력증진 활동
5) 편마비 환자의 상지 ROM 증진 활동

# 396

**다음 사진의 스플린트(splint)를 적용해야 하는 대상으로 가장 타당한 사례는?**

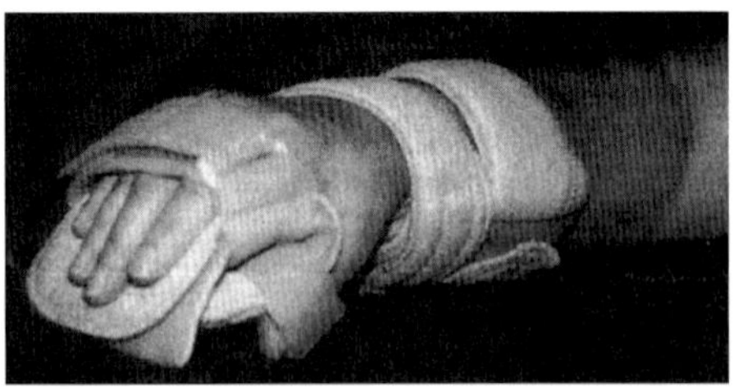

1) 손목에 골절이 있는 경우
2) 굽힘 힘줄을 이식했을 경우
3) 손가락에 골절이 발생했을 경우
4) 류마티스 관절염이 급성일 경우
5) 척수손상 환자의 변형을 예방해야 할 경우

## 문제해설

**395** ROM 증진 활동

VALPAR 9번 'Whole Body Range of Motion'이며, 압박의복을 입고 있는 화상 환자이다.

**답** 1)

**396** 손의 휴식이 필요한 급성기 RA 환자의 부목이다.

**답** 4)

# 397

**다음 그림과 가장 관계 깊은 말초신경은?**

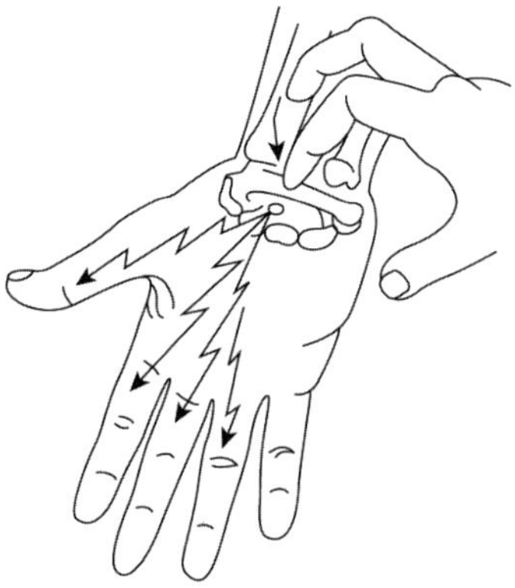

1) ulnar nerve
2) radial nerve
3) median nerve
4) axillary nerve
5) musculocutaneous nerve

# 398

**DMD(Duchen's muscular dystrophy) 아동의 일어나기 동작이다. 무엇인가?**

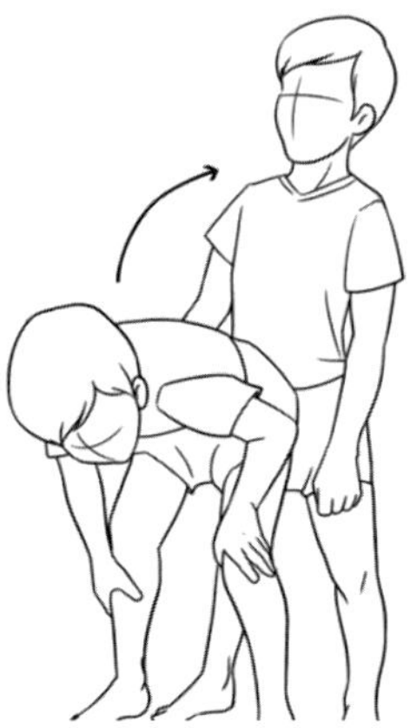

1) Tinel's sign
2) Gower's sign
3) Waddling gait
4) Low back pain
5) Winged scapular

**문제해설**

**397** Median nerve

정중신경의 감각분포는 손바닥면 엄지부터 약지 1/2까지이다.

답 3)

**398** Gower's sign

DMD 질환을 가진 아동의 전형적 임상양상인 'Gower's sign'이다.

답 2)

# 399

**다음 사진의 평가도구는 'Valpar Component Work Samples (VCWS)'이다. 어떤 항목인가?**

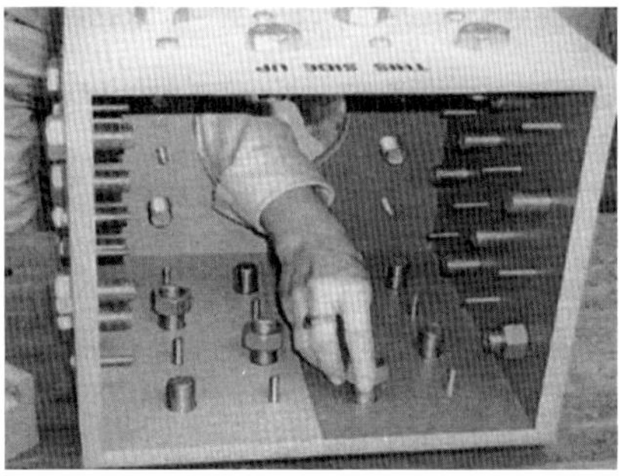

1) Drafting
2) Small tools
3) Fine Finger Dexterity
4) Whole Body Range of Motion
5) Upper-extremity range of motion

# 400

**다음 그림은 무엇을 검사하기 위한 것인가?**

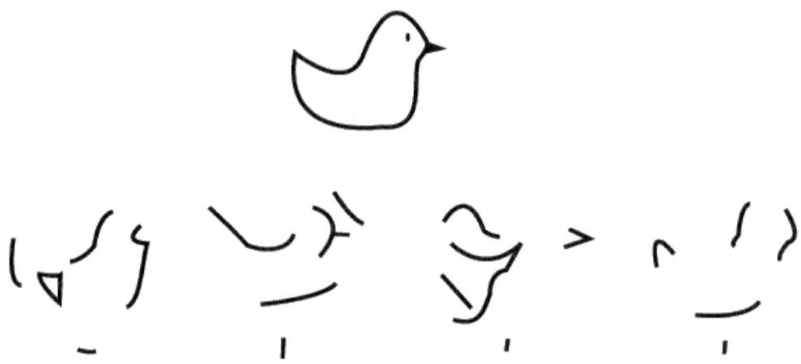

1) stereognosis
2) visual closure
3) figure ground
4) form constancy
5) visual discrimination

## 문제해설

**399** VALPAR의 구성

- Small tools(mechanical)
- Size discrimination
- Numeric sorting
- Upper-extremity range of motion
- Clerical Comprehension and Aptitude
- Independent Problem Solving
- Multi-Level Sorting
- Simulated Assembly
- Whole Body Range of Motion
- Tri-Level Measurement
- Eye-Hand-Foot Coordination
- Soldering & Inspection(electronic)
- Integrated Peer Performance
- Electrical Circuitry & Print Reading
- Drafting
- Pre-Vocational Readiness Battery
- CUBE(Conceptual Understanding Through Blind Evaluation)
- Dynamic Physical Capacities
- Physical Capacities & Mobility Screening evaluation
- Mechanical Assembly/Alignment and Hammering
- Mechanical Reasoning and Machine Tending
- Fine Finger Dexterity
- Independent Perceptual Screening (Spatial Aptitude)

**답** 5)

**400** visual closure

물체나 형태가 완전히 보이지 않아도 구별해 내는 것

**답** 2)

## 지각처리(Perception processing)

Explanation

1. Stereognosis
   - 촉각으로 사물을 구별하는 것
2. Kinesthesia
   - 관절 움직임의 방향과 움직임정도를 구별하는 것
3. Pain response
   - 해로운 자극을 해석해 내는 것
4. Body scheme
   - 각 신체 사이의 관계와 신체를 지각하는 것
5. Right left discrimination
   - 신체의 양쪽을 분별하는 것
6. Form constancy
   - 다양한 크기, 자세, 환경 내에서 그 사물을 재인식하는 것
7. Position in space
   - 물체들 사이의 공간적 관계를 지각하는 것
8. Visual closure
   - 물체나 형태가 완전히 보이지 않아도 구별해 내는 것
9. Figure ground
   - 앞뒤에 다른 물체들이나 모양들이 있어도 구별해 내는 것
10. Depth perception
    - 다양한 공간이나 면에서 사물들 사이, 그림들 사이의 상대적 거리를 구별하는 것
11. Spatial relations
    - 물체들의 자세를 상대적 관계로 구별해 내는 것
12. Topographical orientation
    - 특정 대상의 위치와 장소를 찾아내는 것

# 401

**다음 그림과 같이 앉기가 가능한 아동의 정상 운동발달 지표(milestone)는?**

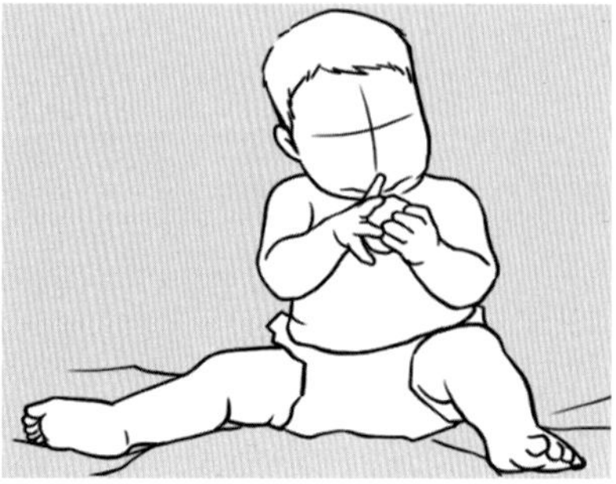

1) 3개월
2) 5개월
3) 8개월
4) 12개월
5) 1년 6개월

# 402

**다음 도구를 사용하면 어떤 능력을 평가할 수 있는가?**

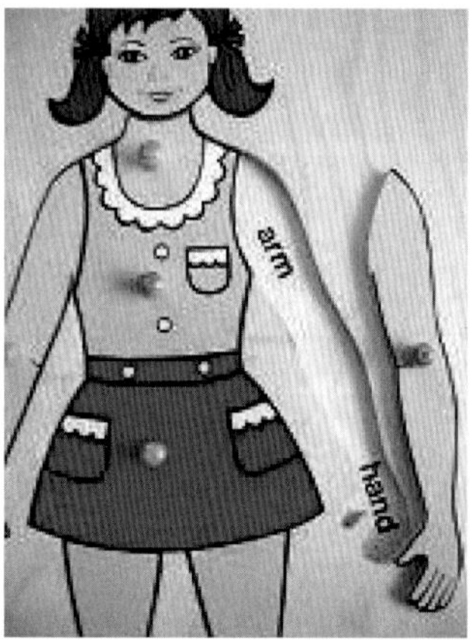


1) 인지 손상
2) 손－눈 협응
3) 신체 구조(body scheme) 인식
4) 공간관계(spatial-relationship) 문제
5) 공간내 위치(position in space) 문제

## 문제해설

**401** 지지 없이 앉아있기

손의 지지 없이 앉아있기가 가능한 정상 아동의 수준은 약 8개월이다.

**답** 3)

**402** body scheme

각 신체 사이의 관계와 신체 지각하는 것

**답** 3)

# 403

**다음 사진과 같은 작업으로 얻을 수 있는 가장 큰 효과는?**

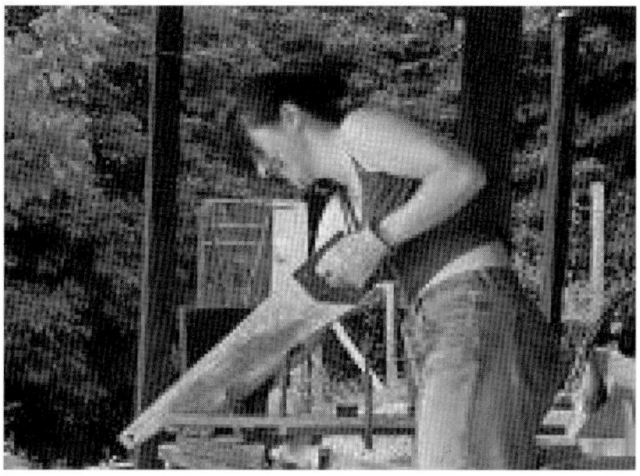

1) ROM
2) spatial relation
3) cognitive skills
4) position in space
5) eye-hand coordination

# 404

**다음 그림의 작업분석으로 잘못된 설명은?**

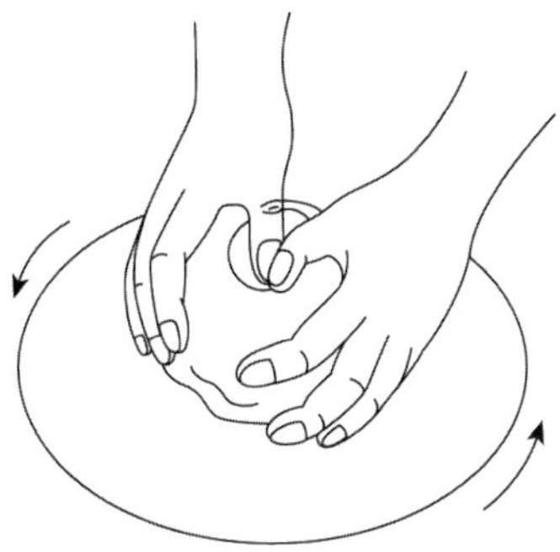

1) 찰흙으로 그릇을 만드는 활동이다
2) 손가락 굽힘에 요구되는 근력은 'F' 이상이다
3) 손가락 굽힘근의 'concentric contraction'이 일어난다
4) 'opponence pollicis'와 'flexor pollicis'의 'concentric contraction'이 일어난다
5) 'palmar interossei'의 모음 유지를 위해 'eccentric contraction'이 일어난다

**문제해설**

**403 근력 및 관절의 ROM 유지**

- 일상의 활동에서 각 관절이 최대 가용한 ROM과 근력을 사용하므로 유지
- 다리미질, 쓸기, 밀대, 톱 사용 시 환자는 길게 밀며 가능한 많은 팔의 굽히기와 펴기
- 가벼운 물건은 높은 캐비닛에 저장하여 뻗기 시 완전한(full) 어깨의 ROM이 사용

**답** 1)

**404 finger adduction**

palmar interossei의 isometric contraction

**답** 5)

# 405

**이 도구의 사용 목적으로 옳은 것은?**

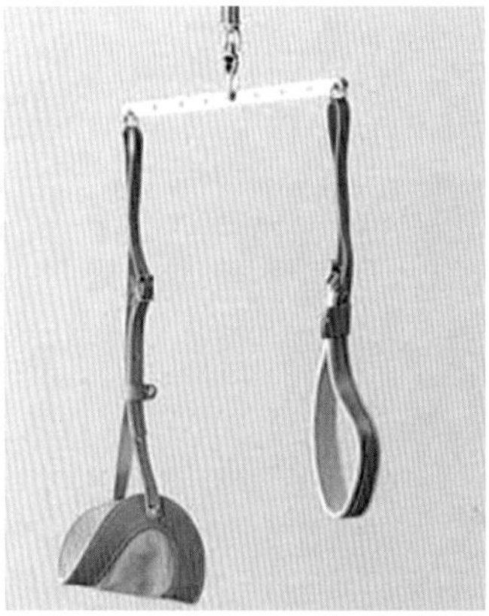

1) 팔꿉관절 폄근을 보상함
2) 팔꿉관절 폄근을 강화함
3) 어깨관절의 폄근을 보상함
4) 'rotator cuff' 손상을 보상함
5) 외관을 좋게 하기 위해 사용함

**문제해설**

**405 suspension sling의 사용목적**

- 상지대의 근육소식이 말초근육을 기능적 활동에 참여하게 하는 자세를 만들기 위해
- F 등급의 어깨를 도움
- girdle 근육조직을 돕고 지지하기 위해
- 약한 어깨의 근육조직을 위해 중력을 제거하므로 운동을 가능하게 함
- 반복적인 활동을 통해 증가된 ROM의 사용을 촉진함

**답** 4)

## Suspension Sling의 사용목적

Explanation

1. 상지대의 근육조직이 말초근육을 기능적 활동에 참여하게 하는 자세를 만들기 위해
2. F 등급의 어깨를 도움
3. 'girdle' 근육조직을 돕고 지지하기 위해
4. 약한 어깨의 근육조직을 위해 중력을 제거하므로 운동을 가능하게 함
5. 반복적인 활동을 통해 증가된 ROM의 사용을 촉진함
6. 약한 주변 근육조직을 움직이도록 촉진함
7. 'mobile arm suppros(MAS)'를 사용할 환자를 위해
8. 'MAS' 준비를 위해
9. 통증이 있는 어깨를 지지하기 위해
10. 어깨 ROM의 손실을 예방하기 위해

# 406

**다음 그림의 작업은 어떤 감각과 가장 관계가 깊은가?**

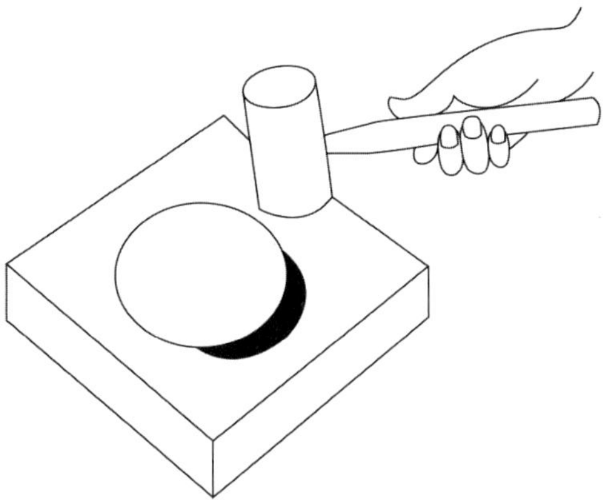

1) 청각
2) 평형감각
3) 균형감각
4) 입체지각
5) 고유수용성감각

**문제해설**

**406 두드리기에 필요한 손의 기능**

- 손가락과 손의 굽힘근 강화
- 3점 집기의 강화
- 눈과 손의 협응
- 손가락 정교성
- 고유수용성 감각이 필요

**답** 5)



## Hammering

Explanation

### 1. 두드리기(Hammering)

1) 틀 위에 동판을 위치시킴
2) 원하는 모양이 나올 때까지 두드림

### 2. 두드리기에 필요한 손의 기능

1) 손가락과 손의 굽힘근 강화
2) 3점 집기의 강화
3) 눈과 손의 협응
4) 손가락 정교성이 필요함
5) 고유수용성 감각이 필요함

# 407

다음 사진은 MP 관절의 굽힘이다. 이 운동 시 관여하는 근육으로 옳은 것은?

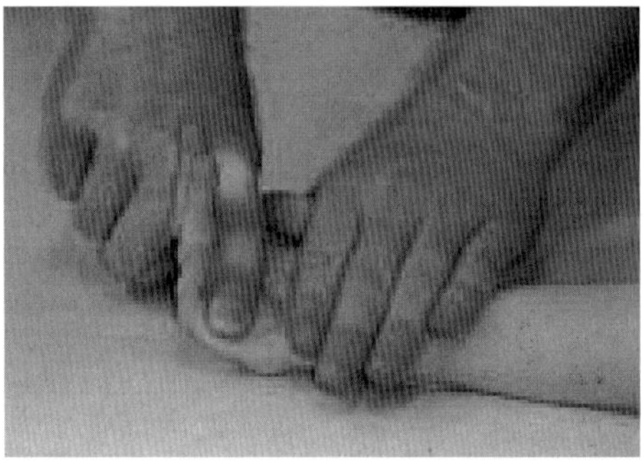

1) palmar interossei, lumbricals
2) extensor indicis, palmar interossei
3) flexor digitorum superficial, lumbricals
4) extensor digiti minimi, dorsal interossei
5) lumbricals, extensor digitorum communis

### 문제해설

**407** 손가락 MP 굽힘(Finger MP flexion)

- 주동근(prime movers)
  - palmar interossei
  - dorsal interossei
  - lumbricals

**답** 1)

## 손가락 그릇 만들기

Explanation

### 1. 손가락 그릇(Pinch Pot) 순서

1) 찰흙을 공 모양으로 만들기
2) 공 모양의 찰흙 머리에 엄지로 찌르기
3) 손가락을 이용하여 구멍 형성하기
   (1) 엄지는 안쪽으로 위치함
   (2) 기타 손가락은 외부를 지지
4) 외관 정리
5) 말리기
6) 표면 마무리 및 장식 넣기

### 2. 작업 분석

1) MP, PIP flexion
   - flexor digitorum profundus, flexor digitorum superficialis, lumbricals의 isotonic contraction
2) 필요 근력 fair+~good

3) DIP flexion
   (1) flexor digitorum profundus의 isotonic contraction
   (2) 필요 근력 fair+~good
4) finger adduction
   (1) palmar interossei의 isometric contraction
   (2) 필요 근력 fair+~good
5) opposition
   (1) opponens pollicis, flexon pollicis longus, brevis의 isotonic contraction
   (2) 필요 근력 fair+~good
6) MP, PIP, DIP extension
   (1) extensor digitorum communis, extensor indicis proprius의 isotonic contraction
   (2) 필요 근력 poor+~air
7) finger adduction
   (1) palmar interossei의 isometric contraction
   (2) 필요 근력 fair+~good
8) Thumb radial abduction
   (1) abductor pollicis longus,brevis의 isotonic contraction
   (2) 필요 근력 poor+~fair
9) Thumb MP, IP extension
   (1) extensor pollicis longus, brevis의 isotonic contraction
   (2) 필요 근력 poor+~fair

# 408

## 사진과 같은 쥐기 형태의 발달이 나타나는 시기는?

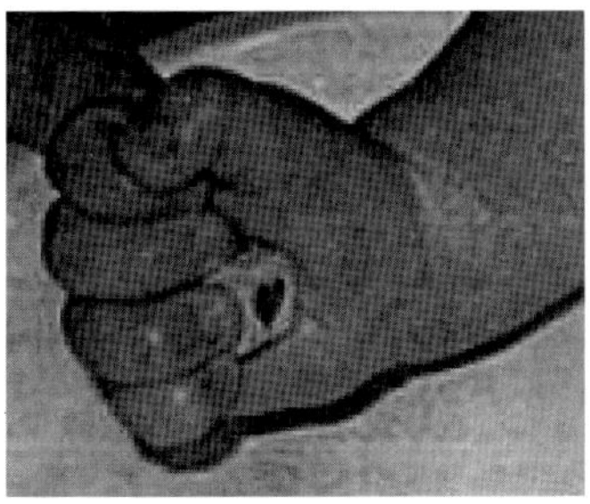

1) 2년
2) 2개월
3) 6개월
4) 10개월
5) 1년 6개월

**문제해설**

**408 손바닥 쥐기**

- 5~6개월 : 손바닥 잡기
- 6~7개월 : 노뼈측 손바닥 잡기(radial palmar grasp)

**답** 3)

# 409

다음 사진의 쥐기 형태는?

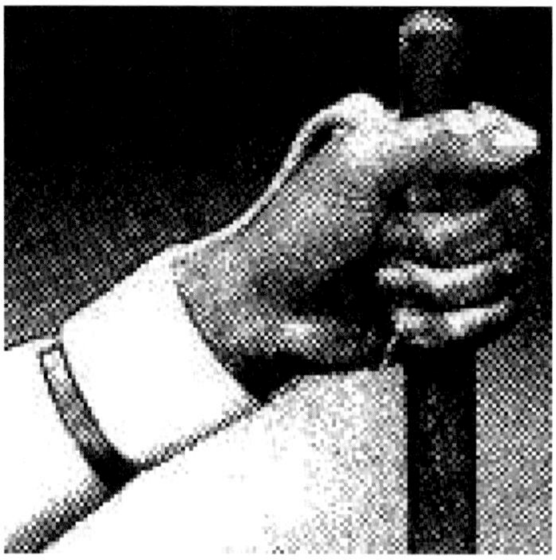

1) disk grasp
2) hook grasp
3) spherical grasp
4) cylindrical grasp
5) palmar prehension

**문제해설**

409 cylindrical grasp

- transverse arch가 펴짐(flattened)
- IP와 MCP 관절은 사물의 크기에 따라 굽힘됨

**답** 4)

## 잡기 패턴(Grasp patterns)

Explanation

### 1. 정교한 잡기(precision grasps)

- 엄지와 손끝의 대립을 포함한 잡기

### 2. Power Grasp

1) 손 전체를 사용한 쥐기
2) 엄지(thumb)
3) 굽힘된 상태로 유지(held flexed) 또는 나머지 손가락에서 벌림됨
4) 폄 및 모음(extension and adduction)
5) 다른 물체나 도구를 사용할 때 사용
6) 자뼈측 손가락의 굽힘(flexion of the ulnar finger)
7) 안정성(stability) 제공
8) 노뼈측 손가락의 굽힘은 적음(less flexion with the radial fingers)
9) 유동성(mobility) 제공

### 3. Hook Grasp

1) transverse metacarpal arch는 편평함(flat)
2) 손가락
   (1) 모음+IP 관절의 굽힘(flexion at the IP joint)
   (2) MCP 관절
   (3) 굽힘 또는 폄(flexion or extension)



### 4. Lateral Pinch

1) 부분적 엄지의 모음(partial thumb adduction)
2) MCP 국곡
3) 약간의 IP 굽힘(slight IP flexion)

### 5. Pad-to-Pad Pinch

• 'two-point pinch' 또는 'pincer grasp'이라고도 함

### 6. Three-Point Pinch

• 'three-jaw chuck grasp'이라고도 함

### 7. Tip Pinch

• 엄지와 검지의 각각의 굽힘(partly flexed)

### 8. Spherical Grasp

1) 손목의 폄(wrist extension)
2) 손가락의 벌림(finger abduction)
3) MCP 및 IP 관절의 약간의 굽힘(some degree of flexion)
4) 'longitudinal arch'의 안정성(stability)이 필요

### 9. Cylindrical Grasp

1) 'transverse arch'가 펴짐(flattened)
2) IP와 MCP 관절은 사물의 크기에 따라 굽힘이 나타남

### 10. Disk Grasp

1) 사물의 크기에 따라 손가락이 벌림이 됨(finger abduction)
2) MCP 관절의 과도한 폄(hyperextension)
3) IP 관절의 굽힘
4) 물체에 손가락의 패드(finger pad) 부분만 접촉

# 410

**다음 그림은 편마비 환자의 치료활동이다. 치료효과로 가장 거리가 먼 것은?**

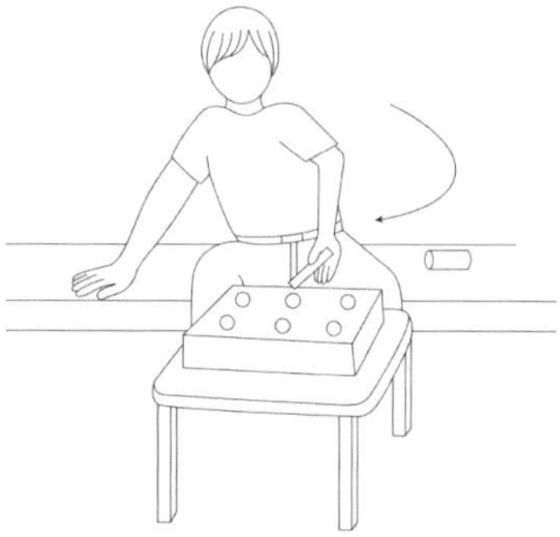

1) 몸통의 회전이 촉진됨
2) 오른쪽 상지로 감각입력이 들어옴
3) 왼쪽 몸통이 신장되는 효과가 있음
4) 오른쪽 상지에 체중지지가가 이루어짐
5) 근 긴장의 문제가 있는 경우에도 사용됨

**문제해설**

**410** CVA 환자의 손상된 쪽 체중지지 (weight bearing over affected side)

- 근 긴장을 조절(regulate)하고 보다 정상범위로 근 긴장을 이끄는 가장 효과적인 방법
- 저긴장(low tone)을 지닌 환자
- 긴장을 촉진시킴
- 고긴장(high tone)을 지닌 환자
- 긴장을 억제시킴
- 고유수용성(proprioceptive) 감각의 입력을 제공함

**답** 3)

## CVA 환자의 손상된 쪽 체중지지(Weight bearing over affected side)

Explanation

1. 근 긴장을 조절(regulate)하고 보다 정상범위로 근 긴장을 이끄는 가장 효과적인 방법
2. 저긴장(low tone)을 지닌 환자
   - 긴장을 촉진시킴
3. 고긴장(high tone)을 지닌 환자
   - 긴장을 억제시킴
4. 고유수용성(proprioceptive) 감각의 입력을 제공함
5. 측면에 대한 인식(awareness)을 제공하므로 편측 무시(neglect)를 감소시켜줌
6. 회복의 매 단계에 긍정적인 효과를 보임
7. 올바른 체중지지
   1) 침대에서 단순히 손상된 쪽으로 누움(side lying position)
   2) 보행 훈련 시 stance phase 때 체중지지
8. 상지(U/E)의 체중지지
   1) 어깨뼈(scapular) : forward protraction, elevation, upward rotation

2) 어깨뼈 자세 후 환자의 손이 매트나 긴 의자에 위치함
   • 손목의 과도한 폄을 예방하기 위해 엉덩관절(hip)에서 조금 떨어진 곳에 손을 위치시킴
3) 위팔뼈는 안쪽돌림(internal rotation), 팔꿈치는 폄됨
   • 환자의 팔꿈치가 무너지지 않도록 적절히 보조함
4) 손에 통증이 있을 경우 또는 손에 부종이 있는 경우 허용되지 않음



# 411

**다음 사진의 하지 'PNF 패턴'의 이름은?**

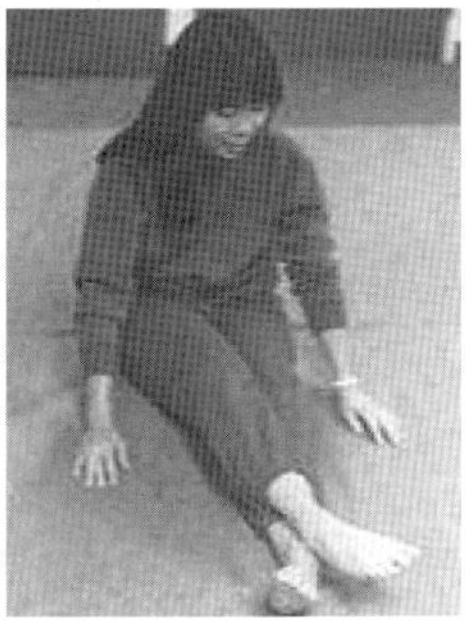

1) $D_1$ flexion
2) $D_2$ flexion
3) $D_1$ extension
4) $D_2$ extension
5) $D_1$ flexion과 $D_2$ flexion

# 412

**다음 사진의 보조기가 필요한 질환은?**

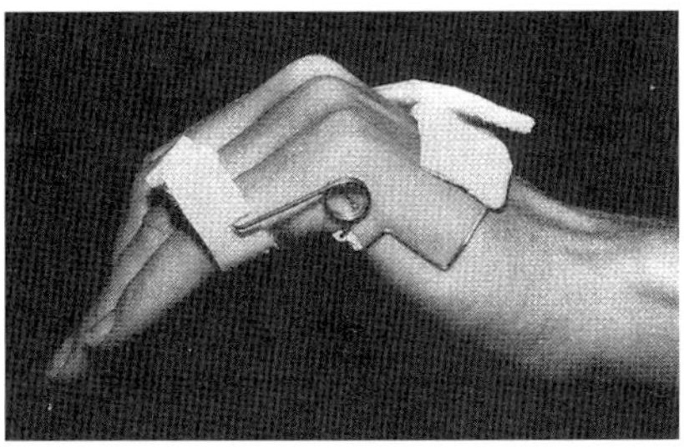

1) RA
2) BPI
3) SCI
4) CVA
5) HIVD

**문제해설**

**411** 하지 $D_2$ 폄
(Lower extremity $D_2$ extension)
- 자세
  - 엉덩관절(hip) : 폄+모음+바깥돌림
  - 무릎관절(knee) : 굽힘(F) 또는 폄(E)
  - 발목(ankle) : 발바닥쪽굽힘(PF)+내반(IV)
  - 발가락(toe) : 굽힘(F)

**답** 4)

**412** 자신경 손상 환자에게 나타나는 까마귀손(claw hand) 발생 시 적용하는 Dynamic ulnar nerve splint이다.

**답** 2)

# 413

**다음 사진은 무엇을 평가하는 동작인가?**

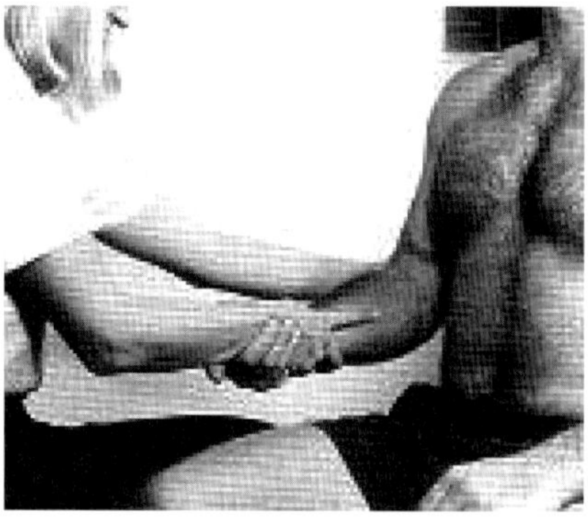

1) 손목 폄
2) 무지 대립
3) 손목 굽힘
4) 아래팔 엎침
5) 아래팔 뒤침

# 414

**'Jebsen-Taylor 손기능 평가'의 특정 항목에 대한 그림이다. 수행내용으로 옳은 것은?**

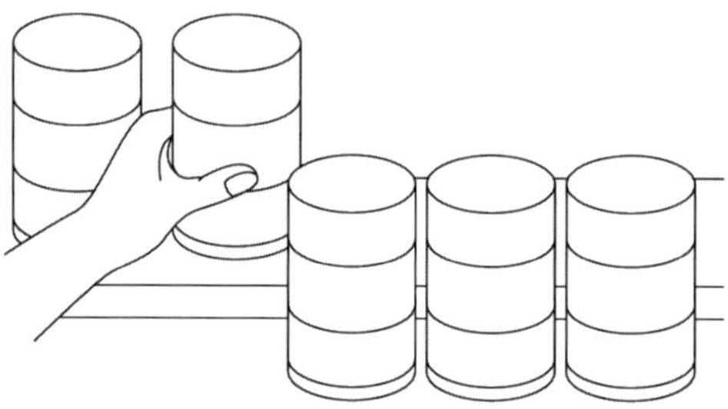

1) 깡통쌓기
2) 깡통뒤집기
3) 나무판위에서 테이블로 옮기기
4) 테이블에서 나무판위로 옮기기
5) 깡통에 들어 있는 음료 마시기

**문제해설**

**413** 아래팔 엎침

필꿉관절을 굽힘하여 아래팔을 수평으로 유지했을 때, 손바닥이 아래쪽을 향하도록 하는 팔꿉관절에서 일어나는 운동

**답** 4)

**414** Jebsen Hand Function Test

- 구성
  - 간단한 문장 쓰기
  - 카드 뒤집기
  - 작은 물건 집어 올리기
  - 먹기 흉내 내기
  - 장기 쌓기
  - 가벼운 물건 올리기
  - 무거운 물건 들어올리기

**답** 4)

# 415

**다음은 DDST의 내용이다. 그림의 결과로 옳은 것은?**

1) 의심
2) 정상
3) 비정상
4) 재평가
5) 의심과 정상사이

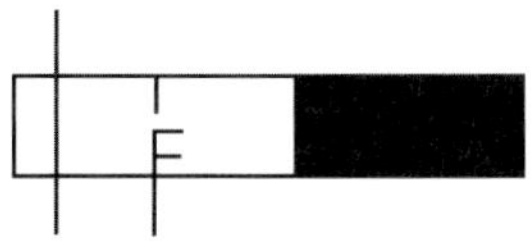


**문제해설**

**415 평가 해석**

- 정상(normal)
- 지연이 없고, 최대 1개의 주의
- 의심(Suspect)
- 2개 이상의 지연과 1개 이상의 주의
- 측정 불가(untestable)
- 연령선의 왼쪽으로 완전히 떨어진 1개 항목 이상 또는 75~90% 영역의 연령 선에 교차된 1개 항목 이상에서 refusal을 획득했을 경우
- 1~2주 후에 다시 평가

**답** 2)

## DDST의 점수

Explanation

### 1. 점수(item scoring)

1) "P" – 통과(pass)
   - 아동이 성공적으로 그 항목을 수행하거나 보호자가 아동이 그 항목을 수행한다고 보고할 경우
2) "F" – 실패(fail)
   - 아동이 성공적으로 그 항목을 수행하지 못하거나 보호자가 아동이 그 항목을 수행하지 못한다고 보고할 경우
3) "N.O" – 기회가 없음(no opportunity)
   (1) 보호자로 인한 또는 다른 이유 때문에 아동이 그 항목을 수행할 기회를 갖지 못했을 경우
   (2) 이 점수는 '보고(R)' 항목에서 사용됨
4) "R" – 거절(refusal)
   (1) 아동이 그 항목을 시도하려고 하지 않음
   (2) 거절은 아동에게 요구보다 무엇을 해야 하는지 말해줌으로써 최소화 할 수 있음
   (3) 보고 항목은 'refusal'을 받을 수 없음

### 2. 평가 해석

1) 정상(normal)
2) 지연이 없고, 최대 1개의 주의
3) 의심(suspect)
4) 2개 이상의 지연과 1개 이상의 주의
5) 측정 불가(untestable)
6) 연령선의 왼쪽으로 완전히 떨어진 1개 항목 이상 또는 75~90% 영역의 연령 선에 교차된 1개 항목 이상에서 'refusal'을 획득했을 경우
7) 1~2주 후에 다시 평가

# 416

**다음 그림은 '삼키기 단계(swallowing phase)' 중 어느 단계인가?**

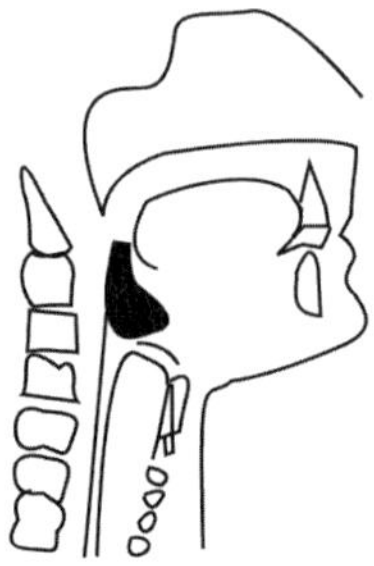

1) 구강기
2) 인두기
3) 식도기
4) 소화기
5) 구강준비기

**문제해설**

**416** 인두단계(pharyngeal phase)

- 후두덮개의 닫힘
- 성대의 수축에 의한 후두 보호가 이루어짐

**답** 2)

## 삼키기 단계

Explanation

### 1. 구강단계(oral phase)

- 저작된 음식 및 액체를 혀 뒤로 이동시킴

### 2. 인두단계(pharyngeal phase)

1) 후두덮개의 닫힘
2) 성대의 수축에 의한 후두 보호가 이루어짐

### 3. 식도단계(esophageal phase)

1) 상부 식도 괄약근(upper esophageal sphincter)은 식도에 'bolus'가 들어오면 닫힘
2) 'bolus'가 위에 들어온 후 하부 식도 괄약근(lower sphincter)이 닫힘
3) 음식물의 역류 방지를 위해

# 417

'Brunstrom의 팔 회복' 1단계 환자가 다음 사진의 작업을 수행하려고 한다. 목적으로 가장 적절한 것은?

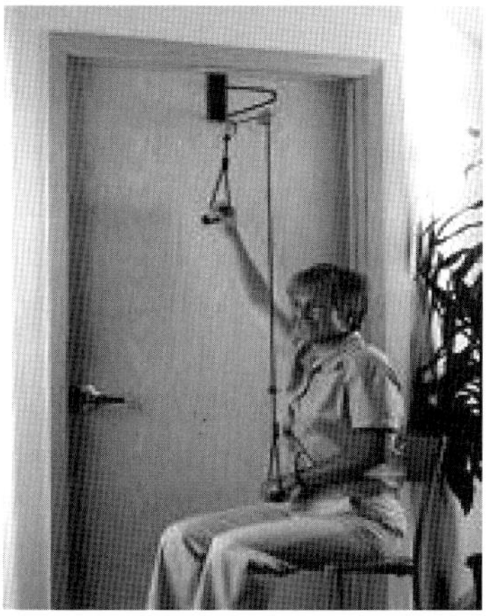

1) 통증감소
2) 근력검사
3) 자발적 움직임
4) 관절가동범위 유지
5) 고유수용성 감각입력

## 문제해설

417 팔의 회복단계

| 단계(stage) | 팔(arm) |
|---|---|
| 1 | • 이완(flaccidity)<br>• 어떤 움직임도 수행 못함 |
| 2 | • 시너지 발달이 시작됨<br>• 연합 반응(associated reaction)으로 시너지 또는 시너지의 일부분 |

**답** 4)



## 뇌졸중(CVA) 이후 팔의 운동 회복 단계(Brunnstrom stage)

Explanation

| 단계(stage) | 팔(arm) |
|---|---|
| 1 | • 이완(flaccidity)<br>• 어떤 움직임도 수행 못함 |
| 2 | • 시너지 발달이 시작됨<br>• 연합 반응(associated reaction)으로 시너지 또는 시너지의 일부분 |
| 3 | • 경직(spasticity)의 증가<br>• 시너지 패턴 및 관련 요소들이 수의적으로 수행됨 |
| 4 | • 경직(spasticity)의 감소<br>• 시너지로부터 벗어난 움직임의 조합(combination)이 가능함 |
| 5 | • 시너지가 더 이상 우세하지 않음<br>• 시너지로부터 벗어난 움직임의 조합(combination)이 보다 쉽게 수행됨 |
| 6 | • 빠른 움직임을 제외하고는 경직(spasticity)이 사라짐<br>• 독립된(isolated) 관절의 움직임이 쉽게 수행됨 |

# 418

## 다음 사진 중 'swivel spoon'은?

1) 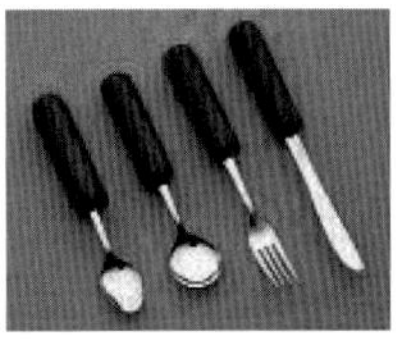

2) 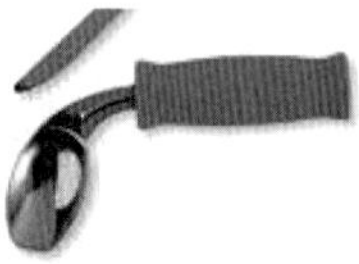

3) 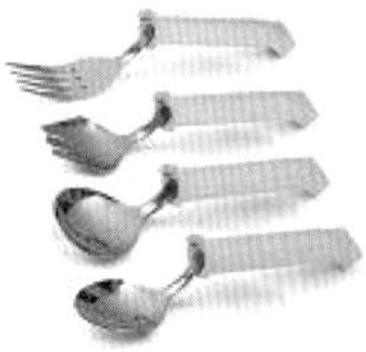

4) 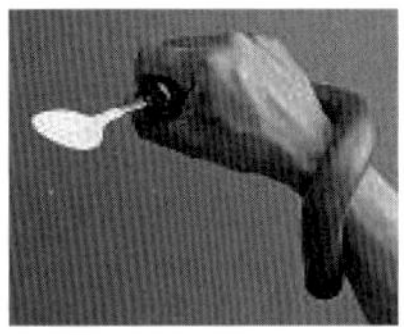

5) 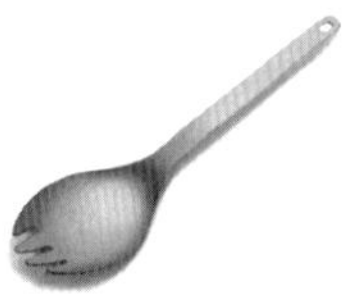

### 문제해설

**418** swivel spoon

음식을 입으로 가져올 때 뒤침(supination) 움직임이 나타나는데 제한이 있을 경우 중력에 의해 스푼이 움직이게 함으로써 뒤침 움직임을 보상해주는 보조도구

**답** 3)

# 419

## 다음 사진의 도구는 어떤 목적으로 사용되는가?

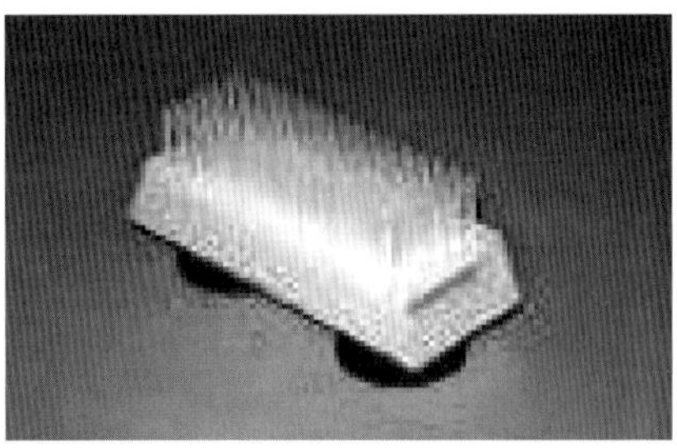

1) feeding
2) dressing
3) toileting
4) clothing care
5) oral hygiene

**419** suction brush

- 밑 부분에 suction이 부착되어 있어 고정을 시킬 수 있음
- 안전을 위해 사물을 고정시키거나 지지(support)를 제공
- 과일을 씻거나 틀니 청소, 구강위생 등에 할 수 있음
- RA 및 OA 환자를 위한 보조도구

**답** 5)

# 420

**그림은 FIM의 검사지이다. 이 환자에 대한 설명으로 옳은 것은?**

| | |
|---|---|
| C. Bathing | |
| D. Dressing-Upper body | 5 |
| E. Dressing-Lower Body | |
| F. Toleling | |

1) 상의를 독립적으로 입을 수 있다
2) 어떤 도움도 없이 상의를 입을 수 있다
3) 25%의 도움을 받아 상의를 입을 수 있다
4) 'Cue'를 제공하면 상의를 독립적으로 입을 수 있다
5) 'Dressing stick'을 이용해서 독립적으로 입을 수 있다

## 문제해설

**420** FIM 점수(level)

| 점수 | | 수행수준 | 기준 |
|---|---|---|---|
| 의존 | 5 | 감독 또는 준비(setup) | 감독, 큐, 독려 등이 필요, 신체적 도움 없음, 보조도구 및 물품의 준비 |
| | 4 | 최소의 도움(대상자는 75% 이상 수행) | 신체적 도움(touching 까지만 허용) |
| | 3 | 중간 정도의 도움(대상자는 75~50% 수행) | 신체적 도움(touching 이상 허용) |
| | 2 | 최대 도움(대상자는 50~25% 수행) | 50~25% 수행 |
| | 1 | 완전 의존(25% 미만의 수행) | 5% 미만의 수행 |

**답** 4)

## FIM 점수(Level)

Explanation

| 점수 | | 수행수준 | 기준 |
|---|---|---|---|
| 독립 | 7 | 완전 독립(정확한 시간에 안전하게 수행) | 안전함, 전형적 수행, 보조도구 없음, 적절한 시간 |
| | 6 | 변형된 독립(보조 장치가 필요) | 보다 많은 시간, 보조도구 필요, 안전에 대한 고려 |
| 의존 | 5 | 감독 또는 준비(setup) | 감독, 큐, 독려 등이 필요, 신체적 도움 없음, 보조도구 및 물품의 준비 |
| | 4 | 최소의 도움(대상자는 75% 이상 수행) | 신체적 도움(touching 까지만 허용) |
| | 3 | 중간 정도의 도움(대상자는 75~50% 수행) | 신체적 도움(touching 이상 허용) |
| | 2 | 최대 도움(대상자는 50~25% 수행) | 50~25% 수행 |
| | 1 | 완전 의존(25% 미만의 수행) | 25% 미만의 수행 |

# 421

다음 사진의 환자에게 가장 먼저 해결해 주어야 할 부분은?

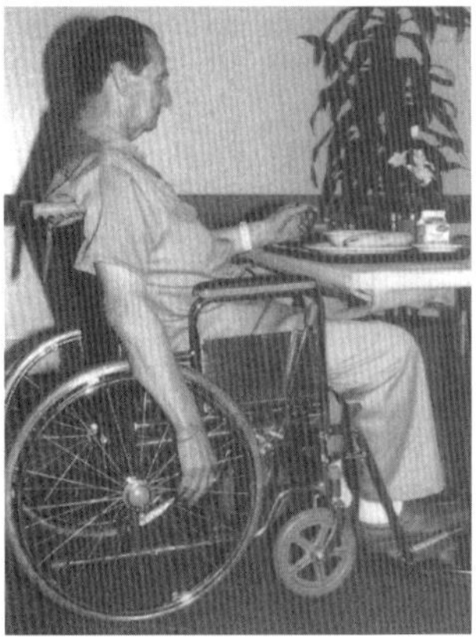

1) 골반 2) 발목
3) 하지 4) 몸통
5) 머리

**문제해설**

**421 전방 골반자세 취하기 (positioning pelvic forward)**

- 골반의 중립은 편마비를 지닌 환자의 앉은 자세에 선호됨
- 휠체어에서 환자가 미끄러져 후방 골반자세가 종종 발생
- 비정상적인 자세
- 엉덩관절(hip) 폄이 증가됨
  - 종종 하지(L/E)의 폄 시너지(extension synergy)가 발생됨
- 흉수 부위(thoracic region)가 둥글게 됨 : kyphosis 발생
- 삼키기(swallow)에도 부정적인 영향

**답** 1)

## 식사 자세(Positioning)

Explanation

### 1. 올바른 자세

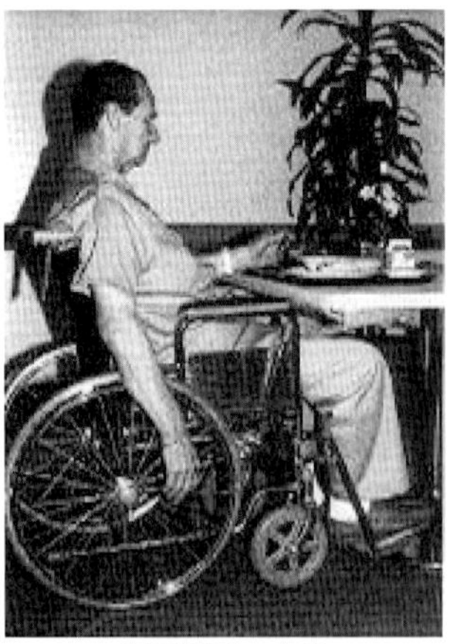

부적절한 자세

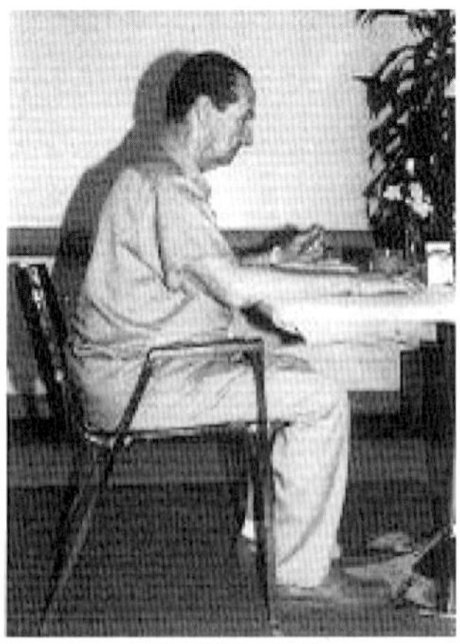

올바른 자세

1) 의자와 같은 견고한 표면 위에 앉기
2) 환자의 발은 바닥위에 편평하게(flat) 위치시킴
3) 무릎은 90° 굽힘시킴
4) 양쪽 엉덩이의 좌골(ischial tuberosity)에 균등하게 체중을 실음
5) 등은 곧게 펴고, 몸통(trunk)은 전방으로 약간 굽힘시킴(엉덩관절 100° 굽힘)
6) 환자의 양팔은 앞을 향해 테이블 위에 놓음
7) 머리는 정중선상에 수직이며, 턱은 약간 당겨진(tucked) 상태로 유지함

**2. 전방 골반자세 취하기(positioning pelvic forward)**

1) 골반의 중립은 편마비를 지닌 환자의 앉은 자세에 선호됨
2) 휠체어에서 환자가 미끄러져 후방 골반자세가 종종 발생됨
3) 비정상적인 자세
4) 엉덩관절(hip) 폄이 증가됨
   • 종종 하지(L/E)의 폄 시너지(extension synergy)가 발생됨
5) 흉수 부위(thoracic region)가 둥글게 됨 : kyphosis 발생함
6) 삼키기(swallow)에도 부정적인 영향을 미침

# 422

**화살표의 명칭으로 옳은 것은?**

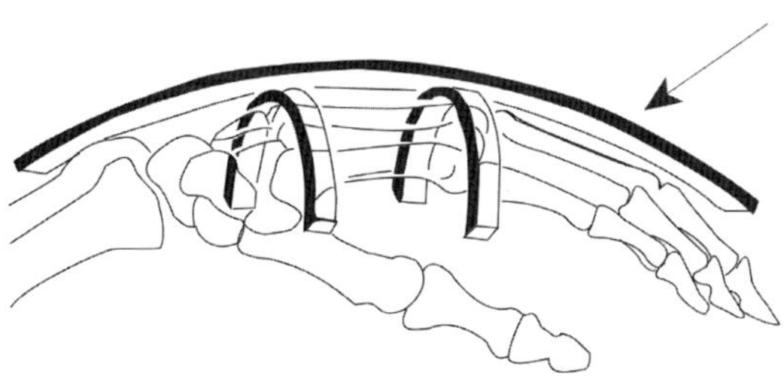

1) carpal tunnel
2) metacarpal arch
3) longitudinal arch
4) transverse carpal arch
5) transverse metacapal arch

**문제해설**

422 손의 arch : 종궁과 횡궁으로 구성됨

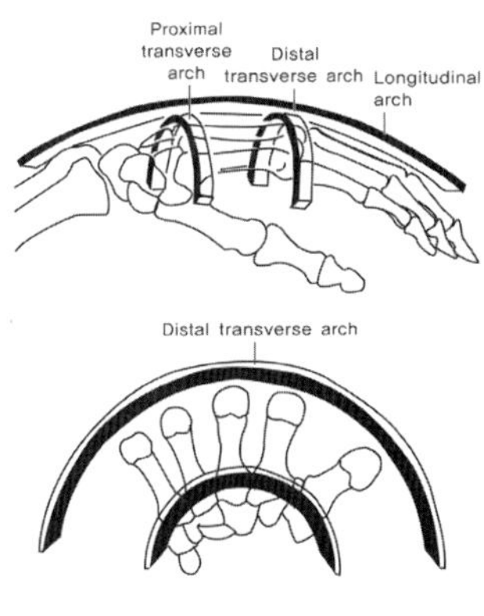


답 3)

# 423

**환자에게 사진과 같은 손 보조기를 만들려고 한다. 올바른 설명은?**

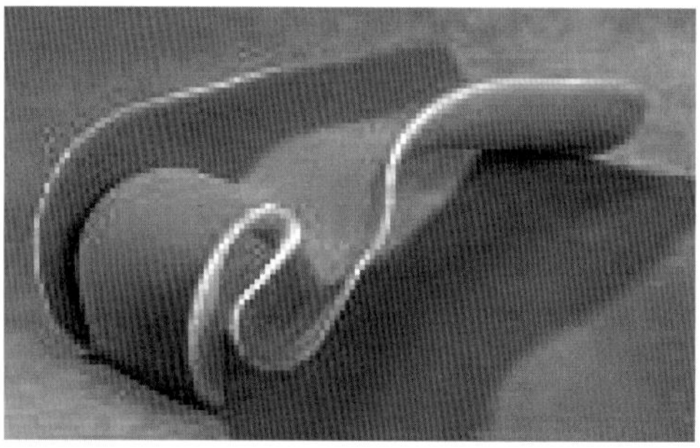

1) RA 환자에게 적용한다
2) 팔꿉 관절은 지렛대 원리를 이용해 고정한다
3) 척수손상 환자의 기능을 향상시키는 보조기이다
4) 노신경 손상 환자에게 주로 적용하는 보조기이다
5) 부목의 길이는 아래팔의 1/2를 넘지 말아야 한다

**문제해설**

**423** resting hand splint

- 적용 목적
- 손목, MCP, IP 관절을 고정함
- 구축 예방
- 통증 및 염증 감소
- 적용대상
- 피부이식, 뇌졸중, 관절염, 화상, 수부 손상 등

**답** 1)

## Resting Hand Splint

Explanation

### 1. 적용 목적

1) 손목, MCP, IP 관절을 고정함
2) 구축을 예방함
3) 통증 및 염증 감소를 위함

### 2. 적용대상

- 피부이식, 뇌졸중, 관절염, 화상, 수부손상 등

### 3. 관절의 자세

- 질환별로 차이가 있음

### 4. 올바른 제각

1) 길이는 전박의 약 2/3가 적당함
2) 3점압 원리가 적용됨

# 424

**사진과 같은 목공예 작업을 피해야 하는 환자는?**

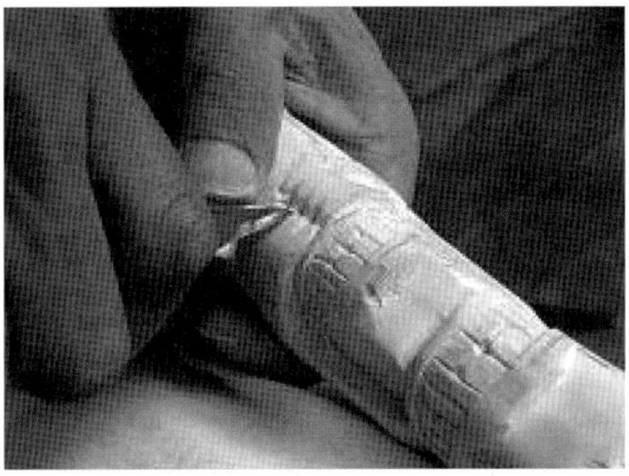

1) SCI $T_5$ 손상 환자
2) 쥐는 힘이 약한 환자
3) 류마토이드 관절염 환자
4) 청각장애가 매우 심한 환자
5) 관절가동범위에 제한이 있는 환자

**문제해설**

**424 목공예 금기 대상**

- 감각이 떨어지는 환자
- 혈액순환이 좋지 않은 환자
- 면역계에 문제가 있는 환자
- 관절염 환자

**답** 3)



## Jebsen Hand Function Test

Explanation

### 1. 목적

- 기능적인 일상 활동을 대표하는 과제를 통해 손의 기능과 협응 능력을 평가

### 2. 대상

- 아동(5세 이상)~성인

### 3. 구성

1) 간단한 문장 쓰기
2) 카드 뒤집기
3) 작은 물건 집어 올리기
4) 먹기 흉내 내기
5) 장기 쌓기
6) 가벼운 물건 올리기
7) 무거운 물건 들어올리기

# 425

**정신과 환자에게 다음과 같은 콜라주 활동을 제공하고 있다. 그림이 조각나거나 겹쳐졌을 때 조직화시키는 데 있어 가장 큰 어려움을 겪을 것으로 예상되는 대상은?**

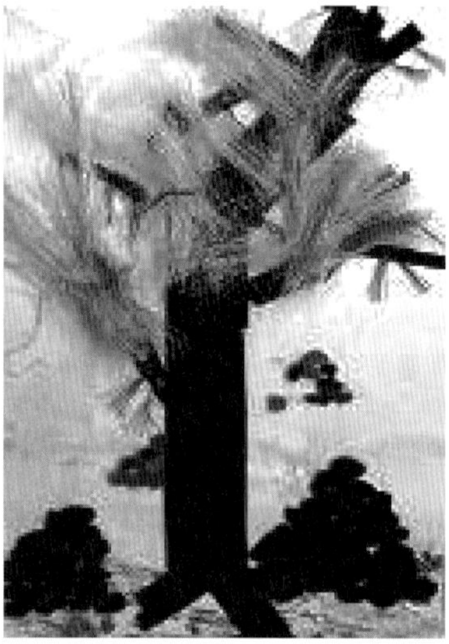

1) 강박증
2) 우울증
3) 편집증
4) 실어증
5) 정신분열증

**문제해설**

**425** 정신분열증 환자의 사고과정의 장애
- 사고의 비약(flight of idea)
  - 연상활동이 지나치게 빨라 대상자의 생각과 대화가 한 주제에서 다른 주제로 빠르게 진행되는 현상
- 연상의 이완(looseness of association)
  - 사고가 단편적으로 보임
  - 하나의 생각이 다음 생각으로 분명하게 연결되지 못함
- 지리멸렬
  - 사고의 논리성이 없어 말의 앞뒤가 맞지 않고 일관성이 없음
  - 횡설수설함

**답** 5)

## 정신분열증 환자의 사고과정의 장애

Explanation

### 1. 사고의 비약(flight of Idea)

- 연상활동이 지나치게 빨라 대상자의 생각과 대화가 한 주제에서 다른 주제로 빠르게 진행되는 현상

### 2. 연상의 이완(looseness of association)

1) 사고가 단편적으로 보임
2) 하나의 생각이 다음 생각으로 분명하게 연결되지 못함

### 3. 지리멸렬

1) 사고의 논리성이 없어 말의 앞뒤가 맞지 않고 일관성이 없음
2) 횡설수설함

**4. 지연**(retardation)

- 연상속도의 말 진행이 느리거나 때로는 연상이 거의 이루어지지 않아 사고가 원활하지 못함

**5. 두절**(blocking, 차단)

- 뚜렷한 이유 없이 사고의 흐름이나 문장이 중간에서 갑자기 정지됨

**6. 사고의 박탈**(deprivation of thinking)

- 사고의 단절이 매우 심해 아예 처음부터 전혀 생각나지 않는 것

**7. 우회증**(circumstantiality)

- 의도했던 사고 목표에 도달하지만 여러 가지 불필요한 내용으로 탈선하여 빙빙 돎

**8. 사고의 이탈**(tangentiality)

- 빗나간 사고가 다시 중심 요점으로 돌아오지 못해 결과적으로 처음 의도한 생각이나 목표에 도달하지 못함

**9. 보속증**(perseveration)

- 화제를 바꾸려는 노력과 새로운 자극에도 불구하고 떠올랐던 생각이 계속해서 떠올라 사고의 진행이 제자리에서 맴돌고 더 이상 진전되지 않는 현상

**10. 음송증**(verbigeration)

1) 언어의 상동증
2) 의미 없는 말을 지속적으로 반복

**11. 고도의 추상적 사고**(abstract thinking)

- 수학적 계산이나 과학적 사고와 같은 특정한 어느 분야에 고도의 추상능력이 있는 경우

**12. Word Salad**

1) 지리멸렬의 극심한 형태
2) 전혀 무관해 보이는 일련의 단어들만 나열함

**13. 실어증**(aphasia)

- 좌측 뇌반구의 손상으로 오는 언어 장애

**14. 음연상**(clang association)

- 음이 비슷한 것 끼리 계속 반복하는 현상

# 426

**다음과 같은 종이를 이용한 창조적 작업을 수행하기 가장 어려운 대상은?**

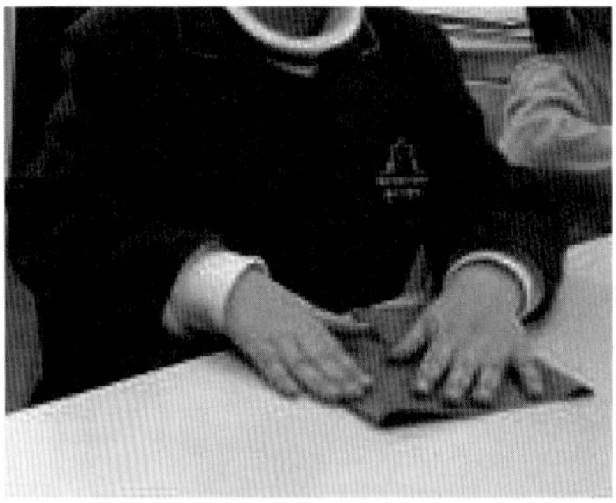

1) 노인
2) 여성
3) 심장병 환자
4) 재가 장애인
5) 지능이 낮은 정신지체 아동

**문제해설**

**426 종이공예의 치료적 적용**

- 종이는 찢어지거나 구겨질 가능성이 있음
  - 실패를 예방하기 위해 특별한 감독이 필요함
  - 좌절할 수 있음
- 풀의 사용량을 결정하지 못하는 환자
  - 작은 브러시를 이용하게 함
- 단순한 종이 접기
  - 인지 기능을 평가할 수 있음
    - ◦ 지시 따르기 능력
    - ◦ 공간지각
    - ◦ 좌절에 대한 내성

**답** 5)

## 종이공예의 치료적 적용

Explanation

### 1. 신체장애

1) 대부분의 환자들에게 적용할 수 있음
2) 재가 장애인에게도 적절함
   (1) 재료를 구하기 쉬움
   (2) 저렴함
3) 종이공예에서 강조되는 동작들
   (1) 손가락의 움직임
   (2) 손목의 움직임
   (3) 팔꿉관절 및 아래팔의 움직임
4) 적은 노력으로 수행할 수 있음
   (1) 심장병 환자와 호흡기계 환자에게 매우 적절한 활동
   (2) 재료의 독성 냄새를 제거해야 함
   (3) 모든 종이공예는 양손 사용을 필요로 함

## 2. 정신건강

1) 종이는 찢어지거나 구겨질 가능성이 있음
   (1) 실패를 예방하기 위해 특별한 감독이 필요함
   (2) 좌절할 수 있음
2) 풀의 사용량을 결정하지 못하는 환자
   • 작은 브러시를 이용하게 함
3) 단순한 종이 접기
   (1) 인지 기능을 평가할 수 있음
      ① 지시 따르기 능력
      ② 공간지각
      ③ 좌절에 대한 내성

## 3. 소아

1) 아동들에게 좋은 활동
   • 창작물은 아동의 장난감이 될 수 있음
2) 매우 어린 아동
   • 종이를 찢어버리지만 가위 사용에 대한 욕구가 빨리 시작됨
3) 의사소통에 어려움을 가지고 있는 아이

# 427

**다음 그림은 뇌졸중 환자의 어떤 문제를 평가하고자 하는가?**

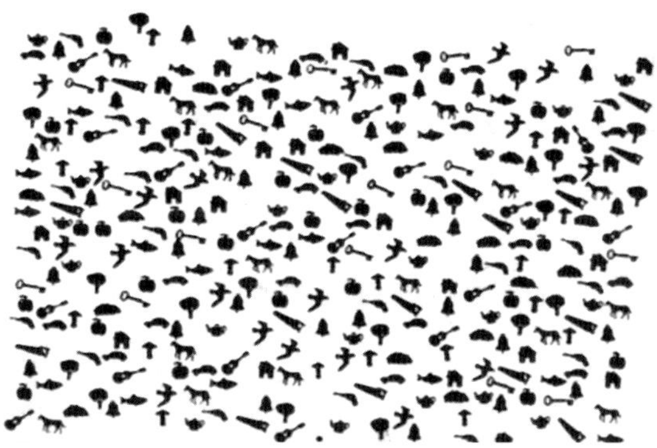

1) visual acuity
2) visual neglect
3) visual contact
4) visual tracking
5) visual memory

**문제해설**

**427 편측 무시(unilateral neglect) 평가**

- line bisection test
- cancellation test
- the bells test
- random chinese cancellation test
- unilateral Inattention test
- the indented paragraph test
- behavioral inattention test

**답** 2)

# 428

다음 사진과 같이 어깨관절 굽힘 동작 시 중력을 이기고 85° 까지 수행하였다면 MMT의 등급은?

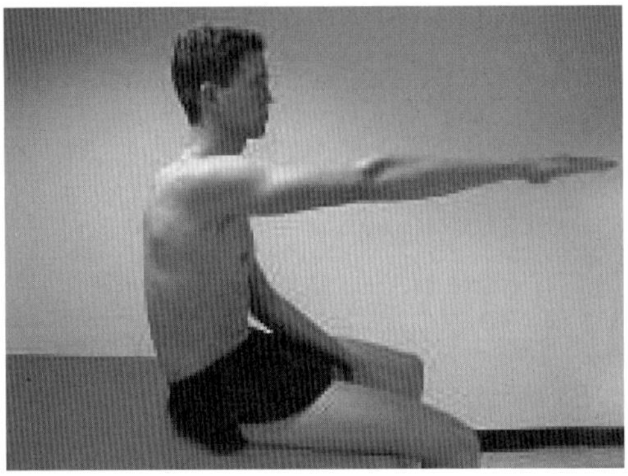

1) poor
2) poor +
3) fair
4) fair +
5) good

**문제해설**

428 MMT 등급

| 등급 | | 기준 |
|---|---|---|
| $2^{+}$ | poor plus ($P^{+}$) | • 중력을 이기지만 ROM은 50% 미만<br>• 중력을 제거하고 약간의 저항을 이기고 full ROM 가능 |

**답** 2)

## MMT

Explanation

### 1. 어깨관절 굽힘(shoulder flexion)

1) 주동근(prime movers)
   - anterior deltoid
   - coracobrachialis
   - pectoralis major, clavicular head
   - biceps, both heads

(1) 항중력 자세(against-gravity position)

① 시작 자세(start position)
- 의자에 앉은 자세 : 중립자세에서 양팔은 측면 아래로 함

② 안정(stabilize)
- 쇄골(clavicle) 및 어깨뼈에 손을 올려놓음

③ 지시(instruction)
- “팔을 어깨 높이까지 앞으로 들어 보세요. 저항을 줄 때 팔을 내리지 말고 유지하세요.”라고 말함

④ 저항(resistance)
- 치료사의 손은 위팔(위팔)의 원위부(먼쪽) 끝 위에 위치함
- 폄(extension) 방향으로 아래로 밀어줌
- 90° 이상의 움직임은 어깨뼈 돌림(rotation)을 수반함

⑤ 보상(substitution)
- 어깨관절의 벌림(shoulder abductor), 어깨뼈 올림(scapular elevation), 또는 몸통의 폄

(2) 중력이 제거된 자세(gravity-eliminated position)

① 시작 자세(start position)
- 옆으로 누운 자세(side lying)
  - 몸통의 옆을 따라 팔을 위치함(중심부)
- 치료사의 지지
  - 팔꿈치 아래를 지지해줌

② 지시(instruction)
- "손이 어깨 높이로 오도록 팔을 움직이세요."라고 말함



## 2. MMT 등급(grade)

| 등급 | | 기준 |
|---|---|---|
| 0 | zero(Z) | • 근수축이 보이지도 만져지지도 않음 |
| 1 | trace(T) | • 근수축이 일어나지만 움직임(motion)은 없음 |
| $2^-$ | poor minus($P^-$) | • 중력을 제거해도 full ROM을 못함 |
| 2 | poor(P) | • 중력을 제거하고 full ROM 가능 |
| $2^+$ | poor plus($P^+$) | • 중력을 이기지만 ROM은 50% 미만<br>• 중력을 제거하고 약간의 저항을 이기고 full ROM 가능 |
| $3^-$ | fair minus($F^-$) | • 중력을 이기고 50% 이상의 ROM 가능(full ROM 불가능) |
| 3 | fair(F) | • 중력을 이기고 full ROM 가능 |
| $3^+$ | fair plus($F^+$) | • 중력과 함께 약간의 저항을 이기고 full ROM 가능 |
| 4 | good(G) | • 중력과 함께 중도(moderate)의 저항을 이기고 full ROM 가능 |
| 5 | normal(N) | • 중력과 함께 최대(maximal)의 저항을 이기고 full ROM 가능 |

# 429

'ㄴ ㅢ ㄱ ㄴ'이 문제의 보기였다면 무엇을 측정하기 위한 평가인가?

1) 전경배경
2) 시각 차단
3) 시각 기억
4) 공간내 위치
5) 지리적 지남력

**문제해설**

429 position in space
물체들 사이의 공간적 관계를 시각하는 것
**답** 4)

## 지각처리(Perception processing)

Explanation

1. Stereognosis
   • 촉각으로 사물을 구별하는 것

2. Kinesthesia
   • 관절 움직임의 방향과 움직임 정도를 구별하는 것

3. Pain response
   • 해로운 자극을 해석해 내는 것

4. Body scheme
   • 각 신체 사이의 관계와 신체를 지각하는 것

5. Right left discrimination
   • 신체의 양쪽을 분별하는 것

6. Form constancy
   • 다양한 크기, 자세, 환경 내에서 그 사물을 재인식하는 것

7. Position in space
   • 물체들 사이의 공간적 관계를 지각하는 것

8. Visual closure
   • 물체나 형태가 완전히 보이지 않아도 구별해 내는 것

**9. Figure ground**

- 앞뒤에 다른 물체들이나 모양들이 있어도 구별해 내는 것

**10. Depth perception**

- 다양한 공간이나 면에서 사물들 사이, 그림들 사이의 상대적 거리를 구별하는 것

**11. Spatial relations**

- 물체들의 자세를 상대적 관계로 구별해 내는 것

**12. Topographical orientation**

- 특정 대상의 위치와 장소를 찾아내는 것

# 430

**다음 그림의 근육과 운동이 올바르게 연결된 것은?**

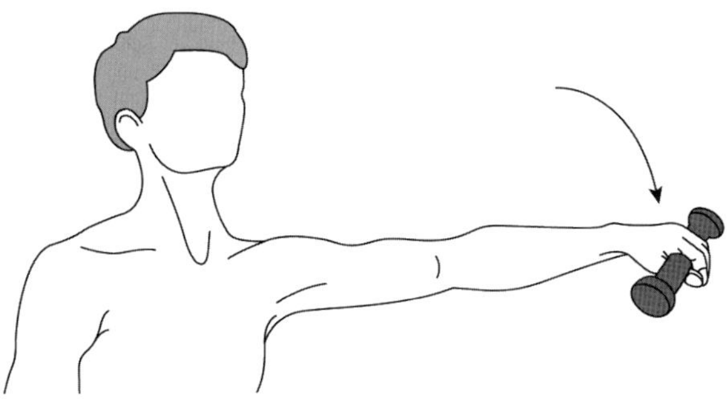

1) biceps — concentric contraction
2) anterior deltoid — eccentric contraction
3) posterior deltoid — eccentric contraction
4) anterior deltoid — concentric contraction
5) posterior deltoid — concentric contraction

**문제해설**

**430** concentric과 eccentric contraction의 차이점

- concentric
  - 근육의 수축으로 근육이 짧아짐
  - 힘이 생기는 근육수축을 의미함
- eccentric
  - 근육의 수축으로 힘은 생김
  - 근육의 길이는 차츰 길어지는 상태를 보임

**답** 2)

# 431

**다음 그림의 수예공작 효과로 가장 타당한 것은?**

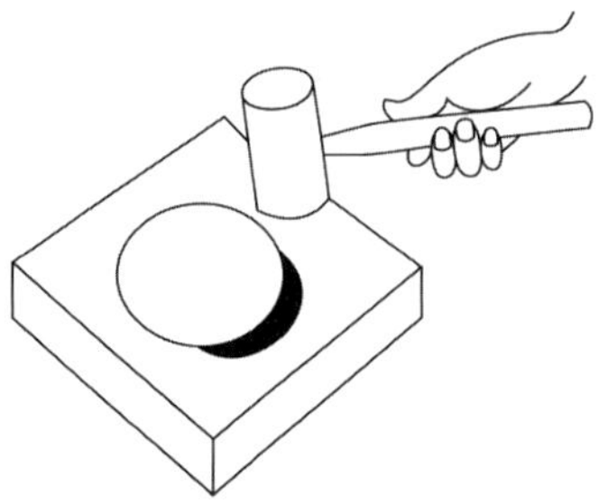

1) 과잉행동 억제
2) 주의력과 집중력
3) 단기기억력 향상
4) 적대감과 분노표출
5) 문제해결능력 향상

**문제해설**

**431 구리압형의 정신 건강 적용**

전통적인 목표 : 적대감과 분노의 표출하게 하는 것

**답** 4)

## 구리압형의 정신 건강 적용

Explanation

### 1. 자아존중감

• 취감에 의해 형성됨

### 2. 인지

• 주의력 향상, 순서화 능력 향상, 문제해결능력이 향상됨

### 3. 우울증 환자

• 실패에 대한 염려 없음

### 4. 자살할 수 있는 환자

• 자살위험이 있는 환자는 늘 주의해야 함

### 5. 정신분열을 가진 환자

1) 많은 집중과 사고를 요구하지 않음
2) 틀을 제공하는 구조가 도움이 됨
3) 어려운 과정이 없음
   • 'here and now'의 특성 : 즉각적인 결과를 얻을 수 있음

### 6. 조증 상태의 환자

1) 과도한 활동을 통제할 수 있음
2) 분명한 작업의 가이드라인은 과도한 에너지의 배출을 통제함
3) 빨리 완성할 수 있음

### 7. 전통적인 목표

- 적대감과 분노를 표출하게 하는 것



## 432

**다음 보조도구의 용도는 무엇인가?**

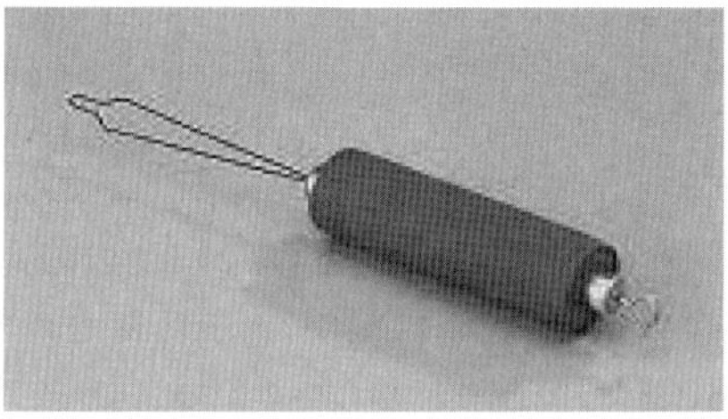

1) 이동
2) 밥먹기
3) 신발 신기
4) 양말 신기
5) 단추 끼우기

## 433

**다음 사진은 RA로 인해 변형된 손이다. 제목으로 가장 타당한 것은?**

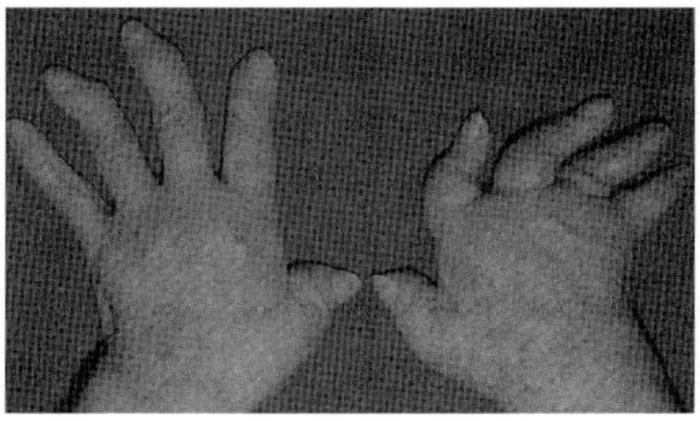

1) Joint laxity
2) Mallet finger
3) Trigger finger
4) Multilans deformity
5) Swan neck deformity

**문제해설**

**432** button-hook

- 단추를 한 손으로 잠그기
- 편마비 환자
- 쥐기에 손상이 있는 환자

**답** 5)

**433** Multilans deformity

헐거운 관절(floppy joint)이 특징인 Multilans deformity이다. 변형의 원인은 알 수 없다.

**답** 4)

# 434

**다음 활동을 통해 기대할 수 있는 치료 효과로 가장 거리가 먼 것은?**

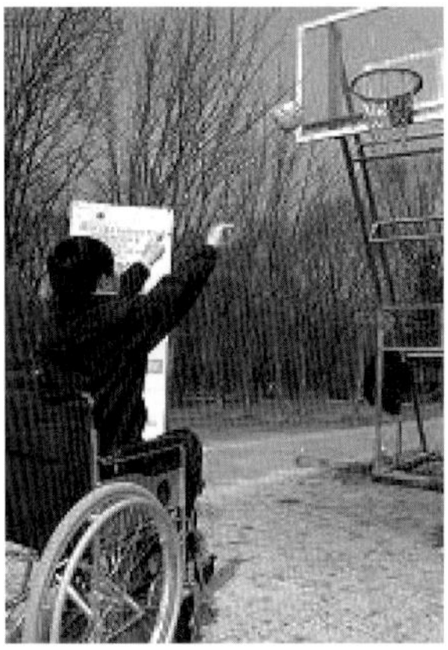

1) automatic reaction
2) shoulder movement
3) proprioceptive function
4) fine motor coordination
5) visual motor integration

# 435

**스크리닝 검사를 수행했더니 다음 그림과 같은 발달양상을 보였다. 이 아동에게 더 필요한 검사는?**

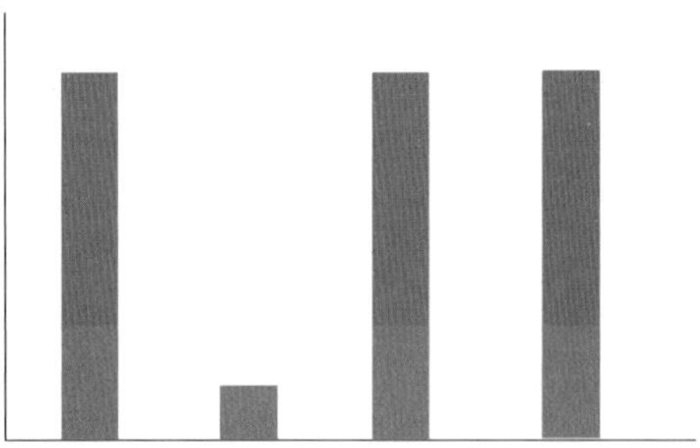


1) AMPS
2) Interest check list
3) Social Maturity test
4) Adaptive behavior scale
5) Peabody Developmental Motor Scale

## 문제해설

**434** 휠체어 농구의 요소

- 운동
  - 대운동, 고유수용성감각, ROM, 근력, 근지구력 등
- 지각
  - 눈-손 협응, 공간지각, 깊이지각, 좌우구별 등
- 인지
  - 판단력, 분별력, 순서화 등

**답** 4)

**435** Peabody developmental motor scales(2nd edition)(PDMS-2)

- 저자
  - M. Rhonda Folio, Rebecca R. Fewell. 2002
- 목적
  - 아동의 대운동, 소운동 기술의 치료나 훈련을 위한 평가 검사
- 대상
  - 0세~5세
- 내용
  - reflexes, stationary, locomotion, object manipulation, grasping & visual motor integration의 6개의 하부 검사로 구성

**답** 5)

# 436

**뇌졸중 환자에게 사진과 같은 페그보드를 경사판에 세워 놓고 페그를 끼우도록 했다. 기대할 수 있는 ROM 운동효과는?**

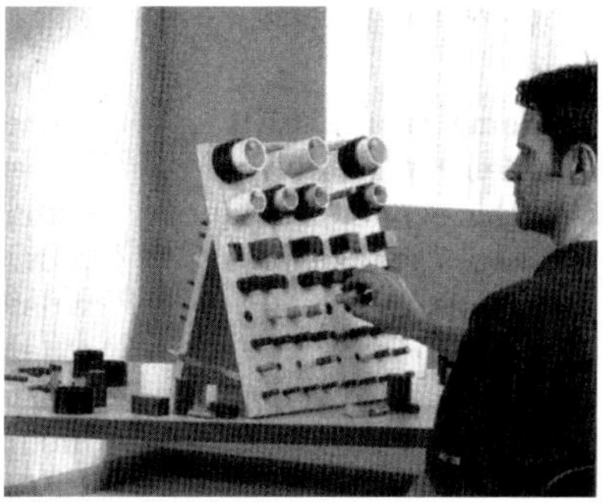

1) 몸통굽힘, 어깨관절 폄
2) 어깨관절 폄, 팔꿉관절 폄
3) 어깨관절 및 팔꿉관절 굽힘
4) 어깨관절 굽힘, 팔꿉관절 폄
5) 어깨관절 폄, 팔꿉관절 굽힘

**문제해설**

**436** 위쪽에 있는 페그보드 넣기
- 관절의 ROM 증진
- 어깨관절 굽힘 및 팔꿉관절 폄이 필요
- 스스로 통증을 조절하며 ROM을 늘릴 수 있음

**답** 4)



## 위쪽에 있는 페그보드 넣기

Explanation

### 1. 관절의 ROM 증진

1) 관절 굽힘 및 팔꿉관절 폄이 필요함
2) 스스로 통증을 조절하며 ROM을 늘릴 수 있음

### 2. 팔 뻗기

1) 어깨관절 굽힘과 주관전 폄의 움직임이 나타남
2) 몸통의 폄 촉진
3) 골반의 전방 기울기 촉진
4) 목의 폄 촉진

# 437

**칫솔을 주었을 때 다음 사진과 같이 등 긁기를 하였다. 예상되는 환자의 질환과 가장 거리가 먼 것은?**

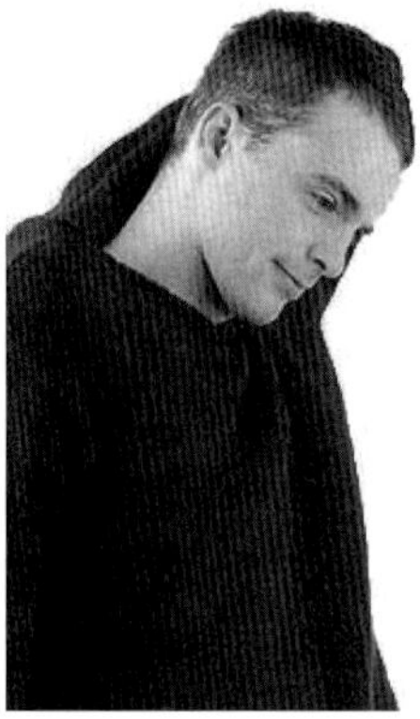

1) RA
2) TBI
3) 뇌경색
4) 뇌출혈
5) 인지장애

# 438

**다음 사진과 같은 스플린트(splint)를 착용하였다. 이 스플린트의 목적으로 가장 타당한 것은?**

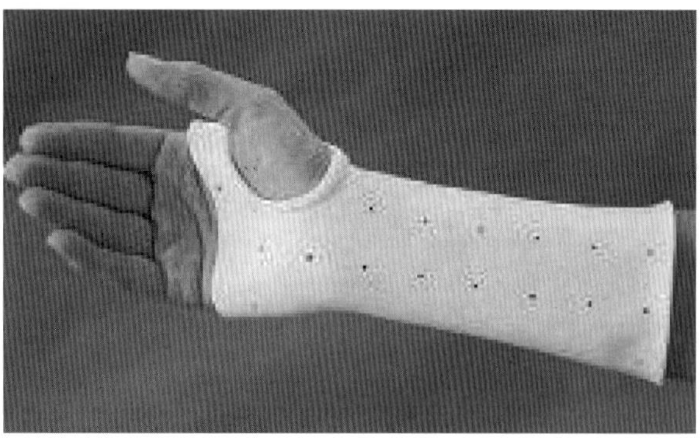

1) 'wrist drop' 방지
2) 'wrist hyperextension' 방지
3) 'ulnar drift' 방지
4) 'claw-hand deformity' 방지
5) 'boutonniere deformity' 방지

## 문제해설

**437** 개념적(ideational) 실행증
- 동작의 개념을 형성할 수 없음
- 지시 또는 자동적 실행 능력이 없음
- 관련 질환은 인지 손상이 기대되는 중추 신경계 질환
  - CVA, TBI 등 뇌손상 환자에게 발생

**답** 1)

**438** cock up splint
(volar wrist flexion control orthosis)
- wrist drop 방지
- 손목 관절
  - 약 20° 정도의 폄
  - transverse palmar arch를 지지 주어야 한다.
- 목적 및 기능
  - 손목 굽힘근의 구축(contracture) 방지
  - 약한 손목 폄근(weakened wrist extensor)의 과도한 폄 방지
  - radial never palsy의 경우 wirst drop을 막기 위해
  - 경직성(spastic) 환자의 경우 손목 굽힘근의 신장(stretch)을 유지하기 위해

**답** 1)

# 439

## 사진과 같이 편마비 환자에게 적용되는 보조도구의 명칭은?

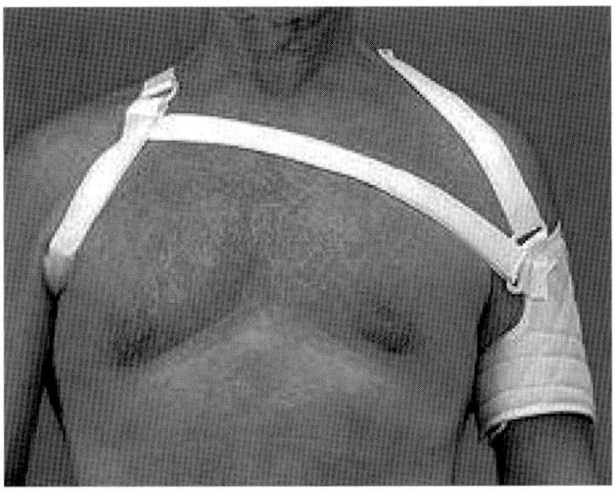

1) collar　　2) cuff support
3) hemi arm sling　　4) over head sling
5) suspension sling

# 440

## 다음 그림에서 가장 많이 작용되는 근육과 운동의 종류는?

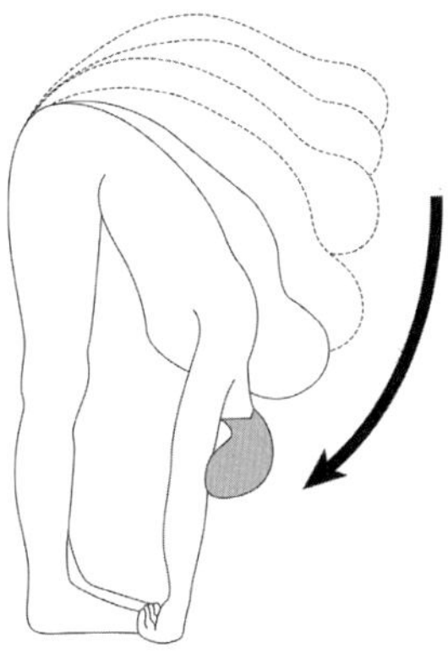

1) 몸통폄근－구심성수축
2) 몸통폄근－원심성수축
3) 몸통굽힘근－구심성수축
4) 몸통굽힘근－원심성수축
5) 몸통굽힘근과 폄근의 동시수축

**문제해설**

**439** hemi arm sling

- 편측의 subluxation을 예방
- 위팔뼈두(head of the humerous)가 glenoid fossa에 잘 위치하도록 도움
- 어깨뼈의 바깥돌림(external rotation)이 유지됨
- 정상 보행패턴을 촉진함
- 어깨관절의 완전한 ROM이 가능함
  - 탄력 소재의 스트랩

**답** 3)

**440** concentric과 eccentric contraction의 차이점

- concentric
  - 근육의 수축으로 근육이 짧아짐
  - 힘이 생기는 근육수축을 의미함
- eccentric
  - 근육의 수축으로 힘은 생김
  - 근육의 길이는 차츰 길어지는 상태를 보임

**답** 2)

그림 실기형 문제

# 441

다음 그림의 반사는 무엇인가?

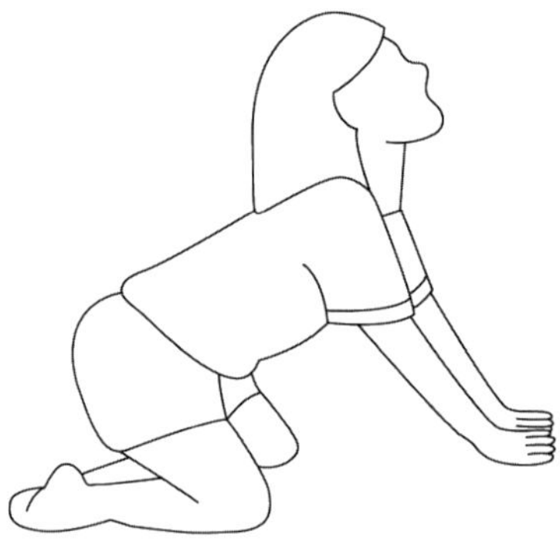

1) TLR
2) STNR
3) Landau reflex
4) Righting reaction
5) Equilibrium reaction

**문제해설**

**441 대칭성 긴장성 경반사 2(STNR 2)**

- 검사자세
  - 사지 짚기 자세 또는 검사자의 양 무릎 위에 엎드림
- 검사자극
  - 머리를 뒤로 제침
- 음성반응
  - 양쪽 팔과 다리에 아무런 변화 없음
- 양성반응
  - 양쪽 팔이 펴되거나 폄근 긴장 증가
  - 양쪽 다리가 굽힘하거나 굽힘근 긴장 증가

**답** 2)

## STNR(Symmetrical Tonic Neck Reflex)

Explanation

### 1. 대칭성 긴장성 경반사 1

1) **검사자세**
   - 사지 짚기 자세 또는 검사자의 양 무릎 위에 엎드린 자세

2) **검사자극**
   - 머리를 숙이게 함

3) **음성반응**
   - 양측 팔이나 다리에 변화가 없음

4) **양성반응**
   (1) 양측 팔이 굽힘 또는 굽힘근 긴장이 증가
   (2) 양측 다리는 폄되거나 폄근 긴장이 증가

5) **기타**
   (1) 양성반응은 생후 4~6개월까지는 정상
   (2) 생후 6개월 이후에 양성반응이 나타나면 이는 반사의 성숙이 늦어짐을 의미함

## 2. 대칭성 긴장성 경반사 2(STNR 2)

1) **검사자세**
   • 사지 짚기 자세 또는 검사자의 양 무릎 위에 엎드림

2) **검사자극**
   • 머리를 뒤로 제침

3) **음성반응**
   • 양쪽 팔과 다리에 아무런 변화 없음

4) **양성반응**
   (1) 양쪽 팔이 폄되거나 폄근 긴장 증가
   (2) 양쪽 다리가 굽힘하거나 굽힘근 긴장 증가

5) **기타**
   (1) 양성반응은 4~6개월까지는 정상
   (2) 생후 6개월 이후에 양성반응이 나타나면 이는 반사의 성숙이 늦어짐을 의미함

# 442

**다음 사진의 스플린트(splint)에 대한 설명으로 틀린 것은?**

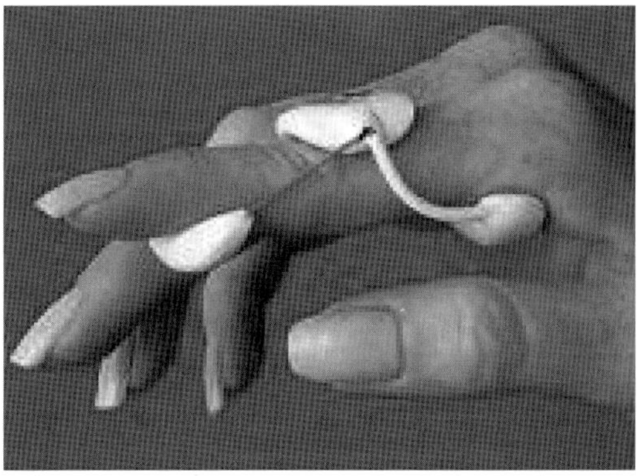

1) 'Boutonniere 변형'에 사용된다
2) 탄성력을 이용한 스플린트이다
3) 3점압 원리를 이용한 스플린트이다
4) 한 방향에 대한 움직임만 제한한다
5) 'flexor digitrum superficialis'의 힘줄파열에 사용된다

**문제해설**

**442** finger extension splint
- PIP관절의 폄 제한을 45° 미만으로 유지
- PIP 관절의 폄을 증가시킴

**답** 1)

# 443

**다음 보조도구의 용도는 무엇인가?**

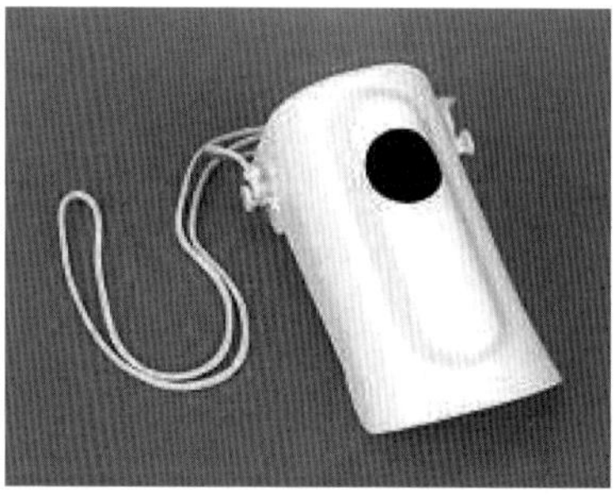

1) 이동
2) 양말 신기
3) 화장실 위생
4) 옷 입고 벗기
5) 침대 앉을 때 다리 들기

# 444

**다음 그림은 의자차 측정이다. B를 측정하는 방법으로 옳은 것은?**

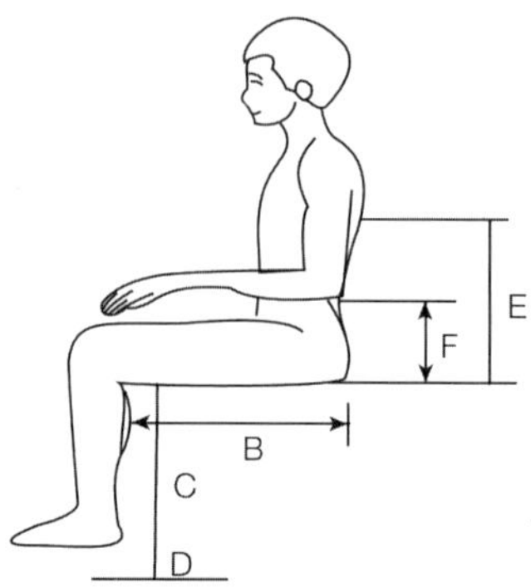


1) 엉덩이 뒤쪽에서 오금까지의 거리를 측정 후 1~2인치를 뺀다
2) 엉덩이 뒤쪽에서 오금까지의 거리를 측정 후 1~2인치를 더한다
3) 엉덩이 뒤쪽에서 종아리 뒤쪽까지의 거리를 측정 후 1~2인치를 뺀다
4) 엉덩이 뒤쪽에서 종아리 뒤쪽까지의 거리를 측정 후 1~2인치를 더한다
5) 엉덩이 뒤쪽에서 종아리 뒤쪽까지의 거리를 측정 후 측정값을 그대로 사용한다

## 문제해설

**443** sock-aid

- 양말신기를 보조함
- 몸통과 팔의 제한된 움직임이 있는 환자
- 쥐기에 손상이 있는 환자

**답** 2)

**444** 팔걸이 높이(armrest height)

| 구분 | 내용 |
|---|---|
| 목적 | • 자세와 균형을 유지<br>• 상체에 지지와 정렬을 제공<br>• 팔걸이를 밀어 자세 변경 |
| 측정 | • 편안한 자세로 앉음<br>• 시트에서 구부린 팔꿈치의 바닥까지 측정<br>– armrest의 상부는 측정 높이 보다 1인치 더 높음 |
| 체크 | • 자세가 올바르게 보여야 함<br>– 어깨가 앞으로 돌출하거나 아탈구 형태를 취하는지 확인<br>– armrest에 팔을 구부린 상태로 올려놓았을 때 올림(elevation)의 힘이 작용하는지 확인 |
| 고려사항 | • armrest 중 어떤 종류는 의자의 너비를 증가시킬 수 있음<br>• armrest가 환자에게 필수적인가를 고려함<br>• 환자가 독립적으로 의자에서 armrest를 제거하거나 설치할 수 있는지를 고려함 |

**답** 1)

## 휠체어 측정 내용

Explanation

### 1. 바닥/시트 너비(seat width)

| | |
|---|---|
| 목적 | • 환자의 체중을 가능한 넓은 면적으로 분산시키기 위해<br>• 휠체어의 너비를 가능한 최소화하기 위해 |
| 측정 | • 편안하게 앉은 자세에서 측정<br>• 엉덩관절 또는 허벅지(thigh)의 가장 넓은 부위를 가로질러 측정<br>– 측정 후 1~2인치를 더함 |
| 체크 | • 편평하게 손을 펴서 대퇴와 휠체어의 'arm rest' 사이에 넣음<br>– 들어가는지를 봄<br>– 양쪽으로 1인치의 여유가 있는지를 체크함 |
| 고려사항 | • 넓어진 폭이 주변의 환경접근에 어떤 영향을 주는지 고려함<br>• 환자의 체중 증가 혹은 감소<br>• 휠체어 전체의 넓이를 고려 |

### 2. 바닥/시트 깊이(seat depth)

| | |
|---|---|
| 목적 | • 체중을 허벅지에서 무릎까지 고르게 지지되도록 하기 위해 적절한 근 긴장을 유지시킴<br>• 몸무게를 전체 다리를 통해 분산시키기 위해<br>• 욕창 예방<br>• 몸 전체를 통해 최적의 근긴장을 유도 |
| 측정 | • 엉덩이 뒤에서 무릎 뒤쪽(오금)까지의 거리 측정한 후 2인치를 뺌=(back of the buttock~popliteal fossa)−2인치 |
| 체크 | • 오금(popliteal fossa) 부위와 시트의 앞부분이 닫는지를 확인함 |
| 고려사항 | • 양쪽의 다리 길이가 틀릴 경우<br>– 시트의 깊이는 양쪽이 달라져야 함 |

### 3. 바닥/시트 높이(seat height)

| | |
|---|---|
| 목적 | • 허벅지가 바닥과 평행하여 환자의 몸을 지지하게 만들기 위해 적정 높이가 필요함<br>• footrest 측정으로 지면에서부터 적절한 거리를 만들기 위해 |
| 측정 | • 바닥에서부터 시트(seat post)까지의 높이를 측정<br>• 발뒤꿈치에서 오금(popliteal fossa)까지의 거리를 측정 |
| 체크 | • 시트커버 앞 모서리 부분과 허벅지 사이로 손가락이 지나갈 수 있는지 확인<br>• 맞춤형 시트의 높이<br>– footrest의 높이가 필요함<br>– 시트 높이가 1인치 증가되면 footrest도 1인치 증가됨 |
| 고려사항 | • 휠체어에 앉았을 때 무릎이 너무 높을 경우<br>– 좌골결절에 압력이 증가됨<br>– skin breakdown 및 골반 변형(pelvic deformity)이 발생함 |

| | |
|---|---|
| 고려사항 | • 시트 높이의 영향<br>– 무게 중심의 이동<br>– 이동(transfer) 시 영향<br>◦ 높이가 너무 높으면 transfer의 어려움<br>• 휠체어를 타고 운전할 때 시야에 영향을 줌<br>• 시트 쿠션(seat cushion)<br>– 시트의 높이를 증가시킴 |

### 4. 등 높이(back height)

| | |
|---|---|
| 목적 | • 물리적, 기능적 요구에 맞는 등 지지를 위해<br>– 높이가 낮으면 기능은 증가됨<br>– 높이가 높으면 지지(support)가 증가됨 |
| 측정 | • 몸통 전체 지지의 경우<br>– 시트에서부터 어깨 윗부분까지 측정<br>• 최소 지지의 경우<br>– 등 끝부분이 팔의 움직임을 방해해서는 안 됨<br>◦ 피부의 변성, 어깨뼈의 움직임 방해, 신체 정렬 어려움 |
| 체크 | • 환자의 상체가 앞이나 뒤로 기울어지는지 확인<br>– 등이 너무 높거나 전방으로 기울어져 있으면 앞으로 기울어짐<br>– 등이 너무 낮을 경우 뒤로 기울어짐 |
| 고려사항 | • 등 높이가 조절 가능한 종류<br>– 보통 4인치 범위<br>• 요추부에 지지물 사용이나 기타 지지물의 사용 |

### 5. 팔걸이 높이(armrest height)

| | |
|---|---|
| 목적 | • 자세와 균형을 유지<br>• 상체에 지지와 정렬을 제공<br>• 팔걸이를 밀어 자세 변경 |
| 측정 | • 편안한 자세로 앉음<br>• 시트에서 구부린 팔꿈치의 바닥까지 측정<br>– armrest의 상부는 측정 높이 보다 1인치 더 높음 |
| 체크 | • 자세가 올바르게 보여야 함<br>– 어깨가 앞으로 돌출하거나 아탈구 형태를 취하는지 확인<br>– armrest에 팔을 구부린 상태로 올려놓았을 때 올림(elevation)의 힘이 작용하는지 확인 |
| 고려사항 | • armrest 중 어떤 종류는 의자의 너비를 증가시킬 수 있음<br>• armrest가 환자에게 필수적인가를 고려함<br>• 환자가 독립적으로 의자에서 armrest를 제거하거나 설치할 수 있는지를 고려함 |

### 6. 발받침대(foot rest)

| | |
|---|---|
| 목적 | • 환자의 발을 표면과 모퉁이를 돌 때 적절하게 놓도록 하기 위해 |
| 측정 | • 바닥에서부터 적어도 2인치 이상 떨어짐 |
| 고려사항 | • 무릎이 너무 높으면 골반의 변형과 피부의 손상이 발생됨 |

# 445

**다음 그림의 목공예로 얻을 수 있는 효과로 가장 거리가 먼 것은?**

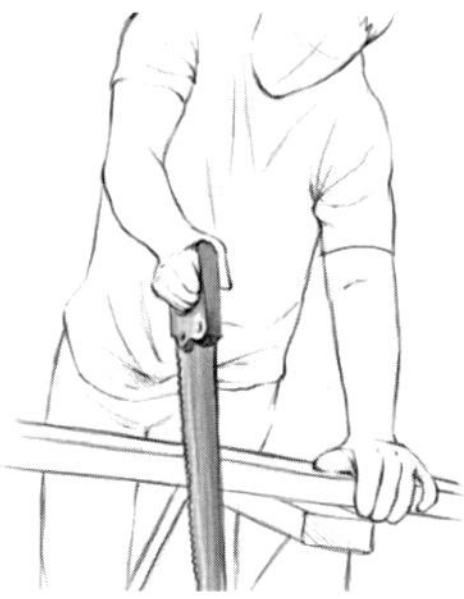

1) 운동실행력
2) 공간관계지각
3) 소운동협응능력
4) 대근육조절능력
5) 어깨관절의 ROM 증진

# 446

**경추 손상 환자에게 다음 사진과 같은 자세를 훈련시키는 목적은?**

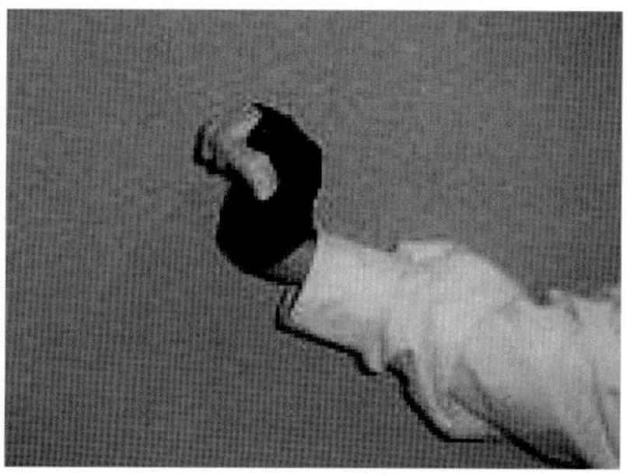

1) 손가락 굽힘근의 근력을 향상시키기 위해
2) 손가락의 굽힘 및 폄 동작의 구축을 예방하기 위해
3) 손가락에 압력을 주어 고유수용성 감각을 촉진하기 위해
4) 손바닥에 있는 관절의 불균형으로 인한 탈구를 예방하기 위해
5) 손가락 굽힘근의 적당한 구축을 만들어 물건을 잡는 데 도움을 주기 위해

**문제해설**

**445** 목공예

- 신체면에 대한 영향
  - 앉은 자세에서의 지구력
  - 상지·손가락의 근력 증강
  - 눈과 손의 협응
  - 양측 동작
  - 관절가동범위
  - 어깨·팔꿈치의 굽힘·폄운동
  - 악력 증강
  - 어깨 주위 근육의 근력 증강 등
- 인지·심리에 대한 영향
  - 시공간능력, 구성능력, 창조성, 집중력, 주의력, 공격성감소, 다른 사람과의 연대감, 완성에 따른 만족감

**답** 3)

**446** 테노데시스(tenodesis) 잡기

- 잡기 능력이 상실된 것을 보상
- long finger flexor의 건 고정(tenodesis)을 이용
- 어느 정도의 구축(contracture)이 필요
- '손목 폄과 동시에 손가락 굽힘' '손목 굽힘과 동시에 손가락 폄'

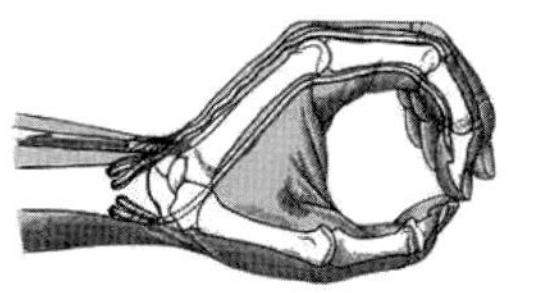

**답** 5)

그림 실기형 문제

# 447

다음 사진과 같이 양손을 이용해 공 잡기 검사를 실시할 경우 무엇을 알아보기 위한 것인가?

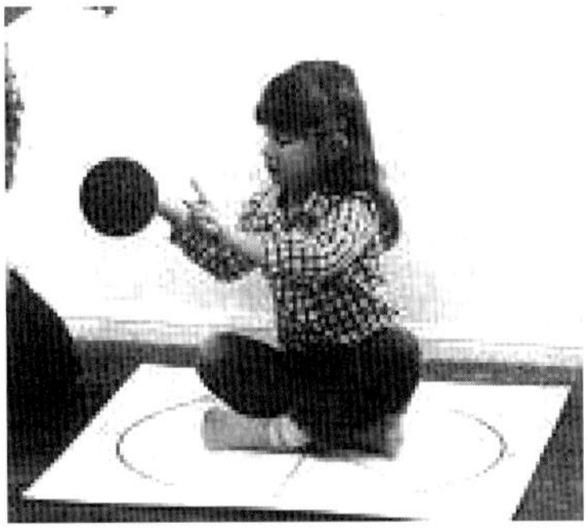

1) 이동
2) 운동속도
3) 양측협응
4) 상지근력
5) 시-운동조절

**문제해설**

**447 양측 통합**(bilateral integration)
특정 활동에 양쪽의 신체가 협동하는 것
**답** 3)

## 운동(Motor)

Explanation

### 1. 대운동 협응력(gross coordination)

- 큰 근육의 그룹을 이용하는 조절되고 목표 지향적인 움직임

### 2. 정중선 교차(crossing the midline)

- 사지(limbs)나 눈이 신체의 정중선을 지나는 것

### 3. 편측성(laterality)

- 상위 수준의 기술을 요구하는 활동에 선호하는 편측의 신체를 이용하는 것

### 4. 양측 통합(bilateral integration)

- 특정 활동에 양쪽의 신체가 협동하는 것

### 5. 운동조절(motor control)

- 기능적이고 다양한 움직임의 패턴 때 신체를 적절히 사용하는 것

**6. 실행(praxis)**

• 환경에 반응하여 새로운 운동 활동을 계획하는 것

**7. 소운동 협응력/민첩성(fine coordination/dexterity)**

• 조절된 움직임을 만들기 위해 작은 근육 군을 사용하는 것(예, 작은 물체를 조작하기)

**8. 시운동 통합(visual motor integration)**

• 눈과 신체로부터 정보의 상호작용이 함께 이루어지는 것

**9. 구강운동 통합(oral motor integration)**

• 조절된 움직임을 위해 구강 및 인두 근육의 협동을 하는 것

# 448

**과감각이 있는 아동들에게 콩을 제공하며 치료를 실시하는 사진이다. 동일한 목적의 활동은 무엇인가?**

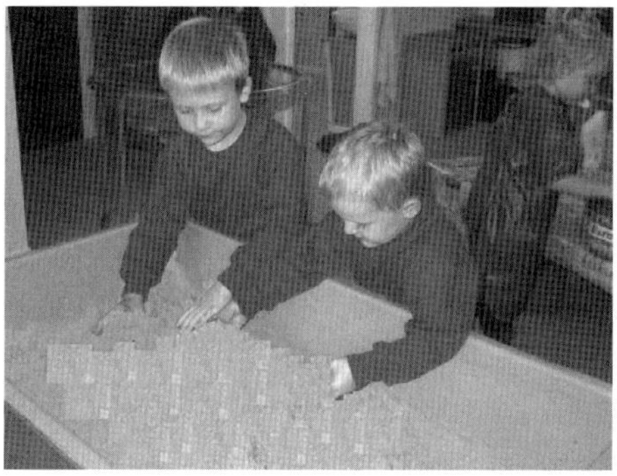

1) 문지르기, 두드리기
2) 마사지, 치료적 전기자극
3) 빠른 진동, 얼음으로 문지르기
4) 시각적 보상으로 ROM 늘리기
5) 찬물과 따뜻한 물에 교차로 손 넣기

**문제해설**

**448** 과감각 환자를 위한 탈감각(desensitization)

- 수술 후 남겨진 사지(residual limb)
  - 민감(과감각 : hypersenstive)해 질 수 있음
  - 마사지를 통한 탈감각(desensitization) 테크닉이 필요함
- 기타 다른 방법
  - 태핑(tapping)
  - 진동(vibration)
  - 지속적 압박
  - 사지(limb)에 다양한 재질을 적용 : 천, 면 등

**답** 1)

# 449

**그림은 'Sensory Integration Praxis Test' 중의 일부분이다. 이 검사 항목의 목적으로 가장 타당한 것은?**

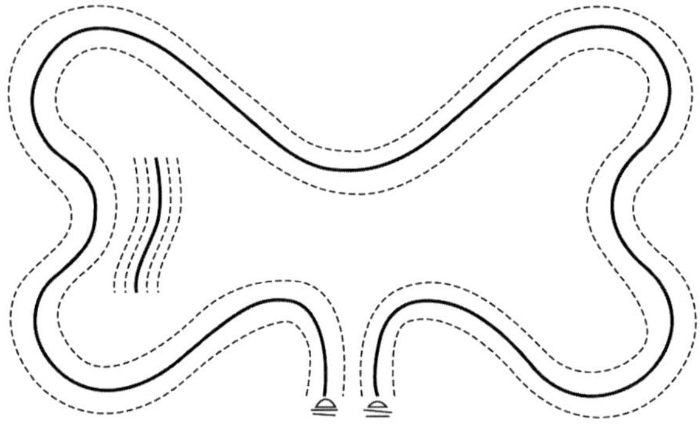

1) 전경배경 평가
2) 깊이 지각 평가
3) 운동 정확도 평가
4) 좌우구별하기 평가
5) 지리적 지남력 평가

**문제해설**

**449** Sensory Integration and Praxis Tests (SIPT)

- 목적
  - 학습장애, 정서장애, 미세 뇌기능장애와 같이 기질적 문제를 동반한 아동의 감각통합 과정을 검사하고 규명하기 위한 것
  - 남가주 감각통합 검사(Southern California Sensory Integration Test)를 개정한 것. 돌림 후 안구진탕 검사(Postrotatory Nystagmus Test)를 포함시킴
- 대상
  - 4~8세 11개월
- 내용
  - 감각지각, 시-공간 지각, 협응 동작, 운동계획 등 17개의 영역으로 구성

**답** 3)

## SIPT

Explanation

### 1. Sensory Integration and Praxis Tests(SIPT)

1) **목적**

(1) 학습장애, 정서장애, 미세 뇌기능장애와 같이 기질적 문제를 동반한 아동의 감각통합 과정을 검사하고 규명하기 위한 것

(2) 남가주 감각통합 검사(southern california sensory integration test)를 개정한 것. 돌림 후 안구진탕 검사(postrotatory nystagmus test)를 포함시킴

2) **대상**

- 4~8세 11개월

3) **내용**

- 감각지각, 시-공간 지각, 협응 동작, 운동계획 등 17개의 영역으로 구성

### 2. 지각처리(perception processing) 기술

1) Kinesthesia

- 관절의 움직임의 방향과 움직임 정도를 구별하는 것

2) Right left discrimination
   - 신체의 양쪽을 분별하는 것
3) Form constancy
   - 다양한 크기, 자세, 환경 내에서 그 사물을 재인식하는 것
4) Position in space
   - 물체들 사이의 공간적 관계를 지각하는 것
5) Visual closure
   - 물체나 형태가 완전히 보이지 않아도 구별해 내는 것
6) Figure ground
   - 앞뒤에 다른 물체들이나 모양들이 있어도 구별해 내는 것
7) Depth perception
   - 다양한 공간이나 면에서 사물들 사이, 그림들 사이의 상대적 거리를 구별하는 것
8) Spatial relations
   - 물체들의 자세를 상대적 관계로 구별해 내는 것
9) Topographical orientation
   - 특정 대상의 위치와 장소를 찾아내는 것

# 450

**다음 사진의 목적으로 가장 거리가 먼 것은?**

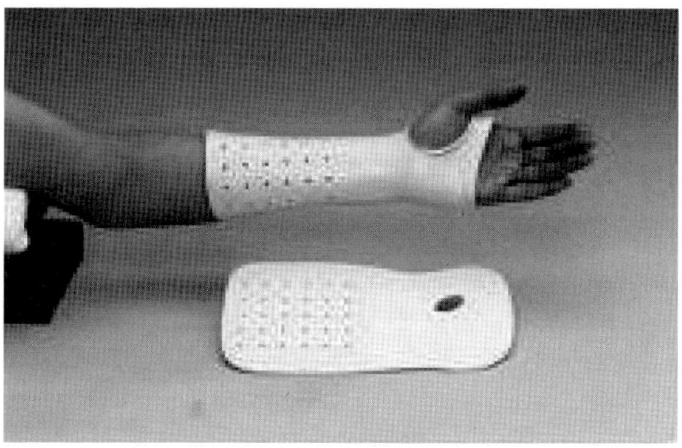

1) 동통 감소
2) 기형 및 변형 방지
3) 관절 가동범위 증가
4) 손목의 안정 및 휴식
5) 손의 기능적 자세 유지

**문제해설**

450 cock up splint (volar wrist flexion control orthosis)

- 손목 관절의 약 20° dorsifleixon시키며 transverse palmar arch를 지지함
- 목적 및 기능
  - wirst flexor contracture 방지
  - weakened wrist extensor가 지나치게 늘어나는 것 방지
  - radial never palsy
- wirst drop 방지
  - 통증 감소

**답** 3)

# 451

**그림은 어떤 환자의 ADL훈련인가?**

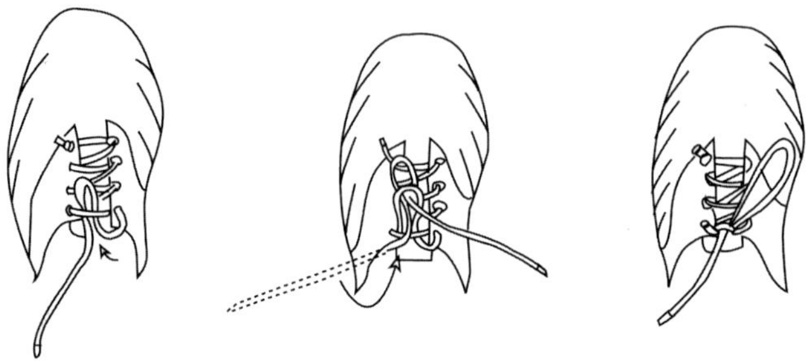

1) 편마비 환자
2) 자폐증 환자
3) 시각장애 환자
4) 척수마비 환자
5) 양손 절단 환자

**문제해설**

**451** 한 손으로 신발끈 묶기

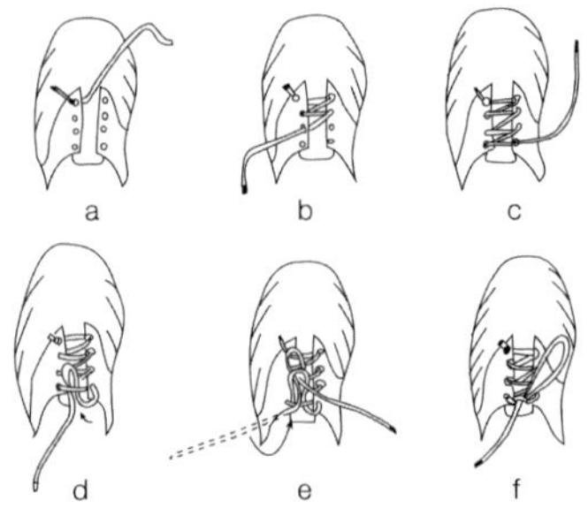


**답** 1)

# 452

**상지의수의 표시와 명칭의 연결이 바르지 못한 것은?**

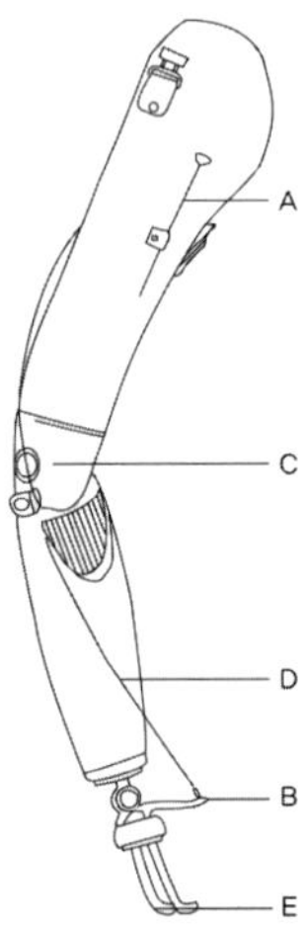


1) A : cable for locking elbow
2) B : terminal device thumb
3) C : wrist turntable
4) D : terminal device cable
5) E : terminal device

**452** 의수의 명칭

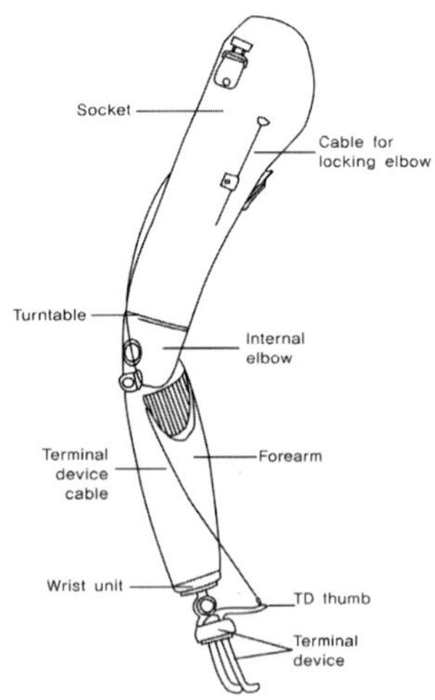


**답** 3)

# 453

**그림과 같은 스플린트는 어떤 움직임을 보상하기 위한 것인가?**

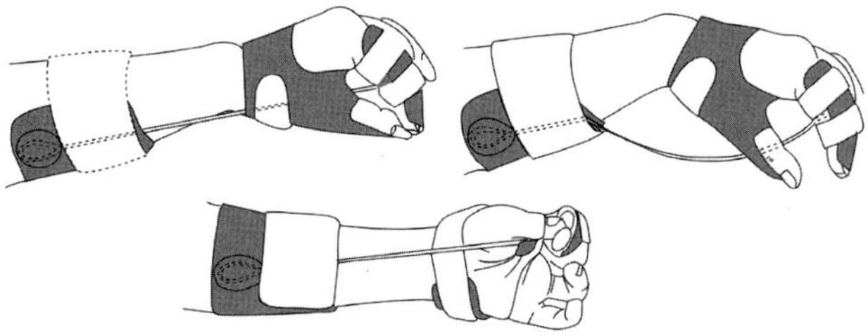

1) wrist flexion
2) finger flexion
3) wrist extension
4) finger extension
5) thumb abduction

**문제해설**

453 테노데시스(tenodesis) 잡기
- 잡기 능력이 상실된 것을 보상
- long finger flexor의 힘줄 고정(tenodesis)을 이용
- 어느 정도의 구축(contracture)이 필요
- '손목 폄과 동시에 손가락 굽힘'+'손목 굽힘과 동시에 손가락 폄'

답 2)

## 손안에서 사용되는 움직임 패턴

Explanation

### 1. 'Finger-to-Palm 이동' 또는 'Palm-to-Finger 이동'

- 물체가 손가락에서 손바닥으로의 움직임 또는 손바닥에서 손가락 쪽으로의 이동하는 직선적(linear) 움직임

### 2. 쉬프트(shift)

1) 직선적인 움직임으로 물체가 손가락 면(finger surface)에서 손가락 패드(finger pad)로 다시 자리 잡기(repositioning)가 일어나는 움직임
2) 펜이나 연필을 잡은 후 글씨를 쓰기위해 위치를 다시 잡는 것을 말함

### 3. 단순돌림(simple rotation)

1) 손가락 패드(finger pad)에서 90° 또는 그 이하 수준으로 물체를 돌리거나(turning) 굴리기(rolling)
   예) 작은 병뚜껑 돌리기, 퍼즐 조각 돌리기

### 4. 복잡돌림(complex rotation)

1) 물체를 180~360° 돌림 시키기
   (1) 전 돌리기
   (2) 페그(peg) 돌리기
   (3) 지우개 사용을 위해 지우개연필 돌리기

# 454

**그림과 같은 구리압형을 하기에 가장 적합한 환자는?**

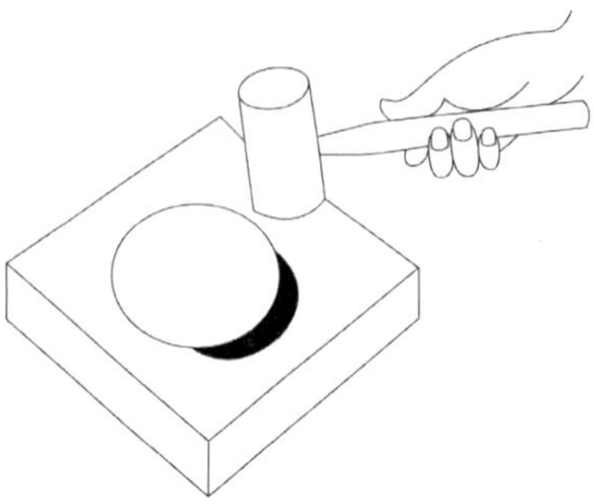

1) 관절염 환자
2) 집중력이 낮은 환자
3) 감염에 치명적인 환자
4) 자살 위험이 높은 환자
5) 호흡기 질환이 있는 환자

**문제해설**

**454 구리 및 금속공예의 임상적 적용**

- 정신건강
  - 자아존중감
    - 성취감에 의해 형성됨
  - 인지
    - 주의력 향상
    - 순서화 능력 향상
    - 문제해결능력 향상
  - 우울증 환자
    - 실패에 대한 염려 없음

**답** 2)

## 구리 및 금속공예의 임상적 적용

Explanation

### 1. 신체장애

1) 손
   (1) 손가락과 손의 굽힘근 강화
   (2) 3점 집기의 강화

2) **한 손의 사용**
   - 두 손 사용이 어려운 환자에게도 가능한 활동

3) **감염**
   - 감염의 위험이 있는 환자에게는 금기

4) **시력을 상실한 환자**
   (1) 날카로운 부위를 모두 예방해줌
      - 테이프를 이용해 처리할 수 있음

5) **금속판의 망치질**
   (1) 자뼈와 노뼈의 움직임 증진
   (2) 팔꿉관절의 굽힘근과 폄근의 강화
   (3) 염증의 발생에 주의
   (4) 과도한 충격으로 염증이 생길 수 있음

## 2. 정신건강

### 1) 자아존중감
- 성취감에 의해 형성됨

### 2) 인지
(1) 주의력 향상
(2) 순서화 능력 향상
(3) 문제해결능력 향상

### 3) 우울증 환자
- 실패에 대한 염려 없음

### 4) 자살할 수 있는 환자
- 자살위험이 있는 환자는 늘 주의해야 함

### 5) 정신분열을 가진 환자
(1) 많은 집중과 사고를 요구하지 않음
(2) 틀을 제공하는 구조가 도움이 됨
(3) 어려운 과정이 없음
(4) 'here and now'의 특성
- 즉각적인 결과를 얻을 수 있음

### 6) 조증 상태의 환자
(1) 과도한 활동을 통제할 수 있음
(2) 분명한 작업의 가이드라인은 과도한 에너지의 배출을 통제함
(3) 빨리 완성할 수 있음

### 7) 전통적인 목표
- 적대감과 분노를 표출하게 하는 것

## 3. 소아

1) 효과는 있으나 창조성은 감소됨
(1) 어린 아동들은 단순히 그림그리기만을 더 좋아함
(2) 나이가 많은 아동들은 어린 아동들에 비해 창조성 발휘가 더 가능함

2) 자해의 위험
- 정신적 신체적 문제를 지닌 성인과 같이 아동 및 청소년에게도 주의가 필요

## 4. 노인

1) 다양한 보호시설(nursing home)에 적절함 : 최소의 인지를 사용하는 활동으로 만족감(gratification)을 제공함
2) 상처회복이 느림 : 각별한 주의가 요구됨
3) 금속의 빛나는 성질 : 디자인을 구별하기 어려울 수 있음

# 455

**다음 스플린트는 어떤 신경의 손상에 착용하는가?**

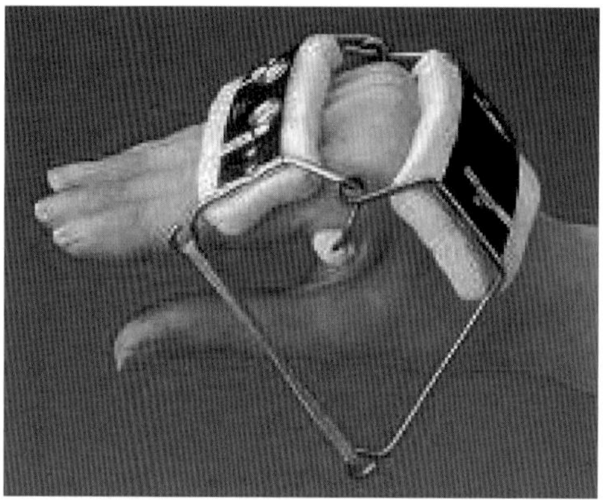

1) 자신경
2) 노신경
3) 정중신경
4) 액와신경
5) $C_8 - T_1$ 척추신경

**문제해설**

455 dynamic ulnar nerve splint

- ulnar nerve 손상에 적용된다.
- 중손가락절 관절에 폄 구축으로 인해 평편한 손바닥을 가진 환자에게 적용 – 중손가락관절을 굽힘시킴

답 1)

## Dynamic Ulnar Nerve Splint

Explanation

1. Ulnar nerve 손상에 적용됨
2. 중손가락절 관절에 폄, 구축으로 인해 평평한 손바닥을 가진 환자에게 적용함
   - 중손가락관절을 굽힘시킴
3. 구성
   1) 손등의 dorsal hand band
   2) 배측의 dorsal finger band
   3) 손바닥의 palmar rod
   4) 밴드 연장부에 연결된 고무 밴드
      - 장력과 삼점압 원리로서 중손가락절관절을 굽힘시킴
4. 약지, 소지의 과도한 폄(hyperextensoin)을 막아 줌

# 456

**다음 그림은 어떤 시각적 요소를 평가하기 위해 실시하는가?**

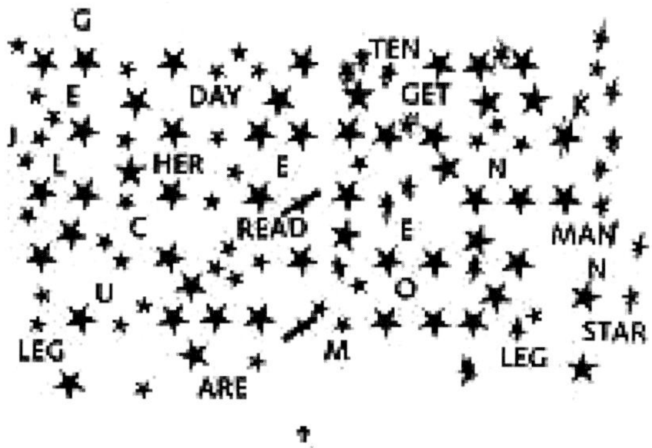


1) 시야
2) 시력
3) 동안 운동
4) 시각 기억
5) 시각 실인증



**문제해설**

**456 편측 무시(unilateral neglect) 평가**

편측의 시각 탐색이 불가능함 : 시야(visual field)의 손상

답 1)

## 편측 무시(Unilateral neglect) 평가

Explanation

- 편측의 시각 탐색이 불가능함
- 시야(visual field)의 손상

1. Line bisection test
2. Cancellation test
3. The bells test
4. Random chinese cancellation test
5. Unilateral Inattention test
6. The indented paragraph test
7. Behavioral inattention test

# 457

다음 사진의 PNF의 패턴은?

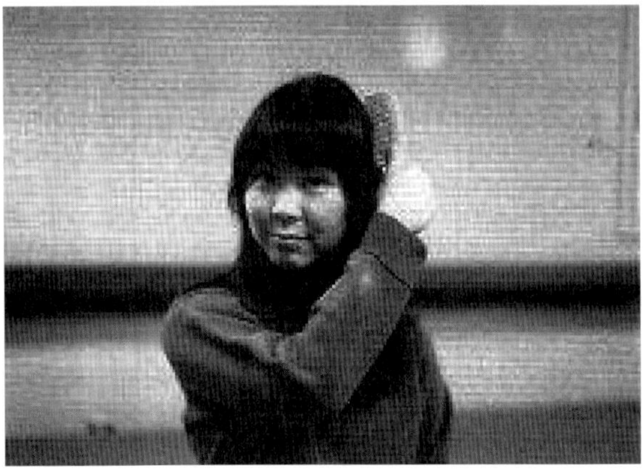

1) $D_1$ 굽힘
2) $D_1$ 폄
3) $D_2$ 굽힘
4) $D_2$ 폄
5) symmetrical

문제해설

457 상지 $D_1$ 굽힘
(Upper extremity $D_1$ flexion)

- 기능적 활동의 예
  - 식사 때 손을 입으로 가져가기
  - 테니스의 포핸드(forehand)
  - 오른 손으로 좌측 머리 빗기

답 1)

## 상지 $D_1$ 굽힘(Upper extremity D1 flexion)

Explanation

### 1. 자세

1) 어깨관절(shoulder) : 굽힘+모음+바깥돌림
2) 팔꿉관절(shoulder) : 굽힘 또는 폄
3) 아래팔(forearm) : 뒤침
4) 손목(wrist) : 노뼈측 굽힘
5) 손가락(finger) : 굽힘+모음
6) 엄지(thumb) : 모음

### 2. 기능적 활동의 예

1) 식사 때 손을 입으로 가져가기
2) 테니스의 포핸드(forehand)
3) 오른 손으로 좌측 머리 빗기

# 458

**다음 보조기의 목적으로 가장 적절한 것은?**

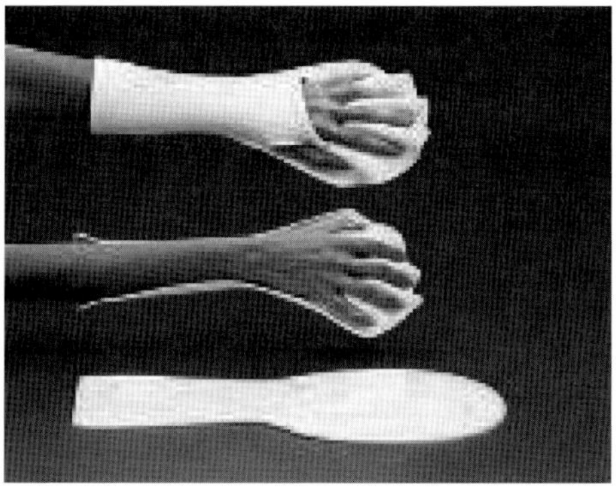

1) 근력강화
2) 경직감소
3) 감각증진
4) 관절보호
5) 염증감소

# 459

**그림과 같은 환자에게 신체적 기능평가의 내용으로 옳지 않은 것은?**

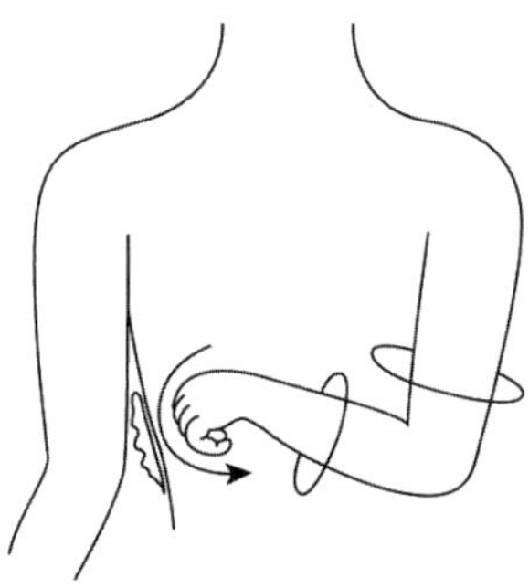

1) 근긴장도 측정 시 ROM을 포함한다
2) ROM의 제한 정도를 알아보기 위해 PROM을 측정한다
3) 부종측정을 위해 부피측정과 둘레측정을 실시할 수 있다
4) 근력측정 도구에는 'dynamometer', 'pinch meter' 등이 있다
5) 환측 상지의 근력측정 시 강직이 있으면 근력검사를 반드시 실시한다

**문제해설**

**458** Anti-spastic hand splint

심한 경직이 있는 환자에게 적용

**답** 2)

**459** CVA 환자의 근력 측정

- 강직(spasticity)이 있는 경우 근력 검사는 무의미함
- 어느 정도의 힘이 있는지를 알기 위한 측정
- 근 긴장(muscle tone)때문에 큰 의미가 없는 경우에는 평가는 불필요함
- dynamometer, pinch meter로 측정
- MMT를 이용한 측정

**답** 5)

# 460

**다음 그림과 같이 칫솔로 머리빗기를 하는 문제를 보이는 환자의 실행증은?**

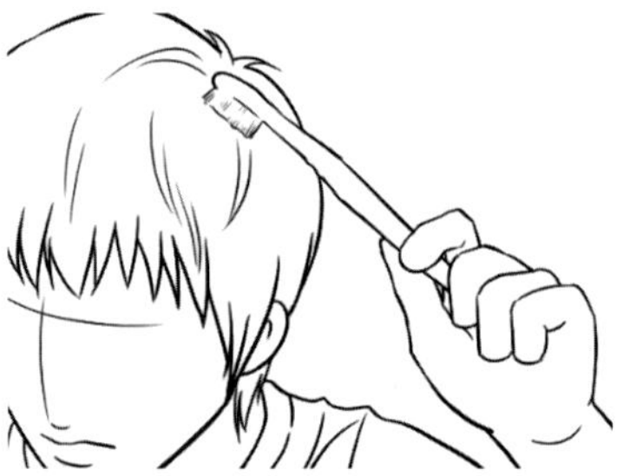

1) dressing apraxia
2) dressing apraxia
3) ideational apraxia
4) ideomotor apraxia
5) constructional apraxia

**문제해설**

**460 개념적(ideational) 실행증**

- 동작의 개념을 형성할 수 없음
  - 도구의 사용이 어려움
  - 연필을 연필로 사용하지 못함
- 지시 또는 자동적 실행 능력이 없음

**답** 3)

## 실행증(Apraxia) 종류

Explanation

### 1. 개념적(ideational) 실행증

1) 동작의 개념을 형성할 수 없음
   (1) 도구의 사용이 어려움
   (2) 연필을 연필로 사용하지 못함
2) 지시 또는 자동적 실행 능력이 없음

### 2. 운동(ideomotor) 실행증

1) 지시에 의한 실행은 수행 못하나 자동적으로는 가능함
   - 코가 가려워 긁기는 가능하지만 명령에 의해 코를 만질 수는 없음
2) 말로는 가능하지만 동작으로는 실행 할 수 없음

### 3. 구성(constructional) 실행증

1) 지시 또는 자동적 그리기, 구성하기 능력에 장애가 있음
2) 전체를 조직하거나, 조립하는데 문제가 있음
   - 블록 쌓기, 그림 그리기, 성냥 쌓기 등의 문제
3) 옷 입기, 장난감 조립, 그릇 쌓기 등이 어려움
4) 2차원과 3차원으로 나눠짐

### 4. 언어(verbal) 실행증

1) 구강 또는 안면 부분의 수의적 움직임에 문제가 있음
2) 경우에 따라 성대 또는 호흡기에도 문제를 일으킬 수 있음
3) 전두엽 기능과 관계가 있음
4) 지시에 따라 혀, 볼, 입술, 턱의 움직임이 어려움

### 5. 옷 입기(dressing) 실행증

1) 신체 도식(body scheme)과 관련이 있음
2) 오른쪽과 왼쪽을 구분 못함
3) 단추와 지퍼를 제대로 조작할 수 없음



## 461

**다음은 어떤 환자의 옷 입기 방법이다. 옷을 벗고 있는 상황이라면 이 환자의 문제로 예측할 수 있는 것은?**

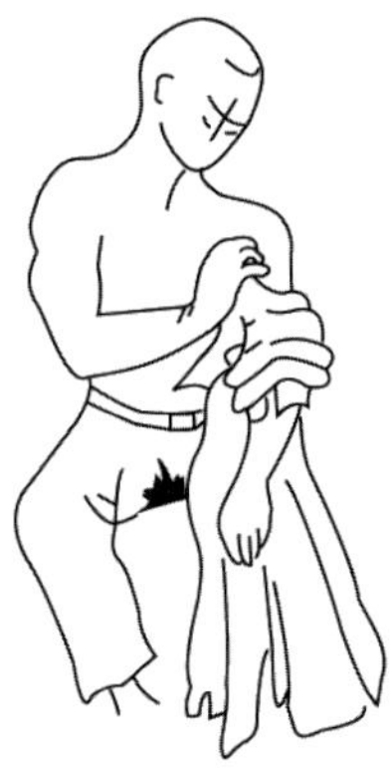

1) 척수손상 환자
2) 인지손상 환자
3) 하반신마비 환자
4) 왼쪽 편마비 환자
5) 오른쪽 편마비 환자

**문제해설**

**461** **편마비 환자의 옷 입기 (dressing activity)**

- 셔츠 입기 순서
  - 무릎 사이에 소매를 가지고와 팔 구멍이 보이도록 위치시킴
  - 환측 손을 먼저 소매에 넣음
  - 바로 앉은 후 건측(sound side) 손을 넣음
  - 단추를 아래에서 위로 잠금

**답** 4)

# 462

**다음 활동을 피해야하는 대상은?**

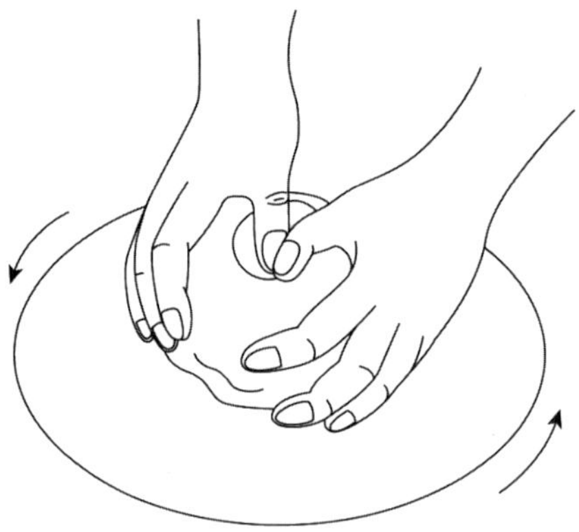

1) 정신과 환자
2) SCI $C_8$ 환자
3) 수부손상 환자
4) 정중신경 손상 환자
5) 류마티스 관절염 환자

**문제해설**

**462 찰흙공예의 신체장애 적용**

- 금기 대상
  - 개방된 상처가 있을 경우 감염 또는 상처의 확장이 발생될 수 있음
  - 관절염을 가진 환자의 경우 더 악화 될 수 있음
  - 당뇨와 같은 혈액순환의 장애를 가진 환자
- 피부에 손상이 발생할 수 있음
  - 수부의 말초신경 손상이 있는 환자
- 느낌이 없으므로 손을 다칠 수 있음

**답** 5)

## 찰흙공예의 신체장애 적용

Explanation

### 1. 상지의 기능 향상에 도움

1) 쥐기, 짜기, 밀기, 굴리기, 손조작 등의 동작을 사용함
2) 근력을 강화할 수 있음
3) 소운동 동작과 대운동 동작이 모두 강화됨
4) 찰흙 떼기(wedging)

### 2. 어깨관절의 굽힘 및 폄 운동이 일어남

- 찰흙 밀기(rolling)

### 3. 팔꿉관절의 굽힘근과 폄근이 강화됨

### 4. 복부의 근육들이 강화됨

- 소운동 조절 및 협응 능력의 강화

### 5. 코일로 만들기, 그릇 표면 장식하기 등

## 6. 찰흙의 특징

1) 소음이 발생하지 않음
2) 침대에 있는 환자에게도 적합함
3) 물로 쉽게 세척할 수 있음
4) 독성이 없음
5) 치료용 퓨티(putty)보다 저렴함

## 7. 감염성 질환을 지닌 환자

1) 금기대상이 될 수 있음
2) 만약 감염성 환자가 작업을 했을 경우
   • 감염 가능성이 있는 재료들은 불로 태워버려야 함

## 8. 금기 대상

1) 개방된 상처가 있을 경우 감염 또는 상처의 확장이 발생될 수 있음
2) 관절염을 가진 환자의 경우 더 악화될 수 있음
3) 당뇨와 같은 혈액순환의 장애를 가진 환자
   • 피부에 손상이 발생할 수 있음

## 9. 수부의 말초신경 손상이 있는 환자

• 느낌이 없으므로 손을 다칠 수 있음

# 463

**다음은 어떤 근육을 보상하기 위한 동작인가?**

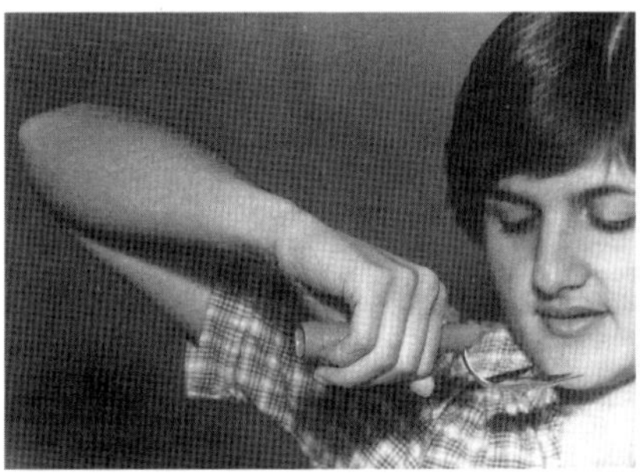

1) elbow flexor
2) shoulder flexor
3) elbow extensor
4) scapular adductor
5) shoulder abductor

**문제해설**

**463 팔꿈관절 굽힘근의 보상 방법**

• 어깨관절의 벌림(shoulder abduction)
• 어깨뼈 올림(scapular elevation)
• 몸통의 폄
• 중력을 이용해 팔꿉관절의 굽힘을 보조하고 있음

**답** 1)

# 464

**그림과 같은 신체배열의 원인으로 가장 타당한 설명은?**

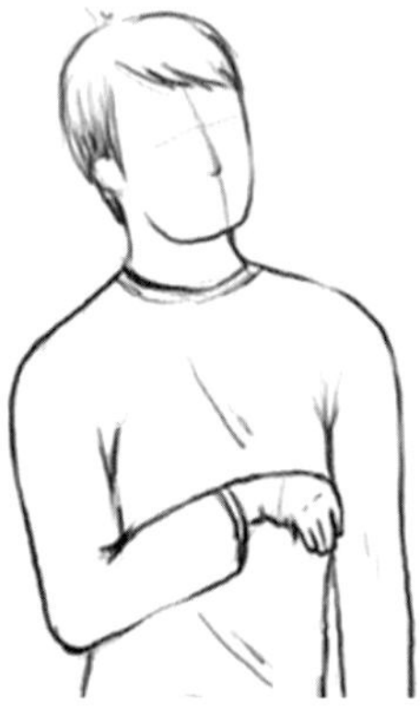

1) 승모근 섬유근육의 단축이 원인이다
2) 상지의 전반적인 폄 시너지가 원인이다
3) 마비측으로 몸통의 측방 굽힘과 마비측 상지의 과긴장이 원인이다
4) 팔이 몸통의 측면에 놓아져 있는 상태로 어깨관절의 저긴장이 원인이다
5) 어깨뼈의 하방돌림 상태에서 긴장 저하로 어깨의 기울어짐이 원인이다

**문제해설**

**464** 뇌졸중 환자의 어깨

- 이완기에 아탈골이 많이 일어남
  - 고유수용성 감각 손상, 근 긴장(tone) 저하, 근육 마비로 인한 돌림근지지 감소
  - 인대와 관절낭만이 어깨를 단독으로 지탱하게 됨
- 위팔뼈(humerus)는 벌림 또는 전방 굽힘, 어깨뼈는 내림
  - 안정성 유지의 어려움
- glenohumeral fossa에서 위팔뼈두(humeral head)가 아래로 미끄러져 이탈
  - 아탈골(subluxation) 발생

**답** 3)

## 뇌졸중 환자의 전형적 자세

Explanation

### 1. 편마비 환자의 전형적인 자세

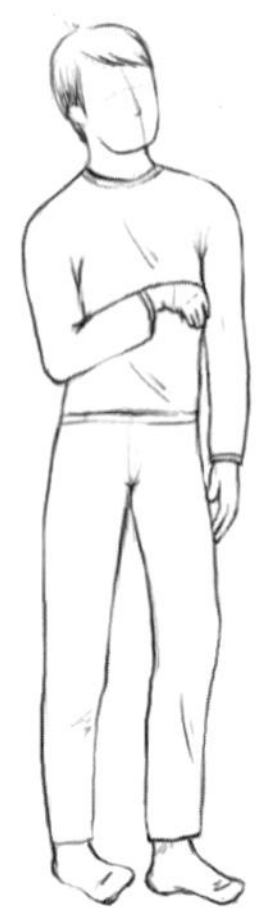

1) **상지**(U/E)
   (1) 어깨뼈(scapular) : depression, retraction
   (2) 어깨관절 : 모음(adduction), 안쪽돌림(internal rotation)
   (3) 팔꿉관절(elbow) : 굽힘(flexion)
   (4) 아래팔(forearm) : 엎침(pronation)
   (5) 손목 : 굽힘, 자뼈 편위(ulnar deviation)
   (6) 손가락 : 굽힘

2) **하지**(L/E)

(1) 골반(pelvis) : posterior elevation, retraction
(2) 엉덩관절(hip) : 안쪽돌림, 모음, 폄(extension)
(3) 무릎관절(knee) : 폄(extension)
(4) 발목(ankle) : plantar flexion, supination, inversion
(5) 발가락(toe) : 굽힘(flexion)

### 2. 뇌졸중 환자의 어깨

1) 이완기에 아탈골이 많이 일어남
(1) 고유수용성 감각 손상, 근 긴장(tone) 저하, 근육 마비로 인한 돌림근의 지지가 감소됨
(2) 인대와 관절낭만이 어깨를 단독으로 지탱하게 됨
2) 위팔뼈(humerus)는 벌림 또는 전방 굽힘, 어깨뼈는 내림
• 안정성 유지의 어려움
3) glenohumeral fossa에서 위팔뼈두(humeral head)가 아래로 미끄러져 이탈됨
• 아탈골(subluxation) 발생



# 465

**다음 그림은 어떤 동작에 대한 ROM 측정인가?**

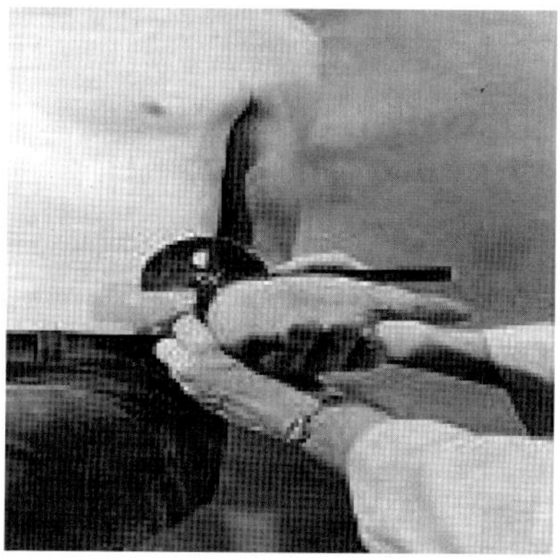

1) 팔꿉관절 폄　　2) 손목의 편위
3) 아래팔의 엎침　　4) 아래팔의 뒤침
5) 팔꿉관절 굽힘

**문제해설**

**465 아래팔의 뒤침(forearm supination)**
• 축(axis)
  – 자뼈
• 정적 상태의 팔(stationary arm)
  – 바닥으로부터 수직
• 동적 상태의 팔(movable arm)
  – 원위부(먼쪽) 노뼈(distal radius)의 교차

**답** 4)

# 466

다음과 같은 가죽공예를 통해 얻을 수 있는 치료적 효과로 거리가 먼 것은?

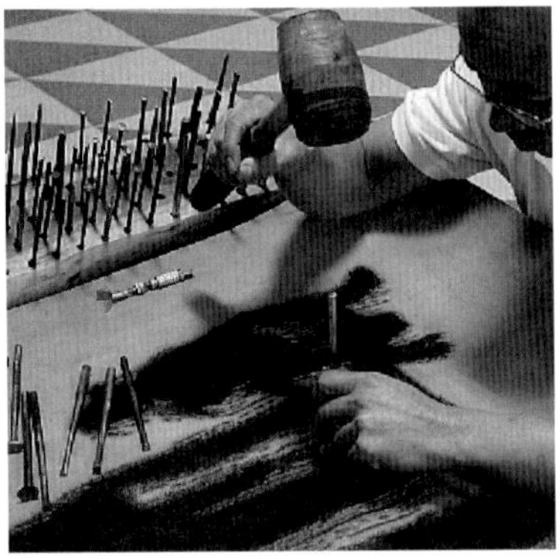

1) 협응력 증진
2) 장악력 증진
3) 장기기억 증진
4) 팔의 굽힘 및 폄 촉진
5) 손가락의 근력 및 지구력 촉진

**문제해설**

466 가죽공예의 치료적 적용

- 예) 신체장애
- 침대 생활을 하는 환자들에게 적용가능
- 전염성을 지닌 환자
  - 격리되어 있어도 가능
- 상지의 근력 및 지구력 증진

**답** 3)

## 가죽공예의 치료적 적용

Explanation

### 1. 신체장애

1) 침대 생활을 하는 환자들에게 적용가능
2) 전염성을 지닌 환자
   - 격리되어 있어도 가능
3) 상지의 근력 및 지구력 증진
4) 상지
   (1) 엄지 및 손가락의 굽힘근과 폄근 사용
   (2) 아래팔의 뒤침 및 엎침
   (3) 어깨관절의 신근
   (4) 집기
   (5) 손목의 요척측 편위 등
5) 시각장애를 지닌 환자
   - 촉각 인식을 향상시킴

## 2. 정신 건강

1) 효과
   (1) 집중시간
   (2) 기억력
   (3) 시각 인식 및 처리
   (4) 소근육 조절
   (5) 기민성
   (6) 자아개념
   (7) 문제 해결 능력
   (8) 자존감
   (9) 자아의식 증진
   (10) 정신지체
      • 소근육 조절, 기민성, 집중력 등 증진

# 467

**다음 사진은 마우스 스틱을 이용해 컴퓨터를 사용하는 모습이다. 사진에 대한 설명으로 가장 적절한 것은?**

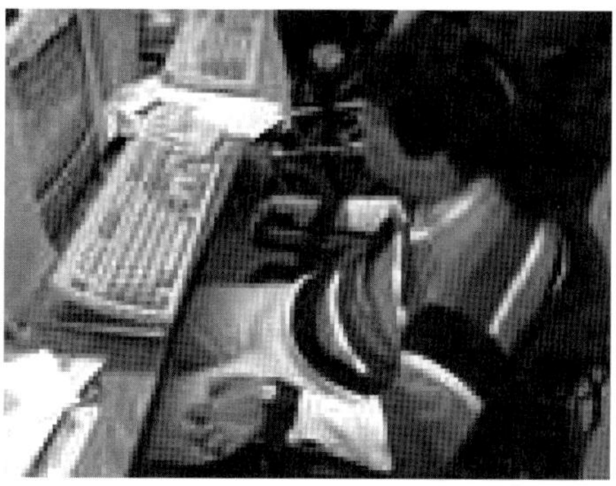

1) 정신지체를 지닌 남성의 인지지각 훈련
2) 관절염 환자의 어깨 근력 강화를 위한 자판치기
3) 경수손상 환자의 컴퓨터 활용을 위한 자판 연습
4) 우정위성(athetoid) 소아마비 환자의 의사소통을 위한 연습
5) 오른쪽 편마비를 지닌 뇌졸중 환자의 의사소통을 위한 자판 연습

**문제해설**

**467** $C_{3\sim4}$
- 독립적인 호흡
- 어깨뼈의 올림(scapular elevation)
- 전동 휠체어 : 턱이나 호흡으로 조절
- 의사소통 : 마우스 스틱(mouthstick), ECU 등을 이용한 컴퓨터 사용

**답** 3)

# 468

**불안감소 및 침상안정을 위해 다음과 같은 뜨개질 활동이 가장 필요한 대상자는?**

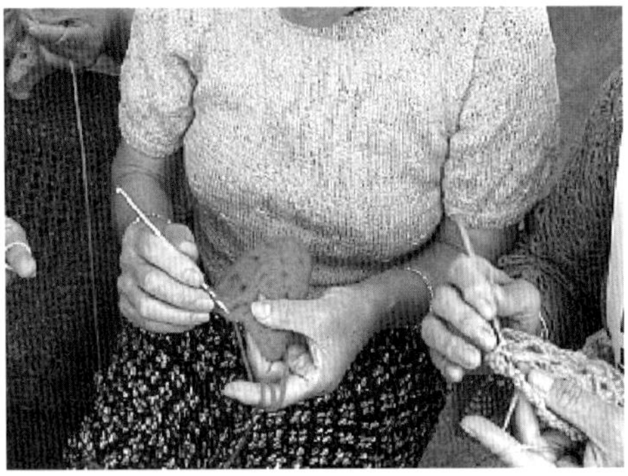

1) 정신분열증 환자
2) 시지각 손상 환자
3) 편마비가 있는 환자
4) 임신중독증이 있는 환자
5) 충동조절의 문제가 있는 환자

**문제해설**

468 바늘공예의 치료적 적용

- 정신건강
- 우울증
  - 타 활동에 비해 피로감이 적은 활동이 됨
- 공격적인 환자
  - 자르고 구멍 냄을 통해 적대감을 해소
- 히스테릭한 환자
  - 퀼트(quilting)를 통해 이완(relaxation)을 얻을 수 있음
- 강박관념 환자
  - 바늘공예로 만족감을 얻을 수 있음
- 정신지체 환자
  - 즐거움과 유익을 얻을 수 있음

**답** 5)

## 바늘공예의 치료적 적용

Explanation

### 1. 신체장애

1) 신체적으로 약한 환자들에게 적용 가능
2) 손가락 및 손
   - 대부분의 관절 및 근육이 참여함
3) 어깨관절
   - 안쪽돌림 및 바깥돌림
4) 팔꿉관절
   - 굽힘 및 폄
5) 아래팔
   - 엎침 및 뒤침
6) 손목 관절
   (1) 굽힘 및 폄
   (2) 요측 및 척측 편위

7) 관절염이 있는 환자의 참여가 가능
  (1) 큰 근력이 필요하지 않음
  (2) 관절에 큰 스트레스를 주지 않음
  (3) 같은 자세로 관절을 사용하는 것은 금기

## 2. 정신건강

1) 우울증
  • 타 활동에 비해 피로감이 적은 활동이 됨
2) 공격적인 환자
  • 자르고 구멍 냄을 통해 적대감을 해소함
3) 히스테릭한 환자
  • 퀼트(quilting)를 통해 이완(relaxation)을 얻을 수 있음
4) 강박관념 환자
  • 바늘공예로 만족감을 얻을 수 있음
5) 정신지체 환자
  • 즐거움과 유익을 얻을 수 있음

## 3. 아동

1) 지각 및 소운동의 발달에 필요한 활동
2) 손과 눈의 협응력이 필요함

## 4. 노인

1) 여성들이 주로 해왔던 활동
  • 보다 쉽고 자연스럽게 참여하는 활동이 됨
2) 시각의 문제를 지닌 노인
  (1) 명도가 높은 색을 사용하는 것이 도움이 됨
  (2) 대비를 이루는 색상의 사용
  (3) 확대경의 사용이 필요할 수도 있음
3) 전염의 위험
  (1) 바늘에 찔리지 않도록 주의해야 함
  (2) 당뇨병과 같은 혈액순환의 문제를 지닌 노인에게는 주의를 요함
4) 치매노인의 가위 사용
  • 가구, 침대, 자신의 옷 등을 손상시킬 수 있으므로 주의를 요함

# 469

**학습장애아에게 다음 두 활동을 시켰다. 두 활동의 공통적요소가 아닌 것은?**

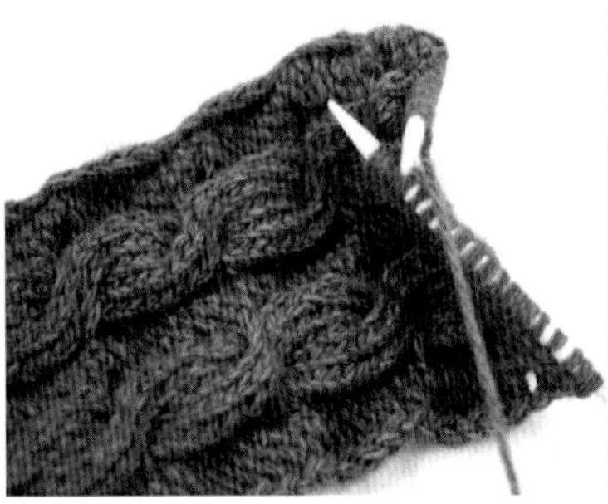

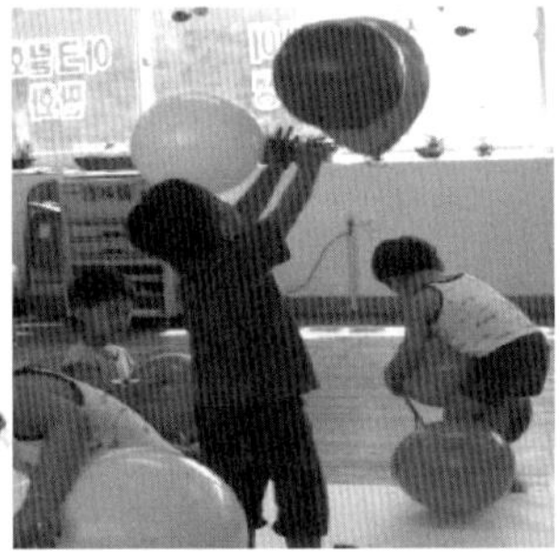

1) 운동
2) 인지
3) 정서
4) 사회성
5) 시지각

**문제해설**

**469 그룹의 가치(value of groups)**

- 다양한 관계형성(multiple relationship)
- 자연스런 학습 환경(natural learning environment)
- 지지(supportive)
- 사고와 창조의 역동적 자원(dynamic source) 제공

**답** 4)

## 그룹 활동과 털실공예

Explanation

### 1. 그룹의 가치(value of groups)

1) **특성**
   (1) 다양한 관계형성(multiple relationship)
   (2) 자연스런 학습 환경(natural learning environment)
   (3) 지지(supportive)
   (4) 사고와 창조의 역동적 자원(dynamic source)을 제공

2) **Yalom의 11가지 그룹의 치료적 요소**(curative factors of group therapy)
   (1) 희망의 내재화(instillation of hope)
   (2) 보편성(universality)
   (3) 정보전달(imparting information)
   (4) 이타심(altruism)
   (5) 1차 가족집단의 교정 반복(corrective recapitulation)
   (6) 사회 기술의 발달(development of socializing techniques)
   (7) 모방행동(imitative behavior)
   (8) 대인관계 학습(interpersonal learning)

(9) 그룹 결속력(group cohesiveness)
(10) 정화(catharsis)
(11) 실질적인 요소들(existential factors)

## 2. 털실공예의 치료적 적용

### 1) 신체장애

(1) 신체적 장애 또는 소뇌의 기능 손상이 있는 환자
- 시작하기, 멈추기, 균형 유지하기와 같은 활동을 연습할 수 있음

(2) 대뇌 및 소뇌 관련 기능
(3) 부분적 마비 환자에게 적용
- 양손 사용 활동을 훈련할 수 있음

(4) 시각 장애 또는 청각 장애를 지닌 환자
- 촉각을 향상시킬 수 있음

(5) 알레르기 또는 호흡의 문제를 지닌 환자
- 먼지가 적은 실을 선택해야 함

### 2) 정신건강

(1) 대상
① 집중력이 떨어지는 환자에게 적용
② 조증이나 정신분열증 환자에게 적용

(2) 즉각적인 만족감을 제공
(3) 금기대상
- 자살의 가능성 있는 환자

### 3) 소아

(1) 대부분의 어린 아동들에게는 어려운 과제
(2) 남아에게는 'nautical skill'을 향상

### 4) 노인

(1) 여성 노인에 의해 주로 사용됨
(2) 남성들은 매듭을 배움
- 가사 활동 또는 남성적인 직업에 사용됨

(3) 균형감각에 문제가 있는 환자에 적용
- 유조직의 재료가 떨어져도 깨지지 않음

# 470

**다음 사진의 여성에게 필요한 환경 구성과 거리가 먼 것은?**

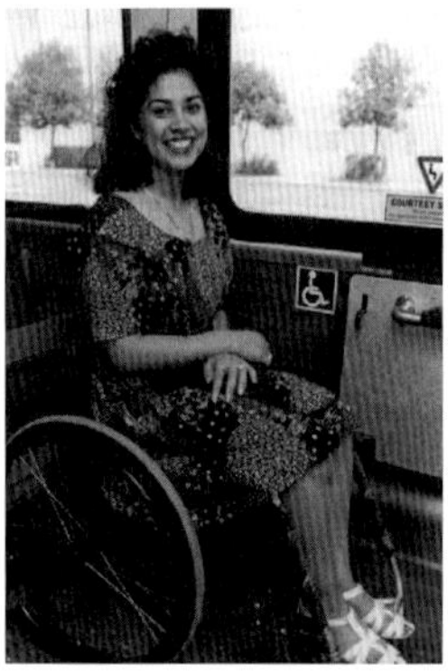

1) 환경수정이 필요하다
2) 가정방문이 필요하다
3) 문턱은 5cm 미만이어야 한다
4) 지역사회이동을 고려해야 한다
5) 복도의 폭과 문 폭을 고려해야 한다

**문제해설**

**470 퇴원 계획**

- 가정의 안전(home safety)
  - 퇴원 후 집안 방문을 통해 안전을 위한 가옥 수정을 추천
  - 화장실, 복도, 조명, 위험한 물건, 전자 제품, 뜨거운 물, 미끄러운 바닥 등을 고려
  - 가족 및 보호자 교육이 중요
- 필요한 장비의 평가 및 주문(ordering)
  - 퇴원을 앞 둔 환자에게 필요한 도구에 대한 평가가 필요함
  - 목욕 벤치, 손잡이 등
- 문턱
  - 3cm 이하로 만들어야 함

**답** 3)

## 퇴원 계획

Explanation

### 1. 가정의 안전(home safety)

1) 퇴원 후 집안 방문을 통해 안전을 위한 가옥 수정을 추천
2) 화장실, 복도, 조명, 위험한 물건, 전자 제품, 뜨거운 물, 미끄러운 바닥 등을 고려
3) 가족 및 보호자 교육이 중요

### 2. 필요한 장비의 평가 및 주문(ordering)

1) 퇴원을 앞 둔 환자에게 필요한 도구에 대한 평가가 필요
2) 목욕 벤치, 손잡이 등

### 3. 가족 및 보호자 교육

- 이동, 식사, 휠체어 사용, ADL, 스플린트 사용, ROM 운동 등에 대한 교육

### 4. 기타

- 운전 훈련에 대한 조언, 직업 기술 및 직업 훈련에 대한 조언

# 471

**휠체어 팔걸이를 그림과 같이 제거했다면 활동에 필요한 주요 근육으로 옳은 것은?**

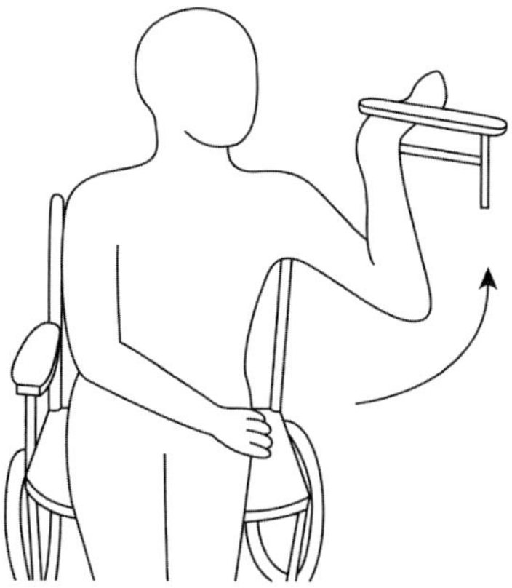

1) Biceps
2) Triceps
3) Pectoralis major
4) Serratus anterior
5) Extensor carpi radialis

# 472

**다음 퍼즐을 구성하지 못하는 사람의 문제점은?**

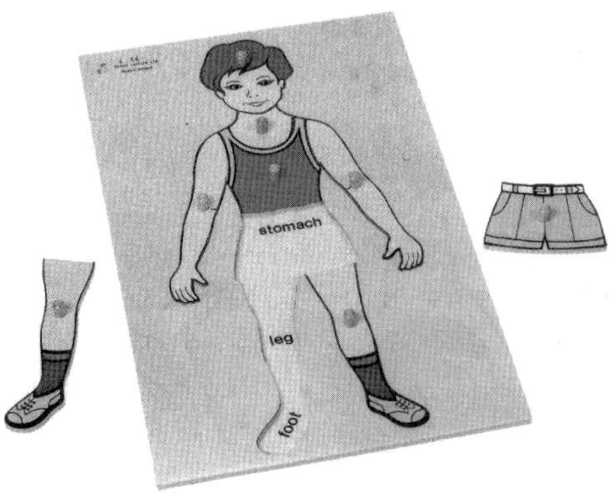


1) 지남력
2) 신체상 손상
3) 전경배경 손상
4) 좌우구별능력 손상
5) 공간 지각능력 손상

## 문제해설

**471** 'arm rest' 제거에 필요한 상지의 주요 동작

- shoulder
  - flexion, abduction
- elbow
  - flexion
- wrist
  - extension

답 1)

**472** 신체 도식(body scheme)

- 각 신체 사이의 관계와 신체를 지각하는 능력
- 신체 부위를 지적해 보거나, 사람 그리기, 사람 퍼즐 맞추기 등으로 평가

답 2)

# 473

다음 보조기는 어떤 근육의 마비 시 사용하는가?

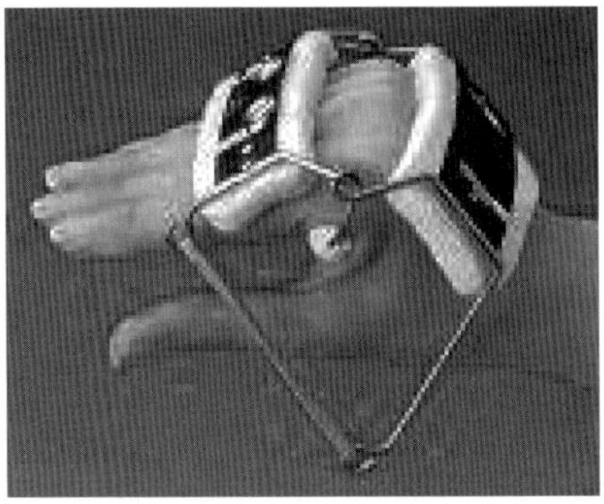

1) Lumbricals
2) Palmaris brevis
3) Dorsal interossei
4) Extensor digitorum
5) Flexor digitorum profundus

**문제해설**

473 dynamic ulnar nerve splint

- ulnar nerve 손상에 적용된다.
- 중손가락절 관절에 폄 구축으로 인해 편평한 손바닥을 가진 환자에게 적용
  - 중손가락관절을 굽힘시킴

**답** 1)

## Ulnar Nerve

Explanation

### 1. Dynamic Ulnar Nerve Splint

1) 'ulnar nerve' 손상에 적용됨
2) 중손가락절 관절에 폄, 구축으로 인해 편평한 손바닥을 가진 환자에게 적용
   - 중손가락관절을 굽힘시킴
3) 구성
   (1) 손등의 dorsal hand band
   (2) 배측의 dorsal finger band
   (3) 손바닥의 palmar rod
   (4) 밴드 연장부에 연결된 고무 밴드
4) 장력과 삼점압 원리로서 중손가락절관절을 굽힘시킴
5) 약지, 소지의 과도한 폄(hyperextensoin)을 막아 줌
   - 3th & 4th lumbricals 보상

### 2. Ulnar Nerve

1) **신경 지배**
   (1) 아래팔 부위에서 flexor carpi ulnaris, flexor digitorum profundus의 1/2 지배

(2) 손의 내재근(intrinsic muscles)을 지배

2) **관련 근육**

(1) palmaris brevis, abductor digiti minimi, opponens digiti minimi

(2) flexor digiti minimi, dorsal & volar interossei, 3th & 4th lumbricals

(3) flexor pollicis brevis의 medial head

3) **임상적 증상**(signs)

(1) 하위 레벨(level)

• claw hand 발생 : 약지와 소지의 MP 관절 과도한 폄+IP 관절의 더 강한 굽힘

(2) 'Froment's sign' 양성 반응이 나타남

(3) 감각 상실(sensory loss)

(4) 노뼈 측에 손상이 생길 수 있음(화상(burn) 위험)

(5) 시각적으로 보호할 것을 교육함

# 474

**다음 사진의 아동이 보이는 반응은?**

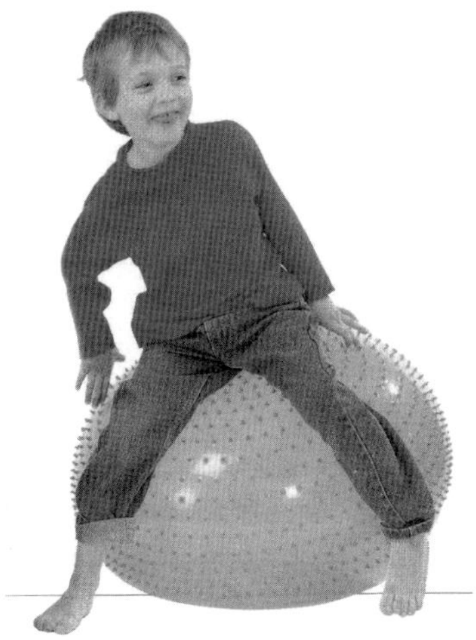

1) 모로반사(moro reflex)
2) 보호 반응(protective reaction)
3) 연합 반응(associative reaction)
4) 평형 반응(equilibrium reaction)
5) 양성지지 반응(positive supporting reaction)

**문제해설**

**474 평형 반응(equilibrium reaction) 발달**

- 초기
  - 양발에 균등한 체중이 실림
- 후기
  - 양발에 체중이동이 일어남
- 보다 상위의 신경학적 통합의 결과
  - 정위반응(righting reaction)과 평형 반응(equilibrium reaction)

**답** 4)

# 475

**척수손상 환자인 63세 남성은 다음 그림의 진한 회색 부위에 손상이 발생되었다. 이 남성의 손상 원인과 증상에 대한 설명으로 틀린 것은?**

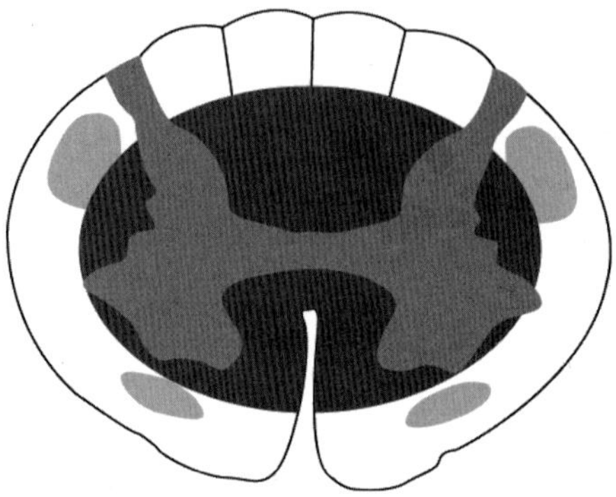

1) 과도한 폄에 의해 발생된다
2) 회색질과 백질이 모두 손상된다
3) 하지에서 경직성 마비가 특징이다
4) 양쪽의 통증 및 온도 감각이 상실된다
5) 상지보다는 하지의 운동 회복이 느리다

**문제해설**

475 해설내용 참조

답 5)

## 중심성 척수 증후군(Central cord syndrome, schneider syndrome)

Explanation

### 1. 원인

1) 가장 흔하며 척수 중심부의 파괴로 회색질 및 백질이 모두 손상됨
2) 퇴행성 경추증이 있는 노령층에서 과도한 폄에 의해 발생됨
3) 소아에서는 굽힘 손상에 의해 발생됨
4) 노인에게 주로 발생하는 질환이 됨

### 2. 증상

1) 양쪽의 통증 및 온도의 감각상실 : spinothalamic tract 손상
2) 촉각, 진동, 고유수용성 감각이 부분적으로 남아 있을 수도 있음
3) 상지에서는 이완성 운동신경원의 마비가 나타나며, 하지에서는 경직성 운동신경원의 마비가 나타남

4) 상지로 가는 피질척수로(cortico spinal tract)가 중심부에 위치하므로 상지의 기능장애가 심하고, 상대적으로 하지의 기능장애가 적은 것이 특징임
   • 환자는 사지마비를 보이지만 상지의 마비가 상대적으로 더 심한 것이 특징임
5) 보통 항문 주위의 감각(sacral sensation)은 보존됨

### 3. 예후

1) 50%의 환자에서 배뇨 및 배변 기능이 회복됨
2) 일반적으로 보행이 가능하며, 손의 기능은 일부 회복되기도 함
3) 환자의 50% 정도에서 몸통과 하지의 운동 및 감각 기능이 회복됨
4) 중심성 회백질의 파괴로 인해 상지의 기능회복은 어려움



## 476

**다음 그림에 대한 설명으로 옳은 것은?**

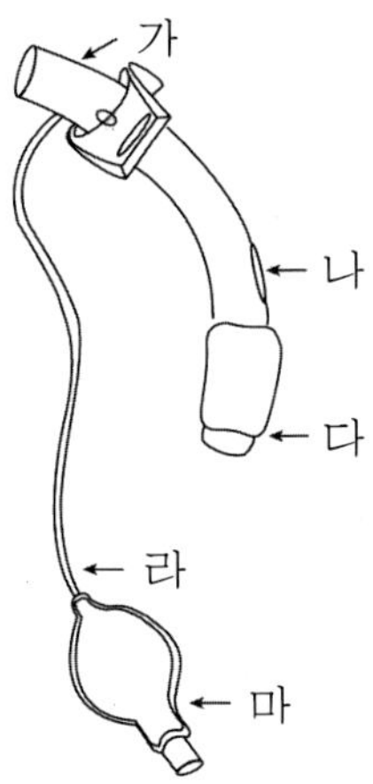


1) 의사소통 보조도구이다
2) '다'는 식도 내에 위치한다
3) '라'와 '마'에 음식물이 들어간다
4) '나'는 공기가 지나가는 통로이다
5) '가'는 음식물이 들어가는 입구이다

**문제해설**

**476** 기관절개 튜브(Tracheostomy tube)

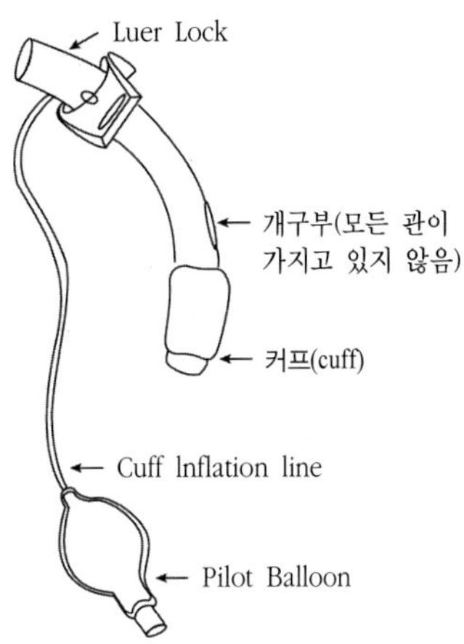


**답** 4)

# 477

## 다음 사진은 급성기 RA 환자의 손 변형이다. 어떤 유형인가?

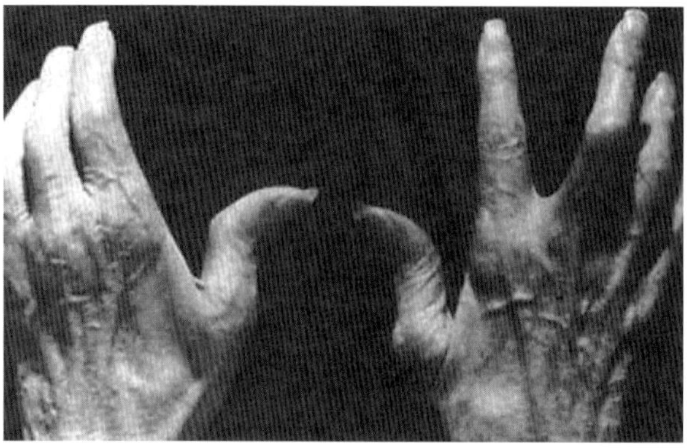

1) Mallet finger
2) Trigger finger
3) Fusiform deformity
4) Swan neck deformity
5) Nalebuff type deformity

# 478

## 다음 그림과 같은 호(arc) 운동이 필요한 대상자는?

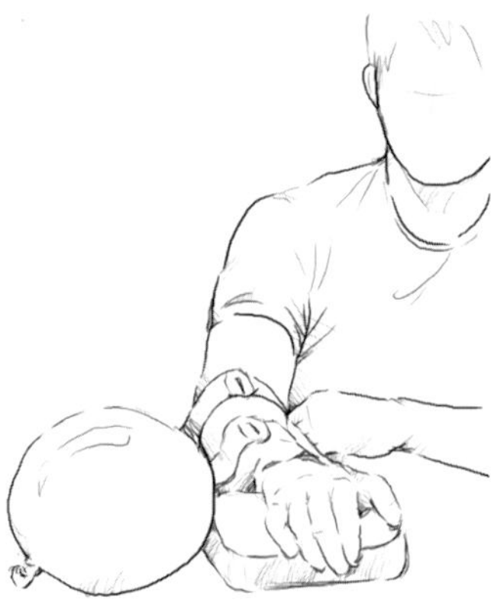

1) ASIA scale C 등급의 환자
2) ASIA scale D 등급의 환자
3) ASIA scale E 등급의 환자
4) Brunnstrom 1~3단계의 환자
5) Brunnstrom 4~5단계의 환자

### 문제해설

**477** RA로 인한 엄지 변형이다. Nalebuff type 변형이다.

**답** 5)

**478** 4~5단계(stage 4~5)

- 치료목표 : 새롭고 더 복잡한 움직임의 패턴을 수행하기 위해, 시너지로부터 벗어나기 위해
- 호(arc) 운동
  - 팔꿉관절 굽힘(flexion)을 만들기 위해 호(arc)가 그려지는 운동을 실시함
    - 스케이트보드(skate board), 파우더보드(powder board)를 이용할 수 있음
    - 두 가지 형태의 움직임이 교차적으로 반복됨
      → 어깨관절 수평 모음(horizontal adduction)+아래팔 엎침(forearm pronation)+팔꿉관절 굽힘(elbow flexion)
      → 어깨관절 수평 벌림+아래팔 뒤침+팔꿉관절 폄

**답** 5)

# 479

**흡인의 원인이 다음 그림의 화살표가 가리키는 곳이라면 원인으로 가장 타당한 것은?**

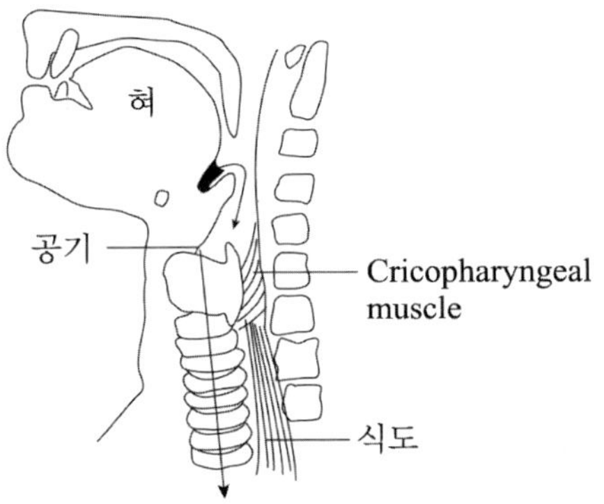


1) 턱 조절 부재로 인한 흡인
2) 빈약한 혀 운동으로 인한 흡인
3) 삼킴 반응의 문제로 인한 흡인
4) 후두 닫기의 부재로 인한 흡인
5) 양배꼴동(pyriform sinuses)의 음식 쌓임으로 인한 흡인

# 480

**다음 사진과 같은 직물공예 활동 시 얻을 수 있는 가장 큰 효과는?**

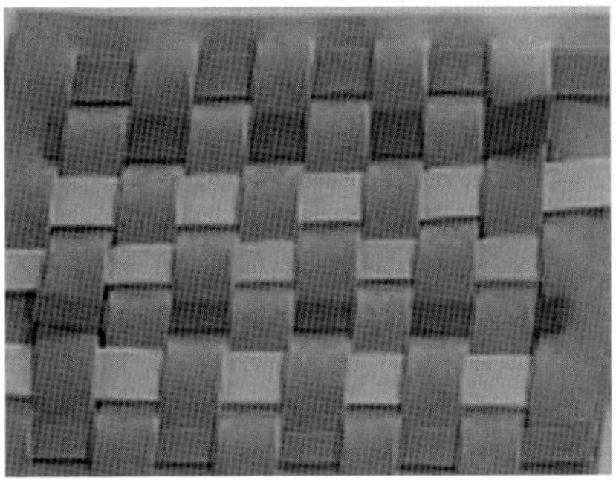

1) 근력
2) 인지 기술
3) 언어 기술
4) 사회성 기술
5) 소운동 기술

## 문제해설

478 흡인의 원인
- 혀 조절 감소로 인한 삼키기(swallow) 전의 흡인(A)
- 삼킴반응(swallow response) 부재로 인한 삼키기 전의 흡인(B)
- 감소된 후두 닫힘(closure)으로 인한 삼키기 중의 흡인(C)
- 양배꼴동(pyriform sinuses) 내의 음식물 쌓임으로 인한(기도로 넘침) 삼키기 후의 흡인(D)

**답** 3)

480 직물짜기이며, 다양한 손기술과 시지각 능력이 필요하다.

**답** 5)

# 481

**왼쪽 편마비가 있는 뇌졸중 환자에게 그림과 같은 치료를 실시하였다면 그 목적으로 가장 타당한 것은?**

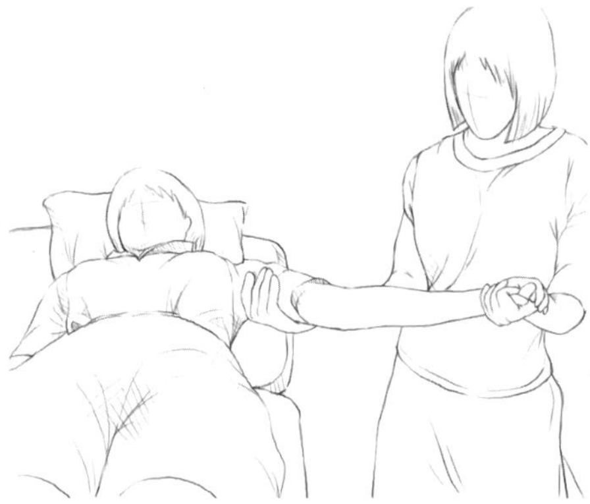

1) 부종 예방
2) ROM 증진
3) 시너지 유발
4) 굽힘근 경직의 억제
5) 마비된 쪽에 가벼운 압박 제공

# 482

**다음 사진과 가장 관계 깊은 용어는?**

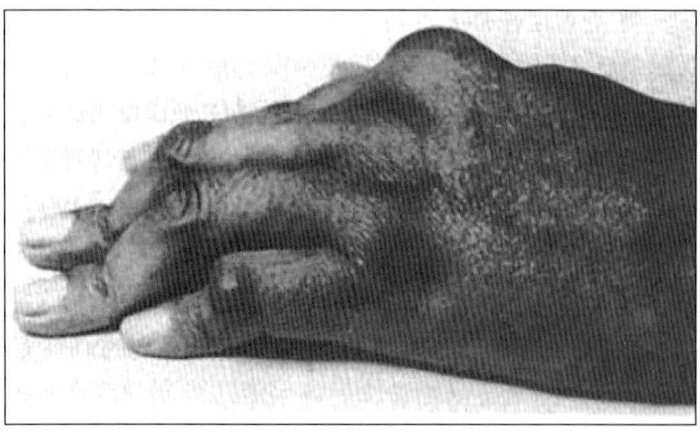

1) Claw hand
2) Ape's hand
3) Radial nerve palsy
4) Bouttoniere deformity
5) Swan neck deformity

**문제해설**

**481** 굽힘근 경직(spasticity) 억제를 위해 반사억제패턴(RIP)을 사용 중인 치료사

**답** 4)

**482** Bouttoniere deformity

- PIP 관절의 굽힘
- DIP 관절의 과도한 폄(hyper extension)
- 손목 관절(wrist), MP 관절, PIP 관절에 활액막염(synovitis)이 발생할 때 폄힘줄(extensor tendon)의 'central slip'이 손상됨

**답** 4)

# 483

다음 사진은 $C_7$ 척수손상 환자의 화장하기이다. 이 여성이 착용하고 있는 보조도구(splint)의 사용 기준으로 가장 타당한 것은?

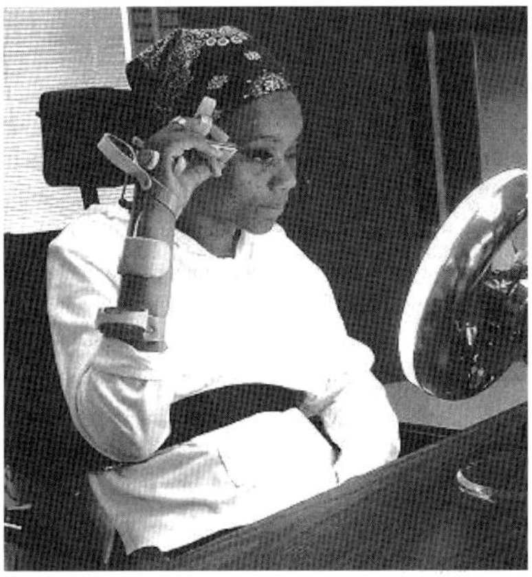

1) SCI $C_5$ 이상의 사지마비
2) 손목 폄근의 MMT 3 이상
3) 손목 폄근의 MMT 3+ 이상
4) 손목 굽힘근의 MMT 3 이상
5) 손목 굽힘근의 MMT 3+ 이상

# 484

다음 그림은 손가락 폄근의 손상으로 인해 DIP 관절의 굽힘이 특징인 변형이다. 무엇인가?

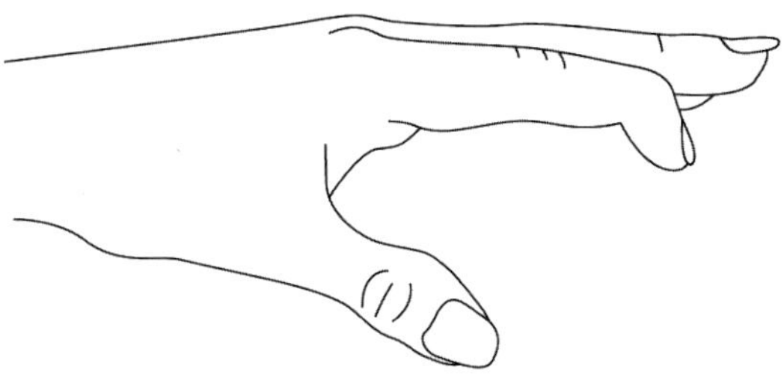

1) Mallet finger
2) Trigger finger
3) Colle's fracture
4) Fusiform deformity
5) Nalebuff type deformity

## 문제해설

**483** 건고정술 스플린트
- 금속 재질의 노쪽 손가락으로 손목 부분을 연장하여 개조된 보조기
- 잡는 힘을 강하게 함

**답** 3)

**484** Mallet finger
- DIP 관절의 굽힘이 특징임
- DIP 관절을 지나는 폄힘줄(extensor tendon)의 손상(rupture)이 원인이 됨
- 손 끝을 펴는 능력이 상실됨

**답** 1)

# 485

다음 사진은 굽힘 힘줄 손상 환자에게 제한된 유동성을 제공하기 위해 사용한 부목(splint)이다. 명칭으로 옳은 것은?

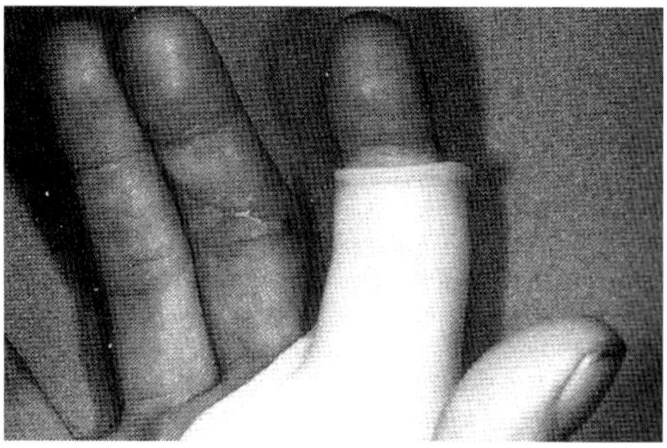

1) finger splint
2) blocking splint
3) cock up splint
4) thumb spica splint
5) cylindrical plaster splint

# 486

다음 사진은 부목(splint)과 옷핀을 이용한 특정 문제에 대한 중재법이다. 적용 대상자로 가장 타당한 사례는?

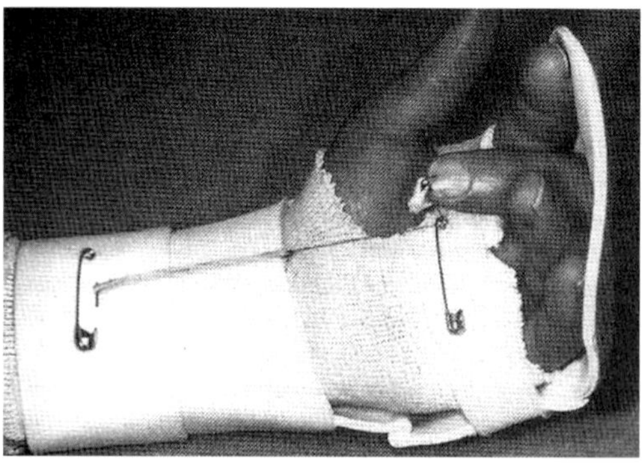

1) 재활기 화상환자
2) Colle's 골절 환자
3) 폄 힘줄 손상 환자
4) 굽힘 힘줄 손상 환자
5) 손에 부종이 심한 환자

## 문제해설

**485** blocking splint

힘줄의 글라이딩(tendon gliding)을 돕는 고립된 운동(isolated exercise)이 가능하다.

**답** 2)

**486** 후 블로킹 스플린트(dorsal blocking splint) : 굽힘 힘줄 복구 후 적용

- MP 관절 60° 굽힘(flexion)+IP 관절 전 폄(full extension)
- 고무 밴드가 손바닥의 안전핀을 통과 잡아당김
- 밴드는 스트랩(strap)에 부착되어 충한 장력을 가져야 함
- 대상 PIP 관절 : 40~60° 굽힘(flexion)

**답** 4)

# 487

**다음 그림과 가장 관계 깊은 신경과 근육으로 구성된 것은?**

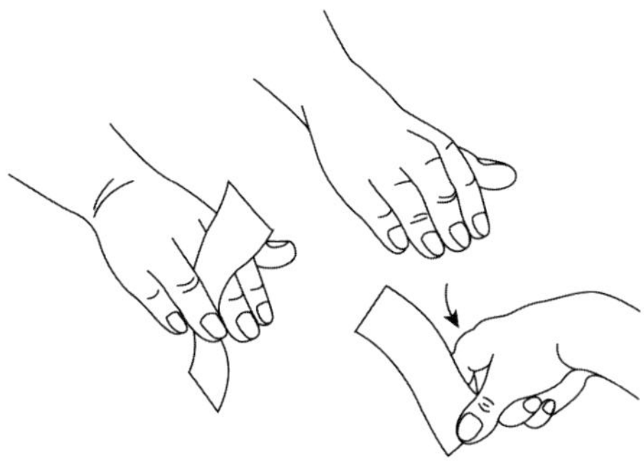

1) 자신경 — lumbricals 2) 정중신경 — lumbricals
3) 자신경 — volar interossei 4) 자신경 — dorsal interossei
5) 정중신경 — volar interossei

# 488

**다음 그림의 검사 결과가 양성이라면 결과로 가장 타당한 내용은?**

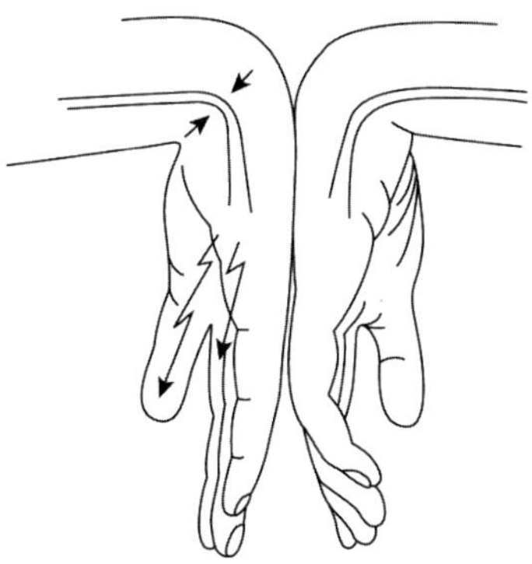

1) 손바닥쪽 엄지, 검지 1/2에서 이상감각이 나타난다
2) 손바닥쪽 엄지, 검지, 중지 1/2에서 이상감각이 나타난다
3) 손바닥쪽 엄지, 검지, 중지, 약지 1/2에서 이상감각이 나타난다
4) 손바닥쪽 엄지, 검지, 중지, 약지, 소지 1/2에서 이상감각이 나타난다
5) 손바닥쪽 엄지, 검지, 중지, 약지, 소지와 손등 전체에서 이상감각이 나타난다

## 문제해설

**487** 자신경 관련 근육

- palmaris brevis
- abductor digiti minimi
- opponens digiti minimi
- flexor digiti minimi
- dorsal & volar interossei
- 3th & 4th lumbricals
- flexor pollicis brevis의 medial head

**답** 3)

**488**

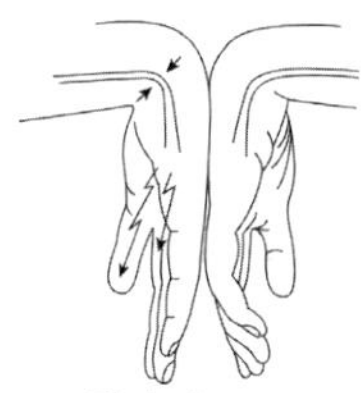

Phalen's test

- 방법
  - 손등을 서로 반대로 맞대고 손목을 완전 굽힘(full flexion)시킴
  - 1분 동안 유지함
- 반응
  - 정중신경(median nerve)의 감각지각 부위(엄지, 검지, 중지, 약지의 1/2)에 1분 이내 찌릿한(tingling) 느낌이 발생하면 양성반응

**답** 3)

# 489

**다음 그림에 대한 설명으로 가장 타당한 것은?**

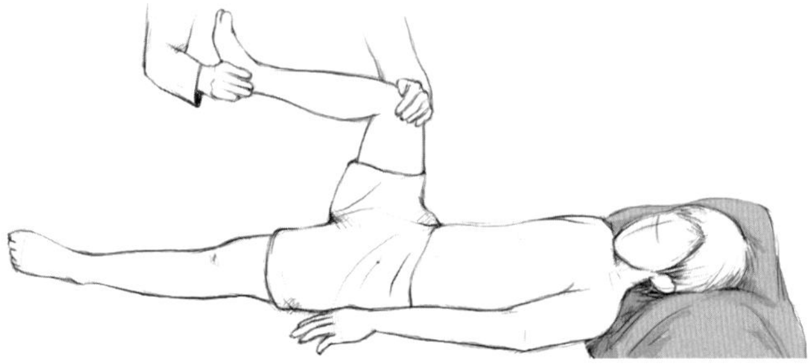

1) THR 환자의 ROM 운동이다
2) 척수손상 환자의 전형적인 경직이다
3) 엉덩관절 바깥 돌림근의 근력이 F 이상이다
4) 엉덩관절 안쪽 돌림근의 근력이 F 이상이다
5) 편마비 환자에게 발생하는 하지의 폄 시너지이다

# 490

**다음 그림은 퍼즐 조각을 이용한 엎침과 뒤침 활동이다. 이 활동이 적합한 뇌졸중 환자의 NDT 단계는?**

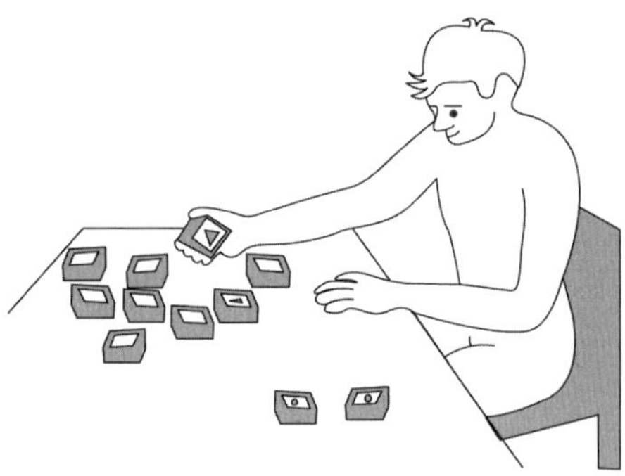

1) 2a단계
2) 2b단계
3) 3단계
4) 4단계
5) 5단계

## 문제해설

**489** 하지의 굽힘 시너지(flexion synergy)

- 엉덩관절(hip) : 굽힘(flexion)+벌림(abduction)+바깥돌림(external rotation)
- 무릎관절(knee) : 굽힘(flexion)
- 발목(ankle) : 발등굽힘(dorsiflexion)+내번(inversion)
- 발가락(toes) : 폄(extension)

**답** 5)

**490** NDT 3단계

- 팔의 기능이 있으며 손은 전체잡기(gross grasp)가 가능함
  - 치료 활동
    - 손과 팔을 이용할 수 있는 다양한 활동
    - 목공예 베틀, 조립 등
  - 그림의 동작
    - 엎침(pronation)과 뒤침(supination) 동작을 만드는 잡기와 놓기(grip and grip release)이다.

**답** 3)

# 491

**다음 사진의 부목을 RA 환자에게 적용했다. 그 목적과 용도로 틀린 것은?**

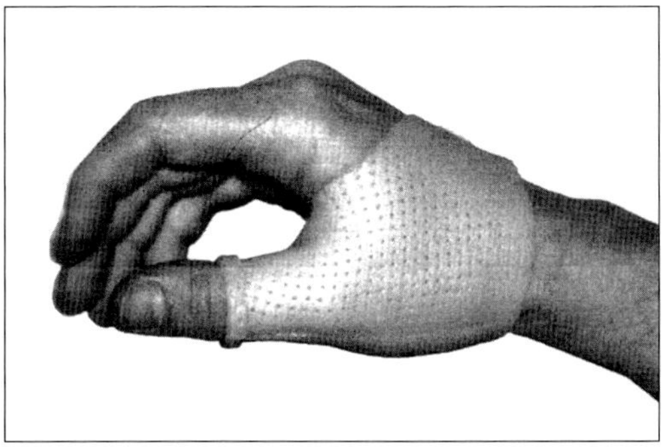

1) 집기를 보조함
2) 맞섬 자세를 제공함
3) 손목 관절을 고정함
4) 엄지의 MP 관절을 고정함
5) 엄지의 CMC 관절을 고정함

# 492

**다음 그림의 테크닉을 중추신경계 손상 환자에게 적용하였다. 목적과 이론가의 연결이 옳은 것은?**

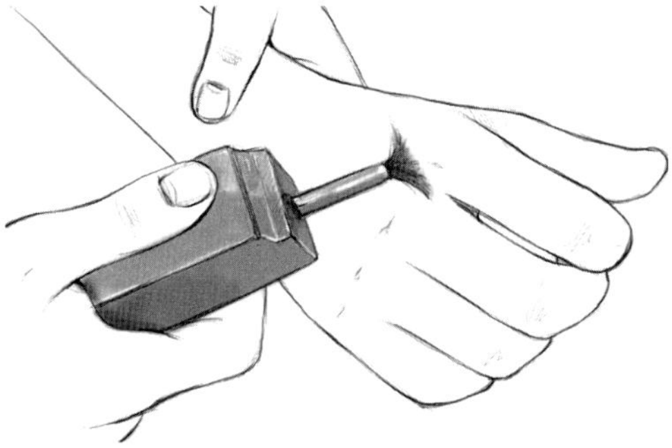

1) 탈감각 — Ayres
2) 근긴장 촉진 — Rood
3) 근긴장 억제 — Rood
4) 감각 재교육 — Ayres
5) 감각 재교육 — Bobath

## 문제해설

**491** Short thumb spica

- 대립(opposition) 자세를 제공함
- RA 후기에 통증 없이 집기(pinch)를 할 수 있도록 도와줌
- Short thumb spica
  - 손목과 IP 관절은 자유로운 움직임을 제공함
  - 엄지의 MP 관절 및 CMC 관절에 안정성을 제공함

**답** 3)

**492** 빠른 솔질(fast brushing)

- 적용 및 원리
  - 머리 빗기, 또는 부드러운 낙타털로 만든 붓을 이용해 근육 위의 피부에 솔질하기
    → 높은 빈도와 강도의 자극을 만드는 전동 막대 믹서로 대신할 수 있음
- Rood의 피부 촉진 테크닉

**답** 2)

그림 실기형 문제

# 493

**다음 사진의 활동과 가장 관계 깊은 접근법은?**

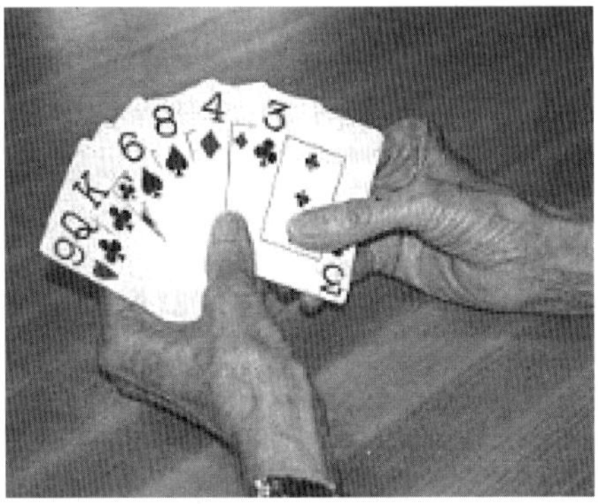

1) SI 접근법
2) PNF 접근법
3) NDT 접근법
4) 재활적 접근법
5) 생역학적 접근법

**문제해설**

**493** 사진과 글씨가 확대된 카드로 저시력을 보상한다.

**답** 4)

# 494

**다음 그림은 'transhumeral(AE)' 절단 환자의 말단장치 열기 동작이다. 이 동작을 만들기 위한 상지의 움직임으로 옳은 것은?**

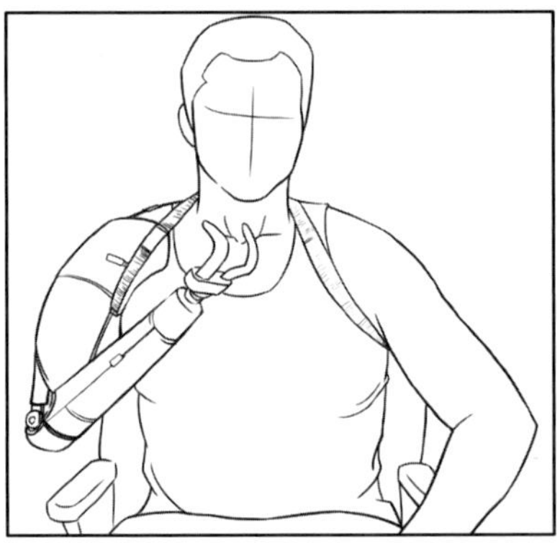

1) 어깨관절의 벌림
2) 어깨관절의 모음
3) 어깨뼈의 모음과 어깨관절의 굽힘
4) 어깨뼈의 벌림과 어깨관절의 굽힘
5) 어깨뼈의 모음과 어깨관절의 벌림

**494** 말단장치(TD)의 조절

- TD의 열기와 닫기를 위한 동작
- 어깨뼈 벌림(scapula abduction) + 어깨관절 굽힘(glenohumeral flexion)

**답** 4)

# 495

**다음 그림과 같이 지속적인 팔 지지 없이 앉아있기가 가능한 정상 발달 아동의 최소 연령은?**

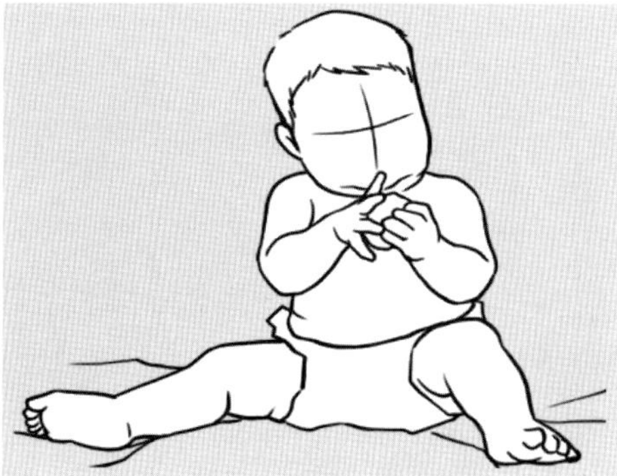

1) 3～6개월
2) 7～9개월
3) 10～12개월
4) 13～18개월
5) 19～24개월

# 496

**다음과 그림과 같이 치료사가 아동을 핸들링 했다면 치료 목적으로 가장 타당한 것은?**

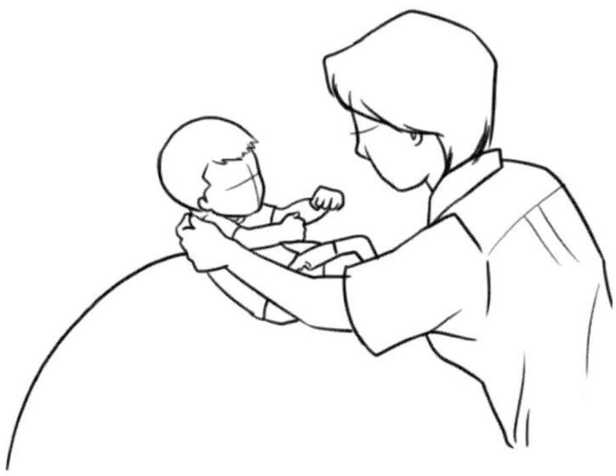

1) 지구력 강화
2) 근긴장 억제
3) 전정감각 입력
4) 정위반응 촉진
5) 몸통 근력 강화

문제해설

**495** 앉기(sitting)

- 4～5개월 : 순간적인 팔 지지(arm support)
- 5～6개월 : 지속적인 팔 지지(arm support)
- 6～7개월 : 순간적인 팔 지지 없음
- 7～9개월 : 지속적인 팔 지지 없음

**답** 2)

**496** 머리의 정위(righting)를 촉진하는 중재이다. 치료사는 목근육의 독립적 수축을 촉진하기 위해 아동의 어깨, 어깨뼈, 몸통을 지지하고 있다.

**답** 4)

# 497

**다음 그림은 THR의 원인이 되는 골절의 위치이다. 그림에 대한 설명으로 옳은 것은?**

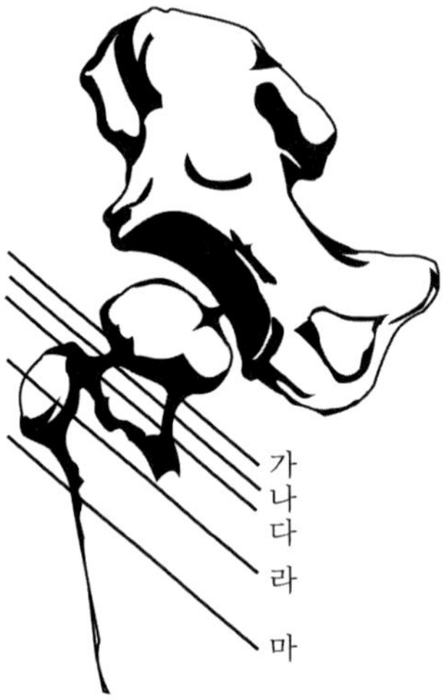


1) A의 명칭은 'Subtrochanteric'이다
2) D는 주로 충격으로 인해 발생된다
3) C는 주로 낙상 사고로 인해 발생된다
4) E는 주로 골다공증이 원인이 되어 발생한다
5) B에 골절이 생기면 혈액공급의 문제가 발생하지 않는다

**문제해설**

497 해설내용 참조

답 2)

## Hip fracture

Explanation

- A. Subcapital
- B. Transcervical
- C. Basilar
- D. Intertrochanteric
- E. Subtrochanteric

### 1. Femoral neck fractures

1) 60세 이상의 성인 및 여성에게 호발함
2) 골다공증이 있는 경우 약간의 손상이나 돌림장력에도 골절이 쉽게 발생될 수 있음
3) 치료 시 혈액공급 문제로 인한 합병증이 나타날 수 있음

4) 골다공증이 있는 경우 금속의 고정이 어려움
5) 수술 형태의 결정
   • 탈골(displacement) 정도 및 대퇴 머리(head)의 혈액순환 정도를 기초로 결정됨
6) 수술 후 움직임
   (1) 수술 후 1~3일부터 제한된 침상 밖 활동이 가능함(의사의 승인 후)
   (2) 보통 수술 후 6~8주 동안 목발이나 워커를 사용하게 됨

## 2. Intertrochanteric fractures

1) 혈액공급의 영향을 받지 않음
2) 주로 여성에게 일어남(고령층)
3) 직접적인 외상 및 낙상과 같은 전자(trochanter) 위의 충격이 원인이 됨
4) ORIF(open reduction internal fixation)가 선호됨

## 3. Subtrochanteric fractures

1) 직접적인 외상이 원인이 됨
   • 낙상, 교통사고 등이 주요 원인
2) 60세 미만에서 가장 많이 발생하는 골절임

# 498

**아래 그림의 수공예 도구가 반드시 필요한 환자는?**

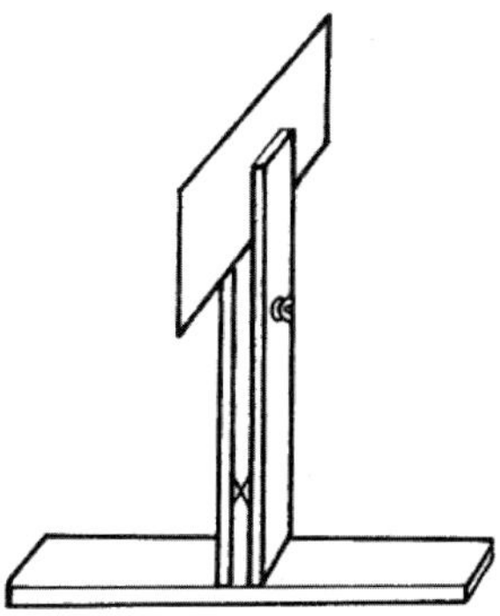

1) 편마비
2) 편측 무시
3) 시야 장애
4) 정신 지체
5) 주요 우울장애

**문제해설**

**498** Lacing pony : 한손으로 바느질을 하도록 가죽을 고정시켜 주는 도구

**답** 1)

# 499

**다음 두 사진은 어떤 치료법의 사례이다. 이 치료법을 적용할 수 있는 대상자로 옳은 것은?**

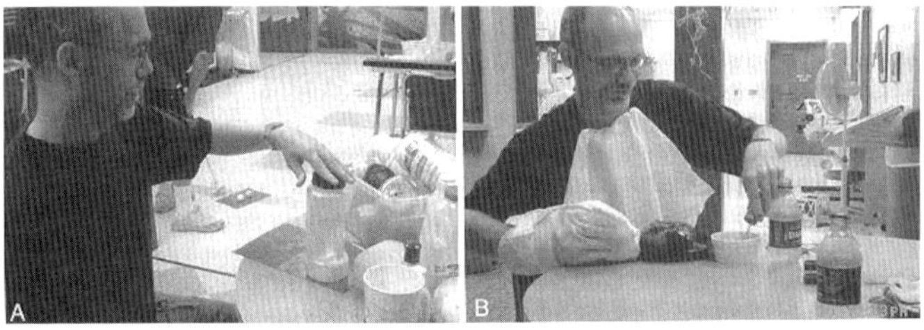


1) MMSE 점수가 15점 이상인 환자
2) 뇌졸중의 과거력이 2회 이상인 환자
3) 어깨관절 굽힘 AROM이 45도 이상인 환자
4) 'Berg balance test' 점수가 20점 이상인 경우
5) 'Modified Ashworth scale' 점수가 4 이하인 환자

**문제해설**

499 해설내용 참조

답 3)

## Explanation CIT(또는 CIMT) 사용을 위한 6가지 기준(일반적 기준)

**1. 과거 1년 뇌졸중(CVA) 병력이 이전에 없었으며, 처음으로 뇌졸중 병력을 가지는 대상**

**2. 최근 치료적 중재가 없었던 클라이언트**

**3. 'Berg balance test'에서 44점 이상의 점수를 받은 클라이언트, 또는 균형의 문제를 보호자가 항상(full time) 이동 시 도움을 제공하는 클라이언트(보조도구의 사용이 필요함)**

**4. 대상자의 손상된 상지의 기능이 요구됨(AROM이 가능)**

1) shoulder flexion : 45°
2) shoulder abduction : 45°
3) elbow flexion : 90°
4) elbow extension : 90°
5) wrist extension : 20°
6) MCP extension : 10°
7) IP extension : 10°

**5. 심각한 인지 손상이 없어야 함**

1) MMSE 점수가 최고 22점 이상이어야 함
2) 기타 다른 형태의 인지 평가에서 큰 문제가 없어야 함

**6. 이동이나 기능에 부정적인 영향을 미칠 수 있는 기 존재하는 'co-morbidity'들이 없어야 함**

**7. 강직(spasticity)의 문제가 없음**

- 'Modified Ashworth scale'을 사용할 경우 0 또는 1점이어야 함

**8. 홈 프로그램을 도울 수 있는 인적자원이 있어야 함**



# 500

**다음 두 그림은 화상의 표면적에 의한 분류이다. 영아와 아동에 대한 설명으로 옳은 것은?**

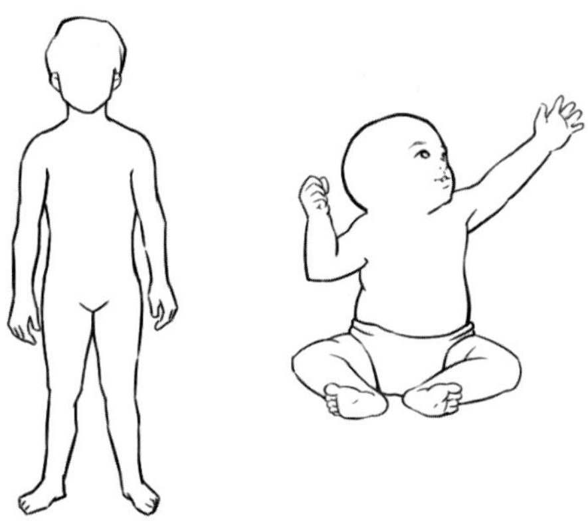

1) 머리는 18%이다
2) 몸통은 18%이다
3) 양 상지는 각각 9%이다
4) 양 하지는 각각 18%이다
5) 영아의 머리는 18%이며, 아동의 머리는 9%이다

**문제해설**

**500**

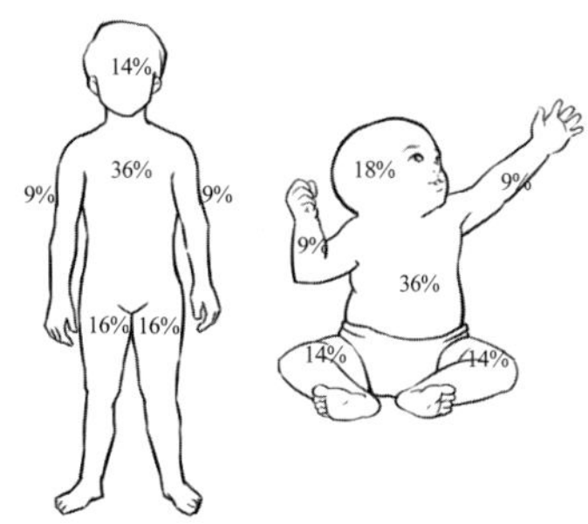


Rule of nine : 아동

**답** 3)

# 501

**뇌졸중 환자인 K씨는 다음 사진과 같이 흘림 없이 컵으로 물마시기가 가능하다. 컵을 잡고 있을 수는 있지만 컵을 놓기 어렵다면 K씨의 손과 팔의 Brunnstrom 단계는?**

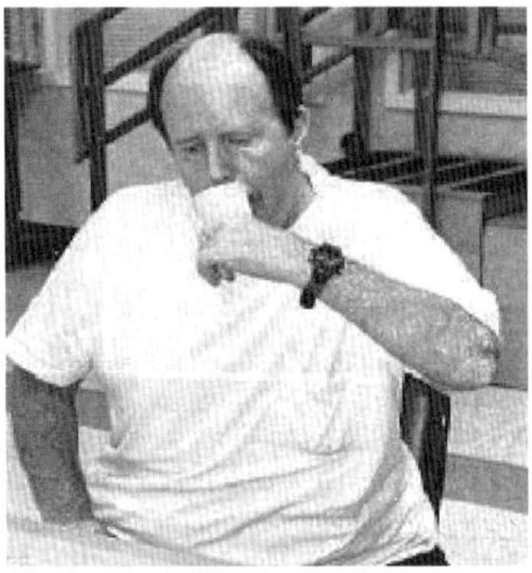

1) 손은 1～2단계이며, 팔은 4단계이다
2) 손은 2～3단계이며, 팔은 4단계이다
3) 손은 2～3단계이며, 팔은 5단계이다
4) 손은 3～4단계이며, 팔은 6단계이다
5) 손은 5～6단계이며, 팔은 6단계이다

**문제해설**

501 해설내용 참조

답 4)

## 뇌졸중 환자의 Brunnstrom 단계

Explanation

### 1. 팔 6단계

1) 6
   (1) 빠른 움직임을 제외하고는 경직(spasticity)이 사라지게 됨
   (2) 독립된(isolated) 관절의 움직임을 쉽게 수행함

### 2. 손 3～4단계

1) 3 : 큰 잡기(gross grasp) 및 후크(hook) 잡기가 가능해짐 : 놓기는 불가능함
2) 4 : 큰 잡기(gross grasp)가 존재함, 측면 쥐기(lateral prehension)의 발달이 이루어짐, 그리고 약간의 손가락 폄 및 엄지의 움직임이 가능함
3) 5 : 손바닥 쥐기(palmar prehension), 구형 쥐기(spherical grasp), 원통형 쥐기(cylindrical grasp), 그리고 놓기(release)가 가능함

# 502

**다음 그림의 변형은 무엇인가?**

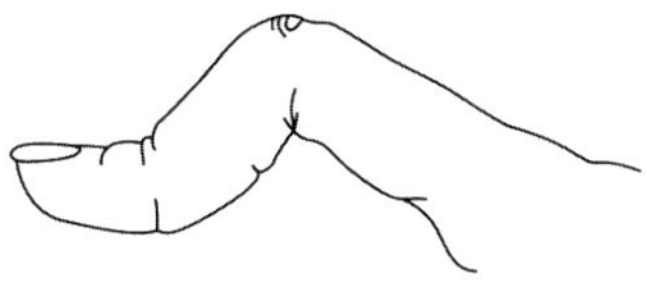

1) 백조목 변형　　2) 방아쇠 수지
3) 단춧구멍 변형　　4) Trigger finger
5) Bouchard's node

# 503

**다음 중 그룹치료에 가장 적절한 대상은?**

1) 치매　　2) 약물중독
3) 정신분열　　4) 양극성 장애
5) 광장 공포증

# 504

**다음 두 그림에 대한 설명으로 옳은 것은?**

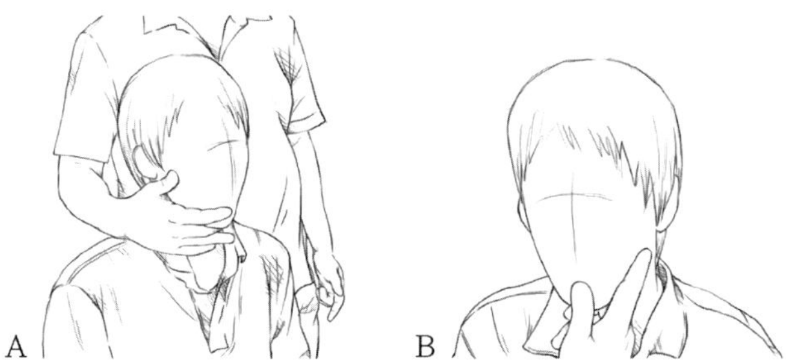


1) A는 측면잡기이며, B는 정면잡기이다
2) A는 뇌졸중 환자이며, B는 TBI 환자이다
3) A는 대상이 아동이며, B는 대상이 성인이다
4) A는 식사 훈련이며, B는 실제 식사 장면이다
5) A는 얼굴을 지지하는 것이며, B는 턱을 지지하는 것이다

**문제해설**

**502 단춧구멍 변형(Bouttoniere deformity)**
- PIP 관절의 굽힘
- DIP 관절의 과도한 폄(hyper extension)
- 손목 관절(wrist), MP 관절, PIP 관절에 활액막염(synovitis)이 발생할 때 폄힘줄(extensor tendon)의 central slip을 손상시킴

**답** 3)

**503** 아편, 알코올, 흡인제 등의 약물중독이 있는 경우 재발 방지를 위해 지지 그룹의 활동이 매우 중요하다.

**답** 2)

**504** A와 B 모두 턱지지를 돕는 테크닉이다. A는 측면잡기이며, B는 정면잡기이다. 도움의 양은 A가 더 많다.

**답** 1)

그림 실기형 문제

# 505

**다음과 같은 활동의 수공예를 적용하고자 한다. 설명으로 옳은 것은?**

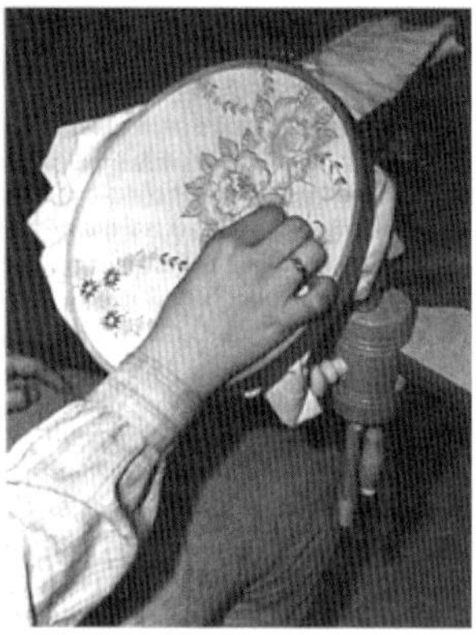

1) 근력이 약한 환자에게 적절하다
2) 팔꿉관절의 굽힘과 폄을 촉진한다
3) 어깨관절의 ROM 운동을 유도한다
4) 공격적인 환자에게 적절한 활동이다
5) 손에 관절염이 있는 환자에게 적용할 수 있다

**문제해설**

505 해설내용 참조

답 4)

## 바늘공예 적용

Explanation

### 1. 신체장애

1) 신체적으로 약한 환자들에게 적용가능
2) 손가락 및 손
   - 대부분의 관절 및 근육이 참여함
3) 어깨관절
   - 안쪽돌림 및 가쪽돌림
4) 팔꿉관절
   - 굽힘 및 폄
5) 아래팔
   - 엎침 및 뒤침
6) 팔목 관절
   (1) 굽힘 및 폄
   (2) 노뼈측, 자뼈측 편위

7) 관절염이 있는 환자의 참여가 가능함
   (1) 큰 근력이 필요하지 않음
   (2) 관절에 큰 스트레스를 주지 않음
   (3) 같은 자세로 관절을 사용하는 것은 금기

**2. 정신건강**

1) 우울증
   • 타 활동에 비해 피로감이 적은 활동이 됨
2) 공격적인 환자
   • 자르고 구멍 냄을 통해 적대감을 해소함
3) 히스테릭한 환자
   • 퀼트(quilting)를 통해 이완(relaxation)을 얻을 수 있음
4) 강박관념 환자
   • 바늘공예로 만족감을 얻을 수 있음
5) 정신지체 환자
   • 즐거움과 유익을 얻을 수 있음

그림 실기형 문제

# 506

**다음 사진과 같은 적응을 이용해 요리활동을 교육해야 하는 대상자로 가장 타당한 것은?**

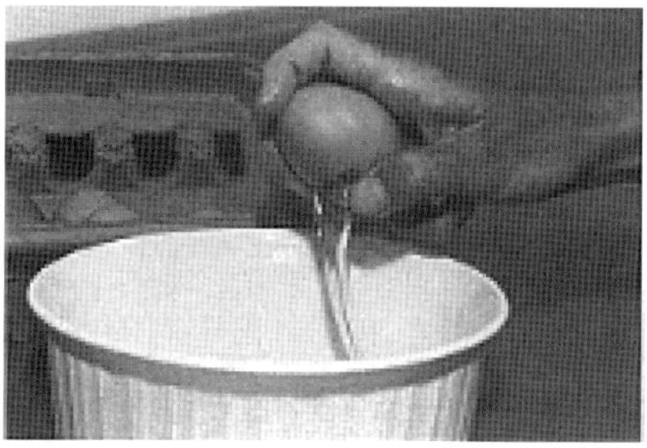

1) RA 환자
2) TBI 환자
3) 편마비 환자
4) 인지장애 환자
5) 지각장애 환자

**문제해설**

**506** 한 손을 이용한 계란 깨기이며, 편마비 환자의 변형된 ADL 기술이다.

**답** 3)

# 507

**다음 그림과 같이 엄지 둔덕이 축소된 손과 가장 관계 깊은 말초 신경은?**

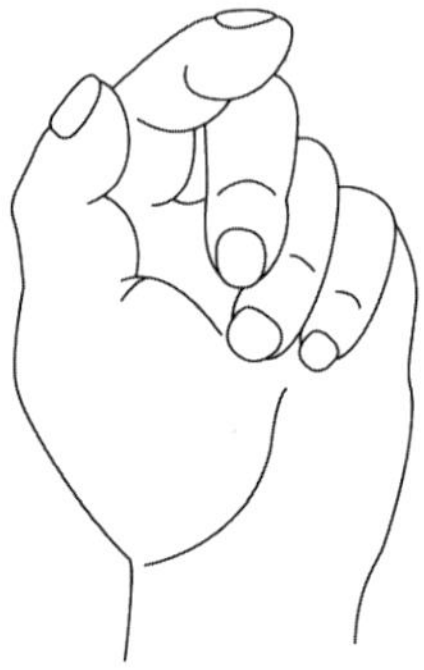

1) 자신경
2) 요신경
3) 정중신경
4) 겨드랑이신경
5) $C_{7\sim8}$ 척추신경

# 508

**다음 사진과 같은 보조도구를 사용해 개인위생을 처리해야 하는 대상자는?**

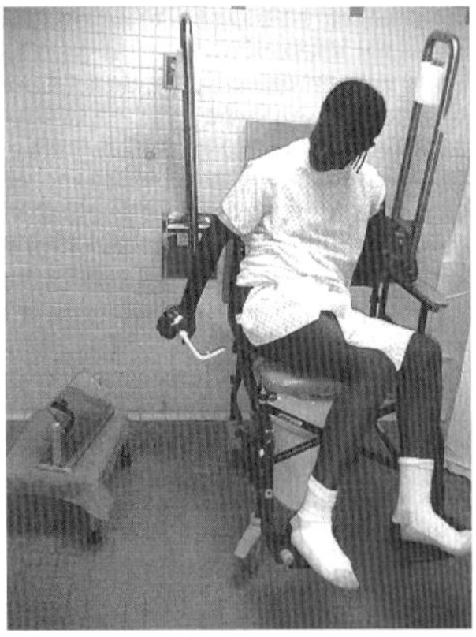

1) RA 환자
2) THR 환자
3) CVA 환자
4) SCI $C_8-T_1$ 완전손상 환자
5) 손가락의 기능이 없는 환자

## 문제해설

**507** Median Nerve

- 신경 지배
  - 아래팔 및 수부(forearm & hand)의 굽힘근(flexor)이 신경 지배
  - '손의 눈(eye of the hands)'이라 불림
    - 엄지, 검지, 중지의 바닥면 감각 지배 때문
- 신경 손상
  - laceration
  - CTS(carpal tunnel syndrome)와 압박 증후군(compression syndromes)
- 관련 근육
  - pronator teres(forearm pronation)
  - palmaris longus
  - flexor carpi radialis(wrist flexion)
  - index and middle fingers의 flexor digitorum profundus(DIP flexion)
  - flexor digitorum superficialis(PIP flexion)
  - flexor pollicis longus(thumb의 IP flexion)
  - pronater quadratus
  - abductor pollicis brevis(thumb의 abduction)
  - opponens pollicis(thumb opposition)
  - 'flexor pollicis brevis'의 'superfical head'
  - 1st, 2nd lumbricals

**답** 3)

**508** 척수 손상으로 인한 사지마비($C_{6\sim7}$) 환자의 항문 자극 보조도구이다.

**답** 5)

# 509

**다음 사진의 평가도구는 직업 관련 도구이다. 무엇인가?**

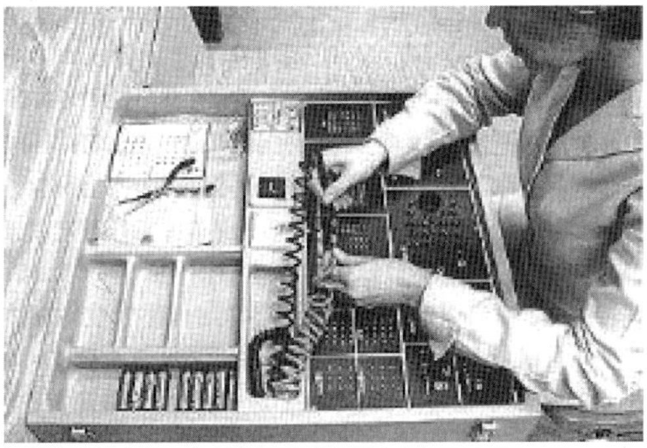

1) BTE
2) CARF
3) TOWER
4) LOTCA
5) Valpar work sample

# 510

**다음 사진과 같은 빗자루와 쓰레받기를 사용해야 하는 환자로 가장 타당한 것은?**

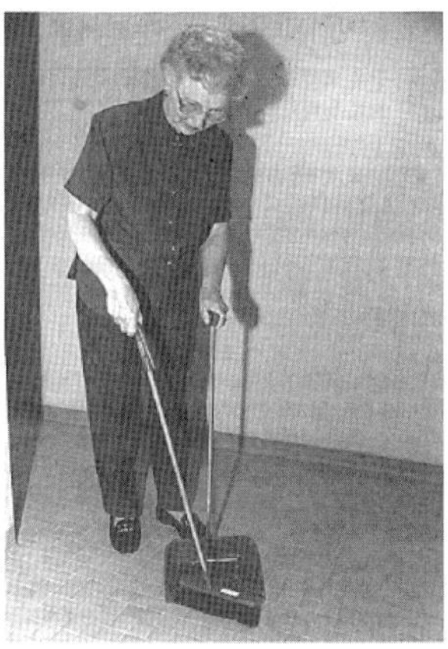

1) 초기 MS 환자
2) 재활기 RA 환자
3) 재활기 요통 환자
4) 뇌졸중으로 인한 편마비 환자
5) TBI로 인한 협응력 장애 환자

## 문제해설

**509** Valpar Component Work Samples (VCWS)

- 비장애인 및 장애인의 폭넓은 직업 평가
- 산업재해 환자들에게 폭넓게 사용
- 내용

1. Small tools(mechanical)
2. Size discrimination
3. Numeric sorting
4. Upper-extremity range of motion
5. Clerical Comprehension and Aptitude
6. Independent Problem Solving
7. Multi-Level Sorting
8. Simulated Assembly
9. Whole Body Range of Motion

⋮

22. Fine Finger Dexterity
23. Independent Perceptual Screening (Spatial Aptitude)

**답** 5)

**510** 손잡이를 신장한 청소도구는 허리 굽힘을 예방한다.

**답** 3)

# 511

**다음 두 그림과 같은 운전 보조 도구의 사용이 필요한 척수손상 수준은?**

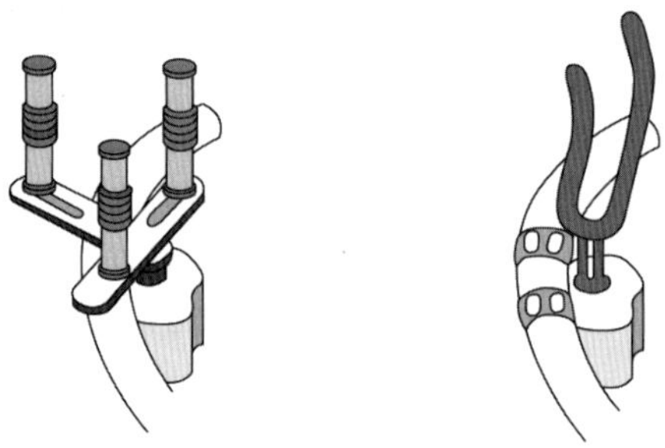

1) $C_2$
2) $C_4$
3) $C_6$
4) $C_8$
5) $T_1$

**문제해설**

511 해설내용 참조

답 3)

## Explanation: $C_6$

### 1. 식사

1) 자르기(cutting)를 제외한 모든 면에서 독립적임
2) 보조도구의 사용 또는 사용 없음

### 2. 이동(transfer)

1) 평평한 곳 : 약간의 도움으로 또는 독립적인 이동이 가능함
2) 평평하지 않은 곳(uneven) : 의존적임

### 3. 옷 입기

1) 상지는 독립적이지만, 하지는 의존적임
2) 'loop, dressing stick, button hook, velcro closure' 등이 필요함

### 4. 치장(grooming)

1) 약간의 도움 또는 독립적임
2) 'U-cuff', 변형된 핸들 등을 사용함

### 5. 목욕

1) 상체는 독립적이지만, 하체는 의존적임
2) 'bench, chair' 등을 사용함

### 6. 휠체어

1) 전동 : 모든 지면에서 독립적임
2) 수동 : 실내에서 독립적이지만 실외에서는 의존적임
3) 코팅된 핸드림(hand rim)이 필요함

### 7. 의사소통 : 보조도구를 사용하므로 독립적임

### 8. 'typing aid, telephone holder, page turner' 등을 사용함

### 9. 'tenodesis 스플린트(RIC 스플린트)'의 사용이 가능함

### 10. 테노데시스(tenodesis)잡기가 가능함

### 11. 운전

1) 독립적임(리프트 달린 밴 등의 보조 장치 필요)
2) 핸들의 보조장치가 필요함

### 12. 대·소변 관리하기(bladder and bowel) : 약간 또는 완전 의존적임



# 512

**다음 사진과 같은 에어 스플린트(air splint)를 뇌졸중 환자에게 적용했다면 목적으로 가장 타당한 것은?**

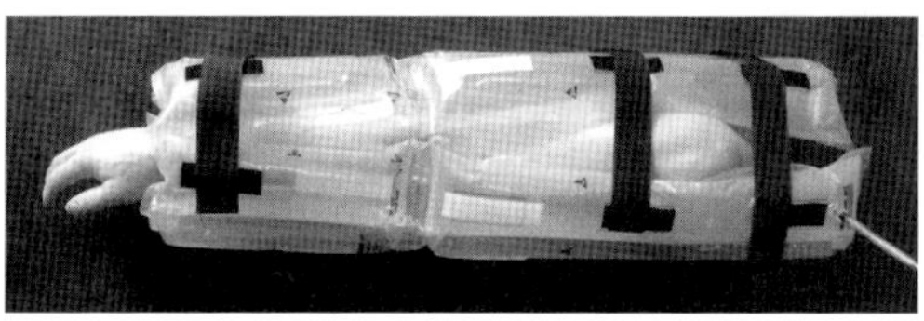

1) 자세유지
2) 통증예방
3) 기능훈련
4) 근긴장 감소
5) 독립적 ADL

**문제해설**

512 에어 스플린트

- 압박 제공
- 신체부위를 감싸주므로(wrapping) 신체의 자연 열을 유지함
  → Rood의 억제 테크닉에 사용됨

**답** 4)

# 513

**다음 그림은 절단으로 인해 발생되는 어떤 문제에 대한 설명이다. 그림에 대한 설명으로 옳은 것은?**

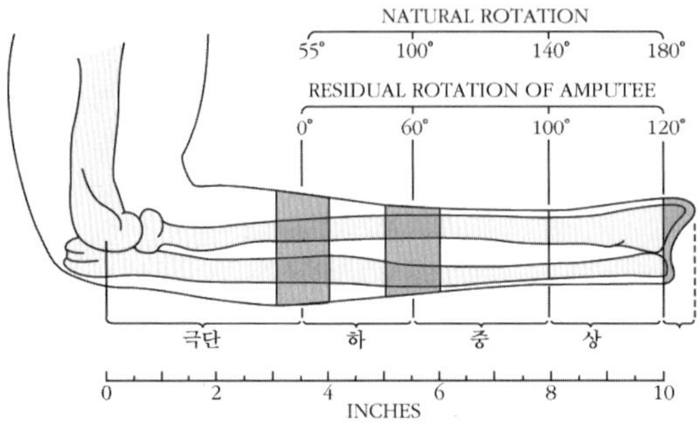


1) 팔의 길이와 부종 형성 정도에 대한 설명이다
2) 팔의 길이와 근력과의 관계를 설명하는 것이다
3) 팔의 길이와 팔꿉관절의 ROM에 대한 설명이다
4) 팔의 길이와 지구력과의 관계를 설명하는 것이다
5) 팔의 길이와 회내 및 회외 능력에 대한 설명이다

# 514

**다음 사진의 삽입물은 신체의 특정부위에 들어가는 재료이다. 그 위치로 가장 타당한 것은?**

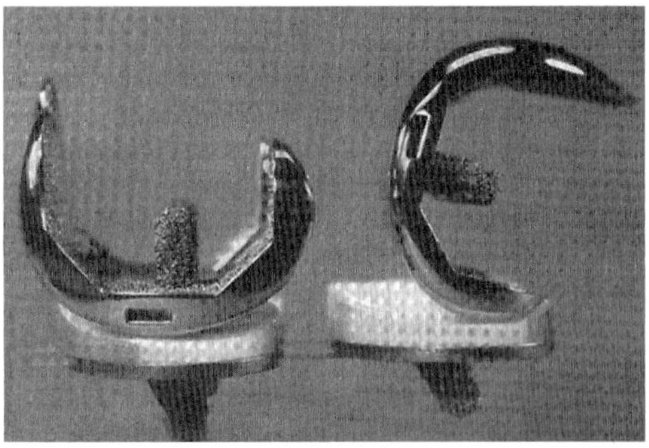

1) 치아
2) 골반
3) 무릎
4) 손목
5) 척추

**문제해설**

**513** 절단 이후 남겨진 팔의 길이와 아래팔의 회전 능력을 보여주는 그림이다.

**답** 5)

**514** TKR에 삽입되는 인공 삽입물이다.

**답** 3)

# 515

**다음 그림은 요통환자의 쇼핑하기이다. 그림에 대한 설명으로 옳은 것은?**

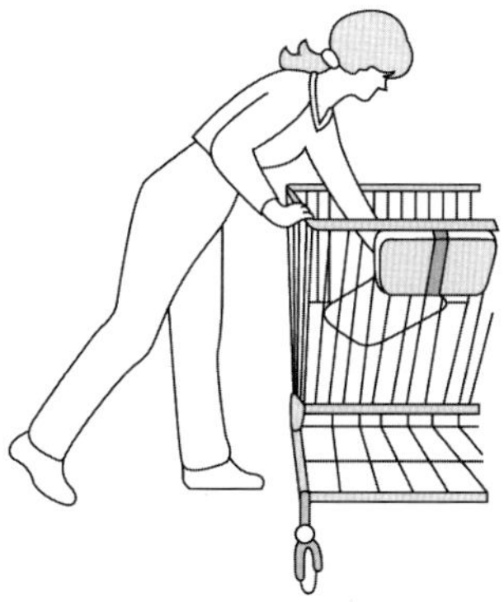

1) 요통이 발생되는 자세이다
2) 양 손은 카트를 잡아야 한다
3) 두 다리를 모아야 좋은 자세이다
4) 뇌졸중 환자의 장보기 방법과 동일하다
5) 카트의 바닥을 높이는 것이 더 유리하다

# 516

**다음 사진과 같이 절단환자가 붕대감기를 수시로 실시해야 하는 이유로 가장 타당한 것은?**

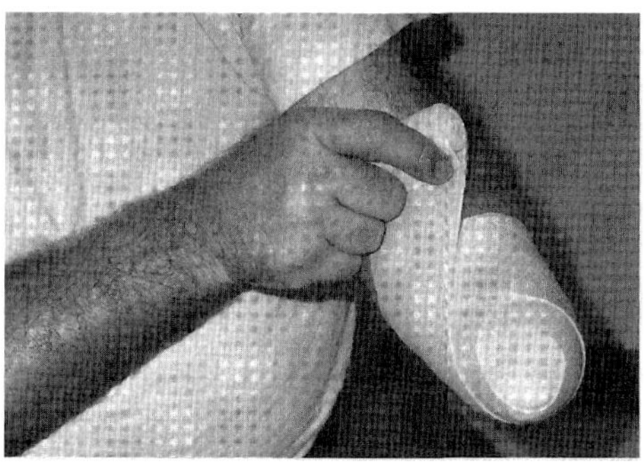

1) 땀 흡수
2) 모양 형성
3) 상처 압박
4) 통증 억제
5) 우세손 훈련

**문제해설**

**515** 허리의 자세가 잘 유지되는 좋은 자세이다. 카트의 바닥이 높을 경우 허리 굽힘이 감소된다.

**답** 5)

**516** 붕대감기의 목적
- 좋은 모양을 만들기 위해
- 남겨진 사지를 줄이기 위해

**답** 2)

# 517

**다음 사진은 납땜을 연습하는 여성이다. 이 여성의 직업 복귀에 평가할 가장 적절한 도구는?**

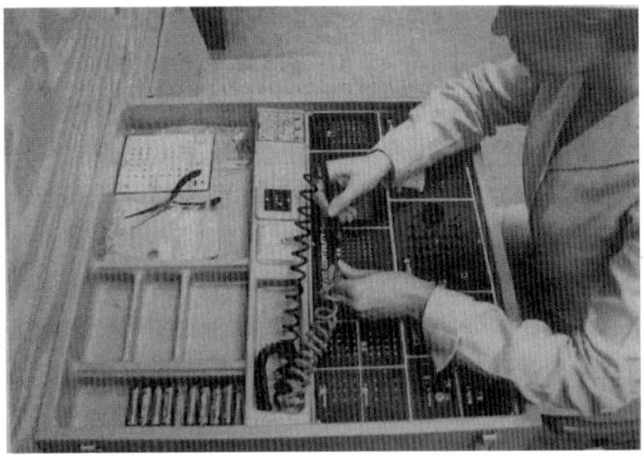

1) MVPT
2) COPM
3) Purdue pegboard
4) Disk crimminator
5) Semmes-weinstein monofilament

**문제해설**

517 해설내용 참조

답 3)

## Valpar 샘플

Explanation

- Valpar 14번 샘플이다. 사용 목적은 직업훈련 및 강화이다.

### 1. Valpar Component Work Samples(VCWS)

1) 비장애인 및 장애인의 폭넓은 직업 평가
2) 산업재해 환자들에게 폭넓게 사용
3) 내용
   (1) Small tools(mechanical)
   (2) Size discrimination
   (3) Numeric sorting
   (4) Upper-extremity range of motion
   (5) Clerical Comprehension and Aptitude
   (6) Independent Problem Solving
   (7) Multi-Level Sorting

(8) Simulated Assembly
(9) Whole Body Range of Motion
(10) Tri-Level Measurement
(11) Eye-Hand-Foot Coordination
(12) Soldering & Inspection(electronic)
(13) Integrated Peer Performance
(14) Electrical Circuitry & Print Reading
(15) Drafting
(16) Pre-Vocational Readiness Battery
(17) CUBE(Conceptual Understanding Through Blind Evaluation)
(18) Dynamic Physical Capacities
(19) Physical Capacities & Mobility Screening evaluation
(20) Mechanical Assembly/Alignment and Hammering
(21) Mechanical Reasoning and Machine Tending
(22) Fine Finger Dexterity
(23) Independent Perceptual Screening(Spatial Aptitude)



# 518

**다음 사진은 어두운 곳에서 전등 스위치를 찾는 사진이다. 이 여성에게 가장 필요한 능력은?**

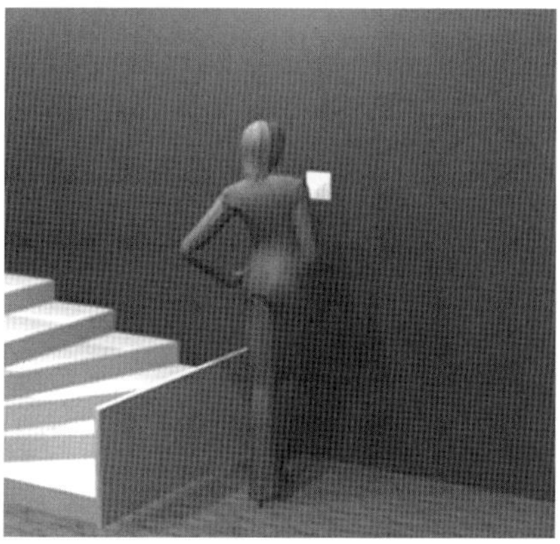

1) 시력
2) 지남력
3) 입체지각 능력
4) 신체도식 능력
5) 문제해결 능력

**문제해설**

**518** 손의 촉각, 고유수용성감각, 운동감각 등의 기능이 필요하다. 즉 'stereognosis' 능력이 필요하다.

**답** 3)

# 519

다음 보조기는 어떤 부위 손상에 사용되는가?

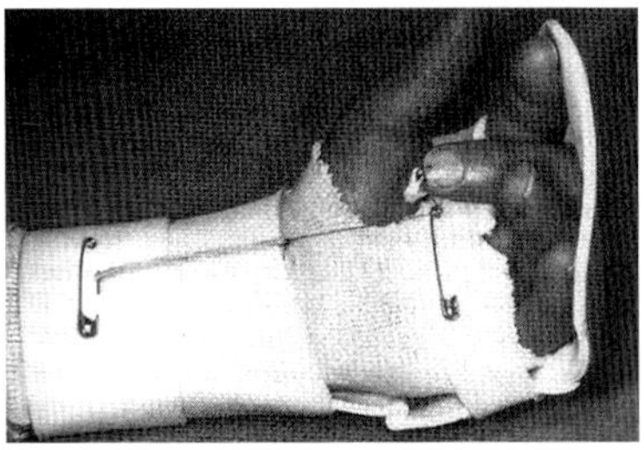

1) 폄근 손상
2) 굽힘근 손상
3) 손가락 골절
4) 폄 힘줄 손상
5) 굽힘 힘줄 손상

**문제해설**

519 해설내용 참조

답 5)

## 후 블로킹 스플린트(Dorsal blocking splint)

Explanation

### 1. 후 블로킹 스플린트(dorsal blocking splint)

1) **개요**

(1) 급성기 굽힘 힘줄 손상의 조절된 유동성 제공
- 루이스빌 테크닉(LOUISVILLE TECHNIQUE)

(2) 밴드의 이용

(3) ‘zone 2’의 굽힘 힘줄(flexor tendon) 복구 후에 밴드를 이용하여 당김(traction)

(4) MP 관절 60° 굽힘(flexoion)+IP 관절 완전 폄(full extension)

(5) 고무 밴드가 손바닥의 안전핀을 통과해 잡아당김

(6) 밴드는 ‘strap’에 부착되어 충분한 장력을 가져야 함

(7) PIP 관절 : 40~60° 굽힘(flexion)

2) **착용**

(1) 환자는 스플린트를 3주 동안 하루 24시간 착용해야 함

(2) 환자는 스플린트를 착용한 상태로 하루에 여러 번 능동적(active)으로 손가락을 신전시킬 것을 교육받게 됨

(3) 제거(remove)
- 3주 후에 하며 고무 밴드는 손목의 밴드(band)에 부착됨(추가적으로 1~5주 정도 더 착용)

3) **단점**
- PIP 관절의 구축이 자주 발생됨(고무 밴드의 과도한 장력 또는 불완전한 IP 관절의 폄으로 인해)

# 520

**다음 사진과 같이 사물을 펼쳐놓고 지시된 물건을 찾는 능력은 무엇을 평가하기 위한 활동인가?**

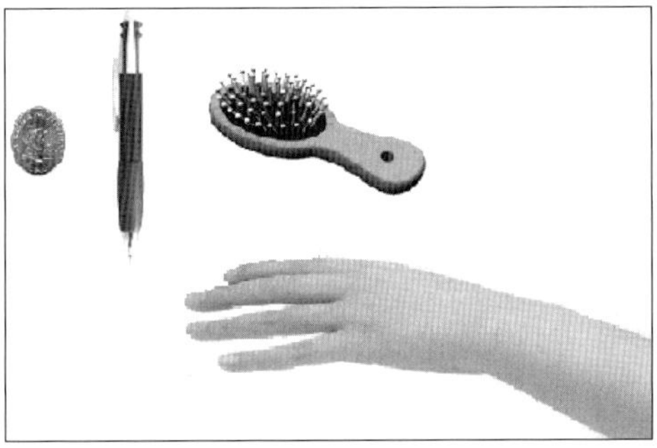

1) 운동 실행증
2) 명칭 실어증
3) 운동 실조증
4) 사물 실인증
5) 시각 기억력

# 521

**아동은 한 줄로 구성된 문장을 읽을 수 있으나, 여러 줄의 복잡한 형태의 문장은 읽기 어렵다. 이 아동에게 필요한 보조도구는?**

1) 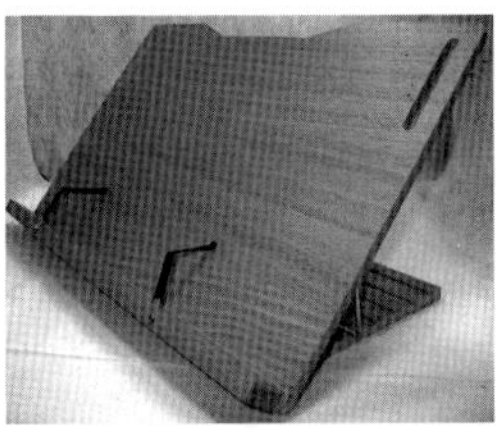

2) 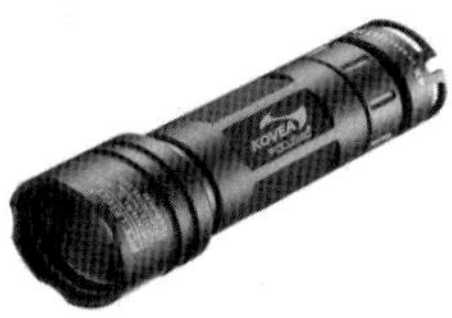

3) 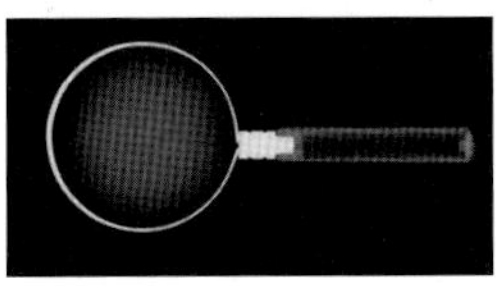

4) 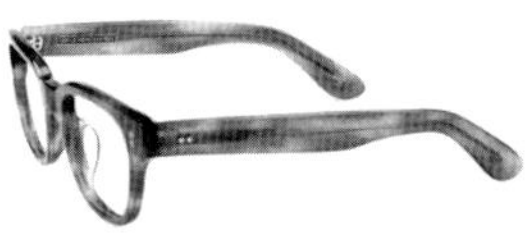

5) 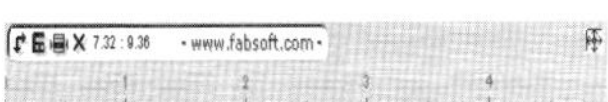


## 문제해설

**520** 눈으로 보고 그것이 무엇인지 아는 능력이다.

**답** 4)

**521** 자를 이용할 경우 체계적으로 글을 읽어나갈 수 있다. 복잡한 형태의 문장 읽기를 도울 수 있다.

**답** 5)

# 522

**다음 사진과 같이 빨강 구슬과 파랑 구슬 사이를 빠르게 전환하며 응시하는 시각검사의 내용은?**

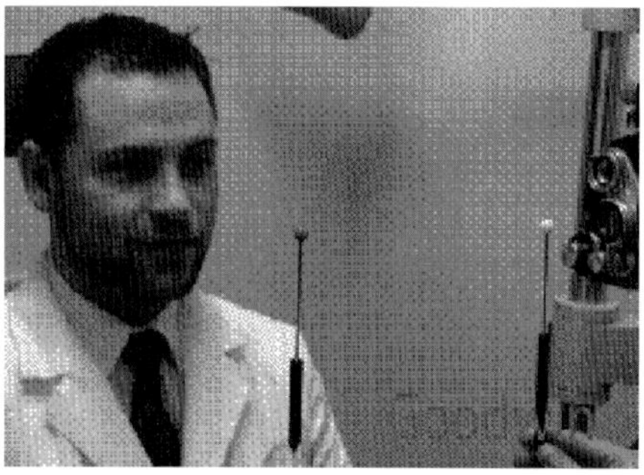

1) 시야
2) 시각 집중
3) 시각 기억
4) 눈 추적 운동
5) 급속 안구 운동

**문제해설**

522 해설내용 참조

답 5)

## 눈 운동

Explanation

### 1. 눈 추적(ocular pursuit)

1) 느리게 움직이는 목표물(slow-moving target)을 따라가는 눈의 능력
2) 손상 시 증상
   (1) 목표물의 응시가 어려움
   (2) 너무 빠르거나 느린 눈동자의 움직임이 나타남
   (3) 비대칭적인 눈의 움직임(한 눈이 더 빠르거나 느림)이 나타남
      - 검사자는 물체의 움직임 정도에 따른 눈 추적 정도를 평가함

### 2. 도약/급속 안구 운동(saccadic eye movement)

1) 하나의 고정된 물체를 응시하다 다른 물체로 전환하는 빠른 눈동자의 움직임
2) 주어진 자극에 빨리 대응하는 능력이기도 함
3) 읽기 시 또는 지시에 따라 두 물체 사이를 움직임일 때 나타남

# 523

**다음 그림과 같은 움직임은 무엇인가?**

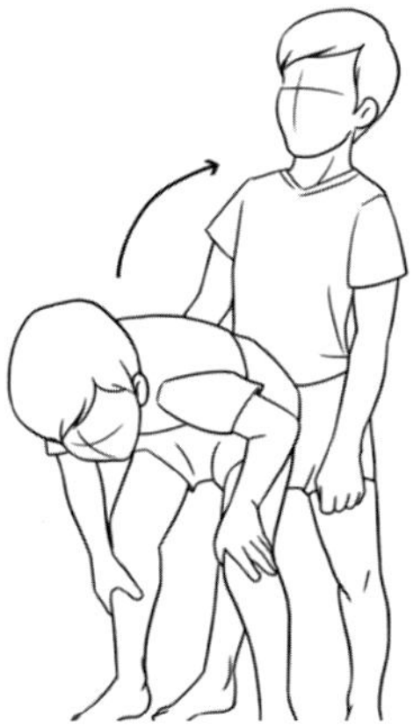

1) CP
2) Paraplegia
3) Gower's sign
4) Asperger disorder
5) Brown seqaurd syndrome

# 524

**다음 그림은 치료용 찰흙을 이용한 운동의 사례이다. 어떤 형태의 운동인가?**

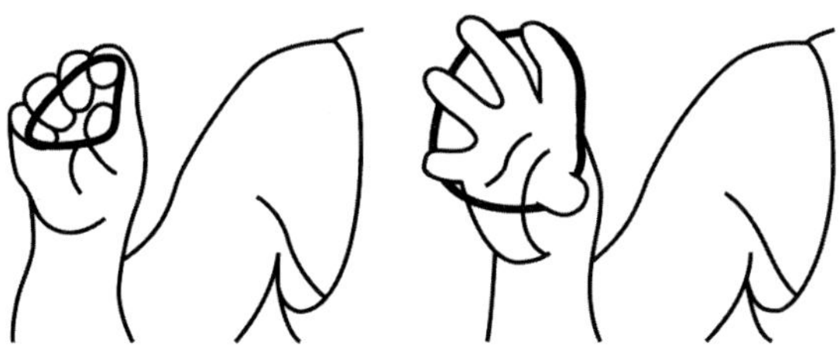

1) 저항운동
2) 능동운동
3) 수동운동
4) 협응력 운동
5) 보조-능동 운동

**문제해설**

**523** 듀첸형 근이양증 아동에게 전형적으로 나타나는 Gower's sign이다.

**답** 3)

**524** 퓨티(putty)를 이용한 손가락 폄 운동이다.

**답** 1)

# 525

**다음은 FES를 이용한 치료이다. 사진의 치료에 대한 설명으로 옳은 것은?**

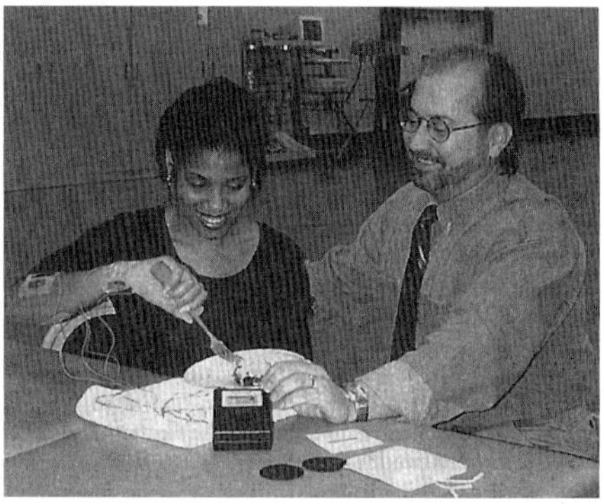

1) 저항을 제공하는 치료이다
2) 통증을 줄이기 위한 치료이다
3) 환자가 수축을 느끼기 전 까지만 자극한다
4) 환자가 수축을 느낄 수 있을 때까지만 자극한다
5) 외재근을 자극하여 근 수축 지속할 수 있게 한다

# 526

**다음 사진은 뇌졸중 환자의 치료 과정이다. 사진에 대한 설명으로 옳은 것은?**

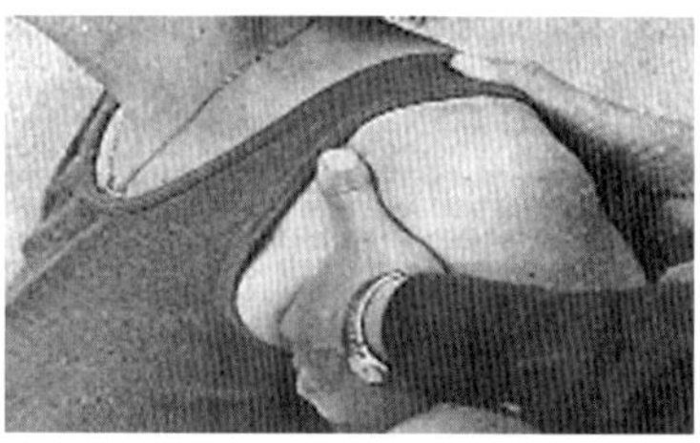

1) 치료사는 어깨를 신장시키고 있다
2) 치료사는 부분탈구를 교정하고 있다
3) 치료사는 아랫방향으로 저항을 주고 있다
4) 치료사는 어깨에 지속적인 압박을 주고 있다
5) 치료사는 통증 감소를 위한 ROM 운동 중이다

## 문제해설

**525** 자발적인 근수축이 없는 뇌졸중 환자의 근수축을 유도할 수 있다.

답 5)

**526** 초기 뇌졸중 환자의 대표적 문제 중 하나가 어깨관절의 아탈골이다.

답 2)

# 527

다음 그림은 'Quervain's disease'를 위한 평가이다. 평가명으로 옳은 것은?

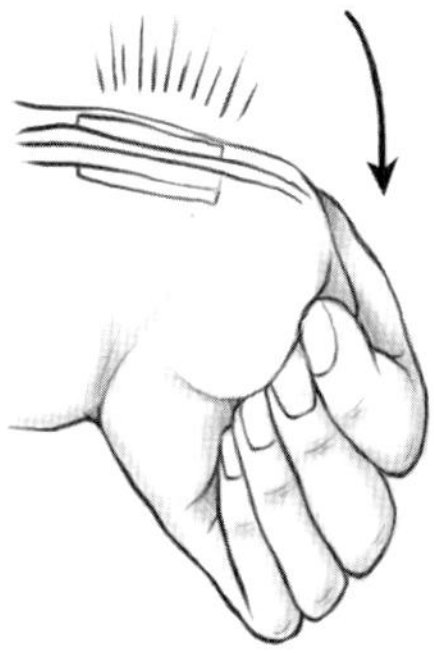

1) Roos test
2) Adson test
3) Finkelstein's test
4) Impingement test
5) Carpal compression test

# 528

다음 사진의 보조기는 무엇인가?

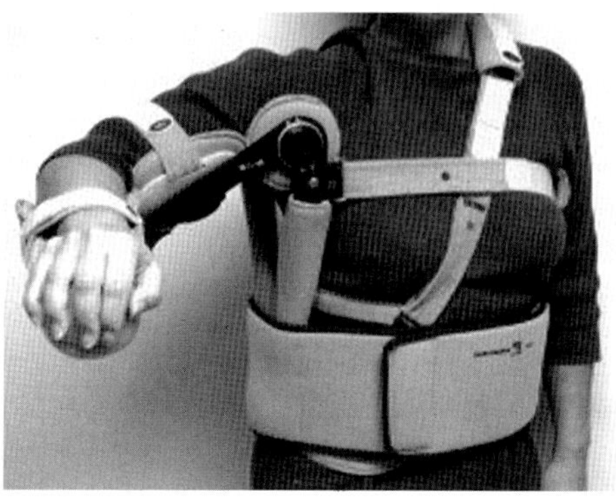

1) MAS
2) Hemi sling
3) Airplane splint
4) Overhead sling
5) Gunslinger splint

문제해설

527 Quervain's disease

엄지를 움직이는 'snuff box' 내의 힘줄에 손상이 발생된 질환이며, 이것을 평가하기 위해 'Finkelstein's test'를 실시한다.

**답** 3)

528 화상환자에게 주로 적용하는 'Airplane splint'이다.

1) Sharp & dull 평가
2) McGill Pain Questionnaire
3) Visual analogue scale
4) Verbal rating scale
5) Numerical rating scale

**답** 3)

# 529

**다음과 사진과 같은 양상을 보이는 아동이 휠체어에서 컴퓨터를 사용하고자 한다. 가장 먼저 성취해야 하는 내용은?**

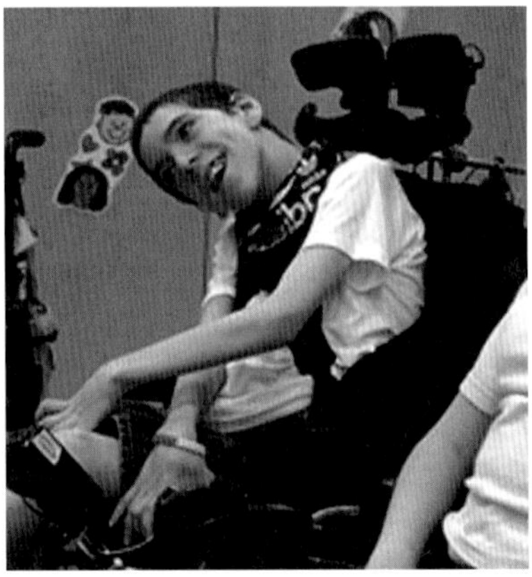

1) 목의 자세유지
2) 하지의 안정화
3) 손의 기민성 증진
4) 상지의 근력 증진
5) 개별화된 손가락 움직임

# 530

**다음 그림은 어떤 환자를 위한 성교자세인가?**

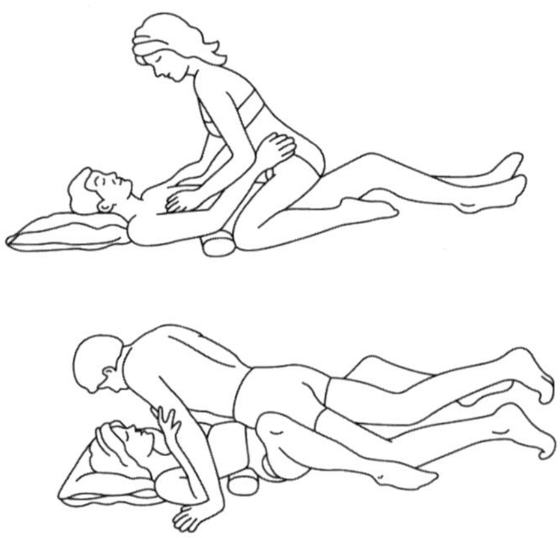

1) 화상 환자
2) 요통 환자
3) 편마비 환자
4) 척수손상(SCI) 환자
5) 엉덩관절전치환술 환자

**문제해설**

529 목의 자세에 의해 다양한 원시적 반사가 나타나 아동의 팔다리에 악영향을 미친다.
답 1)

530 요통 환자의 경우 허리의 정상 커브를 항상 유지해야 한다.
답 2)

# 531

다음 그림의 아동들은 각자의 장난감을 가지고 논다. 이 아동들의 놀이발달 단계는?

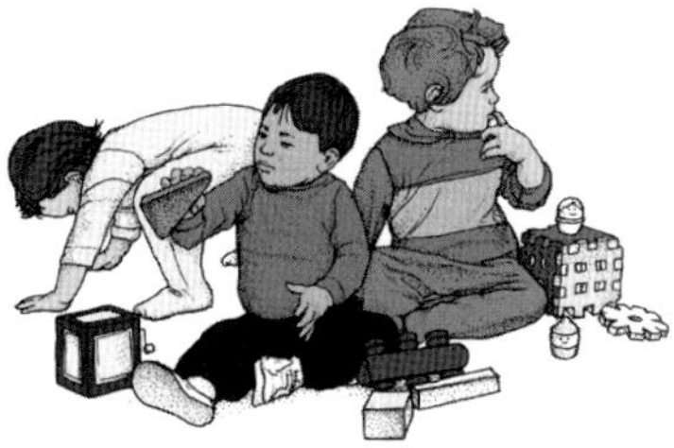

1) 단독놀이
2) 평행놀이
3) 협동놀이
4) 자기중심적 협동놀이
5) 타인중심점 협동놀이

**문제해설**

531 해설내용 참조

답 2)



## 놀이의 종류

Explanation

### 1. 단독놀이(solitary independent play)

1) 아동은 혼자서 주위의 다른 아동이 사용하는 것과는 다른 장난감을 가지고 놈
   - 다른 아동이 하는 것에 관계없이 자신의 행동만을 수행함
2) 유아에게는 일반적임
   - 만일 환경에 친숙하지 않다면 나이든 아동에게도 일어남

### 2. 평행놀이(parallel activity)

1) 아동은 독립적으로 놀지만 선택한 그 활동이 자연스럽게 다른 아동들과 섞임
   - 주위의 아동과 비슷한 장난감을 가지고 놀지만 가까이에 있는 아동의 활동에 영향 받으려고 하지 않음
2) 다른 사람들이 있는 것은 알지만 서로 간섭하지 않음
   - 전형적으로 유아기 동안에 일어남

# 532

**다음 사진의 활동에 가장 필요한 능력은?**

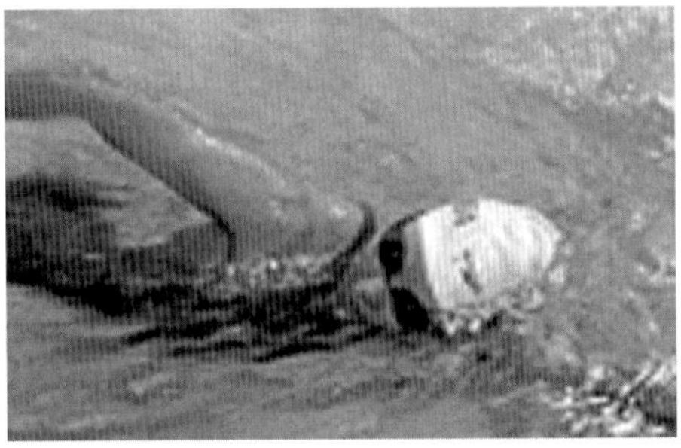

1) 편측성
2) 양측 협응
3) 시운동 통합
4) 정중선 교차
5) 소운동 협응

# 533

**다음과 그림과 같이 음식물이 이동된다면 어떤 증상이 발생되는가?**

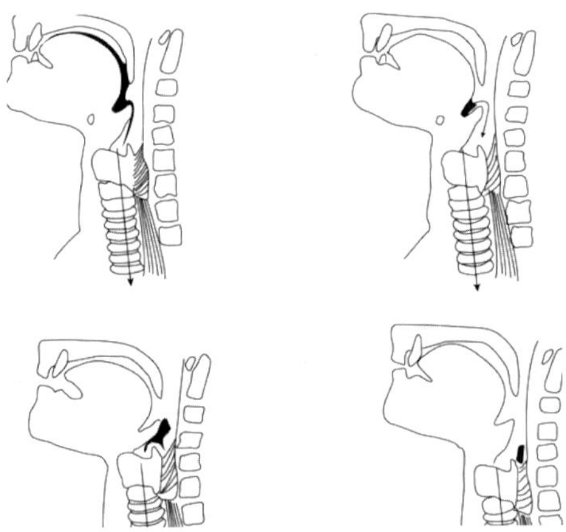

1) 오심
2) 두통
3) 기침
4) 구역질
5) 어지러움

**문제해설**

532 양손을 사용해야하는 자유형은 양측협응 능력이 있어야 가능하다.

**답** 2)

533 그림은 흡인이 발생되는 그림이며, 기침 반사가 나타난다.

**답** 3)

# 534

**백혈병 환자인 20세 남성은 치료사로부터 다음과 같은 평가를 받았다. 이 남성에게 필요한 치료의 내용으로 가장 타당한 것은?**

Visual analogue scale

No pain ________________________________ Worst pain imaginable

1) 근력 증진
2) 지구력 증진
3) 자세조절 향상
4) 행동수정요법 실행
5) 신체 이완 기법 실행

# 535

**의족을 준비하는 절단환자의 자세로 옳은 것은?**

1) 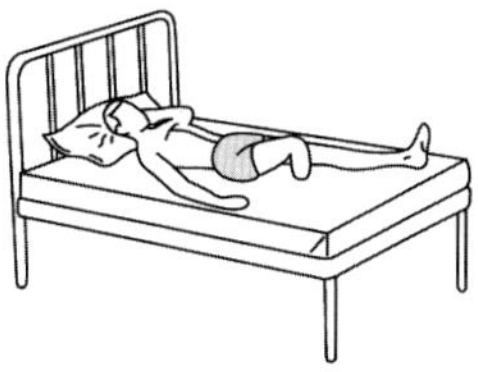

2) 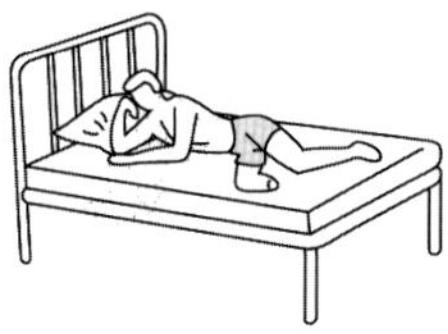

3) 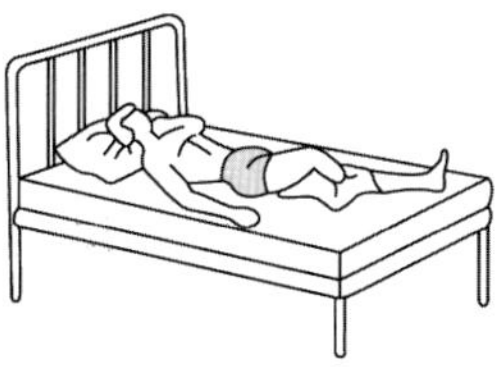

4) 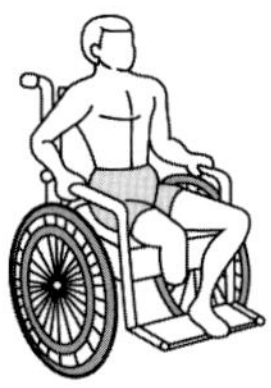

5) 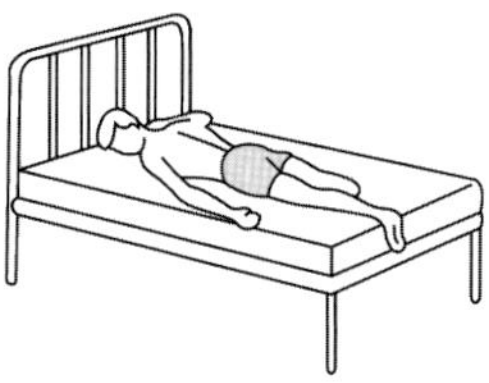

## 문제해설

534 Visual analogue scale이다. 다음은 다양한 통증 평가 도구들이다.

**답** 5)

535 무릎관절과 엉덩관절의 굽힘을 피해야하며, 또한 엉덩관절의 모음을 피해야 한다.

**답** 5)

# 536

**다음 사진은 어떤 PNF 패턴의 사례이다. 무엇인가?**

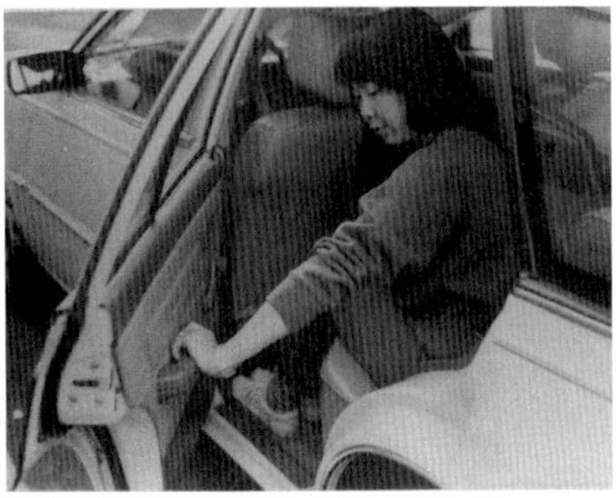

1) $D_1$ flexion
2) $D_1$ extension
3) $D_2$ flexion
4) $D_2$ extension
5) Diagonal pattern

**문제해설**

536 해설내용 참조

답 2)

## 상지 $D_1$ 폄(Upper extremity D1 extension)

Explanation

### 1. 자세

1) 어깨뼈(scapular) : 내림(depression)+모음+돌림
2) 어깨관절 : 폄+벌림+안쪽돌림
3) 팔꿉관절 : 굽힘 또는 폄
4) 아래팔 : 엎침(P)
5) 손목은 자뼈측 폄(UE)
6) 손가락 : 폄+벌림
7) 엄지 : 모음

### 2. 기능적 활동의 예

1) 차 내에서 문 밀어 열기
2) 테니스의 백핸드(backhand)
3) prone에서 supine으로 구르기(roll)

# 537

**다음 그림과 같은 운전 보조 장치가 필요한 대상은?**

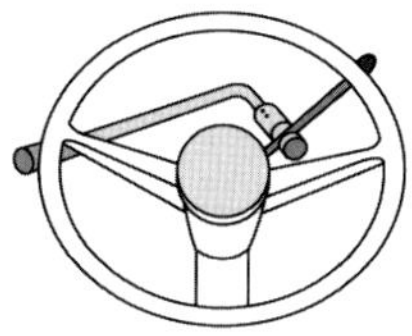

1) 요통
2) 편마비
3) 관절염
4) SCI $C_6$
5) 하지절단

# 538

**좌측 무시(neglect)를 보상하는 방법으로 옳은 것은?**

1) 무작위로 자극을 제공한다
2) 위에서 아래로 점차 자극 범위를 넓혀 나간다
3) 아래에서 위로 점차 자극 범위를 넓혀 나간다
4) 우측에서 좌측으로 점차 자극 범위를 넓혀 나간다
5) 좌측에서 우측으로 점차 자극 범위를 넓혀 나간다

# 539

**인지장애를 지닌 뇌졸중 환자의 커피 끓이기 방법으로 가장 타당한 방법은?**

1) 반복적 훈련을 실시한다
2) 과정을 보다 세분화시켜 훈련한다
3) 가능한 짧은 시간 내에 교육하는 것이 바람직하다
4) 단순한 설명보다는 상세한 안내와 지도가 필요하다
5) 언어적 도움보다는 신체적 도움의 양을 점차 늘려 나가야 한다

## 문제해설

**537** 한 손으로도 운전이 가능하도록 만든 보조장치이다.

**답** 2)

**538** 손상된 시야에 다양한 자극을 제공하므로 시지각 훈련을 할 수 있다. 점차 넓은 영역으로 확대해 나아간다.

**답** 4)

**539** 인지장애를 지닌 환자의 치료는 순차적 접근을 통해, 그리고 반복적 연습을 통해 수행을 완성해 나아간다.

**답** 1)

그림 실기형 문제

# 540

**다음 사진의 보조도구를 사용해야 대상으로 옳은 것은?**

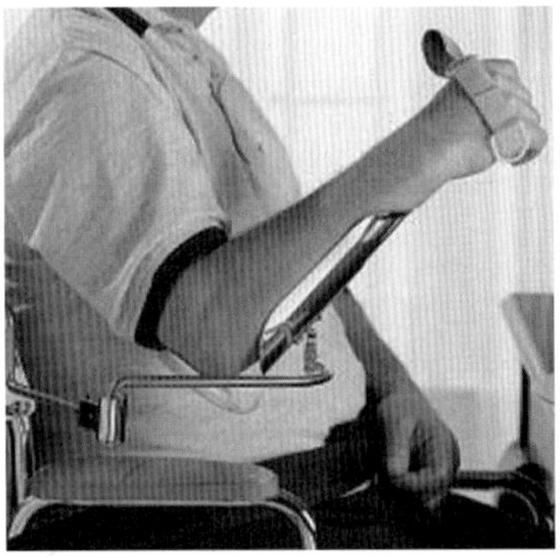

1) RA 환자
2) 편마비 환자
3) 파킨슨 환자
4) 척수손상 $C_{2\sim3}$
5) 척수손상 $C_{4\sim5}$

# 541

**다음 사진과 같이 설압자를 이용해 양 볼을 미는 검사를 했다면 어떤 근육의 긴장도를 평가하는 것인가?**

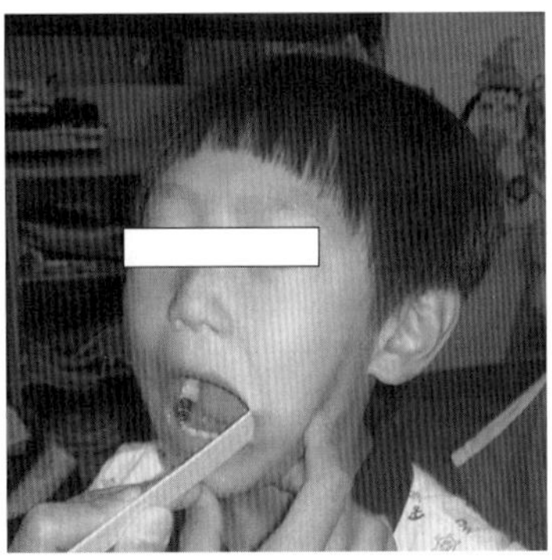

1) nasalis
2) buccinator
3) orbicularis oris
4) orbicularis oculi
5) zygomaticus major

## 문제해설

**540** MAS의 적용대상자는 상지의 근력이 약한 환자이며, 척수손상 $C_{4\sim5}$의 경우 팔을 들 수 없지만 중력을 제거할 경우 상지의 움직임이 가능하다.

**답** 5)

**541** 볼의 긴장을 유지해 주는 buccinator를 평가하는 사진이다.

**답** 2)

# 542

**다음 그림의 아동은 오른쪽 상지가 정상이며 왼쪽 상지에 협응력 장애가 있다. 다음 사진을 보고 아동의 기능을 바르게 설명한 것은?**

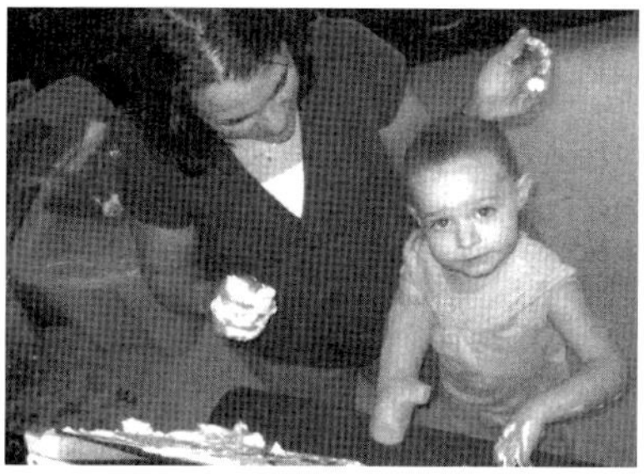

1) 왼쪽 상지는 강직의 문제가 없다
2) 'Berg balance test'는 33점이다
3) 오른쪽에는 부분적 편마비가 있다
4) 오른쪽 상지는 화상이나 골절이 있는 상태이다
5) 왼쪽 어깨의 능동적 굽힘(AROM)은 30도 미만이다

# 543

**다음 사진의 보조기의 기능으로 가장 타당한 것은?**

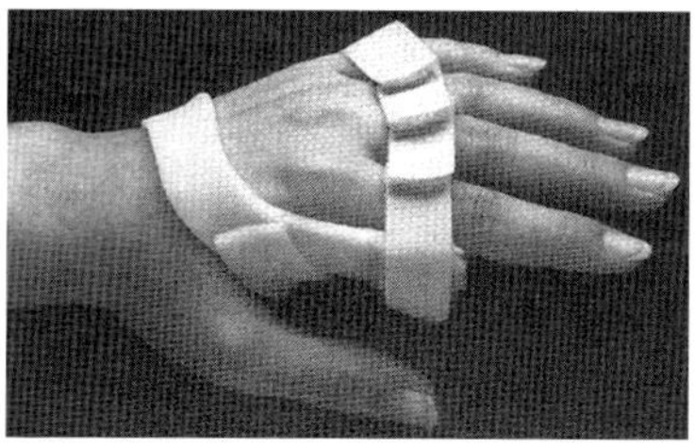

1) MP 관절의 과신전을 막는다
2) 손바닥의 아치를 만들어 준다
3) 손가락 사이의 벌림을 유도한다
4) MP 관절의 'ulnar drift'를 막는다
5) 손바닥의 상처부위에 압박을 가한다

**문제해설**

**542** CIMT(Constraint Induced Movement Therapy) 사용 기준(일반적 기준)

- 과거 1년 뇌졸중(CVA) 병력이 이전에 없었으며, 처음으로 뇌졸중 병력을 가지는 대상
- 최근 치료적 중재가 없었던 클라이언트
- 'Berg balance test'에서 44점 이상의 점수를 받은 클라이언트, 또는 균형의 문제를 보호자가 항상(full time) 이동 시 도움을 제공하는 클라이언트
- 대상자의 손상된 상지의 기능이 요구됨(AROM이 가능)
  - shoulder flexion : 45°
  - shoulder abduction : 45°
  - elbow flexion : 90°
  - elbow extension : 90°
  - wrist extension : 20°
  - MCP extension : 10°
  - IP extension : 10°
- 심각한 인지 손상이 없어야 함
  - MMSE 점수가 최고 22점 이상이어야 함
  - 기타 다른 형태의 인지 평가에서 큰 문제가 없어야 함
- 이동이나 기능에 부정적인 영향을 미칠 수 있는 기 존재하는 'co-morbidity'들이 없어야 함
- 강직(spasticity)의 문제가 없음
  - 'Modified Ashworth scale'을 사용할 경우 0 또는 1점이어야 함
- 홈 프로그램을 도울 수 있는 인적자원이 있어야 함

**답** 1)

**543** RA 환자를 위한 'ulnar drift positioning splint'이다.

**답** 4)

# 544

**뇌성마비 아동에게 다음과 같은 종이공예 활동을 제공했다면 기대되는 가장 큰 효과는?**

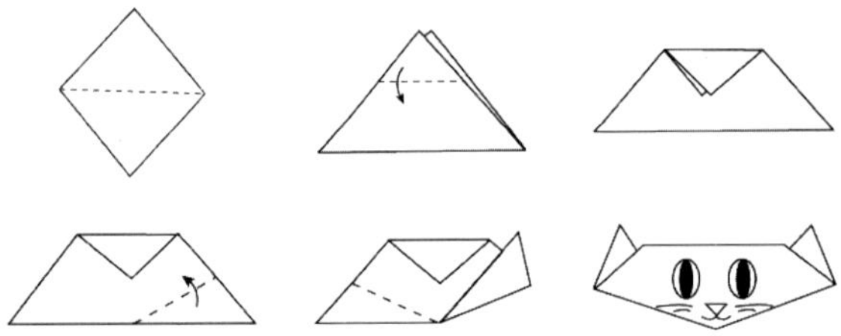

1) 악력 강화
2) 손가락 폄 촉진
3) 손목의 굽힘 촉진
4) 손가락 협응 증진
5) 손가락 굽힘 촉진

# 545

**치료사는 8세 아동에게 다음 그림과 같은 동작을 평가했다. 이 도구에 대한 설명으로 틀린 것은?**

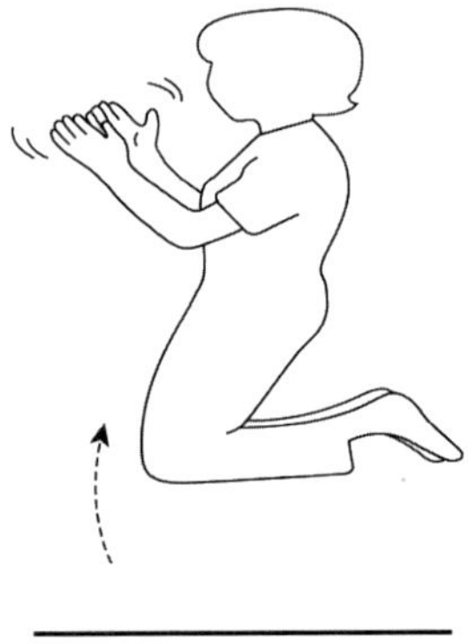

1) 대상은 0세~10세 아동이다
2) 단축형은 8개 영역을 검사한다
3) 완전형은 8개 영역을 검사한다
4) 완성형은 45분~60분이 소요된다
5) 완전형의 하위 항목 개수는 46개이다

## 문제해설

**544** 단순한 종이공예이다. 주로 접기로 구성된 활동이므로 손가락 폄이 촉진된다.

**답** 2)

**545** BO(Bruininks Oseretsky) Test

- 목적
  - 크고 미세한 운동근육 능력을 측정하는 것으로써 일반아동, 심각한 운동 기능장애를 갖고 있는 아동, 성장장애 아동의 운동근육 능력을 평가한다. 운동훈련(motor training) 프로그램의 개발과 평가를 위해 사용된다.
- 대상
  - 만 4세 6개월~14세 6개월 아동까지의 운동근육 능력을 평가하는 검사이다.
- 평가 구성
  - 완성형
    - 완전형일 경우 8개의 검사로써 하위항목 46개로 구성되어있다.
    - 대동작, 소동작 기술의 포괄적인 목록이 제공되며 시간은 45분~60분이 소요된다.
- 단축형
  - 일반적인 운동능력을 간단하게 평가하는 것이다
  - 제한된 시간 안에 많은 아동들을 평가할 수 있다
  - 완전형 중 14개의 간단한 항목만을 검사하며, 시간은 15~20분이 소요된다.

**답** 1)

# 546

**다음 그림은 어떤 아동의 전형적인 외형을 표현한 그림이다. 머리가 작으며 긴 인중이 특징인 이 아동의 질환으로 가장 타당한 것은?**

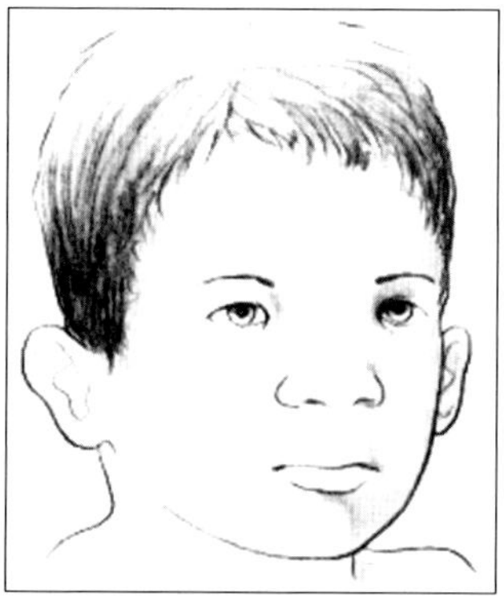

1) 자폐
2) ADHD
3) 뇌성마비
4) 다운증후군
5) 태아알코올증후군

# 547

**점토용 바늘로 음영을 새겨 넣는 과정에서 주로 사용되는 잡기 및 쥐기 패턴은?**

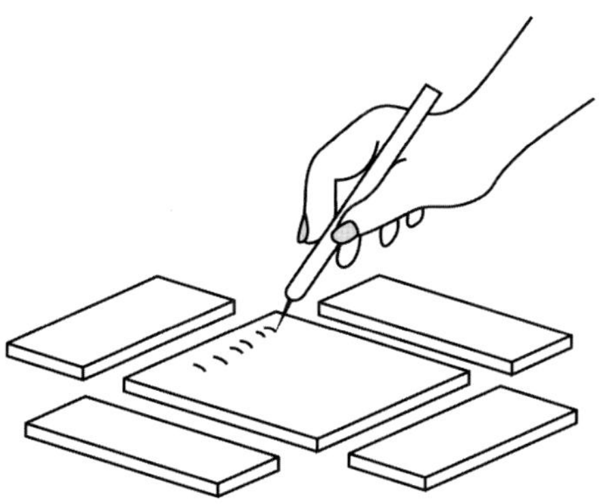

1) 측면 쥐기(lateral pinch)
2) 갈고리 잡기(hook grasp)
3) 손바닥 쥐기(palmar pinch)
4) 원통형 잡기(cylindrical grasp)
5) 손가락 끈 쥐기(tip pinch)

**문제해설**

546 태아 알코올 증후군(FAS)의 머리얼굴 기형 패턴(pattern of craniofacial malformations)

- 소두증(microcephaly)
- 눈구석주름(epicanthal fold)
- 긴 인중(long philtrum)
- 짧은 눈꺼풀틈새(short palpebral fissure)
- 납작한 안면중앙부(lfat midface)
- 윗입술(upper lip)의 얇은 홍순(thin vermilion)

**답** 5)

547 점토용 바늘로 음영을 새겨 넣을 때는 주로 세점 쥐기(three jaw chunk)를 사용하며, 손바닥 쥐기(palmar pinch)는 동의어이다.

**답** 3)

# 548

**다음 중 사진의 도구로 평가하는 내용은?**

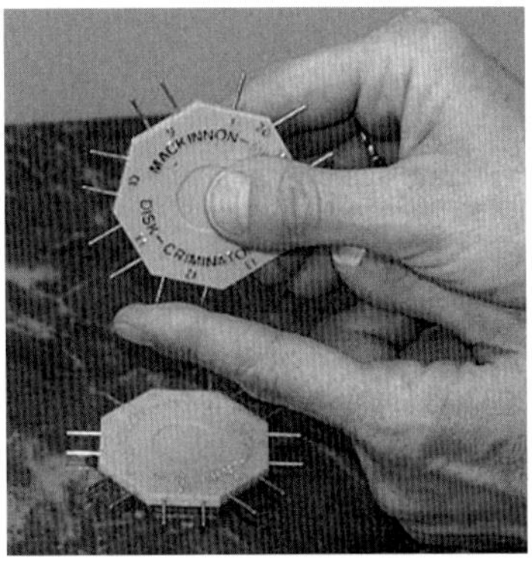


1) pain
2) light touch
3) temperature
4) deep pressure
5) two point discrimination

# 549

**다음 그림의 치료에 대한 설명으로 가장 거리가 먼 것은?**

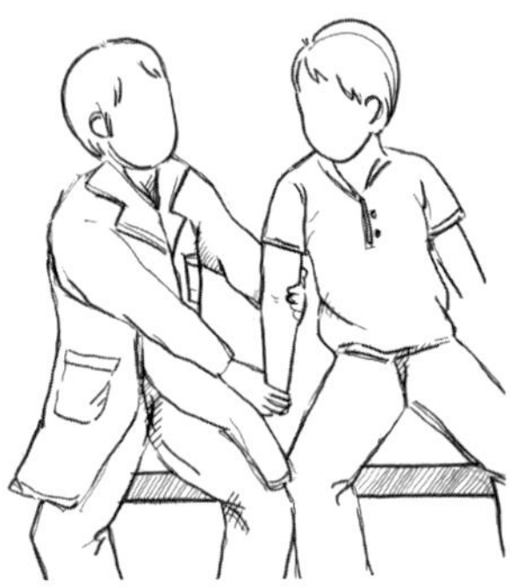

1) NDT 테크닉의 사례이다
2) 높은 근긴장을 억제하는 효과가 있다
3) 낮은 근긴장을 촉진하는 효과가 있다
4) 어깨뼈의 자세는 올림과 하방돌림이다
5) 고유수용성 감각입력을 제공하는 치료이다

**문제해설**

548 2점 구별을 평가하는 'disk criminator'이다.

답 5)

549 NDT 테크닉 중 '손상된 쪽으로 체중지지(weight bearing over affected side)하기'의 사례이다. 근기장을 정상화시키는 효과와 고유수용성 감각입력을 제공하는 효과를 지닌다. 어깨뼈(scapular)의 자세는 전방돌출(forward protraction), 올림(elevation), 상방돌림(upward rotation)이다.

답 4)

# 550

**뇌졸중 환자에게 다음 그림과 같은 구형 쥐기가 나타나는 단계는?**

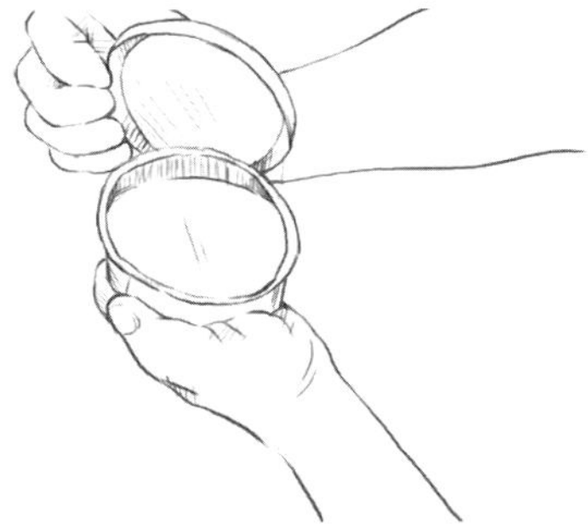

1) Brunnstrom 2단계
2) Brunnstrom 3단계
3) Brunnstrom 4단계
4) Brunnstrom 5단계
5) Brunnstrom 6단계

# 551

**다음 그림의 환자는 ADL 훈련 중이다. 그림에 대한 설명으로 가장 거리가 먼 설명은?**

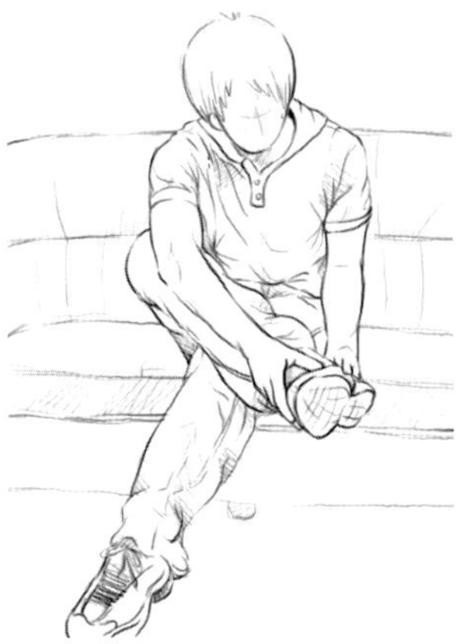

1) 흉수 손상 환자의 ADL이다
2) 요통 환자의 신발 신기 방법이다
3) 오른쪽 다리는 PNF $D_1$ 굽힘이다
4) 오른쪽 편마비 환자의 AFO 착용 방법이다
5) 오른쪽 다리에 THR을 시행한 환자가 피해야 하는 자세이다

**문제해설**

**550** 5단계

손바닥 쥐기(palmar prehension), 구형 쥐기(spherical grasp), 원통형 쥐기(cylindrical grasp), 그리고 놓기(release)가 가능함

**답** 4)

**551** 요통 환자의 경우 허리 굽힘과 돌림을 피해야 한다.

**답** 2)

# 552

**다음 그림은 손과 팔에 기능이 전혀 없는 뇌졸중 환자의 앉기 자세이다. 바르지 못한 자세를 취하고 있는 환자는 누구인가?**

1)
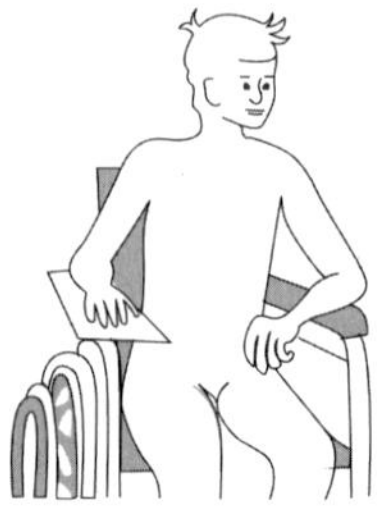

2)
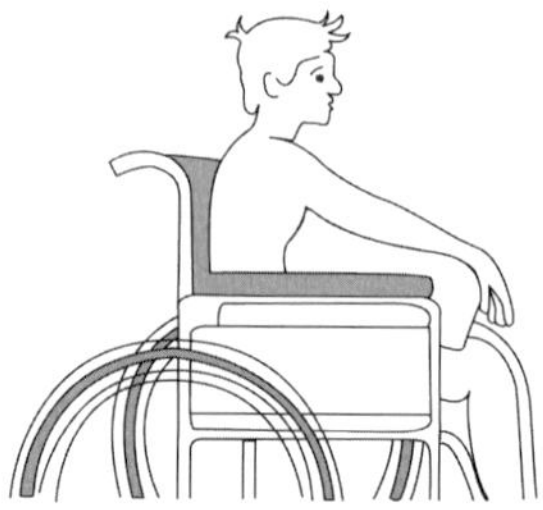

3)
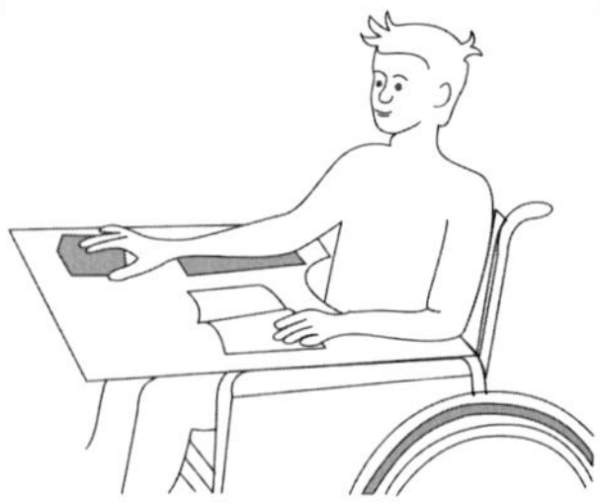

4)
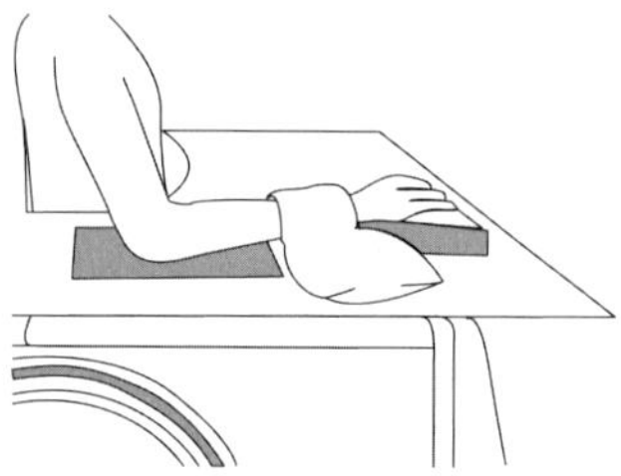

5)
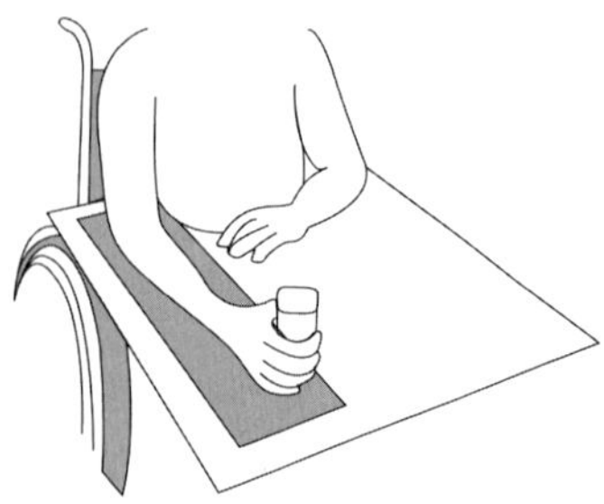

**문제해설**

552 NDT 1단계 환자는 랩보드를 이용해 정상적인 자세를 취해야 한다. 베개를 이용한 자세는 바르지 못한 앉기 자세를 만들게 된다.

**답** 2)

# 553

**K씨는 작업치료실에서 사다리를 이용해 페인트 칠 작업을 하고 있다. 이 활동에 대한 내용으로 옳은 것은?**

1) 상지의 근력강화가 목적이다
2) 아동에게는 창조적 활동이 된다
3) 가상현실의 직업복귀 훈련이 된다
4) 양손 협응을 증가시키기 위한 활동이다
5) 체력이 저하된 노인에게 적합한 활동이다

553 실제 작업 환경에서 훈련을 실시하기 전 가상현실의 환경에서 훈련하므로 직업 수행 적응도를 높여준다.

**답** 3)

# 554

다음 사진은 제자리멀리뛰기를 하려는 아동과 평가자의 모습이다. 이 평가도구는 8개 영역 46개 항목으로 구성되었다. 이 도구의 평가 항목으로 거리가 먼 것은?

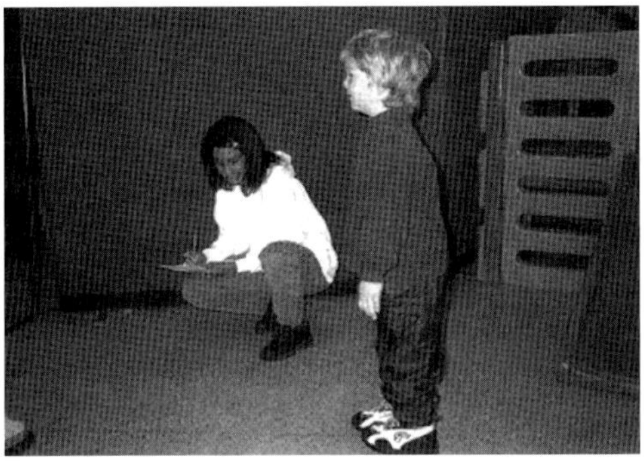

1) 팔굽혀펴기
2) 윗몸일으키기
3) 축구공 발로차기
4) 무릎 대고 팔굽혀펴기
5) 점프해서 뒤꿈치 만지기

# 555

다음 사진은 공을 쳐서 넘기기 위한 동작이다. 이어질 동작은 어떤 PNF 패턴인가?

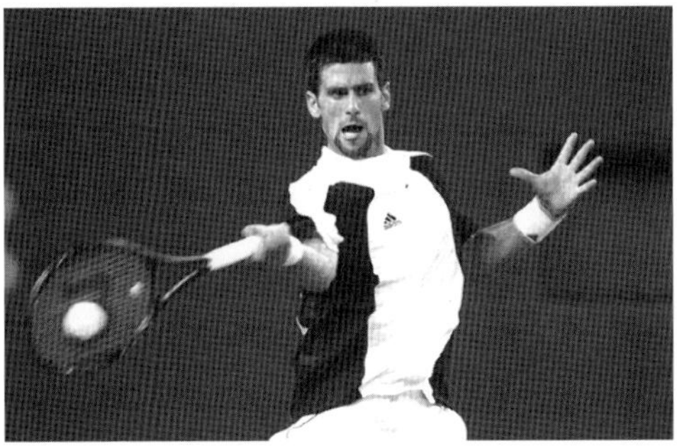

1) upper extremity $D_1$ flexion
2) upper extremity $D_2$ flexion
3) diagonal reciprocal pattern
4) upper extremity $D_1$ extension
5) upper extremity $D_2$ extension

## 문제해설

**554** BO 테스트의 항목들이며, 축구공 발로차기 항목은 없다.

**답** 3)

**555** 상지 $D_1$ 굽힘 (upper extremity $D_1$ flexion)

| | |
|---|---|
| 자세 | • 어깨뼈(scapular) : 올림(elevation)+벌림(AB)+돌림(R)<br>• 어깨관절(shoulder) : 굽힘(F)+모음(AD)+바깥돌림(ER)<br>• 팔꿉관절(elbow) : 굽힘(F) 또는 폄(E)<br>• 아래팔(forearm) : 뒤침(S)<br>• 손목(wrist) : 노뼈쪽 굽힘(RF)<br>• 손가락(finger) : 굽힘(F)+모음(AD)<br>• 엄지(thumb) : 모음(AD) |
| 기능적 활동의 예 | • 식사 때 손을 입으로 가져오기<br>• 테니스의 포핸드(forehand) 자세<br>• 오른손으로 왼쪽 머리 빗기 |

**답** 1)

# 556

'ACA infarction'을 진단 받은 남성이 테이블 위에 있는 컵을 잡으려고 노력할 때마다 다음과 같은 증상이 나타난다. 무엇인가?

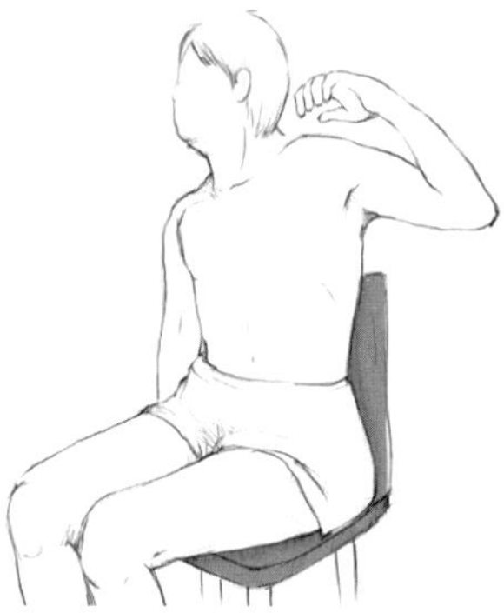

1) 전신발작이다
2) 굽힘 시너지이다
3) CRPS의 전형적 유형이다
4) 어깨 관절의 부분탈구이다
5) Brunnstrom 1단계의 이완이다

# 557

다음의 사진은 적목을 이용해 구성하기를 평가하는 과정이다. 가장 관계 깊은 평가도구는?

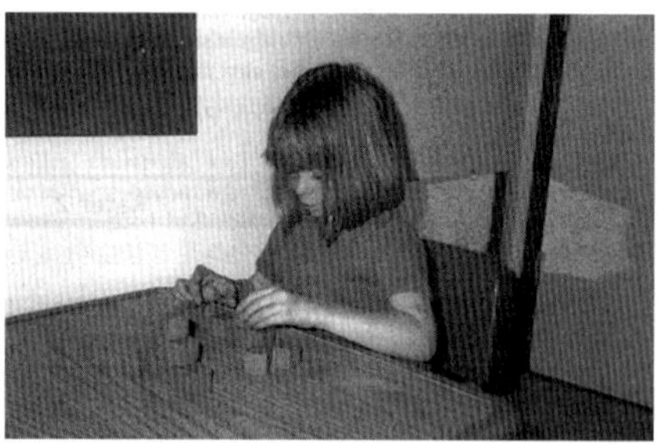

1) COPM
2) MMSE
3) BO test
4) DDST Ⅱ
5) PDMS 2

## 문제해설

**556** 상지의 굽힘 시너지(flexion synergy)

- 어깨뼈 : 모음(adduction)+올림(elevation)
- 어깨관절(shoulder) : 벌림(abduction)+바깥돌림(external rotation)
- 팔꿉관절(elbow) : 굽힘(flexion)
- 위팔(forearm) : 뒤침(supination)
- 손목(wrist) : 굽힘(flexion)
- 손가락(finer) : 굽힘(flexion)

**답** 2)

**557** PDMS 2

- 저자
  - M. Rhonda Folio, Rebecca R. Fewell
- 목적
  - 아동의 대운동, 소운동 기술의 치료나 훈련을 위한 평가 검사
- 대상
  - 0~5세
- 내용
  - reflexes, stationary, locomotion, object manipulation, grasping & visual motor integration의 6개의 하부 검사로 구성

**답** 5)

# 558

**다음 사진은 어떤 근육의 MMT 검사이다. 무엇인가?**

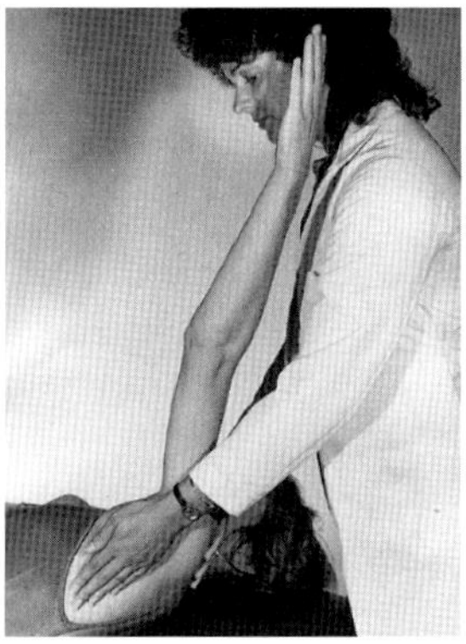

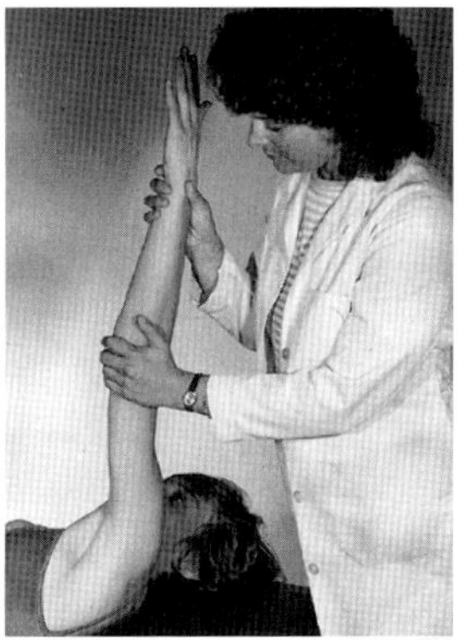

1) 어깨세모근(deltoid)
2) 마름근(rhomboids)
3) 등세모근(trapezius)
4) 넓은등근(latissmus dorsi)
5) 앞톱니근(serratus anterior)

# 559

**다음 그림과 같은 에어 스플린트를 뇌졸중 환자의 팔에 적용할 경우 기대되는 효과로 가장 타당한 것은?**

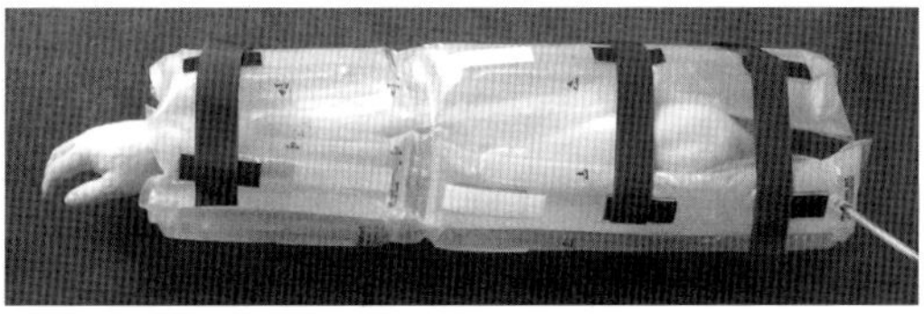

1) 부종 감소와 근긴장 억제
2) 통증 감소와 근긴장 촉진
3) 운동 능력 향상과 부종 감소
4) 운동 능력 향상과 통증 검소
5) ADL 기능 향상과 운동 회복 촉진

**문제해설**

558 앞톱니근(serratus anterior)은 어깨뼈 벌림과 상향돌림을 담당한다. 검사 시 저항을 줄 때는, 위팔뼈의 먼쪽에 어깨뼈 모음 방향으로 클라이언트의 팔을 아래로 직접 누른다.

**답** 5)

559 Air splint

Rood 테크닉의 'neural warm'이 되며, 압박을 통한 부종감소의 효과를 제공한다.

**답** 1)

# 560

**그림에 제시된 빗장코바늘(latch hook) 활동에서 도구를 잡은 오른손의 움직임은 어떤 운동 분류에 해당하는가?**

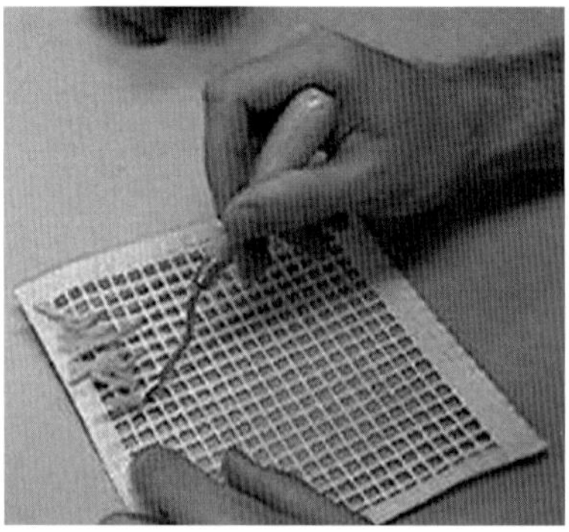

1) 수동 운동(passive exercise)
2) 등척성 수축(isometric contraction)
3) 능동적 보조운동(active-assisted exercise)
4) 등장성 능동운동(isotonic active exercise)
5) 등장성 저항운동(isotonic resistive exercise)

# 561

**다음 그림의 환자가 실시하고 있는 밀대(rod) 굴리기 활동에 대한 설명으로 가장 타당한 것은?**

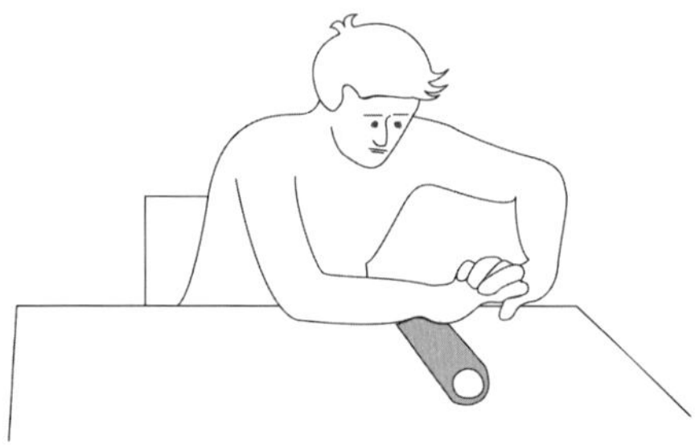

1) 양손에 관절염이 있는 환자이다
2) Rood 테크닉으로 촉진이 목적이다
3) SCI $C_7$ 환자에게 적용하는 활동이다
4) 편측의 손과 팔에 기능이 없는 환자이다
5) 공격성이 강한 정신과 환자에게 적절한 활동이다

**문제해설**

**560** 빗장코바늘 활동은 손목 폄근에 능동적-등장성 저항운동을 제공한다.

**답** 4)

**561** 밀대(rod) 굴리기 활동은 NDT 1단계 환자에게 적용하는 치료사례이다.

**답** 4)

# 562

**다음과 같은 치료도구를 이용해 호(arc) 운동을 실시했다면 가장 적절한 뇌졸중 단계는?**

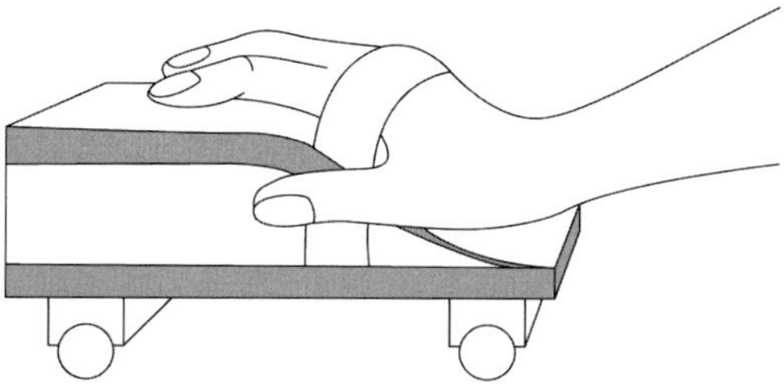

1) NDT 1단계
2) NDT 2a단계
3) NDT 2b단계
4) Bronstromn 1단계
5) Bronstromn 2단계

# 563

**다음 그림은 폄근을 자극하는 그림이다. 가장 관계 깊은 이론가는 누구인가?**

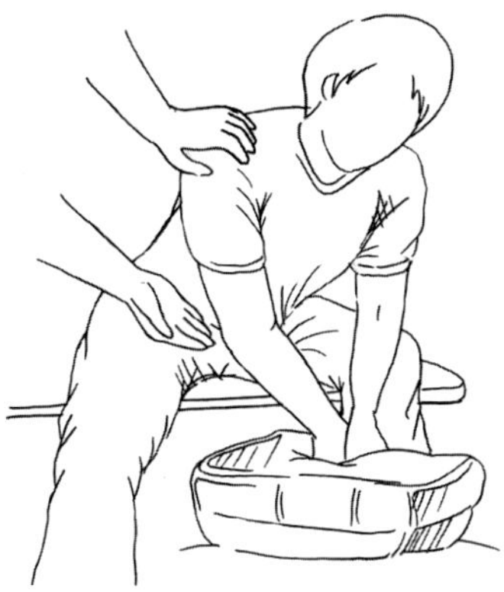

1) Rood
2) Ayers
3) Bobath
4) Maslow
5) Trombly

**문제해설**

**562** 손의 기능은 없지만 팔의 기능이 있는 NDT 2a단계의 활동이며, Bronstromn의 경우 시너지로부터 벗어나는 움직임을 강조하는 3~4단계의 치료이다.

**답** 2)

**563** Rood의 빠른 신장(quick stretch)

- 가벼운 근육 신장이며 낮은 역치의 자극임
  - 길항근(antagonist)을 억제함
  - 신장되는 근육의 'phasic stretch reflex'을 활성화시킴
- 적용
  - 사지(limb)의 빠른 운동 또는 근육의 힘줄 위를 태핑(tapping)하는 형태로 적용함
  - 치료사의 손가락 끝을 이용함
    - 환자가 자신의 특정 근육을 수축시키는 동안 그 근육이나 힘줄 위에 피부 태핑을 적용함
- 효과
  - 보다 강한 반응을 발생시킴
    - 간헐적인 기계적 신장(mechanical stretch)을 만들어 냄

**답** 1)

# 564

**다음 세 그림은 어떤 질환의 급성기 환자의 치료적 중재의 사례이다. 그림의 치료를 적용하기에 가장 타당한 질환은?**

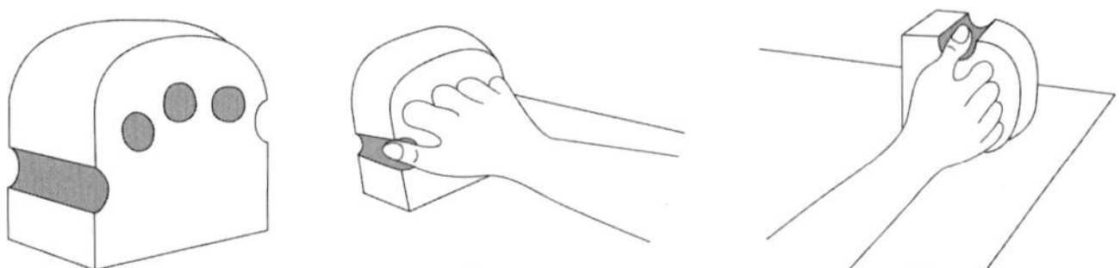

A B C

1) RA
2) OA
3) CVA
4) ALS
5) SCI $C_5$

# 565

**아래와 같이 냉각조끼를 입고 작업해야 하는 환자에 대한 주의사항으로 가장 타당한 것은?**

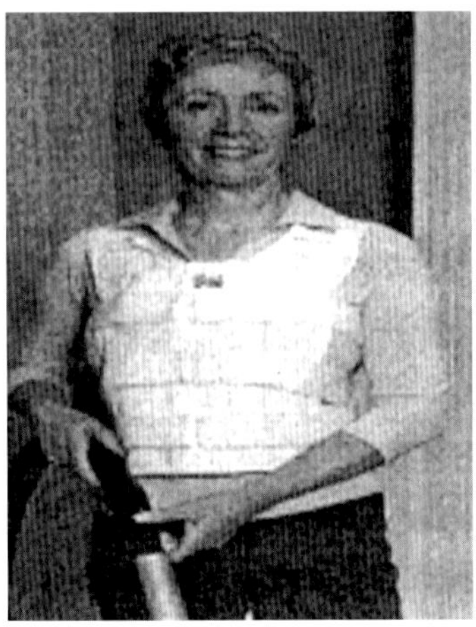

1) 밝은 장소에서 수행해야 한다
2) 활동들의 목록을 미리 작성한다
3) 손잡이가 굵은 도구를 사용해야 한다
4) 평평한 면을 닦을 때는 손가락을 편다
5) 왼손으로 병뚜껑을 열고 오른손으로 병뚜껑을 닫아야 한다

## 문제해설

**564** 편마비 환자의 손가락 벌림을 유도하는 그림이다. NDT 1단계 환자이다.

**답** 3)

**565** 다발성 경화증 환자에 대한 설명으로 피로를 주의해야 하며, 에너지 보존기법을 적용해야 한다. 활동들의 목록을 미리 작성하여 불필요한 노력을 줄이는 데 도움이 된다.

**답** 2)

# 566

## 다음 그림의 보조도구가 필요한 대상자로 거리가 먼 것은?

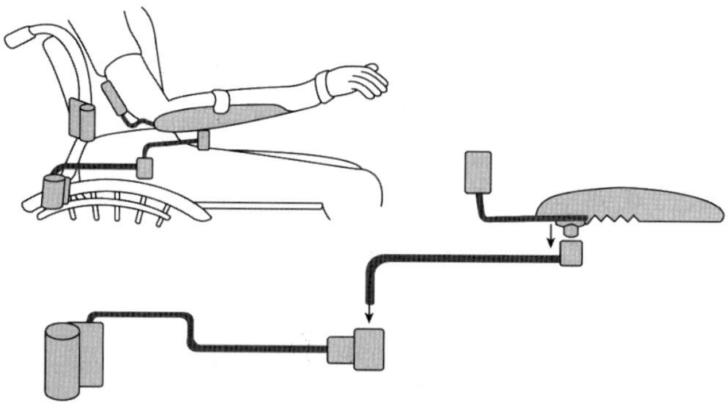

1) CVA
2) SCI $C_{4\sim5}$
3) Poliomyelitis
4) Myasthenia gravis
5) Guillain-Barre syndrome

# 567

## 다음 그림의 보조기에 대한 설명으로 옳은 것은?

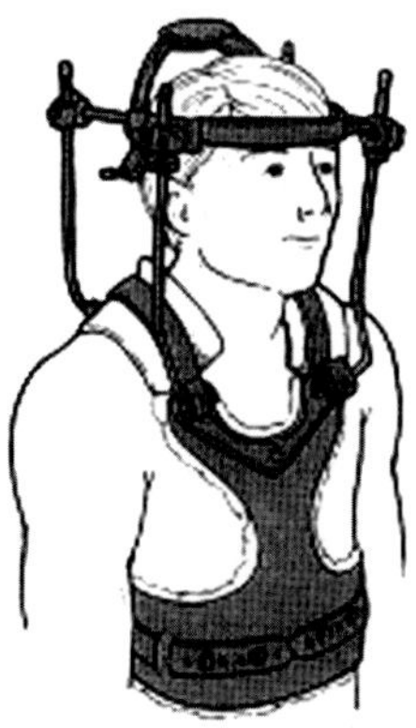

1) 흉수손상 환자이다
2) 척추 교정용 보조기이다
3) 목의 회전 운동은 가능하다
4) 재활기에 착용하는 보조도구이다
5) 미네르바(Minerva) 보조기와 같은 용도이다

### 문제해설

**566** BFO(or MAS)는 상지의 근력 약화를 보상하는 도구이다. RA 환자의 경우 상지의 근력 약화는 거의 발생하지 않는다.

**답** 1)

**567**
- halo vast이다. 경수손상 환자에게 적용한다. 경추의 완전 고정이 목적이다. 목의 회전 운동이 불가능하다.
- 급성기에 착용하는 보조도구이다. 미네르바(Minerva) 보조기와 같은 용도이다.

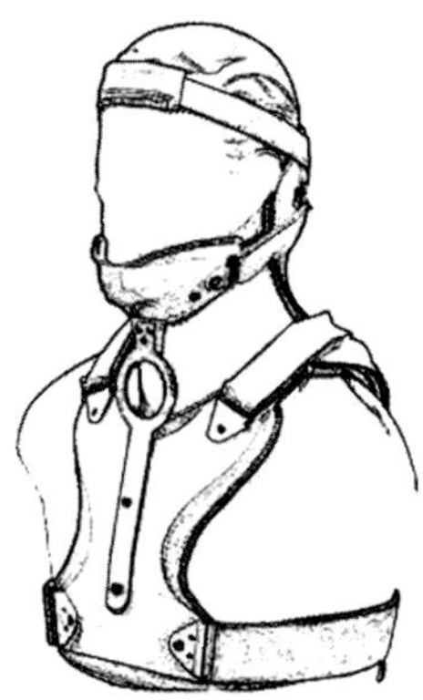

미네르바 보조기

**답** 5)

# 568

**다음 그림은 하지 보조기의 발목 관절들이다. 클렌작 발목관절 (klenzak joint)에 해당하는 것은?**

1)

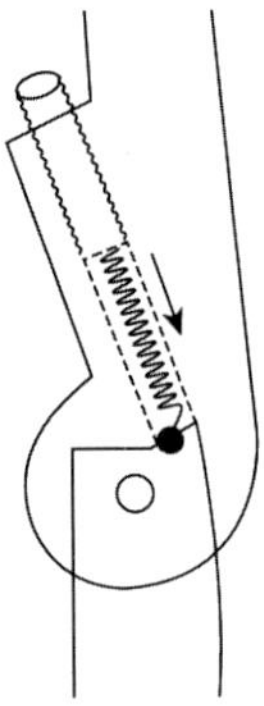

2)

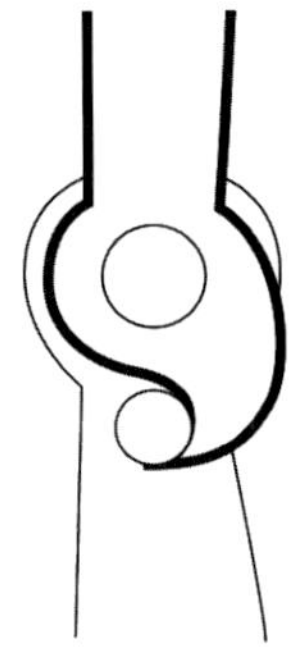

3)

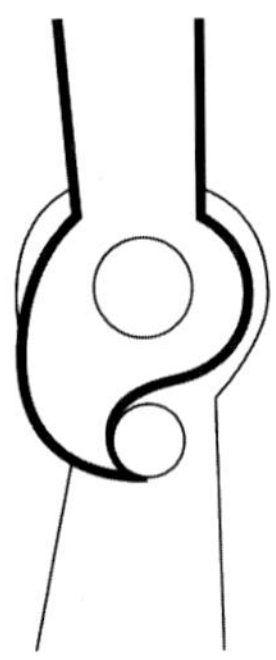

4)

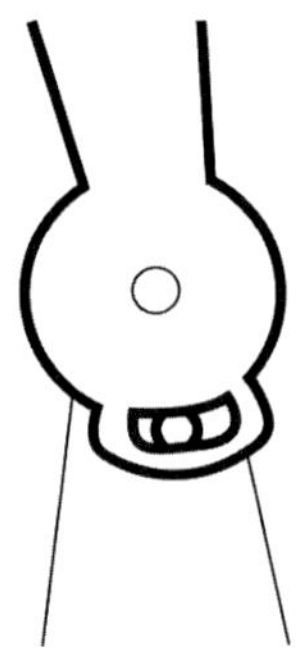

5)

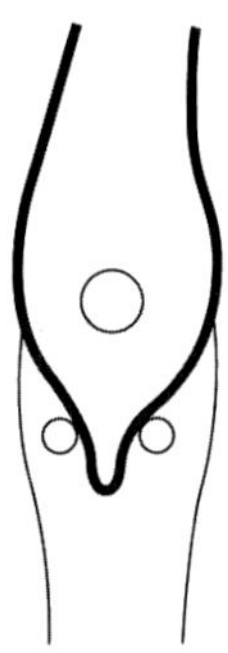

**문제해설**

568 클렌작 발목관절(klenzak joint)

- 운동보조 발목관절 중 가장 흔히 사용됨
- 기성품으로 제작되어있어 사용이 편리하여 많이 사용되고 있는 발목관절임
- 내부에 스프링이 포함되어 있어 이를 이용하여 등 쪽 굽힘을 도와줌
- 스프링의 강도에 따라 발목관절 등 쪽 굽힘의 각도와 정도를 조절함

**답** 1)

# 569

**다음 그림은 특정 목적을 지닌 치료적 중재이다. 두 그림의 공통점으로 가장 타당한 것은?**

가.

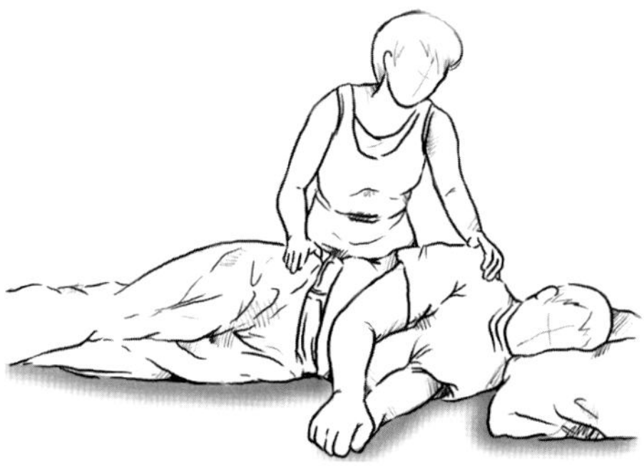

나.

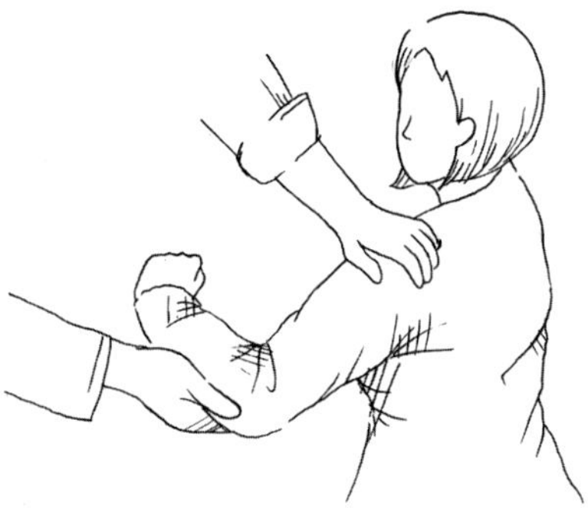

1) NDT 치료의 사례
2) 근 긴장 이완 테크닉의 사례
3) PNF 패턴 중 $D_1$ 굽힘의 사례
4) 뇌졸중 환자의 ADL 훈련 사례
5) 척수손상 환자의 재활훈련 사례

## 문제해설

**569** Rood의 근긴장 억제 테크닉이다. 가는 'slow rolling'이며, 나는 'joint approximation'이다

| | |
|---|---|
| 촉진 테크닉 : 피부 | • 가벼운 접촉(light touch)<br>• 빠른 솔질(fast brushing)<br>• 얼음(icing)<br>– A 아이싱<br>– C 아이싱 |
| 촉진 테크닉 : 고유 수용성 | • 관절중압박(heavy joint compression)<br>• 저항(resistance)<br>• 전정감각자극(vestibular stimulation)<br>• 신장 압박(stretch pressure)<br>• 빠른신장(quick stretch)<br>• 내재근 신장(intrinsic stretch)<br>• 태핑(tapping)<br>• 진동(therapeutic vibration)<br>• 골압박(osteopressure) |
| 억제 테크닉 | • neural warmth<br>• prolonged cooling<br>• joint approximation<br>• slow stroking<br>• rocking<br>• gentle shaking<br>• tendon pressure<br>• 지속적 신장(prolonged stretch)<br>• 지속적 압박(maintained pressure)<br>• 느린 구르기(slow rolling)<br>• 전정자극(vestibular stimuli) |

**답** 2)

# 570

**다음 중 PNF 상지 $D_2$ 굽힘(upper extremity $D_2$ flexion)의 사례에 해당하는 그림은?**

1)

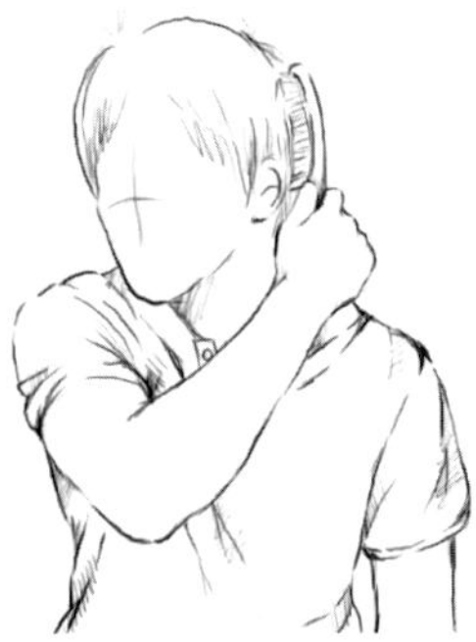

2)

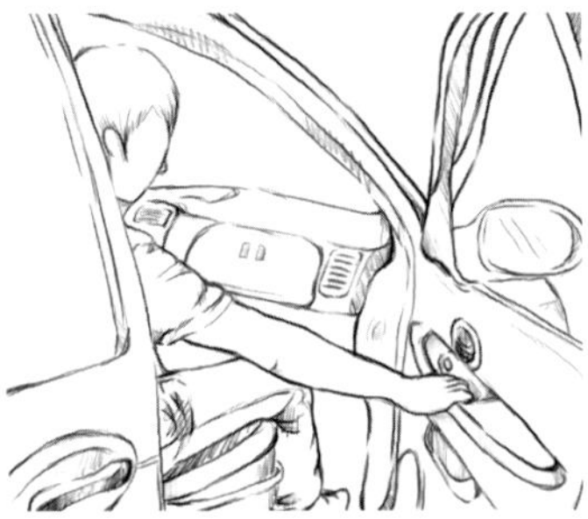

3)

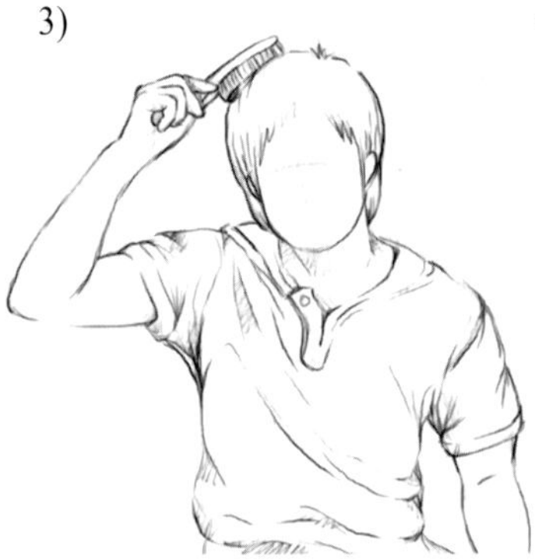

4)

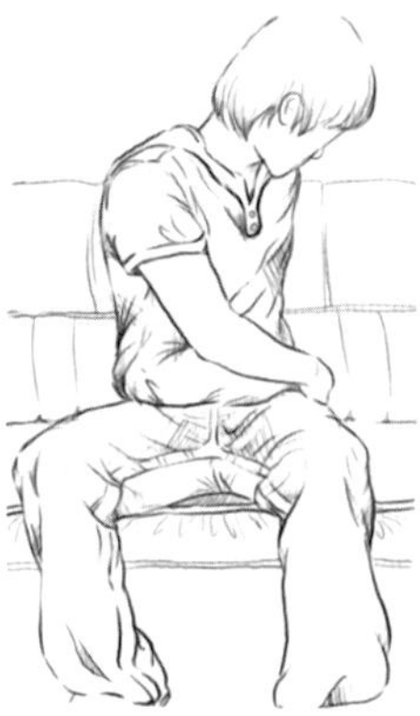

5)

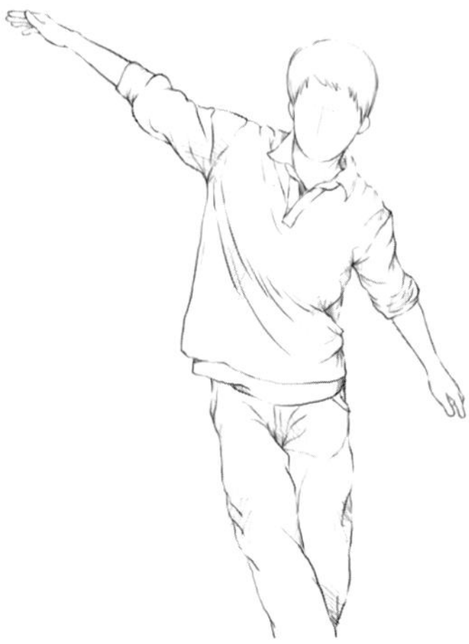

## 문제해설

**570** 상지 $D_2$ 굽힘 (upper extremity $D_2$ flexion)

| | |
|---|---|
| 자세 | • 어깨뼈(scapular) : 올림(elevation) + 모음(AD) + 돌림(R)<br>• 어깨관절(shoulder) : 굽힘(F) + 벌림(AB) + 바깥돌림(ER)<br>• 팔꿉관절(elbow) : 굽힘(F) 또는 폄(E)<br>• 아래팔(forearm) : 뒤침(S)<br>• 손목(wrist) : 노뼈쪽 폄(E)<br>• 손가락(finger) : 폄(E) + 벌림(AB)<br>• 엄지(thumb) : 폄(E) |
| 기능적 활동의 예 | • 오른손으로 오른쪽 머리 빗기<br>• 테니스 서브 시 라켓 들어올리기<br>• 수영의 배영 동작(back stroke) |

**답** 3)

# 571

**다음의 부목을 착용해야 하는 대상자로 가장 타당한 경우는?**

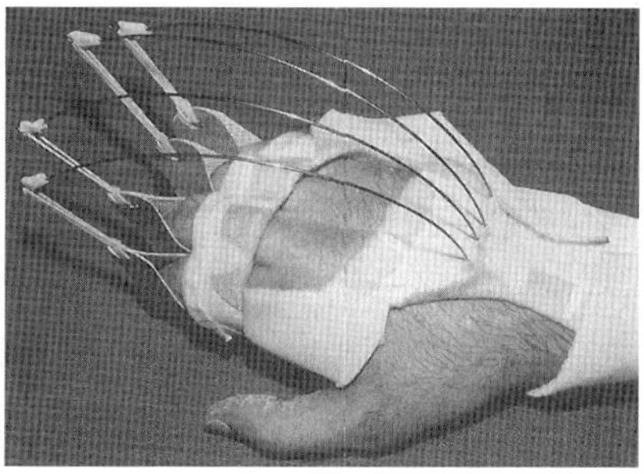

1) 화상으로 인해 구축이 있는 경우
2) RA로 인해 손의 변형이 있는 경우
3) BPI로 인해 손의 기능이 사라진 경우
4) 손가락 골절이 있어 휴식이 필요한 경우
5) 뇌졸중으로 인해 기능손상을 보상하는 경우

# 572

**다음 사진의 보조도구가 필요한 대상자에 대한 설명으로 옳은 것은?**

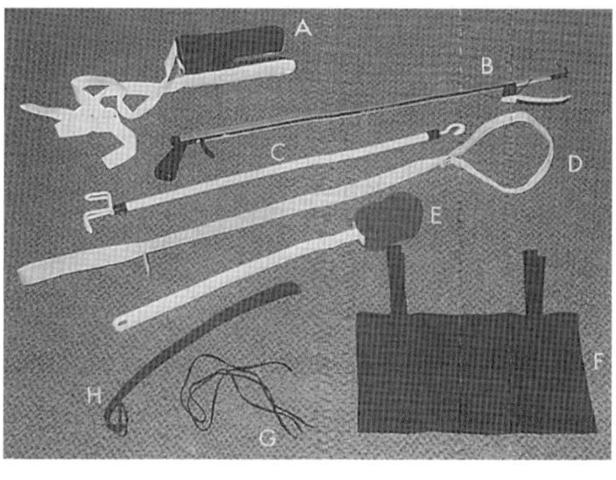


1) 용기의 뚜껑을 열 때는 오른손을 사용한다
2) 수술 후 측면으로 누울 때 수술한 쪽으로 눕는다
3) 침상에서 휴식을 할 때 무릎관절의 굽힘을 피한다
4) 급성기 변기 사용 시 벽을 마주보고 반대로 앉는다
5) 침대에 오르고 내릴 때 낙상을 피하기 위해 두 다리를 동시에 움직인다

**문제해설**

**571** Radial nerve 손상으로 인한 wrist drop 예방을 위한 부목이다.

**답** 3)

**572** THR 환자의 보조도구이며, 수술 후 잘 견디기 위해 수술한 쪽으로 눕는다.

**답** 2)

# 573

다음 사진과 같은 보조도구를 이용해 ADL 활동을 하는 질환으로 가장 타당한 것은?

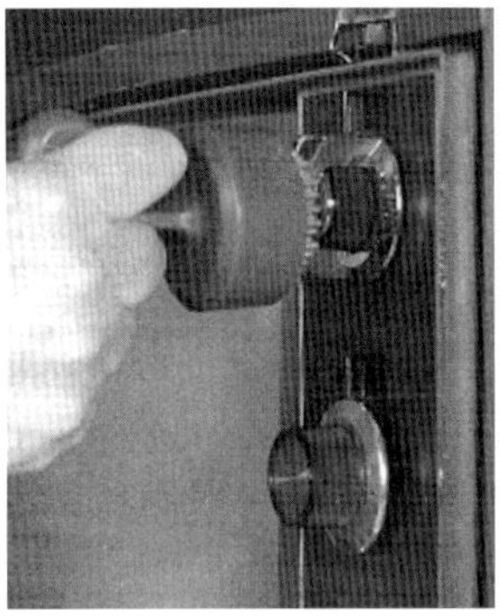

1) RA
2) SCI
3) TBI
4) CVA
5) Erb's palsy

# 574

사진의 여성은 SCI 환자이다. 이 여성은 어떤 보조기를 착용하고 눈썹을 그리고 있다. 이 여성의 기능으로 타당한 대상자는?

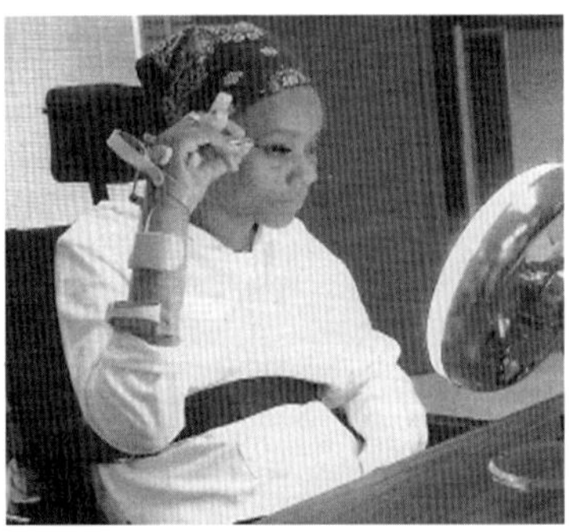

1) SCI $C_7$ 환자로 손목의 폄 근력이 F인 경우
2) SCI $C_5$ 환자로 손목의 폄 근력이 F인 경우
3) SCI $C_6$ 환자로 손목의 폄 근력이 F인 경우
4) SCI $C_5$ 환자로 손목의 폄 근력이 G인 경우
5) SCI $C_6$ 환자로 손목의 폄 근력이 G인 경우

## 문제해설

**573** '다목적 knob turner'이다. 손잡이를 돌릴 때 손가락의 틀어짐을 예방할 수 있다.
**답** 1)

**574** tenodesis splint이다. 대상자는 $C_6$ 이상이며, 손목의 폄 근력이 $F^+$ 이상이다.
**답** 5)

# 575

**다음 사진은 이동 중인 척수손상 환자의 사진이다. 사진의 남성이 극복해야 하는 건축물의 기준으로 바르지 못한 것은?**

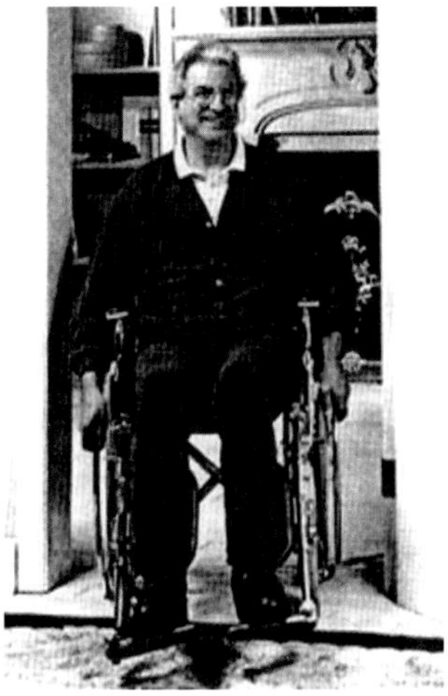

1) 복도의 유효폭은 1.2m이다
2) 경사로는 1 : 12 이상이어야 한다
3) 문의 유효폭은 0.8m 이상이어야 한다
4) 출입구의 문턱은 3cm 이하이어야 한다
5) 주차장의 최소 기준은 3.3m×5m이다

# 576

**다음은 CPR의 순서를 그림으로 표현한 것이다. 올바른 순서는 무엇인가?**

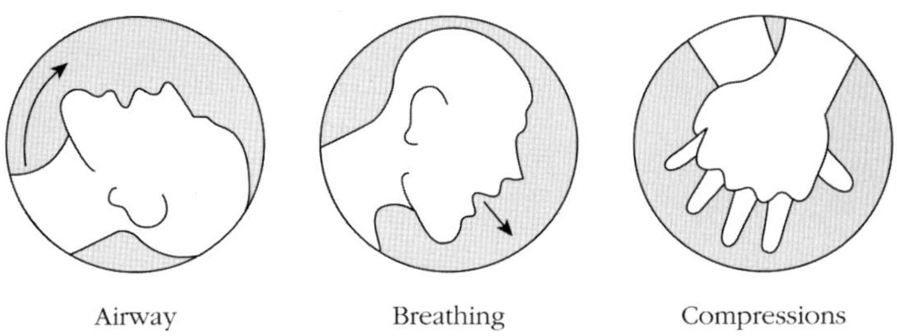


1) A — B — C
2) A — C — B
3) B — A — C
4) B — C — A
5) C — A — B

**문제해설**

575 출입구의 문턱은 3cm 이하이어야 한다.

**답** 3)

576 • 압박(Compressions)
- 피해자 가슴의 중앙을 빠르게 열심히 눌러야 함
• 기도(Airway)
- 피해자의 머리를 뒤로 기울이고 턱을 위로 들어 기도를 열어야 함
• 호흡(Breathing)
- 입과 입을 맞대고 날숨을 불어넣어야 함

**답** 5)

# 577

**다음 그림의 휠체어를 사용해야 하는 대장자로 가장 타당한 대상자는?**

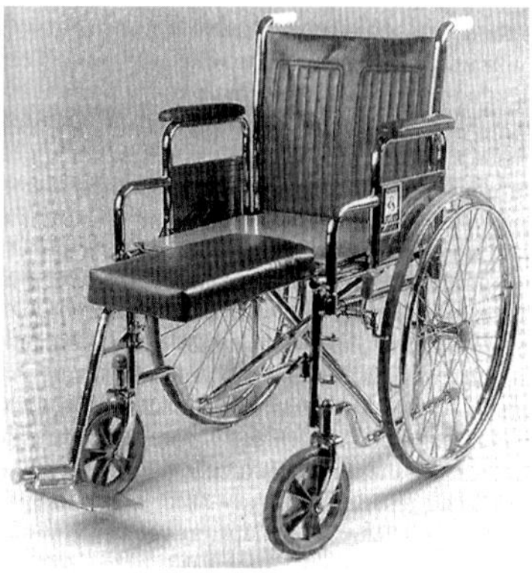

1) 절단 환자
2) 편마비 환자
3) Erb's palsy
4) 하지 골절 환자
5) Multiple sclerosis

# 578

**다음 사진과 같은 보조도구를 사용해야하는 척수손상 환자의 기능으로 가장 거리가 먼 것은?**

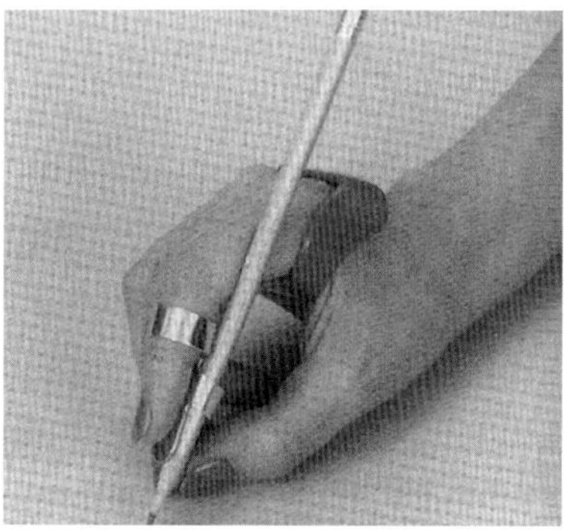

1) 보조도구 없이 상지 옷입기가 가능하다
2) 책 읽기를 위해 BFO를 적용할 수 있다
3) 보조도구를 사용할 경우 식사는 독립적이다
4) 실내에서 매뉴얼 휠체어의 사용이 가능하다
5) 집기를 위해 RIC 스플린트를 적용할 수 있다

**문제해설**

**577** 하지 절단 환자의 자세 유지를 위한 휠체어이다.

**답** 1)

**578** Wanchik writing aid이다. 주로 $C_{6\sim7}$ 환자들이 사용하는 보조도구이다. BFO의 대상자는 $C_{4\sim5}$이다.

**답** 2)

# 579

**다음 그림과 같이 한 발로 서기가 가능한 시기는 언제인가?**

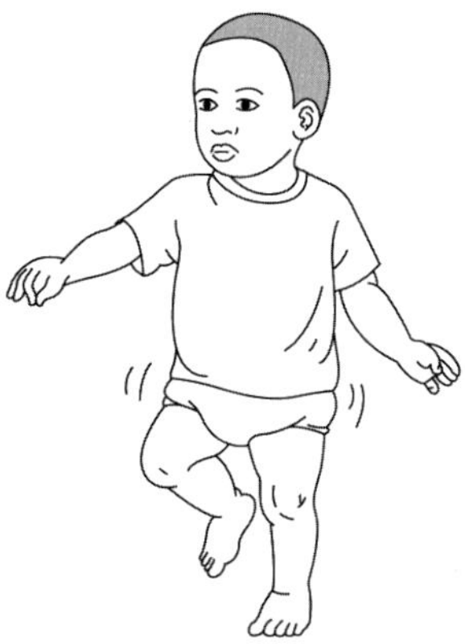

1) 15개월~2년
2) 18~30개월
3) 2년 6개월~3년 6개월
4) 3~4세
5) 4~5세

# 580

**다음 두 그림은 뇌졸중 환자의 재활치료의 사례이다. 그림에 대한 설명으로 가장 타당한 것은?**

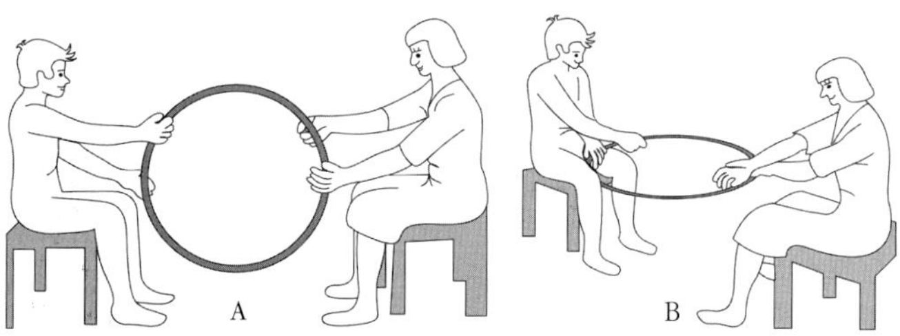

1) 호(arc) 운동의 사례이다
2) NDT 3단계 환자에게 적절하다
3) 노 젓기(rowing) 활동의 일종이다
4) Bronstomn 3단계 환자에게 적절하다
5) 상호교환적 움직임을 강조한 활동이다

**문제해설**

**579** 한 다리로 체중을 지지하는 것은 초기에는 1초 정도 짧게 가능하다가 좀 더 나이가 들면 팔은 몸의 옆에 유지하고 골반은 대칭적으로 유지할 수 있게 된다. 보통 한발로 서기는 2년 6개월에서 3년 6개월에 가능하다.

**답** 3)

**580** NDT 4단계 활동으로 상호교환적 움직임을 강조한 활동이다.

**답** 5)

# 581

**다음 그림의 환자가 의수를 사용하기 위한 최소 기준으로 옳은 것은?**

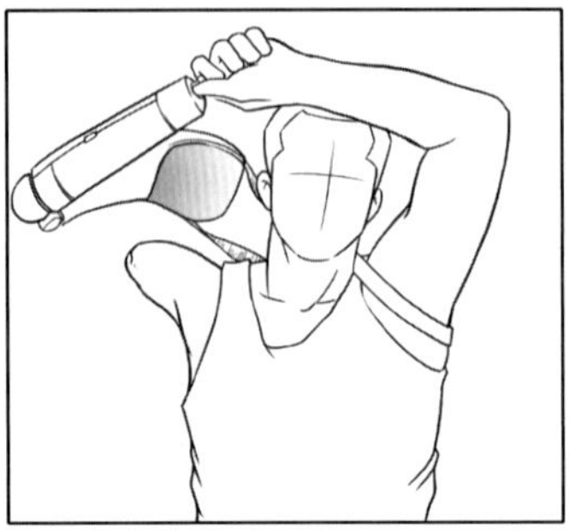

1) 어깨관절 폄 30°
2) 어깨관절 굽힘 45°
3) 어깨관절 벌림 45°
4) 어깨관절의 돌림 90°
5) 어깨관절 수평 벌림 90°

# 582

**다음 두 그림에 어떤 PNF 패턴의 사례인가?**

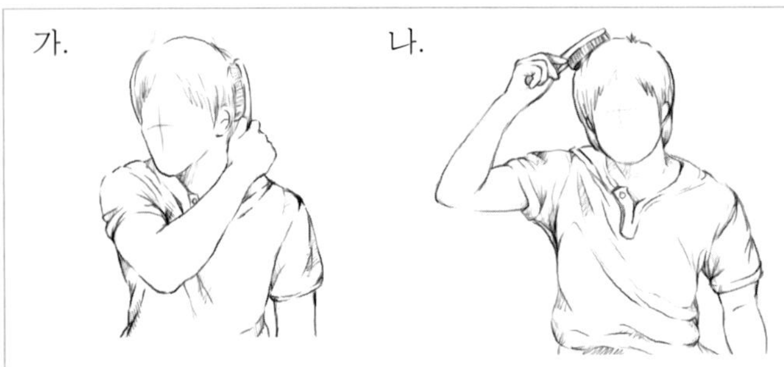


1) '가'는 $D_1$ 굽힘이고, '나'는 $D_1$ 폄이다
2) '가'는 $D_2$ 굽힘이고, '나'는 $D_2$ 폄이다
3) '가'는 $D_1$ 굽힘이고, '나'는 $D_2$ 폄이다
4) '가'는 $D_1$ 굽힘이고, '나'는 $D_2$ 굽힘이다
5) '가'는 $D_2$ 굽힘이고, '나'는 $D_1$ 굽힘이다

## 문제해설

**581** AE 의수 착용 시 필요한 최소 ROM

- 어깨관절의 굽힘 90°
- 어깨관절의 폄 30°
- 어깨관절의 벌림 90°
- 어깨관절의 돌림 45°

**답** 1)

**582** 상지 $D_1$ 굽힘(upper extremity $D_1$ flexion)

| | |
|---|---|
| 자세 | • 어깨뼈(scapular) : 올림(elevation)+벌림(AB)+돌림(R)<br>• 어깨관절(shoulder) : 굽힘(F)+모음(AD)+바깥돌림(ER)<br>• 팔꿉관절(elbow) : 굽힘(F) 또는 폄(E)<br>• 아래팔(forearm) : 뒤침(S)<br>• 손목(wrist) : 노뼈쪽 굽힘(RF)<br>• 손가락(finger) : 굽힘(F)+모음(AD)<br>• 엄지(thumb) : 모음(AD) |
| 기능적 활동의 예 | • 식사 때 손을 입으로 가져오기<br>• 테니스의 포핸드(forehand) 자세<br>• 오른손으로 왼쪽 머리 빗기 |

상지 $D_2$ 굽힘(upper extremity $D_2$ flexion)

| | |
|---|---|
| 자세 | • 어깨뼈(scapular) : 올림(elevation)+모음(AD)+돌림(R)<br>• 어깨관절(shoulder) : 굽힘(F)+벌림(AB)+바깥돌림(ER)<br>• 팔꿉관절(elbow) : 굽힘(F) 또는 폄(E)<br>• 아래팔(forearm) : 뒤침(S)<br>• 손목(wrist) : 노뼈쪽 폄(E)<br>• 손가락(finger) : 폄(E)+벌림(AB)<br>• 엄지(thumb) : 폄(E) |
| 기능적 활동의 예 | • 오른손으로 오른쪽 머리 빗기<br>• 테니스 서브 시 라켓 들어올리기<br>• 수영의 배영 동작(back stroke) |

**답** 4)

# 583

**다음 세 그림은 한 동작을 표현한 것이다. AE(transhumeral) 절단환자가 다음과 같은 동작을 만들었다면 의수에서는 어떤 반응이 나타나는가?**

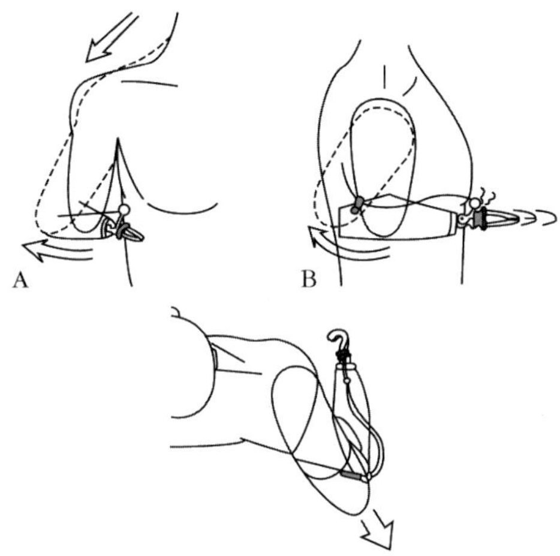


1) 팔꿉관절 폄
2) 팔꿉관절 굽힘
3) 말단장치 열림
4) 말단장치 닫힘
5) 팔꿉관절 잠김 및 풀림

# 584

**다음 두 그림과 같은 자세가 요구되는 대상으로 가장 타당한 경우는?**

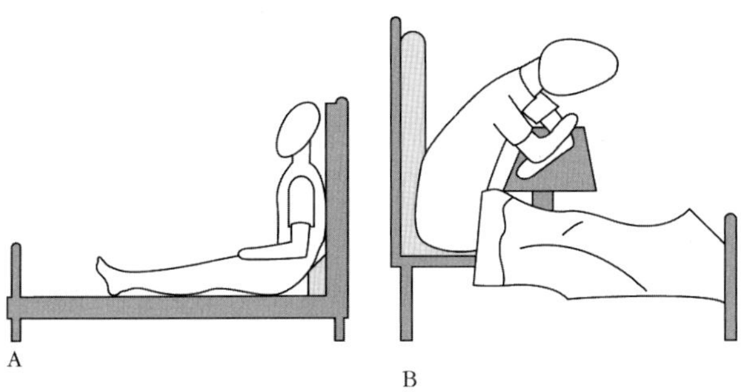


1) 요통이 있는 경우
2) 욕창이 있는 경우
3) 호흡곤란이 있는 경우
4) 어지럼증이 있는 경우
5) 상지에 부종이 있는 경우

**문제해설**

**583 팔꿉관절 잠김 및 풀림 동작**

| | |
|---|---|
| 팔꿉관절 장치 (elbow unit) | • 두 번의 '딸깍' 소리가 반복될 때 잠겨짐<br>• 같은 동작으로 팔꿉관절 유닛을 잠그고 풀 수 있음 |
| 동작 | • 어깨관절 및 어깨뼈의 조합된 움직임을 통해 팔꿉관절 유닛을 잠금<br>– 어깨관절(shoulder) : 과도한 폄(hyperexension)+벌림(abduction)<br>– 어깨뼈(scapula) : 내림(depression) |

**답** 5)

**584 호흡곤란(Respiratory distress) 환자의 자세**

- A : 높은 파울러(high-Fowler's position) 자세
  - 침상에 있는 클라이언트에게 사용할 수 있음
  - 침대 머리는 90°로 세워져야 함
  - 발판이 있다면 클라이언트의 발을 지지하기 위해 사용됨
- B : 앉아숨쉬기 자세(orthopneic positioin)
  - 앉거나 서있는 클라이언트에게 사용됨
  - 클라이언트는 허리를 약간 앞으로 구부리고 팔을 탁자나 카운터에 기댐으로써 상체를 지지함

**답** 3)

# 585

**다음 그림에 대한 설명으로 옳은 것은?**

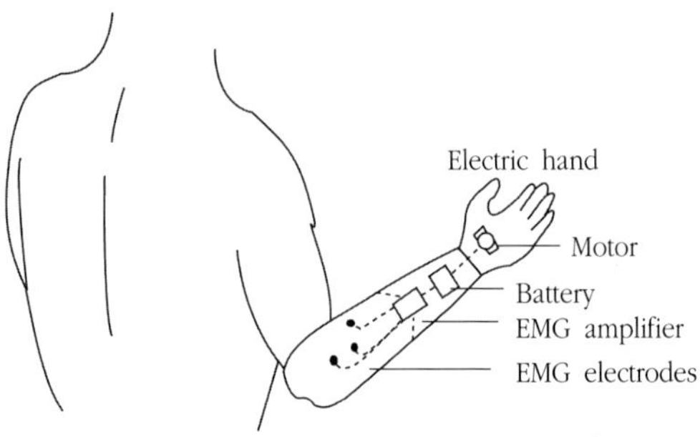


1) 손을 어깨 수준 위에서 사용할 수 없는 단점이 있다
2) 손가락의 강한 쥐기와 손목의 빠른 회전이 장점이다
3) 가격이 비싸지만 일반 의수보다 가볍다는 장점이 있다
4) 외부 글러브가 잘 찢어지며 교체해야 하는 단점이 있다
5) 팔꿉관절이단(elbow disarticulation) 환자에게 적용할 수 있는 장점이 있다

# 586

**뇌졸중 환자인 남성에게 다음과 같은 치료기기를 사용했다면 그 목적으로 가장 타당한 것은?**

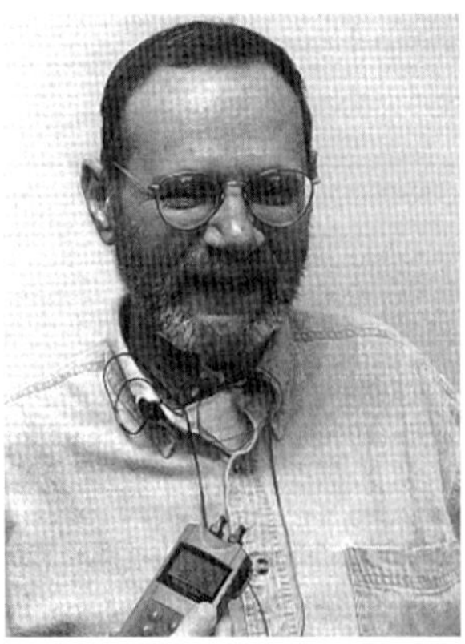

1) 발성 기관 촉진
2) 목의 굽힘 촉진
3) 삼킴 근육 촉진
4) 혀의 측면 돌림 촉진
5) 구강내 음식물 이동 촉진

**문제해설**

585 
- 손을 어깨 수준 위에서 사용할 수 있다.
- 손가락의 강한 쥐기가 특징이지만 손목의 회전은 없다.
- 가격이 비싸며 일반 의수보다 무겁다.
- 팔꿉관절이단(elbow disarticulation) 환자에게 적용할 수 없다.

답 4)

586 VitalStim은 신경근 자극 도구로 식음장애(dysphasia) 환자의 목에 부착해 삼킬 때 근육의 수축을 촉진시키는 역할을 한다.

답 3)

# 587

**절단 환자가 수술을 마침 후 다음 그림과 같이 붕대를 감아야 한다. 그 이유로 가장 타당한 것은?**

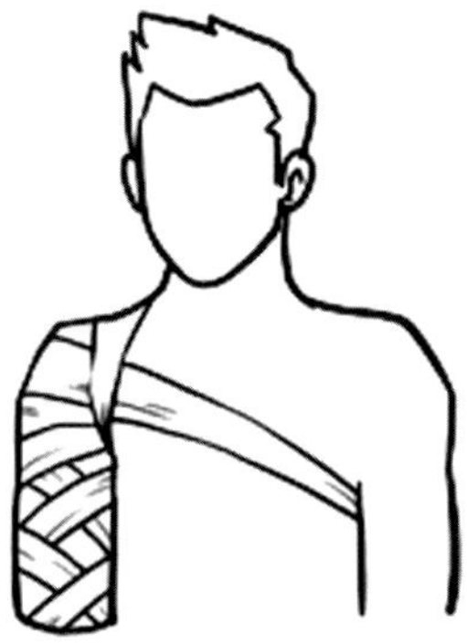

1) 탈감각을 위해
2) 상처 회복을 위해
3) ROM 유지를 위해
4) 어깨 탈골 예방을 위해
5) 좋은 모양을 만들기 위해

# 586

**오른쪽 편마비 환자가 다음 그림과 같은 활동을 수행하였다면 가장 관계 깊은 이론과 접근법은 무엇인가?**

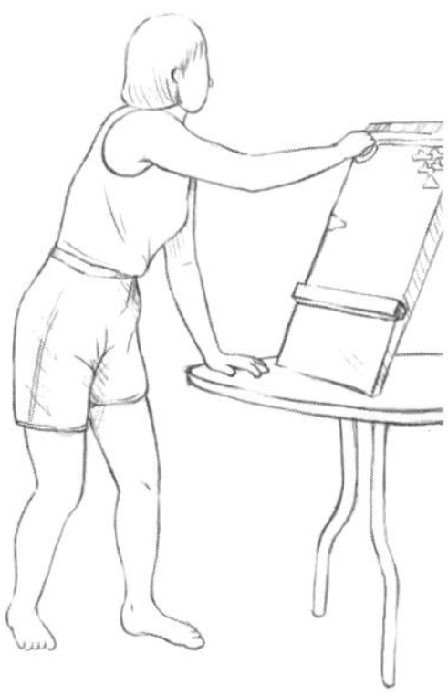

1) NDT 접근법의 감각입력
2) Rood 접근법의 빠른 신장
3) SI 접근법의 전정감각 입력
4) PNF 접근법의 상지 $D_1$ 굽힘
5) Brunnstrom 접근법의 시너지 생산

**문제해설**

**587** 절단환자의 붕대감기는 원추형으로 스텀프를 만들기 위해 실시한다. 또한 부종 감소 효과도 기대할 수 있으며, 약간의 탈감각 효과도 기대할 수 있다.

**답** 5)

**586** PNF 패턴을 이용한 치료 사례가 된다. 패턴은 상지 $D_1$ 굽힘이다.

**답** 4)

# 589

**다음 얼굴 표정과 가장 관계 깊은 근육은 무엇인가?**

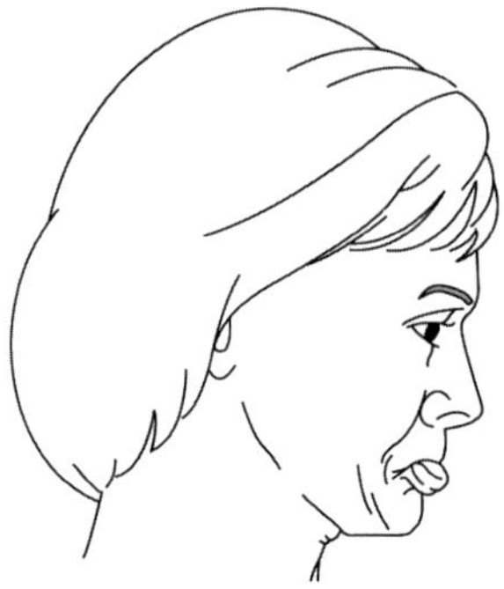

1) 턱끝근
2) 넓은 목근
3) 큰 광대근
4) 입꼬리내림근
5) 아랫입술내림근

# 590

**다음 그림과 가장 관계 깊은 PNF 패턴은 무엇인가?**

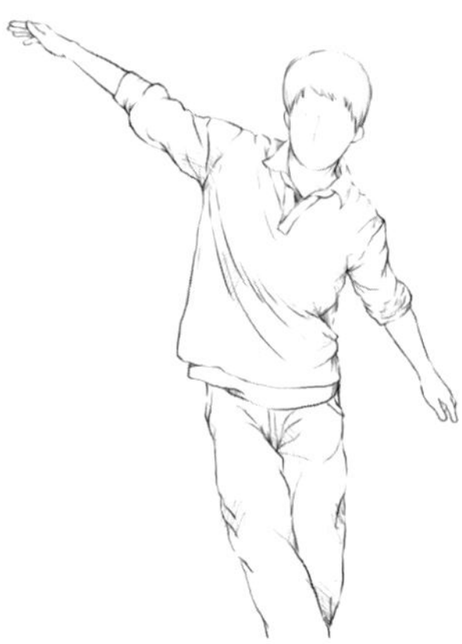

1) 반측 패턴(contralateral patterns)
2) 동측 패턴(ipsilateral patterns)
3) 상호적 패턴(reciprocal patterns)
4) 대칭적 패턴(symmetric patterns)
5) 비대칭적 패턴(asymmetric patterns)

**문제해설**

**589** 그림은 아랫입술을 화난 것처럼 뿌루퉁하게 내민 모습으로 관여하는 근육은 턱끝근(mantalis)이다.

**답** 1)

**590 상호적 패턴(reciprocal patterns)**

- 짝을 이루는 사지가 동시에 반대 방향으로 움직임을 보임
  - 동시의 대각선(diagonal) 또는 혼합된 대각선(diagonal) 방향이 나타남
- 짝을 이루는 사지의 움직임이 혼합된 대각선(diagonal) 방향일 때 머리, 목, 몸통에 안정성을 제공함
  - 머리와 목이 정중앙에 위치할 때 사지의 움직임은 서로 반대 방향이기 때문
- 고난이도의 균형을 요구하는 활동
  - 상호적 패턴 나타남
  - 편측 사지는 $D_1$ 폄, 반대쪽은 $D_2$ 굽힘이 나타남

**답** 3)

# 591

**다음 그림의 보조기가 보상하는 동작과 근육의 연결이 옳은 것은?**

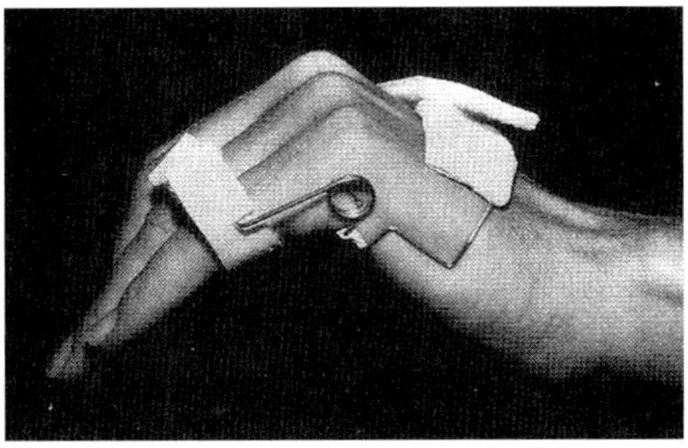

1) MP 관절 굽힘 — 2~3번 벌레근(lumbricals)
2) MP 관절 굽힘 — 4~5번 벌레근(lumbricals)
3) 손가락 모음 — 2~5번 뼈사이근(interosseous)
4) 손가락 모음 — 2~3번 뼈사이근(interosseous)
5) 손가락 모음 — 4~5번 뼈사이근(interosseous)

# 592

**다음 보조기에 대한 설명으로 옳은 것은?**

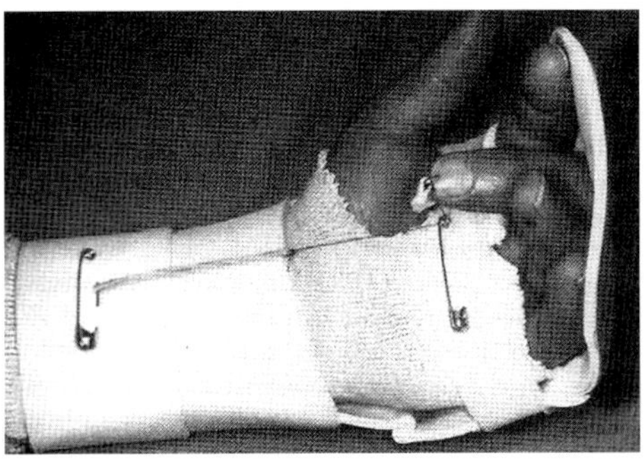

1) 착용 목적은 손상된 관절의 고정이다
2) MP 관절은 90도 굽힘을 유지해야 한다
3) 화상 환자의 흉터 회복을 돕는 보조기이다
4) 장력이 좋은 고무줄을 손톱에 연결해야 한다
5) 정중신경 손상 환자에게 적용하는 보조기이다

**문제해설**

**591** 자신경 손상 환자에게 적용하는 보조기이며, 4~5번 뼈사이근(interosseous)의 손상으로 인한 MP관절 과신전을 예방하는 보조기이다. 즉 MP 관절 굽힘을 보상한다.

**답** 2)

**592** 착용목적은 유동성의 제공이며, MP 관절은 60도를 유지해야 한다. 굽힘 힘줄 복구 후 유동성을 제공하기 위해 착용하는 보조기이다.

**답** 4)

# 593

**다음 평가도구의 사용방법으로 옳은 것은?**

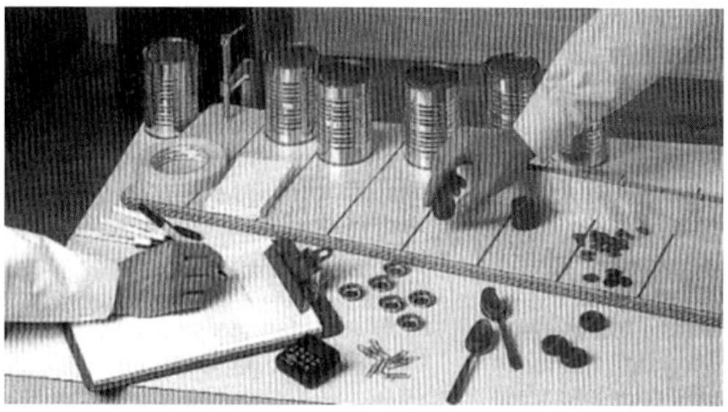

1) 병뚜껑은 뒤집기에 사용된다
2) 모든 깡통 속에는 내용물이 있다
3) 카드 뒤집기에 필요한 카드는 10장이다
4) 숟가락의 용도는 한 쪽 눈을 가리기 위해 사용된다
5) 콩을 놓을 때는 판(board) 위의 수직벽에 닿게 놓는다

# 594

**정상발달을 보이는 남아는 다음 형태의 쥐기가 이제 막 시작되었다. 아동의 발달을 기초로 할 때 이 아동의 가능한 활동 중 가장 성숙한 기술은?**

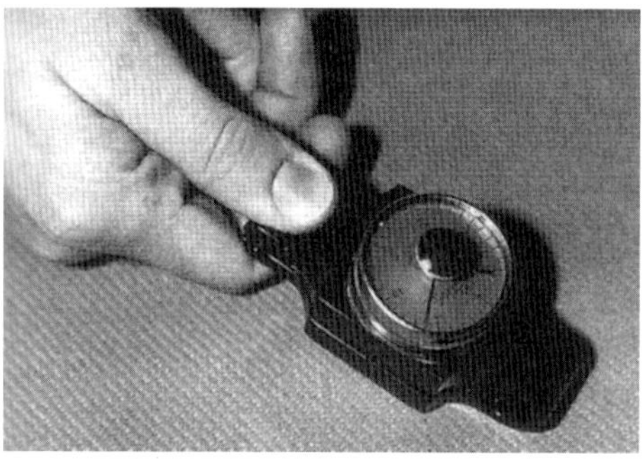

1) 걷기
2) 앉아서 박수치기
3) 앞쪽으로 공 던지기
4) 배에서 등으로 구르기
5) 한 다리로 도움 없이 서있기

**문제해설**

**593** 병뚜껑은 작은 물건 집어올리기에 사용된다. 깡통 속에는 내용물이 있는 것과 없는 것으로 나뉘어진다. 카드 뒤집기에 필요한 카드는 5장이다. 숟가락의 용도는 콩을 옮길 때 사용된다.

**답** 5)

**594** lateral pinch는 약 9~10개월 수준에 성취되는 기술이다.

- 걷기 : 약 16개월 전후(불가능)
- 앉아서 박수치기 : 약 9개월 전후(가능)
- 앞쪽으로 공 던지기 : 약 2년(불가능)
- 배에서 등으로 구르기 : 약 4~6개월(가능)
- 한 다리로 도움 없이 서있기 : 약 4~5년(불가능)

**답** 2)

# 595

**뇌졸중 환자에게 도장찍기 활동을 그림과 같은 방법으로 적용하고자 한다. 해당하는 보바스 회복단계는?**

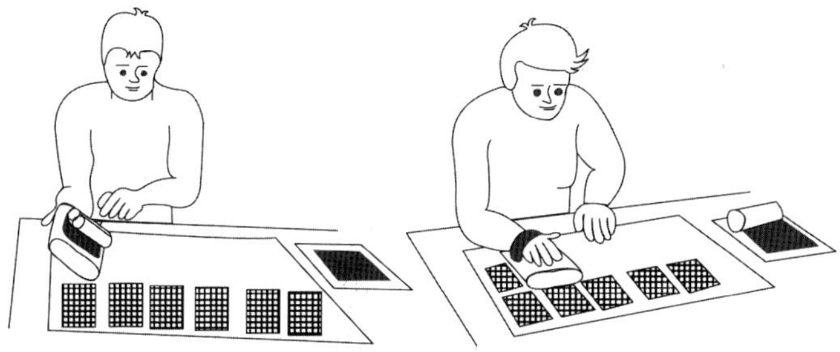

1) 1
2) 2a
3) 2b
4) 3
5) 4

# 596

**다음 그림의 기호와 그 기능에 대한 설명으로 맞는 것은?**

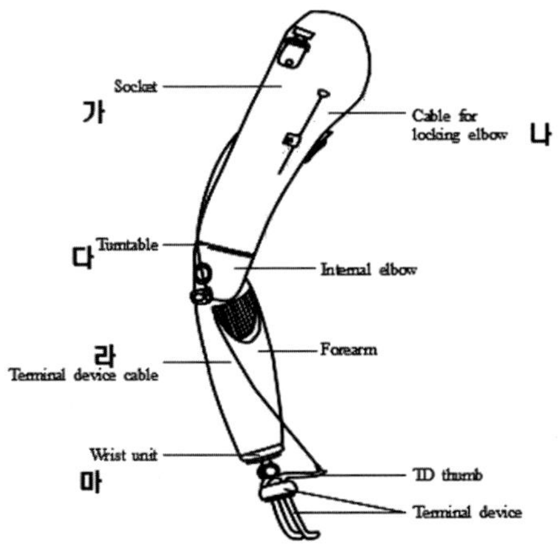


1) '가'는 한 개의 벽으로 구성되었다
2) '라'는 팔꿉관절을 잠그는 역할을 한다
3) '나'는 팔꿉관절의 굽힘과 폄을 만드는 역할을 한다
4) '다'는 고정되어 있으며 잠금 시스템이 내장되어 있다
5) '마'는 두 가지 종류가 있으며 굽힘과 폄 동작은 없다

**문제해설**

595 2a단계는 팔의 기능은 약간 있으나, 손의 기능이 없는 단계이다.

답 2)

596 '가'는 두 개의 벽으로 구성되었다. '다'는 회전을 만들면 잠금 시스템이 내장되어 있지 않다. 팔꿉관절을 잠그는 역할은 '나'이다. '마'는 여러 종류가 있으며 굽힘과 폄 동작을 만드는 타입도 있다.

답 3)

# 597

## 다음 두 그림에 대한 설명으로 옳은 것은?

가.
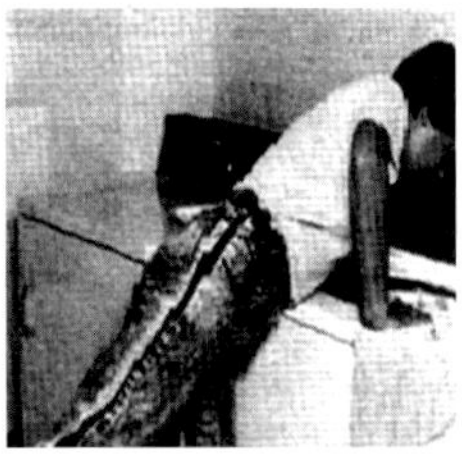
나.
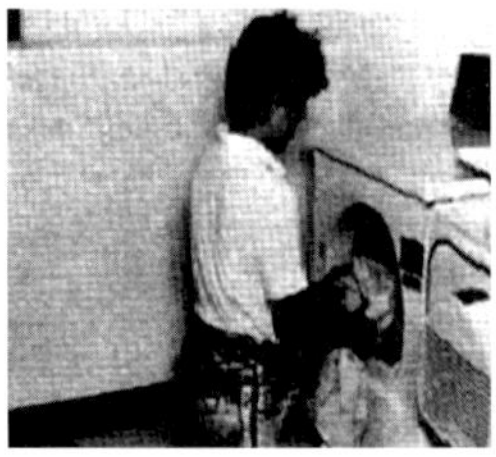

1) '가'는 나쁜 자세이고, '나'는 좋은 자세이다
2) '가'는 좋은 자세이고, '나'는 나쁜 자세이다
3) '가'는 편마비 환자이며, '나'는 요통 환자이다
4) '가'는 편마비 환자이고, '나'는 THR 환자이다
5) '가'는 한 쪽 다리를 사용했고, '나'는 하지를 사용했다

# 598

## 다음 그림과 같은 보조기가 필요한 대상자로 가장 타당한 경우는?

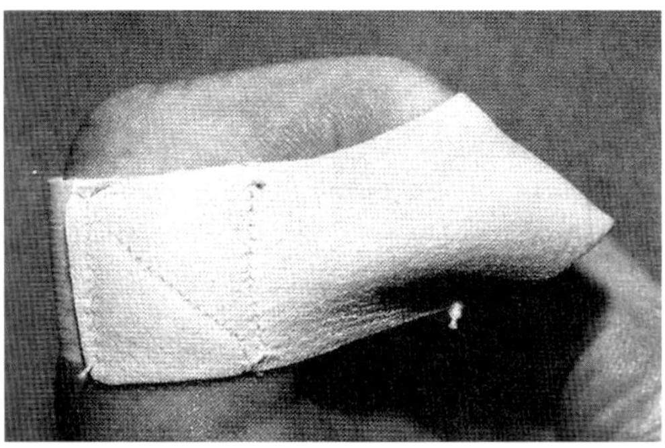

1) 'Erb's palsy' 환자
2) 'Colles' fracture' 환자
3) 'Swan neck deformity' 환자
4) 'Carpal tunnel sydrome' 환자
5) 'Extension tendone injury' 환자

**문제해설**

**597** '가'와 '나'는 모두 올바른 자세이며, 또한 모두 요통환자의 올바른 ADL 방법이다.

**답** 5)

**598** 펌 힘줄의 유착을 방지하기 위한 'PIP-DIP splint'이다.

**답** 5)

# 599

**다음과 같이 아동을 벽 모서리에 앉아 옷을 입게 하였다. 어떤 아동에게 적합한 옷 입기 자세인가?**

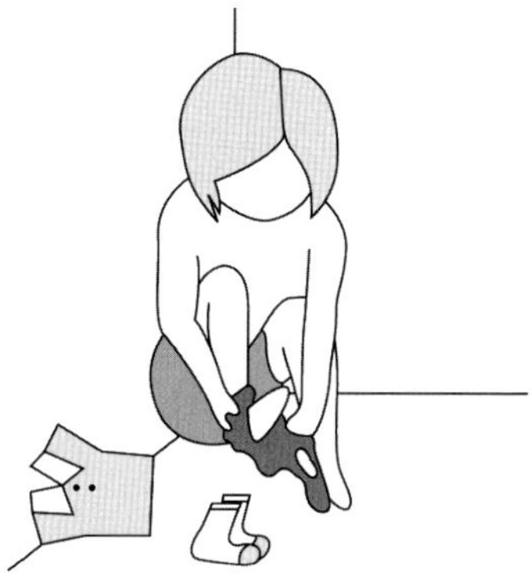

1) 편마비 아동
2) 아스퍼거 장애
3) 저긴장성 아동
4) 강직이 심한 아동
5) 균형 잡기 어려운 아동

# 600

**다음 그림의 증상을 지닌 환자의 일상생활활동으로 부적절한 내용은?**

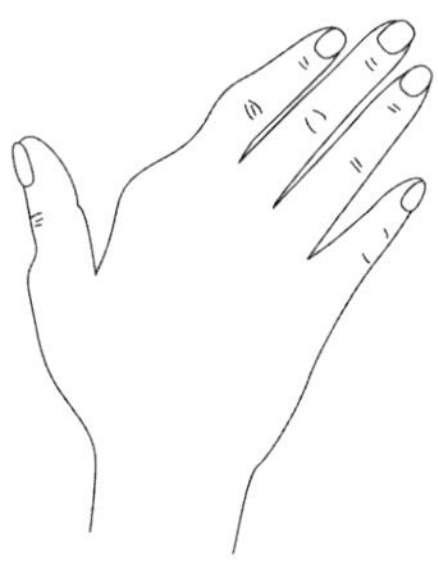

1) 걷을 때 천천히 걷고 횡격막 호흡을 한다
2) 힘든 일을 할 때는 가능한 앉아서 실시한다
3) 음식을 저을 때에는 어깨와 팔꿈치 관절을 움직여서 휘젓는다
4) 물건의 뚜껑을 열 때는 왼손으로, 닫을 때는 오른손을 사용한다
5) 꽉 쥐는 것을 피하기 위해 숟가락이나 포크 등을 두껍게 만든다

**문제해설**

599 다음과 같은 자세는 균형능력이 부족한 경우 벽 모서리에 앉아서 옷 입는 방법을 실시 할 수 있다.

**답** 5)

600 다음 그림은 류마토이드 관절염을 가진 환자로 일상생활을 할 때 기형을 유발하는 자세는 되도록 피한단. 예를 들어 물건의 뚜껑을 열 때는 오른손으로, 닫을 때는 왼손을 사용하는 것이 좋다.

**답** 4)

# 601

다음 평가도구의 사용을 통해 얻을 수 있는 결과로 가장 타당한 것은?

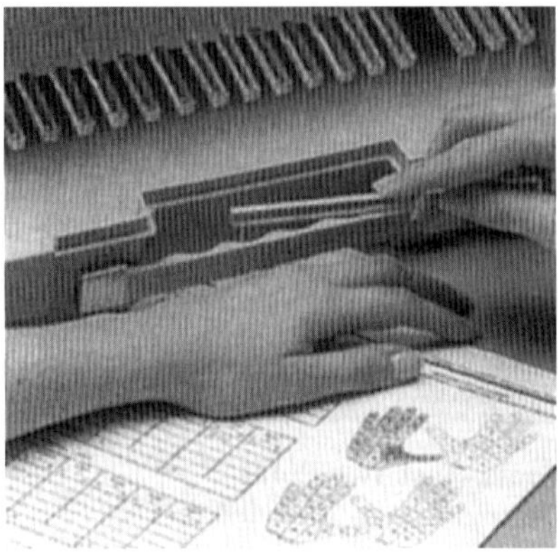

1) 압박의 역치
2) 통증의 역치
3) 입체지각 능력
4) 두 점 구별 능력
5) 가벼운 촉각 분별 능력

# 602

다음 사진은 MS(multiple sclerosis) 환자의 ADL 장면이다. 이 여성은 냉 자켓(jacket)을 입고 청소기를 사용하고 있다. 이유로 가장 타당한 것은?

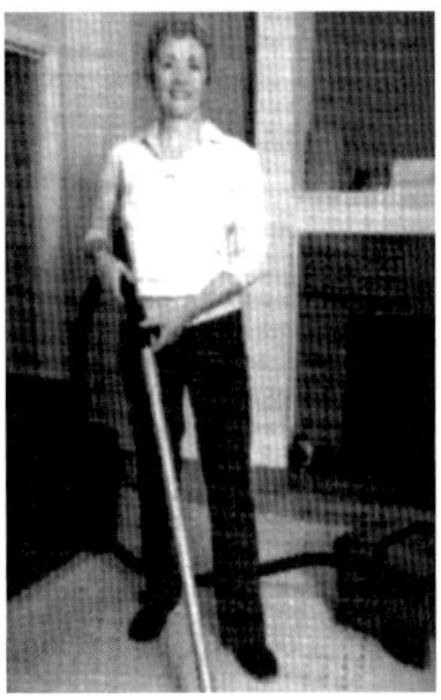

1) 척추정렬
2) 염증감소
3) 부종감소
4) 에너지보존
5) 작업단순화

**문제해설**

**601** Semmes-weinstein monofilaments

피부의 압박 역치를 측정하는 가장 정확한 도구

**답** 1)

**602** MS

급성 염증성 질환인 MS는 활동 시 체온의 증가를 예방해야 한다.

**답** 2)

# 603

**다음 그림의 평가와 가장 유사한 목적을 지닌 평가는 무엇인가?**

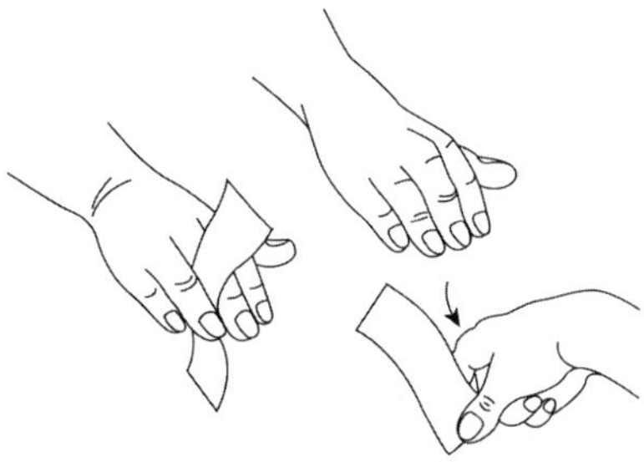

1) Roos test
2) Tinel's test
3) Phalen's test
4) Froment's test
5) Upper limb tension test

# 604

**다음은 MVPT 소항목 중 하나이다. 그림을 보고 다음과 같이 질문을 하여 검사하였다면 어떤 시지각 능력을 파악하는 것인가?**
**아래 그림과 같은 것이 위 그림에서 몇 개나 있나요? 크기는 달라도 되지만 모양은 같아야 합니다.**

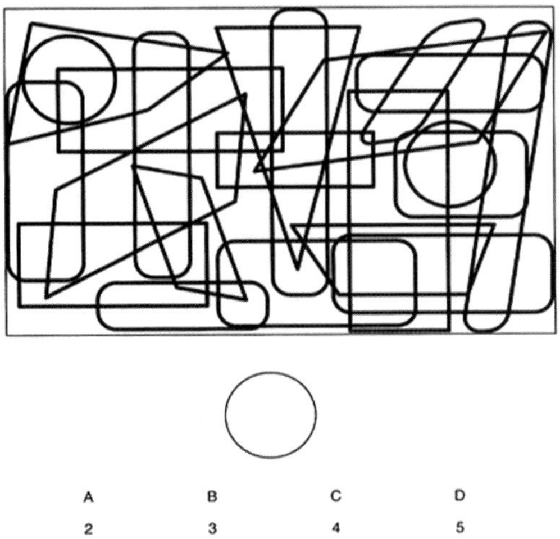


1) 전경배경
2) 형태 항상성
3) 시각적 단기기억
4) 시각적 폐쇄
5) 공간적 방향

**문제해설**

**603** 손가락 모음은 자신경의 기능이다. Froment's test는 자신경 손상 유무를 평가하는 방법이다.

**답** 4)

**604** 전경배경은 배경이 되는 그림에서 찾으려는 물체를 구별할 수 있는 능력이다.

**답** 1)

# 605

**다음 그림은 숫자 아래의 기호를 보고 맞는 기호를 빈칸을 채우는 활동이다. 가장 관계가 깊은 집중력은?**

| 1 | 2 | 3 | 4 |
|---|---|---|---|
| ㅡ | × | ∃ | ○ |

| 2 | 3 | 4 | 1 |
|---|---|---|---|
| | | | |

1) 지속적 집중력
2) 이동적 집중력
3) 선택적 집중력
4) 반응적 집중력
5) 분리된 집중력

**문제해설**

**605** 이동적 집중력은 다른 자극과 서로 교대로 집중할 수 있는 것으로 예를 들어 색이 다른 2가지 구슬을 교대로 끼우기 등이 있다.

**답** 2)

# 606

**다음 그림과 같이 손바닥을 지나가는 신경의 손상 시 나타나는 증상은?**

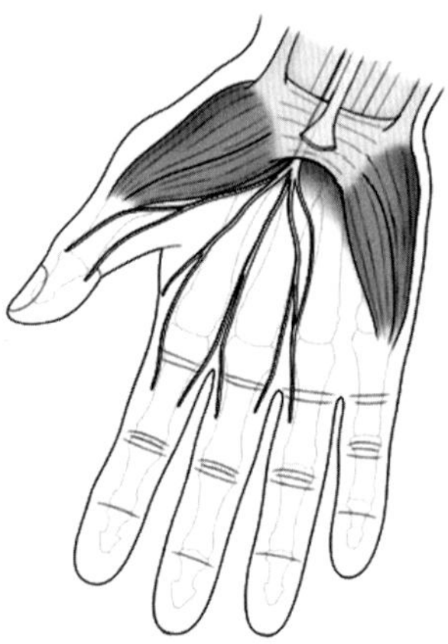

1) 손목의 처짐
2) 엄지 둔덕의 위축
3) 엄지 벌림의 부재
4) 손가락 벌림의 부재
5) 모든 DIP 관절 굽힘의 부재

**606** median nerve는 겨드랑이 동맥의 가쪽에서 형성되어 위팔동맥을 따라 위팔로 내려온다. 손바닥의 약 2/3 가량의 감각을 지배하는데 손바닥에서 1, 2, 3번째 손가락, 4번째 손가락의 절반과 그 영역의 손바닥 감각을 담당한다. 운동기능은 손목의 엎침작용, 엄지손가락을 안으로 모으거나 엄지 손가락을 구부리는 등의 미세 동작에 중요한 운동기능을 담당한다.

**답** 3)

# 607

**다음 중 입체지각 훈련에 관한 내용은?**

1) 선 따라 가위로 자르기
2) 직선을 따라서 그림 그리기
3) 상자 안에 들어있는 파란 구슬 찾기
4) 사진의 모양대로 적목으로 모형 만들기
5) 정사각형 모양과 직사각형 모양을 만지면서 비교하기

# 608

**MVPT의 소항목 사례이다. 무엇을 평가할 수 있는가?**

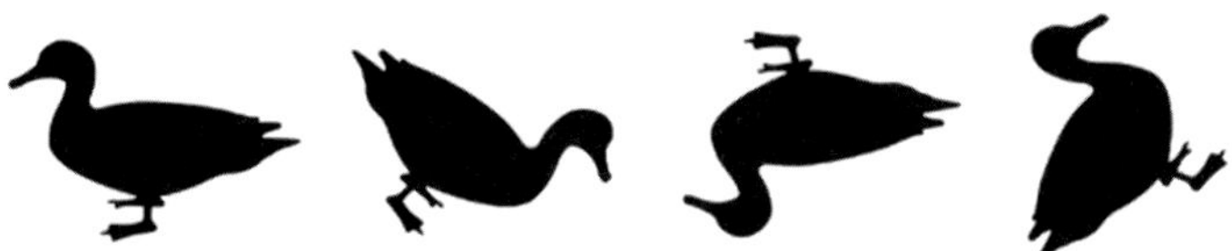


1) 시각적 구별
2) 형태 항상성
3) 시각적 단기기억
4) 시각적 폐쇄
5) 공간적 방향

# 609

**다음 보조도구의 용도로 가장 타당한 것은?**

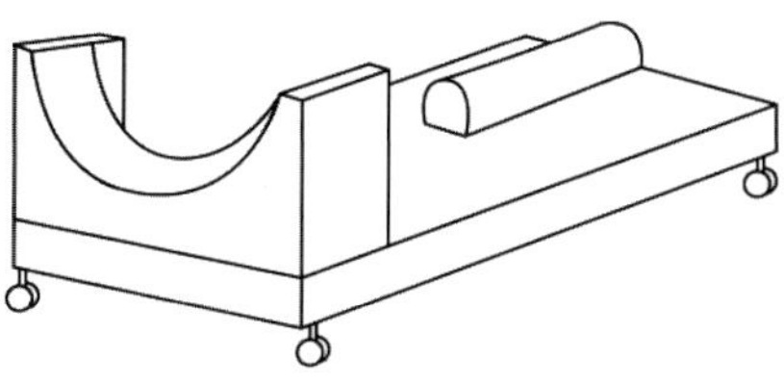

1) 수면
2) 목욕
3) 이동
4) 식사
5) 자세유지

**문제해설**

**607** 입체지각의 내용으로는 촉각, 고유수용성감각, 운동감각 등이 포함된다. 물체의 질감과 크기 등을 이용해 그것이 무엇인지 정의할 수 있다.

**답** 5)

**608** 이 그림은 시지각 능력 중 공간관계에 대한 것을 파악할 수 있는 공간적 방향을 알 수 있는 항목이다. 공간관계는 공간에서 자신의 신체를 파악하고 다른 물체와의 관계에서 물체의 위치를 인식하는 능력이다.

**답** 5)

**609** 중증장애 아동이 이동할 때 사용하는 도구이다.

**답** 3)

# 610

**다음 사진과 같은 동작을 피해야 하는 대상은?**

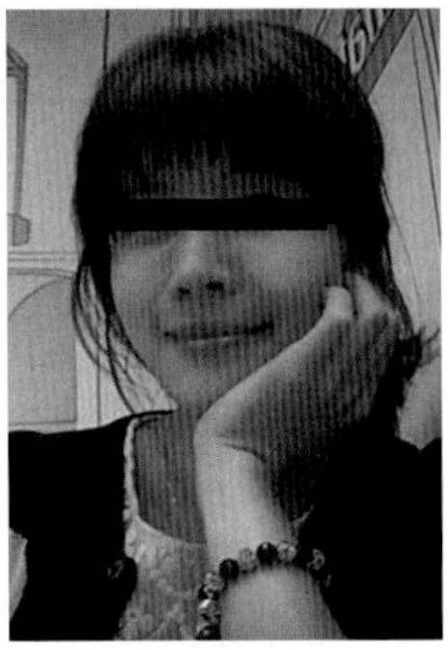

1) 급성기 MS 환자
2) 급성기 RA 환자
3) 뇌졸중으로 인한 편마비 환자
4) 구강 주변에 과감각이 있는 환자
5) 척수손상으로 인한 사지마비 환자

# 611

**다음 사진의 보조도구가 필요한 환자의 ADL로 가장 거리가 먼 것은?**

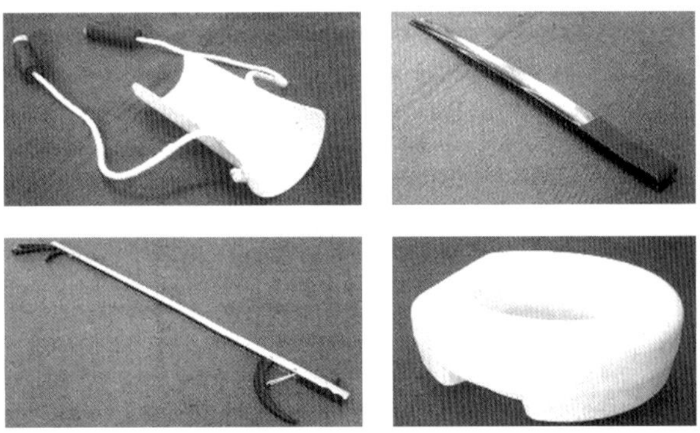

1) 다리의 교차를 피한다
2) 'leg lifter'를 사용한다
3) 'button hook'를 사용한다
4) 팔걸이가 있는 의자를 사용한다
5) 단단한 의자의 사용을 추천한다

**문제해설**

**610** RA 환자의 경우 자뼈 편위가 발생할 수 있다.

**답** 2)

**611** THR 환자에게 필요한 보조도구들이다.

**답** 3)

# 612

**다음 두 그림은 RA 환자의 ADL이다. 그림에 대한 설명으로 옳은 것은?**

가. 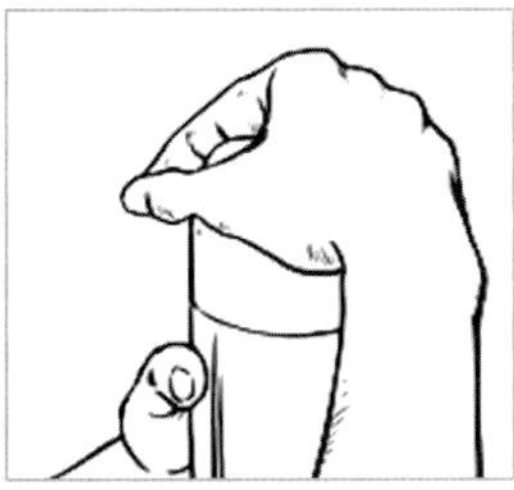

나. 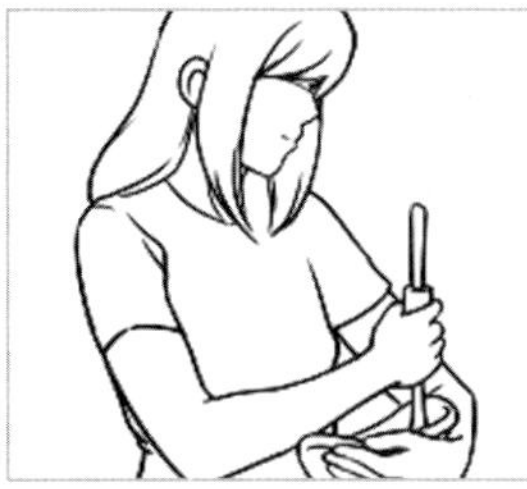

1) '가'는 옳은 방법이고, '나'는 틀린 방법이다
2) '가'는 틀린 방법이고, '나'는 옳은 방법이다
3) '가'는 뚜껑을 여는 동작이고, '나'는 시계방향으로 돌리는 동작이다
4) '가'는 뚜껑을 닫는 동작이고, '나'는 시계방향으로 돌리는 동작이다
5) '가'는 뚜껑을 여는 동작이고, '나'는 시계반대방향으로 돌리는 동작이다

# 613

**다음 그림의 PNF 패턴의 이름으로 타당한 것은?**

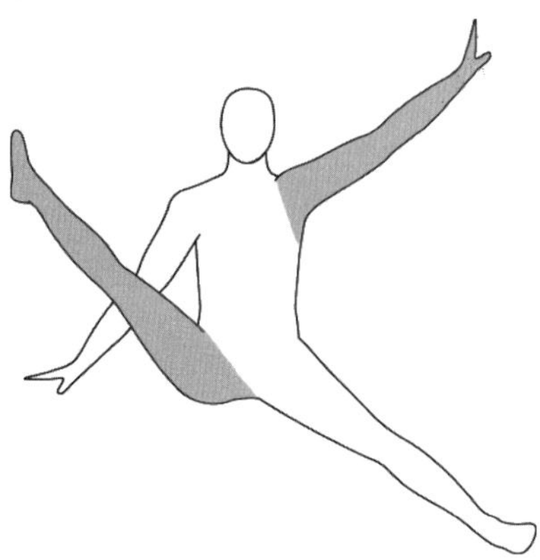

1) Reciprocal pattern
2) Ipsilateral pattern
3) Asymmetric pattern
4) Contralateral pattern
5) Diagonal reciprocal pattern

## 문제해설

**612** RA 환자의 올바른 ADL 방법은 오른손으로 용기의 뚜껑을 열며, 휘젓기 시 오른손으로 시계반대방향으로 돌린다.

**답** 5)

**613**

| | |
|---|---|
| 동측 패턴 (ipsilateral patterns) | 같은 쪽 팔다리가 같은 시간, 같은 방향으로의 움직임을 보임 |
| 반측 패턴 (contralateral patterns) | 반대 쪽 팔다리가 같은 시간, 같은 방향으로의 움직임을 보임 |
| 대각선 상호 패턴 (diagonal reciprocal patterns) | 반대 쪽 팔다리가 반대 방향으로의 움직일 때 기준이 되는 팔다리는 같은 시간, 같은 방향으로의 움직임을 보임 |

**답** 5)

# 614

**다음 그림과 같은 보행 보조도구가 필요한 경우로 가장 거리가 먼 것은?**

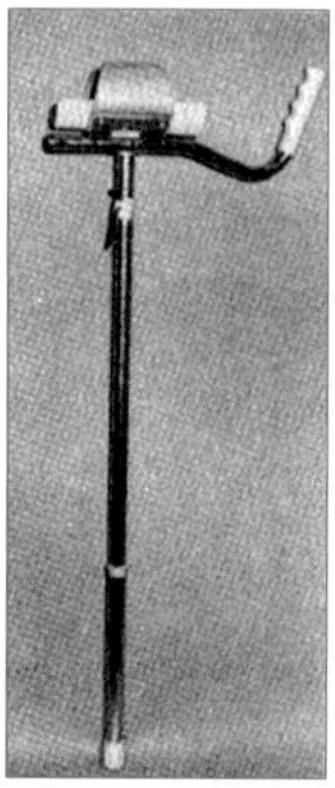

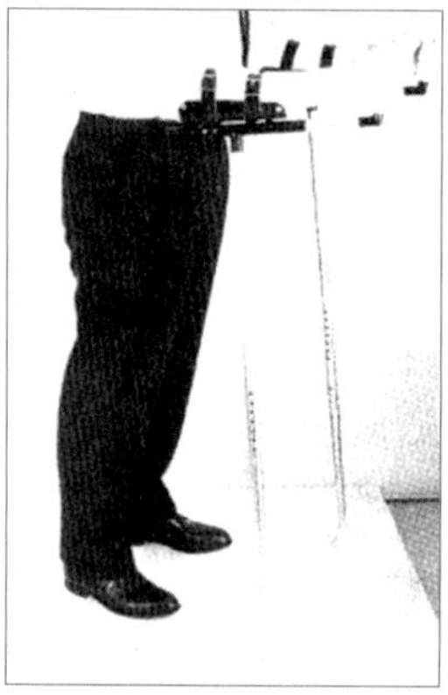

1) 아래팔에 절단이 발생한 환자
2) 손에 체중을 실을 수 없는 관절염 환자
3) 수동적으로 팔목관절을 펼 수 없는 환자
4) 상지의 근력약화로 MAS를 사용하는 환자
5) 근 긴장 증가로 인해 손가락에 변형이 있는 환자

# 615

**다음의 검사도구에 대한 설명으로 옳지 않은 것은?**

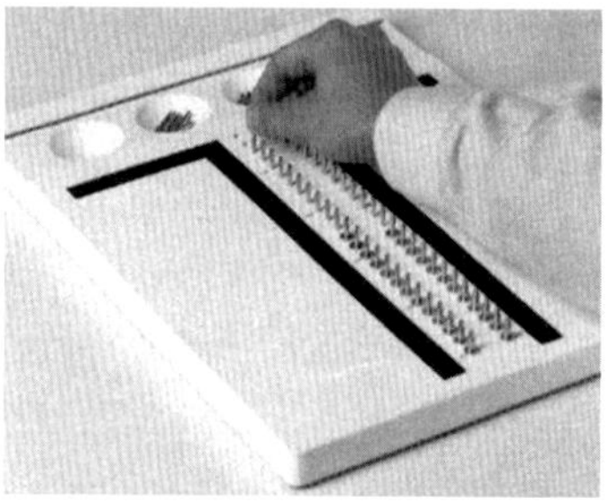

1) 5개의 분리된 점수를 구해야 한다
2) 손가락과 손의 기민성을 평가하기 위한 도구이다
3) 핀(pins), 워셔(washers), 칼라(collars)를 조립한다
4) 양쪽 컵에 각각 25개의 핀을 미리 넣어 두어야 한다
5) '오른손+왼손+양손' 항목은 1분간 조립하는 항목이다

## 문제해설

**614** 상지의 근력약화로 MAS를 사용하는 환자에게는 부적절한 도구이다. 상지로 체중지지가 가능한 환자에게 적용한다.

**답** 4)

**615** '오른손+왼손+양손' 항목은 수행 없는 수학적 계산 항목이다.

**답** 5)

# 616

**다음 중 급성기 RA 환자의 휴식 및 변형예방에 사용되는 스플린트와 가장 거리가 먼 것은?**

1) 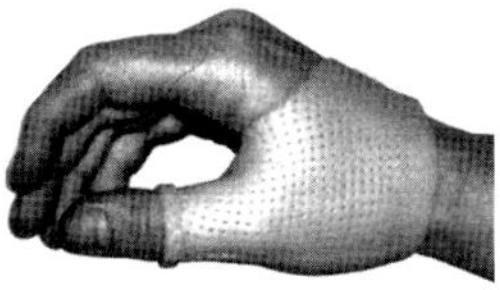

2) 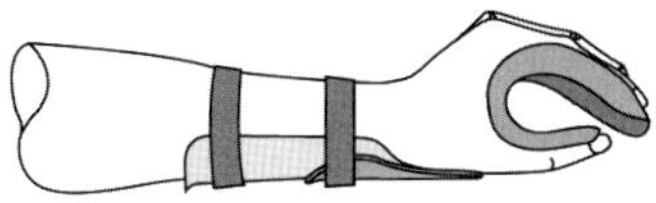

3) 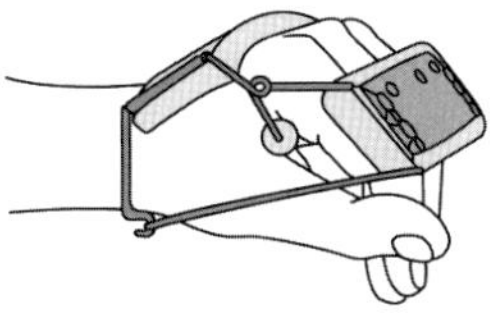

4) 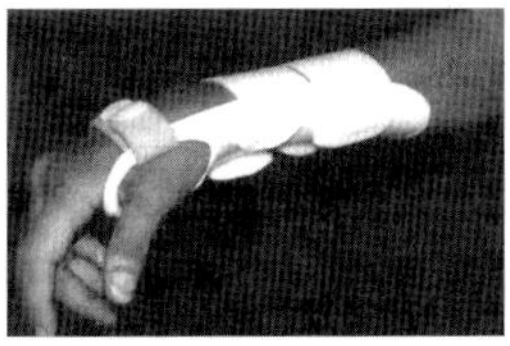

5) 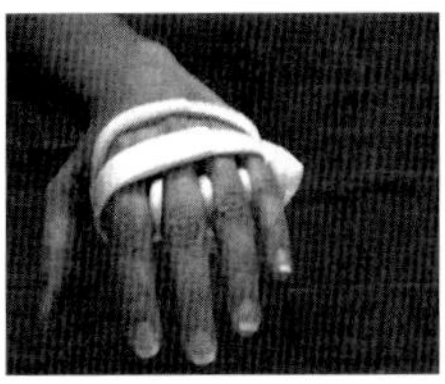

# 617

**다음 증상에 대한 설명으로 옳지 않은 것은?**

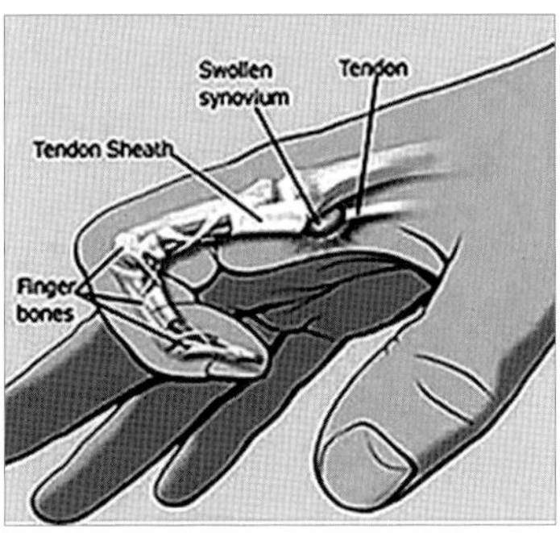


1) 굽힘근 A-1 활차부위 협착
2) 맞춤형 핸들, 패딩된 장갑 착용
3) 당뇨병, 류마티스 관절염과 연관
4) Tinel's sign 검사 시 따끔거리는 느낌이 남
5) 굽힘근막에 스테로이드와 국소마취제 혼합 주입

**문제해설**

**616** knuckle bender(metacarpophalangeal flexor orthosis)

- 손허리손가락 관절에 폄 구축으로 인해 평편한 손바닥을 가진 환자에게 손허리손가락관절을 굽힘시키는 작용을 하는 보조기
- 삼점압 원리로 손허리손가락관절을 굽힘 시킴

**답** 3)

**617** 방아쇠 수지(trigger finger)에 대한 설명임, Tinel's sign 검사는 정중신경 손상 검사로 손목굴증후군 여부를 알 수 있음

**답** 4)

# 618

**다음 그림은 휠체어를 탄 사람이 출입문에서 문을 여는 동작이다. A와 B의 길이로 옳은 것은?**

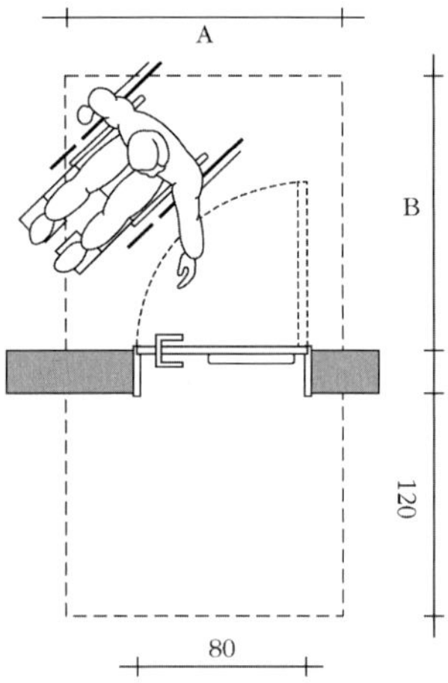


1) 1m, 1m
2) 1m, 1.2m
3) 1.2m, 1.2m
4) 1.2m, 1.5m
5) 1.5m, 1.5m

# 619

**다음 두 그림의 PNF 패턴에 대한 설명으로 옳은 것은?**

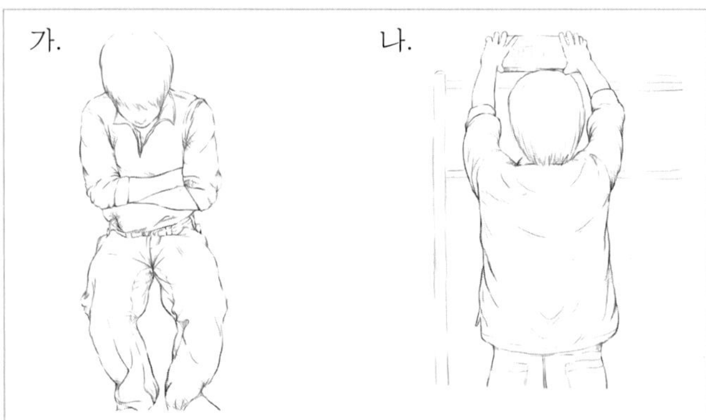


1) '가'는 $D_1$ 폄이고, '나'는 $D_1$ 폄이다
2) '가'는 $D_2$ 폄이고, '나'는 $D_2$ 폄이다
3) '가'는 $D_2$ 폄이고, '나'는 $D_2$ 굽힘이다
4) '가'는 $D_1$ 굽힘이고, '나'는 $D_1$ 굽힘이다
5) '가'는 $D_2$ 굽힘이고, '나'는 $D_2$ 굽힘이다

## 문제해설

**618** 휠체어를 위한 문 앞 공간으로 1.5m×1.5m이다.

**답** 5)

**619** 대칭적 패턴

| | |
|---|---|
| 자세 | 짝을 이루는 사지는 동시에 비슷한 움직임을 보임 |
| 대칭적 패턴의 사례 | • $D_1$ 폄 : 의자 밀며 일어나기<br>• $D_2$ 폄 : 풀오버(pullover) 스웨터 벗기<br>• $D_2$ 굽힘 : 높은 선반의 큰 물건 들기 |
| 양측 대칭성 상지 패턴들 | • 몸통의 굽힘 및 폄을 촉진함 |

**답** 3)

# 620

**뇌졸중 환자의 연하 과정 중 이 단계에 문제가 나타나서 음식이 입 밖으로 흘러내린다. 적절한 중재방법은?**

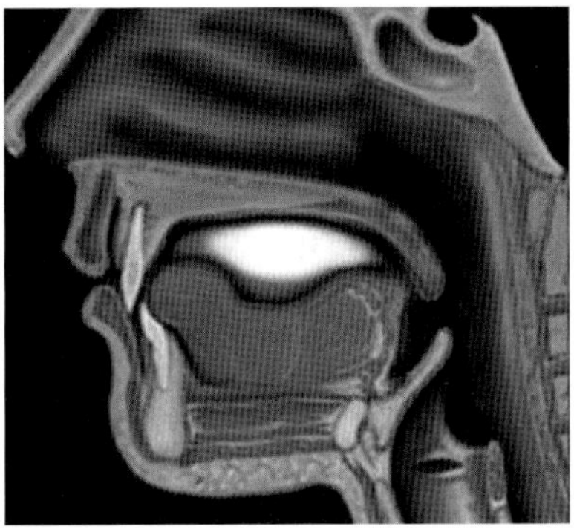

1) 안면 근육 운동
2) 구토 반사 촉진
3) 구강 위생 강화
4) 삼킨 후 기침하기
5) 위루삽입설치관 시술

# 621

**다음을 예방하고자 할 때 필요한 평가 도구는?**

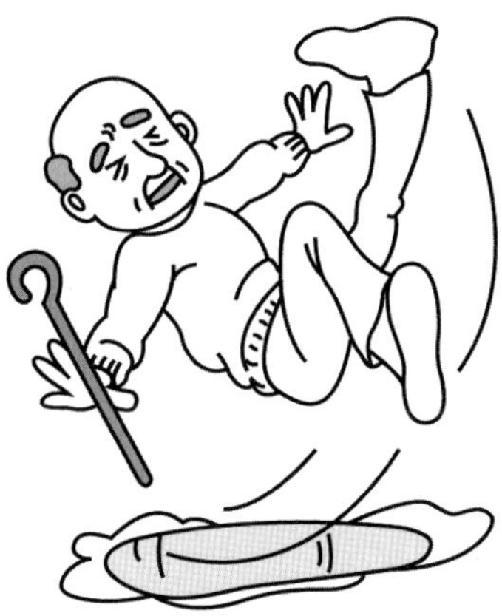

1) Boley gauge
2) Dynamometer
3) Berg balance test
4) Grooved pegboard
5) Box and block test

**문제해설**

**620** 구강준비기, 구강기로써 얼굴이나 입, 혀의 감각이나 근력, 근긴장도에 문제가 있을 때 음식이 입 밖으로 흘러내릴 수 있음

**답** 1)

**621** 노인의 낙상 위험도를 평가하고자 한다. 균형, 시력, 인지, 불안 등에 대해 평가해야 한다.

- Boley gauge – 2점 구별 감각 검사
- Dynamometer – 장악력
- Berg balance test – 균형능력
- Grooved pegboard – 손기능
- Box and block teat – 손 민첩성

**답** 3)

# 622

**다음 증상에 대한 적절한 작업치료 중재 방법은?**

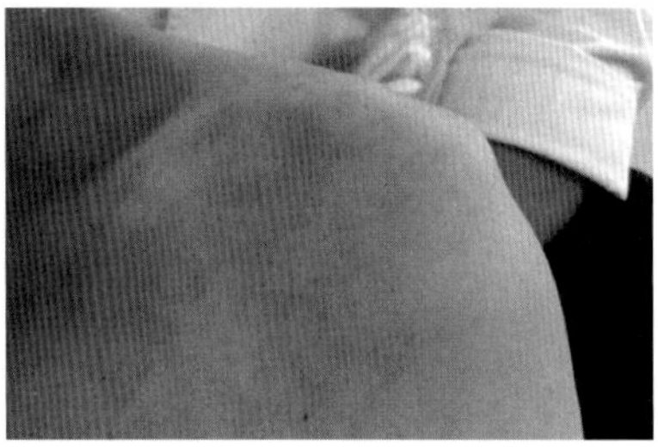

1) 스트레칭
2) 림프 마사지
3) 탈감각화 치료
4) 스플린트 처방
5) 휠체어 받침대 장착

# 623

**46세 이○○ 환자는 최근 오른쪽 손목의 통증으로 내원하였다. 다음 검사에서 양성 결과가 나왔다. 그녀는 컴퓨터로 타자를 치는 것과 목걸이를 목에 걸고 잠그는 활동이 매우 어렵다고 호소한다. 환자의 주치의는 수술 후 작업치료를 받으면 이러한 증상이 나아질 것이라고 예상하였다. 적절한 작업치료 중재 방법은?**

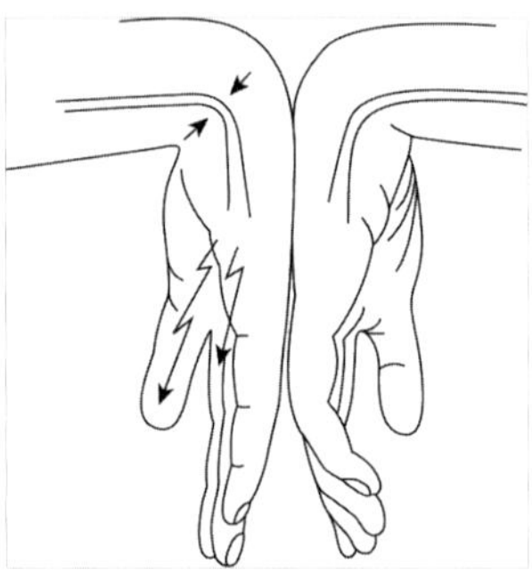

1) 물건을 쥘 때 부드럽게 쥐기
2) 두꺼운 손잡이로 된 칫솔 사용하기
3) 상처를 예방하기 위해 보습제 바르기
4) 물건을 조작할 때 시각으로 재확인하기
5) 다양한 크기의 도형을 보지 않고 구별하기

## 문제해설

**622** 뇌졸중 환자의 합병증 중 아탈구이다. 앉아 있을 때에는 휠체어에 받침대(lapboard)를 장착하여 팔이 아래로 떨어지지 않도록 하며, 서있을 때에는 팔받침대(sling)를 착용시키고 몸통과 어깨뼈의 안정화에 중점을 둔 치료를 한다.

**답** 5)

**623** 검사는 Phalen's test로 정중신경 손상 유무를 확인할 수 있다. 손목굴증후군으로 예상되며 수술 후 나아질 것으로 예상했으므로 감각을 재교육 시키는 중재방법으로 접근한다.

- 물건을 쥘 때 부드럽게 쥐기-보호 방법
- 두꺼운 손잡이로 된 칫솔 사용하기-보호 방법
- 상처를 예방하기 위해 보습제 바르기-보호 방법
- 물건을 조작할 때 시각으로 재확인하기-보호 방법
- 다양한 크기의 도형을 보지 않고 구별하기-감각 구별 능력 향상

**답** 5)

# 624

**다음 문제를 틀린 환자에게 적절한 중재 방법은?**

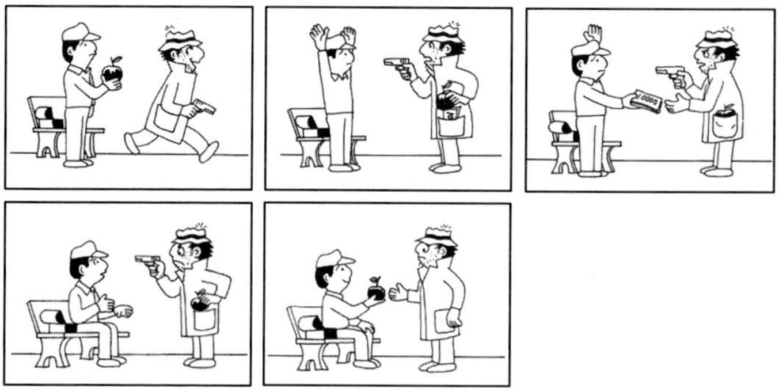

1) 사람 얼굴 구분하기
2) 양말 짝지어서 정리하기
3) 라면 끓이는 방법 설명하기
4) 60초 이내 전화번호 기억하기
5) 10분 이상 한 가지 과제에 집중하기

# 625

**다음 그림에 대한 설명으로 옳은 것은?**

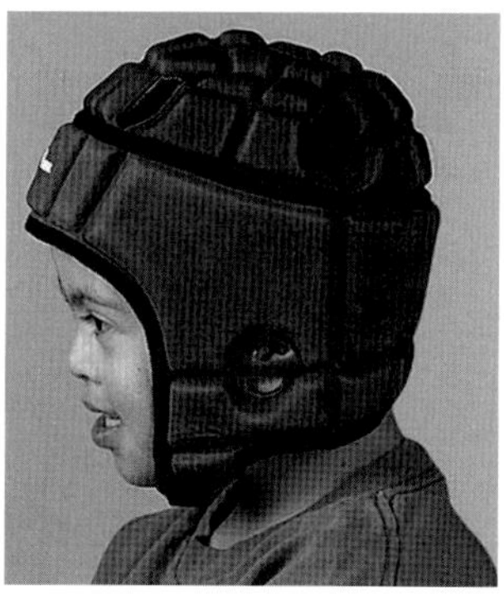

1) 정중선을 유지해준다
2) 편안한 감각을 제공해준다
3) 턱 움직임 조절을 향상시켜준다
4) 청력이 예민한 아동에게 사용한다
5) 간질, 발작이 있는 아동에게 사용한다

**문제해설**

**624** 한국판 웩슬러 지능 검사 중 차례 맞추기 항목으로 순서화 개념에 대한 문제이다.
**답** 3)

**625** 간질, 발작이 있는 아동이 갑자기 넘어져서 머리를 다치는 것을 보호하기 위한 장비이다.
**답** 5)

# 626

**다음 도구가 필요한 환자는?**

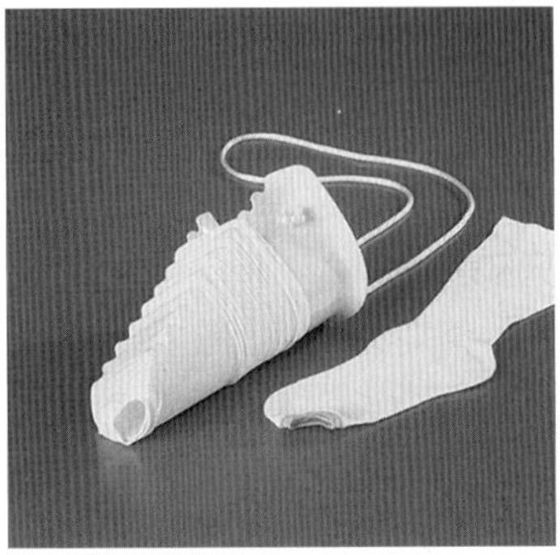

1) 치매 환자
2) 화상 환자
3) 상지 절단 환자
4) 정신분열증 환자
5) 대퇴골 무혈성 괴사 수술 환자

# 627

**다음 페그보드 활동을 잘 수행하지 못하는 환자에게 일어날 수 있는 일상생활의 문제점은?**

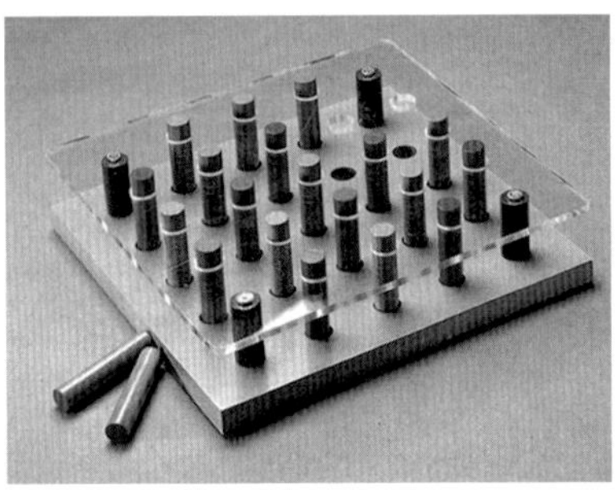

1) 작은 글씨를 읽기 어렵다
2) 색깔을 구별하기가 어렵다
3) 계단을 올라가기가 어렵다
4) 동적인 환경에서 혼란스럽다
5) 비슷한 모양을 구별하기 어렵다

**문제해설**

**626** 양말 신기 보조도구로 허리를 숙이는 것이 금기인 엉덩관절 수술 환자에게 적용한다.

**답** 5)

**627** 깊이지각에 문제가 발생하면 계단을 올라가거나 장애물을 피해 가는 활동이 어렵다

**답** 3)

# 628

**다음 그림의 보조도구를 이용해야 하는 사례는?**

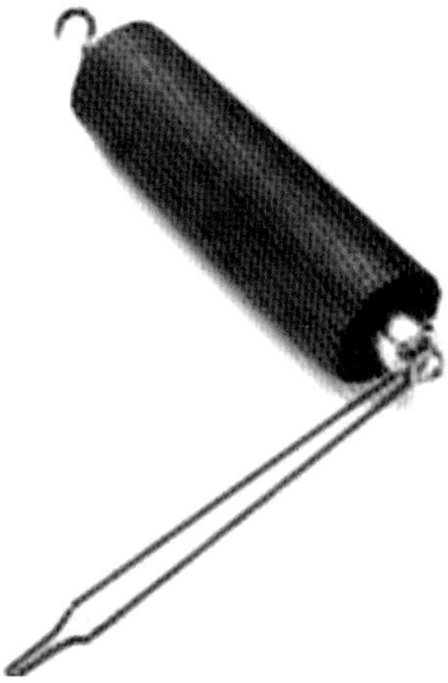

1) 양말신기
2) 요리하기
3) 귀청소하기
4) 지퍼 올리기
5) 전자레인지 사용하기

# 629

**다음 사진과 같이 변형된 컵으로 독립적으로 물을 마실 수 있는 정상발달 아동의 최소 연령은 언제인가?**

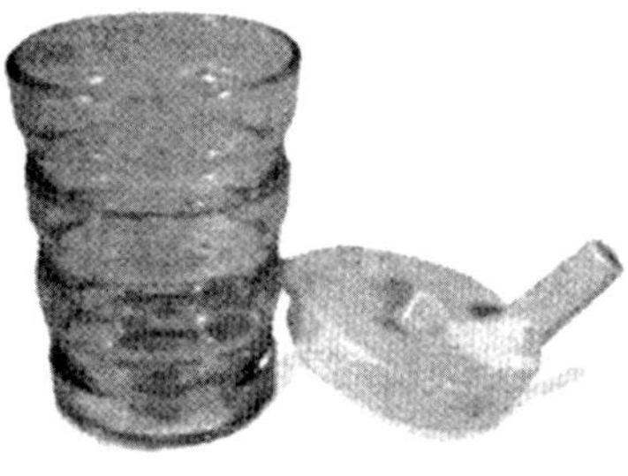

1) 1세
2) 2세
3) 2.5세
4) 3세
5) 3.5세

**문제해설**

**628** 사진의 도구는 'zipper pull'이다.

**답** 4)

**629** spout가 달린 컵의 사용은 1세이며, 일반 컵의 사용은 2세이다.

**답** 1)

# 630

**다음 두 보조도구에 대한 설명으로 가장 타당한 것은?**

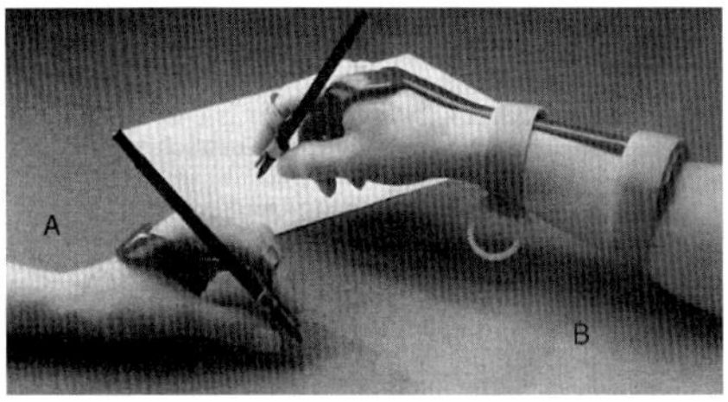


1) A와 B는 글씨 교정을 위한 보조도구이다
2) A는 RA 환자에게, B는 뇌졸중 환자에게 적용한다
3) A는 뇌졸중 환자에게, B는 RA 환자에게 적용한다
4) A는 $C_5$ 척수손상 환자에게, B는 $C_7$ 척수손상 환자에게 적용한다
5) A는 $C_7$ 척수손상 환자에게, B는 $C_5$ 척수손상 환자에게 적용한다

# 631

**50대 교통사고환자에게 인지능력을 파악하기 위해 다음과 같은 평가를 실시하였다. 무엇을 평가하기 위한 것인가?**

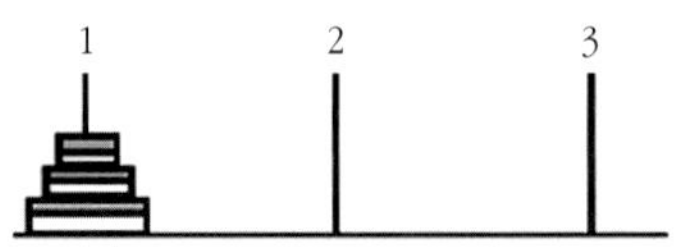


하노이탑을 보여주고 다음과 같이 설명하였다.
"막대 1에 걸려 있는 세 개의 고리를 막대 3으로 옮겨야 합니다. 옮길 때의 조건은 한번에 1개씩 옮겨야 하고 큰 고리가 작은 고리의 밑에 놓여야 합니다."

1) 추론
2) 분류
3) 연속성
4) 공간조작
5) 문제해결

**문제해설**

630 A는 손목의 기능(폄)이 있는 경우에 사용하며, B의 경우는 손목의 기능(폄)이 없는 경우에 사용한다.

**답** 5)

631 5) 문제해결은 문제인식, 문제정의, 대체적 방법 선택, 계획, 단계별로 조직화, 계획한 것을 실시하기, 평가결과 등의 과정이다. 하노이탑의 경우 수행할 목표는 뚜렷하나 이 목표가 한 번에 달성되지 못하기 때문에 보다 작은 단위의 목표들로 세워서 문제를 풀어나가야 한다. 문제해결 평가로는 과제수행의 관찰, 퍼즐맞추기, 적목디자인 과제, 퇴원 후 계획에 대한 질문을 통해 할 수 있다.

**답** 5)

# 632

**다음 그림과 같은 방식으로 보호자가 아동에게 옷을 입혀야 하는 이유로 가장 타당한 것은?**

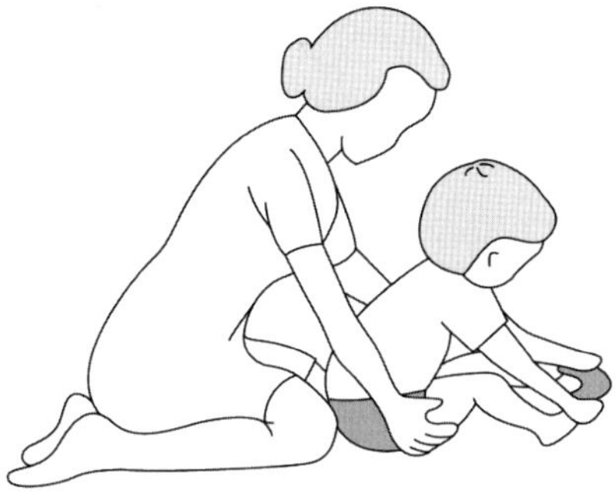

1) 근긴장이 낮은 아동이기 때문에
2) 강직이 심한 아동이기 때문에
3) 나이가 적은 아동이기 때문에
4) 참을성이 없는 아동이기 때문에
5) 인지 손상이 있는 아동이기 때문에

# 633

**다음 사진의 아동이 정상발달을 모이고 있다면 가능한 운동 기술은?**

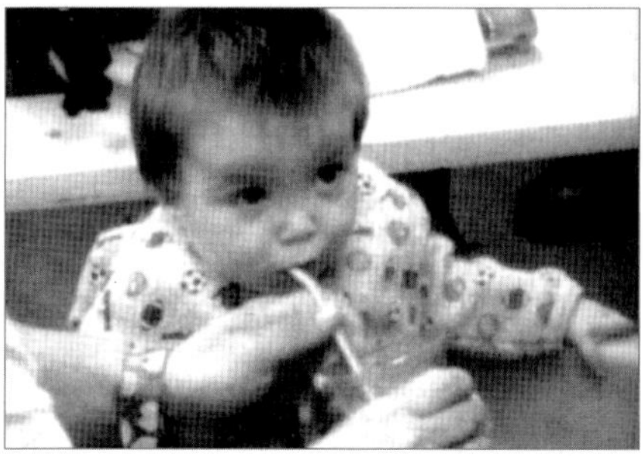

1) 원을 보고 그리기
2) 숟가락 사용하기
3) 가위로 직선 자르기
4) 'complex rotation' 사용하기
5) 위로 공을 던져 목표물 맞추기

**문제해설**

**632** 강직이 심해서 뒤로 뻗치는 아동에게 사용 가능한다. 굴곡 된 자세 때문에 팔과 다리가 가운데로 모아지게 된다.

**답** 2)

**633** 빨대의 사용은 2년이다.
- 원을 보고그리기−3년
- 숟가락 사용하기−1.5년
- 가위로 직선 자르기−3년
- 'complex rotation' 사용하기−4년
- 위로 공을 던져 목표물 맞추기−3년

**답** 2)

# 634

**정상발달을 보이는 아동이 다음 그림과 같이 앉아 있을 수 있는 아동의 최소 연령은?**

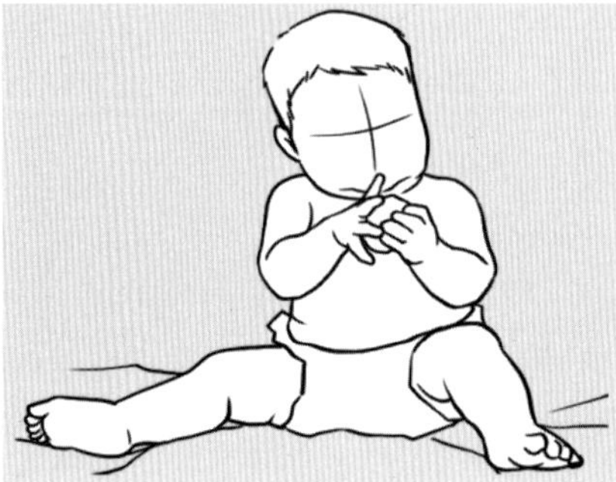

1) 4개월
2) 6개월
3) 9개월
4) 12개월
5) 15개월

# 635

**뇌줄기 수준의 반사를 평가하는 중 다음 그림과 같은 반응이 나타났다. 그림에 대한 설명으로 틀린 것은?**

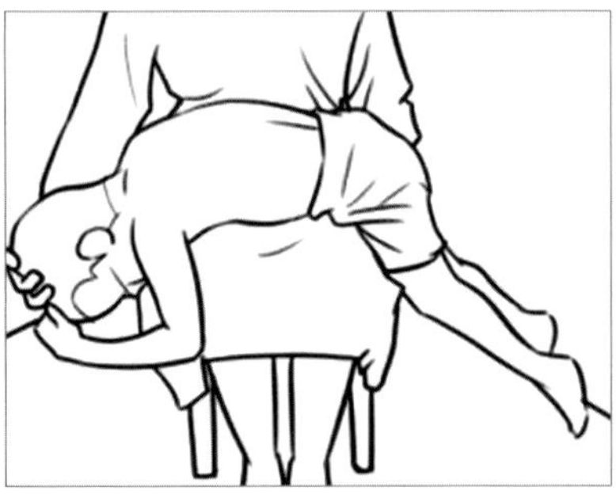

1) STNR이다
2) 양성반응이다
3) 6~9개월 사이에 나타난다
4) 정상발달을 보이는 아동에게 나타난다
5) 검사자극은 머리를 숙이게 하는 것이다

## 문제해설

634

| | | |
|---|---|---|
| 앉기 (sitting) | • 순간적인 팔 지지 (arm support) | 4~5개월 |
| | • 지속적인 팔 지지 (arm support) | 5~6개월 |
| | • 순간적인 팔 지지 없음 | 6~7개월 |
| | • 지속적인 팔 지지 없음 | 7~9개월 |

답 3)

635 대칭성 긴장성 경반사 1(STNR : symmetrical tonic neck reflex 1)

- 검사자세
  - 네발기기 자세 또는 검사자의 양 무릎 위에 엎드린 자세
- 검사자극
  - 머리를 숙이게 함
- 음성반응
  - 양측 팔이나 다리에 변화가 없음
- 양성반응
  - 양측 팔이 굽힘 또는 굽힘근 긴장의 증가
  - 양측 다리는 폄되거나 폄근 긴장의 증가
- 기타
  - 양성반응은 생후 4~6개월까지는 정상

답 4)

# 636

**다음 두 사진은 독립적인 식사를 위한 보조도구의 사용이다. 두 환자의 차이점으로 가장 타당한 것은?**

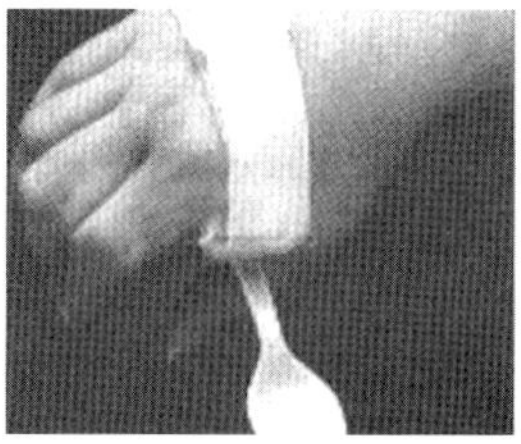

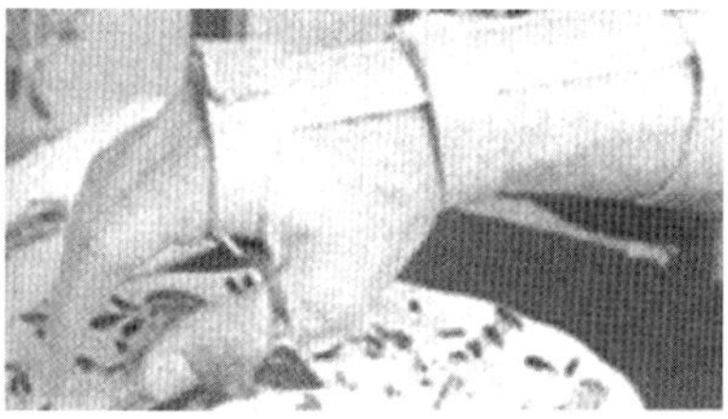

1) ROM의 차이
2) 손상 수준의 차이
3) 엄지 사용의 유무
4) 손가락 사용의 유무
5) 중추신경과 말초신경의 차이

# 637

**다음 그림은 독립적인 컴퓨터 사용을 위한 입력보조도구(key guard)이다. 가장 적절한 대상자는?**

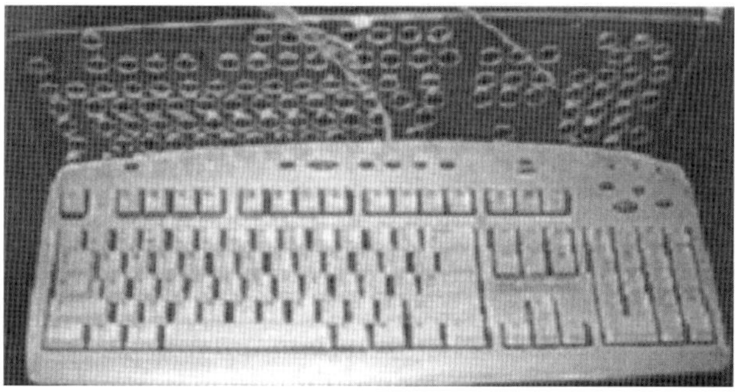

1) 사지마비 환자
2) 손에 떨림이 심한 환자
3) 손가락의 굽힘이 어려운 환자
4) 화상으로 인해 변형이 있는 환자
5) RA로 인해 손의 변형이 심한 환자

**문제해설**

**636** 척수손상 수준의 차이이다. 왼쪽의 사진은 $C_{6\sim7}$이며, 오른쪽의 사진은 $C_5$ 수준이다.

**답** 2)

**637** key guard는 협응력의 문제를 지닌 환자가 원하는 키를 누를 수 있게 하는 입력보조도구이다.

**답** 2)

# 638

**다음 보조도구를 사용해야 하는 대상자로 가장 타당한 경우는?**

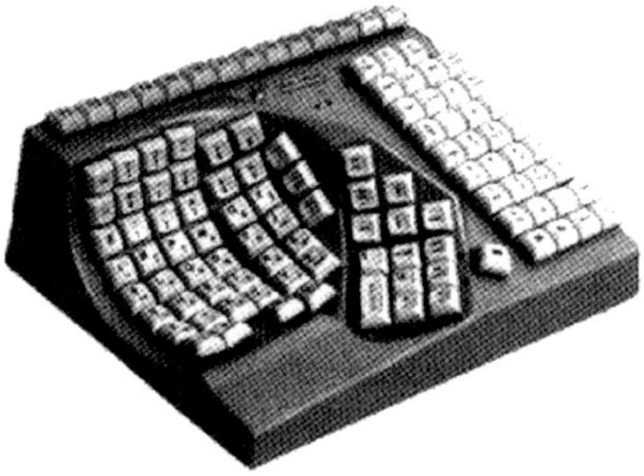

1) 뇌졸중으로 인한 편마비
2) BPI로 인한 손가락 마비
3) TBI로 인한 협응력 장애
4) 척수손상으로 인한 사지마비
5) 학습에 흥미가 없는 아동

# 639

**다음 그림은 성인 화상 환자의 표피면적을 계산하는 'rule of nine' 이다. 영아와 유아의 한 팔은 각각 몇 %인가?**

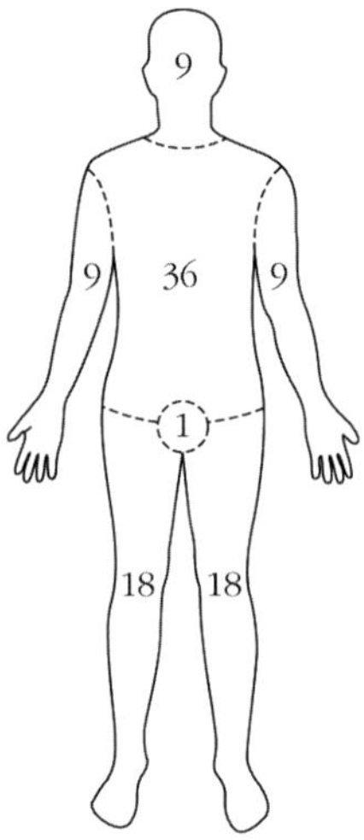


1) 영아 5, 유아 7
2) 영아 5, 유아 9
3) 영아 7, 유아 7
4) 영아 7, 유아 9
5) 영아 9, 유아 9

문제해설

**638** 한 손을 사용을 위한 자판이다. 'one-handed key board'이다.

**답** 1)

**639** 팔과 몸통은 모두 동일하다.

**답** 5)

# 640

**다음과 같은 방법과 순서로 옷을 입어야 하는 대상자는?**

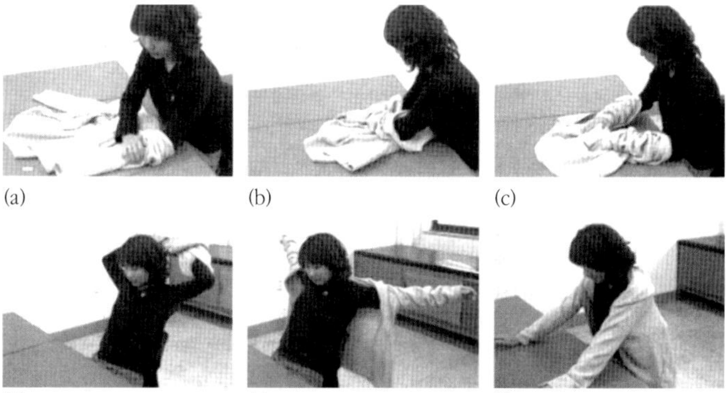

(a) (b) (c) (d) (e) (f)

1) 화상환자
2) 뇌졸중 환자
3) 고긴장 환자
4) 협응장애 환자
5) 사지마비 환자

# 641

**다음 그림의 남성이 사용하는 말단장치다 VO 타입이라면 후크를 열기 위한 남성의 동작은 무엇인가?**

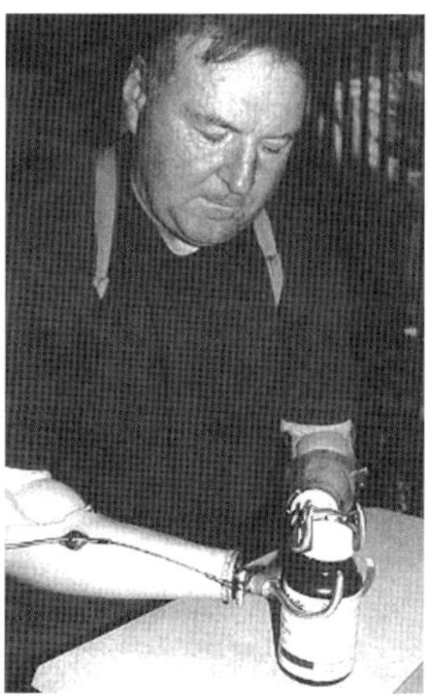

1) 팔꿉관절의 폄
2) 어깨관절의 폄
3) 팔꿉관절의 굽힘
4) 어깨관절의 굽힘
5) 어깨관절의 모음

## 문제해설

**640** 손의 사용이 어려운 사지마비 환자의 옷 입기이다.

**답** 5)

**641** 말단장치를 여는 동작은 어깨관절의 굽힘이며 닫는 동작은 어깨관절의 폄이다.

**답** 4)

# 642

**그림은 SCI $T_6$ 환자의 휠체어 측정이다. 등받이(back)의 높이로 옳은 것은?**

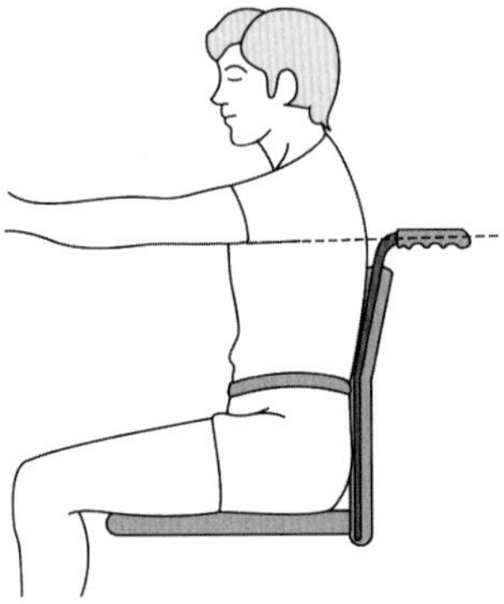

1) 시트에서 어깨뼈 하단까지의 거리
2) 시트에서 어깨까지의 거리 +2.5cm
3) 시트에서 어깨까지의 거리 −2.5cm
4) 시트에서 어깨뼈 하단까지의 거리 +2.5cm
5) 시트에서 어깨뼈 하단까지의 거리 −2.5cm

# 643

**다음 그림에서 A의 용도는 무엇인가?**

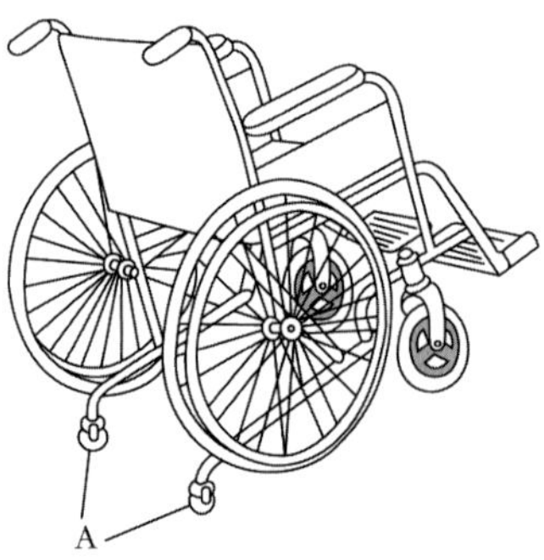


1) 동력 제공
2) 외관 향상
3) 속도 증진
4) 방향성 개선
5) 후방 안정성 개선

## 문제해설

**642** 등받이 높이

- 일반적으로 20~50cm(8~20인치)의 표준 사이즈가 있으며, 뒤로 젖혀지는 등받이(reclining backrest)나 tilt-in-space 시스템을 사용할 때는 62.5cm(25인치)까지 사용됨
- 이상적인 등받이 높이는 견갑골하각에서부터 하방 2.5~5cm(1~2인치)임
  - 이 높이는 등의 지지는 물론, 피부 문제, 기능적으로 방해가 되거나 등받이의 위 테두리에서 어깨뼈의 마찰 없이 자유롭게 움직일 수 있음
  - 등받이는 지지와 편안함을 위해 일반적으로 수직으로부터 10° 이상 뒤로 젖혀져야 함

**답** 5)

**643** anti tipper로 뒤로 넘어지는 것을 예방한다.

**답** 5)

# 644

**아동에게 다음과 같이 중간에 산 그림을 보여주고 각 위치에서 보이는 모습에 대해 물어보았다. 이를 잘 이해하지 못하는 아동에 대한 설명으로 옳은 것은?**

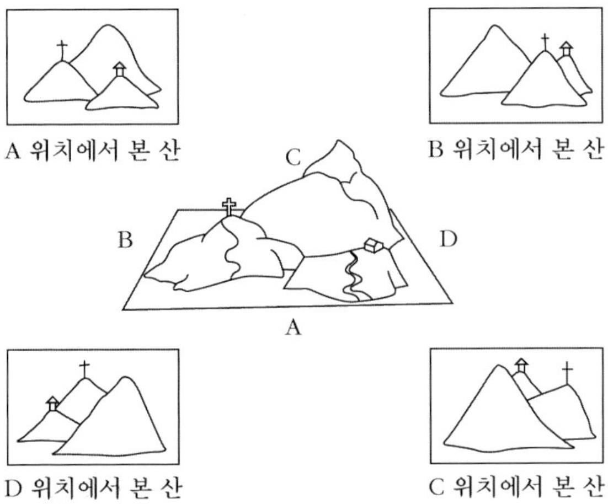


1) 시지각에 문제가 있다
2) 가상 놀이를 잘하지 못한다
3) 다른 사람의 마음을 잘 헤아리지 못한다
4) 대상이 보이지 않으면 사라졌다고 생각한다
5) 어떤 현상의 원인과 결과의 관계를 추론하지 못한다

# 645

**다음 그림에서 진한 색 부분이 남겨진 사지라면 어떤 종류의 절단인가?**

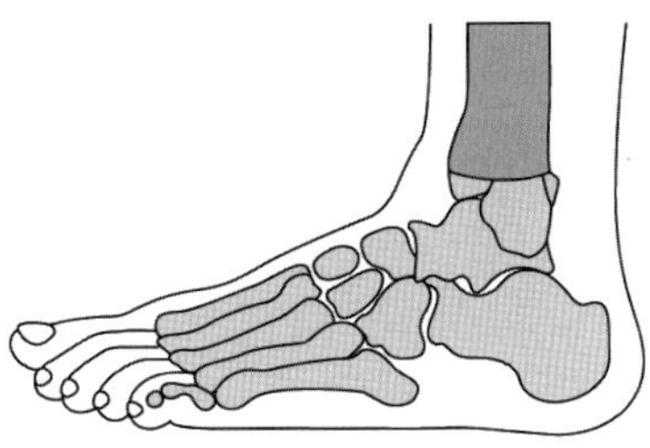

1) Boyd 절단
2) Syme 절단
3) Lisfranc 절단
4) Chopart 절단
5) Pirogoff 절단

**문제해설**

**644** Piaget의 세 산 모형실험으로 자신의 위치에서만 사물을 이해할 뿐 타인의 위치에서 보이는 사물의 모습을 추론하지 못하는 사고의 한계를 알아보고자 하였음. 조망수용능력(persepective taking ability)은 타인의 시각에서 보는 조망을 정확하게 추론해내는 능력으로 대략 7~8세 이후에 가능하다고 하였다.

**답** 3)

**645**
- Lisfranc 절단(Lisfranc's amputation)
  - 발목발허리 관절(tarsometatarsal joint)에서 절단됨
- Chopart 절단(Chopart's amputation)
  - 발목뼈 중에서 목말뼈와 발꿈치뼈만을 남기고 절단됨
- Pirogoff 절단(Pirogoff's amputation)
  - 발목관절이 이단 된 상태에서 웨지 형태(wedg)로 발꿈치뼈(calcaneus)를 절단(transection) 함
- Boyd 절단
  - Boyd 절단은 발꿈치뼈 전체나 발꿈치뼈의 대부분을 보존하고 모든 발목뼈를 제거함

**답** 2)

# 646

**다음 검사의 목적은?**

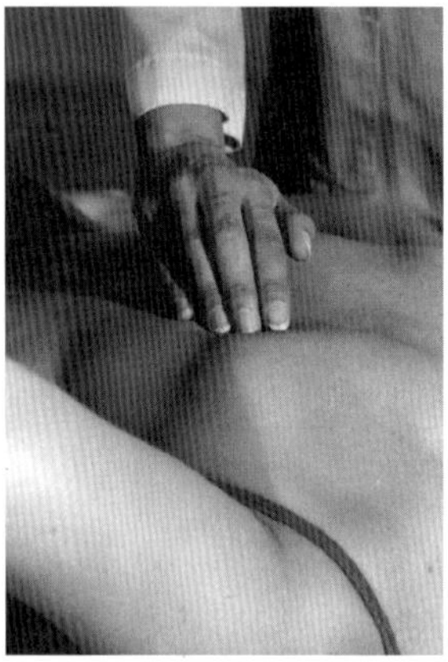

1) 어깨뼈 올림 검사　　2) 어깨뼈 내림 검사
3) 어깨뼈 벌림 검사　　4) 어깨뼈 모음 검사
5) 어깨관절 굽힘 검사

# 647

**다음 중재 방법을 통해 얻을 수 있는 효과는?**

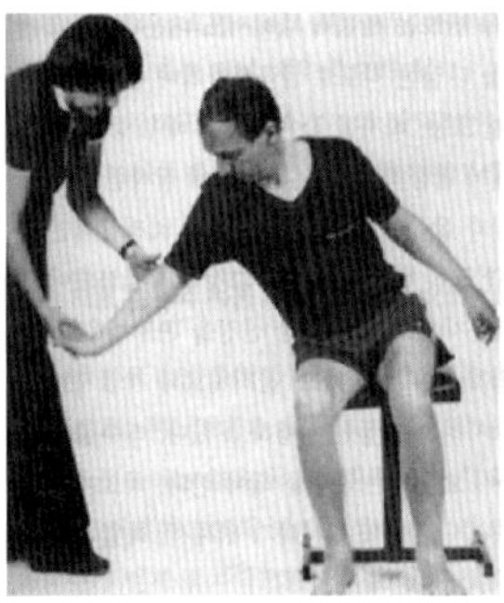
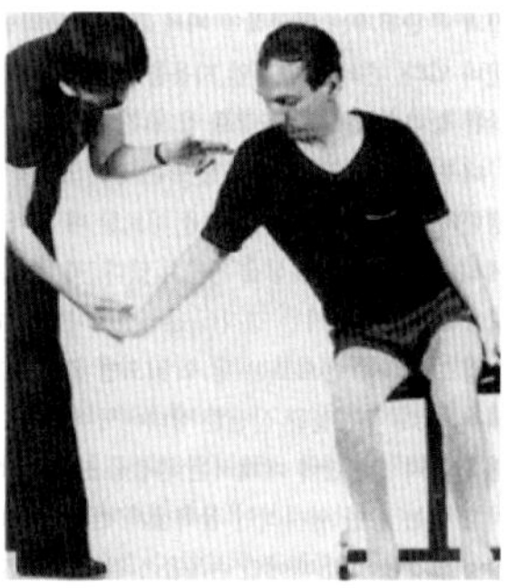

1) 환측의 연합반응을 억제할 수 있다
2) 상지의 굴곡 경직을 이완시킬 수 있다
3) 손의 기능적 움직임을 촉진할 수 있다
4) 앞-뒤로 체중 이동을 촉진 할 수 있다
5) 팔의 보호신전 반응을 촉진할 수 있다

## 문제해설

**646** 어깨뼈 모음의 Normal~Fair 등급 검사 그림이다.

**답** 4)

**647** 자신의 몸을 보호하기 위한 보호신전 반사를 촉진하기 위한 방법으로 환자가 마비가 있는 쪽을 향해서 몸을 기울이고 몸이 기울어짐에 따라 무의식적으로 팔을 뻗을 수 있도록 유도하면서 보호신전 반응을 향상시킬 수 있다. 치료사는 환자의 환측 팔꿈치가 펴지도록 하고 그 상태를 유지하도록 하면서 환측 어깨관절을 향해서 관절압박을 주면서 치료사 쪽으로 서서히 당겨준다.

**답** 5)

# 648

**환자는 목과 어깨에 통증을 호소하고 있다. 수정이 고려되어야할 부분으로 묶인 것은?**

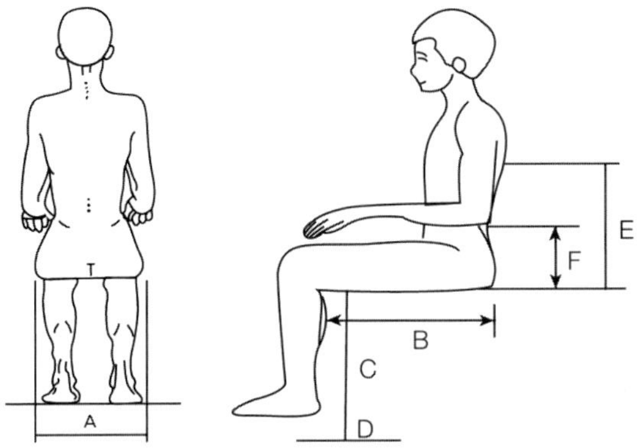


1) A－E－F
2) B－D－E
3) B－C－F
4) C－D－E
5) 전체

# 649

**다음 자세에 대한 설명으로 옳은 것은?**

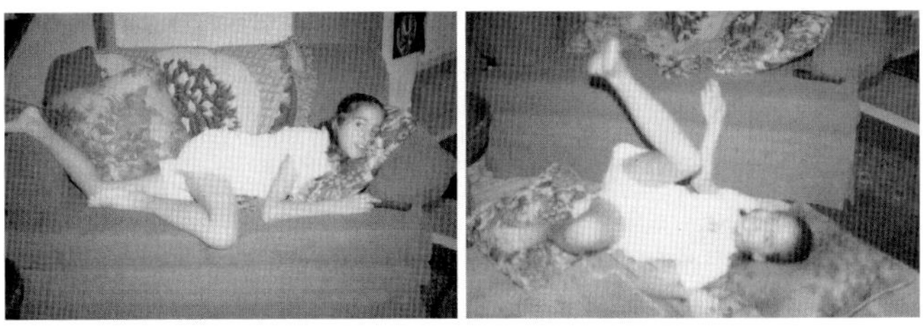

1) 어깨의 안정성을 촉진하기 위한 자세이다
2) 긴장성 미로 반사의 통합을 돕는 자세이다
3) 목과 안구 근육을 활성화 시키는 자세이다
4) 선 자세에서 펌근의 안정성을 위한 전제조건이다
5) 아래 몸통과 양하지의 협력수축 패턴을 필요로 한다

**문제해설**

**648** 휠체어 앉기 자세에서 좌석 넓이(A)는 측면 굽힘(lateral bending), 무릎높이(C, D)와 좌석 깊이(B)는 후방으로 기댐, 팔받침 높이(F)는 어깨 높이 상승, 등 받침 높이(E)는 고개 젖힘을 유발할 수 있어 목과 어깨 통증은 전체를 모두 고려해야 한다.

**답** 5)

**649** 옆으로 눕기 위한 뒤집기는 바로 누운 자세에서 긴장성 반사 패턴이 우세한 클라이언트에게 전정계의 반고리관을 자극하고 회전 시 목과 안구근육을 활성화시킨다.

**답** 3)

그림 실기형 문제

# 650

**의자이동기술에 대한 그림이다. 아래 환자에게 필요한 보조도구는?**

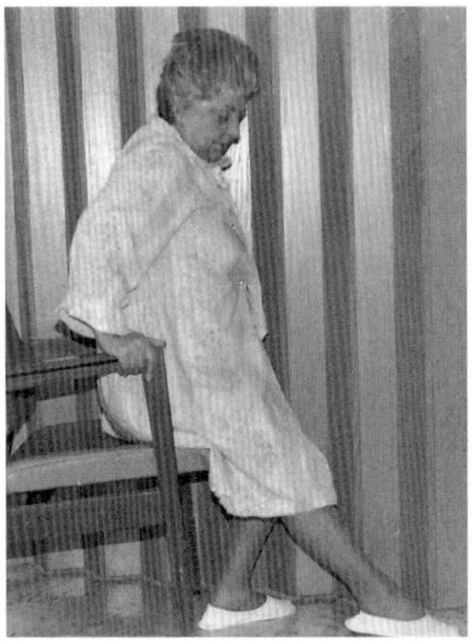

1) 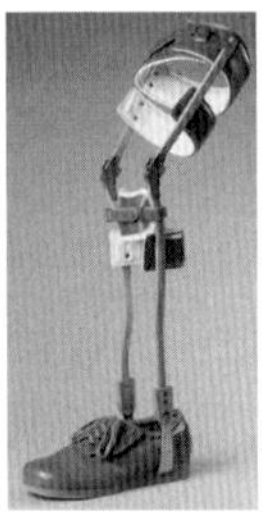

2) 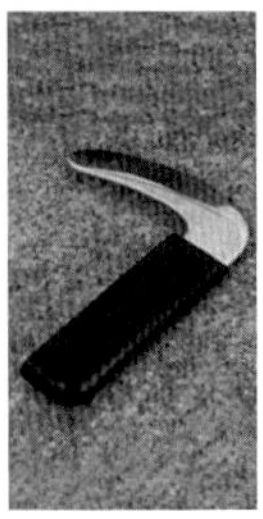

3) 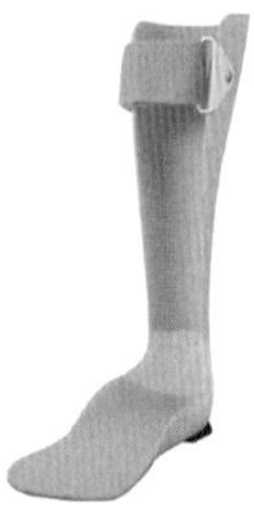

4) 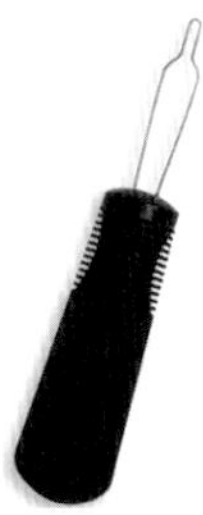

5) 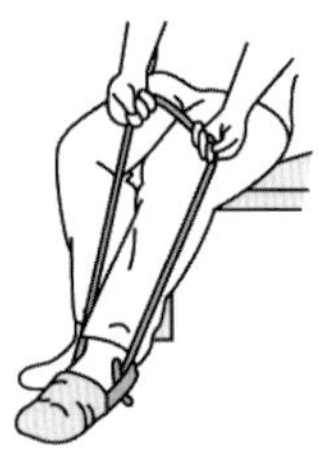

**문제해설**

**650** 고관절 대치술 환자에게 필요한 보조도구는 sock aid이다.

**답** 2)

# 651

**DDST II 검사 결과이다. 이 결과에 대한 해석으로 옳은 것은?**

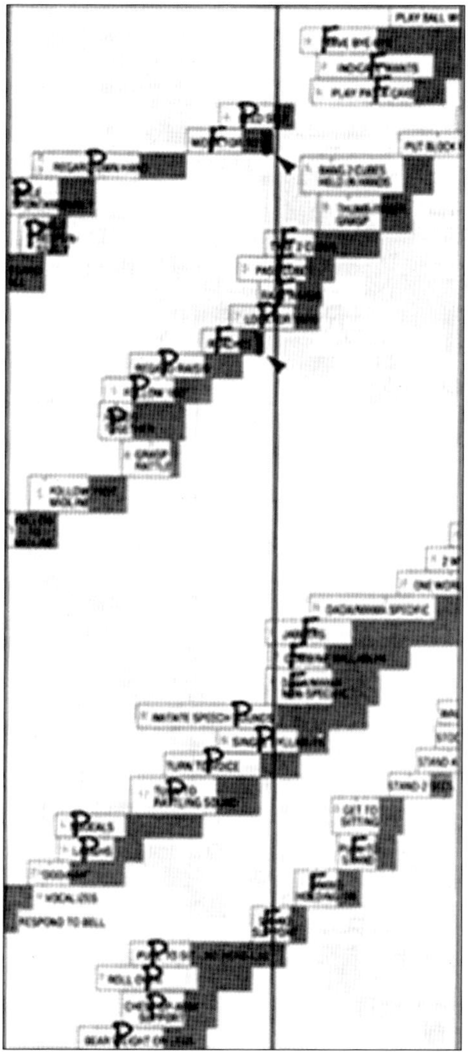

1) 아동은 언어 항목에서 주의 항목이 있다
2) 아동은 운동능력에서 앞선 발달을 보인다
3) 아동의 미세 운동 및 적응발달은 정상이다
4) 아동은 개인-사회성 발달 항목에 거부 항목이 있다
5) 두 개의 지연이 있으므로 의심스러운 발달로 해석할 수 있다

**문제해설**

651
- 정상발달 : 지연 없고, 주의가 최대 1개
- 의심스러운 발달 : 1개 이상 지연 혹은 2개 이상의 주의
- 검사불능 : 완전히 연령선 왼쪽의 항목에서 1개 이상의 거부나 75~90% 사이 연령선이 1개 이상의 "R" 점수가 있는 경우
- 그림은 두 개의 지연이 있음

**답** 5)

# 652

**다음과 같은 반사가 나타나는 아동에 대한 설명으로 옳은 것은?**

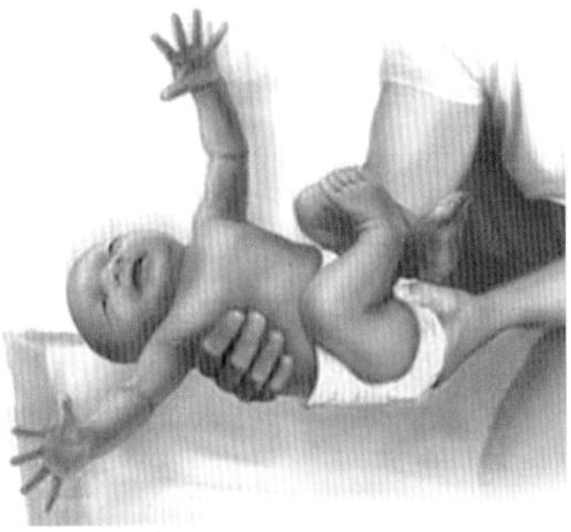

1) 신전 보호 반사이다
2) 아동을 담요로 꼭 감싸 준다
3) 대뇌 피질 단계에서 작용한다
4) 출생이후 2년까지 양성 반응이 정상이다
5) 아동기까지 지속되면 사지의 교차 움직임에 어려움을 가지게 된다

# 653

**다음과 같이 엎드린 자세에서 손으로 체중지지가 시작되는 시기는?**

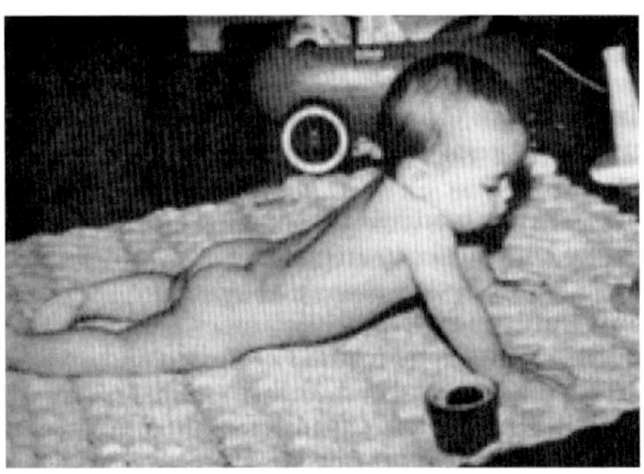

1) 2개월
2) 4개월
3) 6개월
4) 8개월
5) 10개월

## 문제해설

**652** 모로반사

생후 4개월 정도까지는 양성반응이 정상이며 머리의 위치 변화, 갑작스러운 자극, 소음, 온도변화, 통증 등으로 나타난다. 성장 이후 병적으로 계속 나타난다면 여러 자극에 과민한 반응을 보이고 위축되며 과잉행동, 공격적인 행동이 나타날 수 있다. 자율운동 반응으로 세반규관, 미로, 목감각 수용기에 의해 나타난다.

**답** 2)

**653** 엎드린 자세에서 손으로 체중지지가 가능한 시기는 6개월이다.

**답** 2)

# 654

**사진 속 남성의 절단 수준의 명칭은 무엇인가?**

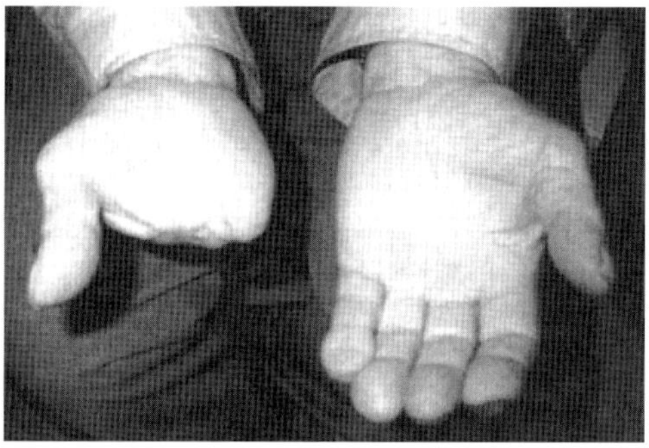

1) Syme
2) Lisfranc
3) Chopart
4) forequarter
5) partial hand

# 655

**그리기 검사 시 다음과 같은 반응을 보이는 환자의 행동은?**

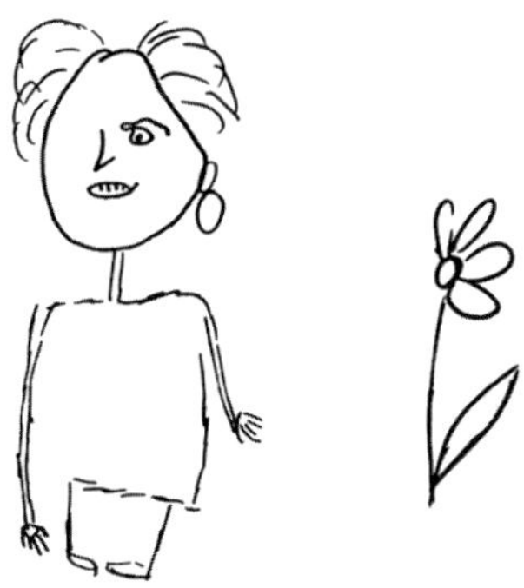

1) 셔츠의 앞뒤 구분을 할 수 없다
2) 단추를 채우는 데 어려움이 있다
3) 손가락 움직임 계획에 문제가 있다
4) 한 쪽에 놓여있는 셔츠를 찾지 못한다
5) 옷 입기 시작 전에 소매 걷어 올리기 행동만 반복한다

## 문제해설

**654** 상지의 절단 수준 및 기능 상실

| 절단의 레벨 | 기능 상실(loss of function) |
|---|---|
| Partial Hand | • 약간 또는 모든 쥐기 기능의 상실 |
| Wrist disarticulation | • 손과 손목의 기능 : 약 50%의 엎침 및 뒤침(pronation & supination) 기능의 상실 |
| Long transradial | • 손과 손목의 기능 : 대부분의 엎침 및 뒤침 기능의 상실 |
| Short transradial | • 손과 손목의 기능 : 모든 엎침 및 뒤침 기능의 상실<br>• 팔꿉관절(elbow) : 일부분의 굽힘 및 폄 기능의 상실 |
| Elbow disarticulation | • 손과 손목의 기능 : 모든 엎침 및 뒤침 기능의 상실<br>• 팔꿉관절(elbow) : 굽힘 및 폄 기능의 상실 |

**답** 5)

**655** 편측 공간무시 환자 검사 결과에 대한 그림이다.

1) 공간관계 장애
2), 3) 실행증 또는 협응장애
4) 편측 공간무시
5) 보속증

**답** 4)

# 656

**다음과 같은 수술적 중재를 받은 환자에게 적용할 수 있는 초기 작업치료 중재방법은?**

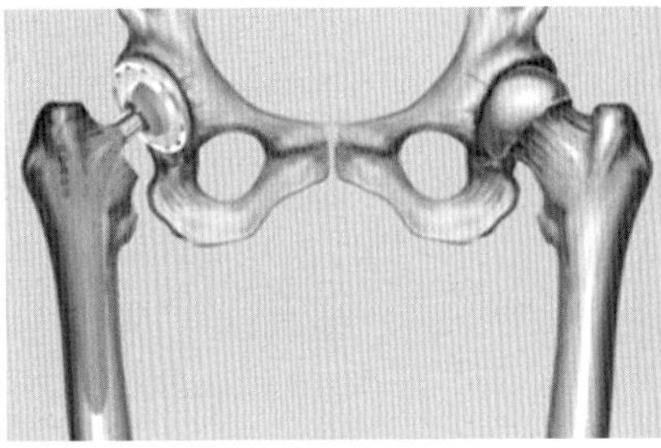

1) 높이가 낮은 변기를 사용하도록 한다
2) 계단을 오를 때에는 수술한 쪽 다리를 먼저 올린다
3) 침상에서 내려올 때에는 비수술 쪽 다리를 먼저 내린다
4) 수술적 접근 방법이 앞가쪽 접근방법이라면 안쪽 돌림이 금기이다
5) 의자에 앉을 때 수술한 쪽 다리를 바닥에 체중을 지지하면서 천천히 굽혀서 앉는다

# 657

**급성기 RA 환자인 30대 여성은 다음과 같은 변형이 발생되었다. 해부학적 원인으로 옳은 것은?**

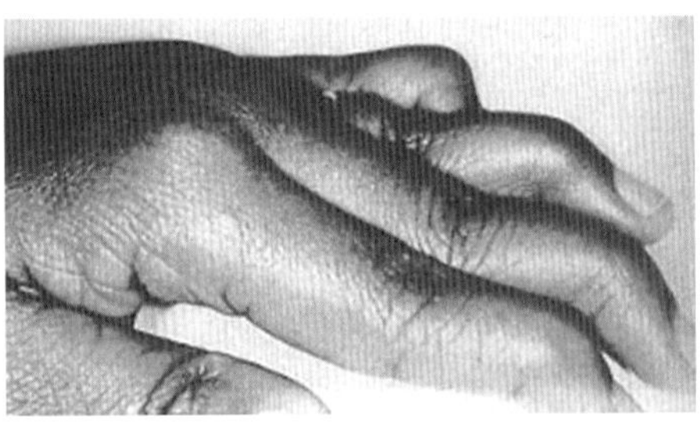

1) 모든 손가락 폄근의 손상
2) 모든 손가락 굽힘근의 손상
3) 얕은손가락굽힘근(FDS)의 손상
4) 깊은손가락굽힘근(FDP)의 손상
5) 손가락 폄 힘줄의 중앙인대(central slip)의 손상

## 문제해설

**656** 엉덩관절성형술은 앞가쪽 접근방법으로 수술 했을 경우 가쪽 돌림이 금기이고 뒤가쪽 접근 방법으로 했을 경우 안쪽돌림이 금기이다. 수술 후 엉덩관절의 굽힘이나 모음을 방지하기 위해 높이가 높은 의자나 변기를 사용하고 계단을 오를 때에는 체중지지를 피하기 위해 비수술 쪽 다리가 먼저 올라가야 한다.

**답** 3)

**657** 백조목(swan neck) 변형의 원인

- FDS 손상
- 폄힘줄의 lateral slip 손상

**답** 3)

# 658

**다음 상황에서 사지마비 환자를 위해 환경을 개선한다면 무엇을 우선적으로 해야 할 것인가?**

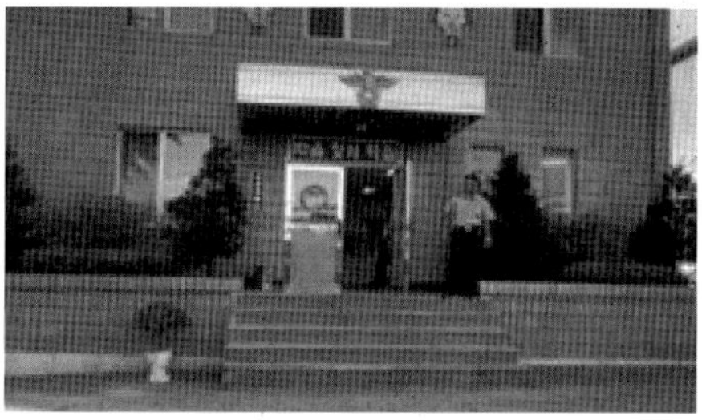

1) 승강기
2) 경사로
3) 음성장치
4) 유도보도블럭
5) 장애인 화장실

# 659

**교통사고로 뇌손상을 당한 35세 남성 환자의 눈에 도로가 오른쪽 그림처럼 보인다고 하였다. 이 환자가 운전을 안전하게 하도록 하기 위한 중재 방법은?**

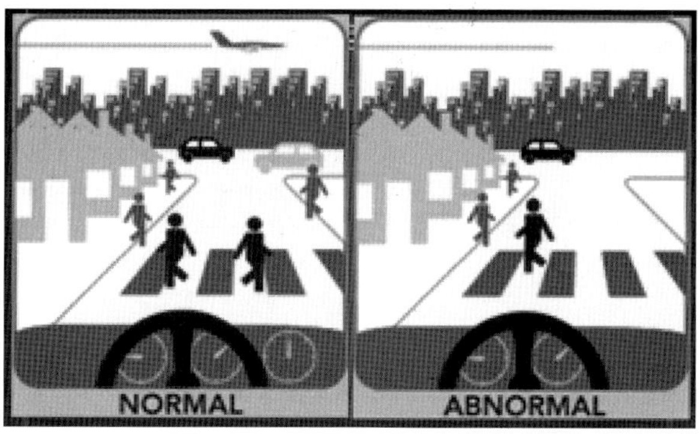


1) 비슷한 색의 옷 중에서 원하는 옷을 고르도록 한다
2) 물체의 일부만 보고 무슨 물건인지 알아맞히도록 한다
3) 여러 각도에서 치료사가 공을 던지고 환자가 받도록 한다
4) 촉각, 고유수용감각을 이용하여 물체가 무엇인지 알아맞히게 한다
5) 책상 위에 여러 가지 물건을 두고 가까운 물체와 먼 물체를 구별하게 한다

**문제해설**

**658** 계단 옆에 경사로가 설치되어야 휠체어나 유모차가 접근할 수 있다.

**답** 2)

**659** 환자의 문제는 환측의 시야가 잘 보이지 않는 것이다. 환측을 스스로 확인해서 보도록 고개를 돌리거나, 다양한 상황을 의식해서 보도록 하고, 환측의 신체를 자극할 수 있다.

- 비슷한 색의 옷 중에서 원하는 옷을 고르도록 한다. – 전경배경
- 물체의 일부만 보고 무슨 물건인지 알아맞히도록 한다. – 시각완성
- 촉각, 고유수용감각을 이용하여 물체가 무엇인지 알아맞히게 한다. – 입체지각
- 책상위에 여러 가지 물건을 두고 가까운 물체와 먼 물체를 구별하게 한다. – 깊이지각

**답** 3)

# 660

**다음은 척수손상 환자가 식사 훈련을 하고 있는 모습이다. 이 환자에 대한 설명으로 옳은 것은?**

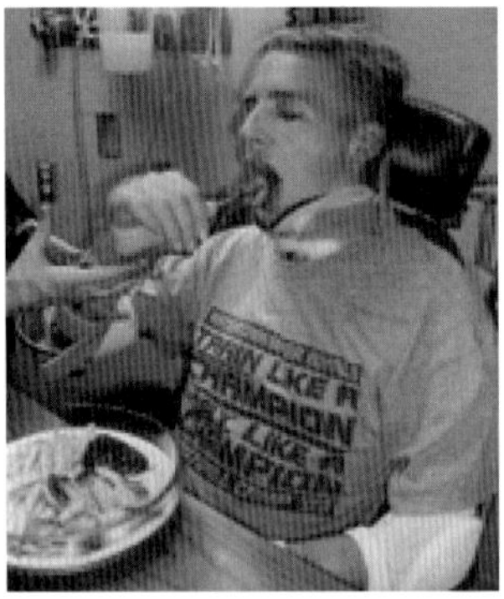

1) 하의를 독립적으로 입고 벗을 수 있다
2) 수동 휠체어로 실내를 독립적으로 다닐 수 있다
3) 힘줄고정 스플린트를 이용하여 스스로 면도를 할 수 있다
4) 미끄럼판이 있으면 독립적으로 휠체어서 침상으로 이동할 수 있다
5) 동적 팔 지지대(mobile arm support)를 이용하여 컴퓨터를 사용 할 수 있다

# 661

**화상 환자에게 다음과 같은 붕대를 적용하였다. 그 이유로 가장 타당한 것은?**

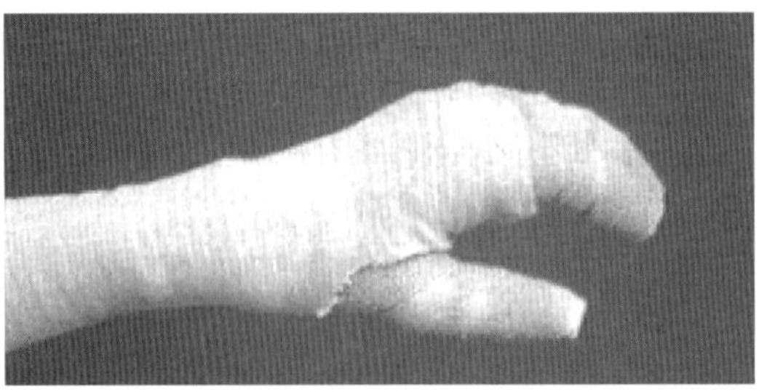

1) 압박 제공
2) 변형 방지
3) 미관 개선
4) 점액물질 흡수
5) 외부 충격 예방

## 문제해설

**660**
- 환자의 손상 정도는 $C_5$ 수준이다. 동적 팔 지지대와 보조도구를 사용하면 컴퓨터와 키보드를 사용할 수 있다. 하의를 독립적으로 입고 벗을 수 있다. − $T_1$ 이상
- 수동 휠체어로 실내를 독립적으로 다닐 수 있다. − $C_6$ 이상
- 힘줄고정술 스플린트를 이용하여 스스로 면도 할 수 있다. − $C_6$ 이상
- 미끄럼판이 있으면 독립적으로 휠체어서 침상으로 이동할 수 있다. − $C_7$ 이상

**답** 5)

**661** 화상 초기의 압박 드레싱이다. 화상 환자의 경우 상처 관리를 위해 압박이 필수적이다.

**답** 1)

# 662

**그림에 대한 적절한 설명은?**

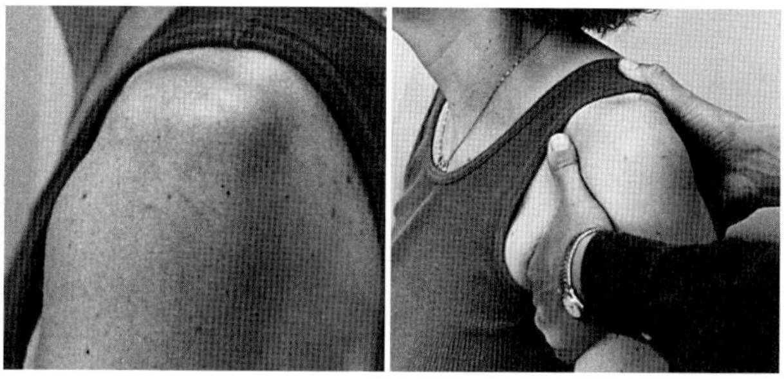

1) 팔꿈치 굽힘을 촉진한다
2) 환측의 체중지지를 촉진한다
3) 건측으로 구르기를 촉진한다
4) 어깨의 부분탈구를 교정한다
5) 몸통안정을 제공하기 위해 핸들링을 사용한다

# 663

**다음 평가 항목을 어려워하는 환자가 있다. 이 환자 일상생활에 나타날 수 있는 문제는?**

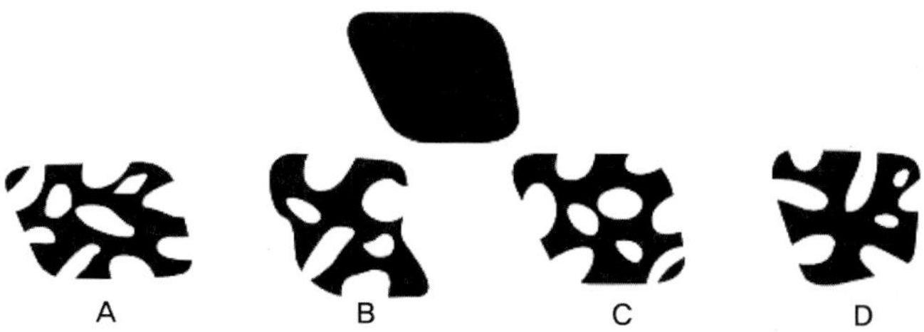


1) 칫솔로 머리를 빗는다
2) 오른쪽 얼굴만 면도를 한다
3) 빠르게 신문을 읽지 못한다
4) 스테인리스 수저통에서 스푼을 찾지 못함
5) 건물 안의 사무실을 찾지 못하고 길을 잃음

**문제해설**

**662** 왼쪽 그림은 어깨관절의 부분탈구 그림이며, 오른쪽 그림은 부분탈구를 교정하는 그림이다.

**답** 4)

**663** 다음은 MVPT-3의 시각폐쇄(visual closure)를 평가하는 항목이다.

- 욕실에서 칫솔로 머리를 빗는다. – 관념적 실행증(ideational apraxia)
- 오른쪽 얼굴만 면도를 한다. – 편측무시(unilateral neglect)
- 신문을 읽기가 어렵다. – 시각적 폐쇄(visual closure)
  - 시각폐쇄 기능을 글을 읽을 때 매우 중요한 기능으로 한 단어에서 다른 단어로 눈이
- 스테인리스 수저통에서 스푼을 찾지 못함 – 전정구별(figure ground discrimination)
  - 건물 안의 사무실을 찾지 못하고 길을 잃음 – 지리적 지남력(topographical orientaiton)

**답** 3)

# 664

**작업치료실에서 다음의 활동을 9세 뇌성마비 아동이 하고 있다. 이 아동에게 평소에 나타날 수 있는 문제점은 무엇인가?**

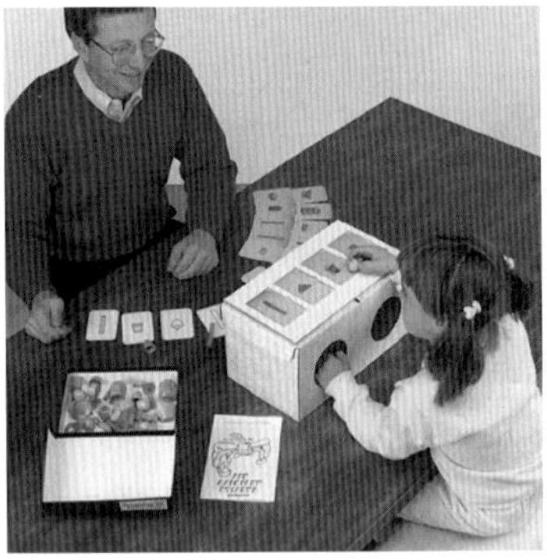

1) 수업 시간에 집중하는 것이 어렵다
2) 약속이나 준비물을 기억하지 못한다
3) 친구들과 어울려 놀이를 하는 것이 어렵다
4) 책가방에 있는 물건을 보지 않고 찾기 힘들다
5) 가위로 자르고 풀로 붙이는 손 활동이 어렵다

# 665

**작업치료사는 작업치료실을 내원하는 김○○ 환자에게 다음의 도구를 추천하였다. 이 환자가 평소에 보일 수 있는 문제점은?**

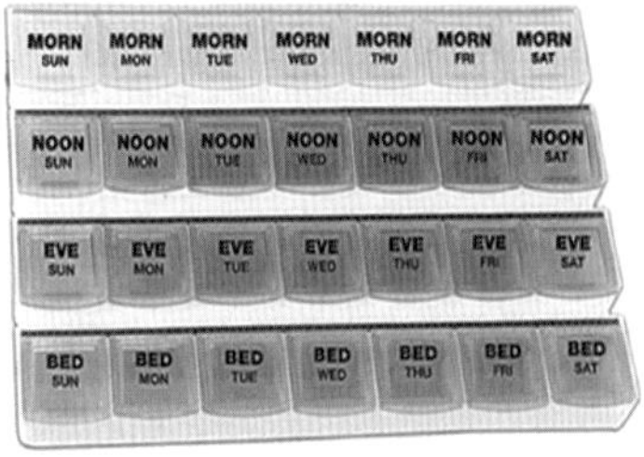


1) 새로운 일을 배우는 것이 어렵다
2) 감각이 저하되어 자주 손을 다친다
3) 사람이 많은 곳에 가면 두려움이 생긴다
4) 은행 업무를 봐야하는 날짜를 잊어버린다
5) 복잡한 곳에서 원하는 물건을 찾기 어렵다

## 문제해설

**664** 입체지각을 훈련하는 것으로 보지 않고 촉각, 인지, 고유수용감각을 이용하여 물체를 알아내는 능력이다.

**답** 4)

**665** 약을 매일매일 먹는 시간에 맞춰 담아서 잊지 않고 먹을 수 있게 하는 도구이다. 기억력이 손상된 노인이나 뇌손상 환자에게 추천할 수 있다.

**답** 4)

# 666

다음 보조기들 중 처방 대상이 다른 하나는 무엇인가?

1) 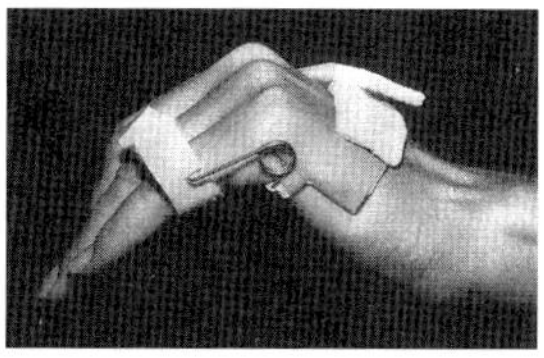

2) 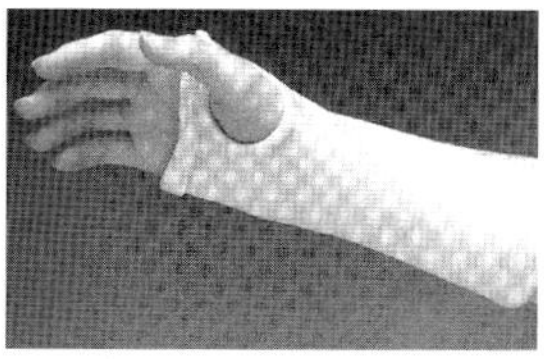

3) 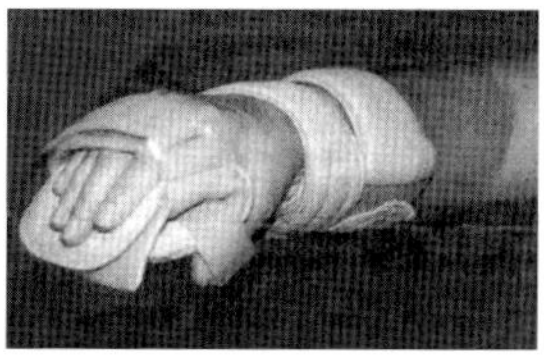

4) 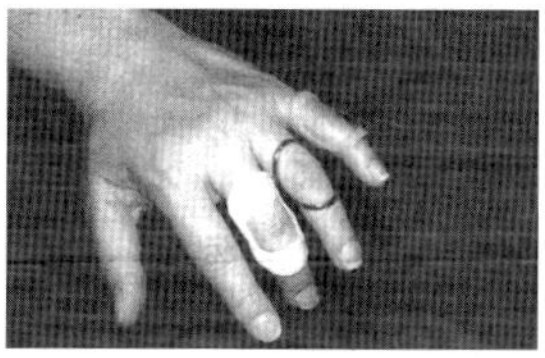

5) 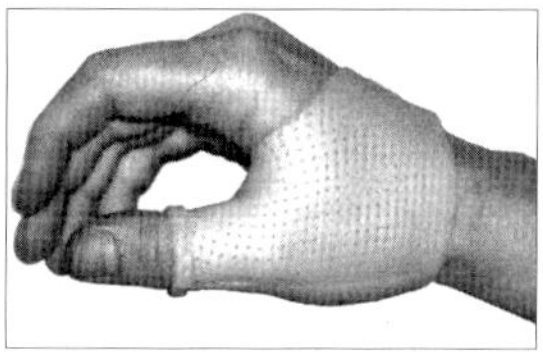

# 667

다음 두 그림은 아동의 옷 입기 장면이다. 두 아동의 공통점으로 가장 타당한 것은?

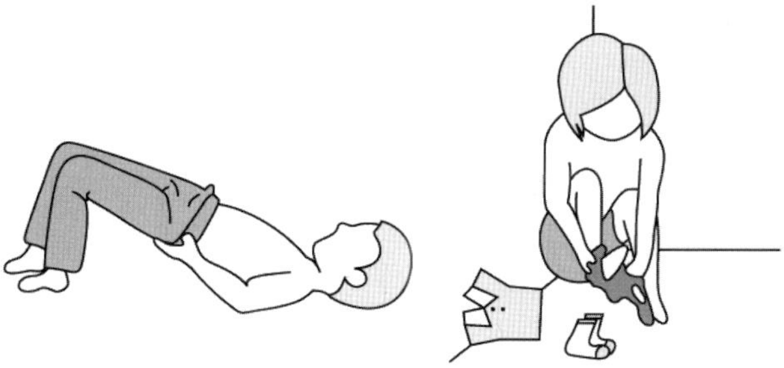

1) 폄근의 긴장이 높다
2) 굽힘근의 긴장이 높다
3) 협응력의 문제가 있다
4) 균형잡기에 문제가 있다
5) 근력이 저하된 아동들이다

## 문제해설

**666** 1) 자신경 손상으로 인한 변형을 예방하기 위한 보조기이다.
2), 3), 4), 5)는 RA 환자의 변형 방지 보조기이다.

**답** 1)

**667** 균형감이 저하된 아동의 옷 입기 방법이다.

**답** 4)

# 668

## 다음의 삼킴 단계에 주로 관여하는 근육은?

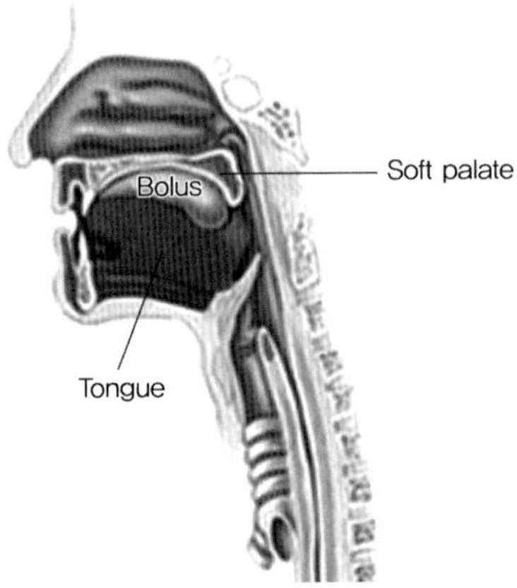


1) 깨물근(massester)
2) 안쪽날개근(pterydoideus)
3) 입천장혀근(palatoglossus)
4) 반지인두근(criopharyngeus)
5) 모뿔덮개근(aryepigolottiscus)

# 669

## 다음 검사의 목적은?

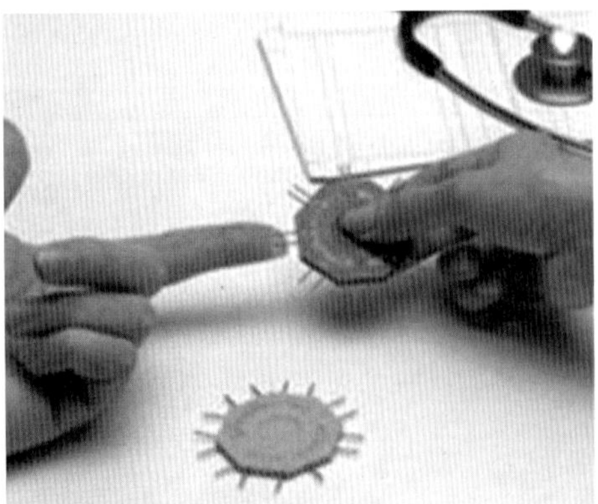

1) 촉각역치 검사
2) 진동역치 검사
3) 정적 두점 식별 검사
4) 동적 두점 식별 검사
5) 고유수용성 감각 검사

**문제해설**

**668** 구강단계에 대한 그림이다.

1) 구강 전 단계
2) 구강 전 단계
3) 구강 단계
4) 인두 단계
5) 인두 단계

**답** 3)

**669** Disk criminator는 정적 두점 식별 검사에 해당한다.

**답** 3)

# 670

**아래와 같은 이동 보조도구를 독립적으로 사용가능한 최소 척수 손상수준은?**

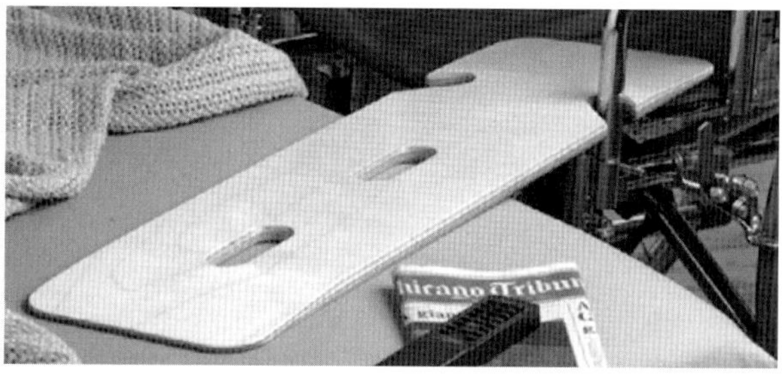

1) $C_5$
2) $C_6$
3) $C_7$
4) $C_8$
5) $T_1$

# 671

**다음 변형의 원인이 되는 해부학적 구조물과 가장 관계 깊은 근육은?**

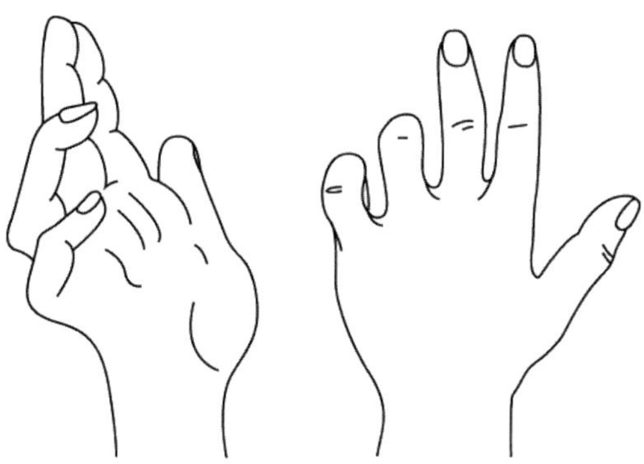

1) 뼈사이근(interossei)
2) 짧은엄지폄근(EPB)
3) 긴엄지벌림근(APL)
4) 짧은엄지벌림근(APB)
5) 1～2번 벌래근(lumbricals)

## 문제해설

**670** 미끄럼판 이동을 위해서는 위팔세갈래근의 근력이 있어야 하므로, $C_7$ 이하의 척수손상 환자에서만 가능하다.

**답** 3)

**671** 자신경(ulnar nerve)

| | |
|---|---|
| 관련 근육 | • palmaris brevis<br>• abductor digiti minimi<br>• opponens digiti minimi<br>• flexor digiti minimi<br>• dorsal & volar interossei<br>• 3th & 4th lumbricals<br>• flexor pollicis brevis의 medial head |
| 임상적 증상 (signs) | • 상위 레벨(level)<br>– 'claw hand'의 발생 : 약지와 소지의 MP 관절에 과도한 폄(hyper extension)이 발생<br>• 하위 레벨(level)<br>– 'claw hand'의 발생 : 약지와 소지의 MP 관절 과도한 폄(hyper extension)+IP 관절의 더 강한 굽힘<br>– 'Froment's sign' 양성반응이 나타남 |

**답** 1)

# 672

**다음 그림은 척수손상 환자의 소변 배출 방법의 한 종류이다. 도뇨관의 사용 간격으로 가장 적당한 것은?**

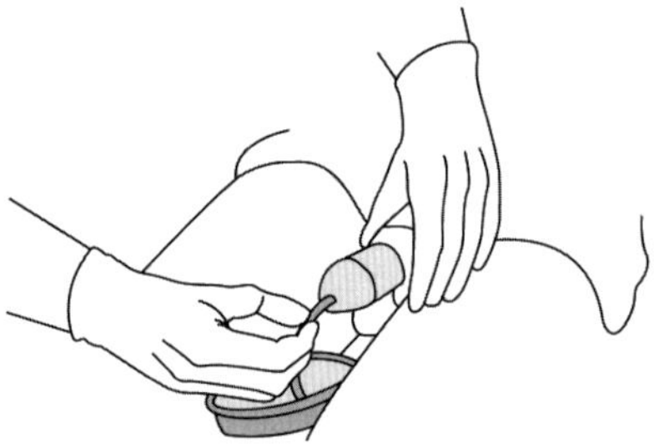

1) 1시간 마다
2) 2~3시간 마다
3) 4~6시간 마다
4) 7~8시간 마다
5) 일정한 간격 없이 필요할 때마다

# 673

**다음 그림과 같은 자세의 스플린트를 사용하는 대상과 목적으로 가장 타당한 것은?**

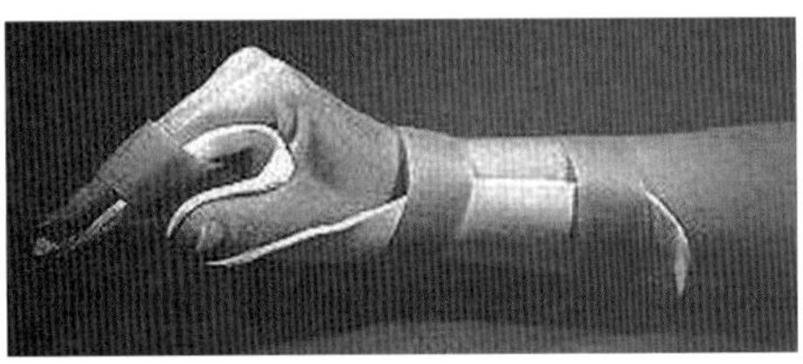

1) RA 환자를 위한 휴식 목적의 스플린트이다
2) 화상 환자를 위한 통증 예방 목적의 스플린트이다
3) 뇌졸중 환자를 위한 경직 예방 목적의 스플린트이다
4) 까마귀손 환자를 위한 변형 예방 목적의 스플린트이다
5) 수부 손상 환자를 위한 변형 예방 목적의 스플린트이다

## 문제해설

**672** 간헐적 도뇨관 사용

4~6시간 간격으로 도뇨관을 방광에 삽입하여 소변을 빼내는 방법임

**답** 3)

**673** 수부손상, 화상 등 손의 변형을 예방해 주는 목적의 'intrinsic plus position splint'이다.

intrinsic plus position splint

- 상지 손상과 미사용으로 인한 변형 예방을 목적으로 함
  - 내재근 플러스(intrinsic plus) 자세
  - 변형 방지 자세(anti-deformity position)가 됨
  - 손목은 중립 또는 폄, MP굽힘, IP 폄, 엄지는 모음과 대립

**답** 5)

# 674

**다음은 뇌졸중 회복단계 따른 중재 그림이다. 환자의 기능수준은?**

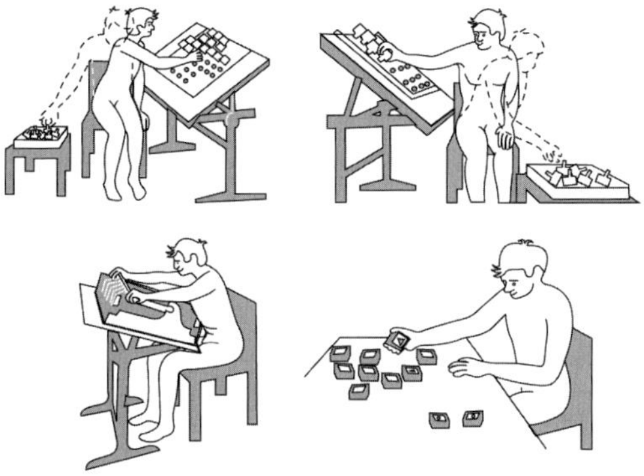

1) 손과 팔의 기능이 전혀 없다
2) 미세운동기능과 상호교대운동이 부족하다
3) 팔의 기능이 약간 있으나 손의 기능은 없다
4) 팔의 기능이 있고 손 전체로 잡는 것이 가능하다
5) 손은 잡기가 가능하나 팔은 전혀 또는 거의 기능이 없다

# 675

**주로 60세 미만에서 가장 많이 발생하는 골절이며, 낙상, 교통사고 등 직접적인 외상이 원인이 되는 골절의 종류는?**

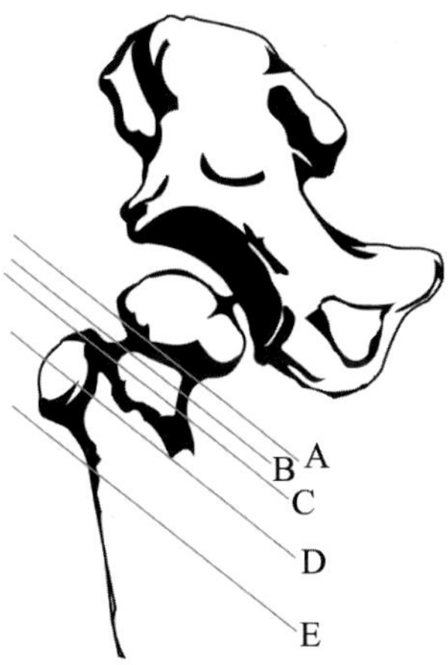


1) A
2) B
3) C
4) D
5) E

## 문제해설

**674** 보바스 회복단계 중 2b로 손은 잡기가 가능하나 팔은 전혀 또는 거의 기능이 없는 상태에 대한 중재 그림이다.

**답** 4)

**675** Subtrochanteric fractures

- 직접적인 외상이 원인이 됨
  - 낙상, 교통사고 등이 주요 원인
- 60세 미만에서 가장 많이 발생하는 골절임

**답** 5)

# 676

**다음 그림의 의수를 착용한 환자가 팔꿉관절이 잠긴 상태(locked)에서 '어깨관절 굽힘+어깨뼈 벌림' 동작을 동시에 만들 경우 나타나는 결과로 옳은 것은?**

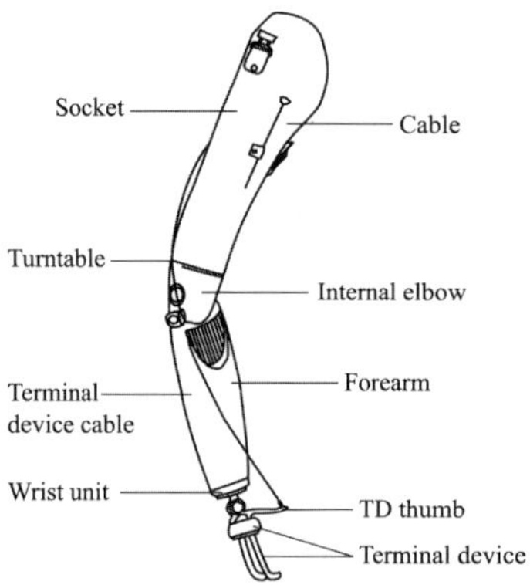


1) 팔꿉관절이 풀린다
2) 말단장치가 열린다
3) 팔꿉관절이 굽힘된다
4) 손목장치가 돌아간다
5) 어깨관절이 굽힘된다

# 677

**다음과 같은 중재 방법의 적용 대상은?**

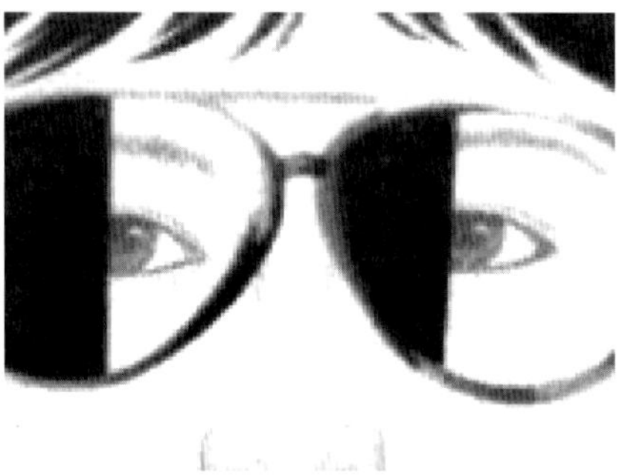

1) 편측무시
2) 시력장애
3) 시야장애
4) 왼쪽 동안신경(oculotor nerve) 마비
5) 오른쪽 도르래신경(trochlear nerve) 마비

**문제해설**

676 AE의 수의 경우 팔꿉관절이 잠긴 상태에서는 말단장치의 움직임이 나타난다.
답 2)

677 편측무시의 경우 양쪽 눈의 오른쪽 반을 가리는 중재법으로 사용한다. 시야장애를 눈가림 중재법을 추천하지 않으며, 동안신경이나 도르래신경 마비와 같은 안구운동 장애의 경우 한쪽 눈만 가리는 중재법을 주로 사용한다.
답 1)

# 678

**다음 사진 속의 변형과 같은 문제를 예방하기 위한 스플린트로 가장 타당한 것은?**

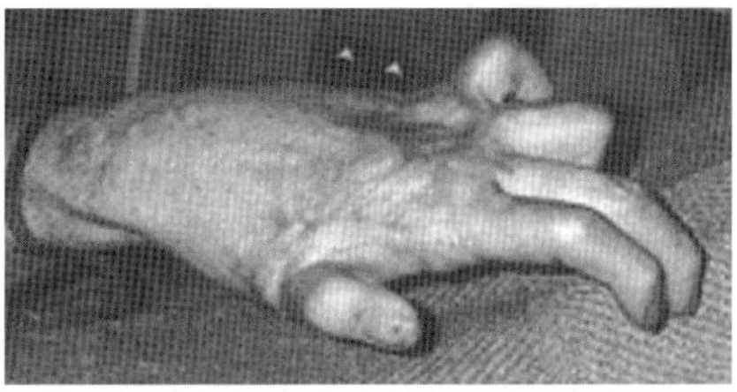

1) 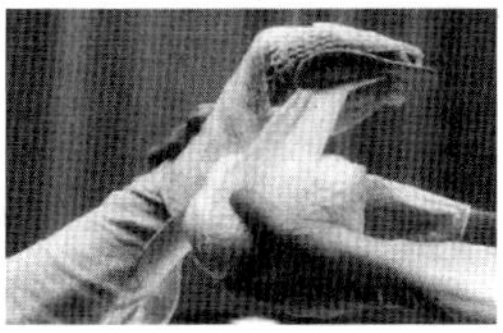

2) 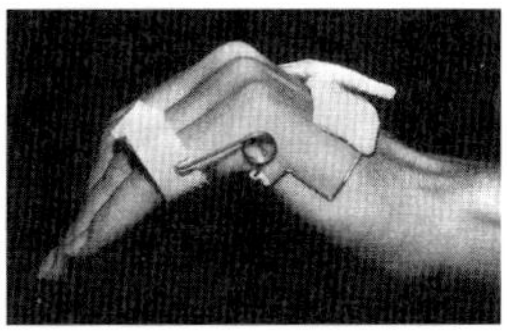

3) 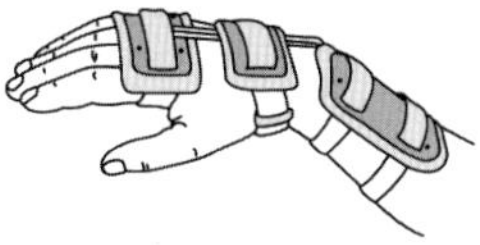

4) 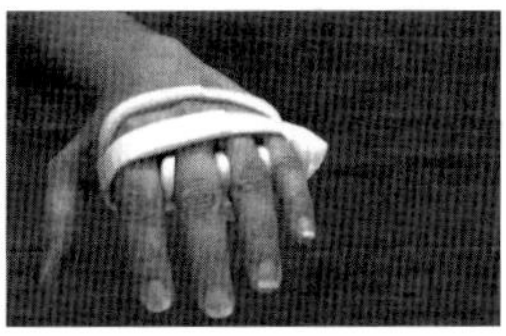

5) 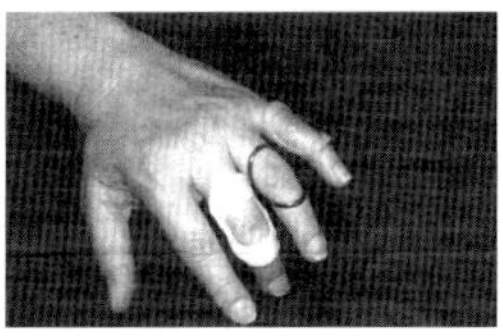

# 679

**다음 DDST 검사 결과에서 "발달 지연"은?**

1) 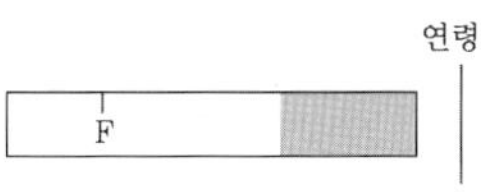


2) 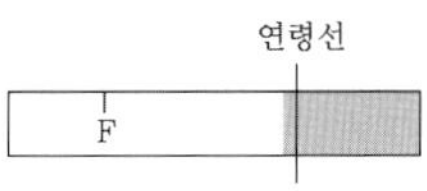


3) 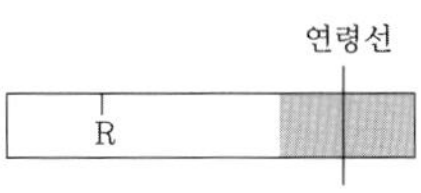


4) 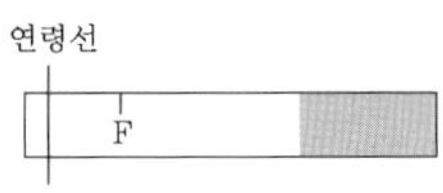


5) 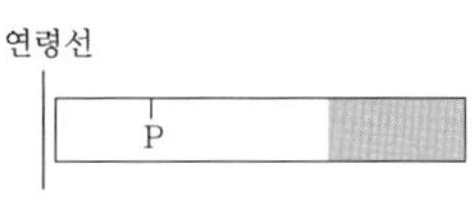


**문제해설**

**678** 화상으로 인해 발생된 claw hand이다.

**변형예방자세**

- 손목과 손(wrist and hand)
  - 손목의 폄(extension) : 30°
    - ◦ 엄지의 벌림(abducted) 및 폄(extension)
    - ◦ MP관절의 굽힘(flexion) : 50～70°
  - 손가락의 폄(IP extension)

**답** 1)

**679** 왼쪽의 박스는 이미 성취한 과제이며, 오른쪽의 박스는 앞으로 성취해야할 과제이다. 직선이 박스의 검은 부위를 지날 때의 과제가 수행해야 정상이다.

**답** 1)

# 680

**다음 두 그림은 의수족 훈련 중인 환자의 모습이며, 치료사의 손은 환자의 어떤 동작을 돕고 있다. A와 B는 각각 무엇인가?**

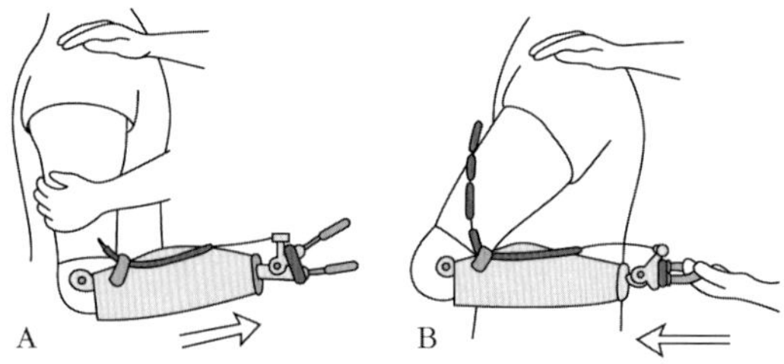


1) A는 의수 벗기 동작을 교육하는 것이며, B는 의수 착용 동작을 교육하는 것이다
2) A는 의수 착용 동작을 교육하는 것이며, B는 의수 벗기 동작을 교육하는 것이다
3) A는 말단장치 열기 동작을 교육하는 것이며, B는 팔꿉장치 잠금 동작을 교육하는 것이다
4) A는 팔꿉장치 잠금 동작을 교육하는 것이며, B는 팔꿉장치 풀기 동작을 교육하는 것이다
5) A는 말단장치 열기 동작을 교육하는 것이며, B는 말단장치 닫기 동작을 교육하는 것이다

# 681

**다음 두 그림과 같은 방식으로 ADL을 수행해야 하는 대상으로 가장 타당한 것은?**

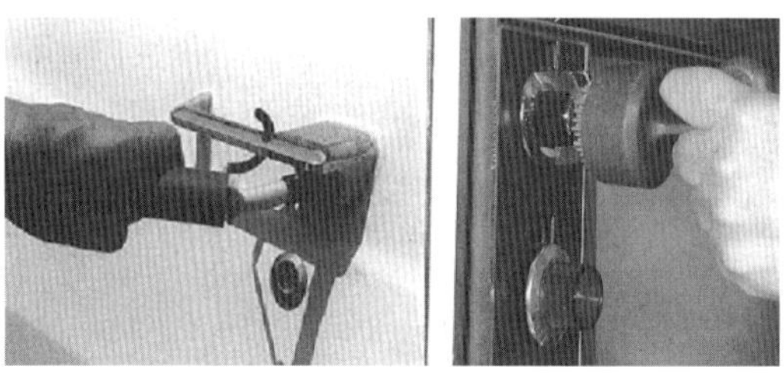

1) RA 환자
2) 편마비 환자
3) 자신경 손상 환자
4) Erb's palsy 환자
5) 정중신경 손상 환자

**문제해설**

680 A는 말단장치 열기 동작인 어깨 굽힘과 어깨뼈 벌림 동작을 교육하는 것이며, B는 팔꿉장치 잠금 동작을 어깨 폄과 어깨뼈 내림 동작을 교육하는 것이다.

**답** 3)

681 손의 강한 쥐기와 짜기, 비틀기 등을 피하기 위한 보조도구들이다. 자동차 문 열기 보조도구와 손잡이 돌리기 보조도구이다.

**답** 1)

# 682

**다음 컵을 사용하면 도움을 받을 수 있는 환자는?**

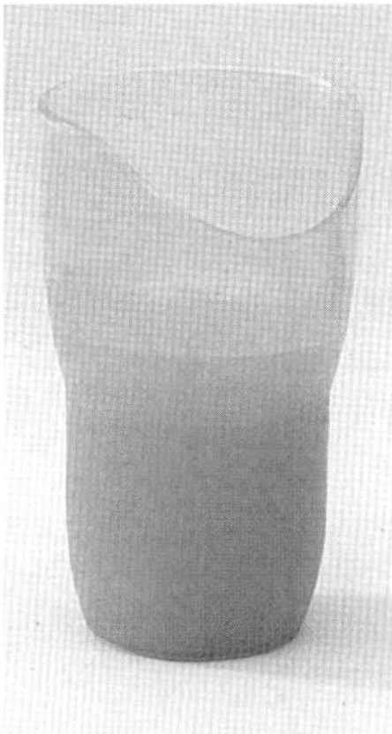

1) 지구력이 약한 환자
2) 손에 떨림이 있는 환자
3) 집중력이 떨어지는 환자
4) 손의 쥐는 힘이 약한 환자
5) 목을 움직일 수 없는 환자

# 683

**김○○ 환자는 다음의 사진이 아래 사진처럼 보인다고 호소한다. 이 환자에 대한 설명으로 옳은 것은?**

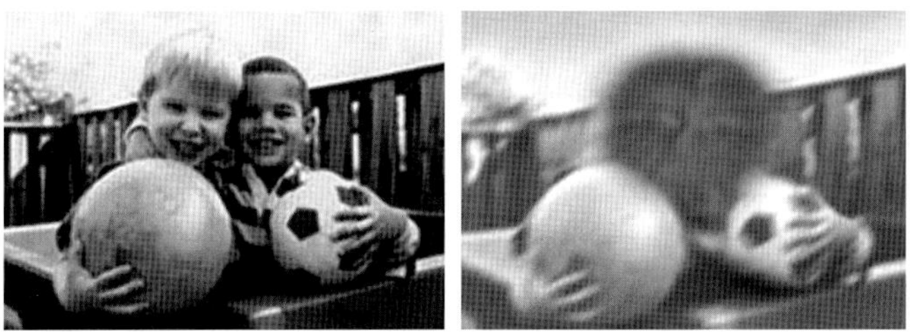

1) 환자는 저시력으로 오목렌즈 안경이 처방된다
2) 환자는 안압상승으로 섬유주절제술을 시행한다
3) 환자는 황반의 기능 소실로 변시증이 나타난다
4) 환자는 수정체의 혼탁으로 인해 실명의 위험이 있다
5) 환자는 복시로 인해 물체가 겹쳐보이므로 프리즘을 이용한다

**문제해설**

**682** Nosey cup

마실 때 코가 닿지 않아 어깨, 목 또는 손목을 거의 움직이지 않고도 컵을 들고 마실 수 있음

**답** 5)

**683** 황반변성

망막의 중심인 황반의 기능 소실이 원인인 저시력 장애로 어떤 사람들은 매우 빨리 중심 시야를 잃고, 어떤 사람들은 여러 해에 걸쳐 중심시야가 기능적인 상태를 유지하면서 지내기도 한다. 진행 과정의 속도가 빨라도 완전히 실명이 되지는 않는다. 중심시야가 소실되지만 주변시야에 영향을 미치지 않는다. 변시증(물체가 뒤틀려 보임)이 하나의 증상으로 나타나며 저시력으로 인해 일상생활에 어려움을 가지므로 조명을 밝게 해주고 난간에 손잡이를 설치하는 등의 환경의 보상적 변경이 요구된다.

**답** 3)

# 684

**다음을 잘 식별하지 못하는 환자가 일상에서 겪을 수 있는 문제점은?**

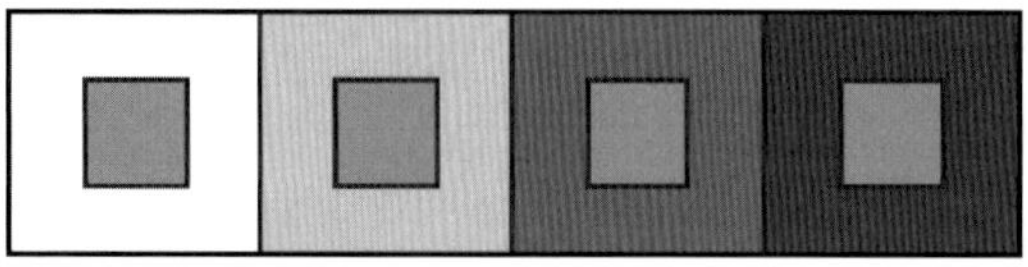

1) 눈부심이 증가한다
2) 물체가 두 개로 겹쳐서 보인다
3) 계단을 오르다가 넘어지기 쉽다
4) 초점을 맞춰서 보는 것이 힘들다
5) 빠른 움직임을 감지하는 것이 어렵다

# 685

**뇌졸중 환자가 다음과 같이 옷을 입었다. 이 환자에 대한 설명으로 옳은 것은?**

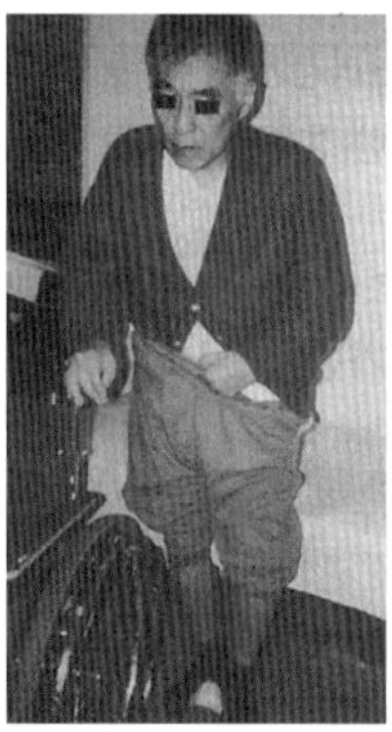

1) 입체지각 장애가 주된 원인이다
2) 치료 시 체간과 사지의 분절적 움직임을 촉진시킨다
3) 검사 시 사람을 그리도록 하거나 신체를 지적하도록 한다
4) 책상 위에 여러 가지 물건을 두고 가까운 물체와 먼 물체를 구별하는지 물어본다
5) 작업치료 접근법으로 전정감각, 고유수용감각 제공을 통해 운동능력을 증진시킨다

**문제해설**

**684** 대비 민감도 contrast acuity

색깔이 아닌 명암으로 테두리를 감지하는 능력으로 물체의 희미한 형상을 구별하고 확인하고, 안전하게 길을 찾는 능력으로 사람의 얼굴, 계단, 길의 커브 등을 구별하는 능력이다.

**답** 3)

**685** 신체도식장애와 편측 무시로 환측의 옷을 제대로 입지 못하고 있다. 검사 시 사람을 그리거나 신체를 지적하도록 해서 스스로의 신체를 어떻게 지각하는지 알아볼 수 있다.

**답** 3)

# 686

**다음 아동을 위한 작업치료 중재 방법은?**

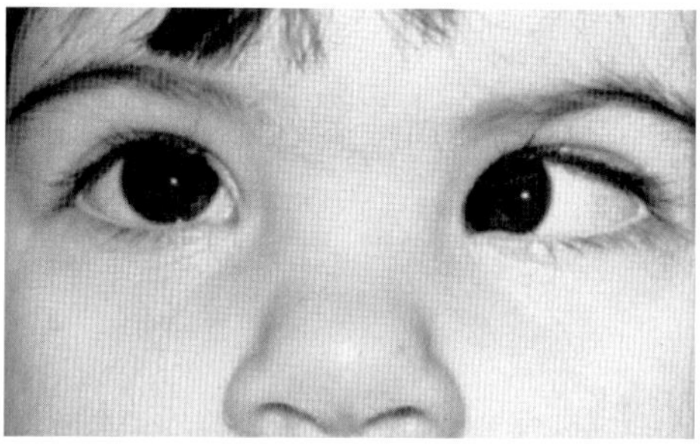

1) 집안의 빛을 밝게 해준다
2) 큰 글씨의 책을 보도록 한다
3) 색의 대조가 강한 물건을 사용한다
4) 패치를 이용한 폐색 방법을 처방한다
5) 확대가 가능한 도구를 사용해서 보도록 한다

# 687

**이○○ 환자는 검사 도중 다음 문제를 틀렸다. 이 환자를 위한 환경적 중재 방법은?**

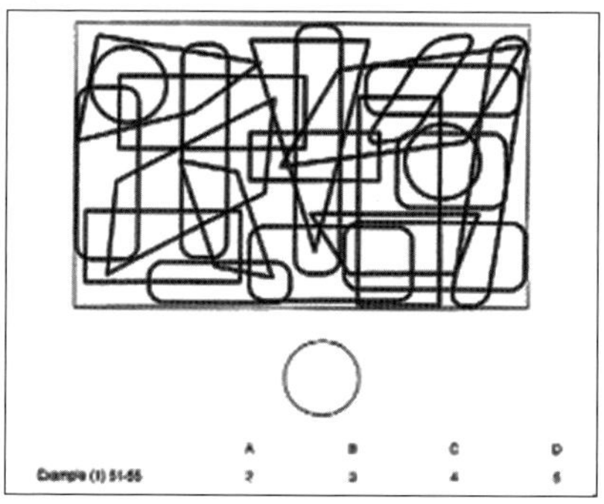


1) 서랍의 옷을 종류대로 정리한다
2) 시간을 알려주는 타이머를 사용한다
3) 작업을 할 때 가까이에서 보도록 한다
4) 계단의 끝에 밝은 색의 테이프를 붙인다
5) 강한 색보다는 부드러운 색 위주의 가구를 배치한다

**문제해설**

**686** 사시를 치료하기 위한 방법은 패치를 이용한 폐색, 프리즘, 수술적 중재 방법이 있다.

**답** 4)

**687** MVPT-3 검사 항목 중 전경–배경 구별 능력 평가 항목이다. 이 능력이 손상되면 어지러운 환경에서 원하는 물건을 찾는 것을 힘들어한다. 환경을 간단하게 정리해주는 것이 도움이 된다.

**답** 1)

# 688

**다음과 같은 삼킴 기법을 사용하는 이유는?**

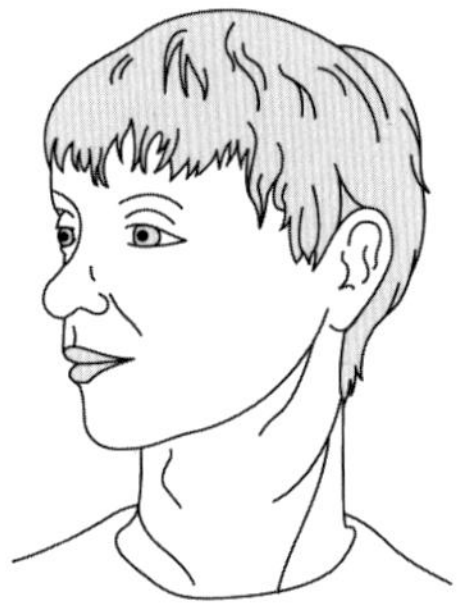

1) 구강암 환자에게 적합
2) 편측 인두 마비 환자에게 적용
3) 혀의 기능이 약화된 환자에게 유리함
4) 중력의 힘을 이용해 음식물이 내려 가도로 유도함
5) 고개를 비마비측으로 돌려서 음식물이 내려가도록 유도함

# 689

**다음 오른쪽 편마비인 뇌졸중 환자의 모습이다. 올바른 설명은?**

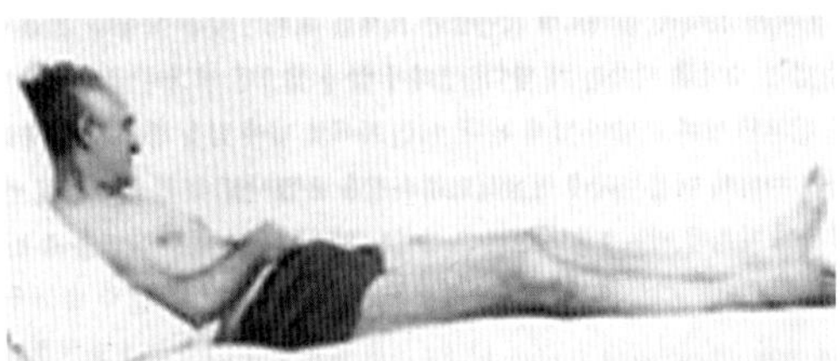

1) 반 누운 자세는 경직 패턴을 완화시킬 수 있다
2) 반 누운 자세는 상지는 신전, 하지는 굴곡 시키는 자세가 된다
3) 누워 있는 것보다는 앉아 있는 자세가 욕창을 방지하기 위해 낫다
4) 환자의 몸을 받쳐주는 베개는 딱딱한 것보다 부드러운 소재가 더 낫다
5) 발의 변형을 방지하기 위해 발바닥에 딱딱하고 편평한 것을 대주는 것이 도움이 된다

**문제해설**

**688** 인두 편마비 환자에게 적합하며 고개를 마비측을 향해 돌려서 강한쪽 인두를 통해 음식물이 내려가도록 하는 방법으로 인두에 음식물이 남거나 흡인의 위험을 감소시킬 수 있다.

**답** 2)

**689** 반 누운 자세는 상지 굴곡, 하지 신전 패턴을 더 강화시키며, 경직 패턴을 더 악화시킨다. 앉아 있는 자세는 욕창을 더 일으킬 수 있으며, 발의 변형을 방지하기 위해 무엇을 대주면 신전반사가 더 증가될 수 있다. 베개는 오리털 같은 부드러운 소재가 지지하기 적합하고, 잘 변형되며 신체 부위를 원하는 대로 유지시킬 수 있다.

**답** 4)

# 690

## 다음 활동의 목적은?

"0" 도형과 같은 모양을 아래에서 찾아 동그라미 하기

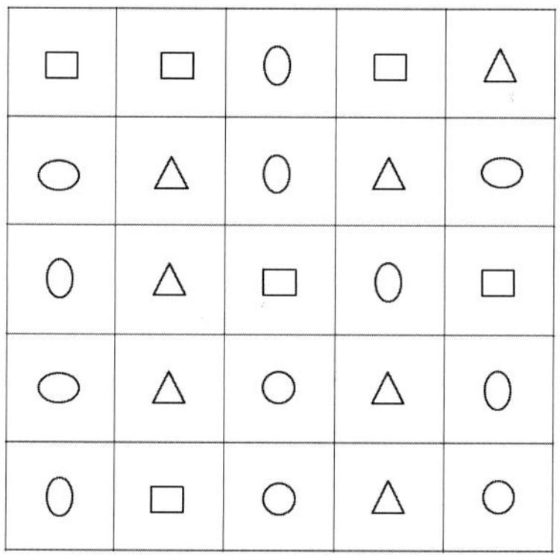

1) 단기 기억력 증진
2) 장기 기억력 증진
3) 선택적 주의력 증진
4) 교대적 주의력 증진
5) 동시적 주의력 증진

# 691

## 다음 검사의 목적은?

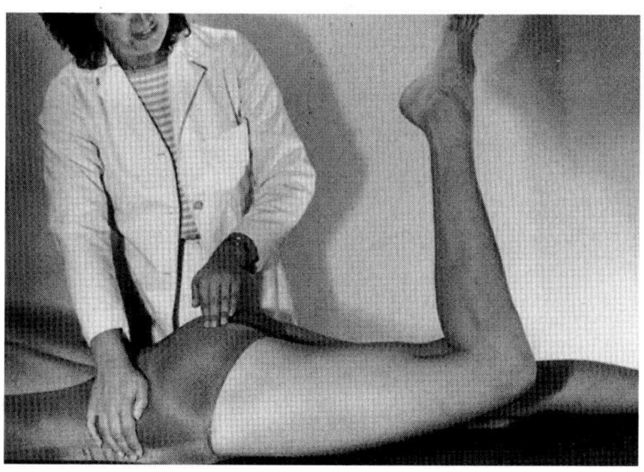

1) 중간볼기근(Gluteus medius) 검사
2) 큰볼기근(Gluteus maximus) 검사
3) 큰모음근(Adductor magnus) 검사
4) 짧은모음근(Addcutor brevis) 검사
5) 작은볼기근(Gluteus minimus) 검사

**문제해설**

**690** 여러 가지 도형 중에서 목표가 되는 도형만 고르는 것은 선택적 주의력이다.

**답** 3)

**691** 엉덩관절 폄에 관여하는 주요근육운 큰볼기근, 반힘줄모양근, 반막모양근, 넙다리두갈래근이다.

**답** 2)

# 692

**다음과 같은 표정 짓기에 요구되는 주요 근육은?**

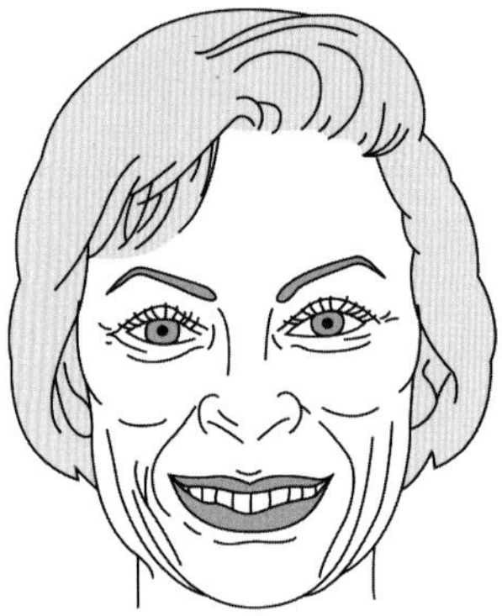

1) 깨물근(masseter)
2) 입둘레근(obicularis oris)
3) 큰광대근(zygomaticus major)
4) 안쪽날개근(pterygoideus medialis)
5) 가쪽날개근(pterygoideus lateralis)

# 693

**Bruininks-Oseretsky Test of Motor Proficiency의 항목 중 다음 검사의 목적은?**

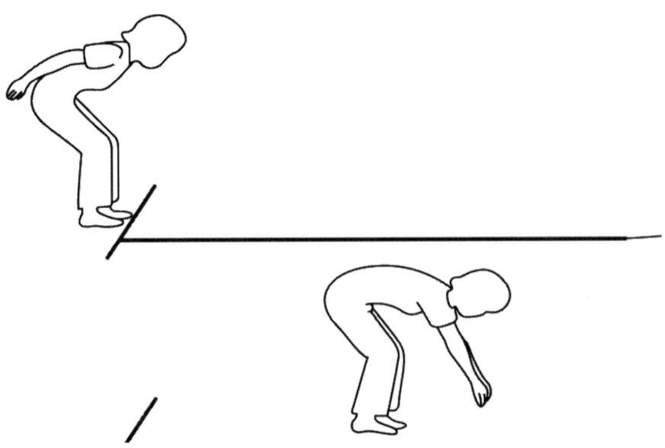

1) 근력검사
2) 균형검사
3) 상지협응검사
4) 하지협응검사
5) 시운동조절검사

**문제해설**

692 웃을 때 입꼬리를 위쪽과 가쪽으로 당기는 근육은 큰광대근이다.

답 3)

693 Bruininks-Oseretsky Test of Motor Proficiency에서 근력검사의 항목에는 멀리뛰기, 윗몸일으키기 등이 있다.

답 1)

# 694

**다음과 같은 문제가 생긴 환자에게 적용할 치료 기법은?**

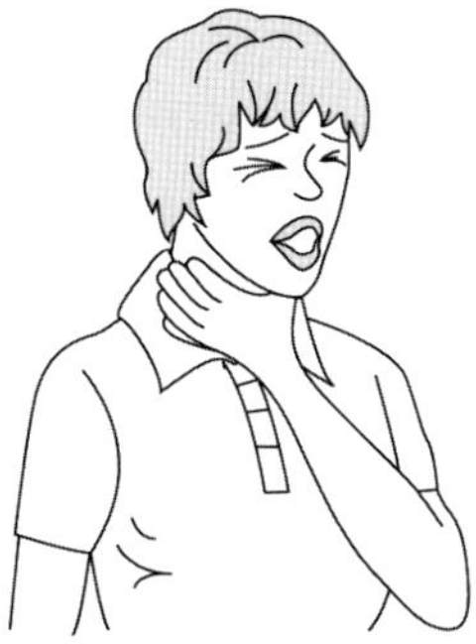

1) 노력 연하(effortful swallowing)
2) 하힘리히법(Heimlich maneuver)
3) 멘델슨 기법(Mendelsohn maneuver)
4) 상부 성문 연하법(supraglottic swallowing)
5) 강조 상부 성문 연하법(supersupraglottic swallowing)

# 695

**다음 평가의 목적에 해당되는 것은?**

| | |
|---|---|
| 해 본적 없는 활동 | 포기한 활동 |
| 예전보다<br>덜 하고 있는 활동 | 예전과 같은 수준으로<br>현재도 하는 활동 |

1) 여가 활동 평가
2) 직업 활동 평가
3) 수행 기술 평가
4) 처리 기술 평가
5) 기본적 일상생활활동 평가

## 문제해설

**694** 환자가 음식물이 기도를 막아 호흡이 불가능할 때에는 하힘리히법(Heimlich maneuver)을 즉시 시행한다. 기도에 박힌 음식물이 빠져나올 때까지 환자의 뒤에 서서 횡격막 아래 복부에 압력을 가해 음식물이 나오도록 한다.

**답** 2)

**695** 한국형 활동분류카드에 대한 설명이다. 한국형 활동분류카드는 수단적 일상생활활동, 여가활동, 사회활동에 대한 평가가 가능하다.
오답인 기본적 일상생활활동의 경우 "해본적 없는 활동"으로 볼 수 없다.

**답** 1)

# 696

다음 평가도구의 목적은?

1. 이름이 무엇입니까 ? (2) _____ 어디에서 태어났습니까? (4) 어디서 살고 있습니까? (4) _____
2. 지금 어디에 있습니까? (5) 도시 _____ (5) 병원 _____ (반드시 병원 이름까지 알지 못해도 됩니다)
3. 병원에 언제 입원했습니까? (5) _____ 병원에 어떻게 왔습니까? (5) _____
4. 사고 후 제일 먼저 기억할 수 있는 일이 무엇입니까? (5) ___ 사고 후 제일 먼저 기억할 수 있는 일을 자세히(날짜, 시간, 같이 있던 사람 등) 이야기 할 수 있습니까? (5) _____
5. 사고 전에 있었던 일 중 가장 마지막에 일어난 일은 무엇입니까? (5) _____
   사고 전 가장 마지막 일로 기억되는 사건을 자세히(날짜, 시간, 같이 있던 사람 등) 이야기할 수 있습니까? (5) _____
6. 지금 몇 시 입니까? _____ (30분 차이마다 1점 감점, 최대 5점 감점)
7. 무슨 요일입니까? _____ (하루 차이마다 1점 감점)
8. 며칠입니까? _____ (하루 차이마다 1점 감점, 최대 5점 감점)
9. 몇 월입니까? _____ (한 달 차이마다 5점 감점, 최대 15점 감점)
10. 몇 년입니까? _____ (한해 차이마다 10점 감점, 최대 30점 감점)

총 실패점수 _____ 점

총 GOTA 점수(100－총 실패점수) _____ 점

1) 단기 기억 평가
2) 물리적 환경 평가
3) 일차적 뇌손상 평가
4) 이차적 뇌손상 평가
5) 외상 후 기억상실증 평가

**문제해설**

**696** Galveston Orientation and Amnesia Test에서 75점 이상이면 외상 후 기억상실증에서 회복된 것으로 판별한다.

**답** 5)

# 697

**일상생활에서 다음과 같은 자세로 팔을 유지해야 하는 경우는?**

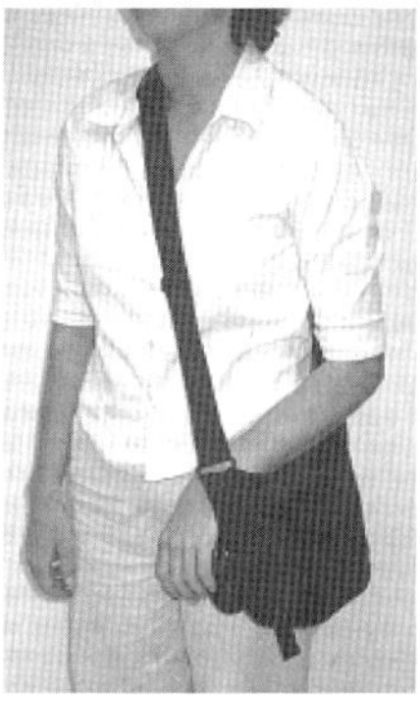

1) 급성기 RA 환자
2) 급성기 요통 환자
3) 어깨 관절의 지지가 필요한 환자
4) CRPS로 극심한 통증인 있는 환자
5) 상지에 근긴장이 높은 뇌졸중 환자

# 698

**다음 그림과 같은 스플린트는 특정 움직임을 제한하거나 허용한다. 효과로 옳은 것은?**

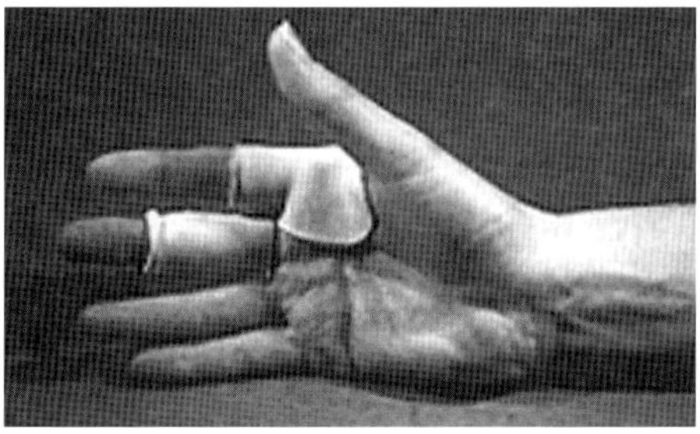

1) 'digital splint'는 MP 및 DIP 관절의 움직임을 제한한다
2) 'digital splint'는 PIP 및 DIP 관절의 움직임을 허용한다
3) 'blocking splint'는 MP 및 IP 관절의 움직임을 제한한다
4) 'blocking splint'는 PIP 및 DIP 관절의 움직임을 허용한다
5) 'blocking splint'는 CMC 및 MP 관절의 움직임을 제한한다

**문제해설**

**697** 근긴장이 저하된 초기 뇌졸중 환자의 어깨 지지 테크닉이다. 바지 주머니에 넣거나 가방 위에 손을 올려놓고 보행하게 된다.

**답** 3)

**698** 'blocking splint'는 PIP 및 DIP 관절의 움직임을 허용하며, MP 관절의 움직임을 제한한다. 'blocking splint'는 MP 및 DIP 관절의 움직임을 허용하며, PIP 관절의 움직임을 제한한다.

**답** 4)

# 699

**다음 이학적 검사의 목적은?**

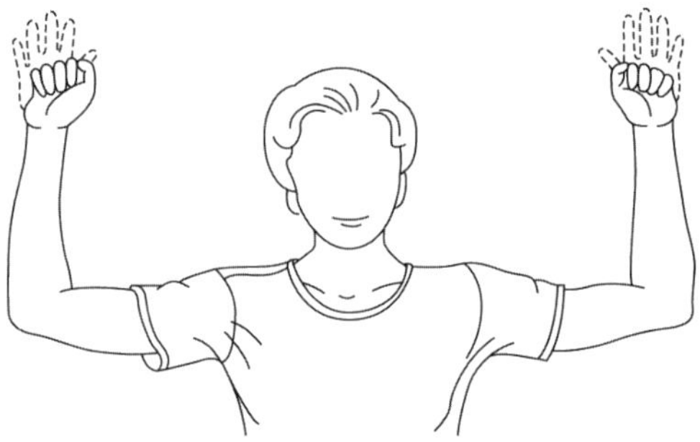

1) 팔꿉굴증후군 검사
2) 손목굴증후군 검사
3) 노쪽굴증후군 검사
4) 흉곽출구증후군 검사
5) 어깨회전근 파열 검사

# 700

**다음 사진 속의 장치에 대한 설명으로 옳은 것은?**

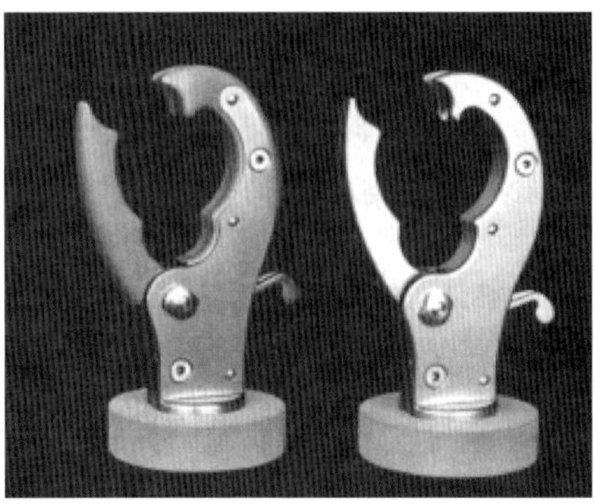

1) hand 타입이다
2) 장력을 가하면 열린다
3) 스포츠 활동에 부적합하다
4) 케이블과 하네스가 필요하다
5) 명칭은 'voluntary openig terminal device'이다

**문제해설**

**699** Roo's test는 Thoracic Outlet Syndrome 진단을 위한 검사이다.

**답** 4)

**700** 수의적 폐쇄형 말단장치(voluntary closing terminal devices)

- 쥐기는 개인이 부과하는 힘의 양에 따라 조절됨
- 스포츠, 고된 육체적 노동, 레크레이션 활동을 하는 사람에게 많이 이용됨

**답** 4)

# 701

**환자에게 다음 그림을 빈 종이에 똑같이 그리도록 지시하는 목적은?**

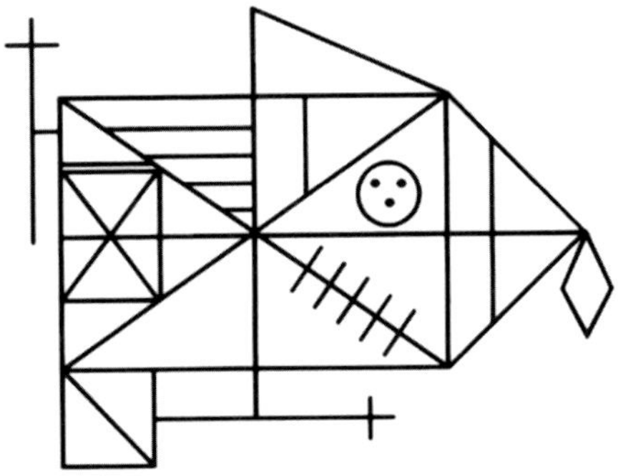

1) 시각완성(Visual closure) 평가
2) 전경과배경(Figure-groud) 평가
3) 형태항상성(Form constancy) 평가
4) 구성실행증(Constructional apraxia) 평가
5) 지리적지남력(Topographical orientation) 평가

# 702

**다음 활동의 목적은?**

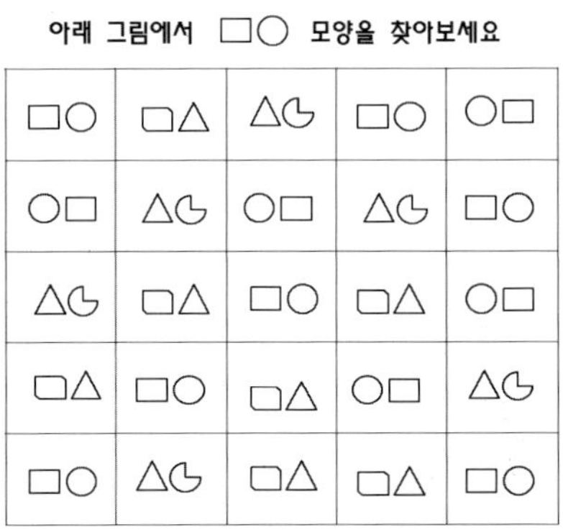


1) 범주화 증진
2) 주의력 증진
3) 지남력 증진
4) 단기기억력 증진
5) 장기기억력 증진

**문제해설**

**701** **구성실행증 평가**
- 2D : 종이에 그림그리기 등으로 평가
- 3D : 블록쌓기 및 구성 등으로 평가

**답** 4)

**720** 선택적 주의력(selective attention) 증진을 위한 활동이다.

**답** 2)

# 703

**다음 검사에 대한 설명으로 옳은 것은?**

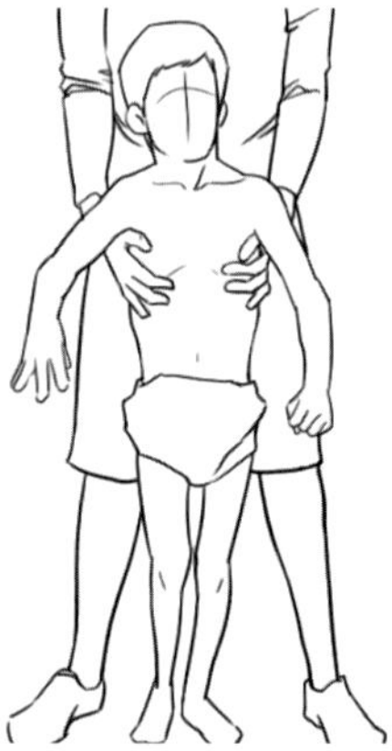

1) 음성반응시 다리의 폄근 긴장이 증가한다
2) 양성반응시 다리의 굽힘근 긴장이 증가한다
3) 생후 7개월 아동이 양성반응을 보이면 정상이다
4) 검사자세는 아동을 들어서 세운 후 오른쪽 또는 왼쪽으로 기울여야 한다
5) 생후 6개월 이후에 양성반응이 나타나면 반사의 성숙이 늦어짐을 의미한다

# 704

**다음 두 그림과 같은 훈련을 통해 가장 강화되는 동작은?**

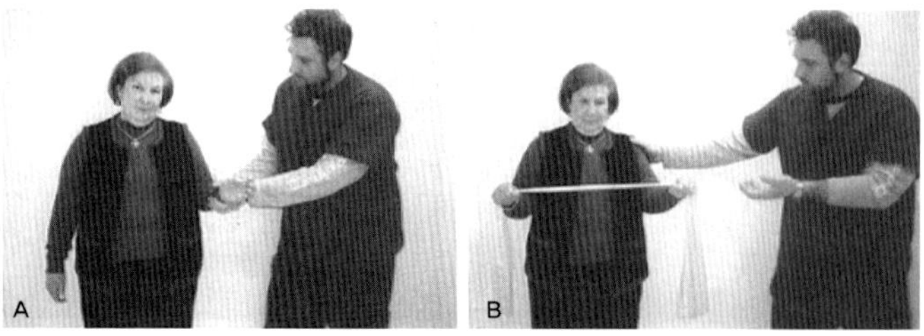

1) 팔꿉 폄
2) 손목 폄
3) 팔꿉 굽힘
4) 어깨 돌림
5) 어깨 굽힘

## 문제해설

703 • 음성반응 : 근긴장도 증가 없음
• 양성반응 : 폄근 긴장 증가
• 정상범위 : 3개월~8개월

답 3)

704 어깨관절의 바깥돌림이 강화되는 운동이다. A는 치료사의 저항방향을 통해 알 수 있으며, B 그림은 테라밴드를 양측으로 잡아당기는 동작이다.

답 4)

# 705

## 그림에 표시된 뇌영역 손상시 발생하는 기능장애는?

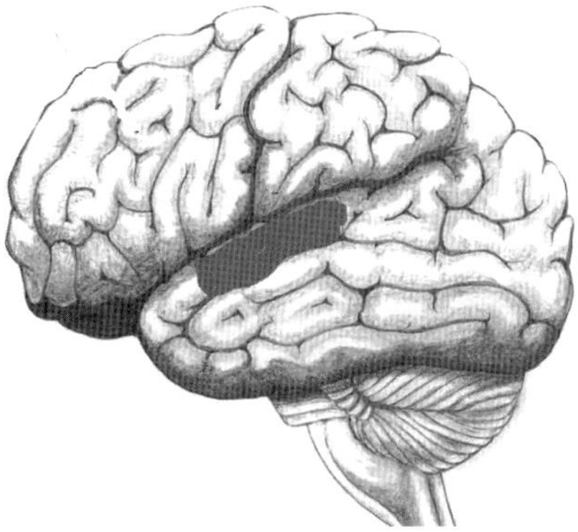

1) 실행증
2) 반맹증
3) 시각실인증
4) 청각실인증
5) 입체감각장애

# 706

## 다음 사진은 어떤 환자를 위한 것인가?

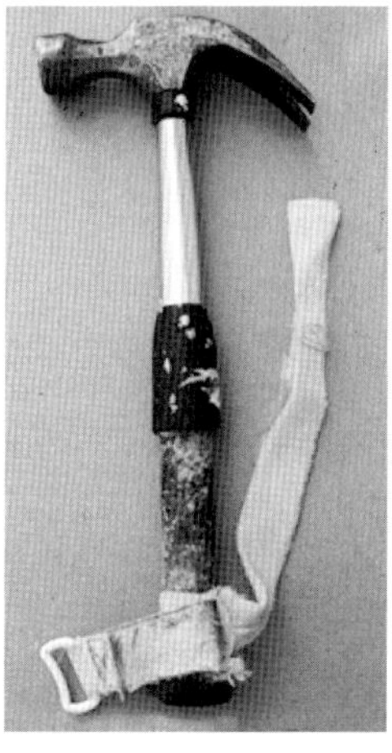

1) 협응장애
2) 편측마비
3) 사지마비
4) 손의 ROM제한
5) 상지의 ROM제한

### 문제해설

**705** 관자엽에 위치한 청각연합겉질 손상시 청각실인증이 나타난다.

**답** 4)

**706** 손가락 절단 환자에게 사용된 망치 사진이다. 이 환자는 손의 web space의 길이가 제한되어 손으로 망치를 쥐기가 어려워 hook and loop 스트랩을 이용해 손안에 망치를 고정해서 사용할 수 있었다.

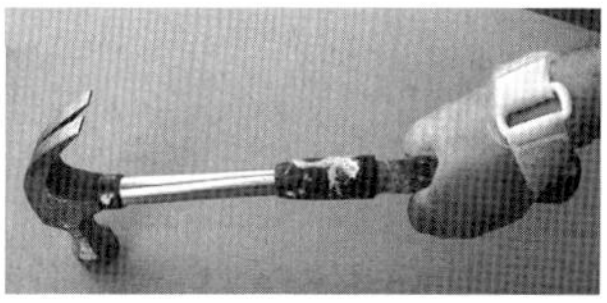

**답** 4)

# 707

**다음 그림의 스플린트를 적용하는 목적으로 가장 타당한 것은?**

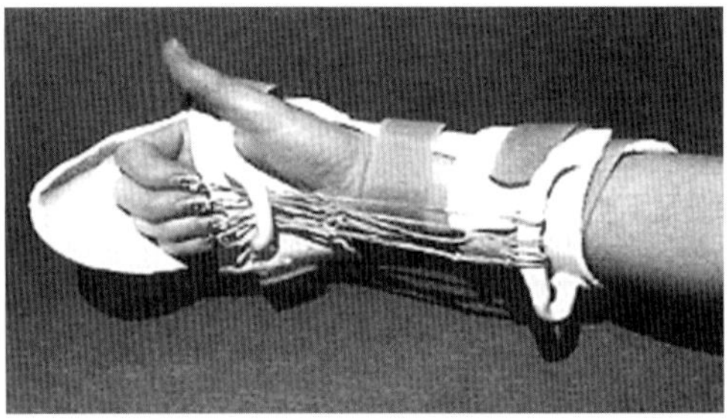

1) 휴식
2) 운동 보상
3) 변형 예방
4) 근력 증진
5) 유착 방지

# 708

**다음 사진 속 여성이 사용하는 보조기의 사용 기준에 대한 설명이다. 옳은 것은?**

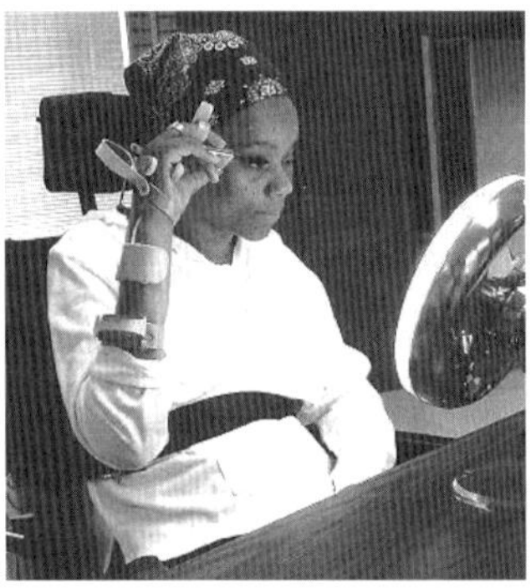

1) 손목 폄근의 근력이 최소 MMT 등급 3 이상이어야 한다
2) 손목 폄근의 근력이 최소 MMT 등급 3+ 이상이어야 한다
3) 손목 굽힘근의 근력이 최소 MMT 등급 3 이상이어야 한다
4) 손목 굽힘근의 근력이 최소 MMT 등급 3+ 이상이어야 한다
5) 손가락 굽힘근의 근력이 최소 MMT 등급 4 이상이어야 한다

## 문제해설

**707** 힘줄 복구 후 유착을 예방하기 위해 사용하는 Kleinert splint이다.

**답** 5)

**708**
- 경수 6번 완전 사지마비 환자가 RIC 스플린트를 사용하고 있는 사진이다.
- RIC splint 또는 tenodesis splint
  - 손목 폄 근력이 최소 F+(3+) 이상이 될 경우 사용함
  - tenodesis 잡기를 위한 스플린트

**답** 2)

# 709

**다음은 환측의 감각자극 활동에 대한 그림이다. 적절하지 않은 것은?**

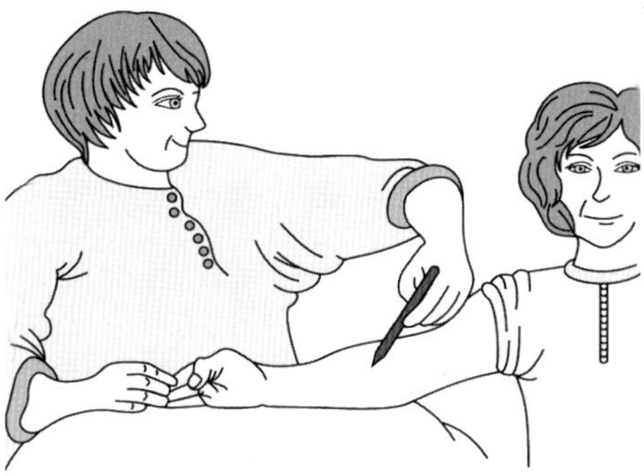

1) 이 활동은 건측부터 실시한다
2) 연필을 빠르고 가볍게 움직이도록 한다
3) 이 활동은 손등, 손바닥 그리고 손가락에도 할 수 있다
4) 환자가 활동에 관심을 가지고 집중을 하는 것이 중요하다
5) 이 활동의 목적은 환자에게 환측 팔의 관심과 감각정보를 제공하는 것이다

# 710

**척수손상 환자가 다음 그림과 같은 자세를 유지해야 하는 이유로 가장 타당한 것은?**

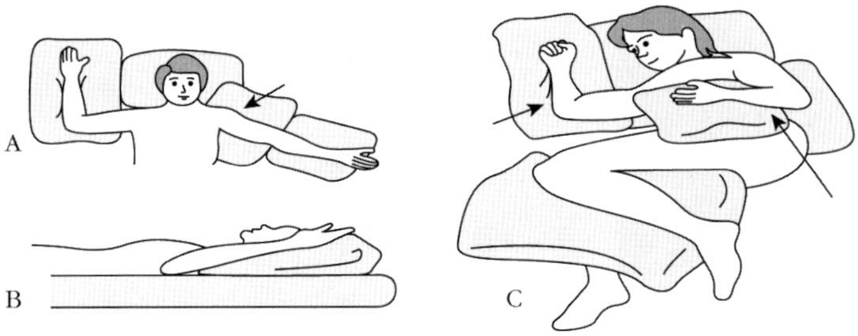


1) 부종 감소
2) 욕창 방지
3) 호흡 재활
4) 경직 예방
5) 신경발달 촉진

## 문제해설

**709** 감각 손상을 지닌 환자에게 감각재훈련을 하는 그림이다. 마비된 팔의 감각자극은 하나의 감각에서 다음 감각자극 사이에 간격을 둔다. 왜냐하면, 마비된 팔에는 감각처리가 느리게 나타나며, 감각제공이 끝난 후에도 감각에 대한 느낌이 지속되기 때문이다. 그러므로 감각을 느리고 단단히(firmly) 주도록 한다.

**답** 2)

**710** 경직과 경련

- 원인
  - 갑작스러운 접촉, 염증, 다른 민감한 요소 등의 감각 자극에 의해 간대성 또는 긴장성 근경련을 유발함
  - 경직은 침대와 휠체어에서 일정한 자세를 유지시켜 구축을 발생시킴
- 경직의 감소
  - 가장 일반적인 방법은 근육 이완제를 사용함
- 예방 및 관리
  - 적당한 경직은 오히려 유익할 수 있음
    - ◦ 근육의 크기 유지, 침대 및 휠체어 이동에 도움이 됨
  - 구축(contracture)이 발생하므로 침상자세(positioning)가 중요함
  - 심한 경우 신경차단, 절개, 주사 등의 처치가 필요함

**답** 4)

그림 실기형 문제

# 711

**다음의 그림이 설명하는 반사에 대한 설명으로 옳은 것은?**

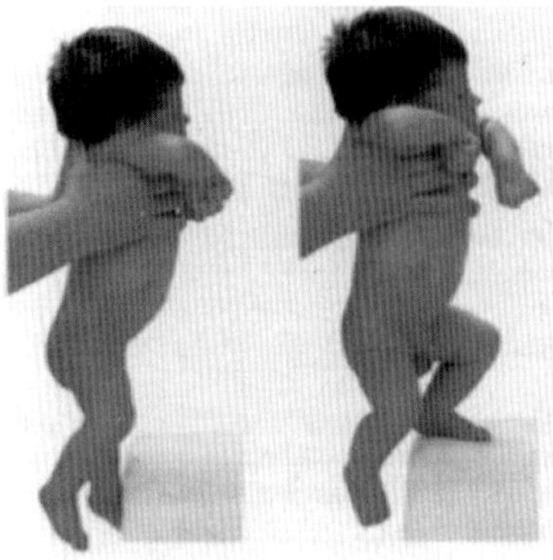

1) 중추신경계 손상 시 발견되지 않는다
2) 지면에 발바닥이 닿으면 유아는 앞으로 기댄다
3) 생후 6개월경 통합되어 관찰되지 않는다
4) 유아의 손등을 문질러주면 굽힘 되어 들어올린다
5) 한쪽 발바닥에 통증자극을 주면 반대쪽 다리에서 폄이 나타난다

# 712

**축구선수인 지성이는 다음 그림의 경기장에서 상대 선수의 위치, 비어 있는 공간, 골대의 위치를 확인하고 이동하고자 하는 장소를 결정하고 이동하고 있다. 이때 사용하는 시각적 구별 능력은?**

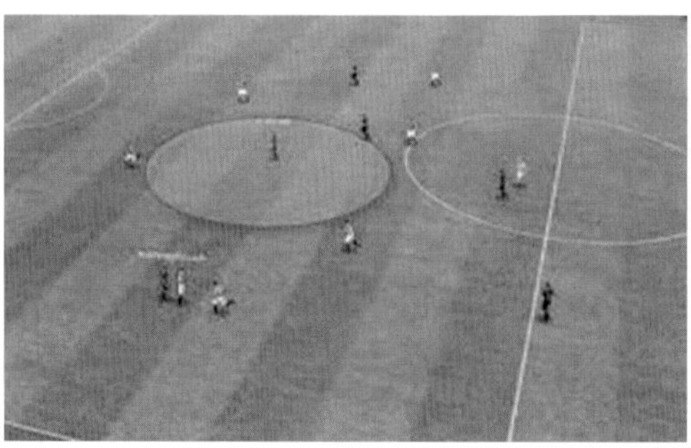

1) 공간 내 위치
2) 깊이 지각
3) 지리적 지남력
4) 전경 — 배경
5) 공간 관계

**문제해설**

711 놓기반사로 테이블에 대항하여 유아의 손등 혹은 발등을 문질러 주면 사지가 굽힘되어 들어올린다. 그런 다음 마치 앞에 테이블에 손이나 발을 올려놓은 것처럼 폄된다. 이 반사는 생후 3개월간 통합되며 중추신경계 손상에서 관찰될 수 있다. 팔은 출생 시부터 관찰되고 발은 태아기부터 관찰된다.

답 4)

712 지리적 지남력 (Topographic orientation)

사물과 환경의 위치를 구별하고 원하는 위치로 가는 경로를 구별하는 것으로 지도의 경로, 공간 정보, 목적지 등의 정보를 인식하는 능력

답 3)

# 713

**다음의 무엇을 측정하고 있는 사진인가?**

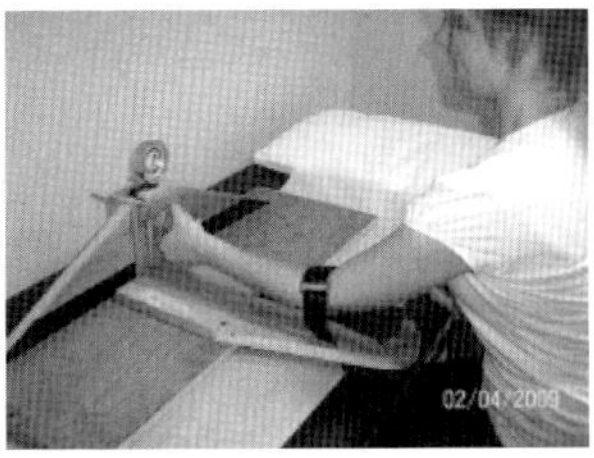

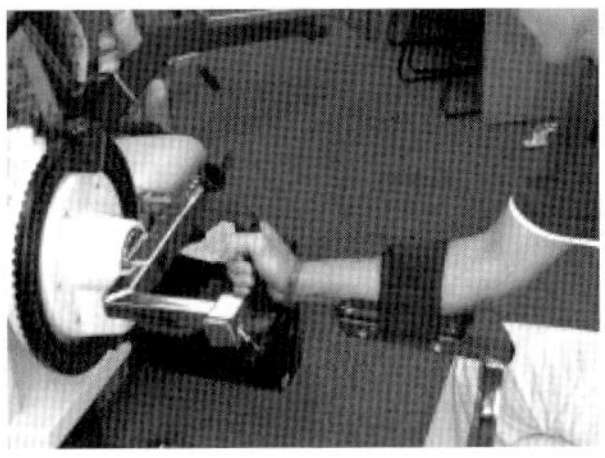

1) 손의 악력측정
2) 전완의 근력측정
3) 전완의 ROM측정
4) 어깨의 ROM측정
5) 어깨의 근력측정

# 714

**오른쪽 편마비 환자에게 다음과 같은 침상 자세를 취하도록 요구했다면 사용한 접근법은?**

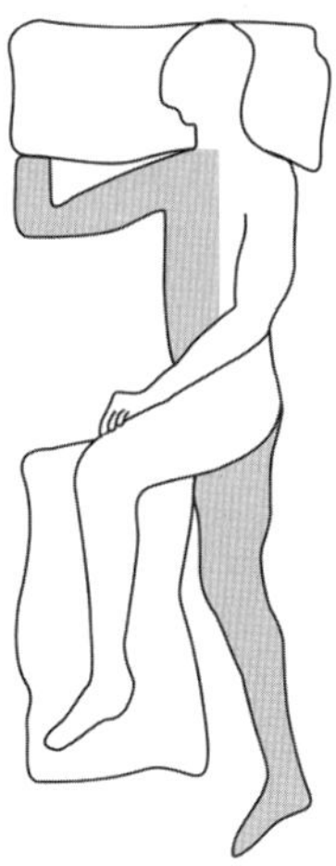

1) PNF
2) NDT
3) Rood
4) 운동학습
5) Brunnstrom

**문제해설**

**713** 왼쪽의 사진은 Baseline hydraulic dynamometer for forearm strength assessment이고 오른쪽의 사진은 Cybex 6000 set up for forearm strength assessment사진이다. 둘 다 전완의 근력을 측정하고 있는 사진이다.

**답** 2)

**714** NDT 테크닉 침상자세

환측의 정상 감각입력과 비정상적 근긴장 억제를 기초로 하는 NDT 테크닉의 자세이다.

- 환측으로 눕기
  (lying on the hemiplegic side)
  - 머리 : 베개 위에 대칭적으로(symmetrical) 위치함
  - 어깨 : 돌출(protraction)+굽힘(flexion)
  - 아래팔(forearm) : 뒤침(supination)
  - 팔꿈치 : 굽힘
  - 손 : 베개 아래에 위치시킴
- 건측으로 눕기
  (lying on the nonhemiplegic side)
  - 머리 : 베개 위에서 대칭적으로(symmetrical) 위치함
  - 어깨 : 완전 돌출(full protraction)+최소 굽힘
  - 팔과 손 : 베개 위에서 온전히 지지됨(fully supported)
  - 손목 : 베개에서 떨어져 굽힘 되는 것을 방지함(not to drop off)
  - 하지 : 엉덩관절(hip) 및 무릎관절(knee) 모두 굽힘이 되어 베개 위에서 온전히 지지됨(fully supported)
  - 발과 발목 : 내번(inversion)이 유지되도록 지지됨

**답** 2)

# 715

**다음 그림의 문제를 가진 환자에게 제시될 적절한 활동은 무엇인가?**

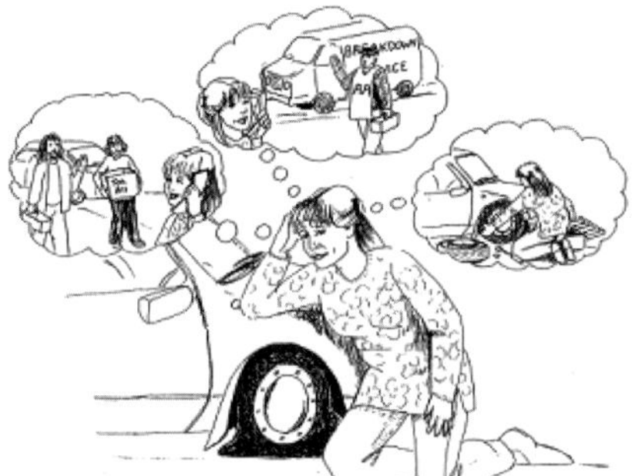

1) 자신의 일과 계획 짜기
2) 현재 자신의 생일, 직업, 주소 적기
3) 여러 색 적목 중 붉은색 적목 찾아내기
4) 사진을 보고 낯익은 얼굴을 구별해 내기
5) 일상에서 사용하는 물건의 용도에 대해 말하기

# 716

**다음 사진의 보상적 치료전략을 사용하는 환자의 증상으로 적절한 것은?**

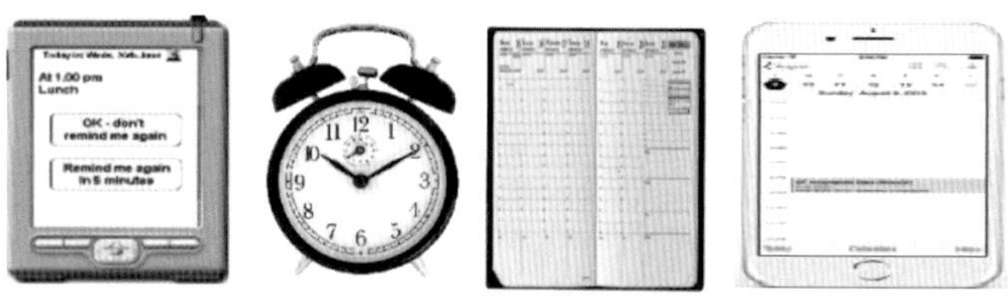


1) 환자는 왼쪽의 사물을 보지 못해 피하지 못한다
2) 환자는 병원의 진료 스케줄에 맞추어 오지 못한다
3) 환자는 옷 입기, 장난감 조립, 그릇 쌓기를 어려워한다
4) 환자는 지시에 따라 혀, 볼, 입술의 움직임을 어려워한다
5) 환자는 자신의 신체 부분을 알지 못하고, 사람 퍼즐을 맞추지 못한다

## 문제해설

**715** 실행기능 장애에 대한 그림이다.
1) 실행기능 환자를 위한 계획 및 구성하기로 적절한 활동이다.
2) 지남력 훈련으로 지신에 대해 분별하는 능력을 위한 활동이다.
3) 선택적 집중력훈련으로 다양한 자극 중 특정 자극에만 집중하기 위한 활동이다.
4) 재인식 훈련으로 낯익은 얼굴, 사물을 분별해내기 위한 활동이다.
5) 실인증 훈련으로 일상에서 사용되는 물건을 재인식하기 위한 활동이다.

**답** 1)

**716** 기억력 손상 환자의 보상적 치료방법에 해당하는 보조기구들이다.
1) 편측무시 환자에게 나타나는 증상이다.
2) 기억력 손상환자에게 나타나는 증상이다.
3) 구성 실행증 환자에게 나타나는 증상이다.
4) 언어 실행증 환자에게 나타나는 증상이다.
5) 신체도식 손상을 가진 환자에게서 나타나는 증상이다.

**답** 2)

# 717

**다음 검사 항목을 시행할 때 필요한 집중력은?**

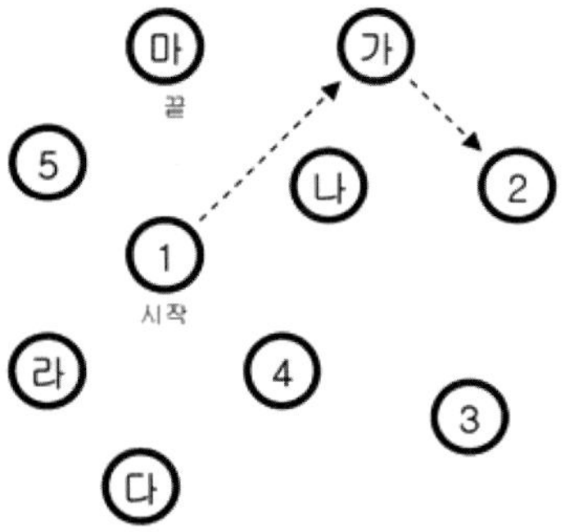


1) 반응 집중력(detect/react attention)
2) 선택적 집중력(select attention)
3) 분리 집중력(divided attention)
4) 지속 집중력(sustain attention)
5) 교대 집중력(shift attention)

# 718

**다음은 한국판 몬트리올 인지평가(MoCA-K) 항목 중 하나이다. MMSE-K에서 이와 비슷한 항목은?**

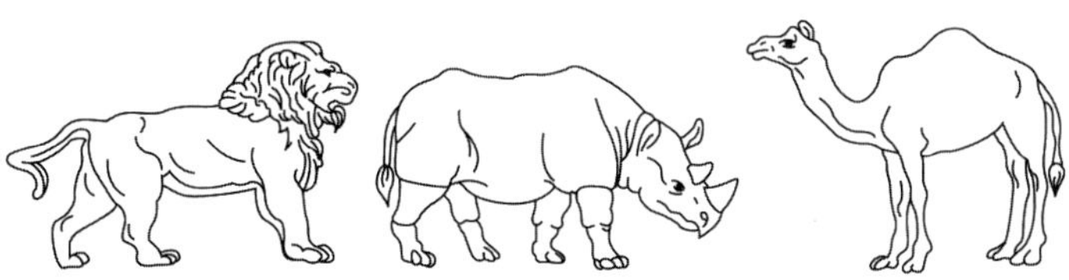

1) 100에서 7빼기
2) '간장 공장 공장장' 따라하기
3) '옷은 왜 빨아 입습니까?' 질문하기
4) 3분 내지 5분 뒤에 물건 이름 회상하기
5) '오늘은 날짜가 어떻게 됩니까?' 질문하기

**문제해설**

**717** 한국판 몬트리올 인지평가(MoCA-K) 문제 중 시공간/실행력 부분으로 이를 수행하기 위해 숫자와 글자에 대한 집중을 왔다갔다 할 수 있는 교대 집중력이 필요하다.

**답** 5)

**718** 사자, 코뿔소, 낙타의 이름을 맞히는 문제이다.
한국판 몬트리올 인지평가에서는 어휘력, MMSE-K에서는 언어 기능 문제

**답** 2)

# 719

**다음은 어떤 능력을 평가하는 것인가?**

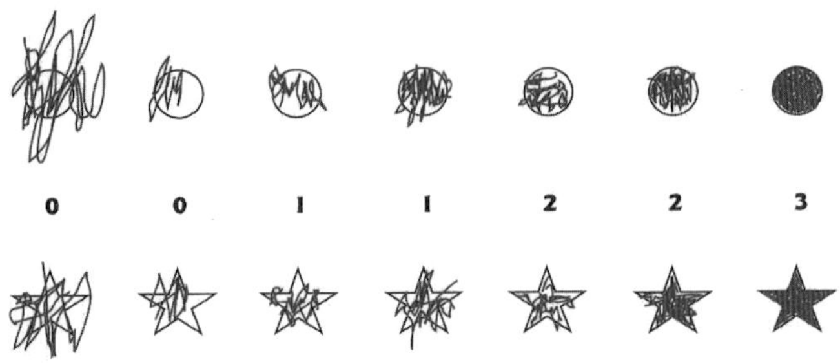


1) Balance
2) Strength
3) Bilateral Coordination
4) Fine Motor Precision
5) Upper-Limb Coordination

# 720

**다음의 검사결과를 보인 환자의 기능향상을 위한 일상생활 훈련 방법은?**

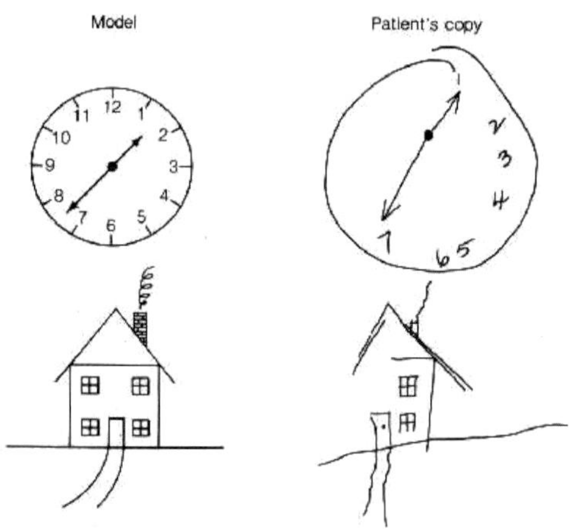


1) 정해진 곳에 수납하고 안내판을 세운다
2) 옷은 바지부터 입도록 한다
3) 잠을 잘 때는 오른쪽으로 누워서 잔다
4) 반쪽을 어둡게 가린 안경을 착용한다
5) 시계는 전자시계로 교체한다

## 문제해설

**719** BO-2

- 선 안쪽에 색칠하도록 함
- 손의 정밀함과 기민성을 평가함

**답** 4)

**720** 편측무시 환자의 검사 결과로 반쪽을 가진 안경을 착용하여 손상측으로 시선을 유도하는 치료방법. 기능향상을 목적으로 하기 때문에 5)와 같은 보상적 전략은 적절하지 않다.

**답** 4)

# 721

**아래 환자 치료에 대한 설명으로 적절한 것은?**

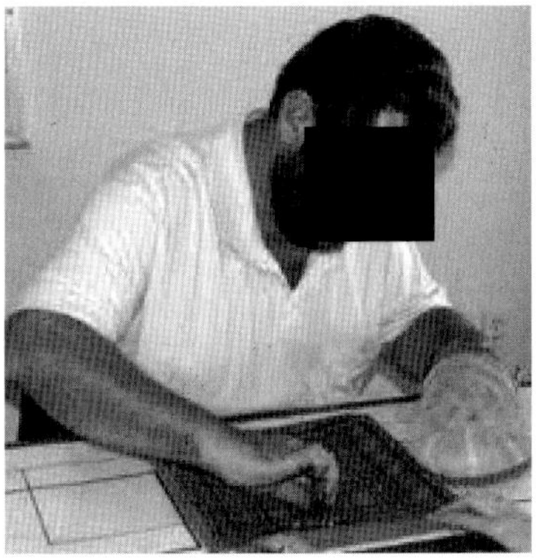

1) 환측 팔을 억제시키는 치료이다
2) 치료실에서만 실시하는 치료이다
3) 심각한 인지장애에도 적용할 수 있다
4) 강직에 문제가 있어도 적용할 수 있다
5) 학습된 미사용(learned nonsue)에 적용할 수 있다

# 722

**다음 기구에 대한 설명으로 가장 거리가 먼 것은?**

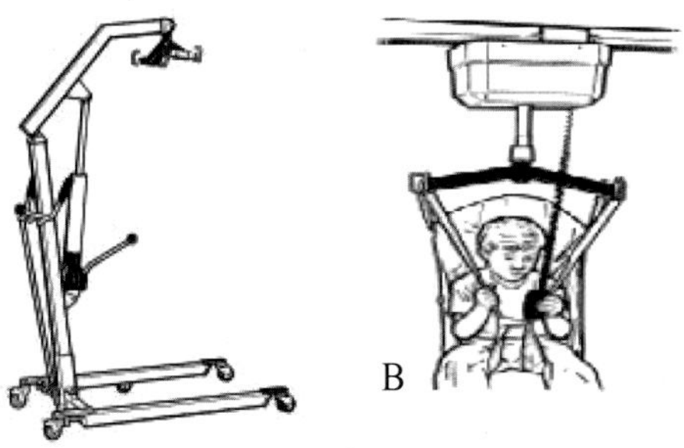


1) 이동할 때 사용하는 기구이다
2) B기구는 천장에 부착해서 사용한다
3) A기구는 장소를 옮겨서 사용가능하다
4) B기구는 성인보다 소아환자에게 적합하다
5) 두 기구 모두 사용자에게 안전한 사용 방법을 교육해야 한다

**문제해설**

**721** 이 치료는 건측의 손을 억제시키는 CIMT 치료이다. CIMT는 치료실과 가정에서 실시될 수 있다. 적용 환자로는 심각한 인지손상이 없는 MMSE점수 22점 이상이어야 한다. 강직의 문제가 없는 Modified Ashworth Scale이 0~1점에 이어야 한다. 이 치료는 학습된 미사용 및 환측의 운동기능 향상을 위한 치료이다.

**답** 5)

**722** hoist로 기계장치를 이용한 이동기구이다. 다양한 체중을 지닌 환자에게 적용 가능하다.

- A : mobile hoist로 배터리로 작동이 된다. 그래서 침대에서 휠체어나, 이동식 변기로 이동할 때 사용가능하다. 넓은 범위로 이동을 할 때 주로 사용하기에 적합하다. 환자의 몸무게와 앉기 능력을 평가해서 적절한 모델을 선택할 수 있다.
- B : ceiling track hoist는 천장에 붙여진 고정형 트랙을 따라서 사용한다. ceiling track hoist는 사용자가 직접 사용함으로 침대, 휠체어, 그리고 이동식 변기 등으로 독립적으로 이동이 가능하다.

**답** 4)

# 723

**다음 기구를 사용하기 위한 평가 항목으로 적절하지 않은 것은?**

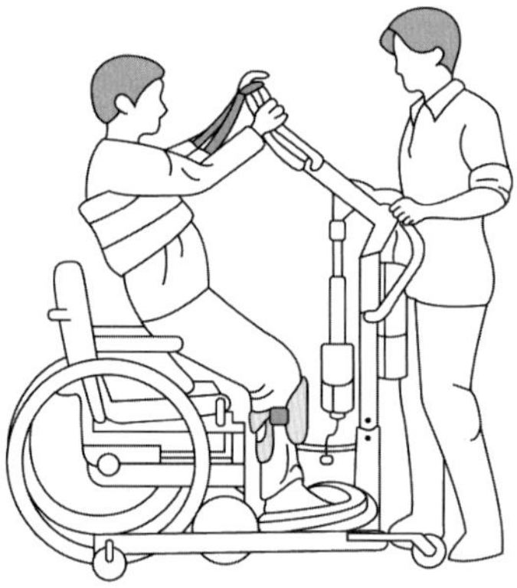

1) 환자의 조작기술
2) 환자 질환과 예후
3) 집의 구조 및 환경
4) 환자의 기능적 수준
5) 보호자의 필요와 능력

# 724

**다음 환자의 걸음 양상에 대한 설명으로 적절하지 않은 것은?**

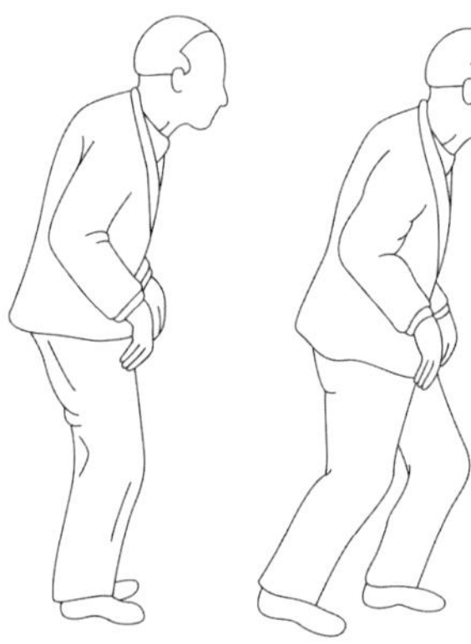

1) 초기에는 정상에 가까운 보행을 한다
2) 주로 좁은 복도나 계단을 지날 때 멈춘다
3) 주로 다리와 팔이 굽어있는 형태로 걷는다
4) 움직임 시작, 유지, 패턴 변화가 어려워진다
5) 걸음폭이 작으며 팔을 흔들며 빠르게 걷는다

## 문제해설

**723** 다음은 적절한 hoist와 sling을 선택하기 위한 평가항목이다.

- 사용자의 몸무게와 키
- 진단과 예후
- 기능적 수준
- 조작 기술
- 사용 빈도
- 생활양식과 사용자의 기대
- hoist사용에 적합한 환경
- 돌보는 사람의 필요와 능력
- 사용자의 편안함과 개인적 선호도

이 기구는 mobile hoist로 사용자가 아닌 caregiver가 조작해서 이동하는 기구이다.

**답** 1)

**724** 파킨슨 환자의 걸음걸이를 나타낸 그림이다.

- 파킨슨의 초기에는 정상에 가까운 보행이 가능하다.
- 시간이 지나면서 보행의 속도가 느려지고, 보행 패턴에 문제가 생긴다.
- 가속 보행이 나타난다.
  - PD의 전형적인 보행형태가 된다.
  - 보폭이 감소되고 속도는 증가되는 패턴이 나타난다.
  - shuffling apperarance가 나타난다.
- 보행시 팔 흔들기가 감소된다.
- 동결(freezing)현상이 나타난다.
  - 움직임의 시작, 유지, 패턴 변화 등을 시도할 때 나타난다.
  - 방향 전환 때 좁은 복도 또는 계단을 지날 때 나타난다.
  - 칫솔질, 글씨쓰기, 말하기 등의 시도에서도 나타난다.

**답** 5)

# 725

**다음 검사지에서 사용되는 기능으로 적절한 것은?**

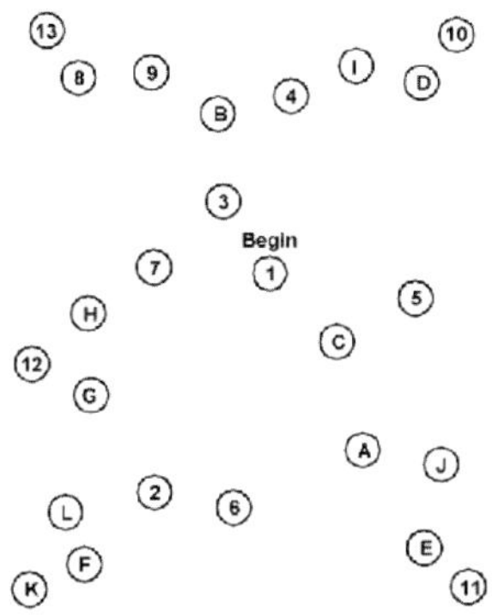


1) 장기기억(long term memory)
2) 추상적 사고(abstract thinking)
3) 작업 기억(working memory)
4) 추론(reasoning)
5) 타이밍(timing)

# 726

**삼킴 시 다음의 증상을 보이는 환자에게 적절한 자가 운동방법은?**

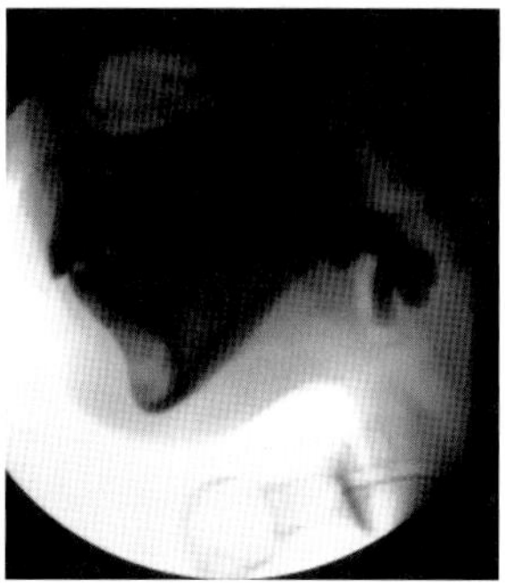

1) 온도촉각자극(Thermal Tactile Stimulation)
2) 혀-유지기법(Masako's maneuver)
3) 발성 훈련(phonation exercise)
4) 쉐이커 운동(Shaker's exercise)
5) 멘델슨법(Mendelsohn's maneuver)

**문제해설**

**725** 문자와 숫자를 교대로 이동하는 과정에서 이전 시행을 기억해야한다. 장기적으로 기억할 필요는 없다.

**답** 3)

**726** 쉐이커 운동은 고개를 들어 발끝을 보는 방법으로 간편하고 효과적인 자가 훈련이다. 이는 삼킴 근육의 강화에 효과적이다.

**답** 4)

# 727

다음 그림의 평가를 실시하는 동안 치료사가 움직임의 방향을 물어보았다. 확인하고자 하는 것은?

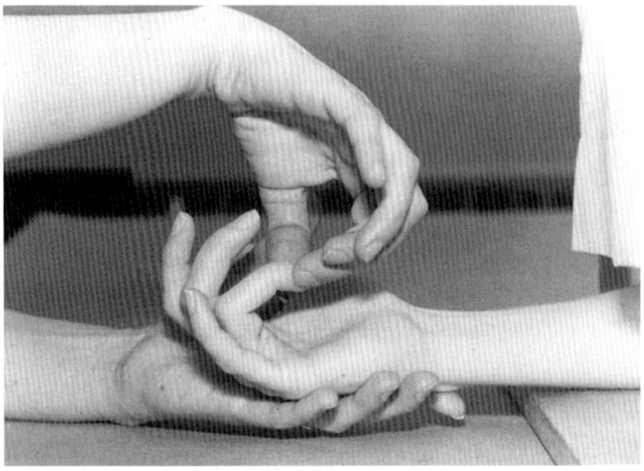

1) 촉각(touch)
2) 온도감각(thermal sensation)
3) 운동감각(kinesthesia)
4) 고유수용성감각(proprioception)
5) 방향감각(orientation of direction)

문제해설

727 관절이 움직이는 방향에 대한 감각을 평가하는 질문으로 운동감각(kinesthesia)이다.

답 3)

# 728

다음 의자차 측정에서 D의 최소거리는?

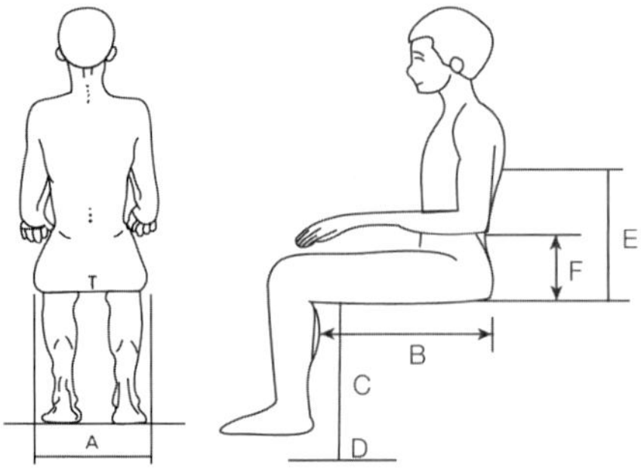


1) 0.5inch
2) 1inch
3) 1.5inch
4) 2inch
5) 3inch

728 휠체어의 바닥과 발판까지 최소거리는 2inch이다.

답 4)

# 729

이 검사에서 양성으로 나타나는 환자에게 적용 가능한 스플린트는 무엇인가?

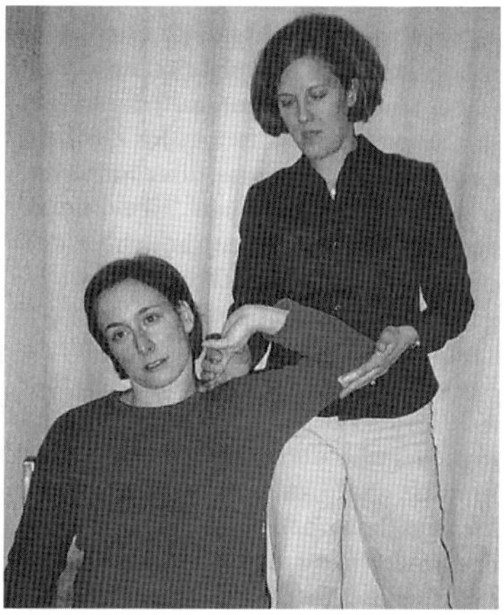

1) 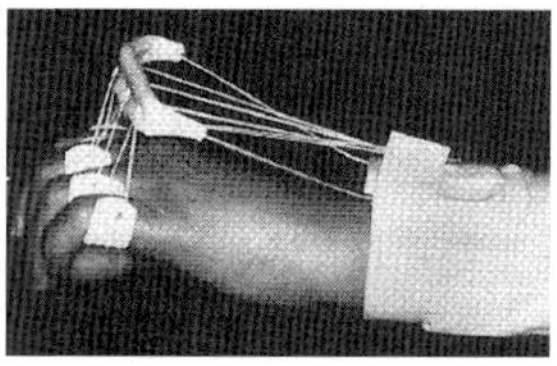

2) 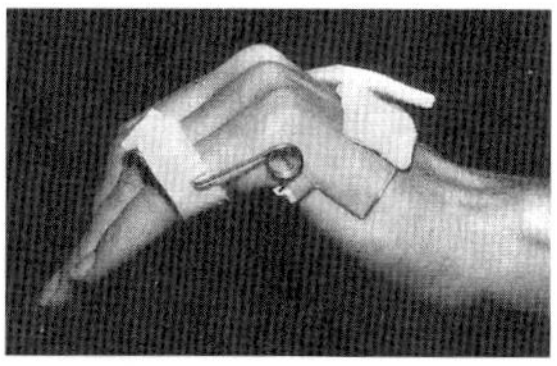

3) 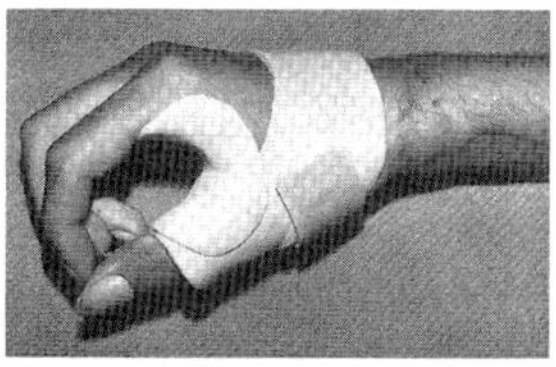

4) 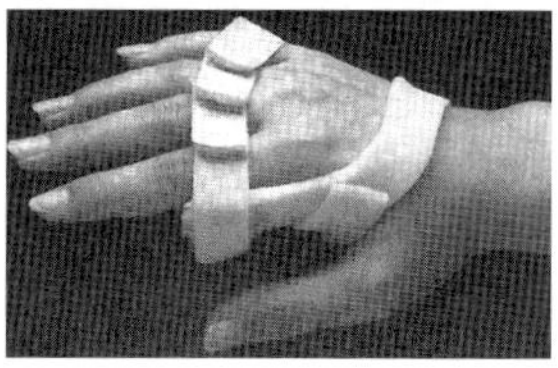

5) 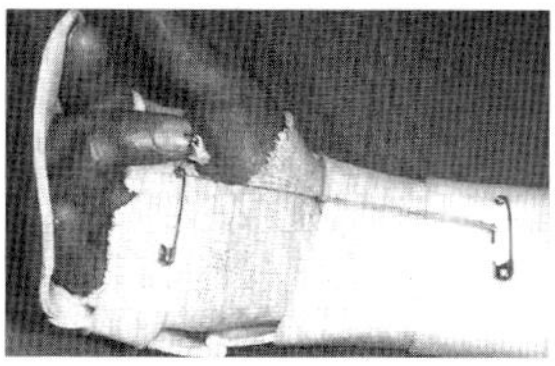

**문제해설**

**729** 사진은 ulnar nerve 검사방법이다.
2) dynamic ulnar nerve splint

**답** 2)

# 730

**휠체어 측정 중 허벅지가 바닥과 평평하여 환자의 몸을 지지하게 만들고, foot rest 측정으로 지면에서부터 적절한 거리를 만들기 위한 곳은 어디인가?**

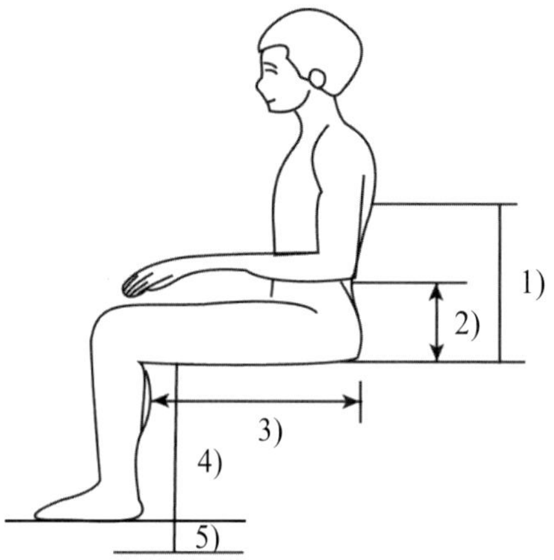


**문제해설**

730 바닥/시트 높이(seat height)

- 목적
  - 허벅지가 바닥과 평평하여 환자의 몸을 지지하게 만들기 위해(적정 높이가 필요함)
  - foot rest 측정으로 지면에서부터 적절한 거리를 만들기 위해
- 측정
  - 바닥에서부터 시트까지의 높이를 측정
  - 발뒤꿈치에서 오금까지의 거리를 측정
- 체크
  - 시트커버 앞 모서리 부분과 허벅지 사이로 손가락이 지나갈 수 있는지 확인
  - 맞춤형 시트의 높이에선 foot rest 높이가 필요하며, 시트 높이가 1인치가 증가되면 foot rest도 1인치 증가한다.

**답** 4)

# 731

**다음 그림의 자세에서 팔꿉관절을 굽힐 때 위팔노근(Brachioradialis)에 적용되는 지렛대 원리는?**

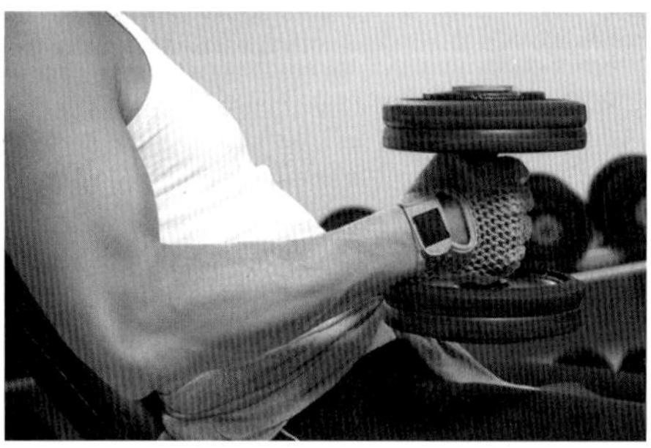

1) 제Ⅰ형 지렛대
2) 제Ⅲ형 지렛대
3) 제Ⅰ형과 Ⅱ형 지렛대의 연합
4) 제Ⅱ형 지렛대
5) 제Ⅰ형과 Ⅲ형 지렛대의 연합

731 위팔노근(Brachioradialis)은 문제에 제시된 그림의 자세에서 팔꿉관절을 굽히는 움직임 시 아래 그림과 같이 회전축과 저항사이에 근육의 힘이 작용하는 제Ⅲ형 지렛대의 원리에 의해 작용한다.

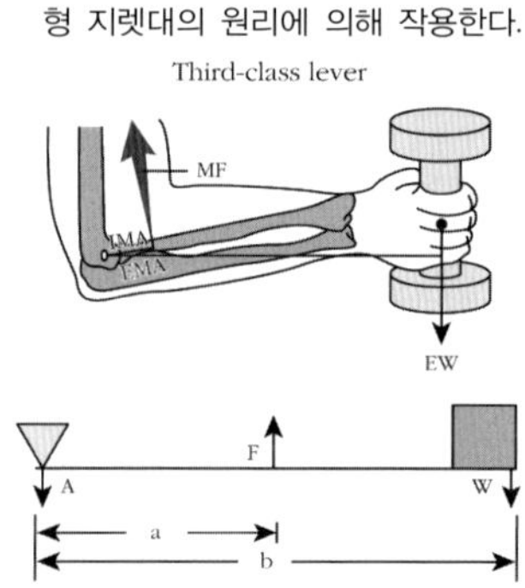


**답** 2)

# 732

**다음 그림의 평가 수행 시 사용되는 기능으로 적절하지 않은 것은?**

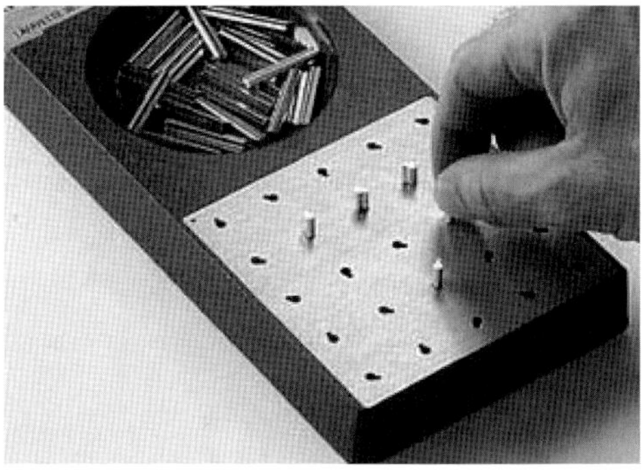

1) 집기
2) 단순회전
3) 복합회전
4) 시각구별
5) 손바닥－손가락 이동

# 733

**다음 그림의 아동에게 균형능력 향상을 위한 훈련 시 적절한 방법은?**

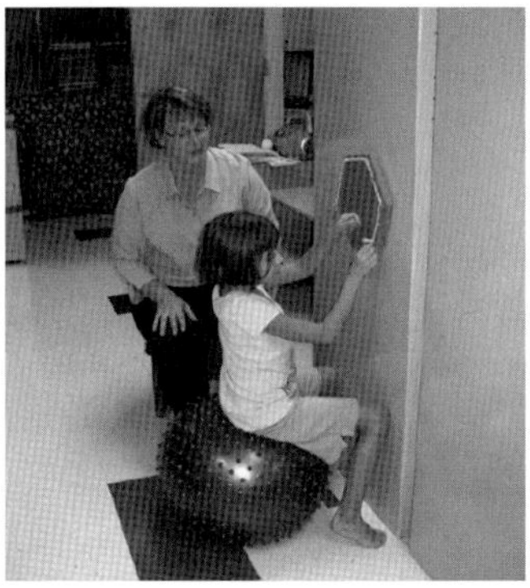

1) 발뒤꿈치를 바닥에 충분히 고정
2) 짐볼 대신 의사를 사용
3) 치료사는 아동의 등근육(back muscles)을 촉지한다
4) 아동의 앞에 벽 대신 책상을 놓고 훈련한다
5) 아동의 무릎을 벽에서 떨어트린다

**문제해설**

**732** 한 개씩 잡고 끼우는 방법으로 실시해야 하므로 손바닥－손가락 이동은 사용하지 않는다. 페그의 방향을 확인하기 위해 시각구별능력이 필요하다.

**답** 5)

**733** 균형을 유지하기 어려운 수정 방법이 훈련의 효과를 증가시킬 수 있다. 무릎을 벽에서 떼어주면 지지면(BOS)이 감소되고 균형 유지가 어려워져 훈련효과가 증가된다.

**답** 5)

# 734

**다음의 중재 방법을 통해 얻을 수 있는 효과는?**

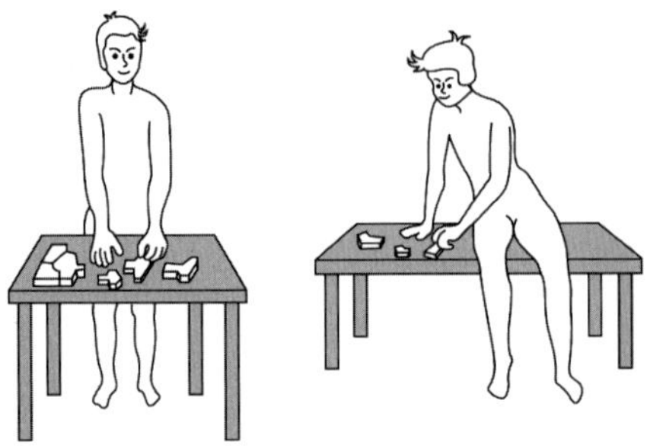

1) 체간의 근력을 강화할 수 있다
2) 편측무시를 감소시킬 수 있다
3) 상지의 굴곡 경직을 이완시킬 수 있다
4) 보호반응을 향상시킬 수 있다
5) 왼손의 내재근 강화에 효과적이다

# 735

**다음 그림의 도구를 착용하기에 가장 적절한 대상은?**

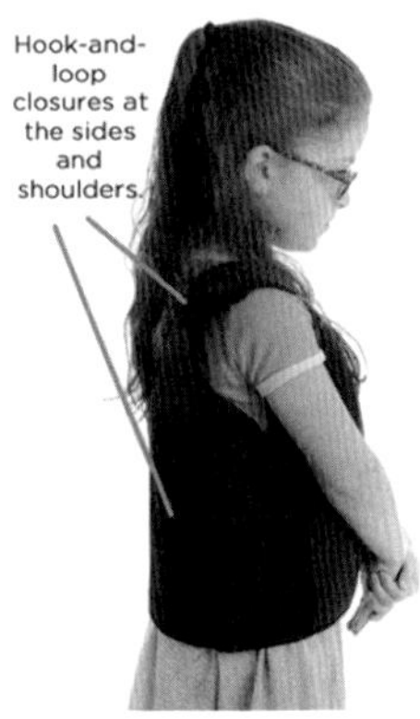


1) 운동 발달이 늦은 다운증후군 아동
2) 상지 근력이 약한 길랑-바레 증후군
3) 체간조절이 어려운 뇌성마비 아동
4) 집중력에 문제가 있는 지적장애 아동
5) 촉각방어가 있는 주의력결핍 과잉행동장애 아동

## 문제해설

**734** 손상측에 체중지지를 통한 고유수용성 감각, 압각의 입력은 경직 완화에 효과적이다.

**답** 3)

**725** 무게감 있는 조끼로 심부압박이 주의력결핍과잉행동 장애 아동의 문제행동을 감소시켜 준다.

**답** 5)

# 736

**다음의 보조도구의 사용이 가장 적절한 척수손상 레벨은?**

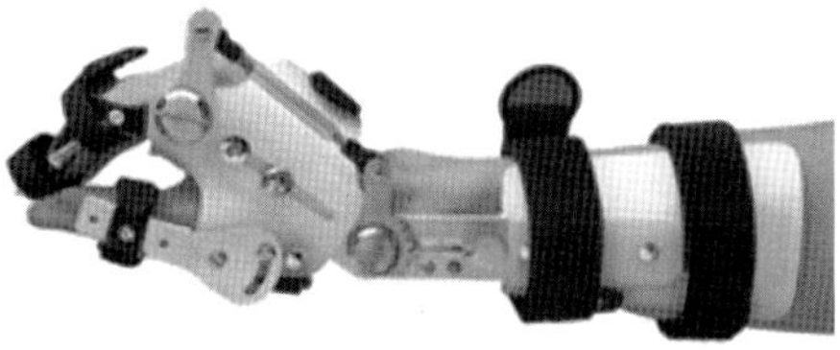

1) $C_4$
2) $C_5$
3) $C_6$
4) $C_7$
5) $C_8$

# 737

**다음 두 사진은 치료적 적용의 사례이다. 공통점으로 옳은 것은?**

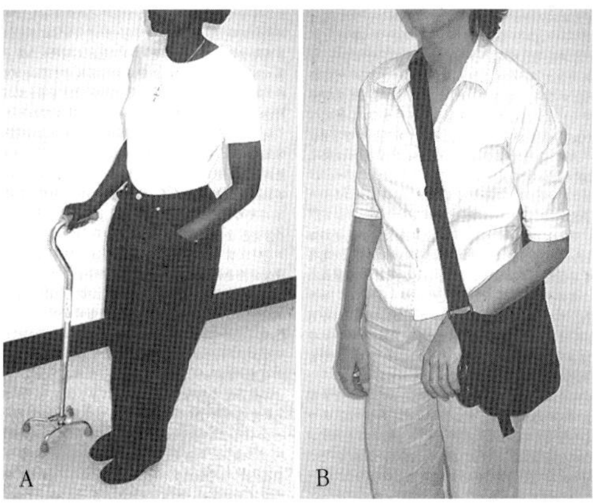

1) 뇌졸중 환자에게 모두 적용한다
2) 급성기 RA 환자에게 모두 적용한다
3) 상지 골절 후 재활 단계에 모두 적용한다
4) A는 후기 뇌졸중 환자이며, B는 급성기 RA 환자이다
5) A는 초기 뇌졸중 환자이며, B는 Erb's palsy 환자이다

문제해설

**736** wrist-driven flexor hinge splint로 tenodesis grip을 돕는 보조도구이다. 따라서 $C_6$가 적절하다.

답 3)

**737** 두 그림 모두 팔의 무게를 감소시켜주므로 뇌졸중 환자의 어깨 통증과 아탈골(subluxation)을 예방하는 자세이다.

답 1)

# 738

**다음의 보조도구를 사용하는 일상생활활동으로 적절한 것은?**

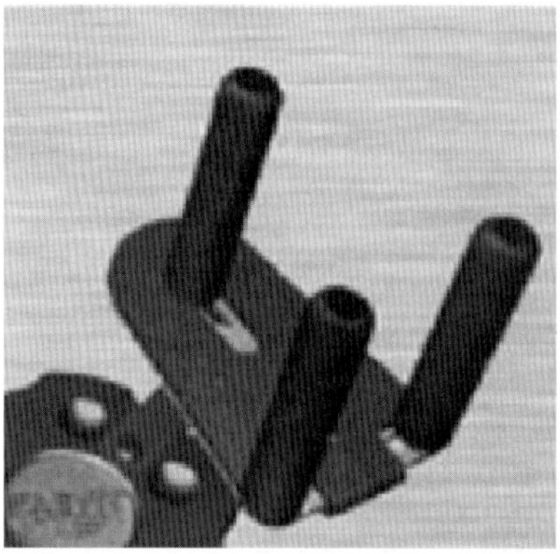

1) 식사하기
2) 가정관리
3) 실내 이동
4) 운전
5) 식사준비

# 739

**다음 그림에 해당하는 검사영역은?**

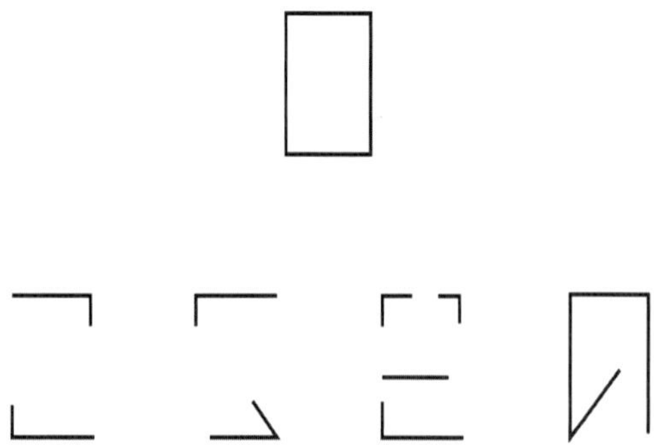

1) 공간관계(spatial relationships)
2) 시각 구별(visual discrimination)
3) 전경 — 배경(figure-ground)
4) 시각 폐쇄(visual closure)
5) 시각 기억(visual memory)

**문제해설**

738 운전 시 차량의 핸들 또는 가속과 감속 페달을 대처하는 보조도구이다.

답 4)

739 MVPT-3의 시각폐쇄 평가의 일부이다.

답 4)

# 740

**다음 그림은 손목의 해부학적 단면이다. 진한 색이 칠해진 해부학적 구조물에 대한 설명으로 가장 거리가 먼 것은?**

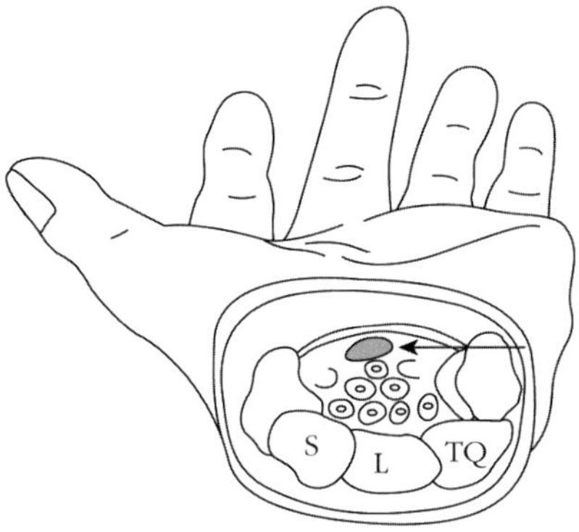


1) 손가락 굽힘의 기능이 있다
2) 엄지 손가락의 대립 기능이 있다
3) 손상 시 'Ape's hand'가 나타난다
4) 2~5번 손가락 벌림과 모음의 기능이 있다
5) 1~3번 손가락의 손바닥 감각지각의 기능이 있다

# 741

**다음의 도구 사용 시 반드시 필요한 움직임은?**

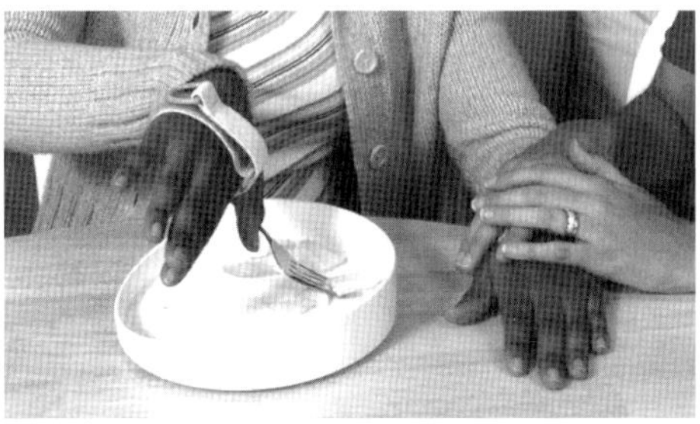

1) wrist flexion
2) finger extension
3) shoulder external rotation
4) forearm supination
5) neck rotation

**문제해설**

**740** 정중신경(median nerve)이며, 2~5번 손가락 벌림과 모음의 기능은 자신경(ulnar nerve)의 기능이다.

**답** 4)

**741** 입으로 음식물을 가져가지 위해 필수적인 동작으로 forearm supination이 가장 적절하다.

**답** 4)

# 742

**다음 사진과 같이 냉조끼를 입고 ADL 활동을 해야 하는 대상에 대한 설명으로 가장 거리가 먼 것은?**

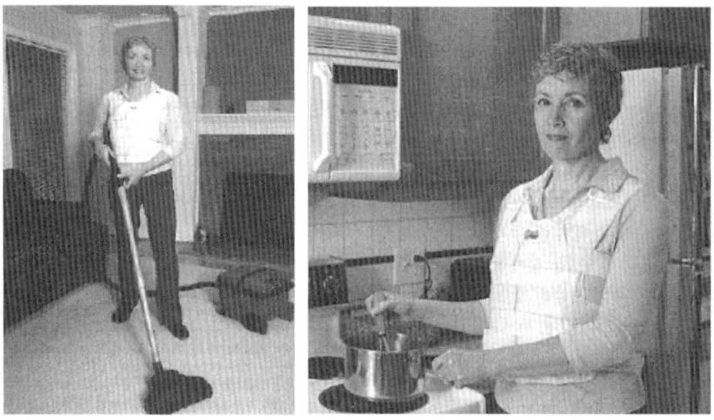

1) 유전적 질환이다
2) 피로가 특징이다
3) 복시가 나타날 수 있다
4) 오전보다는 오후에 더 체온이 증가된다
5) 허리 굽힘과 손가락 사용을 피해야 한다

# 743

**다음 사진의 스프린트를 통해 얻게 되는 기능적 자세로 가장 타당한 것은?**

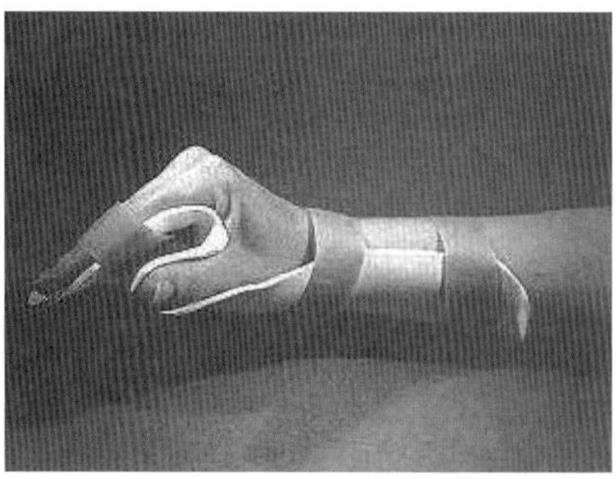

1) thumb opposition
2) tripod prehension
3) intrinsic plus grasp
4) anti spastic position
5) pad to pad prehension

**문제해설**

**742** 다발성 경화증(MS)

피로(fatigue)가 특징이며, 일반적으로 환자의 약 60~80% 정도에서 나타난다. 환자들은 종종 피곤할 때 증상이 더욱 악화되는 경향이 있으며, 피로는 경증에서 중증까지 매우 다양하다. 피로는 오후에 더 악화되고 심부체온도 증가한다.

**답** 5)

**743** 변형방지를 위한 부목이며, 자세는 'intrinsic plus grasp'이다.

**답** 3)

# 744

**A씨는 Brain Injury Visual Assessment Battery의 시각탐색 항목을 다음과 같은 순서로 수행하였다. A씨의 시각 행동특성은?**

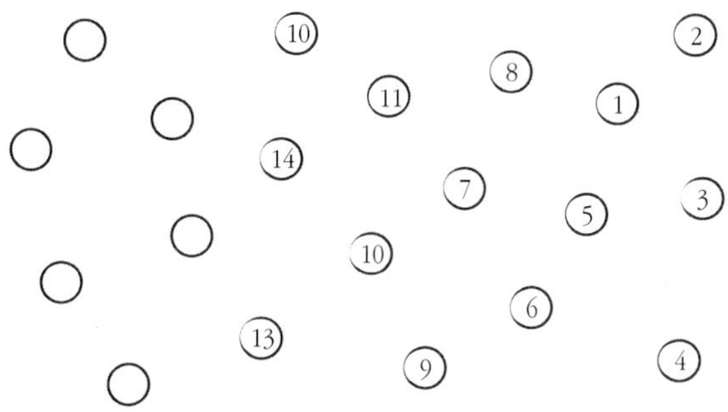


1) 탐색패턴이 조직화되어 있다
2) 왼쪽 위 부분부터 탐색을 시작한다
3) 수행의 정확도를 확인하기 위해 다시 살펴본다
4) 안 보이는 쪽에 대하여 직접적인 탐색을 시도한다
5) 과제의 난이도와 상관없이 노력수준이 일관적이지 않다

# 745

**다음 변형의 원인으로 가장 타당한 것은?**

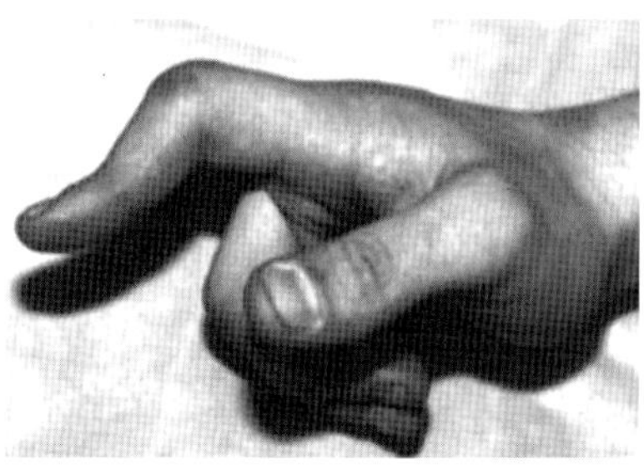

1) 손목손허리관절의 아탈구
2) FDS(Flexor Digitorum Superficialis) 손상
3) 자뼈곁인대(ulnar collateral ligament)의 불안정성
4) 폄 힘줄(extensor tendon)의 중앙슬립(central slip) 손상
5) DIP 관절을 지나는 폄 힘줄(extensor tendon)의 손상(rupture)

**문제해설**

**744** 편측무시 환자의 탐색에 대한 그림이다. 1), 2), 3), 4)는 시야손상 환자의 시각행동 특성에 대한 설명이다.

**답** 5)

**745 단축구멍 변형(bouttoniere deformity)**

- PIP 관절에 굽힘이 나타남
- DIP 관절에 과도한 폄(hyper extension)이 나타남
- 손목 관절, MP 관절, PIP 관절에 활액막염(synovitis)이 발생할 때 폄 힘줄(extensor tendon)의 'central slip'이 손상됨

**답** 4)

# 746

**말초 신경손상으로 감각검사를 의뢰한 42세 전업주부의 부엌에서 일할 때 사용되는 보호감각 검사를 실시하고자 한다. 적절한 검사는?**

1) 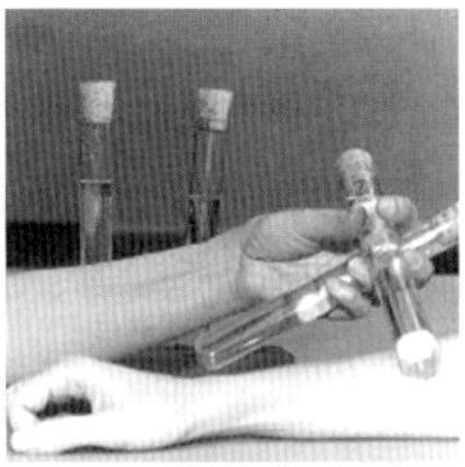

2) 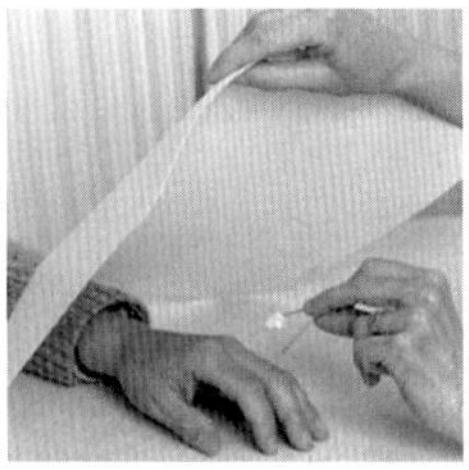

3) 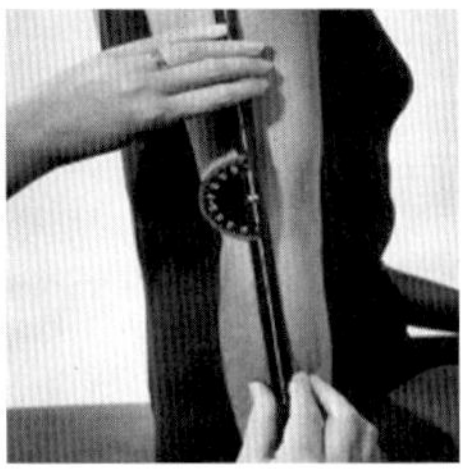

4) 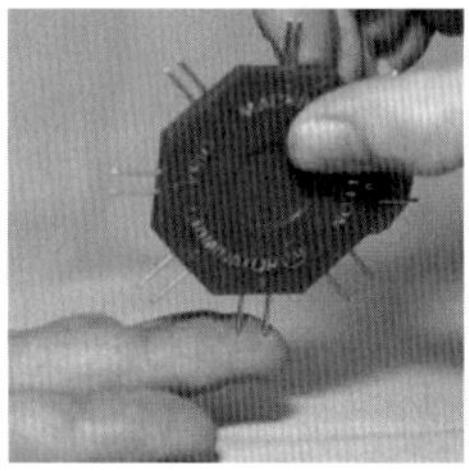

5) 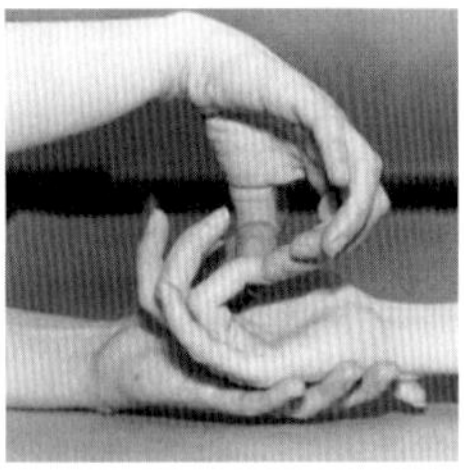

# 747

**다음 사진의 움직임 시 사용되는 주요 근육은?**

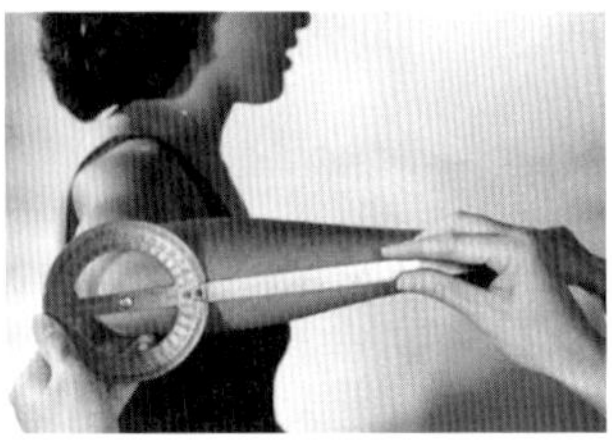

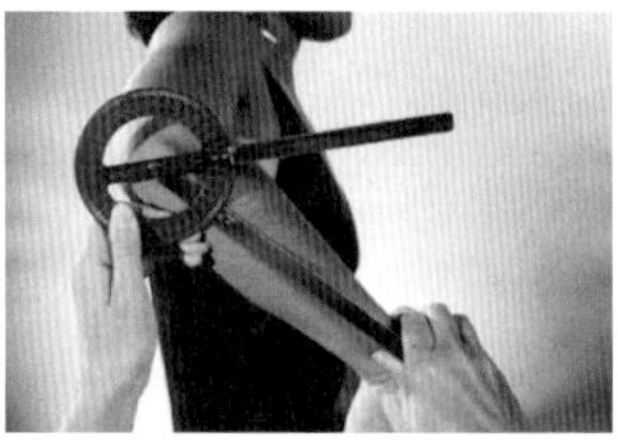

1) supraspinatus
2) middle deltoid
3) brachialis
4) subscapularis
5) posterior deltoid

**문제해설**

**746** 1)은 온도에 대한 보호반응을 검사하는 사진이다. 그 외에는 감각 및 운동검사이다.

**답** 1)

**747** 어깨의 내회전(internal rotation) 움직임의 ROM을 측정하는 사진으로 사용되는 주요 근육은 subscapularis, pectoralis major, latismusdorsi, teres major이다.

**답** 4)

# 748

**다음 그림의 스프린트의 처방 목적으로 가장 타당한 것은?**

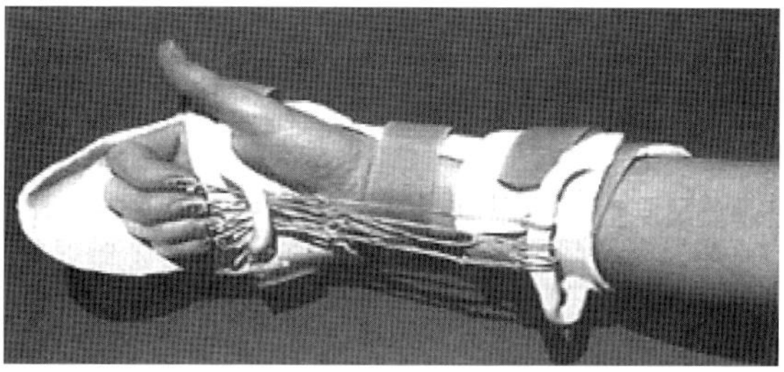

1) 손의 기능적 사용을 촉진함
2) 힘줄에 유동성을 제공하기 위해
3) 손가락 폄 기능의 보상하기 위해
4) 경직으로부터의 변형을 예방하기 위해
5) 급성 염증으로부터 손을 보호하기 위해

# 749

**다음과 같은 보조도구가 필요한 대상자로 가장 타당한 경우는?**

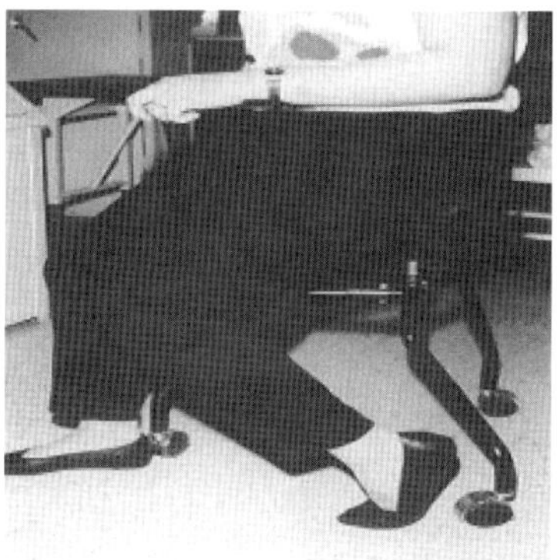

1) RA 환자가 작업을 할 때
2) 화상 환자가 식사를 할 때
3) THR 환자가 이동을 할 때
4) 뇌졸중 환자가 화장실을 갈 때
5) SCI T5 환자가 신발신기를 할 때

**문제해설**

**748** 굽힘 힘줄 손상으로 인한 복구 후 굽힘 힘줄 움직임을 촉진하여 유착을 막는 'Kleinert splint'이다.

**답** 2)

**749** RA 환자의 피로를 예방하기 위한 EZ 이동 의자이다.

**답** 1)

# 750

**다음 그림과 같이 화살표가 가리키는 위치의 힘줄이 손상될 경우 나타나는 증상으로 가장 타당한 것은?**

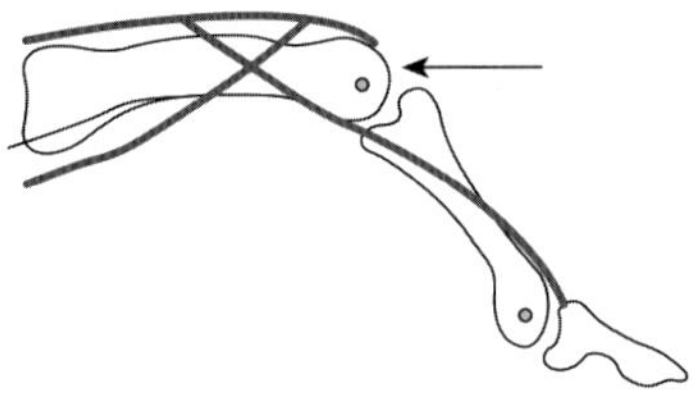

1) Joint laxity
2) Trigger finger
3) Mallet deformity
4) Swan neck deformity
5) Boutonniere deformity

# 751

**다음 사진의 환자는 보조도구를 이용해 독립적인 식사가 가능하다. 이 환자가 손목의 굽힘이 기능적일 경우 매뉴얼 휠체어 사용법으로 가장 타당한 것은?**

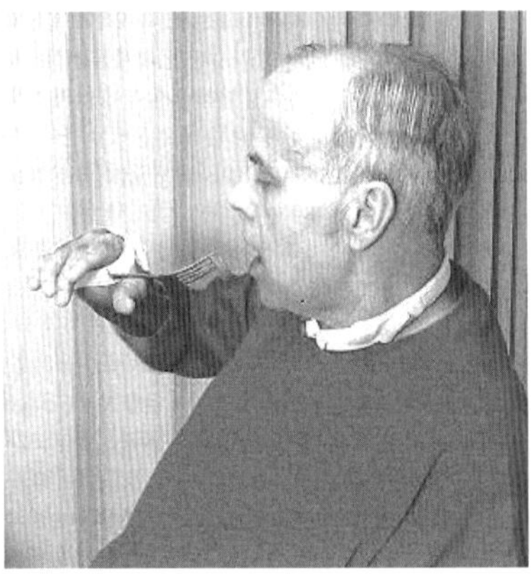

1) 가능한 전동휠체어를 사용한다
2) 핸드 림(rim)의 변형은 필요없다
3) 실내외의 평평한 표면에서는 독립적이다
4) 시트에는 더 이상의 보조도구가 필요하지 않다
5) 수동 휠체어 사용의 경우 실내에서만 가능하다

## 문제해설

**750** Boutonniere deformity

- EDC의 중앙슬립(central slip) 손상이 원인이 됨
- PIP 굽힘과 DIP 폄이 나타남

**답** 5)

**751** 척수손상 $C_7$ 환자의 기능

- 일반적으로 수동 휠체어를 사용이 가능하다
- 핸드 림(rim)에 코팅이 필요하다
- 실내외의 평평한 표면에서는 독립적이지만 불규칙한 바닥의 경우 약간의 도움이 필요하다
- 시트에는 입력 감소를 위한 보조도구가 필요하다
- 수동 휠체어 사용의 경우 실내외 모두 사용이 가능하다

**답** 3)

# 752

**다음 설명에 적절한 그림을 고르시오.**

고개조절의 불안정 때문에 나타나며, 큰 소리와 강한 빛과 같은 자극에 놀라는 반응으로 안정되는 시기 이후에는 사라지게 된다.

1) 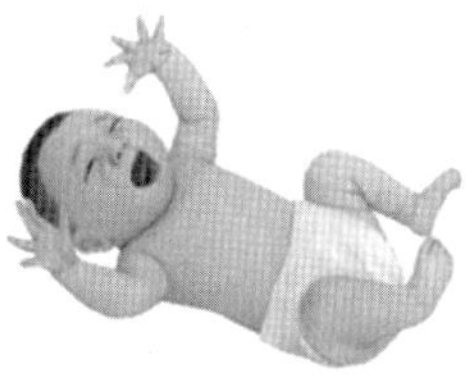

2) 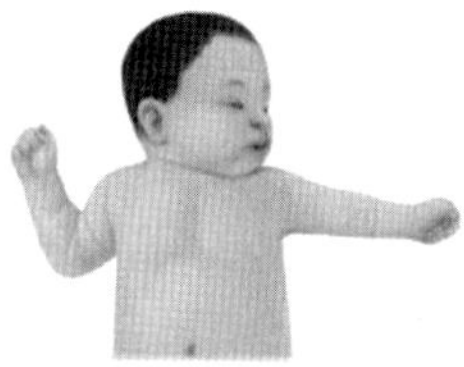

3) 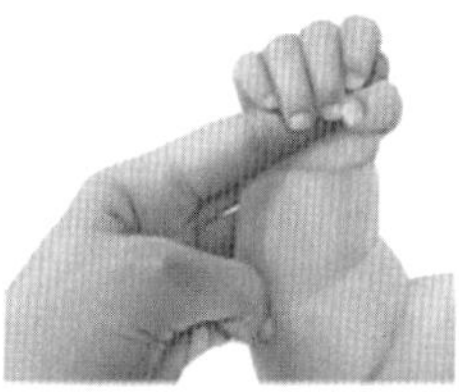

4) 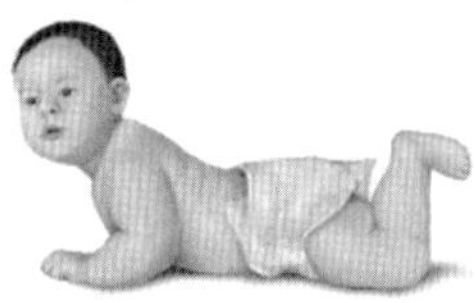

5) 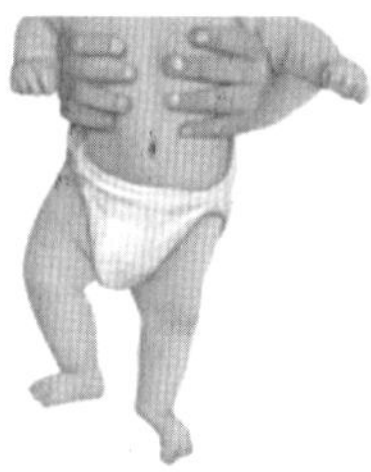

# 753

**다음 LOTCA의 검사 도구이다. 해당 검사의 목적은?**

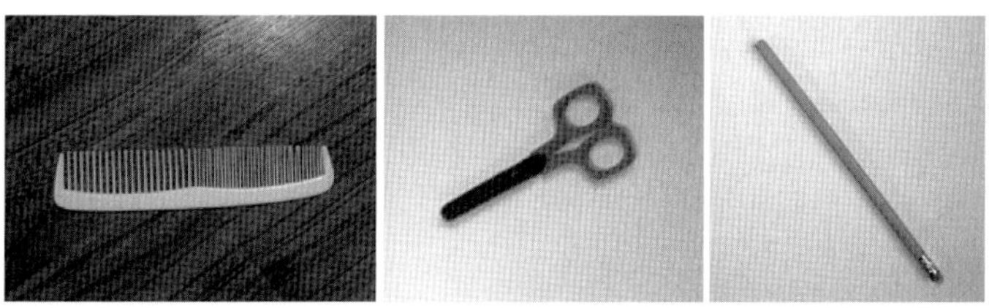

1) 지남력 검사
2) 실행증 검사
3) 모양인식 검사
4) 물체인식 검사
5) 물체의 항상성 검사

**문제해설**

**752** 모로반사

고개조절의 불안정 때문에 나타나며, 큰 소리와 강한 빛과 같은 자극에 놀라는 반응으로 안정되는 시기 이후에는 사라지게 된다.

**답** 1)

**753** 물체 활용으로 개념운동 실행증 검사 항목이다.

**답** 2)

# 754

**다음의 미세 손기능 평가 중 반드시 선 자세에서 실시하는 평가는?**

1) 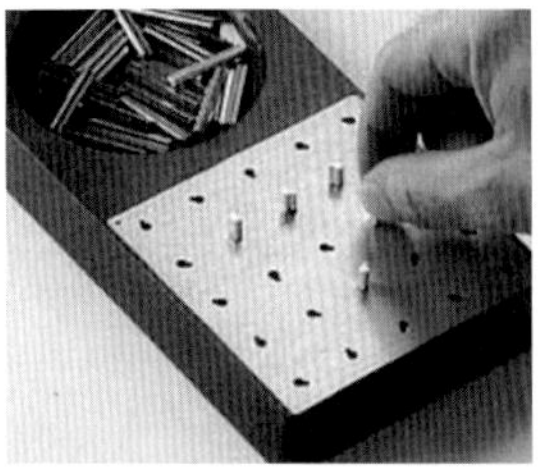

2) 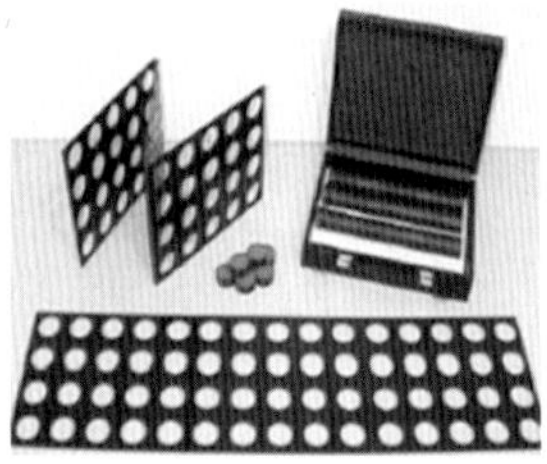

3) 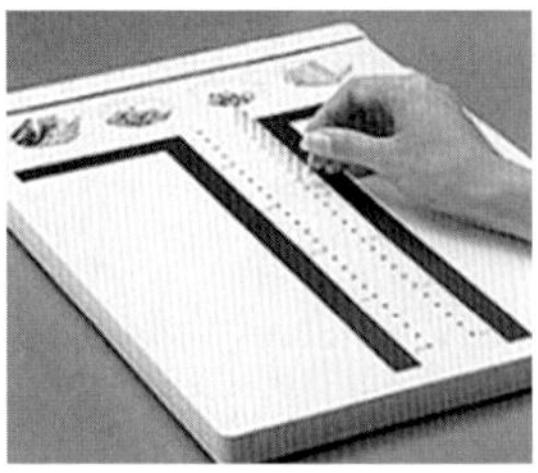

4) 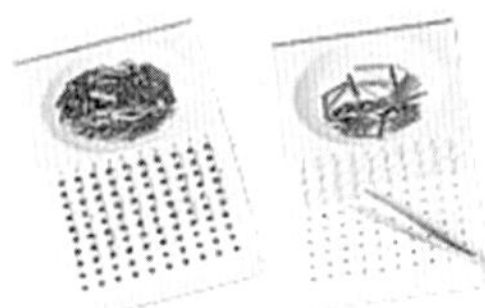

5) 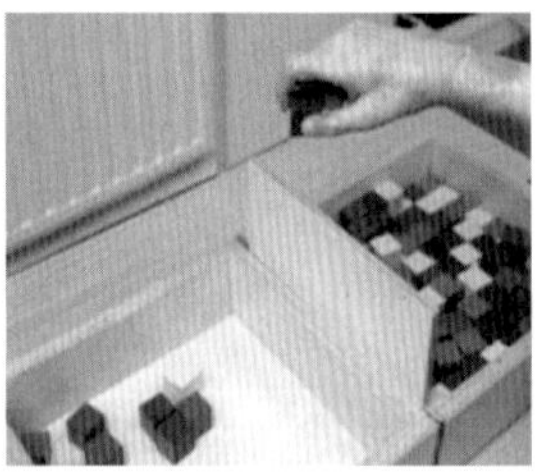

# 755

**다음 그림과 같은 스포츠 상해를 입을 경우 발생되는 문제는?**

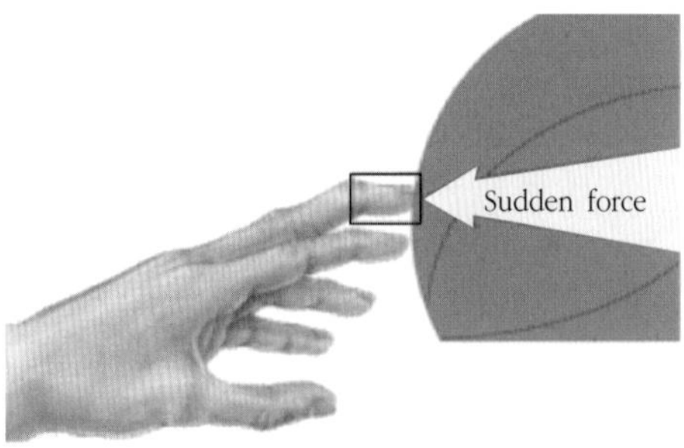


1) Erb's palsy
2) Mallet finger
3) Trigger finger
4) Colles' fracture
5) Carpal tunnel syndrome

## 문제해설

754 Minesota Manual Dexterity test(MMDT) 평가로 60개의 디스크를 반드시 선 자세에서 뒤집는 시간을 측정한다.

답 2)

755 Mallet finger

- DIP 관절의 굽힘이 특징임
- DIP 관절을 지나는 폄 힘줄(extensor tendon)의 손상(rupture)이 원인이 됨
- 손끝을 펴는 능력이 상실됨

답 2)

# 756

**다음 그림의 평가를 실시하는 동안 치료사가 반대 측 손으로 똑같은 자세를 취하도록 하였다. 확인하고자 하는 것은?**

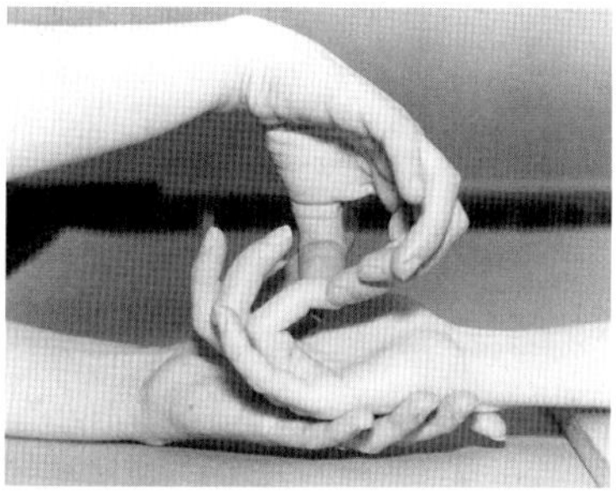

1) 운동감각(kinesthesia)
2) 온도감각(thermal sensation)
3) 방향감각(orientation of direction)
4) 고유수용성감각(proprioception)
5) 촉각(touch)

# 757

**다음 도구의 착용 목적으로 적절한 것은?**

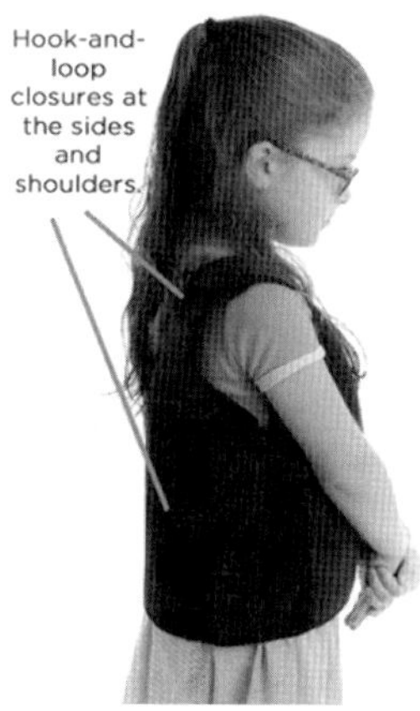


1) 체간조절 향상
2) 근력 향상
3) 운동능력 향상
4) 문제행동 감소
5) 체중 감소

## 문제해설

**756** 관절이 움직임을 눈으로 보지 않고 알아차리는지 확인하는 질문으로 고유수용성감각(proprioception)을 확인하는 것이다.

**답** 4)

**757** 무게감 있는 조끼로 심부압박을 통해 과잉행동이나 문제행동을 감소시키고 집중력을 향상시키는데 목적이 있다.

**답** 4)

# 758

**다음의 미세 손기능 평가 중 1분 동안 수행한 결과를 측정하는 평가는?**

1) 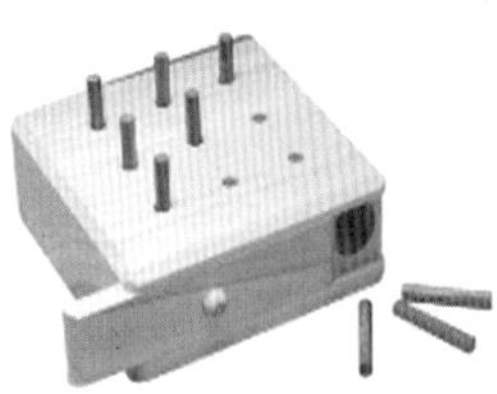

2) 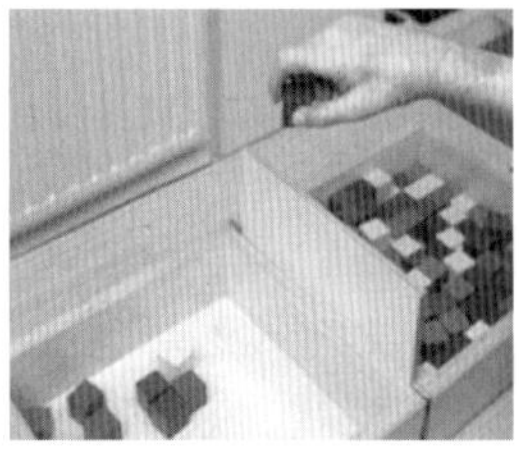

3) 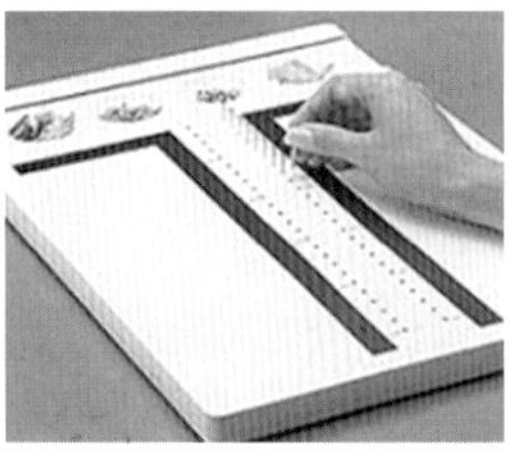

4) 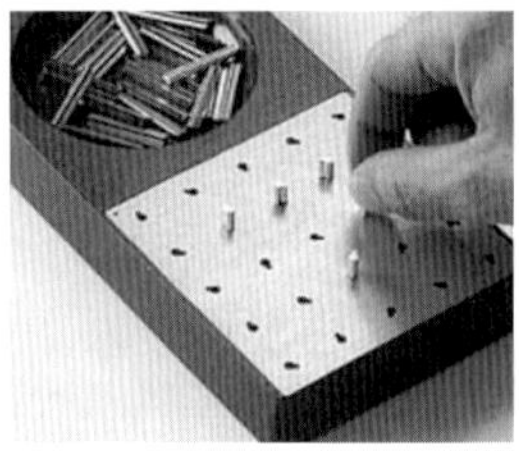

5) 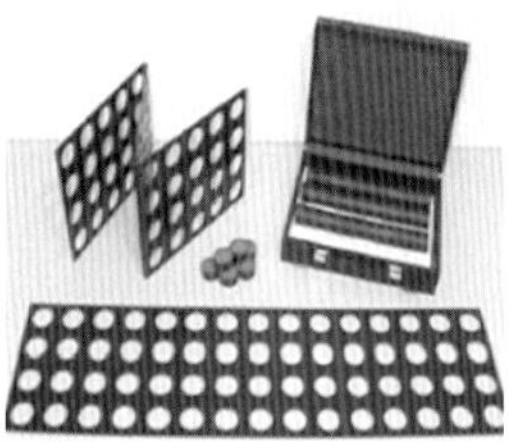

# 759

**다음 두 보조도구와 가장 관계 깊은 질환은?**

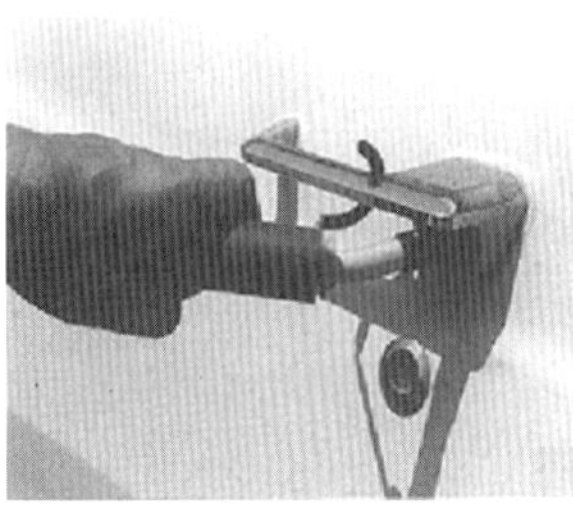

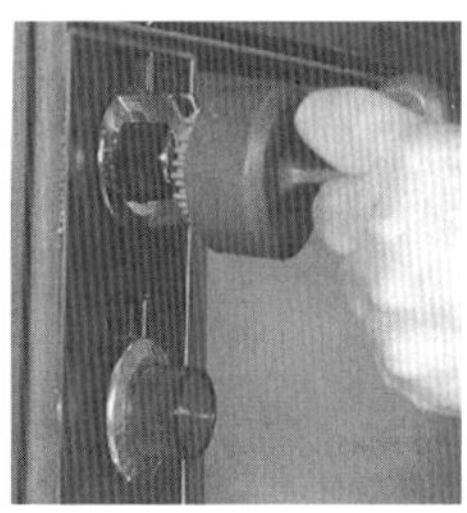

1) RA
2) TBI
3) SCI
4) CVA
5) Colles' fracture

## 문제해설

758 1) Nine hole peg test로 9개 peg를 꼽는 시간을 측정한다.
2) Box and block test로 60초 동안 넘긴 블록의 개수를 측정한다.
3) Purdue pegboard test로 50초 동안 핀, 컬러, 와셔를 조립하는 개수를 측정한다.
4) Grooved pegboard test로 전체 peg를 모두 꼽는 시간을 측정한다.
5) Minesota manual dexterity test로 60개의 디스크를 반드시 선 자세에서 뒤집는 시간을 측정한다.

**답** 2)

759 손의 변형을 예방하기 위한 보조도구이다. 근력을 보상한다.

**답** 1)

# 760

**다음 그림의 피부 감각을 담당하는 신경이 바르게 나열된 것은?**

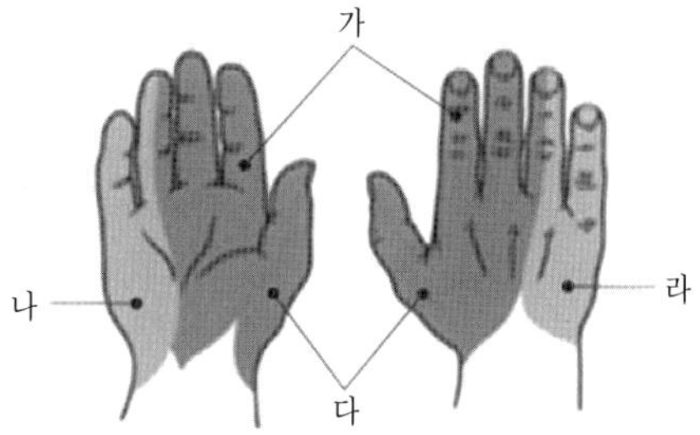


1) (가) 정중신경, (나) 자신경, (다) 노신경, (라) 자신경
2) (가) 자신경, (나) 노신경, (다) 정중신경, (라) 노신경
3) (가) 겨드랑신경, (나) 노신경, (다) 자신경, (라) 노신경
4) (가) 정중신경, (나) 노신경, (다) 겨드랑신경, (라) 노신경
5) (가) 자신경, (나) 겨드랑신경, (다) 자신경, (라) 겨드랑신경

# 761

**다음 그림은 어떤 스프린트의 패턴과 예외적인 적용이다. 이 스프린트의 기능적 자세로 옳은 것은?**

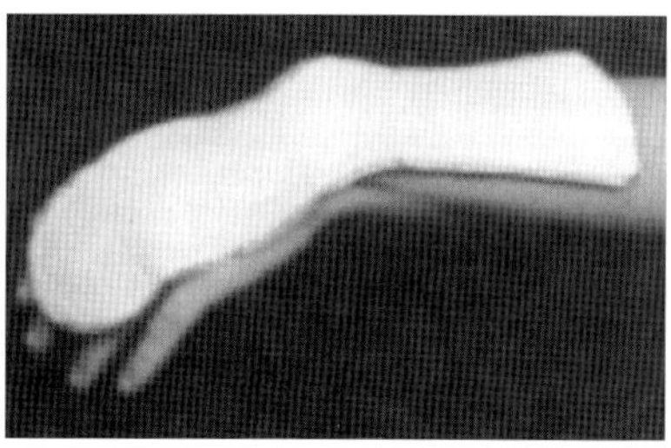

1) PIP 관절의 90° 굽힘
2) DIP 관절의 완전 폄
3) 손목 관절의 5° 굽힘
4) MP 관절의 25° 굽힘
5) 엄지 MP 관절의 굽힘 및 벌림

## 문제해설

**760**

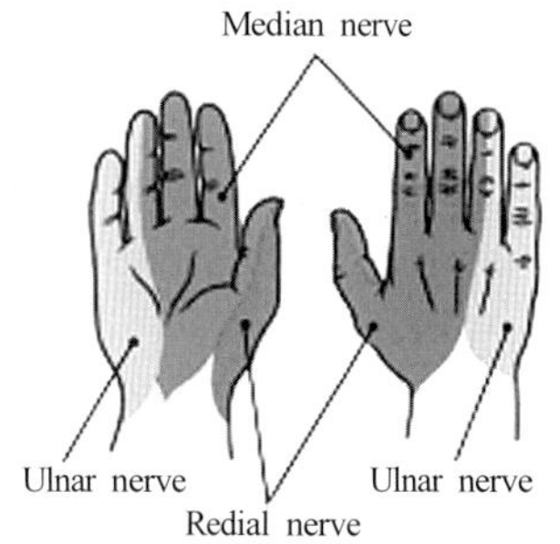


**답** 1)

**761** Resting pan hand splint

| 적절한 관절의 자세 |
| --- |
| • 약간의 손목 폄 : 0~20° |
| • PIP 및 DIP 관절의 굽힘 : 10~30° |
| • MP 굽힘 : 20~30° |
| • 엄지의 MP 및 IP 관절 : 약간의 굽힘 |
| • 엄지 : 폄 및 벌림 |

**답** 4)

# 762

치료사는 덥고 습한 공기를 줄이기 위해 환기 장치를 사용하거나 목욕하는 동안 문을 열어두었다. 그림과 같이 대상 환자가 샤워하는 동안 의자사용을 추천하였고, 사워 후 수건으로 닦는 대신에 두꺼운 목욕가운으로 대신하였다. 대상 환자로 가장 타당한 경우는?

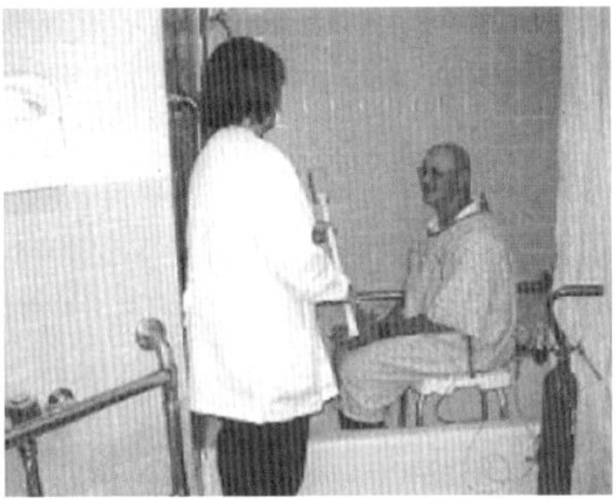

1) MS
2) RSD
3) ALS
4) HIVD
5) COPD

# 763

다음 검사의 목적은?

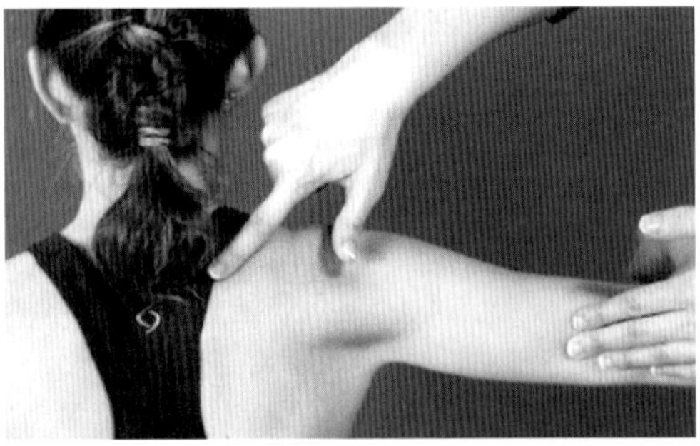

1) 마름근 3등급
2) 넓은등근 3등급
3) 앞 톱니근 3등급
4) 앞 어깨세모근 2등급
5) 가운데 등세모근 2등급

## 문제해설

**762** COPD 환자의 에너지 보존

- 뜨거운 습한 공기는 숨쉬기를 어렵게 만들기 때문에 목욕 시 주의해야 함
- 치료사들은 환기 장치를 사용하거나 목욕하는 동안 문을 열어두어 습도를 낮추는 등의 방법으로 환자의 수행을 촉진함
- 샤워하는 동안 의자사용을 추천하고 사워 후 타월로 닦는 대신에 두꺼운 타월 천으로 된 목욕가운을 사용하는 것이 에너지 소비를 줄이는데 도움이 됨
- 지지되지 않은 상지 활동은 COPD 환자에게 매우 피로감을 주기 때문에 머리 빗기나 면도와 같은 상지 활동을 하는 동안 그들의 팔을 지지하는 방법을 교육시키는 것이 중요함
- 신발을 신거나 바지를 입기 위해 몸통을 구부리는 것은 숨참의 중요한 원인이 되므로 탄력성 있는 신발끈, 긴 손잡이를 가진 구두주걱, 헐거운 바지를 입는 데 보조하기 위한 리처(reacher)의 사용이 도움을 줌

**답** 5)

**763** 그림은 가운데 등세모근과 마름근을 위한 중력제거 자세이다.

**답** 5)

# 764

## 제시된 보조기의 적용대상은?

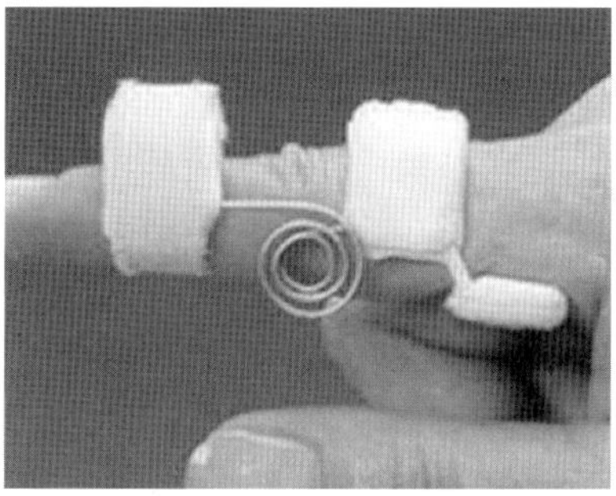

1) 등쪽판 손상(Dorsal plate injury)
2) PIP 폄 구축(Extension contracture)
3) 단추구멍 변형(Boutonniere deformity)
4) PIP 배쪽판 어긋남(Volar dislocation)
5) 폄 힘줄 복원술(Extensor tendon repair)

# 765

## 다음 보조기의 적용대상이 아닌 것은?

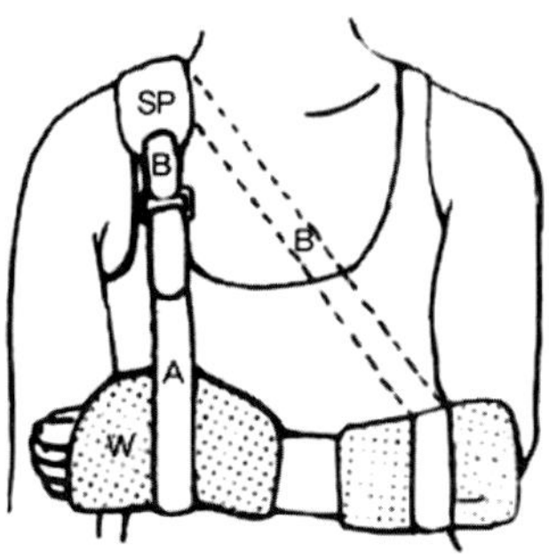


1) 겨드랑 화상(Axilla burn)
2) 어깨 탈구(Shoulder subluxation)
3) 상지 외상(Upper extremity trauma)
4) 돌림근띠 손상(Rotator cuff injury)
5) 팔신경얼기 손상(Brachial plexus injury)

### 문제해설

**764** Capener Splint의 적용대상

PIP flexion contractures, PIP dorsal dislocation, Volar plate injury, Flexor tendon repair, Collateral ligament injury, Boutonniere deformity

**답** 3)

**765** Static shoulder-elbow-wrist sling: Shoulder subluxation, Brachial plexus injury, Rotator cuff injury, Upper extremity trauma, Shoulder surgery 에 적용한다. 겨드랑 화상 시에는 Airplane splint를 적용해야 한다.

**답** 1)

# 766

**삼킴장애 환자가 VFSS검사에서 다음 그림의 검은띠 위치로 음식물이 들어갔으며 기침반사가 있으나 잔여물이 남는다고 한다. Penetration-Aspiration Scale 점수는?**

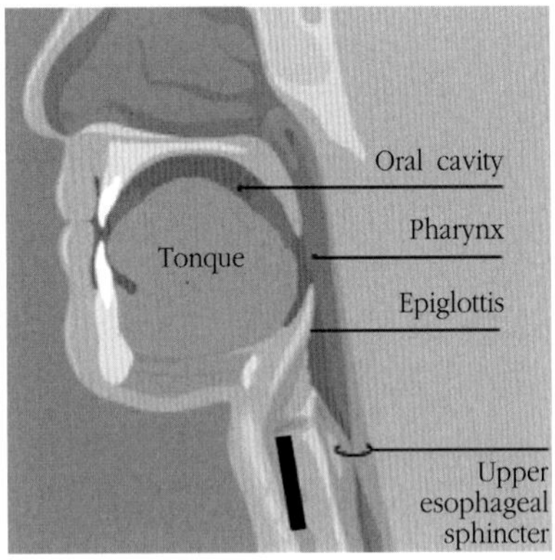


1) 4
2) 5
3) 6
4) 7
5) 8

**문제해설**

**766** 음식물이 성대를 지나 호흡로로 흡인되었고 반응(기침반사)이 있으나 잔여물이 남았으므로 7점에 해당된다.

**답** 4)

## Penetration Aspiration Scale

Explanation

| | 점수 | 척도 기술 |
|---|---|---|
| 정상 | 1 | 물질이 호흡로로 들어가지 않는다. |
| 침습 penetration | 2 | 물질이 호흡로로 들어가지만 성대위에 머물렀다가 호흡로에서 제거된다. 잔여물 없음 |
| | 3 | 물질이 성대위에 잔여물로 남는다.; 시각적으로 관찰 |
| | 4 | 물질이 성대에 닿지만 제거된다.; 잔여물 없음 |
| | 5 | 물질이 성대에 닿고 제거된다.; 잔여물이 남음 |
| 흡인 aspiration | 6 | 물질이 성대를 지나가고 호흡로에서 제거된다.; 시각적으로 성대 이하에 잔여물 없음 |
| | 7 | 물질이 성대를 지나가고 호흡로에서 제거된다.; 환자의 반응이 있음에도 불구하고 시각적 잔여물이 남음 |
| | 8 | 물질이 성대를 지나가고 제거되지 않는다.; 시각적 잔여물 남음; 환자의 반응 없음 |

# 767

## 다음 검사의 목적은?

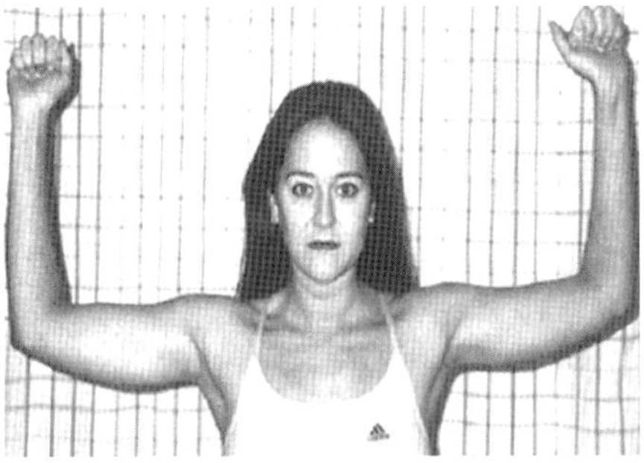

1) 부종검사
2) 팔꿉굴증후군 검사
3) 윤활주머니염 검사
4) 어깨충돌증후군 검사
5) 흉곽출구증후군 검사

# 768

## 다음 그림에 대한 적절한 설명은?

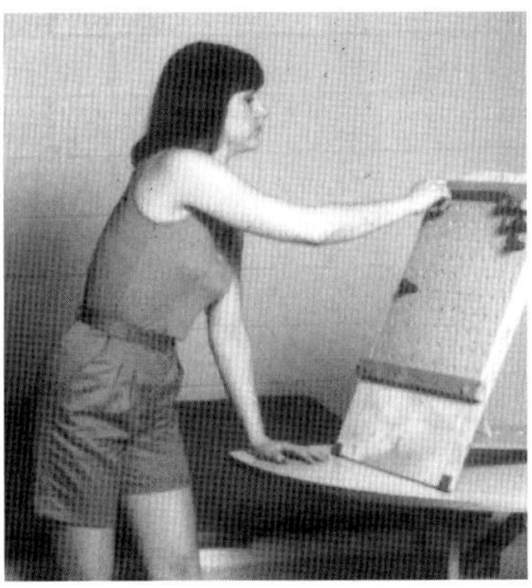

1) 상호교대적 $D_2$ 패턴이다
2) 오른손에서는 Palmar Prehension이 나타난다
3) 오른팔은 움직이는 동안 $D_1$ 폄 패턴을 보인다
4) 왼팔은 체중지지를 위해 $D_1$ 굽힘 패턴을 보인다
5) 상지와 몸통 움직임이 결합된 양쪽 대칭성 $D_2$ 패턴이다

**문제해설**

**767 흉곽출구증후군 검사**

Roos Test-어깨 90도 벌림, 팔꿈치 90도 굽힘 상태에서 손 쥐기 및 펴기를 3분간 반복함

**답** 5)

**768** 상호교대적 $D_1$ 패턴에 대한 설명이다.

**답** 2)

# 769

**다음은 어떤 이동방법의 연속된 사진들이다. 이 연속 동작의 제목으로 가장 타당한 것은?**

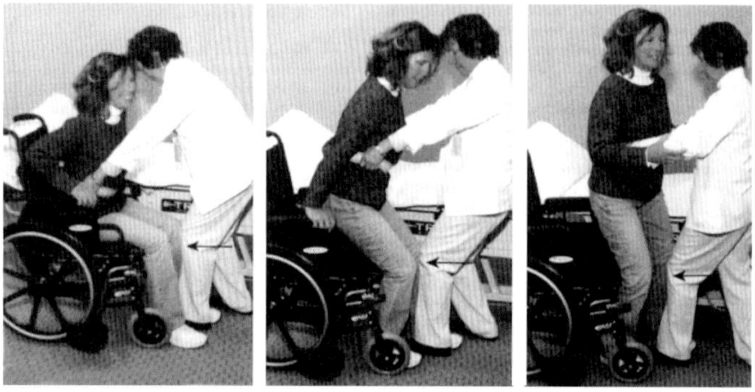

1) dependent transfer
2) bent pivot transfer
3) stand pivot transfer
4) mechanical lift transfers
5) one-person dependent sliding board transfer

**문제해설**

**769** 서서 돌기 이동(stand pivot transfers)

- 환자가 서는 자세를 취할 수 있어야 함
- 한쪽 또는 양쪽 발을 축으로 돌 수 있어야 함
  - 편마비 또는 근력이나 균형이 손상된 환자에게 가장 많이 사용됨

순서

- 환자를 가장자리로 움직이게 하며 발이 바닥에 평행하도록 둠
- 환자의 발목은 이동하려는 쪽을 향하도록 함
- 발은 이동면에 수직이 되어서는 안 되지만 뒤꿈치는 각을 유지해야 함
- 치료사는 환자의 손상된 쪽에 서고 환자를 앞으로 숙여 엉덩이를 드는 것을 도와줌
- 치료사는 발과 무릎으로 환자의 손상된 발과 무릎을 안정시킴
- 환자가 이동하는 곳을 향해 엉덩이를 들어 올려 앞쪽으로 움직이도록 보조함
- 환자는 이동하는 방향으로 팔을 뻗거나 이동하는 곳의 면을 밈
- 환자가 이동할 곳으로 움직이도록 하며 앉는 자세를 취하도록 가이드함

답 3)

# 770

**다음 검사지와 관련 없는 인지 기능은?**

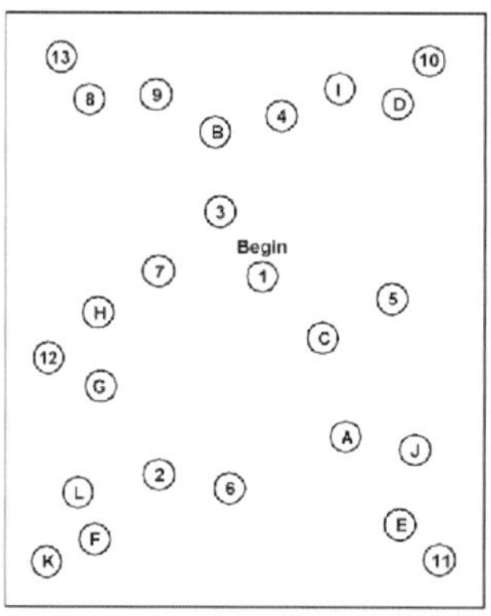


1) 반응속도(reaction time)
2) 집중력(attention)
3) 작업 기억(working memory)
4) 자동적 사고(automatic thinking)
5) 타이밍(timing)

**770** Trail Making Test-B 평가로 반응속도(reaction time), 집중력 (attention), 작업 기억(working memory), 자동적 사고(automatic thinking), 의사결정(decision making) 등이 요구된다.

답 5)

# 771

**다음 그림은 빛을 굴곡 시켜주는 안경이다. 어떤 증상의 치료에 사용되는가?**

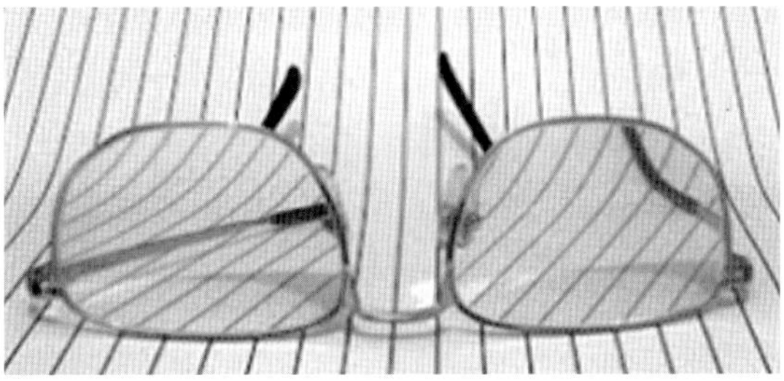

1) Agnosia
2) Neglect
3) Apraxia
4) Form-constancy dysfunction
5) Right-Left discrimination dysfunctions

# 772

**다음 사진은 편마비 환자의 앉기 자세이다. 이 환자에게 가장 필요한 보조도구는?**

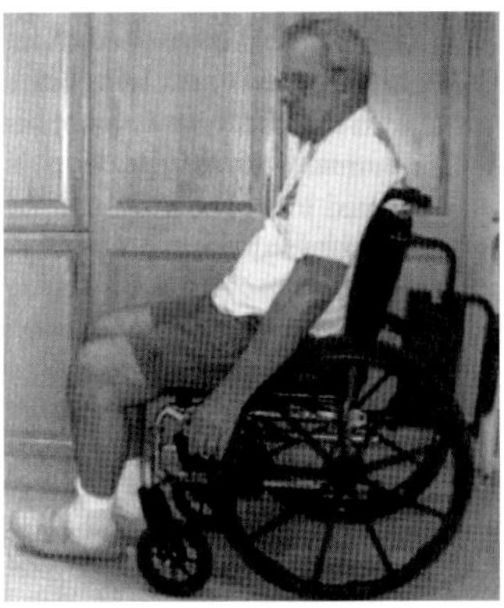

1) AFO
2) MAS
3) lap board
4) head band
5) over head sling

## 문제해설

**771** 프리즘 안경으로 편측무시가 있는 환자에게 편측에 대한 지각향상을 위해 사용된다.

**답** 2)

**772** 올바른 휠체어 앉기 자세를 위해 lap board, foot rest, arm rest 등이 필요하다.

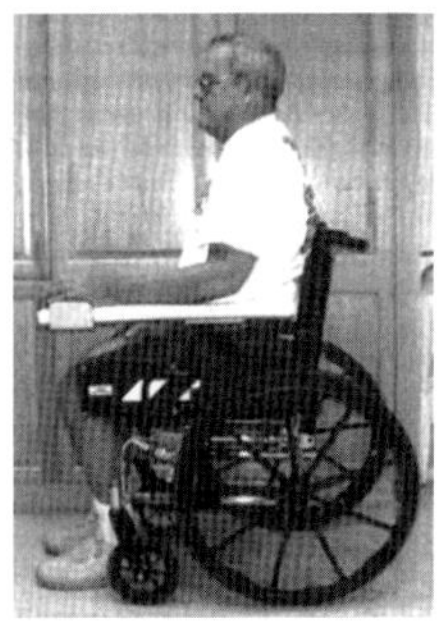

**답** 3)

# 773

**다음 사진과 가장 관계 깊은 평가도구는?**

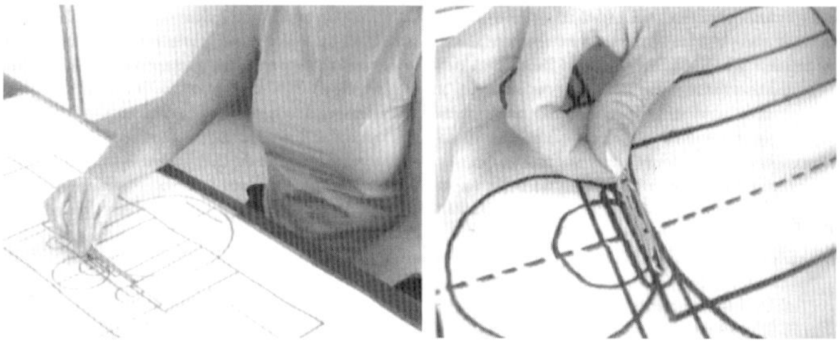

1) MVPT
2) MMDT
3) LOTCA
4) Motor Activity Log(MAL)
5) Wolf Motor Function Test(WMFT)

# 774

**다음은 DDST 검사에 사용되는 도구이다. 그림과 같은 결과를 기대하는 평가의 검사영역은?**

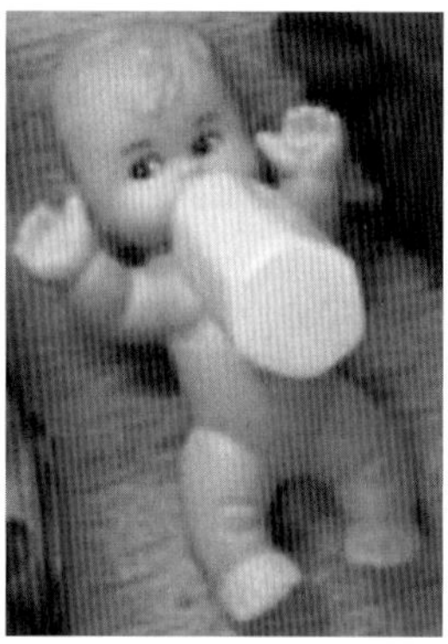

1) 인지
2) 언어
3) 대운동
4) 개인-사회성
5) 미세운동 및 적응

## 문제해설

773 WMFT

- 15개의 운동항목으로 구성
- 팔의 몸쪽과 먼쪽 근육을 검사함
- 책상에 그려진 기준선이나 격자를 사용함
- 검사 과제
  - 몸쪽에서 먼쪽으로, 대동작에서 소동작의 순서로 진행됨
  - 대부분의 과제는 의자에 앉은 상태로 수행됨
  - 테이블에서 아래팔을 들어올리기, 물체로 뻗기, 연필 들기와 같은 표준화된 과제
- 점수(0~5점을 기준으로 함)
  - 0 : 손상 팔로 전혀 시도하지 못함
  - 5 : 정상적인 움직임이 나타나고 과제를 완성하는 시간으로 측정함

**답** 5)

774 DDST의 feed doll 항목에서 요구되는 결과로 개인-사회성에 포함된다.

**답** 4)

# 775

**다음 평가 도구의 하부 항목에 해당하는 것은?**

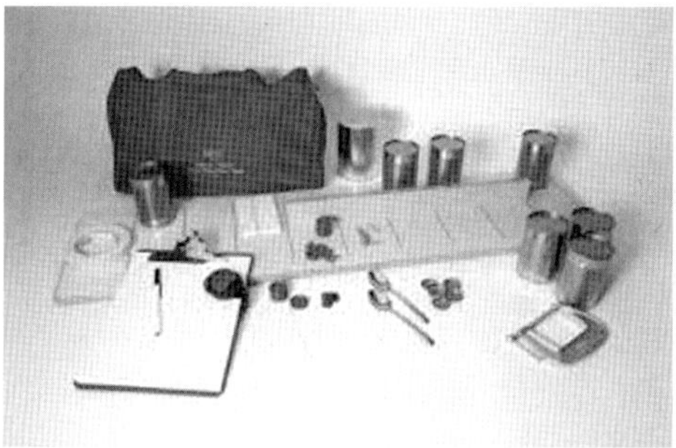

1) 연필 집기
2) 카드 뒤집기
3) 페그보드 꽂기
4) 입방체 옮기기
5) 적목으로 탑 쌓기

# 776

**다음 그림과 같은 일어나기 형태를 보이는 전형적인 질환은?**

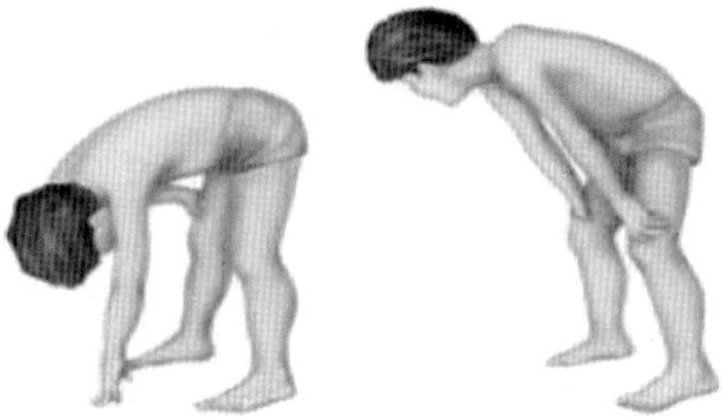

1) 경직형 뇌성마비
2) 이완형 뇌성마비
3) 중증근무력증(MG)
4) 다발성 경화증(MS)
5) 듀센 근이양증(DMD)

**문제해설**

775 Jebsen-Taylor Hand Function Test 하부항목

- 글쓰기(writing) : subtest #1
- 카드 뒤집기(card turning) : subtest #2
- 작은 물건 집어 올리기(picking up small object) : subtest #3
- 모의 식사(simulating feeding) : subtest #4
- 장기알 쌓기(stacking checkers) : subtest #5
- 크고 가벼운 물건 들어올리기(lifting large light objets)
- 크고 무거운 물건 들어올리기(lifting large heavy objects)

**답** 2)

776 듀센 근이양증(Duchenne's MD)에 나타나는 'Gower's sign'이다.

듀센 근이양증(Duchenne's MD)

- 개요
  - 가장 심하며, 가장 일반적인 MD
  - X염색체의 문제로 인해 발생
  - 남아에게만 발생 : 3,500명 중 1명
- 증상
  - 2~6세 사이에 계단 오르기 및 일어나기 어려워짐
  - 잘 흔들리고 넘어짐
  - 'pseudohypertorphy muscle'이 발생됨
    → 종아리의 근육 : GCM
    → 종아리가 비대해져 있음
    → 근섬유는 적고 주로 지방으로 구성됨
  - 몸쪽(어깨, 골반)에서부터 전체 근육에 영향을 미침
  - 'Gower's sign'이 나타남
  - 일반적으로 9살 정도에 휠체어를 사용하게 됨
    → 다리와 골반 근육의 약화로 아동은 앉은 자세에서 일어날 때 손으로 허벅지를 집으며 일어남

**답** 5)

# 777

**다음 동작은 어떤 근육의 MMT 측정 자세이다. 치료사의 지시가 "손바닥을 얼굴을 향해 돌리세요."라면 측정 내용은?**

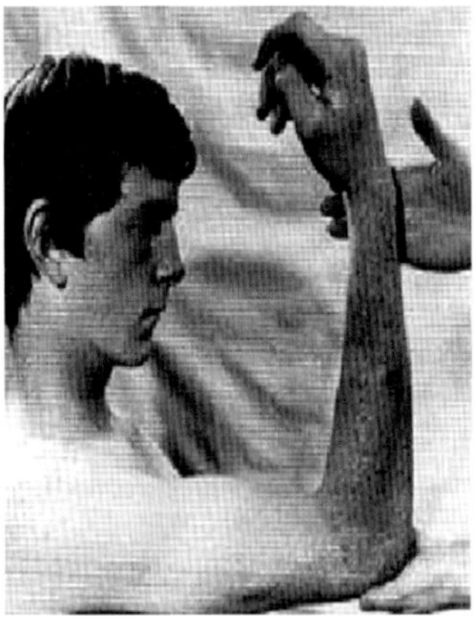

1) 아래팔 뒤침 P 측정
2) 아래팔 엎침 P 측정
3) 아래팔 뒤침 G 측정
4) 아래팔 엎침 G 측정
5) 팔꿉 관절 굽힘 G 측정

# 778

**다음 평가 도구의 최대 수행 시간은?**

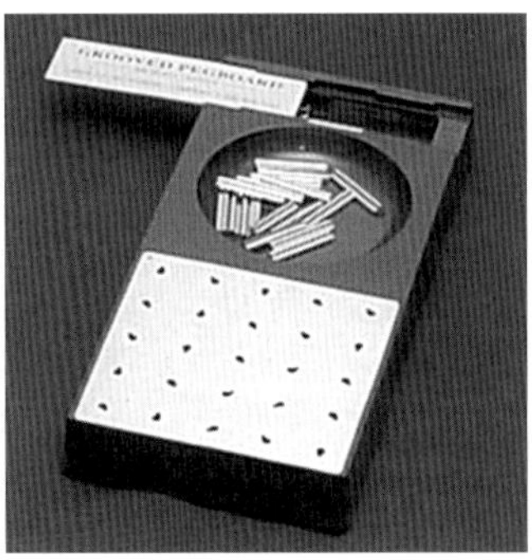


1) 1분
2) 2분
3) 3분
4) 4분
5) 5분

## 문제해설

**777 뒤침의 중력제거 자세**

- 시작자세(start position)
  - 의자에 앉음
    - 위팔은 90° 굽히고 지지
    - 팔꿉관절은 90° 굽힘
    - 아래팔은 완전 엎침(pronation)
    - 손목과 손가락은 편하게 둠
- 안정시키기(stabilize) : 위팔을 지지하고 안정시킴

**답** 1)

**778 Grooved Pegboard Test**

- 시간 기록
  - 초로 기록
  - 각 수행 때마다 측정
  - 시작부터 대상자가 마지막 페그(peg)를 넣을 때까지 또는 평가가 중단될 때까지
- 수행의 중단
  - 5분 후에 중단됨
  - 수행을 완수하지 못했을 경우 'A'를 받음

**답** 5)

# 779

**운동과 감각의 수준이 같은 척수손상 환자가 엄지까지 감각이 정상이고 중지에는 감각이 없다면 기대되는 운동기능은?**

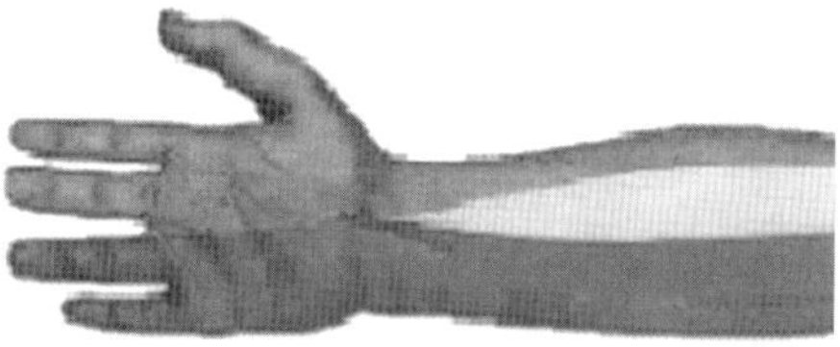

1) 손목 폄
2) 손목 굽힘
3) 팔꿈치 폄
4) 엄지의 폄
5) 엄지의 굽힘

# 780

**다음 그림과 같은 원시반사가 생후 4~6개월 사이에 나타난다면 의미하는 것은?**

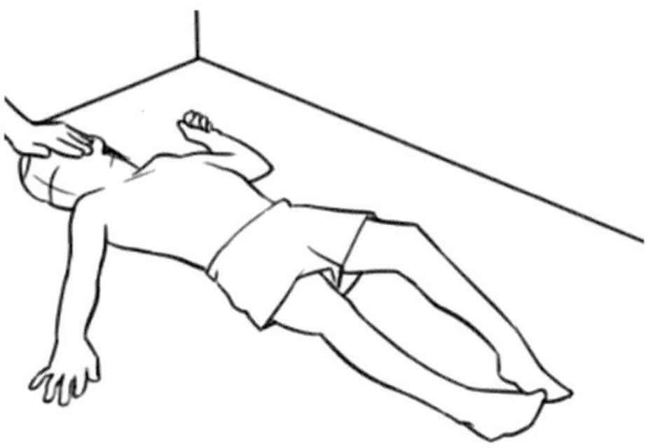

1) 식음장애를 의미한다
2) 정상발달을 의미한다
3) 지연된 운동발달을 의미한다
4) 비정상적 상지발달을 의미한다
5) 비정상적 반사 및 반응을 의미한다

**문제해설**

**779** 엄지의 감각 영역은 $C_6$이다.
- 손목 폄 : $C_6$
- 손목 굽힘 : $C_7$
- 팔꿈치 폄 : $C_7$
- 엄지의 폄 : $C_8$
- 엄지의 굽힘 : $C_8$

**답** 1)

**780** 비대칭성 긴장성 경반사(ATNR)
- 검사자세
  - 바로 눕힌 자세에서 머리는 중앙에 위치함
  - 양측 상지와 하지를 폄시킴
- 검사자극
  - 머리를 한쪽으로 돌림
- 음성반응
  - 양쪽 상지 및 하지에 아무런 반응이 없음
- 양성반응
  - 얼굴 쪽(머리를 돌린 쪽)의 팔과 다리 폄 또는 폄근의 긴장 증가
  - 머리뒤쪽(반대쪽)의 팔과 다리 굽힘 또는 굽힘근의 긴장 증가
- 해석
  - 양성반응은 생후 4~6개월까지가 정상
  - 생후 6개월 이후에 양성반응이 나타나면 이는 반사의 성숙이 늦어짐을 의미함

**답** 2)

# 781

## 다음과 같은 보조도구가 가장 필요한 질환은?

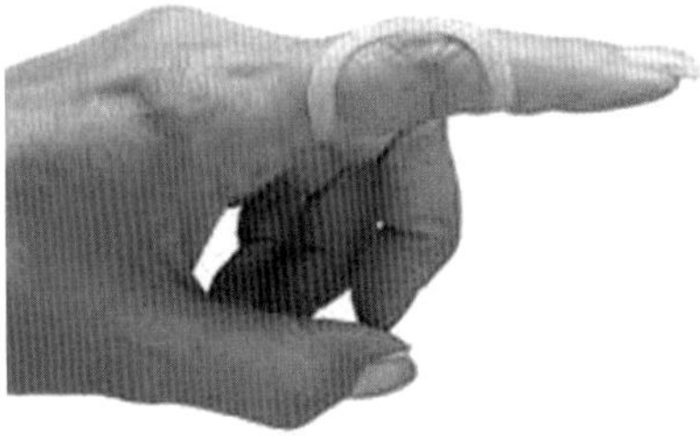

1) Mallet finger
2) Trigger finger
3) MP ulnar drift
4) Swan-neck deformity
5) Boutonniere deformity

# 782

## 다음 그림의 PNF 패턴은?

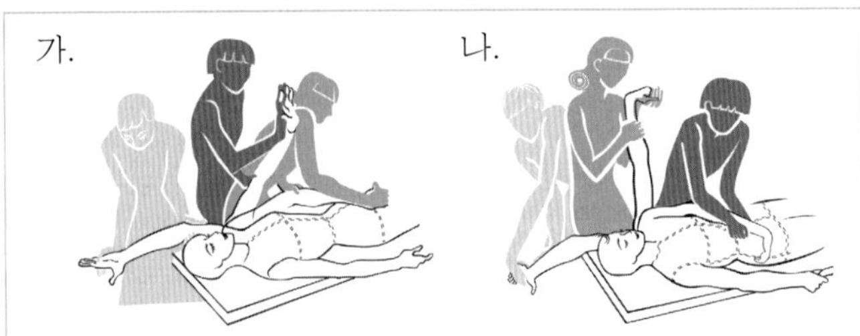


1) 가와 나는 상지 $D_1$ 패턴이다
2) 가와 나는 상지 $D_2$ 패턴이다
3) 가는 $D_1$ 패턴이고 나는 $D_2$ 패턴이다
4) 가는 $D_2$ 패턴이고 나는 $D_1$ 패턴이다
5) 가와 나는 모두 상지의 비대칭적 패턴이다

## 문제해설

**781 백조목 변형(swan neck deformity)**

- MP(metacarpophalangeal) 관절 : 굽힘(flexion contracture)
- PIP(proximal Interphalangeal) 관절 : 과도한 폄(hyperextension)
- DIP(distal Interphalangeal) 관절 : 굽힘(flexion)

**답** 4)

**782 상지 $D_2$ 굽힘(upper extremity $D_2$ flexion)**

| | |
|---|---|
| 자세 | • 어깨뼈 : 올림(elevation)+모음(AD)+돌림(R)<br>• 어깨관절 : 굽힘(F)+벌림(AB)+바깥돌림(ER)<br>• 팔꿉관절 : 굽힘(F) 또는 폄(E)<br>• 아래팔 : 뒤침(S)<br>• 손목 : 노뼈쪽 폄(E)<br>• 손가락 : 폄(E)+벌림(AB)<br>• 엄지 : 폄(E) |

**상지 $D_2$ 폄(upper extremity $D_2$ extension)**

| | |
|---|---|
| 자세 | • 어깨뼈 : 내림(depression)+벌림(AB)+돌림(R)<br>• 어깨관절 : 폄(E)+모음(AD)+안쪽돌림(IR)<br>• 팔꿉관절 : 굽힘 또는 폄(F or E)<br>• 아래팔 : 엎침(P)<br>• 손목 : 자뼈쪽 굽힘(UF)<br>• 손가락 : 굽힘(F)+모음(E)<br>• 엄지 : 대립(O) |

**답** 2)

# 783

**다음 두 종류의 휠체어 바퀴에 대한 설명으로 옳은 것은?**

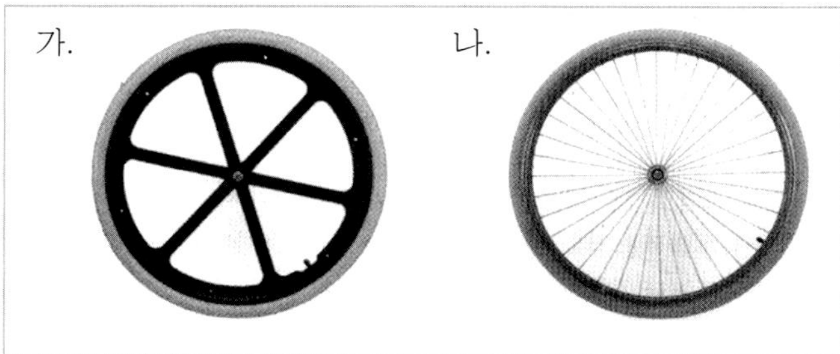


1) 나는 가보다 더 무겁다
2) 나는 매그(mag) 형이다
3) 가는 스포크(spoke) 형이다
4) 가는 나보다 충격흡수가 더 좋다
5) 가는 나보다 관리하기가 더 쉽다

# 784

**다음 사진에서 표시한 곳의 감각 신경분절은?**

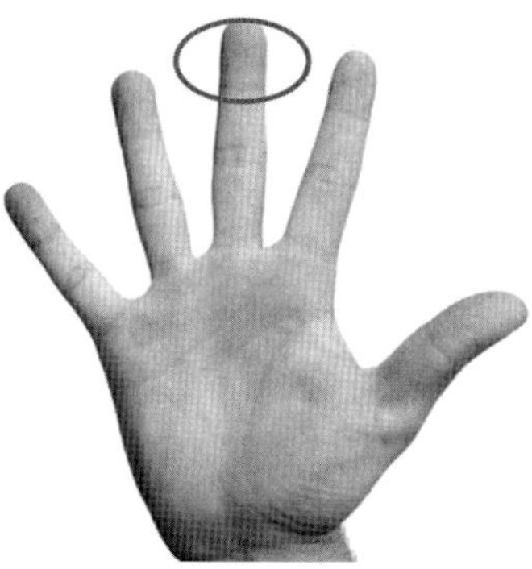

1) $C_5$ 2) $C_6$
3) $C_7$ 4) $C_8$
5) $T_1$

**문제해설**

**783** 바퀴의 종류

바퀴살(spoke)의 모양에 따라 구분됨
- mag형
  - 플라스틱재질의 허브(hub)와 바퀴살(spoke)이 넓으며, 관리가 용이함
  - quick-release형에 사용하기가 어렵고, spoke 타입보다 무거움
- spoke형
  - 자전거 바퀴와 동일한 모양이며, 충격흡수에 더욱 효과적임

**답** 5)

**784** 중지 손가락 분위의 신경분절은 $C_7$이다.

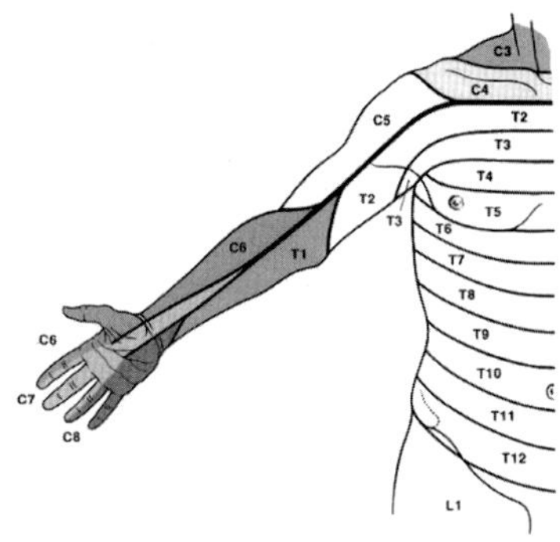


**답** 3)

# 785

**다음 그림과 같은 보행 자세를 보이는 환자에게 손상된 근육은?**

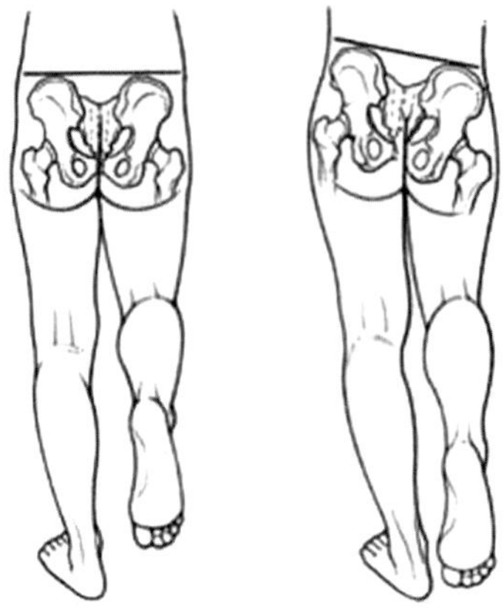

1) 큰볼기근
2) 넙다리빗근
3) 중간볼기근
4) 넙다리네갈래근
5) 넙다리근막 긴장근

# 786

**다음 그림과 가장 관련 깊은 신경은?**

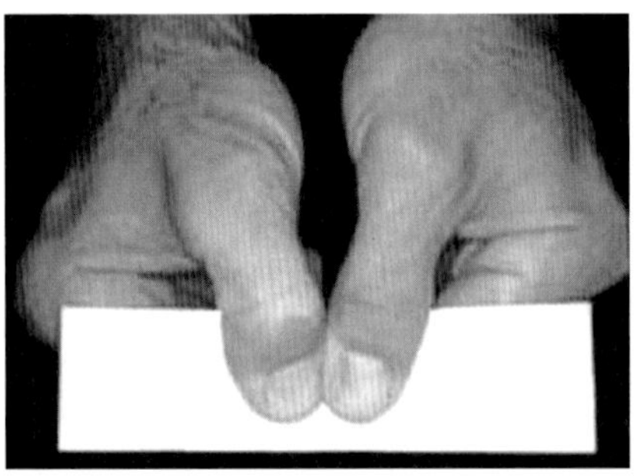

1) 자신경
2) 노신경
3) 정중신경
4) 긴가슴신경
5) 근육피부신경

**문제해설**

**785** 그림의 보행형태는 트렌델랜버그 보행이다. 엉덩관절의 벌림에 관여하는 근육인 중간볼기근과 작은볼기근의 손상으로 이 형태의 보행이 나타난다.

**답** 3)

**786** 그림의 설명은 프로망검사(Froment's test) 자신경검사로 엄지를 이용해 종이를 집었을 때 엄지의 adduction이 일어나지 않고 flexion을 통해 종이를 잡는다.

**답** 1)

# 787

**사진의 기능과 가장 관계 깊은 근육은?**

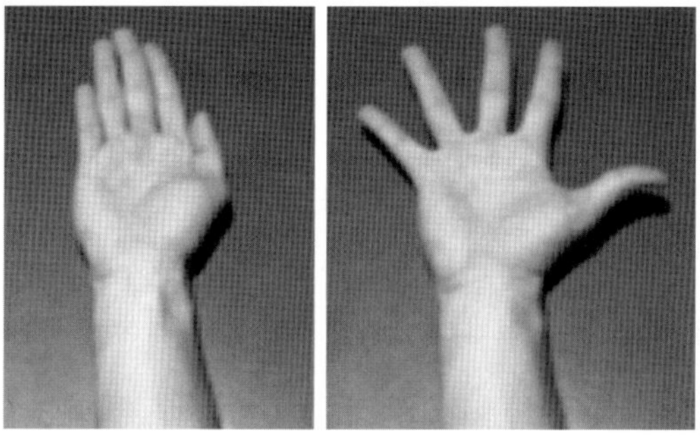

1) 벌레근
2) 뼈사이근
3) 새끼맞섬근
4) 짧은손바닥근
5) 짧은엄지굽힘근

# 788

**다음 사진에 해당하는 MFT(Manual Function Test)의 어깨 벌림 항목의 점수는?**

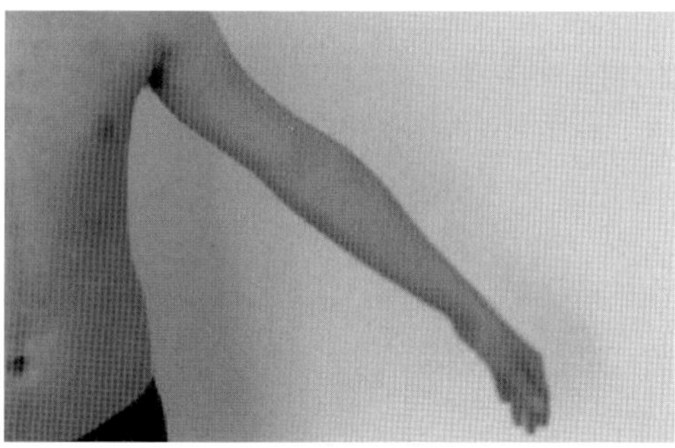

1) 0점
2) 1점
3) 2점
4) 3점
5) 4점

**문제해설**

787 손가락의 모음을 만드는 근육은 바닥쪽 뼈사이근, 벌림을 만드는 근육은 등쪽 뼈사이근이다.

**답** 2)

788
- LE-1 : 45° 미만, 약간의 운동이 일어난 경우
- LE-2 : 45° 이상~90° 미만
- LE-3 : 90° 이상~135° 미만
- LE-4 : 135° 이상

**답** 3)

# 789

**다음 사진은 병원놀이를 하는 아동이다. 해당하는 피아제의 놀이 형태와 인지단계는?**

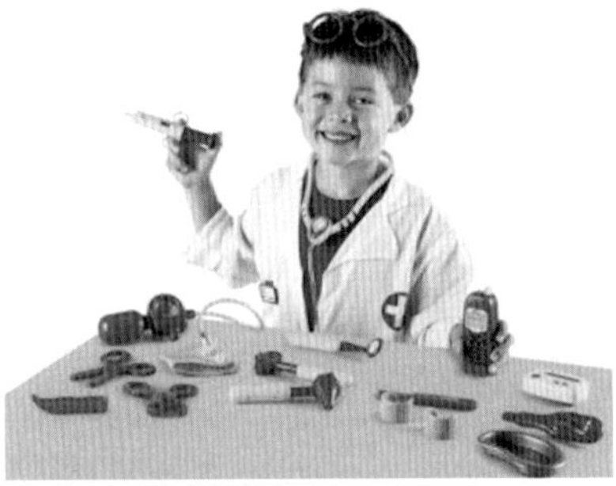

1) 상징놀이－전조작기
2) 상징놀이－구체적 조작기
3) 상징놀이－형식적 조작기
4) 규칙 있는 놀이－감각운동기
5) 규칙 있는 놀이－구체적 조작기

# 790

**다음 사진의 사례에 해당하는 쥐기 패턴은?**

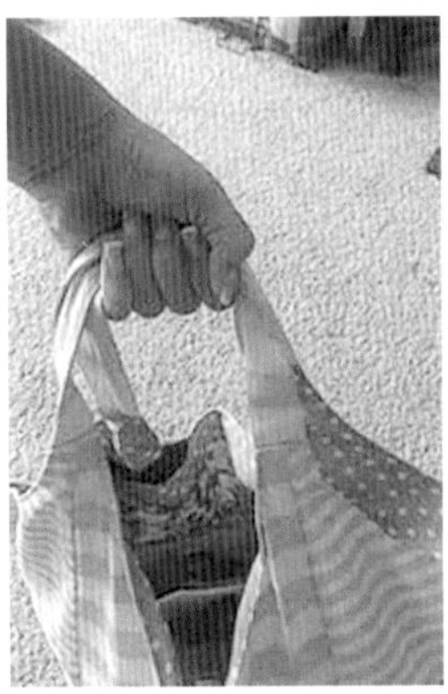

1) tip pinch
2) hook grasp
3) lateral grasp
4) cylindrical grasp
5) three-jaw chuck

## 문제해설

**789** 피아제의 놀이발달은 인지수준에 따라 연습놀이(감각운동기) 0~2세, 상징놀이(전조작기) 2~7세, 규칙 있는 놀이(구체적 조작기) 7세 이상으로 분류하고 있다. 그림에서는 장난감을 가지고 병원놀이를 하는 것은 상징놀이의 일종이다.

**답** 1)

**790** Hook grasp는 엄지를 제외한 나머지 손가락의 MP관절은 폄 상태로 IP관절은 굽힘으로 잡는 패턴이다.

**답** 2)

# 791

**다음 그림은 어떤 반사를 촉진하는 것인가?**

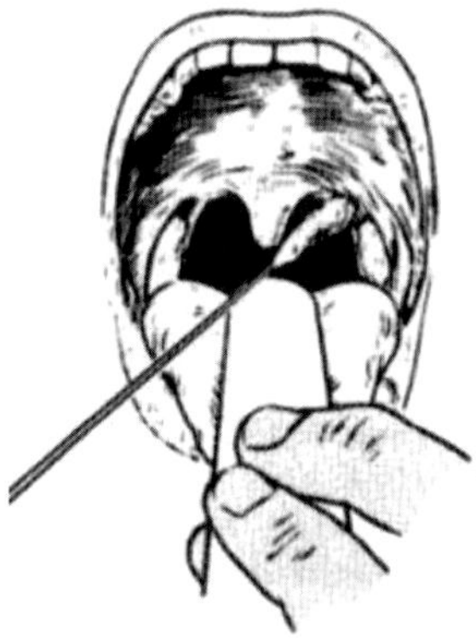

1) 구토반사(gag reflex) 촉진
2) 깨물기반사(bite reflex) 억제
3) 삼킴반사(palatal reflex) 촉진
4) 혀내밀기(tongue thrust) 촉진
5) 빨기반사(sucking reflex) 촉진

# 792

**다음의 활동에서 사용하고 있는 PNF 패턴은?**

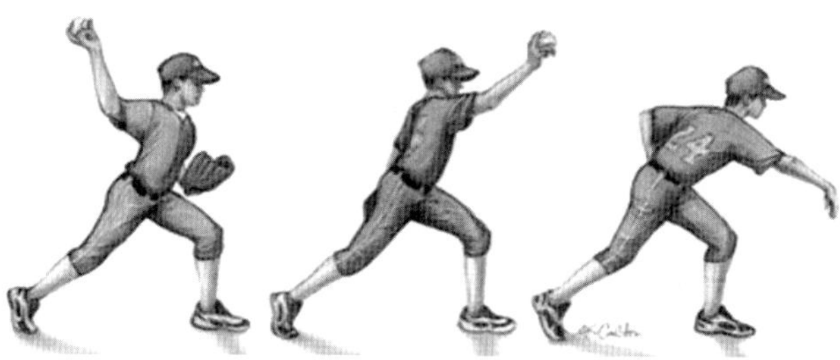

1) $D_1$ flexion
2) $D_2$ flexion
3) $D_3$ flexion
4) $D_1$ extension
5) $D_2$ extension

**문제해설**

**791** 앞쪽 구개활(anterior faucial arch)을 자극하면 삼킴반사를 촉진하여 음식물이 기도로 넘어가는 것을 막아준다.

**답** 3)

**792** 야구공을 던지는 자세는 $D_2$ extension으로 shoulder extension-adduction & internal rotation이 나타난다.

**답** 5)

# 793

**다음 평가를 통해 알 수 있는 것은?**

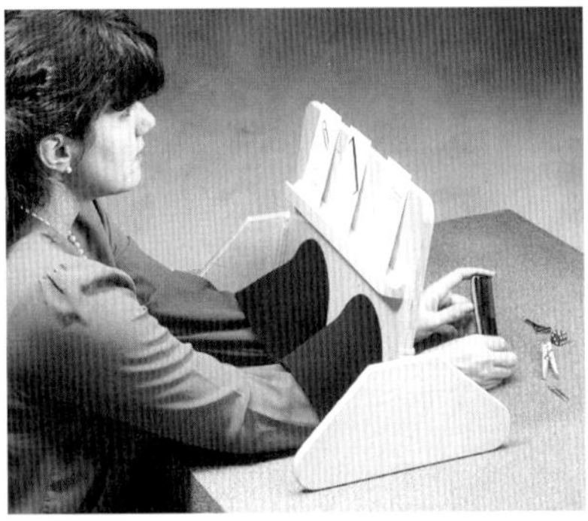

1) 운동감각(kinesthesia)
2) 입체지각(stereognosis)
3) 서화감각(graphesthesia)
4) 시각폐쇄(visual closure)
5) 눈－손 협응(eye-hand coordination)

# 794

**제시된 도구에 대한 설명으로 옳은 것은?**

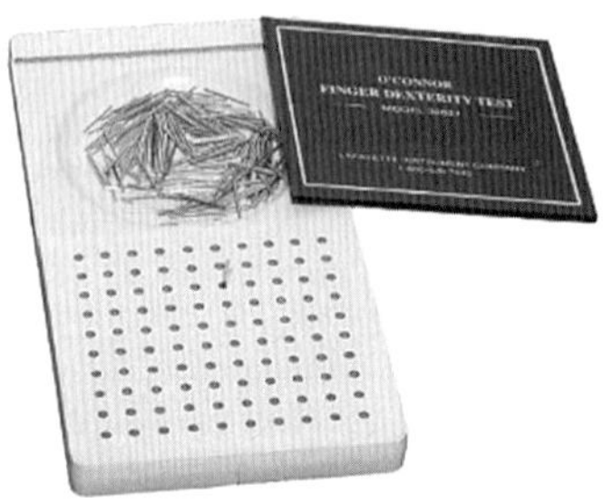


1) 양 손을 번갈아가며 핀을 꽂는다
2) 한 번에 핀을 3개씩 잡아서 한다
3) 핀이 담겨져 있는 판을 아래쪽에 두고 한다
4) 오른손 검사 시 오른쪽 위에서부터 시작한다
5) 첫 번째 구멍에 핀을 넣는 순간부터 마지막 구멍에 넣을 때까지 시간을 점수로 한다

## 문제해설

**793** 가림판을 이용하여 시야를 차단한 후 손의 감각으로 물체를 만져 맞출 수 있는지를 평가하는 것은 입체지각 평가이다.

**답** 2)

**794** 오른손 검사 시 왼쪽 위에서부터 시작하고, 우세 손부터 검사를 실시한다. 처음부터 끝까지의 시간을 점수로 하는 것은 O'connor tweezer dexterity test이고 핀이 담겨져 있는 판을 위쪽에 두고 검사를 실시한다.

**답** 2)

# 795

**다음 사례는 어떤 시지각 영역을 평가하기 위한 것인가?**

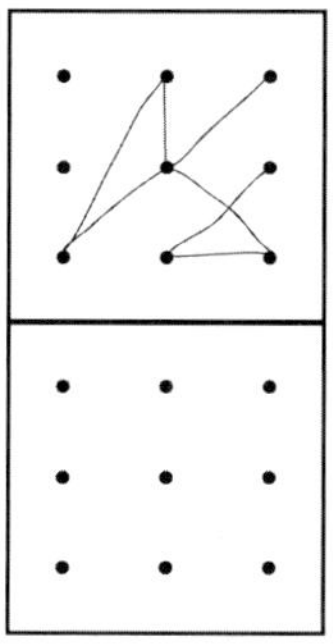

1) Visual Closure
2) Spatial relation
3) Form Constancy
4) Visual Discrimination
5) Visual Short Term Memory

# 796

**다음 사례에 가장 필요한 인지 능력은?**

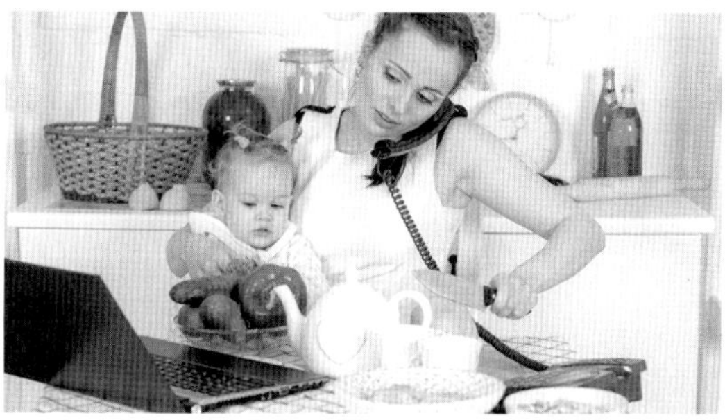

1) orientation
2) shift attention
3) divided attention
4) sustain attention
5) selective attention

**문제해설**

795 DTVP의 하위검사 중 공간관계의 항목으로 점과 점의 공간적 거리에 관한 시지각 능력을 평가하는 것이다.

**답** 2)

796 
- 한 번에 한 개 이상의 과제에 반응할 수 있게 하고 지속적 집중력이나 선택적 집중력 이상의 보다 복잡한 정신기술을 가능하게 해준다.
- '전화를 하며 요리를 한다' 등의 예시가 있다.

**답** 3)

# 797

**다음 그림의 평가 결과에 해당하는 것은?**

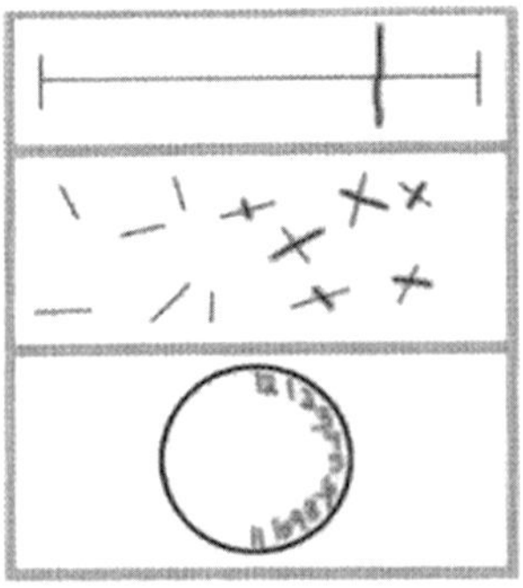

1) Neglect
2) Apraxia
3) Agnosia
4) Multiple Sclerosis
5) Huntington's Disease

# 798

**다음 평가도구에 대한 설명으로 옳은 것은?**

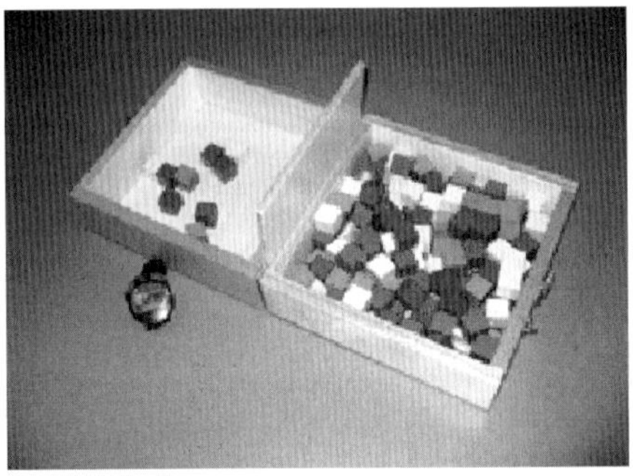

1) 비우세손부터 평가한다
2) 양손을 사용하여 검사한다
3) 대동작 민첩성을 측정하는 도구이다
4) 손끝이 칸막이를 넘어가지 말아야 한다
5) 정해진 개수의 블록을 이동시키고 시간을 측정한다

**문제해설**

**797** • Neglect는 반대쪽 뇌 병변에 주어지는 자극에 대한 반응의 실패를 나타낸다.
• 식탁에 놓인 음식을 절반만 먹거나 자신의 한쪽 얼굴 부위만 면도하는 환자에게 관찰된다.

**답** 1)

**798** box & block test는 대동작 민첩성을 측정한다. 150개의 블록을 피검사의 우세손 방향에 위치시키고 우세손부터 측정한다. 1분 동안 옮긴 블록의 개수를 측정하고 한 번에 하나 이상 옮긴 것, 손끝이 칸막이를 넘어가지 않은 것은 제외시킨다.

**답** 3)

# 799

## 다음 보기와 같은 종류의 목발을 사용해야 하는 대상자는?

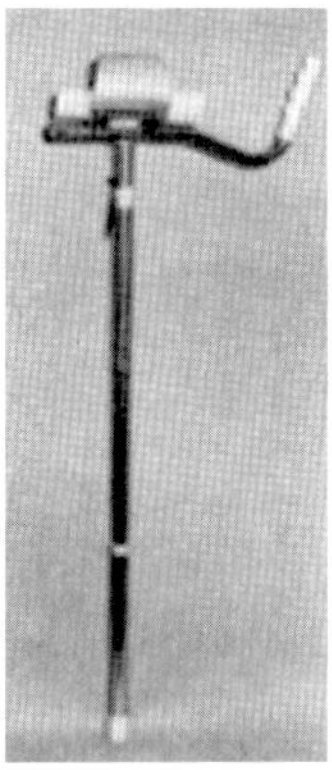
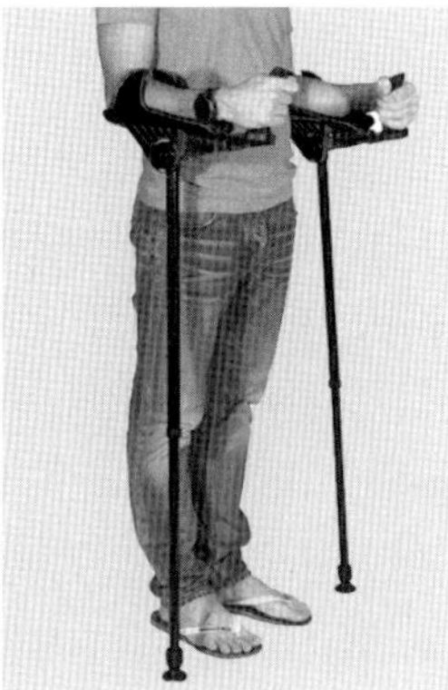

1) 편마비 환자
2) 요통이 심한 환자
3) 팔에 심한 화상이 있는 환자
4) 손과 손목에 관절염이 있는 환자
5) 하지에 10% 미만의 체중지지가 필요한 환자

# 800

## 다음 보조기에 필요한 최소 근력은?

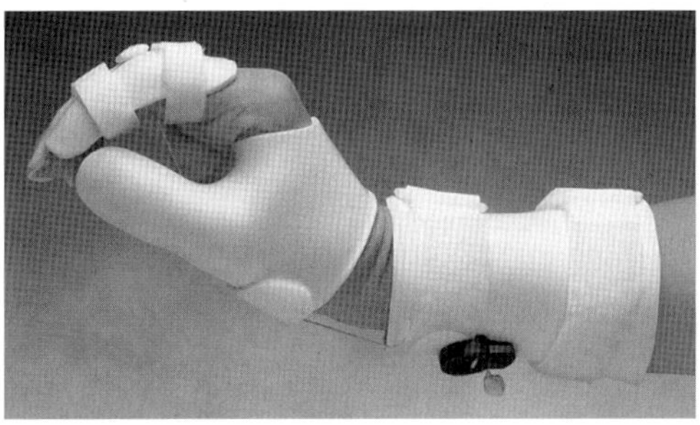

1) 손목 폄근 F
2) 손목 폄근 F+
3) 손목 굽힘근 F
4) 손목 굽힘근 F+
5) 손가락 굽힘근 G

### 문제해설

**799** 플랫폼 크러치(platform crutch, forearm support crutch)

- 아래팔에서 체중부하를 견딜 수 있도록 아래팔 지지대(forearm support, trough)를 부착하여 사용함
- 플랫폼 크러치 사용에 적합한 환자
  - 아래팔 절단 환자
  - 손 및 손목관절에서 체중부하를 할 수 없는 관절염 환자
  - 근 긴장이 증가하였거나 구축이 되어 심한 수근관절과 수지의 기형이 있는 환자
  - 수동적으로 수근관절을 폄할 수 없는 환자

**답** 4)

**800** Tenodesis splint

- 적절한 스타일의 선택 및 신체에 잘 맞는 스프린트의 제작이 중요한 요소가 됨
- 손의 자세
  - 손목의 폄, 엄지의 대립, 손가락 사이(web space)의 유지가 필요함
  - 손가락 관절(MP, PIP)의 자연스런 굽힘의 유지가 중요한 요소가 됨
- 손바닥 형(ventral type)보다는 손등형(dorsal type)이 더 바람직함
  - 최대의 감각 되먹임(feedback)을 허용하기 때문
- 손목 폄의 근력이 최소 F+(3+) 이상이 될 경우
  - 건고정(tenodesis) 잡기를 위한 스플린트가 사용될 수 있음
  - 모든 관절에 AROM 및 AAROM을 실시
    - 각 관절의 능력(근력, 지구력 등)에 맞게

**답** 2)

# 801

## 다음 두 PNF 패턴에 대한 설명이 옳은 것은?

가.

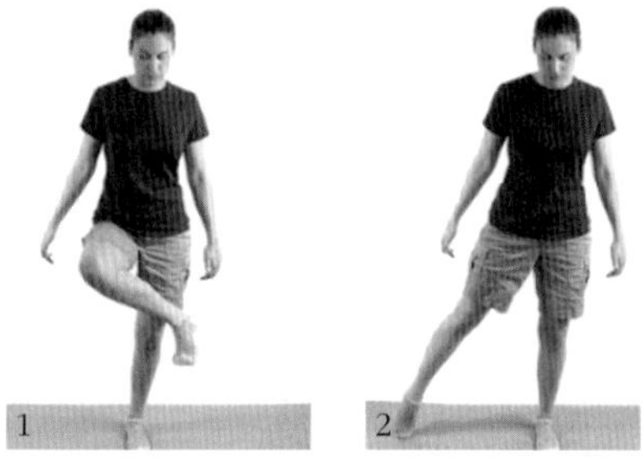

나.

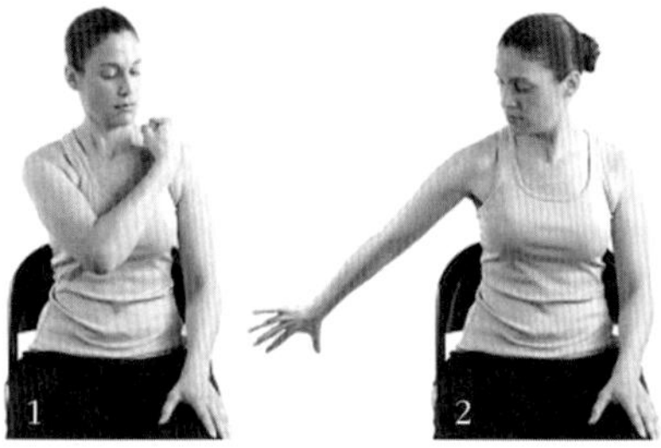

1) 가와 나 모두 $D_1$ 패턴이다
2) 가와 나 모두 $D_2$ 패턴이다
3) 가와 나 모두 양측성 패턴이다
4) 가는 $D_1$ 폄이고, 나는 $D_2$ 굽힘이다
5) 가는 $D_1$ 굽힘이고, 나는 $D_2$ 폄이다

# 802

## 다음과 같은 보조기가 필요한 척수손상 환자의 수준(level)은?

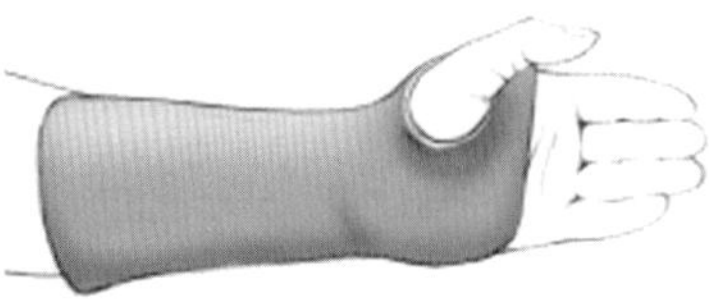

1) $C_5$
2) $C_6$
3) $C_7$
4) $C_8$
5) $T_1$

**문제해설**

**801** PNF 패턴 사례

- 가 : 하지 $D_1$ 굽힘/폄
- 나 : 상지 $D_1$ 굽힘/폄

**답** 1)

**802** 손목 처짐이 있는 $C_5$ 환자에게 가장 필요한 cock up 스플린트이다.

**답** 1)

# 803

**다음 그림의 평가 대상과 검사명이 바르게 연결된 것은?**

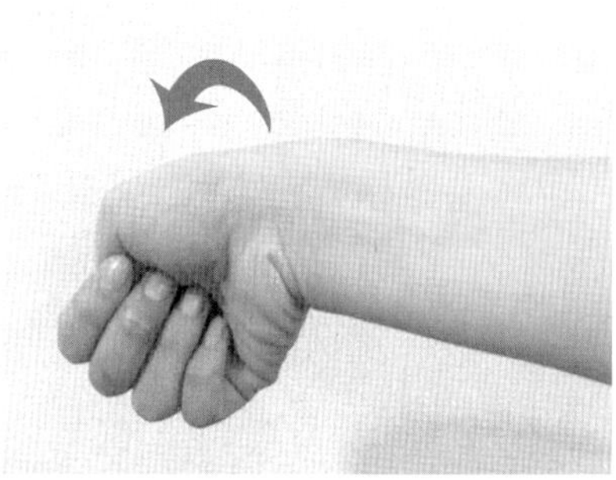

1) 드퀘르뱅 병－테니스 엘보우
2) 드퀘르뱅 병－핀켈스테인 검사
3) 가쪽위관절융기－골프 엘보우
4) 안쪽위관절융기－테니스 엘보우
5) 안쪽위관절융기－핀켈스테인 검사

# 804

**다음 사례는 어떤 감각을 자극하기 위한 활동인가?**

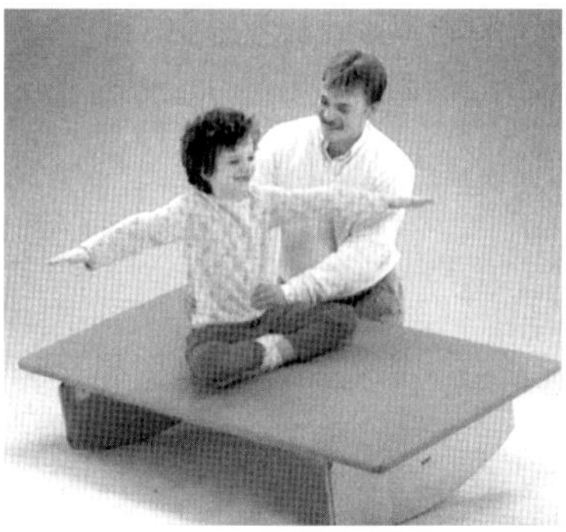

1) 청각
2) 촉각
3) 시각
4) 전정감각
5) 고유수용성 감각

**문제해설**

**803** 드퀘르뱅 병은 첫 번째 등쪽에 있는 긴엄지벌림근과 짧은엄지폄근힘줄에서 생기는 힘줄염으로 상지에서 나타나는 가장 일반적인 건초염이다. 핀켈스테인 검사는 엄지를 굽힌 상태에서 손목을 자쪽으로 만곡시켰을 때 격심한 통증이 있으면 양성이다.

**답** 2)

**804**
- 전정감각은 신체의 지남력, 머리의 움직임에 관한 정보에 강한 원천이다.
- 아동은 공간에서 그들의 머리와 신체가 어디에 있는지를 이해하는데 전정감각체계를 사용, 머리의 위치, 신체의 지남력, 균형 평형에 대하여 중요한 감각입력을 제공, 고유수용성 감각체계는 신체관절의 움직임에 대한 정보를 제공한다.

**답** 4)

# 805

**다음 그림의 평가도구에 대한 설명으로 옳은 것은?**

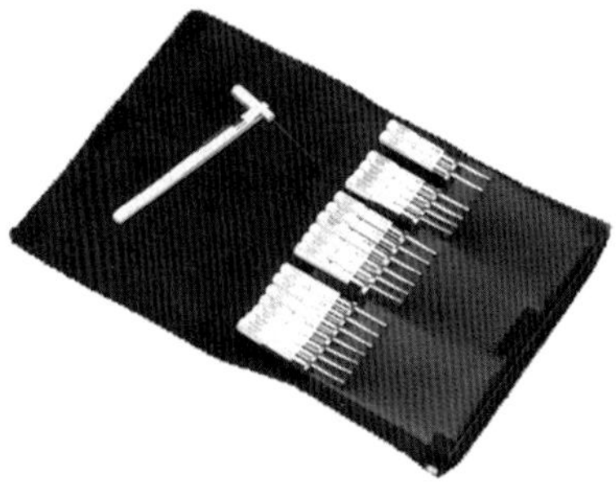

1) 가까운 쪽에서 먼 쪽으로 진행한다
2) 이점분별감각을 평가하기 위한 도구이다
3) 필라멘트 끝이 많이 휘어질 정도로 눌러야 된다
4) 손바닥은 3.22 이하만 나오면 정상범위 안에 속한다
5) 인식하지 못할 경우 더 굵은 필라멘트로 평가해야 한다

**문제해설**

**805** 촉각과 압각을 위한 평가도구로 먼 쪽에서 시작하여 가까운 쪽으로 진행한다. 필라멘트 끝이 약간 휘어질 정도로 눌러야 하며 손바닥은 1.65~2.83 범위 안에 들어야 정상범위이다.

**답** 5)

# 806

**다음 환자의 검지에서 일어난 변형과 원인으로 옳은 것은?**

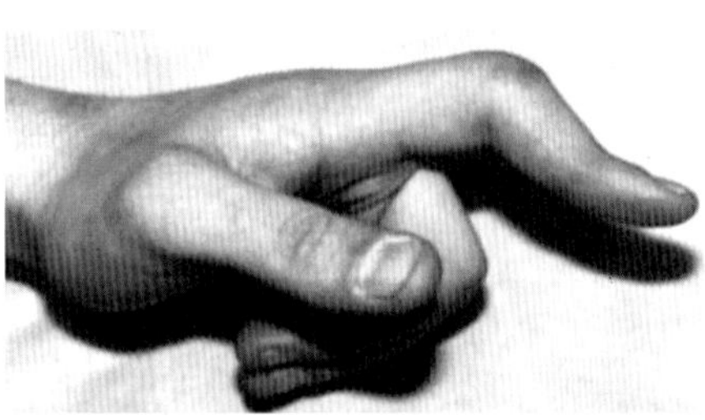

1) 백조목 변형, 얕은손가락 굽힘근 파열
2) 단추구멍 변형, 얕은손가락 굽힘근 파열
3) 백조목 변형, 온손가락폄근 힘줄의 중앙다발 파열
4) 망치손 변형, 온손가락폄근 힘줄의 중앙다발 파열
5) 단추구멍 변형, 온손가락폄근 힘줄의 중앙다발 파열

**806** 온손가락폄근 힘줄의 중앙다발이 파열된 것은 단추구멍기형이고, 온손가락폄근의 가쪽사슬이 파열되거나 얕은손가락 굽힘근의 힘줄이 파열되면 백조목 변형이 나타난다.

**답** 5)

# 807

**다음 해부학적 구조물을 이용하는 식음장애 중재법은?**

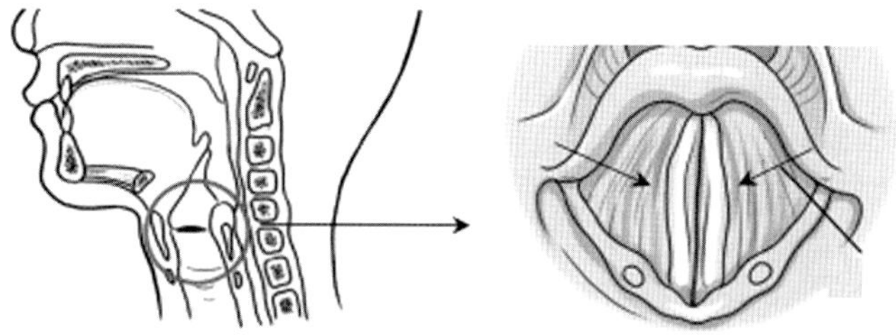

1) 쉐이커 운동
2) 성문위 삼킴
3) 발살바 메뉴버
4) 멘델슨 메뉴버
5) 마사코 메뉴버

**문제해설**

807 해설내용 참조

**답** 2)



## 성문위 삼킴

Explanation

### 1. 개요

1) 자발적으로 성대를 닫는 기술을 사용하여 삼키기 전과 삼키는 동안의 흡인 위험을 감소시킴
2) 적용 대상
   - 기도 폐쇄 능력이 저하되거나 지연된 환자
   - 후두암으로 인해 성문위 후두절제를 한 환자
   - 방사선 치료로 기도 폐쇄가 잘 되지 않는 환자

### 2. 적용

| | |
|---|---|
| 음식/액체 섭취 없이 시행하기 | ① 숨을 깊게 들이마시고 아주 단단히 참음<br>(기관절개술을 한 사람인 경우 숨을 참은 상태에서 기관절개관을 가볍게 막음)<br>② 숨을 참은 상태에서 삼킴<br>③ 기침을 하며 숨을 내쉼<br>※ 매번 삼킬 때 ①에서 ③ 단계를 반복함 |
| 음식/액체 섭취를 통해 시행하기 | ① 숨을 깊게 들이마시고 아주 단단히 참음<br>② 소량의 음식이나 한 모금의 음료를 입에 넣음<br>③ 숨을 참은 상태에서 삼키기를 함<br>④ 기침을 함<br>⑤ 숨을 들이쉬기 전에 다시 한 번 삼키기를 함<br>⑥ 숨을 내쉼<br>※ 매번 삼킬 때 ①에서 ⑥ 단계를 반복함 |

# 808

다음 적용되고 있는 Rood 테크닉과 같은 효과의 자극은?

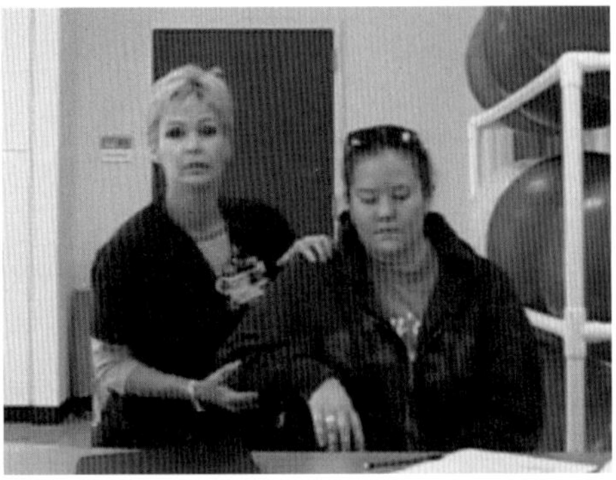

1) A 아이싱(A icing)
2) C 아이싱(C icing)
3) 가벼운 터치(light touch)
4) 느린 롤링(slow rolling)
5) 빠른 솔질(fast brushing)

# 809

다음 사진과 같은 장난감을 중재로 사용해야 하는 적합한 사례는?

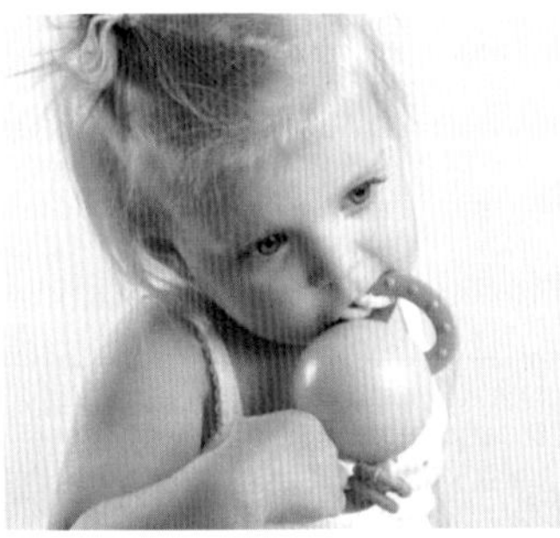

1) 침 흘림이 많은 아동
2) 씹기 훈련이 필요한 아동
3) 구강 근긴장이 높은 아동
4) 구강 근긴장이 낮은 아동
5) 입 주변에 과감각이 있는 아동

## 문제해설

**808** 적용된 테크닉은 억제 테크닉인 가벼운 관절 압박(approximation)이다.

4) 느린 롤링(slow rolling)은 억제 테크닉이고, 나머지 보기는 촉진 테크닉이다.

**답** 4)

**809** 과감각 아동의 단계적 감각자극 활동

- 구강의 탈감각화(desensitization)로 역치를 높여줌
- 아동 자신의 손으로 자신의 입을 경험하는 것으로 시작함
  - 치료사는 아동의 손을 잡고 입으로 유도함
- 구강놀이(oral play)
  - 고무장난감(rubber toy)을 사용함
- 잇몸 칫솔질(brush)
  - 마사지 제공 효과
  - NUK 칫솔을 사용함
- 숨기고 찾기 게임
  - 고무 장난감 또는 칫솔을 사용함
  - 서로 다른 압박으로 입안을 자극해 줌

**답** 5)

# 810

**다음 평가도구의 하부 항목에 해당하는 것은?**

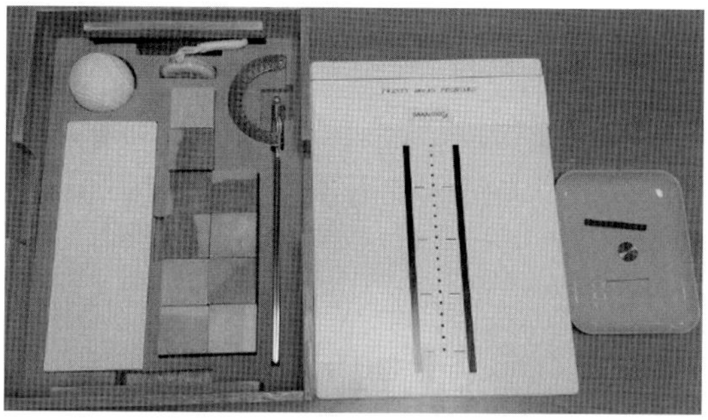

1) 조립하기
2) 쥐기와 집기
3) 적목으로 탑 쌓기
4) 빈 깡통에 작은 물건 넣기
5) 손가락으로 반대편 귀 잡기

# 811

**다음 사례의 검사는 무엇인가?**

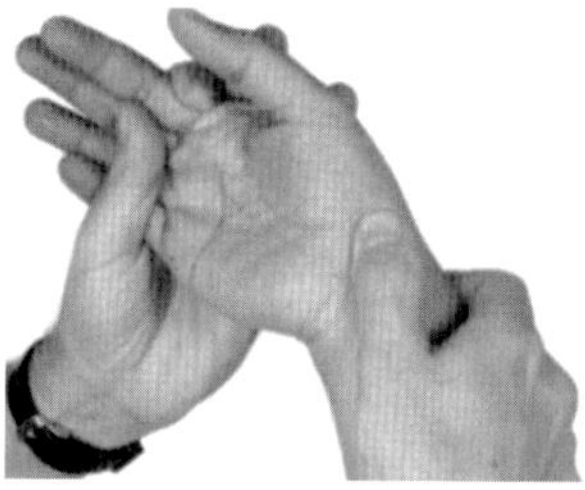

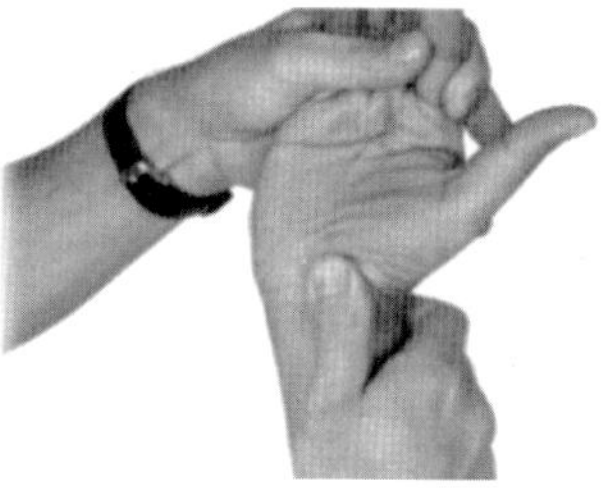

1) Roos test
2) Adson test
3) Watson test
4) Piano key test
5) Murphy sign test

**문제해설**

**810** MFT 항목

- 상지 앞으로 올리기(FE)
- 상지 옆으로 올리기(LE)
- 손바닥을 뒷머리로(PO)
- 손바닥을 등으로(PD)
- 쥐기(GR) 집기(PI)
- 입방체 옮기기(CC)
- 페그보드(PP)

**답** 2)

**811** 와트슨 검사(Watson' Test)

| | 손배뼈(주상골) 불안정<br>(Instability of the scaphoid) |
|---|---|
| 손상<br>패턴 | • 손배뼈 구역(해부학적 코담배)에서 통증 또는 손목의 움직임의 부딪치는 소리 발생함 |
| 감별<br>검사 | • 손배뼈 변위검사<br>(와트슨 검사 : Watson' Test)<br>– 검사목적 : 손배반달인데 손상으로 인한 손배반달뼈(Scapholunate) 안정성 검사<br>– 자극 : 검사자의 엄지를 손목관절 손바닥면의 손배뼈 거친면에 위치시킨 후, 피검자의 손목관절을 굽히면서 자쪽으로 치우침<br>– 이상반응 : 먼쪽 노뼈의 부분탈구가 확인되며 통증을 동반하기도 함 |

**답** 3)

# 812

## 다음 사례가 중력을 제거한 MMT 측정이라면 대상 근육은?

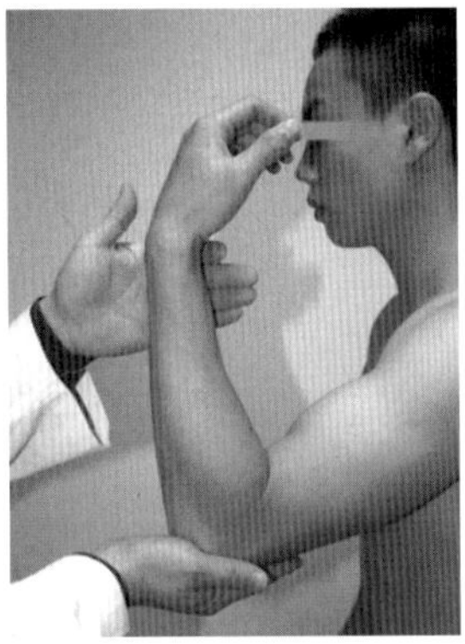

1) 위팔근(brachialis)
2) 뒤침근(supinator)
3) 위팔세갈래근(triceps)
4) 위팔노근(brachioradialis)
5) 넓은등근(latissimus dorsi)

# 813

## 다음과 같은 보조도구가 가장 필요한 질환은?

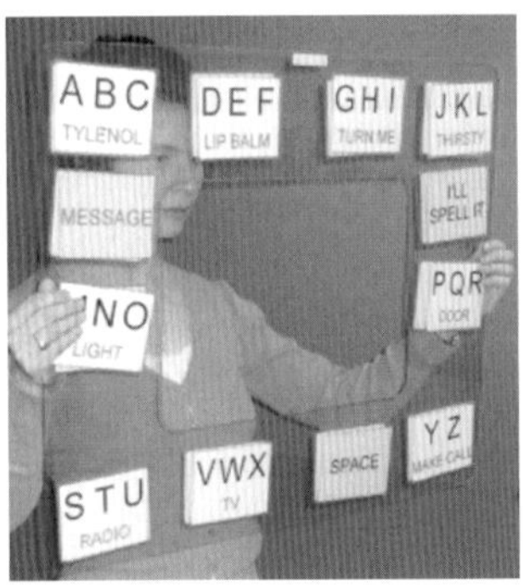


1) 급성 회백수염(Poliomyelitis)
2) 헌팅턴(Huntington'e disease)
3) GBS(Guillain-Barre Syndrome)
4) 중증 근무력증(myasthenia gravis)
5) ALS(Amytrophic Lateral Sclerosis)

### 문제해설

**812** 뒤침(supination)의 주동근 : 중력 제거 자세

- 뒤침근(supinator)
- 위팔두갈래근(biceps)

| | |
|---|---|
| 시작 자세 | • 의자에 앉음<br>• 평가자의 지지를 통해 위팔뼈(humerus) 90° (flexion)를 굽힘<br>– 팔꿉(elbow) 90°(flexion) 관절의 굽힘<br>– 아래팔(forearm) (pronation)의 완전한 엎침<br>– 손목과 손가락의 자연스런 자세 |
| 안정화 | • 아래팔(forearm)을 안정시킴 |

**답** 2)

**813** ALS 환자에게 잘 나타나지 않는 증상들

- 안구운동 장애
  - 안구운동에 필요한 근육들이 파괴되지 않기 때문임
  - 눈꺼풀과 안구의 움직임으로 의사표현을 할 수 있음
    - communication board를 통해 의사소통이 가능함
- 방광 및 직장의 장애
  - 장애가 거의 일어나지 않음
  - 배설에 필요한 방광 및 직장의 근육들이 파괴되지 않음
  - 소·대변을 원할 때 도움을 받아 해결할 수 있음
- 감각의 장애
  - 장애가 거의 일어나지 않음
  - 시각, 청각, 후각, 미각, 촉각 등의 기능이 유지됨
- 욕창
  - 욕창은 잘 발생하지 않음
- 인지장애
  - 의식과 오감은 마지막 순간까지 정상이며, 지능에도 문제가 없음

**답** 5)

# 814

다음과 같은 보조기가 가장 필요한 사례는?

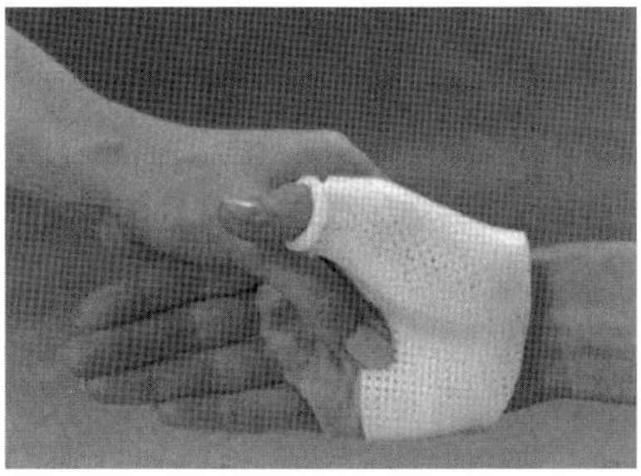

1) Claw hand
2) Ape's hand
3) Trigger finger
4) Gamekeeper's thumb
5) Swan neck deformity

**문제해설**

**814** thumb spica splint이다. 엄지의 CMC, MCP 관절을 안정시킨다.

**답** 4)



## 류마티스성 엄지 변형(rheumatoid thumb deformities)

Explanation

| 유형(Type) | 손목손허리관절(CMC Joint) | 중간마디뼈 관절(MCP Joint) | 손가락 관절(IP Joint) |
|---|---|---|---|
| Ⅰ. 단춧구멍(boutonniere) | 포함 안 됨 | 굽힘 | 과다폄(hyperextension) |
| Ⅱ. 희귀한(uncommon) | 손목손허리관절 굽힘과 모음 | 굽힘 | 과다폄 |
| Ⅲ. 백조목(swan neck) | 손목손허리관절 아탈구(semiluxation), 굽힘과 모음 | 과다폄 | 굽힘 |
| Ⅳ. 골키퍼 엄지(gamekeeper's) | 손목손허리관절 아탈구 없음, 굽힘과 모음 | 과다폄, 자뼈곁인대(ulnar collateral ligament) 불안정 | 포함 안 됨 |
| Ⅴ. 이름 없음 | 포함되지 않음 또는 포함됨 | 손바닥판(volar plate) 불안정 | 포함 안 됨 |
| Ⅵ. 절단관절염(arthritis mutilans) | 약간의 뼈 손실 | 약간의 뼈 손실 | 약간의 뼈 손실 |

# 815

다음과 같은 의수의 팔꿉관절 굽힘 동작은?

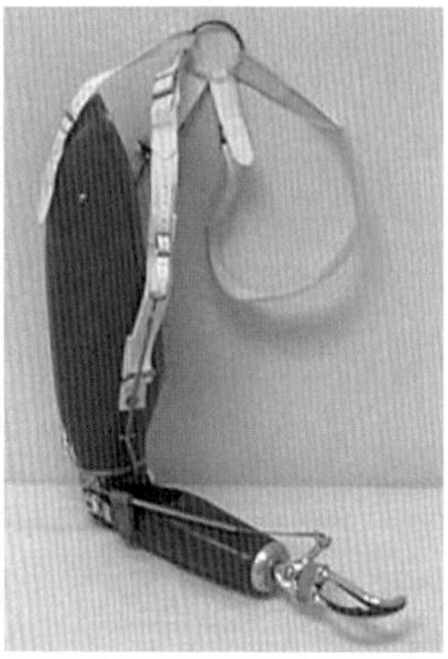

1) 위팔 폄+어깨뼈 벌림
2) 위팔 폄+어깨뼈 모음
3) 위팔 굽힘+어깨뼈 벌림
4) 위팔 굽힘+어깨뼈 모음
5) 위팔 폄+위팔 벌림+어깨뼈 내림

**문제해설**

815 해설내용 참조

답 3)

## AE 의수의 동작

Explanation

<table>
<tr><td>팔꿉관절의 굽힘 및 폄<br>(elbow flexion and extension)</td><td colspan="2">• 치료사는 팔꿉관절 장치가 풀어져 있는지를 먼저 확인함<br>• 환자에게 느린 위팔(humerus) 굽힘과 어깨뼈 벌림을 요구함<br>- 의수의 팔꿉관절 굽힘이 발생됨<br>• 환자에게 어깨관절의 폄 동작을 요구함<br>- 의수의 팔꿉관절 폄이 발생됨</td></tr>
<tr><td rowspan="2">팔꿉관절 잠금<br>(elbow locking)</td><td>팔꿉관절 장치<br>(elbow unit)</td><td>• 두 번의 '딸깍' 소리가 반복될 때 잠겨짐<br>• 같은 동작으로 팔꿉관절 유닛을 잠그고 풀 수 있음</td></tr>
<tr><td>동작</td><td>• 어깨관절 및 어깨뼈의 조합된 움직임을 통해 팔꿉관절 유닛을 잠금<br>- 어깨관절 : 과도한 폄(hyperexension)+벌림(abduction)<br>- 어깨뼈 : 내림(depression)</td></tr>
<tr><td rowspan="2">말단 장치(TD) 조절</td><td colspan="2">• 팔꿉관절의 굽힘을 만드는 동작과 같은 동작으로 TD를 조절함<br>- 어깨관절 굽힘과 어깨뼈 벌림<br>- 팔꿉관절이 잠긴 상태에서 TD를 조절함<br>• 처음에는 90° 에서 팔꿉관절 잠금을 만든 후 TD를 조작하는 것이 좋음<br>• 다양한 ROM범위에서의 연습 : 완전 굽힘~완전 폄 사이</td></tr>
<tr><td>순서</td><td>① 팔꿉관절 잠그기(elbow locking)<br>② TD 열기<br>③ 팔꿉관절 풀기(elbow unlocking)<br>④ 팔꿉관절 제자리로 돌아가기(reposition)</td></tr>
</table>

# 816

**다음과 같은 운동 기능이 가능한 정상발달 아동의 수준(milestone)은?**

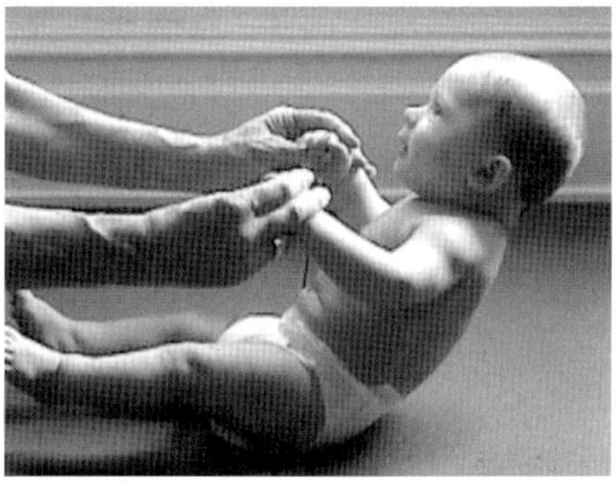

1) 생후 1개월
2) 생후 2개월
3) 생후 3개월
4) 생후 6개월
5) 생후 12개월

# 817

**다음 사진이 MMT 등급 2를 위한 자세라면, 등급 5의 기준은?**

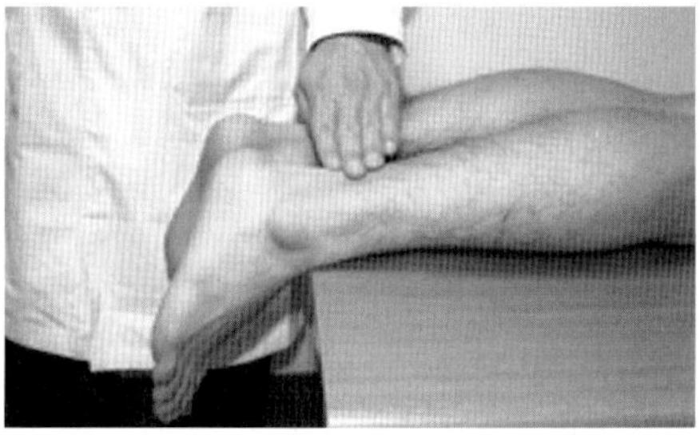

1) 선 자세로 완전한 발꿈치 들기를 1회 수행한다
2) 선 자세로 완전한 발꿈치 들기를 2~3회 수행한다
3) 선 자세로 완전한 발꿈치 들기를 20회 수행한다
4) 앉은 자세로 저항을 이기고 완전 ROM을 1회 수행한다
5) 앉은 자세로 저항을 이기고 완전 ROM을 2~3회 수행한다

## 문제해설

**816** 굽힘 정위반응 (flexion righting reaction) : 6개월

- 바로 누운 자세에서 앉기 자세로 당겨질 때 나타남
- 목 굽힘(neck flexion)의 항중력(antigravity) 움직임 발달과 관련된 반응을 말함
- 중력에 저항해 머리를 유지하는 것과 중력에 저항해 몸통 정렬(trunk alignment) 능력을 의미함

**답** 4)

**817** 발목 발바닥쪽 굽힘(ankle plantar flexion)

- 주동근
  - 장딴지근(GCM : gastrocnemius)
  - 가자미근(soleus)
- 항중력 자세
  시작 자세 : 2가지 자세
  - 선 자세(standing) : 1~2개의 손가락을 사용할 수 있음
  - 매트 끝에 발을 놓고 엎드려 누운 자세 : prone test
    - 설 수 없는 환자에게 적용
    - 등급
      - 5 : 완전한 ROM으로 발꿈치 들기를 20회 수행함
      - 4 : 완전한 ROM으로 발꿈치 들기를 19~10회 수행함
      - 3 : 명확한 발꿈치 들기를 1회 수행함
        환자가 9~1회 수행이 어려울 경우 다음 단계의 낮은 등급을 받게 됨
        엎드린 자세(prone) : 발꿈치를 들 수 없거나 3점 이하임
      - 2+(poor plus) : 완전한 ROM의 수행 및 최대저항을 견딜 수 있음
      - 2(poor) : 완전한 ROM을 수행하지만 특정 저항을 이겨낼 수 없음

**답** 3)

# 818

## 다음 평가도구의 사용법으로 옳은 것은?

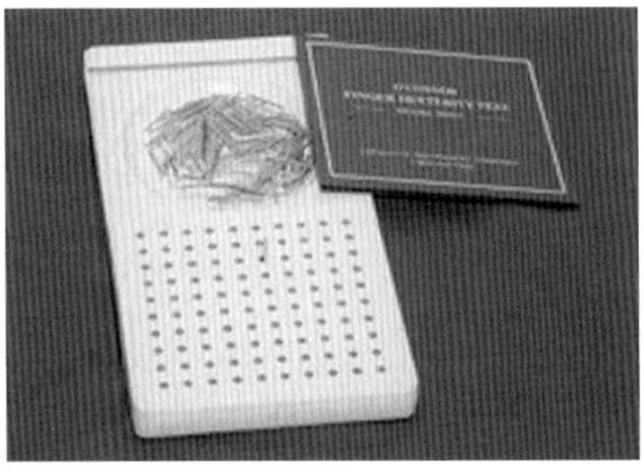

1) 각각의 구멍에 3~5개의 핀을 넣는다
2) 손톱의 상태는 평가에 영향을 미치지 않는다
3) 대상자는 100개 중 50개의 구멍까지만 채운다
4) 왼손잡이의 경우 오른쪽에서 왼쪽으로 진행한다
5) 오른손잡이일 경우 왼쪽에 평가도구를 위치시킨다

**문제해설**

818 해설내용 참조

답 4)

## O'connor Finger Dexterity Test

Explanation

| | |
|---|---|
| 대상자의 자세 | • 대략 30" 높이의 테이블에 편안히 앉음<br>• 오른손잡이일 경우 대상자의 오른쪽에 평가도구를 배치함<br>　– 평가자의 앞에 대략 테이블 끝에서 12" 거리 즈음에 위치시킴<br>• 왼손잡이일 경우 왼쪽에 배치함<br>• 주의사항 : 핀 바꾸기의 속도가 손톱의 상태에 의해 영향을 받기 때문에 모든 대상자들은 손톱을 고르며 짧게 깎을 것이 요구됨 |
| 평가자는 다음과 같은 지시사항을 알려줌 | "당신의 앞에 놓여진 판에는 100개의 구멍이 있습니다. 각 구멍은 3개의 핀을 담을 만큼 큽니다. 한 번에 세 개의 핀을 집어 각 구멍에 세 개의 핀을 가능한 빨리 넣으세요. 오직 한 손만을 사용할 수 있습니다. 당신에게 가장 먼 왼쪽 코너에서 시작해 오른쪽으로 진행하세요(왼손잡이의 경우 오른쪽에서 왼쪽으로). 이렇게 당신 쪽으로 진행하세요(시범을 보임). 만약 당신이 가장 가까운 코너에서부터 시작하게 된다면 소매나 손가락이 걸릴 수 있습니다. 다음 줄을 시작하기 전에 그 줄이 완전히 채워졌는지 확인하세요. 대충 뛰어 넘어가지 마세요. 만약 바닥에 한두 개의 핀을 떨어뜨렸어도 이 트레이(tray) 속에 충분히 핀이 많이 들어 있습니다. 그것을 집기 위해 멈추지 마세요. 제가 당신에게 '시작'이라고 말하면 시작하고 완전히 판이 채워지기 전까지는 멈추지 마세요." |
| 연습 | • 대상자는 30개 핀을 가지고 연습함<br>• 가장 윗줄의 10개 구멍을 채움<br>• 연습이 테스트 수행에 영향을 미치기 때문에 반드시 10개의 구멍만을 채움<br>• 핀을 놓고 잠깐의 휴식시간을 제공해줌 |

| | |
|---|---|
| 평가 실시 | • 대상자에게 시작을 지시함<br>• 시간은 정확하게 초시계로 측정함<br>• 판을 채우는 데 요구되는 초를 측정함<br>• 두 가지 시간 측정을 기록<br>– 첫 5개의 구멍 채우기 시간<br>– 50개의 구멍을 채우는 시간<br>• 시간은 사람에 따라 다양하게 나타남<br>– 대략 8~16분 |
| 원점수 계산 | • $\frac{(\text{전반 시간})+(1.1 \times \text{후반 시간})}{2}$ =원 점수<br>예) 대상자가 전반을 채우는 데 243초가 걸렸고, 후반을 채우는 데 255초가 걸림<br>245.25(원점수)=243+1.1(225) / 2 |



# 819

**다음 그림과 같은 손상으로 인해 발생된 결과는?**

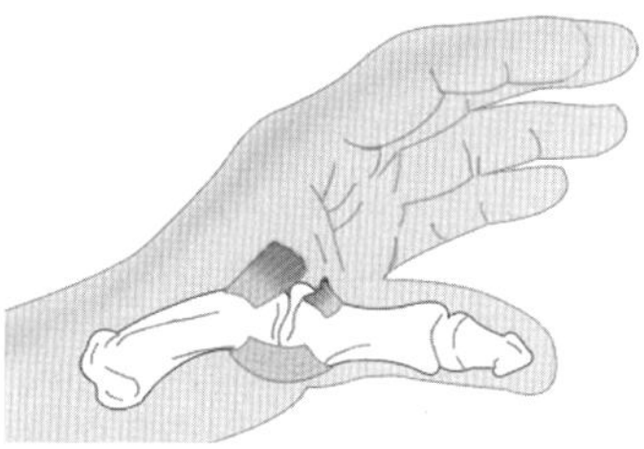

1) Claw hand
2) Ape's hand
3) Skier thumb
4) Mallet finger
5) Trigger finger

# 820

**다음 보조기의 적용대상은?**

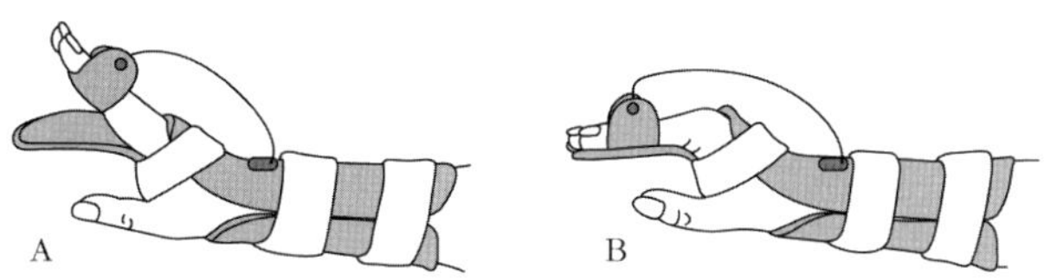


1) $C_6$ 척수손상환자
2) 폄 힘줄 수술환자
3) 굽힘 힘줄 수술환자
4) 엄지의 손목손허리관절 통증
5) 자쪽 변형(ulnar deviation) 환자

**문제해설**

**819** Skier thumb

엄지의 자쪽 'collateral ligament'의 손상이 특징이다.

**답** 3)

**820** 폄 힘줄 수술환자의 회복을 위한 스플린트이다.

**답** 2)

# 821

**치료사는 아동을 치료 볼 위에 올려놓고 다음 그림과 같이 지지를 제공하였다. 이 활동의 주된 목적은?**

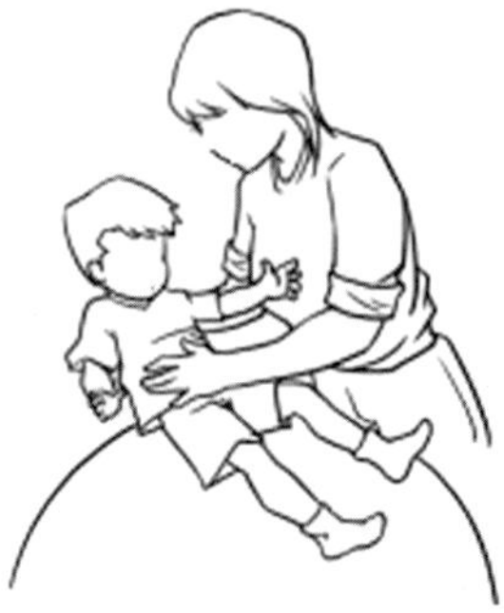

1) 방어반응 촉진
2) 촉각 자극 촉진
3) 목의 협력 수축
4) 몸통의 근력 강화
5) 전정감각 자극 촉진

# 822

**다음과 같은 사례에 해당하는 PNF 패턴은?**

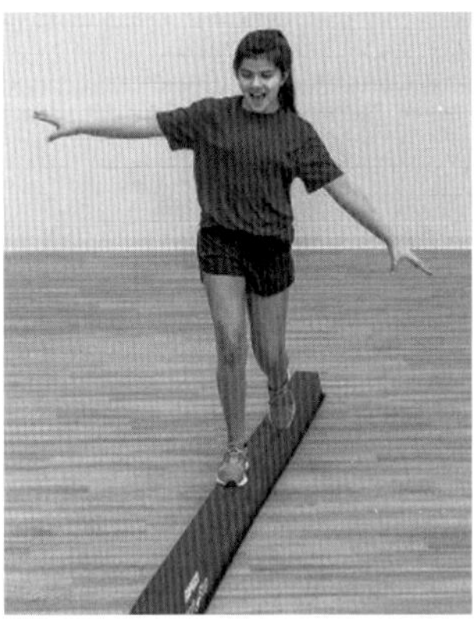

1) 양측성 패턴 중 대칭적 패턴
2) 양측성 패턴 중 상호적 패턴
3) 양측성 패턴 중 비대칭적 패턴
4) 상하지 복합 패턴 중 동측 패턴
5) 상하지 복합 패턴 중 반측 패턴

**문제해설**

**821** 방어적 폄(protective extension) 반응을 만드는 자세반응 촉진 중재이다. 공, 볼스터, 평형판 등을 이용하여 빠른 움직임을 제공하여 방어적 폄(protective extension) 반응을 만들 수 있다.

**답** 1)

**822** 양측성 패턴 중 상호적 패턴

- 짝을 이루는 사지가 동시에 반대 방향으로 움직임을 보임
  - 동시의 대각선(diagonal) 또는 혼합된 대각선 방향이 나타남
- 짝을 이루는 사지의 움직임이 혼합된 대각선 방향일 때 머리, 목, 몸통에 안정성을 제공함
  - 머리와 목이 정중앙에 위치할 때 사지의 움직임은 서로 반대 방향이기 때문
- 고난이도의 균형을 요구하는 활동
  - 상호적 패턴 나타남
  - 편측 사지는 $D_1$ 폄, 반대쪽은 $D_2$ 굽힘이 나타남

**답** 2)

# 823

**다음 수준의 절단 환자에게 기대되는 기능으로 옳은 것은?**

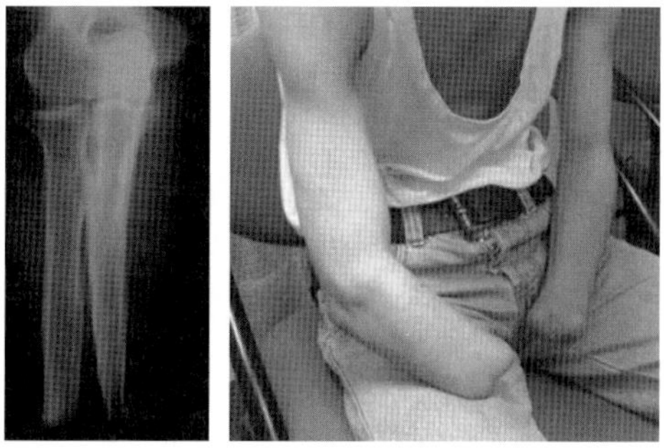

1) 엎침 기능은 90% 이상 남아 있다
2) 뒤침 기능은 90% 이상 남아 있다
3) 엎침 기능은 50% 이상 남아 있다
4) 뒤침 기능은 50% 이상 남아 있다
5) 엎침과 뒤침 기능 대부분이 상실된다

# 824

**다음 보조도구에 대한 설명으로 옳은 것은?**

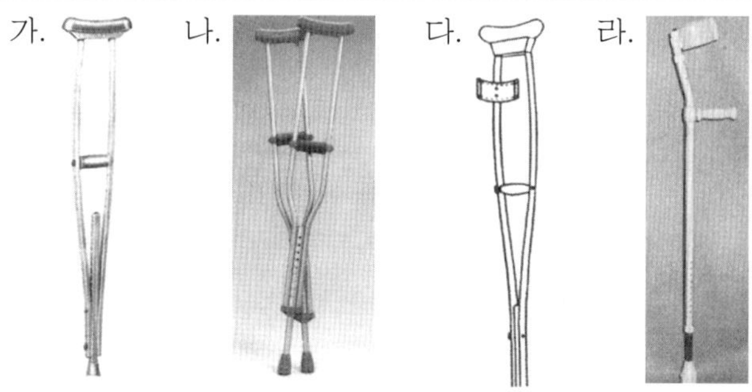


1) 가는 편마비용이다
2) 나는 겨드랑이 압박을 감소시킨 유형이다
3) 다는 손에 부하를 적게 주는 Platform 크러치이다
4) 라는 손에 부하를 적게 주는 Lofstrand 크러치이다
5) 가, 나, 다, 라 모두 급성기 RA 환자에게 적절한 크러치이다

**문제해설**

**823 상지 절단의 레벨과 기능 상실**

긴아래팔(Long transradial) 절단 환자이다.

| 절단의 레벨 | 기능 상실(loss of function) |
|---|---|
| 손목이단 (Wrist disarticulation) | • 손과 손목의 기능 : 약 50%의 엎침 및 뒤침(pronation & supination) 기능의 상실 |
| 긴아래팔 (Long transradial) 절단 | • 손과 손목의 기능 : 대부분의 엎침 및 뒤침 기능의 상실 |
| 짧은아래팔 (Short transradial) 절단 | • 손과 손목의 기능 : 모든 엎침 및 뒤침 기능의 상실<br>• 팔꿉관절(elbow) : 일부분의 굽힘 및 폄 기능의 상실 |
| 팔꿉치관절이단 (Elbow disarticulation) | • 손과 손목의 기능 : 모든 엎침 및 뒤침 기능의 상실<br>• 팔꿉관절(elbow) : 굽힘 및 폄 기능의 상실 |

**답** 5)

**824** 1) 가는 표준형 크러치이다.
2) 가와 나 모두 겨드랑이를 압박한다.
3) 다는 세갈래근(triceps) 크러치 또는 카나디안(Canadian) 크러치라고 명명한다.
5) 가~라 모두 손의 압박이 있는 크러치이므로 급성기 RA 환자에게 부적합하다.

**답** 4)

# 825

**다음 사진의 평가도구와 평가 항목은?**

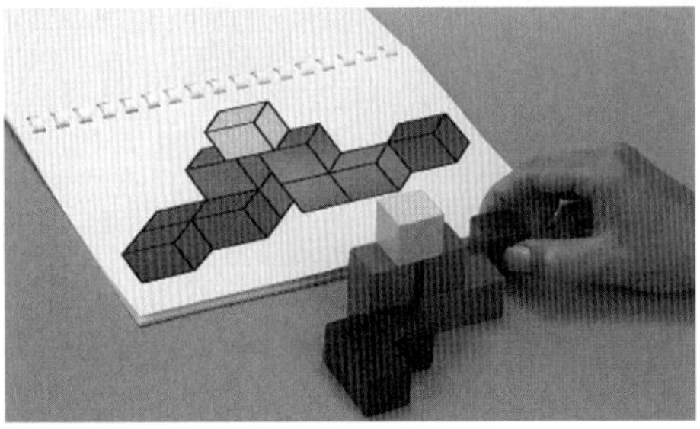

1) DDST, 적목 쌓기
2) MFT, 입방체 옮기기
3) LOTCA, Colored Block Design(CB)
4) MVPT, Reproduction of a Puzzle(RP)
5) Jebsen-Taylor Hand Function Test, 작은 물건 집어 올리기

# 826

**시각을 차단한 후 다음과 같이 물건을 제공하고 무엇인지 질문하였다면 평가 항목은?**

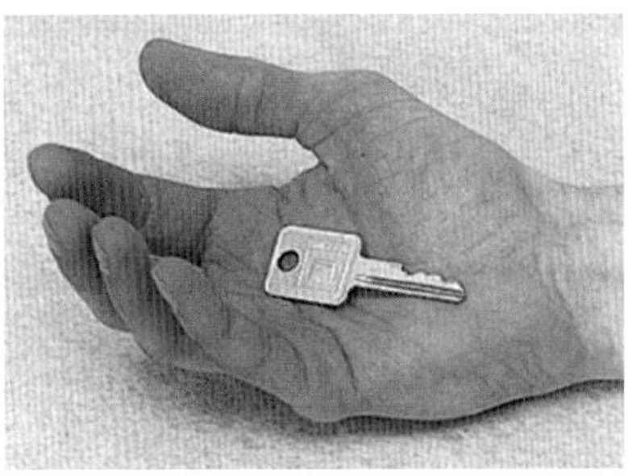

1) 입체지각(stereognosis)
2) 신체도식(body scheme)
3) 시각차단(visual closure)
4) 깊이지각(depth perception)
5) 형태항상성(form constancy)

## 문제해설

**825** LOTCA 2의 Colored Block Design 항목이다.

| 준비물 | • Test Booklet(page 22) |
|---|---|
| 방법 | 1. 검사자는 환자에게 색이 있는 적목 디자인과 실제 적목을 보여줌<br>2. 검사자의 지시<br>• "이 디자인을 만드세요." |
| 점수 | • 1점 : 환자는 디자인을 재구성할 수 없음<br>• 2점 : 환자는 테이블 위에 편평하게 구성함<br>- 부분적으로 편평하거나 깊이와 높이가 없음<br>• 3점 : 환자는 오직 높이만 구성하거나 또는 깊이만 구성함<br>• 4점 : 잘 수행함 |

**답** 3)

**826** 지각 및 지각처리 사례

- stereognosis : 촉각으로 사물을 구별하는 것
- body scheme : 각 신체 사이의 관계와 신체를 지각하는 것
- form constancy : 다양한 크기, 자세, 환경 내에서 그 사물을 재인식하는 것
- visual closure : 물체나 형태가 완전히 보이지 않아도 구별해 내는 것
- depth perception : 다양한 공간이나 면에서 사물들 사이, 그림들 사이의 상대적 거리를 구별

**답** 1)

# 827

**다음과 같은 앉기 기술이 가능한 정상발달 아동의 연령(milestone)은?**

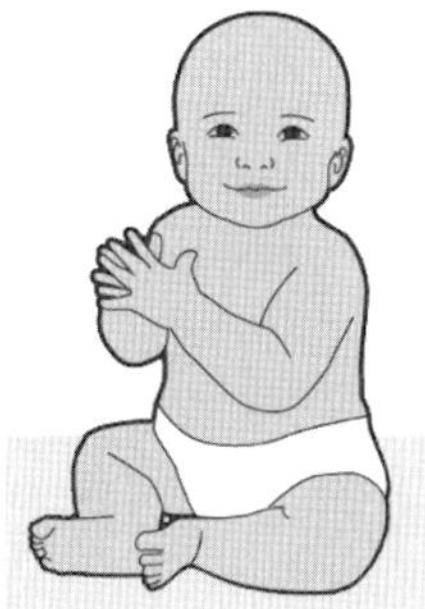

1) 3개월
2) 5개월
3) 8~9개월
4) 11~12개월
5) 13~15개월

# 828

**다음은 어떤 평가도구의 일부분이다. 무엇인가?**

| | |
|---|---|
| 1. Forearm to table(side)<br>a. chair alone<br>b. chair with platform and cushion | 0 1 2 3 4 5 6 7 |
| 2. Forearm to box(side)<br>a. box(full height)<br>b. box(1/2 height) | 0 1 2 3 4 5 6 7 |
| 3. Extend elbow(to the side)<br>a. 40-cm line<br>b. 28-cm line | 0 1 2 3 4 5 6 7 |
| 4. Extend elbow(to the side) with weight<br>a. 40-cm line<br>b. 28-cm line | 0 1 2 3 4 5 6 7 |

1) Manual Function Test
2) Minnesota Manual Dexterity Test
3) Graded Wolf Motor Function Test
4) Peabody Developmental Motor Scales
5) Fugl Meyer Assessment of Motor Function

## 문제해설

**827**
- 3개월 : 앉기는 불가능함
- 5개월 : 양팔을 전체로 지지하며 유지가 가능함
- 8~9개월 : 팔의 지지 없이 가능함
- 12개월 : 지지 없이 서기가 가능함

**답** 3)

**828** Graded Wolf Motor Function Test (GWMFT)
- 외상성 뇌손상이나 뇌졸중 후 기능을 측정하기 위해 개발됨
- Wolf Motor Function Test를 기반으로 함

**답** 3)

# 829

**아래 사진의 아동은 보호자와 서로 마주보는 방향으로 수직 자세를 유지하며, 보호자의 뒤를 바라보고 있다. 가장 기대되는 감각 발달은?**

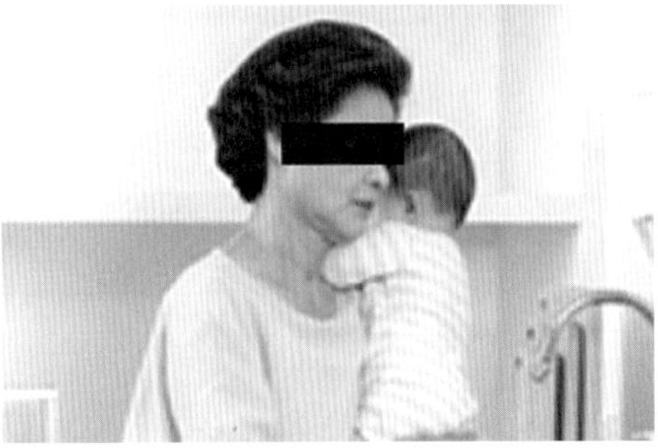

1) 청각과 후각의 발달
2) 촉각과 시각의 발달
3) 후각과 시각의 발달
4) 전정감각과 시각의 발달
5) 고유수용성감각과 후각의 발달

# 830

**다음 사진과 같은 Rood 접근법을 적용하는 목적은?**

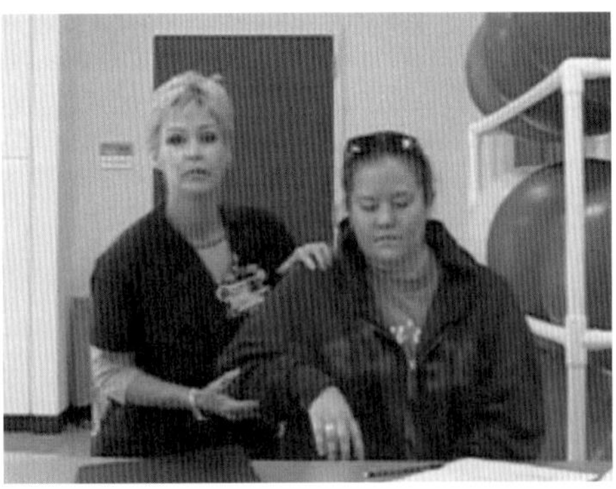

1) 신경발달
2) 운동조절
3) 근긴장 억제
4) 근긴장 촉진
5) 시너지 극복

**문제해설**

**829** 아동을 어깨로 안아주기

- 자세
  - 아이는 보호자와 마주보는 방향으로 수직자세(upright position)로 안아줌
  - 아이는 보호자의 뒷 방향을 바라보게 됨
- 이 자세는 명료성(alertness)과 시각 추적(visual pursuit)의 증가를 발생시킴
- 어린 유아의 경우
  - 전정계(vestibular system)가 중력에 대해 반응하는 느낌을 받게 됨
  - 보호자의 어깨로부터 머리가 떨어지면서 목 근육(neck muscle)이 자극을 받게 됨
    - 목 근육의 강화가 일어남

**답** 4)

**830** Rood 접근법 중 억제 테크닉 'approximation'이다.

| 억제 테크닉 | • 자연열(neural warmth)<br>• 장시간의 냉(prolonged cooling)<br>• joint approximation<br>• 느린 쓰다듬기<br>• 부드러운 흔들기(gentle shaking)<br>• 힘줄압박(tendon pressure)<br>• 지속적 신장(prolonged stretch)<br>• 지속적 압박(maintained pressure)<br>• 느린 구르기(slow rolling)<br>• 전정자극(vestibular stimuli) |
|---|---|

**답** 3)

# 831

**다음 그림의 아동에게 나타나는 원시반사는?**

- 이름 : 홍○○
- 나이 : 생후 1개월

<Reflex test>

- 검사자극 : 발바닥 자극
- 양성반응 : 자극 받는 다리가 반사적으로 구부러짐

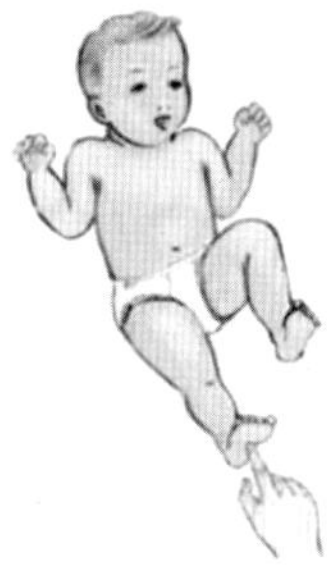

1) STNR
2) ATNR
3) TLR prone
4) Extensor thrust
5) Flexor withdrawal

# 832

**다음 그림은 화상 환자의 표면적 측정 방법의 하나이다. 이 그림을 성인에게 적용할 경우 몸통 전체가 차지하는 비율은?**

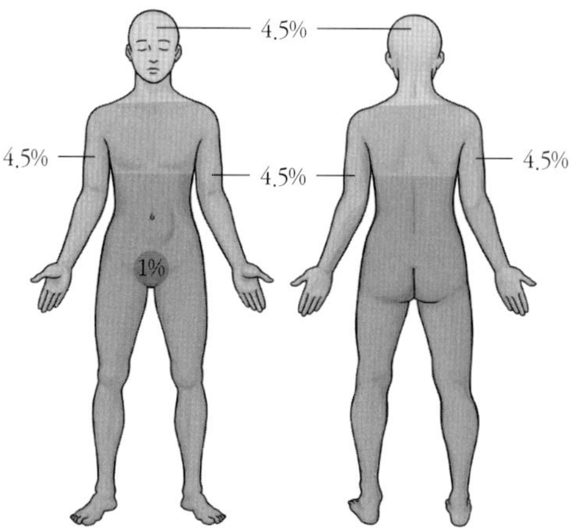


1) 9%
2) 18%
3) 27%
4) 36%
5) 45%

## 문제해설

**831** flexor withdrawal

| | |
|---|---|
| 검사자세 | • 바로 눕힘(supine)<br>• 머리를 중간에 위치시킴<br>• 양 다리를 폄 |
| 검사자극 | • 발바닥 자극 |
| 음성반응 | • 자극 받는 다리가 폄상태로 그대로 있음<br>• 자극이 심해지면 이를 피하기 위해 의지적으로 다리를 구부림 |
| 양성반응 | • 자극 받는 다리가 반사적으로 구부러짐<br>• 간지럼에 의한 반응과 혼동하지 말아야 함 |

**답** 5)

**832** 9의 법칙(rule of nine)

몸통은 앞이 18%, 뒤가 18%이다.

**답** 4)

# 833

**다음 보조기가 가장 필요한 사례는?**

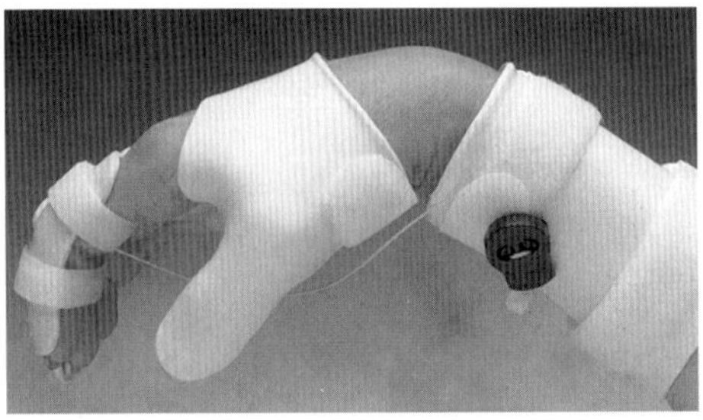

1) SCI $C_4$ 완전 손상 환자
2) SCI $C_6$ 완전 손상 환자
3) SCI $C_8$ 불완전 소상 환자
4) Radial nerve palsy 환자
5) Median nerve palsy 환자

# 834

**다음 사진과 같은 보조도구가 필요한 척수손상 환자에게 가장 타당한 보조도구는?**

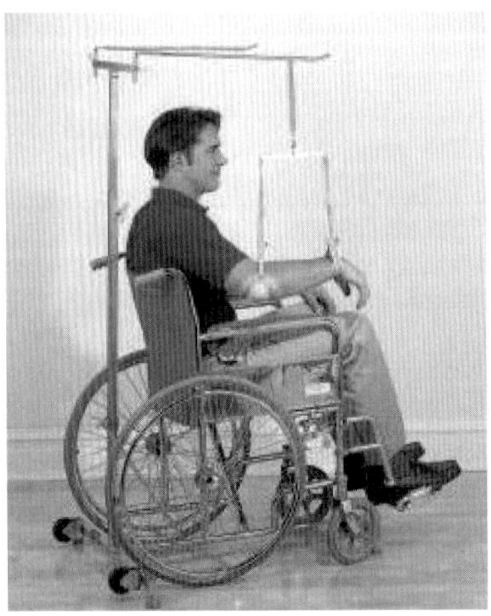

1) wash mit
2) mouth stick
3) button hook
4) cock up splint
5) telephone holder

## 문제해설

**833 건고정(tenodesis) 스플린트**

- 손목 폄의 근력이 최소 $F^+(3^+)$ 이상이 될 경우 : $C_{6\sim7}$
  - 건고정(tenodesis) 잡기를 위한 스플린트가 사용될 수 있음
  - 모든 관절에 AROM 및 AAROM을 실시
    - 각 관절의 능력(근력, 지구력 등)에 맞게

**답** 2)

**834**
- overhead sling이다. 척수손상 $C_{4\sim5}$ 환자에게 적용된다.
- 손목 처짐을 막기 위해 cock up splint가 필요하다.

**답** 4)

# 835

**다음과 같은 테니스의 백핸드 동작은 어떤 종류의 PNF 패턴인가?**

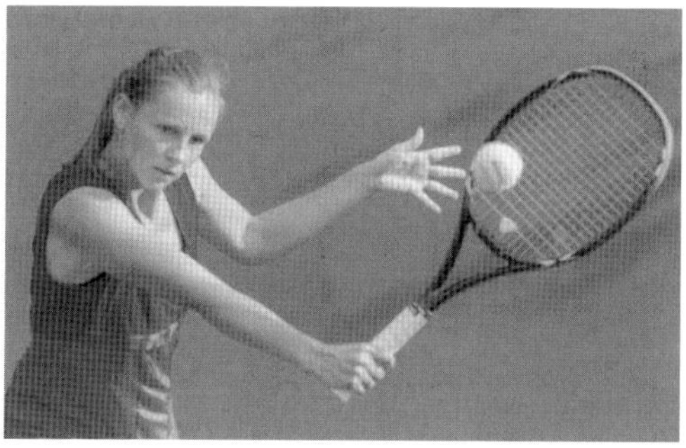

1) 상지 $D_1$ 폄
2) 상지 $D_2$ 폄
3) 상지 $D_1$ 굽힘
4) 상지 $D_2$ 굽힘
5) 대칭적 패턴(symmetric patterns)

**문제해설**

**835 상지 $D_1$ 폄**

| | |
|---|---|
| 자세 | • 어깨뼈 : 내림(depression)+모음(AD)+돌림(R)<br>• 어깨관절 : 폄(E)+벌림(AB)+안쪽돌림(IR)<br>• 팔꿉관절 : 굽힘 또는 폄<br>• 아래팔 : 엎침(P)<br>• 손목 : 자뼈쪽 폄(UE)<br>• 손가락 : 폄(E)+벌림(AB)<br>• 엄지 : 모음(AD) |
| 기능적 활동의 예 | • 자동차 안에서 문을 밀면서 열기<br>• 테니스의 백핸드(backhand) 자세<br>• 'prone'에서 'supine'으로 구르기(roll) |

**답** 1)

# 836

**다음 사진과 같은 증상이 나타나는 원인이 되는 해부학적 구조물은?**

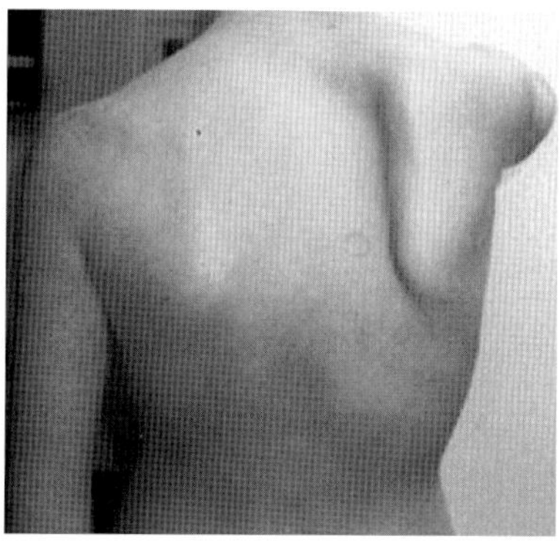

1) 겨드랑 신경(axillary nerve)
2) 어깨밑 신경(subscapular nerve)
3) 긴가슴 신경(long thoracic nerve)
4) 어깨위 신경(suprascapular nerve)
5) 근육피부 신경(musculocutaneous nerve)

**836 긴 가슴신경 손상**
(Long thoracic nerve injury)

| | |
|---|---|
| 원인 | • 어깨 위에 무거운 물건을 들고 옮길 때 발생함<br>• 목에 강한 타격을 받았을 때 발생함<br>• 겨드랑이에 상해를 입었을 때 발생함 |
| 증상 | • 어깨뼈의 '날개 현상(winged scapular)'이 나타남<br>• 어깨의 돌출(protraction) 동작이 어려움<br>• 어깨뼈의 벌림과 모음을 수행하기 어려움 |
| 치료 | • 어깨의 움직임이 일어나는 활동을 피함<br>• ADL의 독립성을 확보함 |

**답** 3)

# 837

**NICU의 영아에게 다음 사진과 같은 보조도구를 사용하였다면 가장 타당한 이유는?**

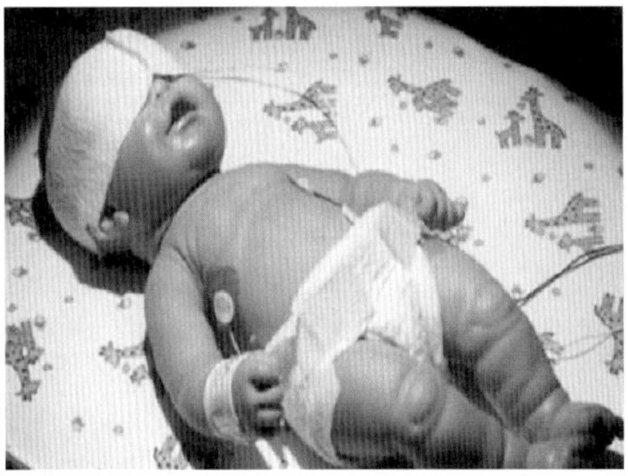

1) 청각 차단
2) 조명 차단
3) 머리 조절 촉진
4) 안정된 자세 확립
5) 미숙아 망막증 예방

# 838

**다음 그림과 같은 보조도구가 필요한 대상자로 옳은 것은?**

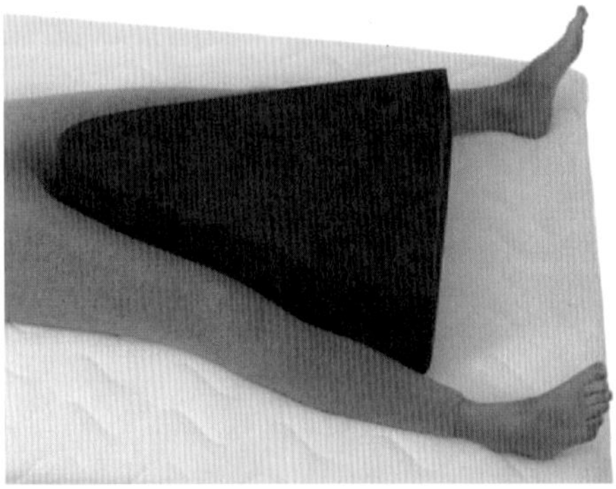

1) 초기 요통 환자와 급성기 RA 환자
2) 초기 THR 환자와 급성기 화상환자
3) 초기 CVA 환자와 재활기 SCI 환자
4) 초기 CTD 환자와 만성기 RSD 환자
5) 초기 SCI 환자와 만성기 COPD 환자

**문제해설**

**837** 아동의 수면과 행동 발달을 방해하는 직접적인 조명을 막아주는 보조도구이다. 미숙아 망막증의 경우 빛과의 연관성은 매우 낮다.

**답** 2)

**838** 초기 THR 환자의 자세 유지 및 급성기 환자의 구축 예방 자세를 위해 쐐기가 필요하다.

**답** 2)

# 839

**다음 그림의 중재 목적은?**

<중재순서>

1) 소량의 음식을 입에 넣는다
2) 씹기를 시작한다
3) 엄지와 검지 손가락으로 방패연골을 잡는다
4) 삼킴을 시작한다
5) 삼킴 동안 방패연골의 움직임이 최고 지점인 곳에서 방패연골을 잡고 몇 초 동안 유지한다

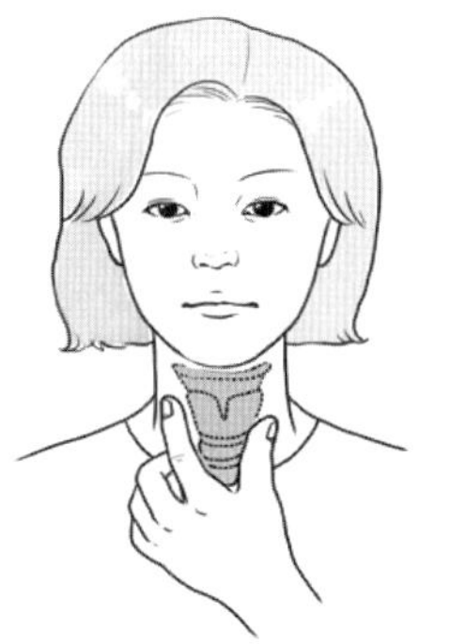

1) 인두단계의 기도폐쇄 촉진
2) 인두단계의 후두상승 촉진
3) 식도단계의 식도개방 촉진
4) 구강단계의 혀 안정성 촉진
5) 구강단계의 혀 유동성 촉진

# 840

**다음 사진은 뇌졸중 환자의 재활 과정이다. 제목으로 가장 타당한 것은?**

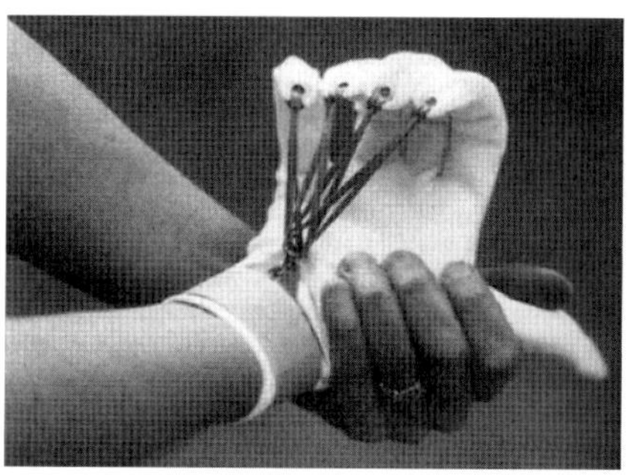

1) '큰 쥐기' 수행
2) 굽힘근 이완 훈련
3) 자발적 놓기 훈련
4) 쥐기를 위한 손목 고정
5) 교차적인 주먹 쥐기와 펴기

## 문제해설

**839 멘델슨 메뉴버의 효과**

- 후두 상승을 향상시키고 최대로 상승된 지점에서 유지 시간을 연장시킴
- 반지인두 조임근의 개방된 상태 유지 능력을 향상시킴
- 인두 삼킴의 조화로운 움직임을 향상시킴
- 혀기저부가뒤쪽인두벽과접촉하는시간을연장시킴
- 심한 인두단계 손상이 있는 환자에게 효과적임

**답** 2)

**840** 사진의 도구는 손가락 폄근을 강화하여 놓기를 훈련하는 도구이다.

**답** 3)

그림 실기형 문제

# 841

**다음 그림은 어떤 보행의 연속적 순서인가?**

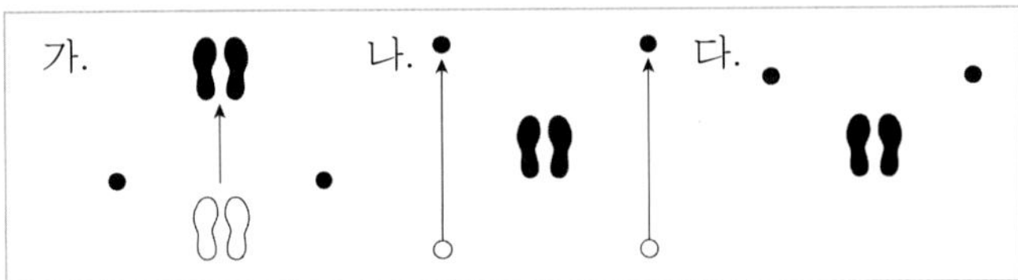


1) step-to
2) drag-to gait
3) step-through
4) swing-to gait
5) swing-through gait

# 842

**다음 중 초등학생의 미성숙한 연필잡기 형태는?**

1)
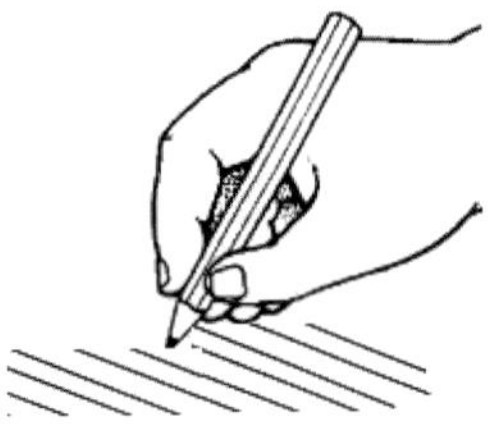

2)
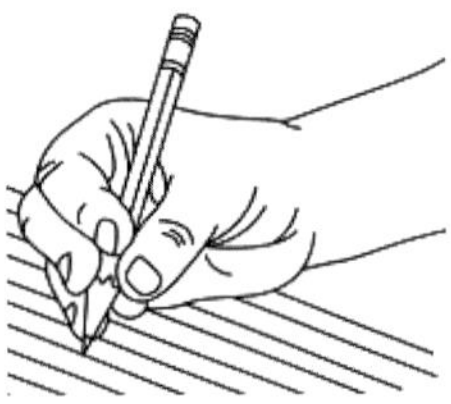

3)
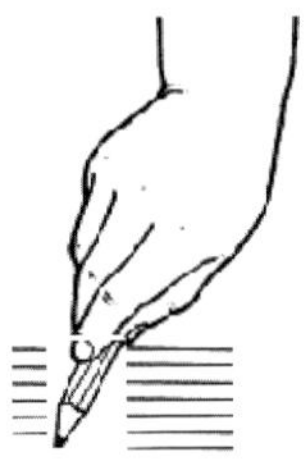

4)
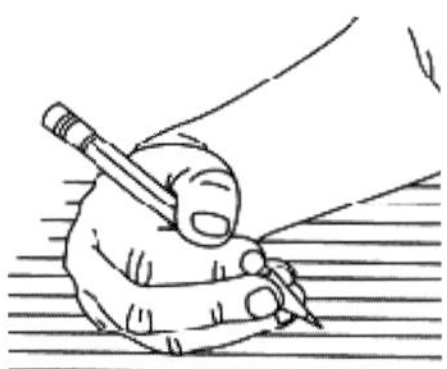

5)
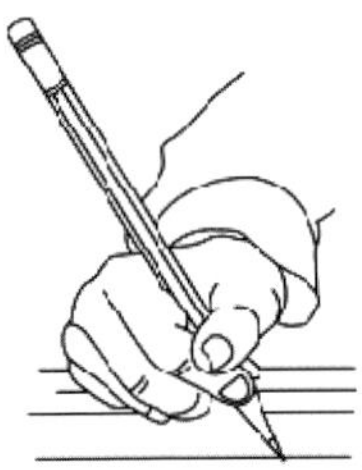

## 문제해설

**841** 3점 보행 중 step-through gait이다. 두 발을 하나 처럼 사용하는 보행이다.

**답** 3)

**842** 초등학생의 성숙한 연필잡기

① 동적 삼각 구도(dynamic tripod)
② 측면 삼각 구도(lateral tripod)
③ 동적 사각 구도(dynamic quadropod)
④ 측면 사각 구도(lateral quadrupod)

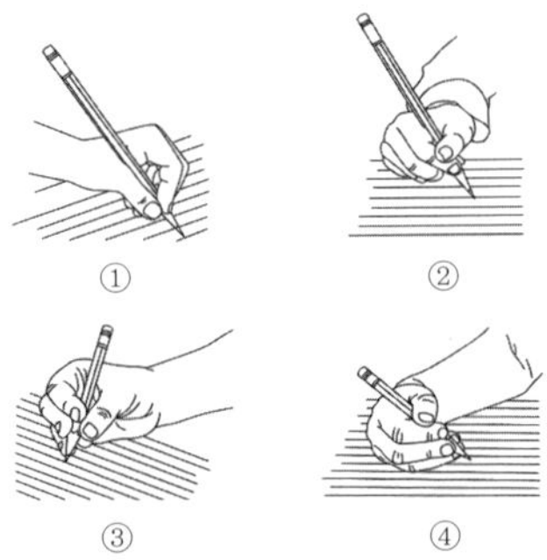


**답** 3)

# 843

**다음 그림과 같이 앉기가 가능한 정상 아동의 발달 척도(milestone)는?**

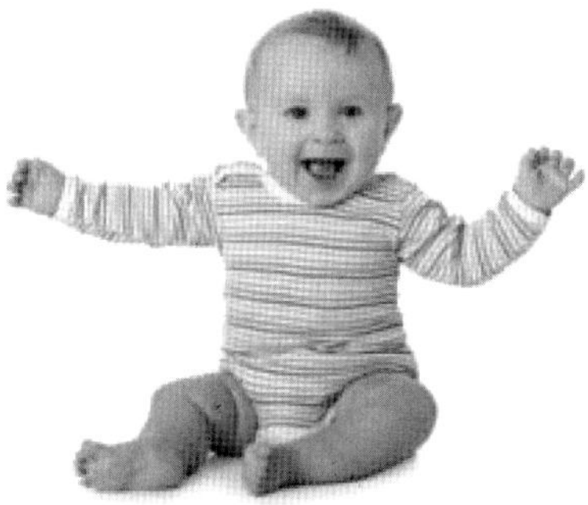

1) 2～3개월
2) 3～5개월
3) 5～7개월
4) 7～9개월
5) 9～12개월

# 844

**두 그림의 비교에 대한 설명으로 옳은 것은?**

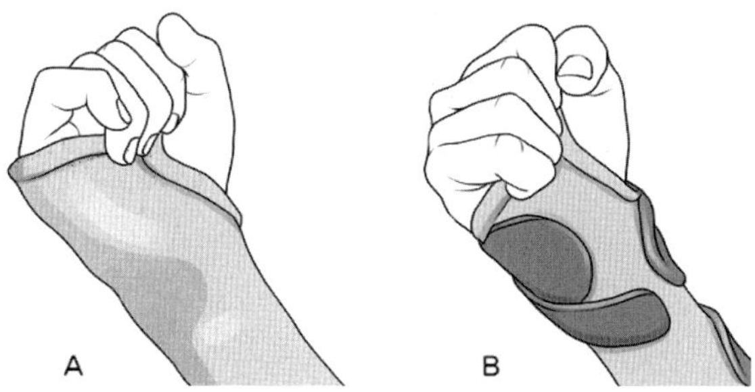


1) A는 아동용이고, B는 성인용이다
2) A는 자뼈 타입이고, B는 손바닥 타입이다
3) A는 RA 환자에게 적절하고, B는 CVA 환자에게 적절하다
4) A는 갈고리 쥐기를 촉진하고, B는 원통형 쥐기를 촉진한다
5) A는 트림라인(trim line)의 수정이 필요하고, B는 수정이 필요 없다

## 문제해설

**843** 앉기(sitting)
- 순간적인 팔 지지(arm support) : 4～5개월
- 지속적인 팔 지지(arm support) : 5～6개월
- 순간적인 팔 지지 없음 : 6～7개월
- 지속적인 팔 지지 없음 : 7～9개월

**답** 4)

**844** MP 주름이 낮아지도록 마무리선(trim lines)을 정리해야 완전한 잡기가 나온다. B는 완전한 MP 굽힘을 허용하므로 좋은 사례가 된다.

**답** 5)

# 845

**다음 사진과 같은 방식으로 가방을 들어야 하는 대상자는?**

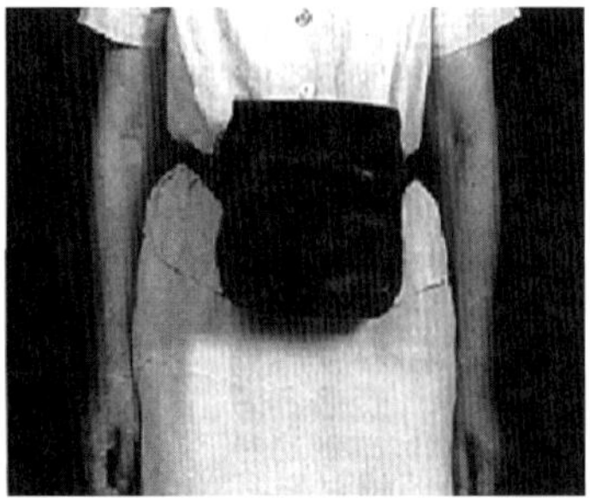

1) 급성기 RA 환자
2) 급성기 요통 환자
3) 급성기 화상 환자
4) 급성기 CTD 환자
5) SCI $C_6$ 완전손상 환자

# 846

**다음 그림과 같은 방식으로 옷 입기를 해야 하는 아동은?**

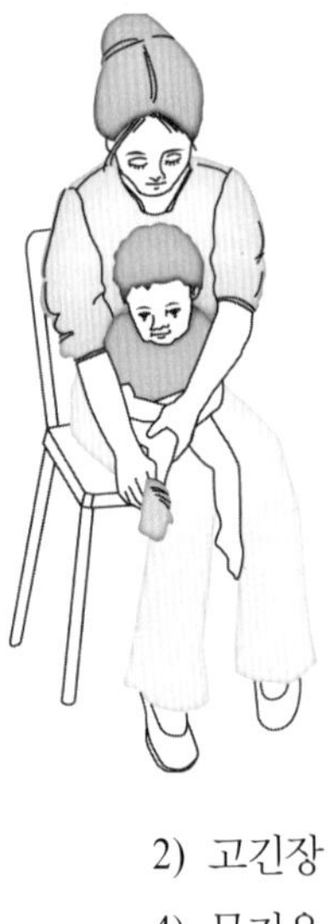

1) 저긴장 아동
2) 고긴장 아동
3) 가벼운 아동
4) 무거운 아동
5) 정상발달 아동

**문제해설**

845 급성기 RA 환자들의 경우 염증 과정으로 인한 손의 변형을 피하기 위해 허리 또는 어깨를 이용해 가방을 들어야 한다.
**답** 1)

846 폄근 긴장이 증가된 아동의 옷 입히기 시 보호자는 양말이나 신발을 착용시키기 전 아동의 고관절이나 무릎을 굽힘시키거나 굽힘 자세를 만들어 실시한다.
**답** 2)

# 847

**다음 사진과 같이 앉아 있을 수 있는 아동과 같은 수준의 잡기 기술은?**

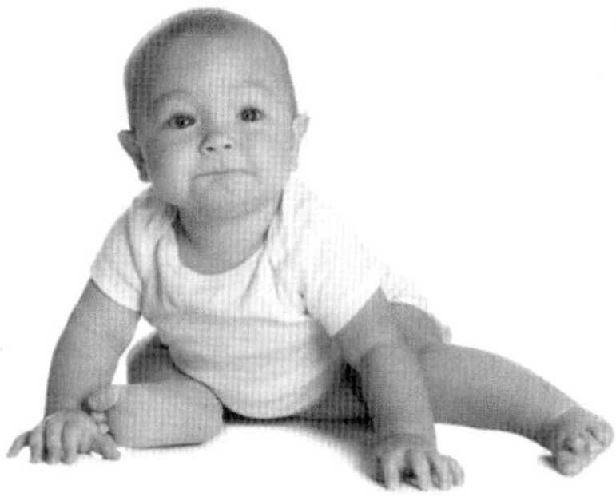

1) 3점 잡기
2) 손끝 잡기
3) 구형 쥐기
4) 손바닥 잡기
5) 원통형 쥐기

# 848

**다음 그림은 혀의 맛을 감지하는 영역을 표시한 것이다. 단맛과 쓴맛을 감지하는 부위의 신경 지배는?**

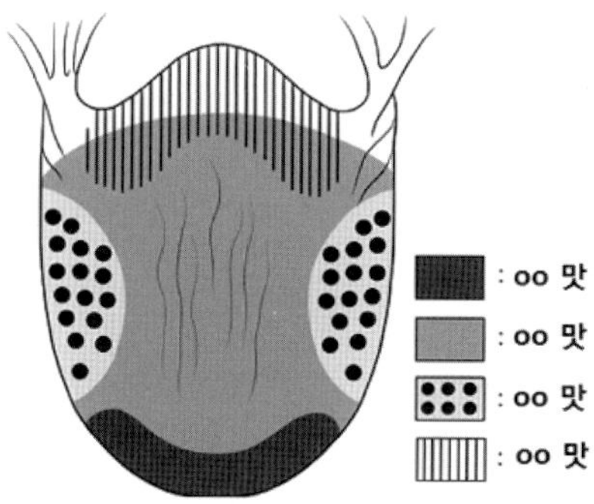


1) 뇌신경 7번과 6번
2) 뇌신경 7번과 9번
3) 뇌신경 8번과 9번
4) 뇌신경 9번과 10번
5) 뇌신경 10번과 11번

## 문제해설

**847** 손을 이용해 지지해서 앉기가 가능한 나이는 5~6개월이다. 손바닥 잡기는 5~6개월에 나오는 초기 잡기(grasp)이다.

**답** 4)

**848**

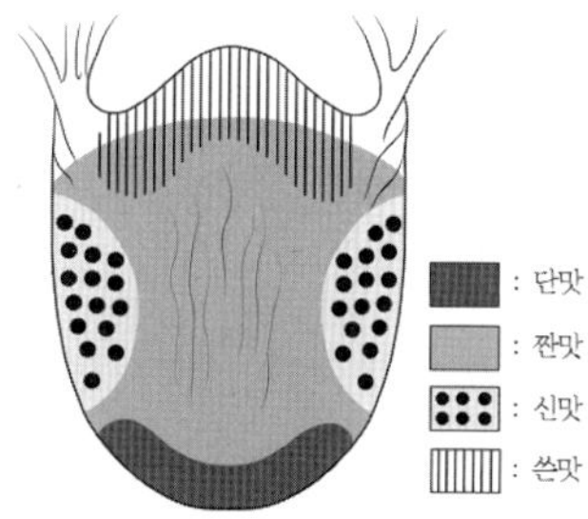


**답** 2)

# 849

PNF 테크닉 중 상호적 패턴(reciprocal patterns)에 해당하는 사례는?

1) 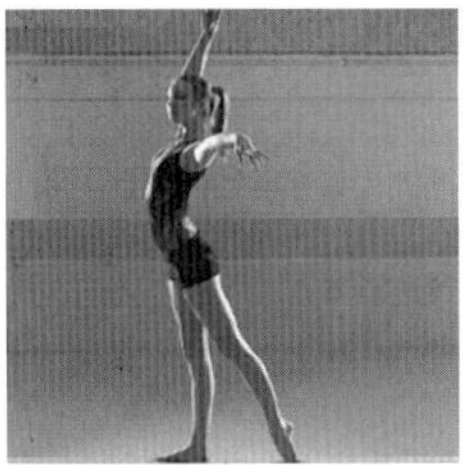

2) 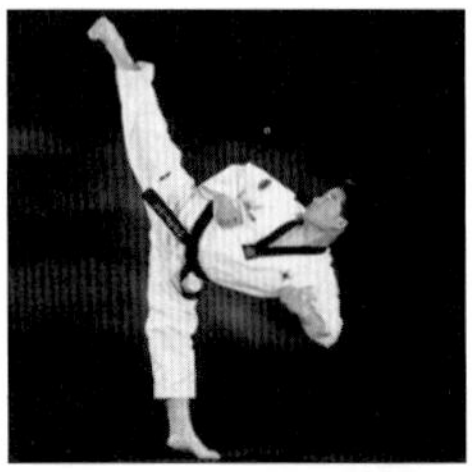

3) 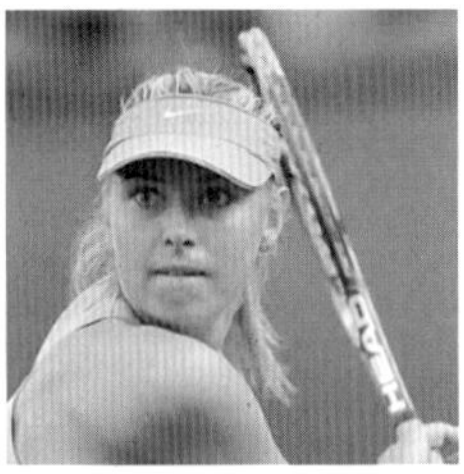

4) 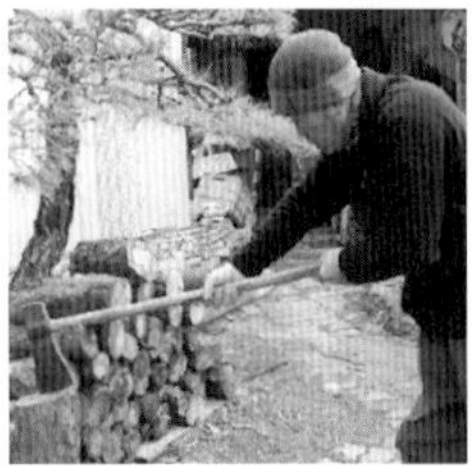

5) 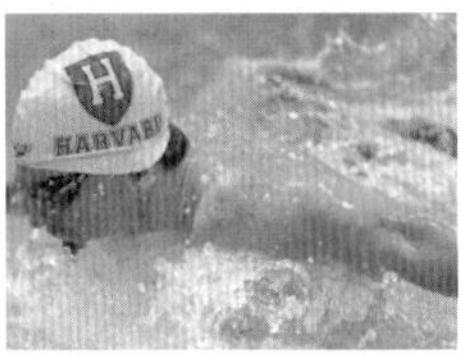

# 850

다음 두 사진의 공통점은?

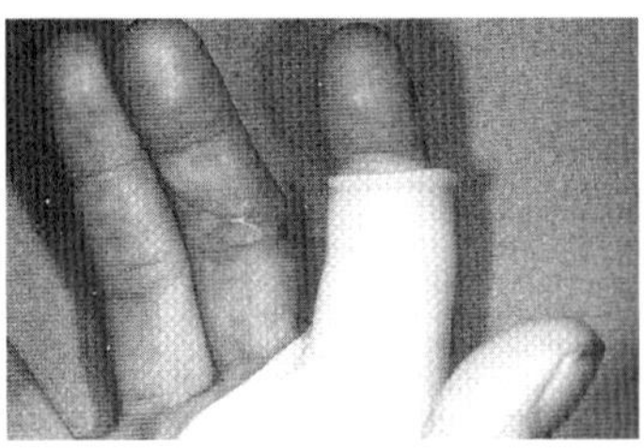 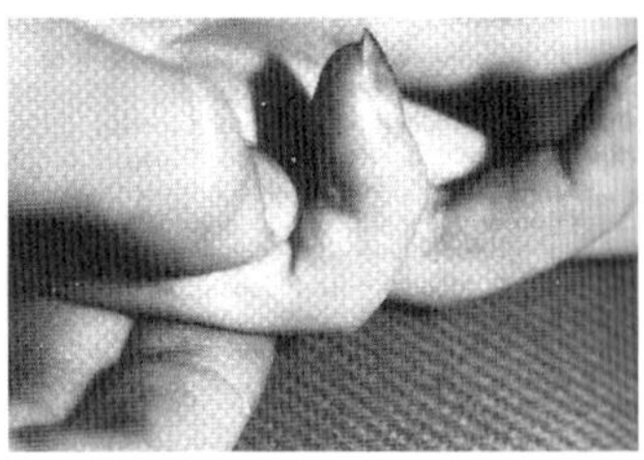

1) PROM
2) 부종 감소
3) 통증 감소
4) 글라이딩(gliding) 제공
5) 부동(immobilization) 제공

## 문제해설

**849** 상호적 패턴의 정의

- 짝을 이루는 사지가 동시에 반대 방향으로 움직임을 보임
  - 동시의 대각선(diagonal) 또는 혼합된 대각선 방향이 나타남
- 짝을 이루는 사지의 움직임이 혼합된 대각선 방향일 때 머리, 목, 몸통에 안정성을 제공함
  - 머리와 목이 정중앙에 위치할 때 사지의 움직임은 서로 반대 방향이기 때문
- 고난이도의 균형을 요구하는 활동
  - 상호적 패턴 나타남
  - 편측 사지는 $D_1$ 폄, 반대쪽은 $D_2$ 굽힘이 나타남

**상호적 패턴의 사례**

- 야구공 던지기, 걷기, 수영에서의 사이드스트로크(sidestroke)
- 평균대 걷기
- 편측 사지는 '대각선 굽힘' 패턴, 반대쪽은 '대각선 폄'이 나타남

**답** 1)

**850** 아급성기 굽힘 힘줄 재활(글라이딩)에 사용하는 보조기 및 테크닉이다.

**답** 4)

# 851

**다음 그림과 같은 중재가 필요한 뇌졸중 환자의 기능은?**

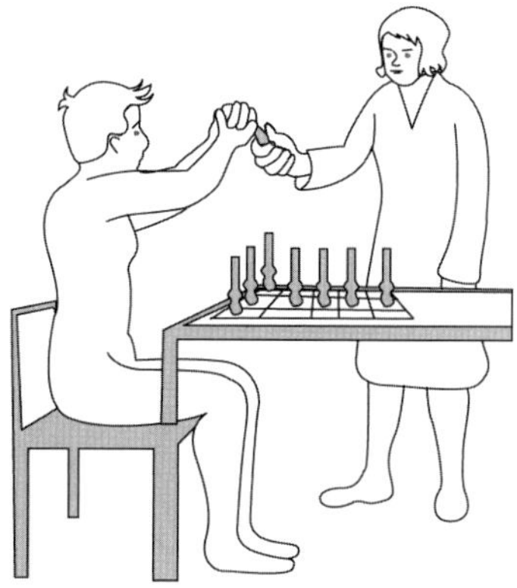

1) 마비된 손과 팔에 기능이 없는 환자
2) 마비된 손과 팔에 약간의 기능이 있는 환자
3) 마비된 손과 팔에 더 이상 이상 운동이 없는 환자
4) 마비된 손에는 기능이 있으나 팔에는 기능이 없는 환자
5) 마비된 팔에는 기능이 있으나 손에는 기능이 없는 환자

# 852

**다음 두 그림과 관계 깊은 집중력은?**

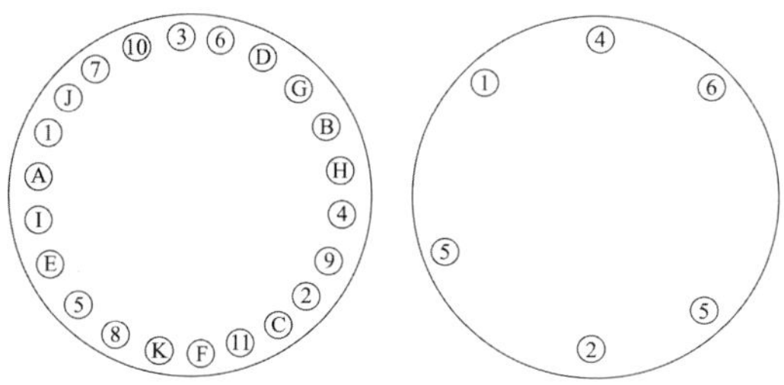


(가) (나)

1) (가) 이동 집중력, (나) 지속 집중력
2) (가) 지속 집중력, (나) 이동 집중력
3) (가) 분리 집중력, (나) 지속 집중력
4) (가) 이동 집중력, (나) 분리 집중력
5) (가) 선택 집중력, (나) 분리 집중력

## 문제해설

**851** NDT 1단계 환자의 치료 내용이다. 1단계는 손과 팔에 기능이 없는 단계이다.

**답** 1)

**852** 이동적 집중력(shift attention)

- 다른 자극과 서로 교대로 집중할 수 있는 집중력
- 예
  - 색이 다른 두 가지 구슬을 교대로 끼우기
  - 1A2B3C4D…와 같은 교타 배열 쓰기

**지속적 집중력(sustain attention)**

- 특정 활동을 지속할 수 있는 집중력
- 예
  - 종이접기하면서 50까지 숫자세기
  - 그림 속 배열된 숫자 따라가기
  - 특정 활동을 하며 50에 2를 지속적으로 더해 나가기

**답** 1)

# 853

다음 보조기를 사용해야 하는 증상은?

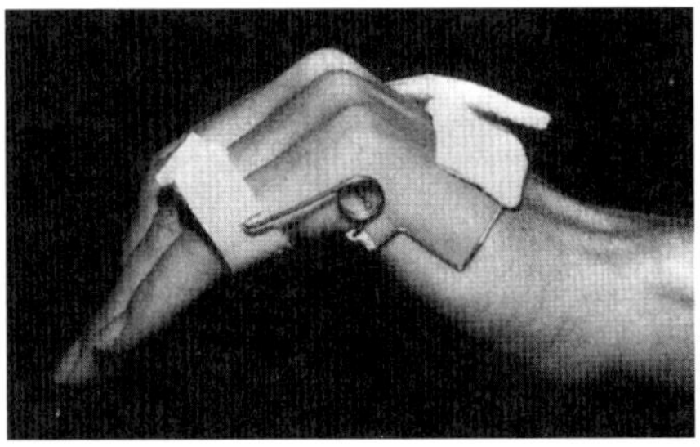

1) 갈퀴 손
2) 원숭이 손
3) 손목 하수
4) 굽힘힘줄 손상
5) Coll's 골절

**문제해설**

853 해설내용 참조

답 1)

## Ulnar nerve 손상

Explanation

### 1. ulnar nerve

1) **신경 지배**
   (1) 아래팔 부위에서 'flexor carpi ulnaris', 'flexor digitorum profundus'의 1/2 지배
   (2) 'guyon' 터널을 지남
   (3) 손의 내재근(intrinsic muscles)을 지배함

2) **관련 근육**
   (1) palmaris brevis
   (2) abductor digiti minimi
   (3) opponens digiti minimi
   (4) flexor digiti minimi
   (5) dorsal & volar interossei
   (6) 3th & 4th lumbricals
   (7) flexor pollicis brevis의 medial head

3) **임상적 증상**(signs)
   (1) 상위 레벨(level)
   - claw hand 발생 : 약지와 소지의 MP 관절에 과도한 폄(hyperextension)

(2) 하위 레벨(level)

- claw hand 발생 : 약지와 소지의 MP 관절 과도한 폄+IP 관절의 더 강한 굽힘

(3) Froment's sign 양성 반응이 나타남

(4) 감각 상실(sensory loss)

① 노뼈 측에 손상이 생길 수 있음(화상(burn) 위험)

② 시각적으로 보호할 것을 교육함

4) **스플린트**

(1) 약지, 소지의 과도한 폄(hyperextensoin)을 막아 줌

- dynamic ulnar nerve splint



# 854

**다음 사진과 같은 치료를 실시하는 목적은 무엇인가?**

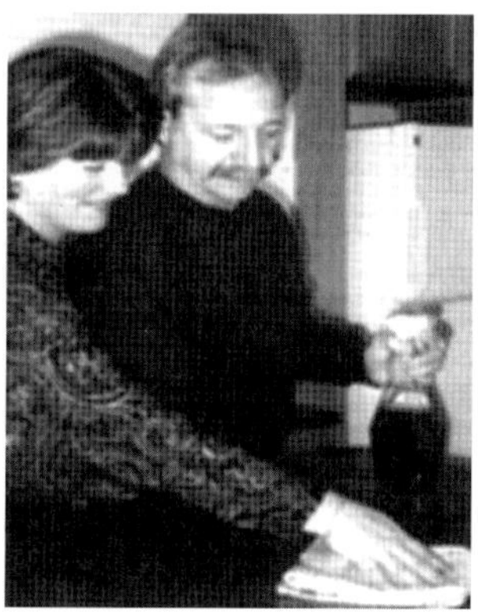

1) 지구력 향상
2) 촉각자극을 제공
3) 손의 구축을 예방
4) 상지의 근력을 강화
5) 반사억제 패턴을 교육

**문제해설**

**854** 상지를 활동에 통합하기(incorporating the upper extremity into activity)

- 상지를 기능적 활동에 통합하는 3가지 방법
  - 체중지지(weight bearing), 양측 활동(bilateral activity), 가이딩(guiding)
- 두 손 합쳐 잡기(clasped together)가 사용되는 7가지 목적
  - 환측(affected side)의 지각(awareness)을 증진
  - 환측의 감각 입력을 증진
  - 환측을 시야(visual field)내로 가져옴
  - 환측 팔의 목적 있는(purposeful) 움직임을 시작
  - 굽힘 시너지를 억제
  - 손가락(finger)과 엄지의 벌림(abduction)을 발달시킴
  - 도움 없이 수행 가능한 반사억제(reflex-inhibition) 패턴을 환자에게 교육

**답** 5)

# 855

**다음 사진은 NICU 영아에 대한 치료적 중재이다. 가장 기대되는 효과는?**

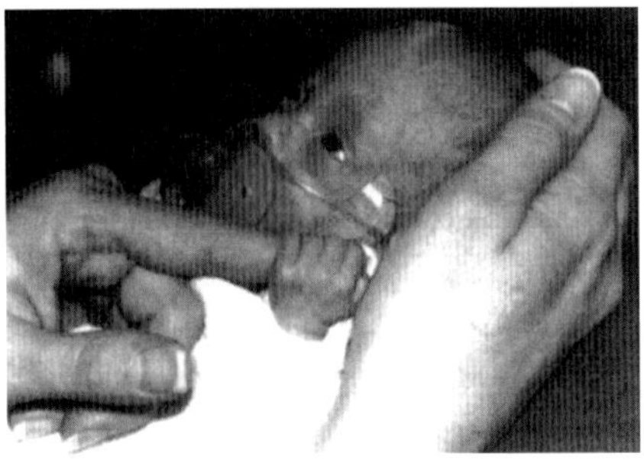

1) 소운동 강화
2) 대운동 강화
3) 사회성 강화
4) 전정감각 입력
5) 고유수용성감각 입력

# 856

**다음 사진과 같은 변형된 방식으로 ADL을 수행해야 하는 원인으로 타당한 것은?**

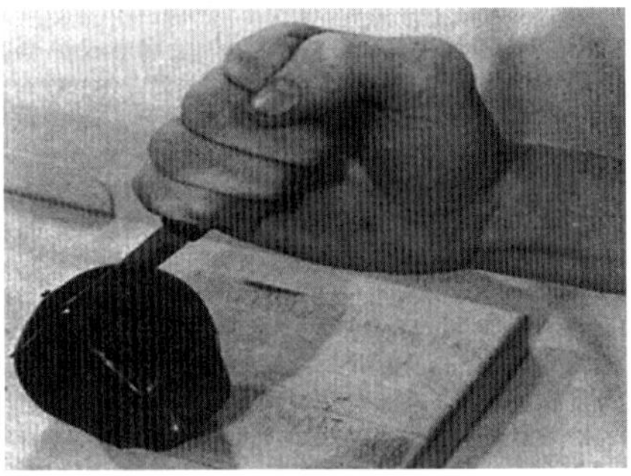

1) 쥐기 근력이 낮은 경우
2) 불수의적 운동이 강할 경우
3) 노뼈 쪽보다 자뼈 쪽이 취약할 경우
4) 손가락에 발생하는 피로를 줄여주고자 할 경우
5) 편마비로 인해 한쪽 상지의 사용이 어려울 경우

**문제해설**

**855** 사진은 부모의 한 손이 아이의 머리를 담아 지지하고 있고, 한 손은 아이의 집기를 유도하며 눈 마주침을 촉진하고 있다. 사회성 강화가 목적이다.

**답** 3)

**856** RA 환자의 ADL이며, RA 환자의 경우 자뼈쪽 손허리손가락관절의 저항성 활동을 피해야 한다.

**답** 3)

# 857

다음 부위에 30% 수준 절단이 발생했을 경우 적용되는 의수의 유형은?

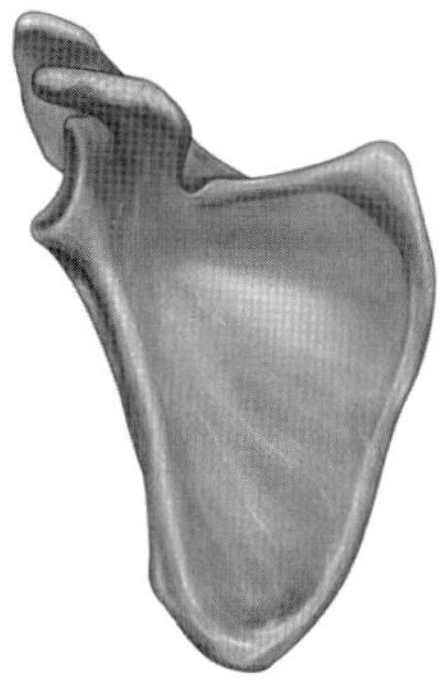

1) 위팔 의수
2) 아래팔 의수
3) 전사반부 의수
4) 아래팔 미용 의수
5) 어깨관절 이단 의수

**문제해설**

857 해설내용 참조

답 3)



## 상지 절단

Explanation

### 1. 상지 절단(upper extremity amputations)과 의수

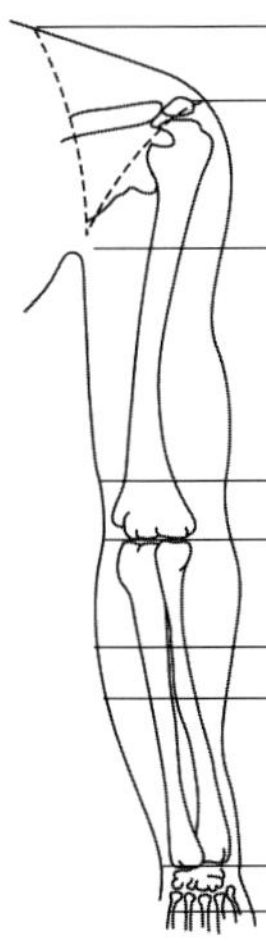


상지 절단의 레벨

| 명칭 | 의수 |
|---|---|
| Wrist disarticulation | 손목관절 이단 의수 |
| Long above elbow | 위팔 의수 |
| Short above elbow | 위팔 의수 |
| Elbow disarticulation | 팔꿉관절 이단 의수 |
| Long below elbow | 아래팔 의수 |
| Short below elbow | 아래팔 의수 |
| Forequarter | 전사반부 의수 |

# 858

다음 사진은 어떤 동작의 MMT 측정이다. 무엇인가?

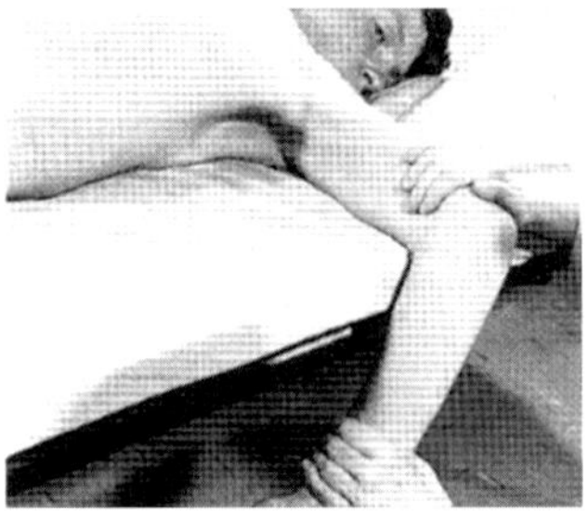

1) 어깨관절 모음
2) 어깨관절 벌림
3) 어깨관절의 폄
4) 어깨관절 안쪽돌림
5) 어깨관절 바깥돌림

**문제해설**

858 해설내용 참조

답 4)

## 깨관절의 안쪽돌림(Shoulder internal rotation)

Explanation

### 1. 주동근(prime movers)

1) subscapularis
2) teres major
3) latissimus dorsi
4) pectoralis major
5) anterior deltoid

### 2. 항중력 자세(against-gravity position)

1) **시작 자세**(start position)
   (1) 엎드려 누움(prone)
      ① 위팔은 90° 벌림(매트에 지지)
      ② 팔꿉관절은 90° 굽힘
2) **안정**(stabilize)
   (1) 위팔에서 팔꿈치까지 고정
      • 돌림만 허용
3) **지시**(instruction)
   • "천장 쪽으로 손바닥을 들어보세요."

4) **저항**(resistance)
   (1) 한 손은 아래팔의 원위부(먼쪽) 끝 아랫면에 위치
      • 바닥 쪽으로 저항
   (2) 다른 손
      ① 팔꿉관절을 지지 및 90° 굽힘
      ② 뒤침(supination)을 예방

5) **보상**(substitution)
   (1) 상방돌림(upward rotation)과 복합된 어깨뼈 벌림
   (2) riceps
      • 바깥돌림을 보상할 수 있음



# 859

**지저분한 냉장고의 메모지를 정리해 정렬하였다. 정리에 필요한 요소로 가장 거리가 먼 것은?**

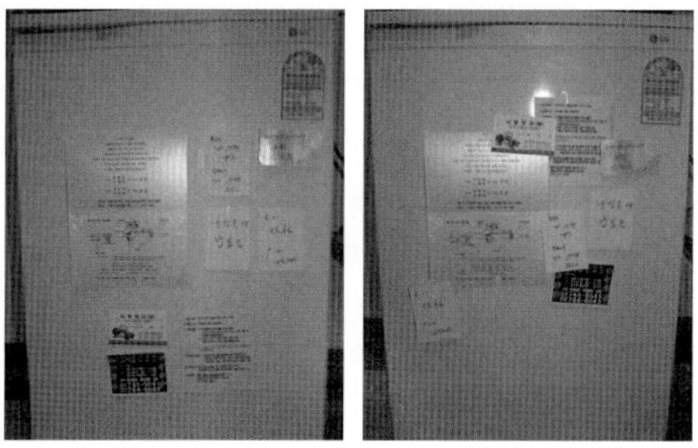

1) 전경배경
2) 공간관계
3) 개념형성
4) 지리적 지남력
5) 문제해결 능력

# 860

**흉수손상 환자의 휠체어 제작 시 고려사항으로 거리가 먼 것은?**

1) 핸드 림(hand rim)을 코팅한다
2) 휠체어 너비를 꼭 맞게 제작한다
3) 등 높이가 어깨뼈를 넘지 않도록 제작한다
4) 시트의 깊이는 무릎 뒤 오금에 닿지 않도록 제작한다
5) 휠체어는 이동을 위해 경량 접이식(folding)을 선택한다

**문제해설**

859 지리적 지남력
(topographical orientation)
• 특정 대상의 위치와 장소를 찾아내는 것
• 공간에서 자신의 방향을 찾는 것
**답** 4)

860 핸드 림은 손으로 잡기가 어려운 경수 환자가 고려해야 하는 내용이다.
**답** 1)

# 861

다음 그림과 가장 관계 깊은 것은?

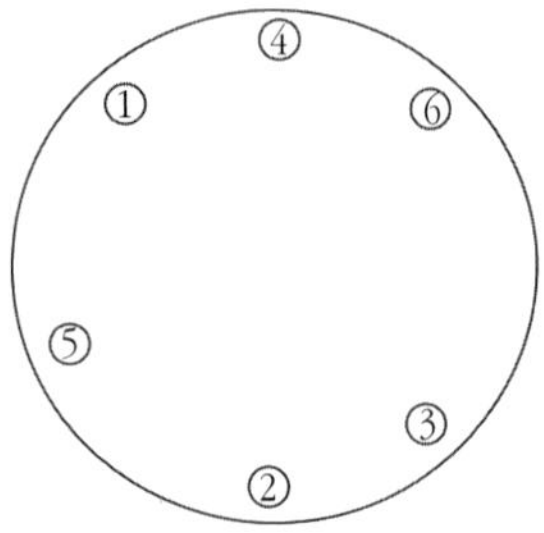

1) 지속적 집중력
2) 이동적 집중력
3) 선택적 집중력
4) 반응적 집중력
5) 분리된 집중력

**문제해설**

861 해설내용 참조

답 1)

## 집중력

Explanation

### 1. 집중력(attention)

- 정해진 시간 내에 특정 업무에 집중할 수 있는 것

1) **반응적 집중력**(detect/react attention)
   (1) 주위 환경에 반응하는 능력
   (2) 특정 자극을 찾는 능력
   - 다양한 소리들 속에 특정 소리 찾기, 여러 색 중 특정 색 찾기

2) **선택적 집중력**(select attention)
   (1) 다양한 환경적 자극 중 특정 자극에만 집중할 수 있는 능력
   ① 여러 색의 적목 중 붉은 색 적목만 골라내기
   ② 문장 속에서 '가'라는 글자만 골라내기
   ③ 여러 모양 중 삼각형만 골라내기

3) **지속적 집중력**(sustain attention)
   (1) 특정 활동을 지속할 수 있는 집중력
   ① 종이접기하면서 50까지 숫자세기
   ② 그림 속에 배열된 숫자 따라가기
   ③ 특정 작업과 함께 50부터 2씩 더해가기

4) **이동적 집중력**(shift attention)

(1) 다른 자극과 서로 교대로 집중할 수 있는 집중력

① 색이 다른 두 가지 구슬을 교대로 끼우기

② 'AABBAABBAABB' 따라 쓰기

5) **분리된 집중력**(divided attention)

(1) 동시에 두 가지 이상의 자극을 유지하는 집중력

• 운전하며 라디오 듣기, 전화하며 주소 적기 등



# 862

**다음의 활동을 할 수 있는 SCI 환자의 신경학적 수준 중 가장 낮은 수준은?**

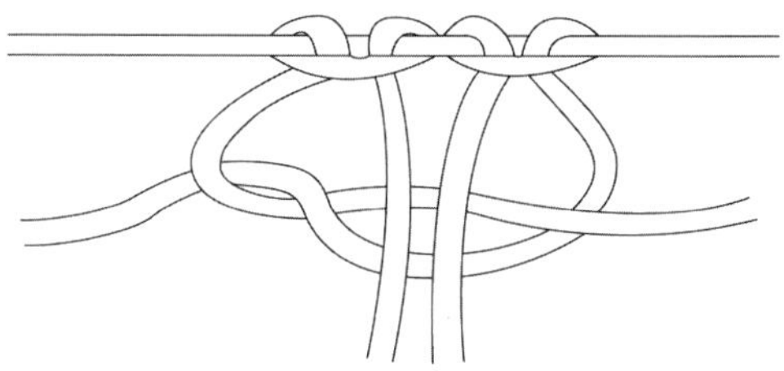

1) $C_5$
2) $C_6$
3) $C_7$
4) $C_8$
5) $T_2$

**문제해설**

862 해설내용 참조

**답** 4)

## 매듭공예의 신체 적용

Explanation

1. 신체장애 또는 소뇌 기능의 손상이 있는 환자
   • 시작하기, 멈추기, 균형 유지하기와 같은 활동을 연습할 수 있음
2. 부분적 마비 환자에게 적용함
   • 양손 사용을 훈련할 수 있음
3. 시각 장애 또는 청각 장애를 지닌 환자
   • 촉각을 향상시킬 수 있음
4. 알레르기 또는 호흡의 문제를 지닌 환자
   • 먼지가 적은 실을 선택해야 함
5. 척수 손상 환자
   • 손가락으로 쥐기가 가능한 수준의 환자에게 적용함 : $C_8$ 이상

# 863

아동이 밀가루를 반죽하는 동안 엄마에게 도움을 요청했다. 사용된 처리기술은?

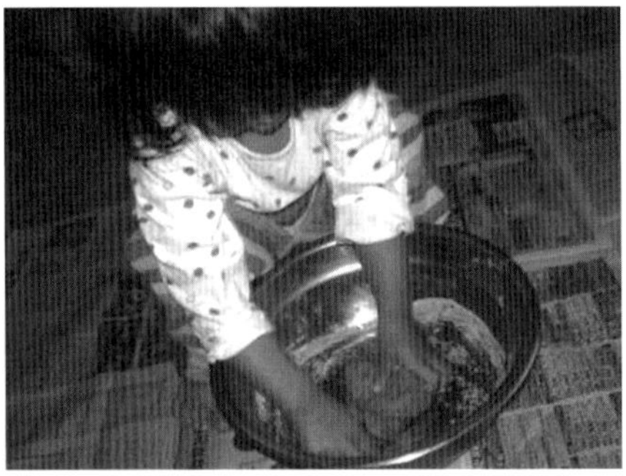

1) 조정
2) 요구
3) 선택
4) 조직화
5) 집중하기

**문제해설**

863 해설내용 참조

답 1)

## 처리 기술(Process skills)

Explanation

- 일상생활의 과제들을 성취하기 위해 행동을 관리하고 수정 보완하는 데 사용되는 기술들

| | | |
|---|---|---|
| 에너지 (energy) | 속도조절하기(paces) | • 과제(task)수행 전 단계에 걸쳐 일관적이고 효율적인 속도(rates)와 템포(tempo)를 유지하기 |
| | 집중하기(attends) | • 업무에 초점을 맞추어 집중하기(focused attention)<br>• 외부의 청각/시각 자극에 수행이 분산되지 않기 |
| 지식 (knowledge) | 선택(chooses) | • 업무에 필요한 적절한 도구(tools)와 재료(materials) 선택하기 |
| | 사용(uses) | • 의도된 목적에 따라 도구나 재료를 위생적으로 사용하기<br>– 각각의 도구와 재료는 고유한 특성을 잘 이용함 |
| | 다루기(handles) | • 도구나 재료들이 손상되거나 떨어지지 않게 적절하게 지지해 주기, 고정하기, 잡기 |
| | 유념(heeds) | • 환경적 단서의 유도나 안내 없이 특정 과제 완수하기<br>– 목표 지향적인 과제 활동들을 사용 |
| | 요구(inquires) | • 구두 질문을 하거나 글로 쓰인 지시, 라벨 등을 이용하여 필요한 서면 정보 찾기<br>• 불필요한 정보에 대한 질문은 하지 않기<br>예) 재료는 어디에 있는지 혹은 과제는 어떻게 수행해야 하는지 등의 질문 |

| | | |
|---|---|---|
| 시간 조직화 (temporal organization) | 시작(initiates) | • 다음 행동을 시작하기<br>• 주저 없이 단계를 밟아 나아가기 |
| | 지속(continues) | • 불필요한 방해 없이 행위 단계들의 순서를 이행하기<br>• 행위를 순서대로 성취될 때까지 지속하기 |
| | 순서(sequences) | • 시간과 에너지의 효율적 사용을 위해 효과적이고 논리적인 순서로 각 단계들을 수행하기<br>– 계획 없는 순서 |
| | 종료(terminates) | • 보속증, 부적절한 지속 또는 이른 종결(premature cessation) 없이 하나의 행위나 단계를 완성하기 |
| 공간과 사물의 조직화 (organizing space and objects) | 탐색/위치시키기 (searches/iocates) | • 논리적으로 도구와 재료를 찾고 위치를 알아내기<br>• 눈에 보이지 않는 환경에 있는 것들 찾아내기<br>예) 앞, 뒤, 위 찾기 |
| | 모으기(gathers) | • 필요한 것 또는 잘못 놓여진 도구나 재료들을 모으기<br>– 일할 장소에 도구 모으기<br>– 쏟아졌거나, 떨어진 재료 등을 재배치하기 |
| | 조직화(organizes) | • 업무를 원활히 수행하기 위해<br>– 한 작업 공간 안에서의 수행<br>– 작업 공간 사이에 적절하게 도구나 재료 정돈하기 또는 공간적으로 배치함 |
| | 보관(restores) | • 적절한 장소에 도구 및 재료 옮겨 놓기<br>• 작업 장소를 원래 상태로 복귀시키기<br>예) 바닥 청소<br>• 용기 닫기 또는 커버 씌우기<br>• 비닐봉지 접기 또는 밀봉하기 |
| | 조종(navigates) | • 장애물들을 피하기<br>– 팔, 신체, 휠체어 등의 움직임 조절하기 |
| 적응 (adaptation) | 주목/반응 (notices/responds) | • 주목하기<br>• 효과적이고 효율적으로 반응하기<br>– 업무의 진행에 따라 피드백을 제공하는 비언어성 환경(nonverbal environmental) 및 지각적 단서(percoptual cues)<br>예) 움직임, 소리, 냄새, 열, 수분, 질감 등<br>– 물체와 다른 것과의 공간적 배열 등에 적절히 반응하는 것<br>예) 물체를 쌓을 때의 정렬시키기 |
| | 조정(accommodates) | • 발생 가능한 문제를 예측하기<br>– 반응으로 작업장 내에서의 행동의 수정 또는 물체 위치 변경시키기<br>◦ 자신의 행동 순서 바꾸기<br>◦ 작업장의 도구나 재료, 다루는 방법 바꾸기<br>◦ 필요할 때 적절한 도움을 요청하기<br>→ 효과적으로 문제를 예측하고 반응하기 |
| | 조절(adjusts) | • 문제발생을 예측하고 그것에 반응해 작업 환경 바꾸기<br>– 작업 장소 변경하기 또는 작업장의 도구나 재료 옮기기<br>– 환경적 조건 변경하기(예, 마개를 열거나 잠그기)<br>◦ 온도 올리기 또는 낮추기<br>• 변화를 주므로 효율적으로 문제에 대처하기 |
| | 이익(benefits) | • 원치 않는 상황 또는 문제를 예측하기<br>• 문제의 재발과 지속을 예방함 |

# 864

**다음 사진의 운동을 수행해서는 안 될 대상은?**

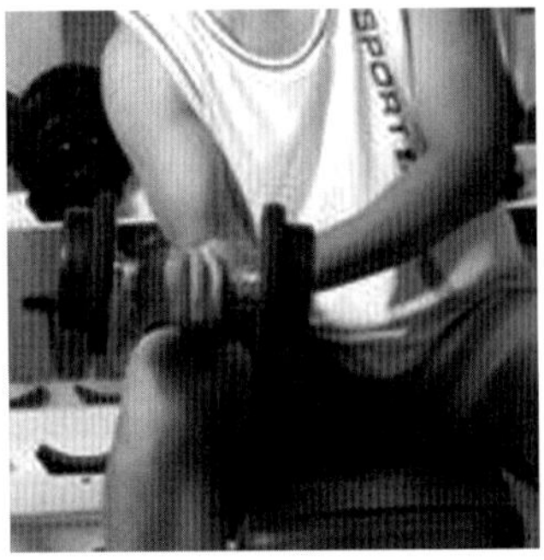


1) RA 환자
2) 화상 환자
3) THR 환자
4) 편마비 환자
5) 흉수 손상 환자

**문제해설**

864 해설내용 참조

답 1)

# 865

**다음의 활동을 테이블에 앉아 실시했다. 가장 거리가 먼 요소는?**

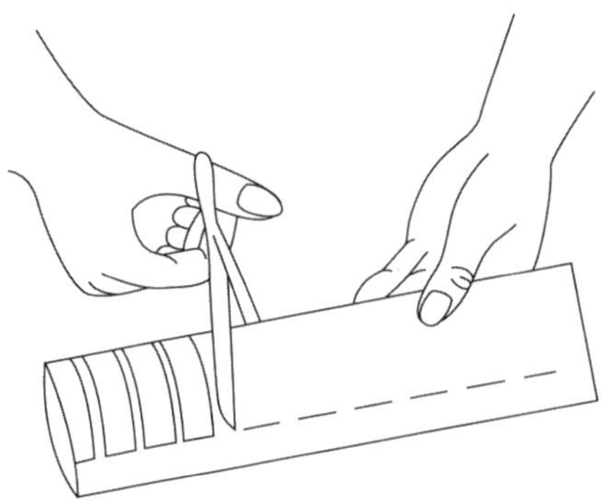

1) 운반(transfer)
2) 유연성(flows)
3) 조절(calivrates)
4) 협응하기(coordinates)
5) 조작하기(manipulates)

865 해설내용 참조

답 1)

# OTPF

Explanation

## 1. OTPF(Occupational Therapy Practice Framework)의 운동 기술(motor skills)

• 업무(task), 물체(objects), 그리고 환경(environments)과 동시 상호작용하고 움직이는 기술들

| | | |
|---|---|---|
| 자세(posture) | 안정화(stabilizes) | • 물체(objects)와 상호작용 하여 몸을 조절하고 균형을 유지하는 능력 |
| | 정렬(aligns) | • 업무 수행 시 지속적 지지 없이 바로 앉거나 서기 자세를 유지하는 능력 |
| | 위치시키기(positions) | • 수행 중 효과적으로 팔의 움직임, 물체의 위치 등을 조절하고, 유지하는 능력 |
| 이동성(mobility) | 걷기(walks) | • 업무 도중 외부적 도움이나 보조도구 없이 걷고 방향 바꾸기<br>– 보조도구 : 지팡이(cane), 워커(walker), 휠체어 등<br>• 발을 질질 끌거나 비틀림 없이 지면을 걸어서 이동함 |
| | 뻗기(reaches) | • 물체(objects)를 효과적으로 잡거나 위치시키기 위해 팔 뻗기<br>– 몸통도 적절히 사용함<br>• 물체를 잡기 위해 능숙한 뻗기 사용하기 |
| | 구부리기(bends) | • 업무에 적합한 능동적 몸통 굽히기, 돌리기, 비틀기 |
| 협응력(coordi-nation) | 협응하기(coordinates) | • 양측 업무를 수행하는 중 물체를 안정적으로 다루기 위해 여러 신체 부위를 함께 사용하는 것 |
| | 조작하기(manipulates) | • 물체(objects)를 때 민첩하게 쥐고 놓기<br>• 개별적 손가락의 움직임, 손안에서 협응 패턴 사용하기 |
| | 유연성(flows) | • 물체(objects)를 다룰 때 부드럽고 유연하게 팔과 손을 움직임 |
| 근력과 노력(strength and effort) | 움직임(moves) | • 지지면을 따라 대상(objects)을 밀고, 당기고, 끌기 |
| | 운반(transports) | • 걷기, 휠체어 타기, 워커 사용 등을 통해 물체를 한 장소에서 다른 장소로 운반하기 |
| | 들어올리기(lifts) | • 물체를 수직 위로 들어올리기<br>• 이동 없이 한 장소에서 다른 장소로 물체 들어올리기 |
| | 조절(calibrates) | • 대상과 상호작용 시 힘(force), 속도(speed), 범위 등을 적절히 조절함 |
| | 쥐기(grips) | • 미끄러짐 없이 물체 잡기 및 쥐기 |
| 에너지(energy) | 지구력(endures) | • 멈춤 없이 과제를 지속해서 수행하거나 완성시키기 |
| | 속도조절(paces) | • 과제 수행 모든 단계에 걸쳐 지속적인 속도 또는 템포(tempo) 유지하기 |

# 866

다음 사진의 검사 시 가장 우선적으로 고려해야 하는 것은?

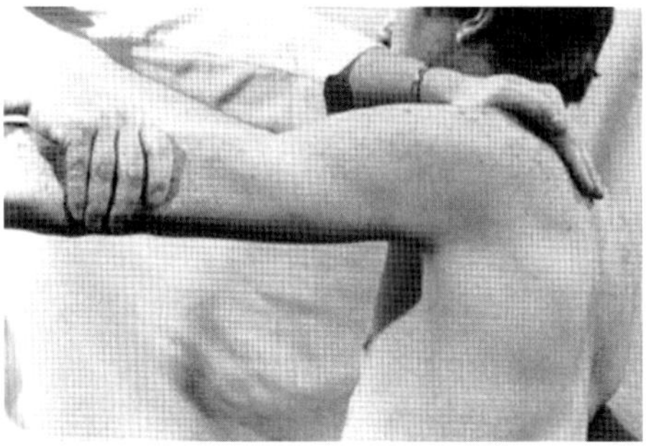

1) ROM
2) 기민성
3) 환자 나이
4) 팔의 길이
5) 중력과 저항

문제해설

866 해설내용 참조

답 5)

## MMT

Explanation

### 1. MMT 기준 및 등급(grade)

| 등급 | | 기준 |
|---|---|---|
| 0 | zero(Z) | • 근수축이 보이지도 만져지지도 않음 |
| 1 | trace(T) | • 근수축이 일어나지만 움직임(motion)은 없음 |
| $2^-$ | poor minus($P^-$) | • 중력을 제거해도 full ROM을 못함 |
| 2 | poor(P) | • 중력을 제거하고 full ROM이 가능 |
| $2^+$ | poor plus($P^+$) | • 중력을 이기지만 ROM은 50% 미만<br>• 중력을 제거하고 약간의 저항을 이기고 full ROM이 가능 |
| $3^-$ | fair minus($F^-$) | • 중력을 이기고 50% 이상의 ROM이 가능(full ROM 불가능) |
| 3 | fair(F) | • 중력을 이기고 full ROM이 가능 |
| $3^+$ | fair plus($F^+$) | • 중력과 함께 약간의 저항을 이기고 full ROM이 가능 |
| 4 | good(G) | • 중력과 함께 중도(moderate)의 저항을 이기고 full ROM이 가능 |
| 5 | normal(N) | • 중력과 함께 최대(maximal)의 저항을 이기고 full ROM이 가능 |

# 867

**다음 그림은 어떤 스플린트를 만들기 위한 패턴인가?**

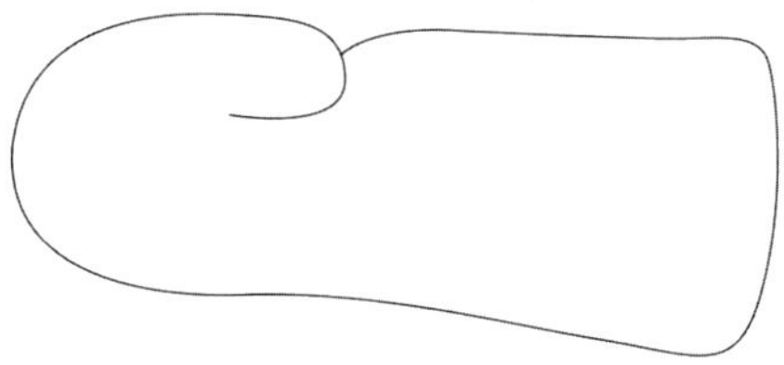

1) cock up splint
2) thumb spica splint
3) resting hand splint
4) long opponent splint
5) short opponent splint

**문제해설**

867 Resting hand splint

- 손목과 손의 급성기 'synovitis'에 유용함
- 주요기능은 손상된 관절에 휴식을 제공하는 것
- 효과
  - ulnar drift 예방
  - 엄지의 web space 유지를 도와줌
  - 변형 예방 및 안락감 제공

**답** 3)



## RA

Explanation

### 1. 류마티스 관절염(RA) 환자의 급성기(acute) 치료

1) 능동 보조(active assistive) 운동, 중력이 제거된(eliminated) 운동의 실시
   - 통증을 견딜 수 있는 범위 내에서 실시함
2) 환자의 기능이 증진될 경우
   - 능동 운동 및 저항 운동으로 진보함
3) 운동은 그 날 환자가 유연함(limber)을 느끼는 또는 통증이 적은 가장 좋은 시간에 실시해야 함
   - 통증 감소 약물 섭취 후 또는 따뜻한 샤워 후
4) 수동 및 능동 ROM 운동은 하루 두 번 실시함
   - 신장 없이 통증 지점까지만 실시함
5) ROM 손실(loss)을 없애기 위해 완전한(full) ROM이 적어도 1~2회 수행되어야 함
   - 여러 번의 시도를 통해 성취되어야 함
6) 근력 유지를 위한 운동이 필요함
   (1) 저항이 없는 등척성(isometric) 운동이 수행됨
   (2) 관절의 움직임 없이 하루 1~2회, 6초간 긴장(tension) 유지

# 868

**다음 사진은 PNF 양측성 패턴 중 대칭적 패턴의 한 종류이다. 어떤 패턴인가?**

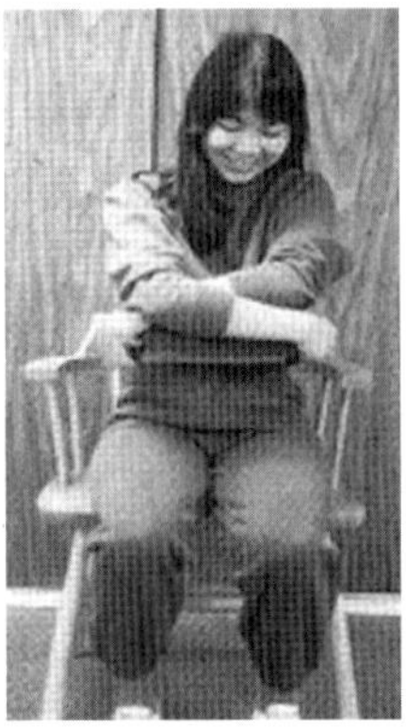

1) $D_1$ 폄
2) $D_2$ 폄
3) $D_1$ 굽힘
4) $D_2$ 굽힘
5) reciprocal

# 869

**다음 사진과 같은 보조도구들을 이용하면 독립적인 식사가 가능한 SCI 환자의 기능적 수준은?**

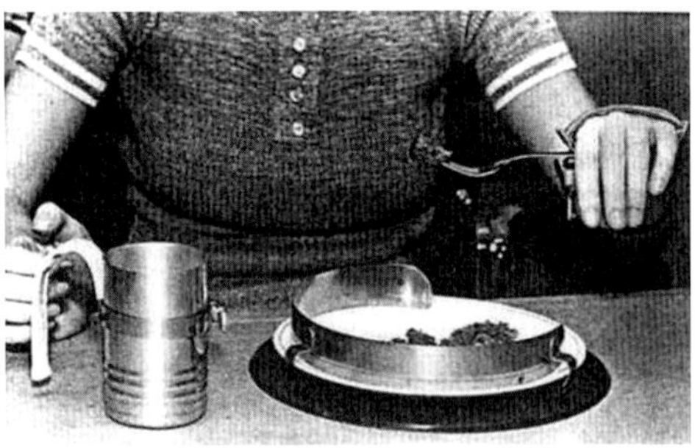

1) $C_4 \sim C_5$
2) $C_6 \sim C_7$
3) $C_8 \sim T_1$
4) $T_2 \sim T_3$
5) $T_4 \sim T_5$

## 문제해설

**868** 양측성 패턴(bilateral patterns) 중 대칭적 패턴(symmetric patterns)

- 짝을 이루는 사지는 동시에 비슷한 움직임을 보임
- 대칭적 패턴의 사례
  - $D_1$ 폄 : 의자 밀며 일어나기
  - $D_2$ 폄 : 풀오버(pullover) 스웨터 벗기
  - $D_2$ 굽힘 : 높은 선반의 큰 물건 들기
- 양측 대칭성 상지 패턴들
  - 몸통의 굽힘 및 폄을 촉진함

**답** 2)

**869** 손의 기능은 없지만 손목의 사용이 가능한 $C_{6\sim7}$ 환자의 식사 장면이다.

**답** 2)

# 870

**다음 그림의 설명으로 옳은 것은?**

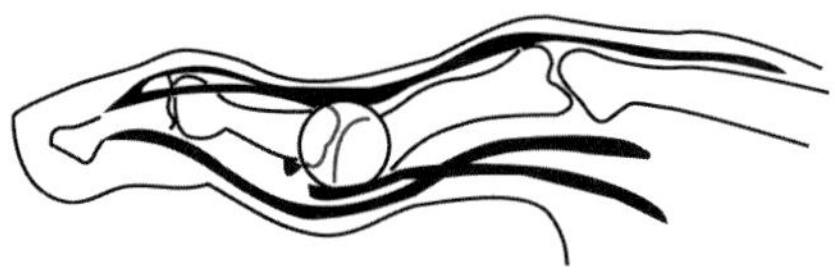

1) 내재근의 당김이 원인이다
2) 폄 힘줄의 측면 슬립(slip)의 손상이 원인이다
3) 폄 힘줄의 중앙 슬립(slip)의 손상이 원인이다
4) ECR(extensor carpi raclialis)의 손상이 원인이다
5) FDS(flexor digitorum superficialis)의 손상이 원인이다

**문제해설**

870 해설내용 참조

답 5)

## 백조목 변형(Swan neck deformity)

Explanation

### 1. 형태

1) 근육과 힘줄(Tendon)의 구축(contracture)
2) 중수손가락(MP, MCP : Metacarpophalangeal) 관절 : 굽힘(flexion contracture)
3) 근위지절간(PIP : Proximal Interphalangeal) 관절 : 과굽힘(hyper flexion)
4) 원위지절간(DIP : Distal Interphalangeal) 관절 : 굽힘(flexion)
5) 종류(swan neck deformity type)
   (1) Type 1
   - 초기에는 MP 관절 변형 및 내재근(intrinsic muscle)의 'tightness'가 특징
   (2) Type 2
   - 힘줄(extensor tendon)의 'lateral slip'이 손상(rupture)
   (3) Type 3
   - FDS(Flexor Digitorum Superficialis)의 손상(rupture)

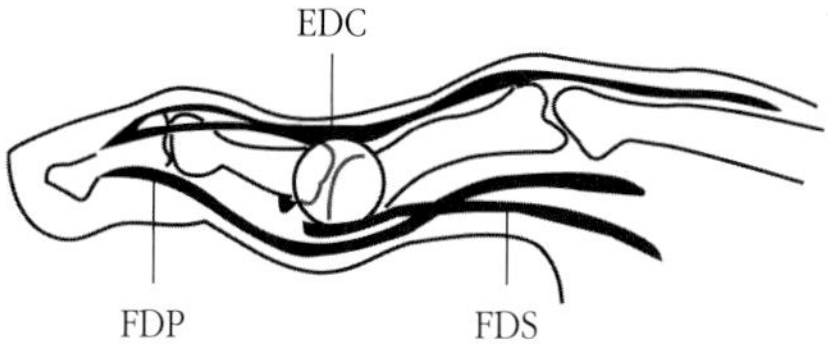

FDS의 손상

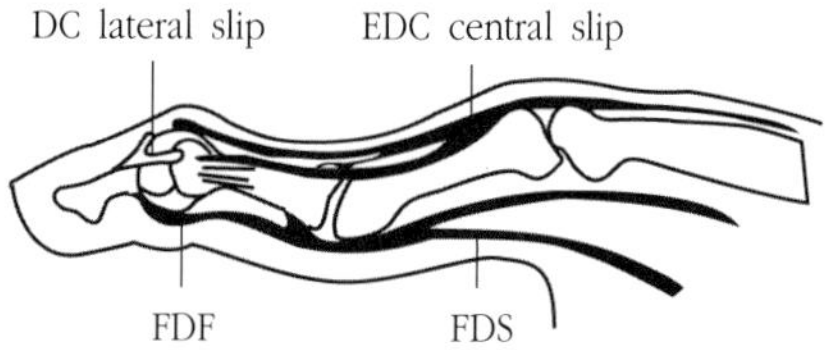

폄 힘줄의 lateral slip 손상

# 871

다음 사진의 활동과 가장 관계 깊은 Rood 접근법은?

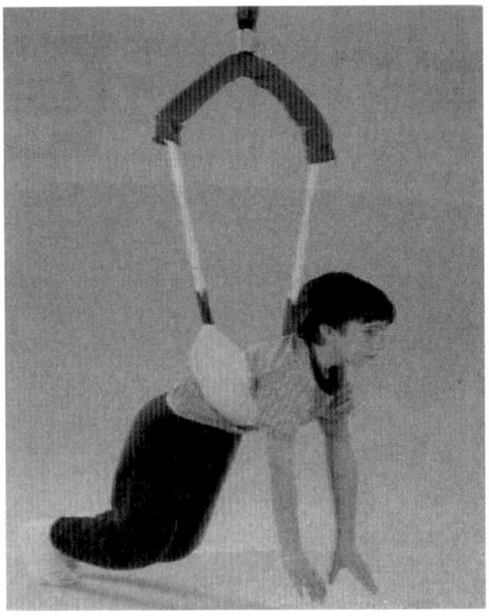

1) 태핑(tapping)
2) 전정감각 자극
3) 무거운 관절압박
4) 가벼운 동적 접촉
5) 고유수용성 감각 촉진

**문제해설**

871 해설내용 참조

답 2)

## 전형적인 Rood 치료의 테크닉
(Traditional rood treatment techniques for occupation based practice)

Explanation

| 피부 촉진 테크닉 | 고유수용성감각 촉진 테크닉 | 억제 테크닉 |
|---|---|---|
| • 가벼운 동적 접촉(light moving touch)<br>• 빠른 솔질(fast brushing)<br>• 얼음(icing) | • 관절 중압박(heavy joint compression)<br>• 저항(resistance)<br>• 전정감각 자극(vestibular stimulation)<br>• inversion<br>• 신장 압박(stretch pressure)<br>• 신장(stretch)<br>• 내적 신장(intrinsic stretch)<br>• secondary ending stretch<br>• 태핑(tapping)<br>• 치료적 진동(therapeutic vibration)<br>• 골압박(osteopressure) | • neural warmth<br>• joint approximation<br>• slow stroking<br>• 흔들기(rocking)<br>• 부드러운 흔들기(gentle shaking or rocking)<br>• 힘줄 압박(tendious pressure)<br>• 지속적 압박(maintained pressure)<br>• 느린 구르기(slow rolling) |

# 872

**다음 보조 도구를 사용하는 질환은?**

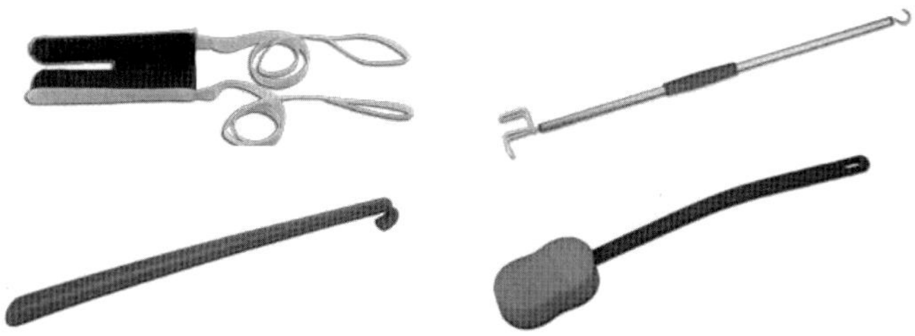

1) 화상
2) 관절염
3) 절단 환자
4) 외상성 뇌손상
5) 엉덩관절성형술

# 873

**지팡이를 사용하는 편마비 환자의 계단 오르기 순서로 옳은 것은?**

1) 환측 발 → 지팡이 → 건측 발
2) 지팡이 → 환측 발 → 건축 발
3) 건측 발 → 지팡이 → 환측 발
4) 환측 발 → 건측 발 → 지팡이
5) 지팡이 → 건측 발 → 환측 발

**문제해설**

872 Hip kit

엉덩관절성형술 후 상체를 굽히지 않고 일상생활을 하도록 하기 위한 보조 도구이다.

답 5)

873 해설내용 참조

답 3)

## 계단 오르기 순서

Explanation

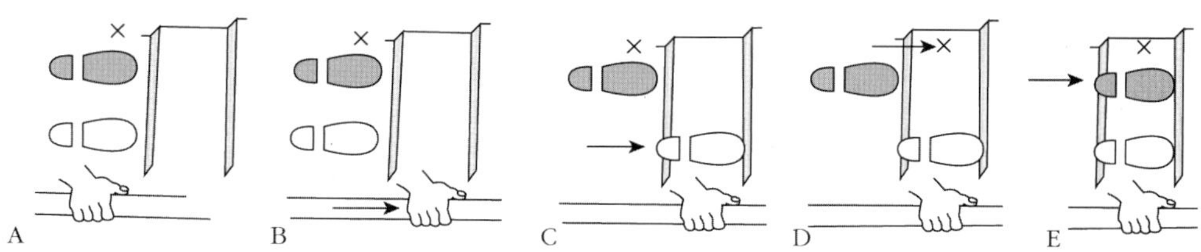

# 874

**엄마가 아동의 옆에서 다음과 같은 턱 지지를 제공했다면 얻을 수 있는 효과는?**

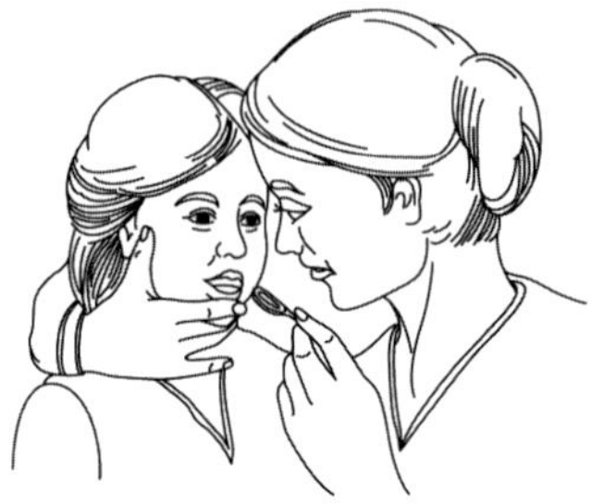

1) 혀를 눌러주므로 구토반사를 억제함
2) 턱의 안정성을 증진시켜 삼킴을 촉진함
3) 입술을 자극하므로 침흘리기를 감소시킴
4) 머리를 뒤로 제쳐주므로 흡인을 감소시킴
5) 입주변을 압박하므로 과감각을 지닌 아동의 식사를 도움

**문제해설**

874 해설내용 참조

답 2)

## 턱 지지

Explanation

### 1. 치료사 또는 부모의 턱 지지

1) 손가락으로 턱 아래와 하악(lower jaw) 주변에 외부적인 지지를 제공함
2) 치료사는 아동의 측면 또는 전면에서 손을 적용함
3) 한 손가락은 턱 앞쪽을 압박(pressure)하고 나머지 손가락은 턱 아래를 지지함
   (1) 안정성(stability)을 제공함
   (2) 큰 턱의 움직임(wide jaw excursion : 크게 벌어짐)을 억제함
   (3) 혀의 움직임을 지지함
   (4) 턱 아래 지지 시 손가락의 편평한 면을 이용하여 지지
      ① 턱의 움직임을 지지
      ② 강제로 아동의 턱을 움직이는 것은 부적절함
4) 한 번 먹을 때마다 손으로 지지한 것을 유지해야함
   • 자주 손을 떼고 붙이는 것은 바람직하지 않음
5) 목표
   • 신체적 도움 없이 먹거나 마실 때 적절한 안정성(stability)을 제공하기 위해

# 875

**다음 사진의 보조기가 가장 필요한 대상자는?**

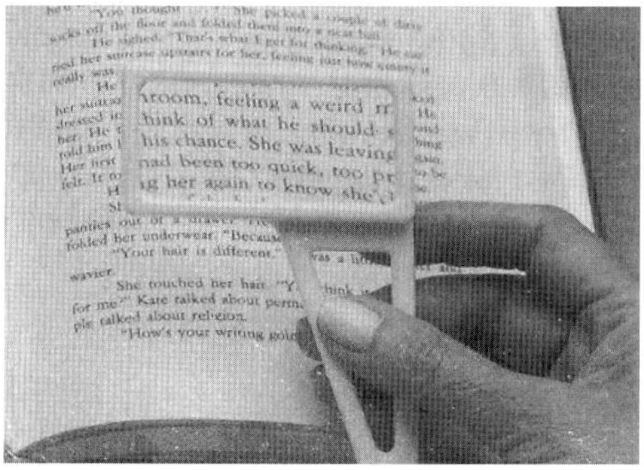

1) 저시력 환자
2) 편마비 환자
3) 편측무시 환자
4) 집중력 손상 환자
5) 기억력 손상 환자

**문제해설**

875 해설내용 참조

답 1)



## 적응원리

Explanation

### 1. 저시력 및 저청력 환자의 적응

| 문제 | 적응(adaptation) 원리 |
| --- | --- |
| **저시력 또는 저청력**<br>(low vision or hearing) | • 손상되지 않은 감각 또는 잔존한 감각의 사용<br>• 사물의 특징적인 감각을 확대함<br>예) 색, 크기, 촉감, 청각<br>• 행동의 시작과 끝을 결정할 수 있도록 지속적인 큐의 제공<br>• 촉각적/언어적/시각적 또는 사물의 큐 사용<br>예) 수건을 손에 놓아줌<br>예) "얼굴을 닦을 시간이다"라는 말을 해줌<br>• 몸짓의 사용<br>예) 팔을 넣을 소매를 지적함<br>• 청각적, 시각적 방해물들을 제거함<br>• 보조도구의 사용<br>- 확대경, 보청기 등의 사용 |

# 876

**다음 보조도구가 가장 필요한 경우는?**

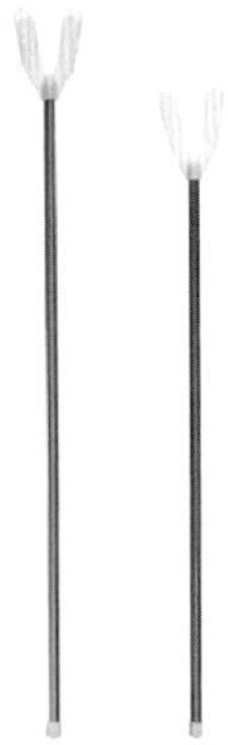

1) Spinal Cord Injury $C_4$
2) Spinal Cord Injury $C_5$
3) Cauda equina syndrome
4) Posterior cord syndrome
5) Brown-sequard syndrome

# 877

**다음 그림의 장치를 착용하는 목적으로 가장 타당한 것은?**

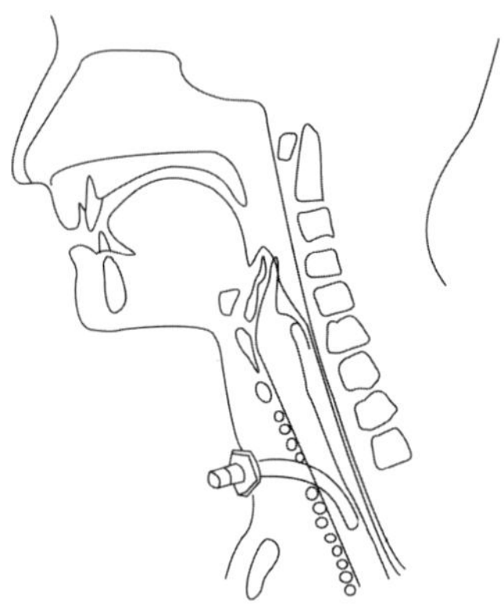

1) 저작, 호흡
2) 소화, 호흡
3) 호흡, 흡인예방
4) 조음, 흡인예방
5) 자세정렬, 호흡

**문제해설**

**876** 손의 사용이 어려운 SCI $C_{3\sim4}$ 환자에게 필요한 mouth stick이다.

**답** 1)

**877** 기관 절개(tracheostomy)는 호흡이 목적이며, cuff를 팽창시켜 흡인(aspiration)을 예방하기도 한다.

**답** 3)

# 878

## 다음과 같은 운동을 할 때 사용되는 근육과 거리가 먼 것은?

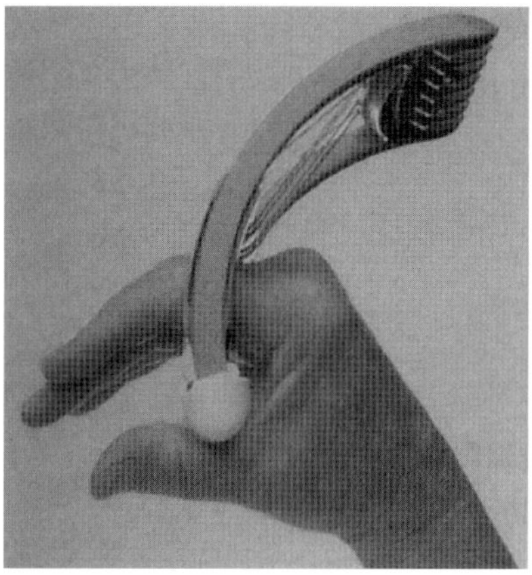

1) Lumbricals
2) Palmaris longus
3) Palmar interosseous
4) FDP(flexor digitorum profundus)
5) FDS(flexor digitorum superficialis)

# 879

## 다음 사진의 변형을 유발하는 질환으로 가장 타당한 것은?

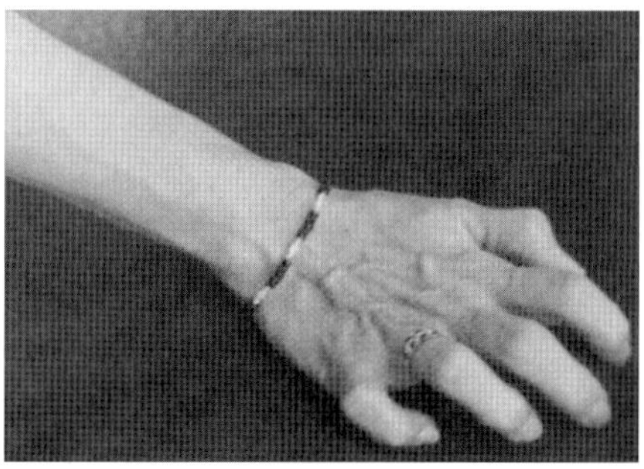

1) RA
2) Erb's palsy
3) Klumpke's syndrom
4) Median nerve palsy
5) Carpal tunnel syndrom

**문제해설**

878 'Palmaris longus'는 손목의 굽힘을 만드는 대표적인 근육이다.

**답** 2)

879 Klumpke's syndrom

- 손 쪽의 마비가 특징임
- 팔신경얼기 아래몸통의($C_8$, $T_1$) 압박과 견인으로 생김
- 손의 내재근과 손목 굽힘근의 먼 쪽 근육이 마비되어 갈퀴손(claw-hand)이 나타남
- 내재근 음성 손 변형(intrinsic minus hand deformity)이라고도 함

**답** 3)

# 880

**다음 사진은 어떤 동작에 대한 근력검사(MMT)이다. 가장 관계 깊은 근육은?**

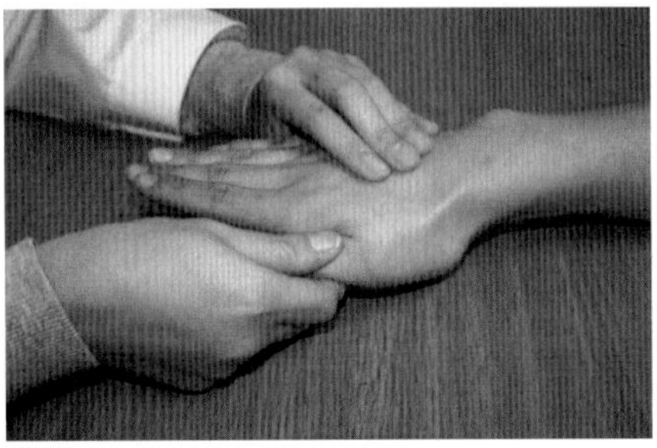

1) 엄지모음근(adductor pollicis)
2) 긴엄지굽힘근(flexor pollicis longus)
3) 엄지손가락맞섬근(opponens pollicis)
4) 새끼맞섬근(opponens digiti minimi)
5) 짧은엄지굽힘근(flexor pollicis breivis)

**문제해설**

880 해설내용 참조

답 1)

## 엄지모음근(Adductor pollicis)

Explanation

### 1. 항중력 자세

**1) 시작 자세**

(1) 아래팔(forearm)의 엎침(pronation)
(2) 손목과 손가락의 중립
(3) 엄지의 벌림(abduction)
(4) 엄지의 MP 및 IP 관절의 폄(extension)

**2) 안정화**

(1) 손가락의 손허리뼈(metacarpal)를 안정시킴
(2) MP 관절을 중립상태로 유지시킴

**3) 지시**

- "손바닥 쪽으로 당기세요. 그리고 제가 당길 때 그것을 유지하세요."

**4) 저항**

(1) 평가자는 몸쪽(proximal) 손가락뼈의 머리(head of phalanx)를 감싸 줌
(2) 엄지를 손바닥 벌림(abduction) 방향으로 당김

5) **보상**
   (1) 긴엄지폄근(extensor pollicis longus)
   (2) 긴엄지굽힘근(flexor pollicis longus)
   (3) 짧은엄지굽힘근(flexor pollicis brevis)

# 881

**다음은 뇌졸중 환자의 옷 입기 과정이다. 그림의 환자가 왼쪽 편마비일 경우 옷 입기 순서로 옳은 것은?**

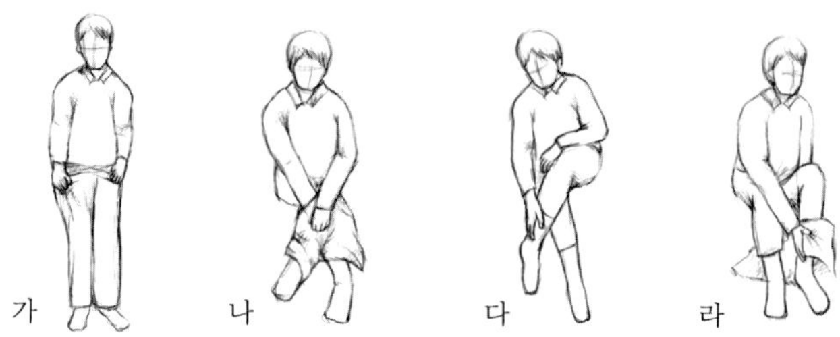


1) 라－나－다－가
2) 나－다－라－가
3) 나－라－다－가
4) 다－나－라－가
5) 다－라－나－가

**문제해설**

**881** 바지입기

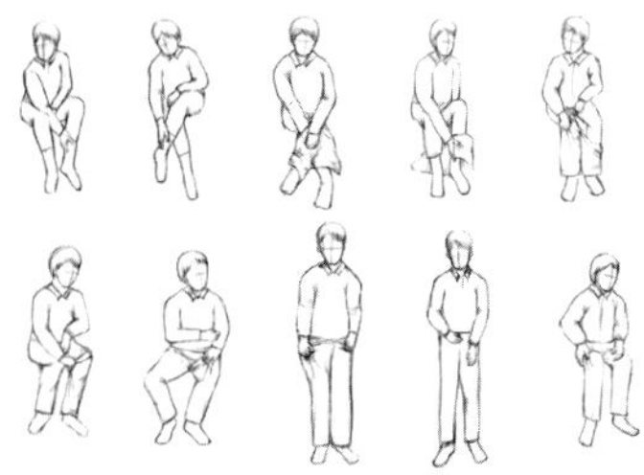

**답** 4)

# 882

**다음 사진의 보조도구를 사용해야 하는 대상자로 가장 타당한 경우는?**

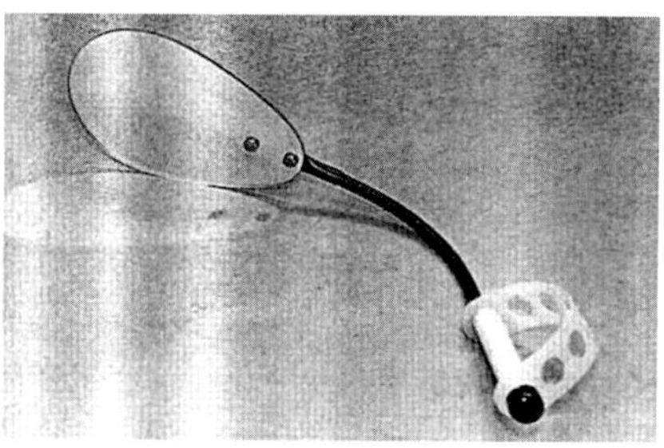

1) RA 환자
2) 화상 환자
3) THR 환자
4) 편마비 환자
5) 사지마비 환자

**882** skin inspection mirror

- 척수손상 환자의 독립적인 피부관리에 사용됨
  - 피부 관찰 거울(skin inspection mirror) 사용

**답** 5)

# 883

다음 두 사진은 어떤 동작의 연속적인 측정 과정이다. 측정하고자 하는 동작과 정상 ROM 범위는?

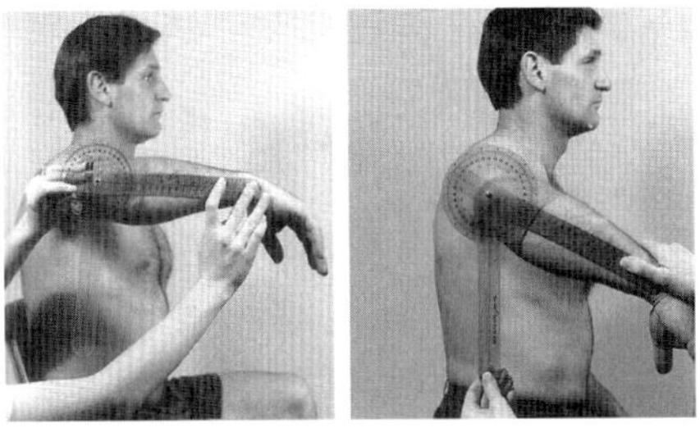

1) 어깨 관절의 안쪽 돌림, 정상 ROM은 0~70도
2) 어깨 관절의 바깥 돌림, 정상 ROM은 0~70도
3) 어깨 관절의 안쪽 돌림, 정상 ROM은 0~90도
4) 어깨 관절의 바깥 돌림, 정상 ROM은 0~90도
5) 어깨 관절의 수평 벌림, 정상 ROM은 0~90도

**문제해설**

883 해설내용 참조

답 1)

## 안쪽돌림(Internal rotation) : 70°

Explanation

### 1. 각도계 위치(goniometer placement)

1) **축**(axis)
   - 팔꿈치 머리 가시돌기(olecrenon process)
2) **적 레버**(stationary arm)
   (1) 90° 직각 자세로 앉음
      ① 몸통(trunk)의 가쪽 면(lateral aspect)과 평행함
      ② 바닥과 수직
      ③ 엉덩(hip) 관절은 90° 굽힘
      ④ 각도계의 시작점은 90°
         - ROM 기록 시 최종 점수로부터 빼기
3) **동적 레버**(movable arm)
   - 자쪽(ulnar)의 장축과 평행함

### 2. 보상(possible substitutions)

1) 어깨뼈 올림(scapular elevation)과 하방돌림(downward rotation)
2) 몸통(trunk)의 굽힘(flexion), 팔꿉 폄(elbow extension)

# 884

**휠체어를 타고 문턱을 넘는 그림이다. 문턱 높이의 기준으로 옳은 것은?**

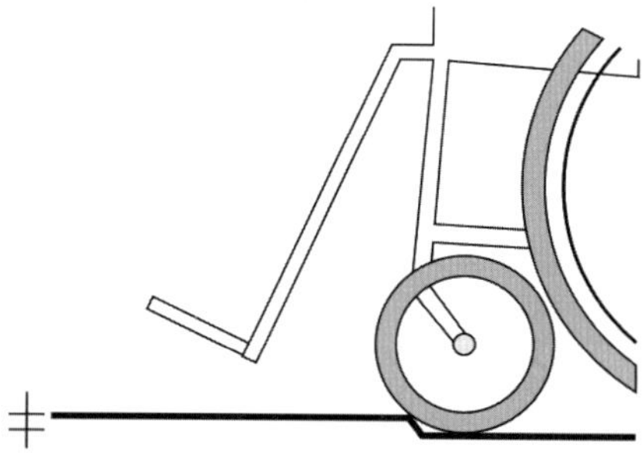

1) 1.0cm 이하
2) 1.5cm 이하
3) 2.0cm 이하
4) 3.0cm 이하
5) 5.0cm 이하

# 885

**아래 그림에서 새긴 무늬의 수를 증가시키는 것은 어떤 수행기술과 가장 관련이 깊은가?**

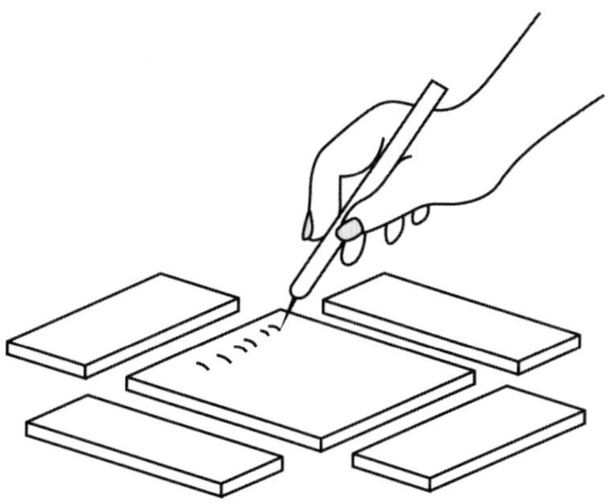

1) use
2) bend
3) reach
4) choose
5) manipulate

**문제해설**

**884** 출입구

턱낮추기 : 건축물의 주출입구와 통로의 높이 차이는 3센티미터 이하가 되도록 설치하여야 한다.

**답** 4)

**885** manipulate

분리된 손의 움직임, 손안의 조작

**답** 5)

# 886

사진의 치료사가 가리키는 위치의 근육들이 주로 작용하는 동작은 무엇인가?

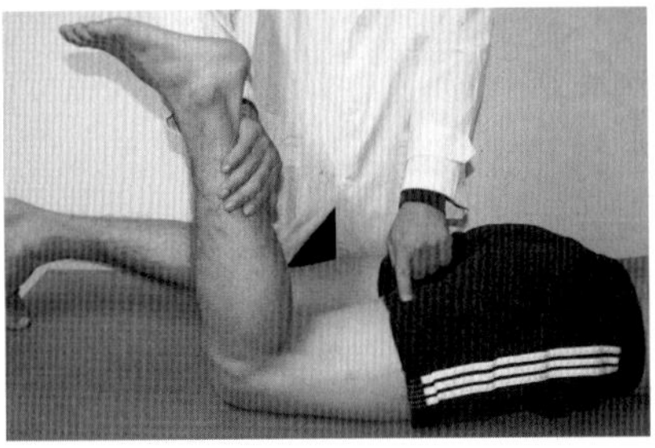

1) 엉덩관절 폄
2) 무릎관절 폄
3) 엉덩관절 굽힘
4) 무릎관절 굽힘
5) 엉덩관절 돌림

**문제해설**

886 해설내용 참조

답 4)

## 무릎 굽힘(Knee flexion)

Explanation

### 1. 주동근

1) 뒤넙다리근(hamstrings)
2) 반힘줄근(semitendinosus)
3) 넙다리두갈래근(biceps femoris)

### 2. 항중력 자세

1) **시작 자세**
   (1) 엎드려 누움(prone)
   (2) 무릎(knee) 관절 및 엉덩(hip) 관절의 폄(extension)
2) **안정화**
   • 넙다리(thigh)를 매트에 안정시킴
3) **지시**
   • "제가 저항을 가할 때 무릎을 굽힌 상태로 유지하세요."
4) **저항**
   (1) 평가자의 손은 정강뼈(tibia)의 먼(distal) 끝 뒷부분에 위치함
   (2) 폄(extension)방향으로 저항 제공

5) **보상**

(1) 중력이 90° 이상의 굽힘(flexion)을 조장할 수 있음
(2) 중력이 앉은 상태에서 무릎 굽힘(flexion)을 만들 수 있음
(3) 넙다리빗근(sartorius)의 보상작용이 발생될 수 있음
(4) 두덩정강근(gracilis)과 장딴지근(gastrocnemius)의 보상작용이 발생될 수 있음



# 887

**다음 그림과 같은 방식으로 옷을 입어야 하는 대상자로 가장 타당한 것은?**

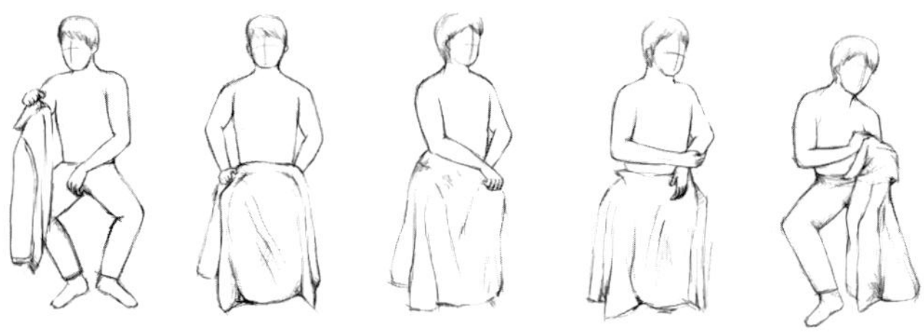

1) SCI $C_7$
2) SCI $C_5$
3) 좌측 편마비
4) 우측 편마비
5) 근긴장이 과도한 환자

# 888

**다음 검사 시 나타날 수 있는 대치움직임은?**

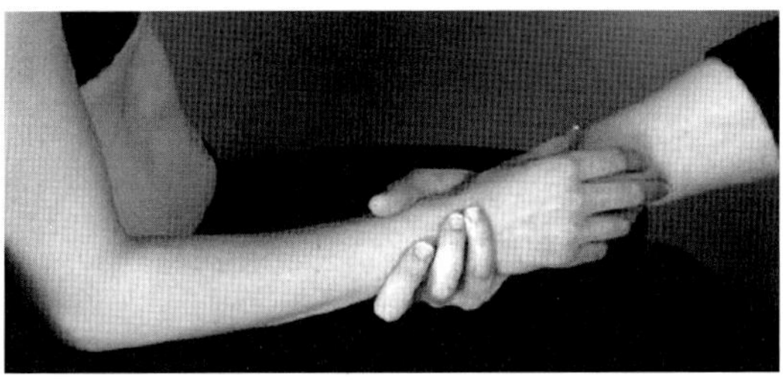

1) 뒤침
2) 어깨 폄
3) 어깨 굽힘
4) 어깨 벌림
5) 팔꿈치 굽힘

**문제해설**

**887** 편마비 환자의 옷입기이며, 마비된 쪽의 팔을 옷에 먼저 넣는다.

**답** 3)

**888** 엎침 검사 시에는 어깨 벌림 혹은 손목과 손가락 굽힘이 대치할 수 있다.

**답** 4)

# 889

**다음 도구는 어떤 공예에 사용되는 것인가?**

1) 목공예
2) 찰흙공예
3) 가죽공예
4) 금속공예
5) 도기공예

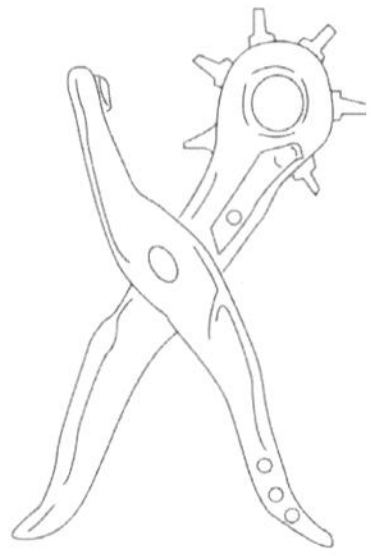

**문제해설**

**889** 가죽공예(leather work)에 사용되는 도구들

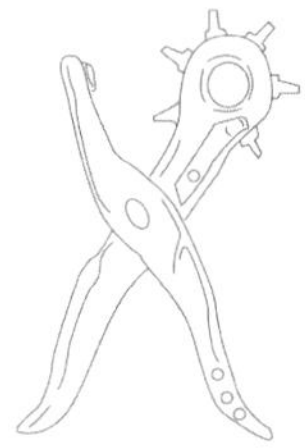

rotatory punch

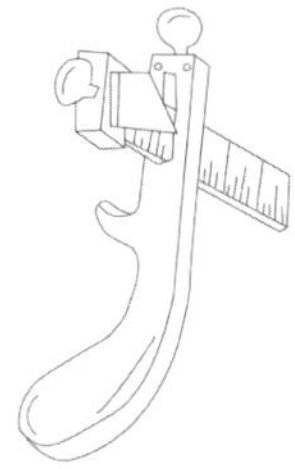

strap cutter

**답** 3)

## 가죽공예(Leather work)에 사용되는 도구들

Explanation

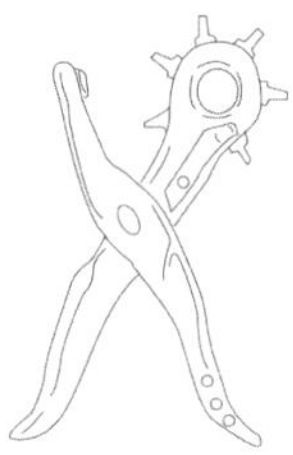

rotatory punch

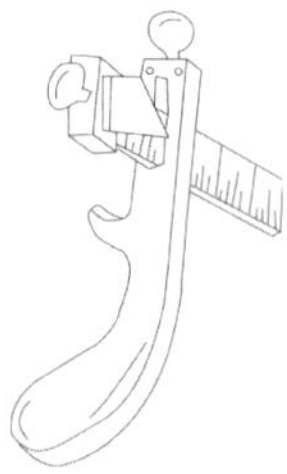

strap cutter

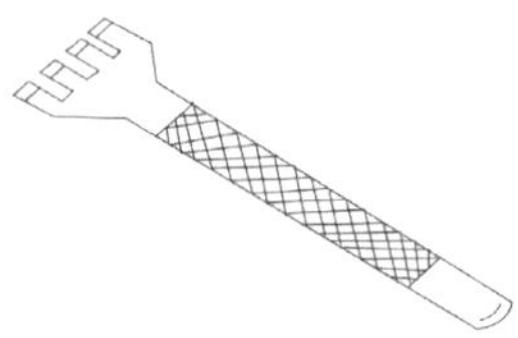

thonging chisel

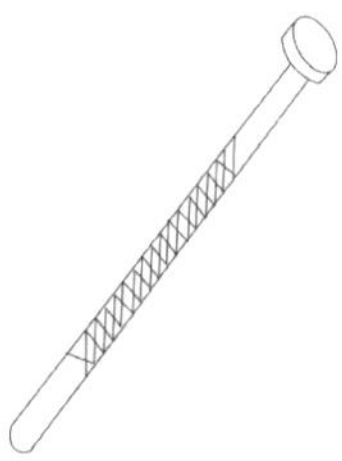

rotatory punch

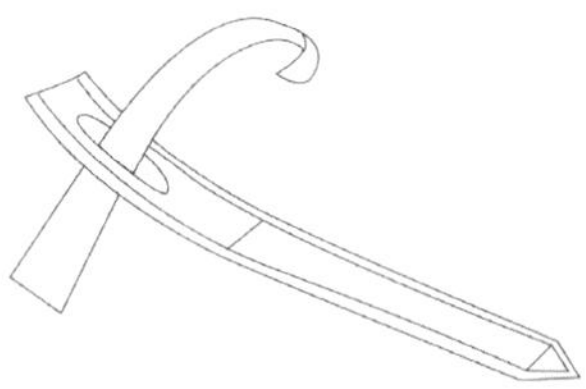

strap cutter

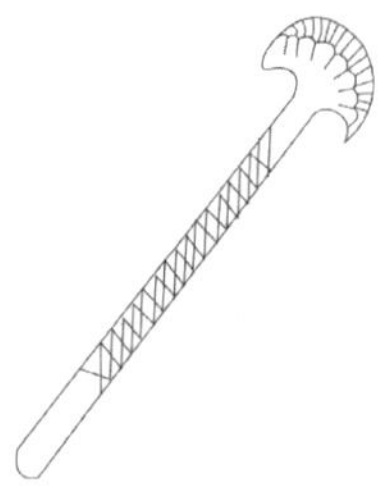

veiner

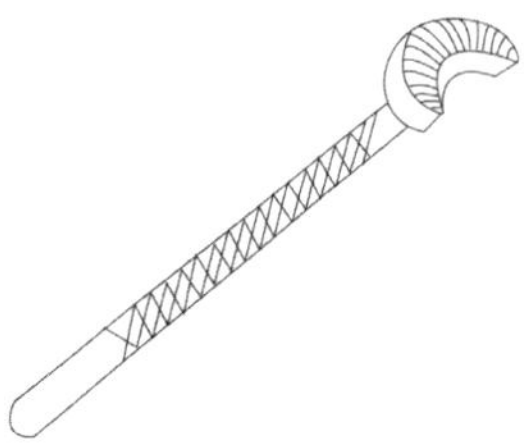

camouflage

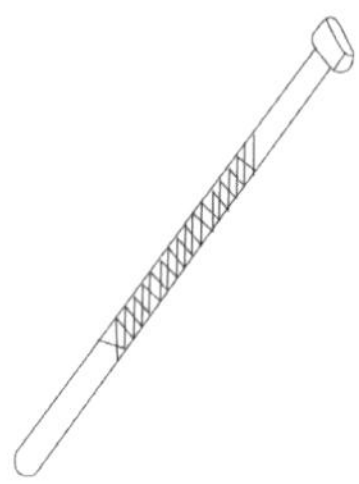

background tool

# 890

**다음은 Piaget의 세 산 모형실험에 관련된 그림이다. 각각의 위치에서 본 그림을 예측할 수 없는 전조작기의 특징적 사고는?**

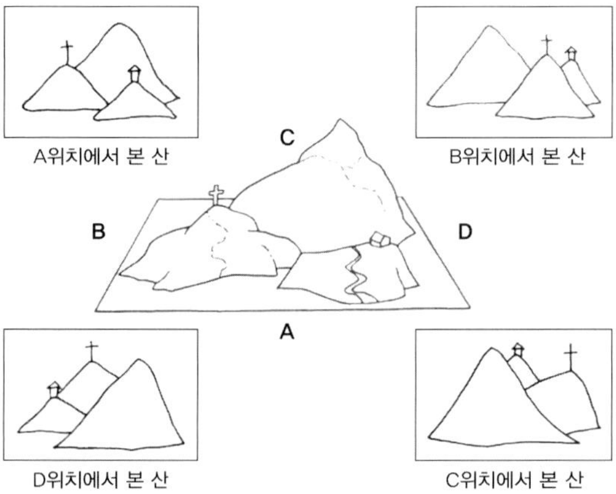


1) 직관적 사고
2) 불확실한 사실성
3) 시각적 사실성
4) 자기중심적 시각조망
5) 보존개념의 결여

# 891

**다음과 같은 보존개념이 최초로 습득되는 시기는?**

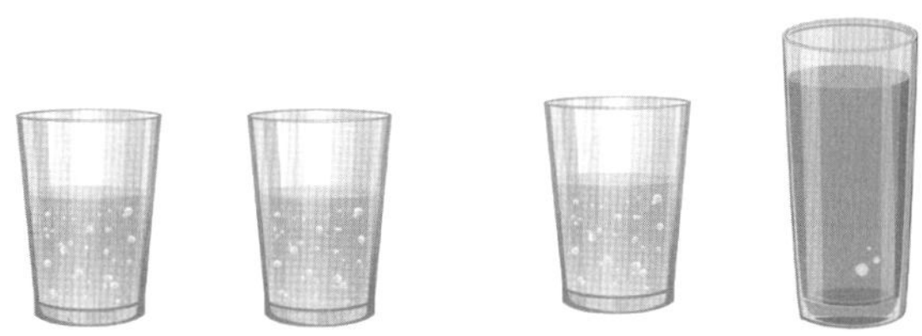

| 동일한 두 개의 유리컵에 동일한 양의 물이 담겨 있다 | 하나의 컵에 있는 물을 길고 가는 컵에 옮겨 붓는다 |
|---|---|

1) 3~4세
2) 4~5세
3) 5~6세
4) 7~8세
5) 8~9세

**문제해설**

**890** 전조작기의 아동은 자기중심적 사고를 하며 이는 산의 위치에 따른 시각적 조망을 예측하지 못하는 결과로 나타난다. 즉, 본인이 보는 위치에서의 모습만 알 수 있고 다른 위치에서의 모습은 예측하기 어렵다. 이러한 특징을 자기중심적 시각조망이라 한다.

**답** 4)

**891** 보존개념 conservation

- 가역성이 가능해짐에 따라 가능
- 길이, 크기, 양, 수, 무게, 넓이, 부피 등 여러 형태의 보존개념이 습득됨
- 과제의 유형에 따라 가역조작의 획득 시기가 다르게 나타난다.

**답** 4)

# 892

**정상발달을 보이는 아동이 다음 그림처럼 한 발로 서기가 가능한 시기는?**

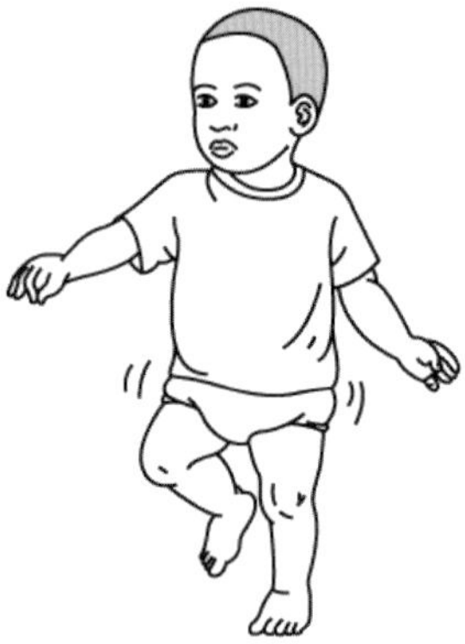

1) 15개월~2년
2) 18~30개월
3) 2.5~3.5세
4) 3~4세
5) 4~5세

# 893

**다음 사진에 나타나는 양손의 쥐기 형태는 각각 다르다. 무엇인가?**

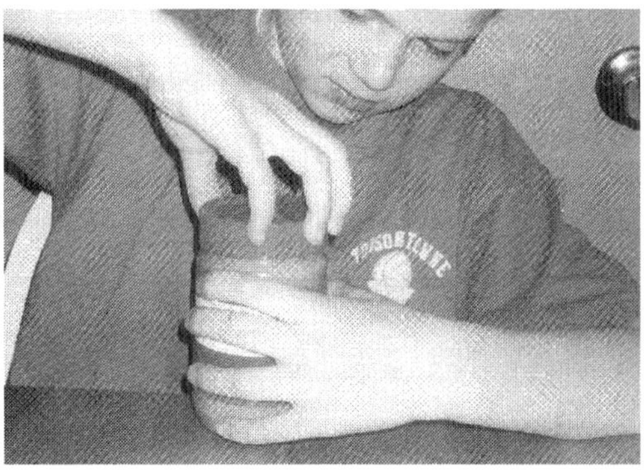

1) disk grasp+spherical grasp
2) spherical grasp+disk grasp
3) cylindrical grasp+disk grasp
4) three-point pinch+disk grasp
5) spherical grasp+cylindrical grasp

## 문제해설

**892** 한 다리로 체중을 지지하는 것은 초기에는 1초 정도 짧게 가능하다가 좀 더 나이가 들면 팔은 몸의 옆에 유지하고 골반은 대칭적으로 유지할 수 있게 된다. 보통 한발로 서기는 2년 6개월에서 3년 6개월에 가능하다.

**답** 3)

**893** cylindrical grasp

- transverse arch가 펴짐(flattened)
- IP와 MCP 관절은 사물의 크기에 따라 굽힘됨

disk grasp

- 사물의 크기에 따라 손가락이 벌림됨(finger abduction)
- MCP 관절의 과도한 폄(hyperextension)
- IP 관절의 굽힘
- 물체에 손가락의 패드(finger pad) 부분만 접촉함

**답** 3)

# 894

다음 그림과 같은 컵을 독립적으로 사용할 수 있는 아동의 최소 연령은?

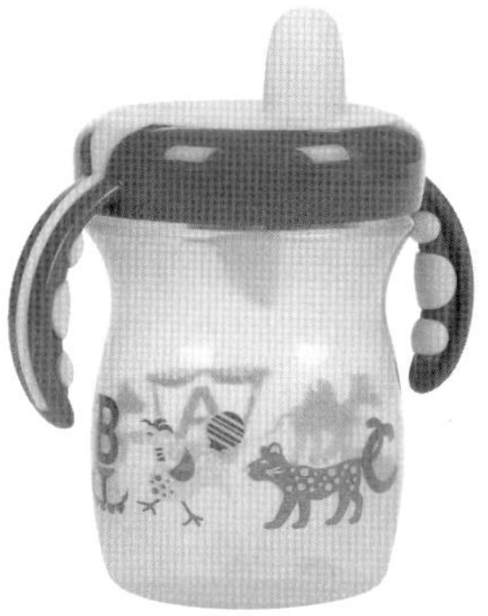

1) 3개월
2) 6개월
3) 12개월
4) 24개월
5) 36개월

문제해설

**894** 일반 컵의 사용은 24개월이며, 변형된 컵의 사용은 12개월이다.

**답** 3)

# 895

다음 사진의 제목으로 적절한 것은?

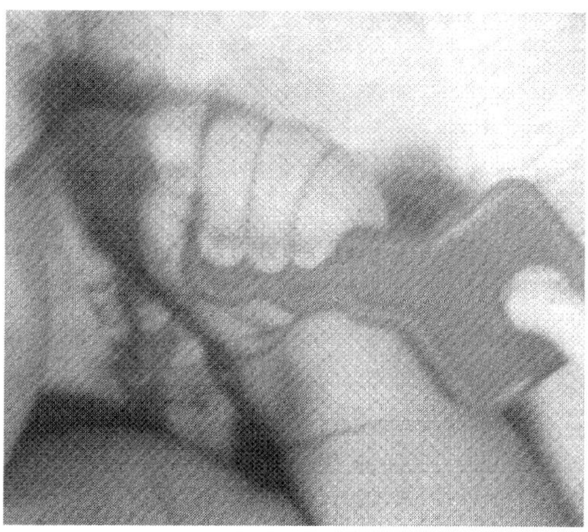

1) lateral pinch
2) power grasp
3) cylindrical grasp
4) ulnar palmar grasp
5) radial palmar grasp

**895** ulnar palmar grasp

- 잡기의 발달
  - 자뼈잡기(ulnar grasp) → 손바닥잡기(palmar grasp) → 노뼈잡기(radial grasp)

**답** 4)

# 896

## 다음 사진에 대한 설명으로 옳은 것은?

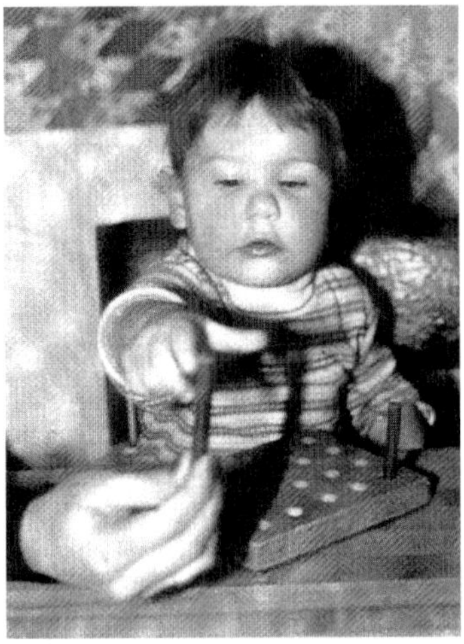

1) 'power grasp'이다
2) 3개월 수준의 아동이다
3) 편마비 아동의 식사 훈련이다
4) 몸통의 돌림을 동반한 뻗기이다
5) 관심 있는 물건을 향한 쥐기 반사이다

# 897

## 다음 사진의 아동이 사용하고 있는 집기형태는?

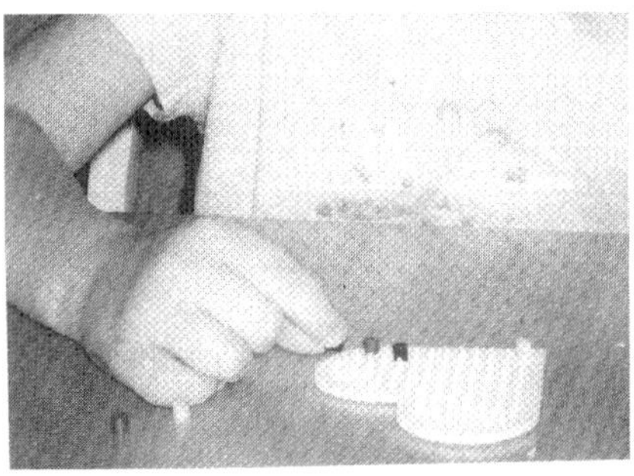

1) tip Pinch
2) pincer grasp
3) lateral pinch
4) cylindrical grasp
5) pad-to-pad pinch

### 문제해설

**896** 뻗기(reach)의 성숙

- 흥미 있는 사물 쪽으로 약간 몸통 돌림(trunk slight rotation)과 폄이 나타남
- 사물의 크기에 적절하게 손가락을 폄(extension)시키고 팔을 정확한 위치에 놓음
- 12세까지 뻗기의 성숙이 완성됨

**답** 4)

**897** tip pinch

엄지와 검지의 각각의 굽힘(partly flexed)

**답** 1)

# 898

## 다음 사진과 같은 집기형태는?

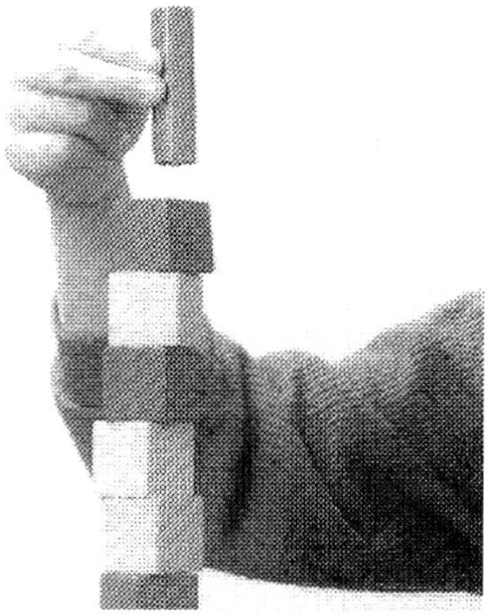

1) lateral pinch
2) pincer grasp
3) cylindrical grasp
4) pad-to-pad pinch
5) three-point pinch

# 899

## 다음 그림의 쥐기는 어떤 형태의 쥐기인가?

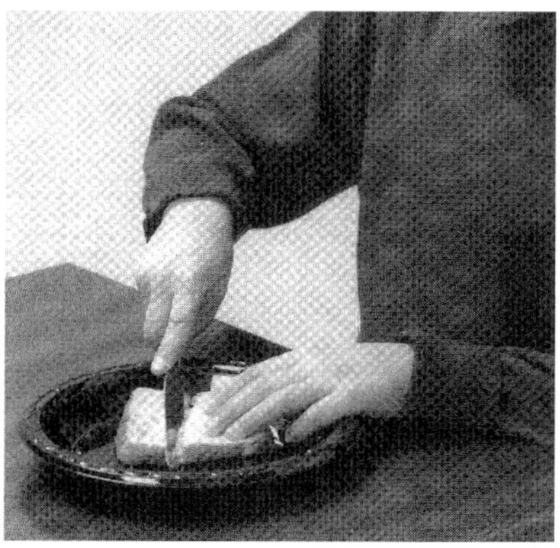

1) hook grasp
2) power grasp
3) lateral pinch
4) pad-to-pad pinch
5) three-point pinch

### 문제해설

**898** three-point pinch

- 'three-jaw chuck grasp'이라고도 함
- 엄지, 검지, 중지를 이용함

**답** 5)

**899** power grasp

- 손 전체를 사용한 쥐기
- 엄지(thumb)
  - 굽힘된 상태로 유지(held flexed) 또는 나머지 손가락에서 벌림됨
  - 폄 및 모음(extension and adduction)
- 다른 물체나 도구를 사용할 때 사용
- 자뼈측 손가락의 굽힘(flexion of the ulnar finger)
  - 안정성(stability) 제공
- 노뼈측 손가락의 굽힘은 적음(less flexion with the radial fingers)
  - 유동성(mobility) 제공

**답** 2)

# 900

**다음과 같이 아동을 벽의 모서리에 앉혀 옷 입기를 실시하였다. 어떤 아동에게 가장 좋은 자세인가?**

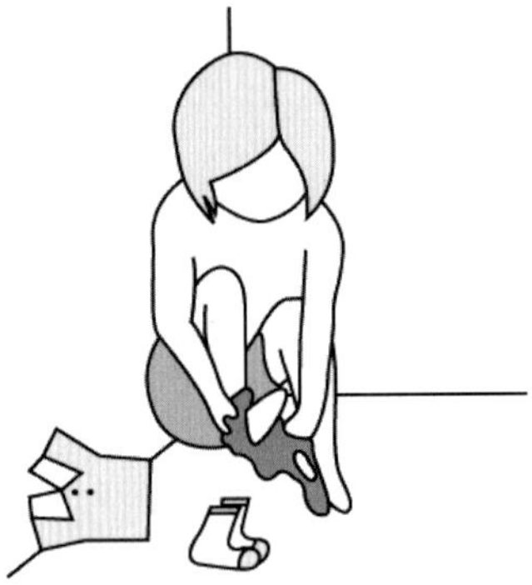

1) 편마비 아동
2) 아스퍼거 장애
3) 저긴장성 아동
4) 강직이 심한 아동
5) 균형의 잡기 어려운 아동

**문제해설**

900 다음과 같은 자세는 균형능력이 부족한 경우 벽 모서리에 앉아서 옷 입는 방법을 실시할 수 있다.

**답** 5)

# 901

**다음 그림의 내용으로 틀린 것은?**

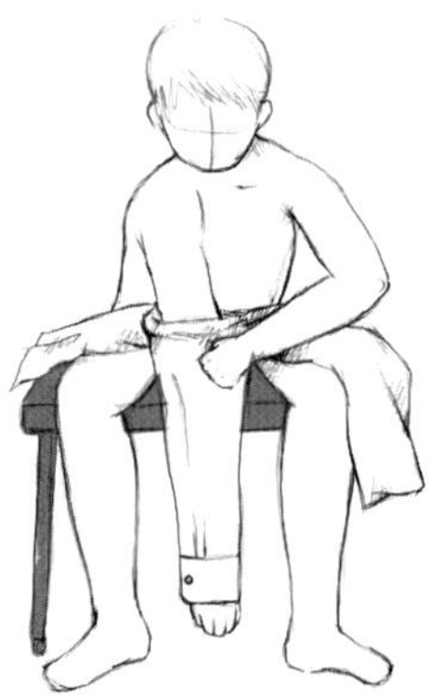

1) NDT의 옷입기이다
2) 오른쪽 편마비이다
3) 환측 팔을 먼저 넣는다
4) PNF의 대칭성 패턴이다
5) 옷의 어깨선이 팔꿈치를 통과해야 한다

**901 편마비 환자의 옷입기(dressing activity)**

- 셔츠 입기 순서
  - 무릎 사이에 소매를 가지고와 팔 구멍이 보이도록 위치시킴
  - 환측 손을 먼저 소매에 넣음
  - 바로 앉은 후 건측(sound side) 손을 넣음
  - 단추를 아래에서 위로 잠금

**답** 4)

# 902

**다음 그림에 대한 설명으로 옳은 것은?**

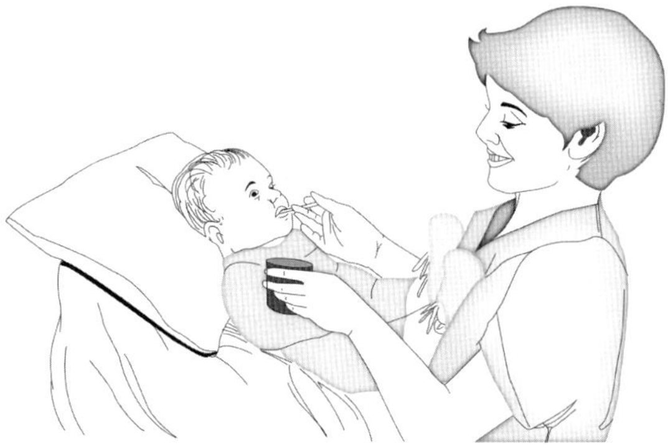

1) 안정성이 낮다
2) 눈 마주침이 어렵다
3) 부모의 손이 자유로워진다
4) 신체정렬이 나쁜 것이 단점이다
5) 큰 아동에게 적절한 자세이다

# 903

**다음 그림의 보조도구의 이름은?**

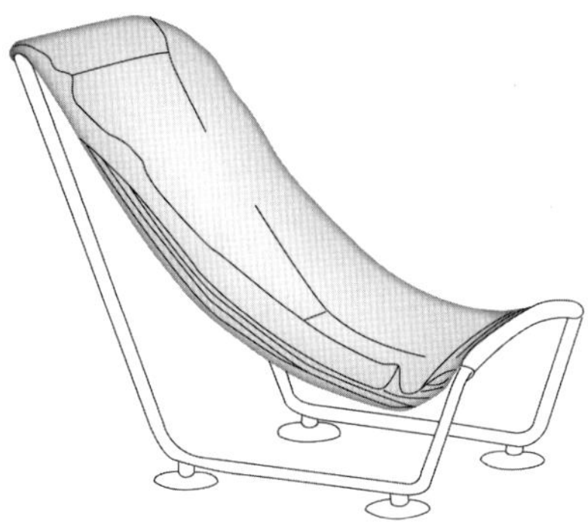

1) commode
2) shower bench
3) hammock chair
4) trunk support ring
5) tumble form feeder

**문제해설**

**902** 부모의 허벅지에 누워 마주보고 있는 아동

- 안정성이 매우 뛰어남
- 좋은 신체 정렬을 만들어줌
- 전중선 유지가 가능함
- 부모의 손이 자유로워 짐
- 눈 마주침(eye contact)이 일어남
  - 커뮤니케이션(communication)을 촉진함
- 나이가 있고 몸이 큰 아동에게는 부적절한 자세가 됨

**답** 3)

**903** hammock chair

- 몸 전체를 지지할 수 있음
- 보호자가 아동을 온전히 목욕시킬 수 있음

**답** 3)

# 904

**다음 그림의 도구에 대한 설명으로 옳은 것은?**

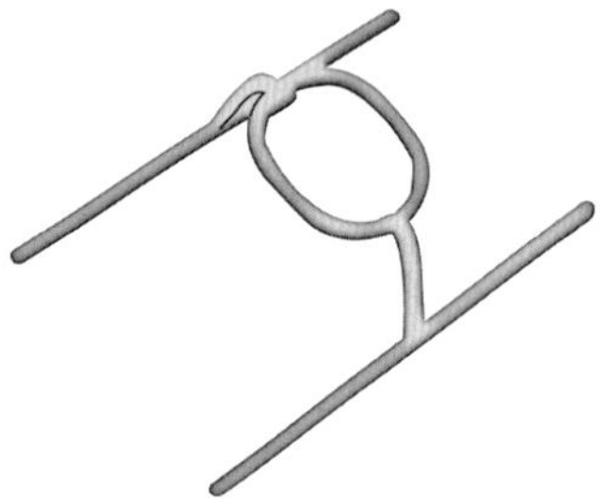

1) 감각통합에 필요한 도구이다
2) 눈에 잘 띄지 않는 장점이 있다
3) 무겁지만 디자인이 우수한 것이 장점이다
4) 독립적으로 앉아 있을 수 있는 아동이 대상이다
5) 식사 보조도구로 편마비 환자에게 사용된다

# 905

**다음 그림의 제목으로 가장 타당한 것은?**

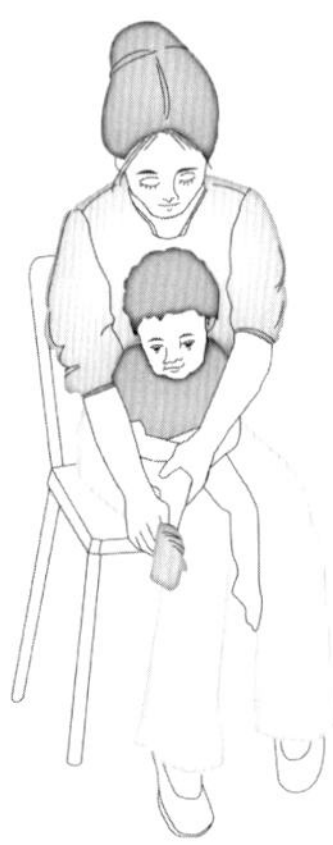

1) 저긴장 아동의 옷 입기
2) 과긴장 아동의 옷 입기
3) 편마비 아동의 옷 입기
4) 과호흡 아동의 옷 입기
5) 지구력이 약한 아동의 옷 입기

**문제해설**

**904** trunk support ring
- 목욕 시 몸통을 지지해 줌
- 가볍고 디자인이 우수함
- 눈에 잘 띄지 않음

**답** 2)

**905** 과긴장 아동의 옷 입기

보호자의 무릎 위에 올려 실시

**답** 2)

# 906

## 다음 그림의 용도는?

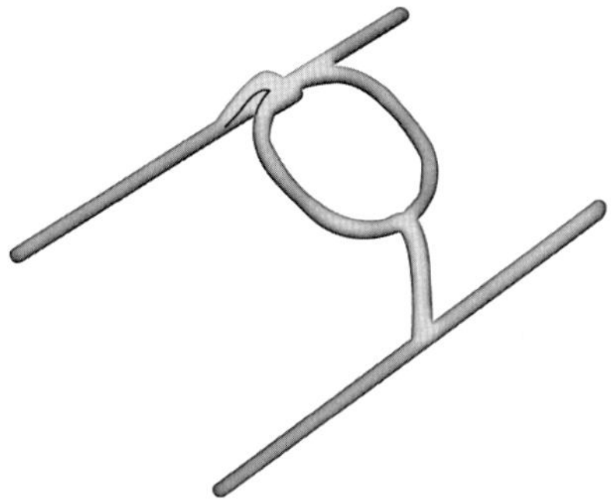

1) 놀이에 필요한 장치
2) 운동에 필요한 장치
3) 이동에 필요한 장치
4) 식사에 필요한 장치
5) 목욕에 필요한 장치

# 907

## 다음 그림처럼 옷을 입어야하는 대상자로 타당한 것은?

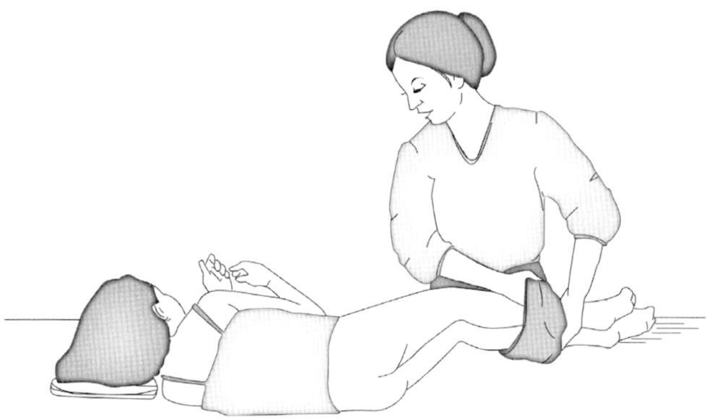

1) 나이가 적은 아동
2) 인지 손상이 큰 아동
3) 언어의 장애가 있는 아동
4) 운동제한이 있고 무거운 아동
5) 운동제한이 없고 지시를 잘 따르는 아동

문제해설

**906** trunk support ring

- 가볍고 디자인이 우수함
- 눈에 잘 띄지 않음

**답** 5)

**907** 운동제한이 있는 아동의 옷 입기 적응 방법

- 바닥에 등을 대고 누워서 옷 입히기
  - 이 자세는 신경학적 문제를 지닌 아동에게 적절함
  - 폄근 긴장이 나타날 때 사용
- 폄근의 긴장이 증가된 아동의 옷 입히기
  - 보호자는 양말이나 신발을 착용시켜주기 전 아동의 엉덩관절이나 무릎을 굽힘시킴
- 아동이 나이가 많거나 무거울 때
  - 옆으로 눕혀(sidelying) 실시
    - 아동의 엉덩관절과 무릎을 구부리고 팔을 앞쪽에 가져오는 것이 편리함

**답** 4)

# 908

**다음 징후를 보이는 근이영양증(muscular dystrophy) 유형에 대한 설명으로 옳은 것은?**

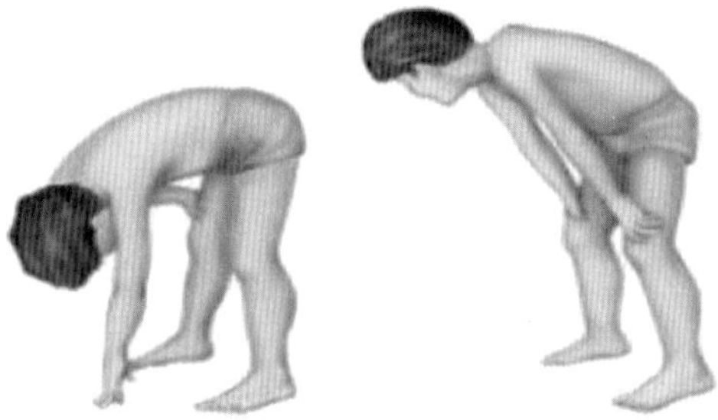

1) 10대 초기에 발병한다
2) 얼굴근육의 가동성이 떨어진다
3) 골반과 어깨 근육에 한정적으로 침범한다
4) 초기에 팔꿈치, 발 등에서 뻣뻣함을 호소한다
5) 가장 먼저 상실하는 기능 중 하나는 독립적 보행이다

# 909

**아래 평가도구를 사용한 결과 피검자는 전반에 243초, 후반에 225초의 시간이 소비되었다. 기록해야 할 원점수는?**

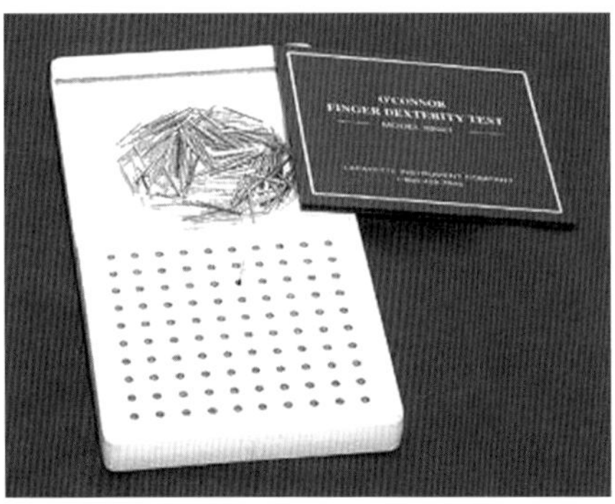


1) 215.25
2) 225.25
3) 235.25
4) 245.25
5) 255.25

## 문제해설

**908** 가우어 징후

요추 전만, 넙다리네갈래근 등이 약화되었으므로 엎드린 상태에서 일어서게 하면 바로 일어서기 못하고, 네발로 기는 자세를 취한 다음 손으로 무릎과 넓적다리를 짚으면서 서서히 일어나게 되는 현상

**답** 5)

**909** O'connor Finger Dexterity Test 원점수 산식

- (전반시간) + (1.1 × 후반시간) ÷ 2 = 원점수
- 산식 대입 : 243 + 1.1(225) / 2 = 245.25

**답** 4)

# 910

다음 검사의 목적은?

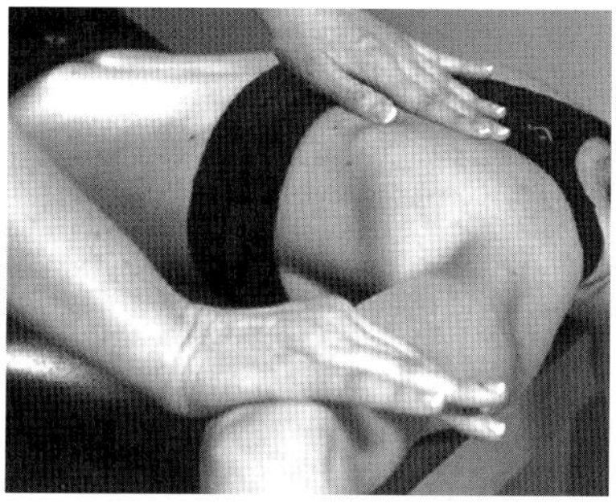

1) 마름근
2) 넓은등근
3) 앞톱니근
4) 아래등세모근
5) 가운대등세모근

# 911

다음은 상지의 ROM을 측정하는 끝자세이다. 어떤 동작을 측정하고 있는가?

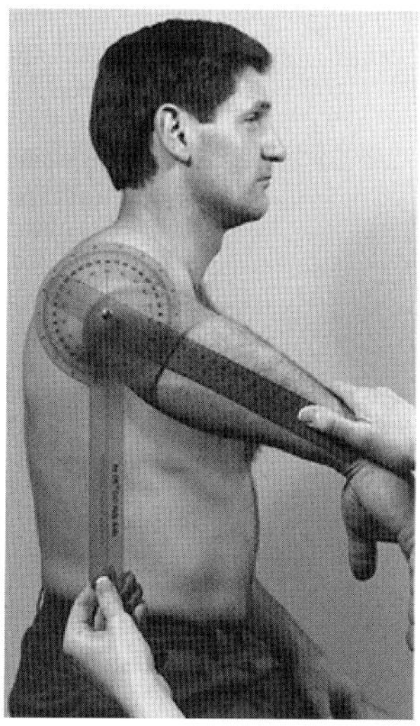

1) 아래팔 엎침
2) 아래팔 뒤침
3) 팔꿈 굽힘/폄
4) 어깨안쪽돌림
5) 어깨바깥돌림

## 문제해설

**910** 가운데등세모근을 위한 항중력 자세 "천장 방향으로 팔꿈치를 들어 올리세요. 제가 아래 방향으로 밀어도 내려가지 않도록 하세요." 어깨뼈의 척추 쪽 가장자리에서 측면으로 저항을 제공한다.

**답** 5)

**911** 어깨안쪽돌림

어깨 안쪽 돌림 관절가동 측정 자세, 0~70도

**답** 4)

# 912

## 다음 검사 자세는 어떤 근육을 측정하기 위한 것인가?

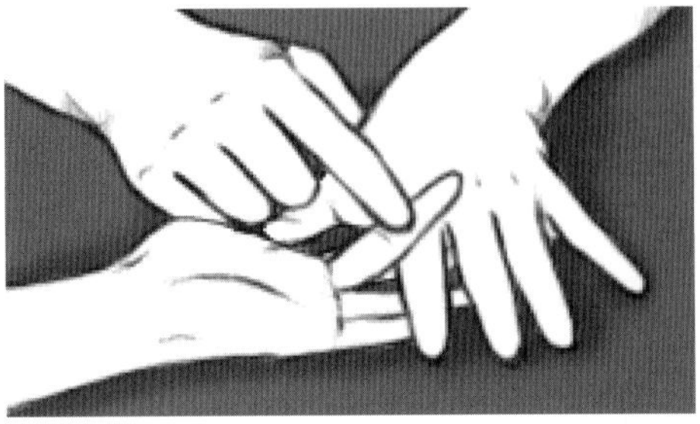

1) dorsal interossei
2) palmar interossei
3) flexor digitorum profundus
4) flexor digitorum superficialis
5) extensor digitorum communis

# 913

## 다음 그림의 내용으로 옳은 것은?

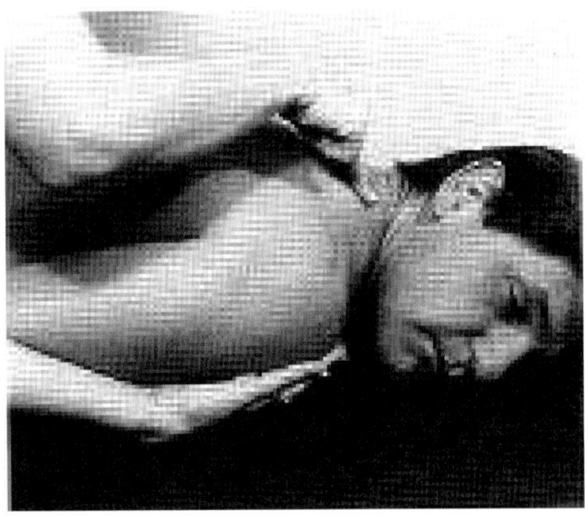

1) 항중력 자세이다
2) 어깨뼈 내림 측정이다
3) 대상자는 눈을 감아야 한다
4) 'upper trapezius'가 대상이다
5) 치료사의 지시에 따라 팔을 벌림한다

**문제해설**

**912** Flexor Digitorum Superficialis(FDS)

- IP flexion
- 저항(resistance)
  - 하나의 손가락을 사용
  - 치료사는 폄방향으로 middle phalanx의 head에 저항을 가함

**답** 4)

**913** 어깨뼈 올림(scapular elevation) : 중력제거 자세(gravity-eliminated position)

- 시작자세(start position)
  - 팔을 옆에 위치하여 엎드려 눕고 치료사는 어깨의 아랫부분을 지지
- 안정(stabilize)
  - 몸통은 매트에 대고 안정화시킴
- 지시(instruction)
  - "귀 쪽으로 어깨를 당기세요."

**답** 4)

# 914

## 다음 그림의 내용으로 옳은 것은?

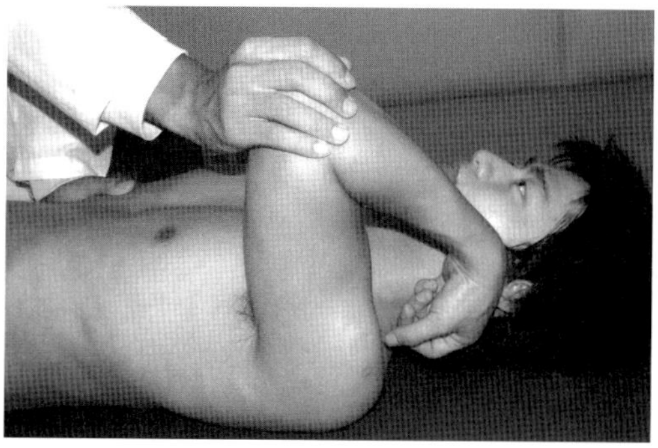

1) 어깨뼈 벌림의 항중력 자세이다
2) 어깨뼈 모음의 항중력 자세이다
3) 어깨관절 폄의 항중력 자세이다
4) 어깨뼈 벌림의 중력제거 자세이다
5) 어깨뼈 모음의 중력제거 자세이다

# 915

## 다음 검사에서 주작용근은?

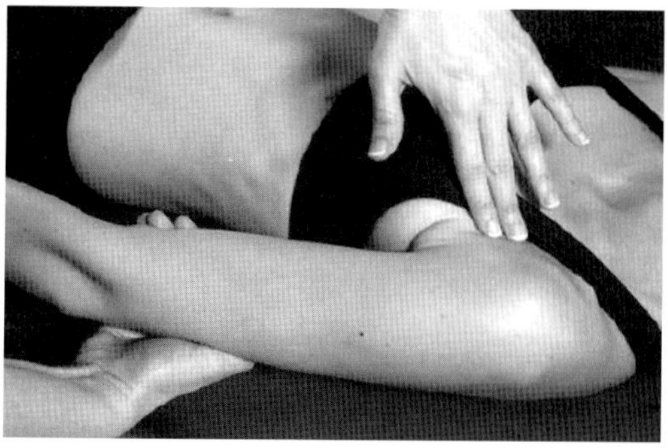

1) 작은원근(teres minor)
2) 가시아래근(infraspinatus)
3) 넓은등근(latissimus dorsi)
4) 앞어깨세모근(anterior deltoid)
5) 뒤어깨세모근(posterior deltoid)

**문제해설**

**914** 어깨뼈 벌림(scapular abduction : protraction)의 항중력 자세

- 시작자세(start position)
  - 뒤로 누운(supine) 자세
  - 위팔(humerus)은 90° 굽힘(flexion)
  - 팔꿉관절(elbow)은 굽힘 또는 폄
  - 몸통(trunk)을 매트에 안정화시킴
- 저항(resistance)
  - 저항은 어깨뼈의 액와(axillary)쪽 경계(border)를 따라 적용

**답** 1)

**915** 어깨모음 검사의 주작용근은 큰가슴근, 큰원근, 넓은 등근이다.

**답** 3)

# 916

**다음 그림의 내용으로 옳은 것은?**

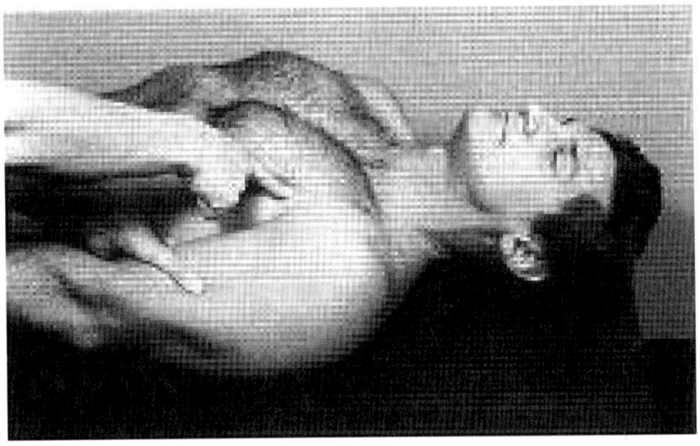

1) 항중력 자세이다
2) 저항은 위팔 몸쪽 끝에 준다
3) 'teres minor'가 대상근육이다
4) 어깨관절 벌림을 평가하는 것이다
5) 어깨관절 바깥돌림을 평가하는 것이다

**문제해설**

916 해설내용 참조

답 3)

## 어깨관절 모음(Shoulder adduction) : 중력제거 자세

Explanation

### 1. 주동근(prime movers)

1) 'pectoralis'
2) 'teres minor'
3) 'latissimus dorsi'

### 2. 시작자세(start position)

1) 뒤로 누운 자세(supine)
   (1) 위팔 90° 모음
   (2) 아래팔은 중립자세

### 3. 안정(stabilize)

- 몸통은 매트에 의해 안정됨

### 4. 지시(instruction)

- "팔을 당겨 아래 측면으로 가져오세요. 제가 당길 때 팔을 유지하세요."

### 5. 저항(resistance)

1) 치료사의 손은 위팔의 원위부(먼쪽) 끝 안쪽 측면에 위치
2) 환자의 신체로부터 측면으로 위팔을 당김

### 6. 등급화(grading)

- 항중력 등급만 측정가능

### 7. 보상(substitution)

- 지지면 위에서 손가락 굽힘근을 이용하여 아래로 조금씩 움직일 수 있음



# 917

**다음 그림의 내용으로 옳은 것은?**

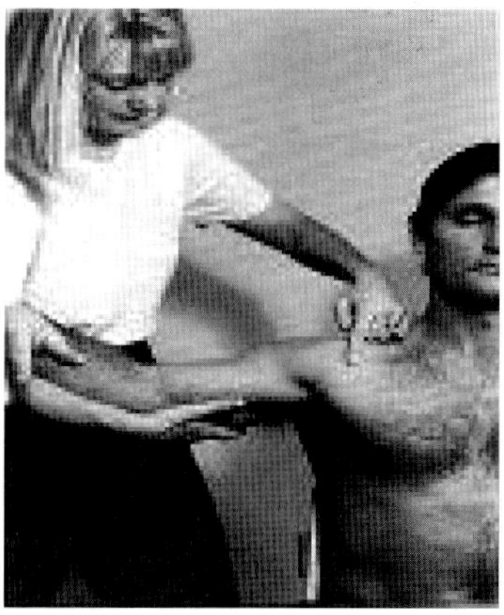

1) 항중력 자세이다
2) 'F' 등급을 측정할 수 있다
3) 'F⁻' 등급을 측정할 수 있다
4) 어깨관절 굽힘의 근력측정이다
5) 어깨관절 수평모음의 근력측정이다

**문제해설**

**917** 어깨관절 수평 모음의 중력제거 자세

- 시작자세(start position)
  - 의자에 앉음
    - 팔은 90° 벌림
- 안정(stabilize)
  - 몸통은 의자 등에 기대어 안정시킴
  - 치료사는 팔꿈치 아래를 지지함
- 지시(instruction)
  - "팔이 가슴을 지나가게(across) 만드세요."

**답** 5)

# 918

다음 그림의 내용으로 옳은 것은?

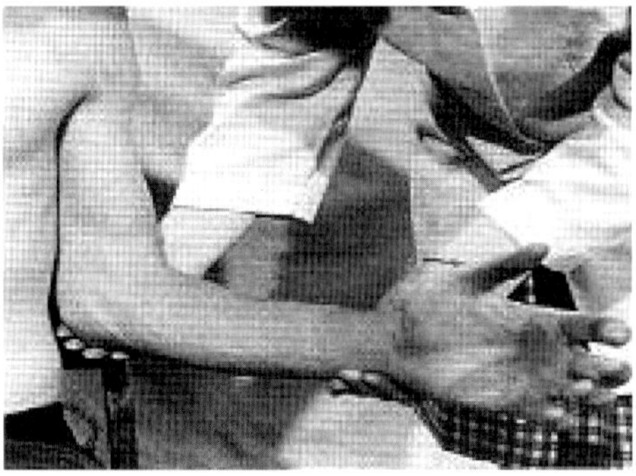

1) 어깨관절 굽힘의 항중력 자세
2) 어깨관절 안쪽돌림의 항중력 자세
3) 어깨관절 바깥돌림의 항중력 자세
4) 어깨관절 안쪽돌림의 중력제거 자세
5) 어깨관절 바깥돌림의 중력제거 자세

**문제해설**

918 해설내용 참조

답 5)

## Explanation 어깨관절 바깥돌림의 중력제거 대체 자세(Alternative gravity-eliminated position)

### 1. 시작자세(start position)

1) 의자에 앉음
   (1) 위팔은 측면으로 모음
   (2) 팔꿉관절은 90° 굽힘

### 2. 안정(stabilize)

1) 위팔의 원위부(먼쪽) 끝 고정
   • 돌림만 허용

### 3. 지시(instruction)

• "손등 쪽으로 움직이세요."

# 919

MMT 측정 시 어깨관절 바깥돌림의 중력제거 자세는?

1) 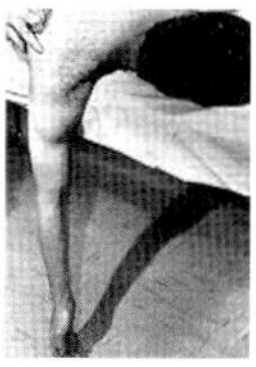

2) 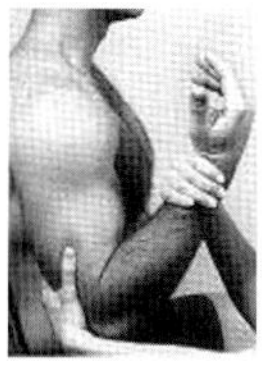

3) 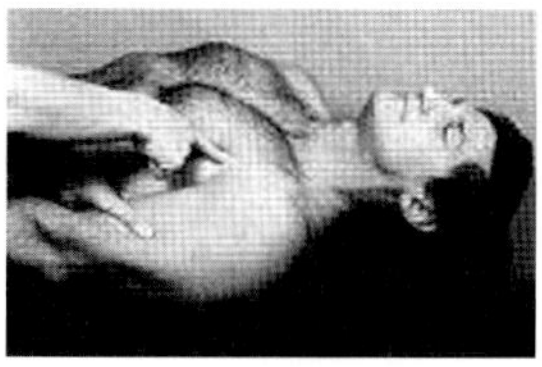

4) 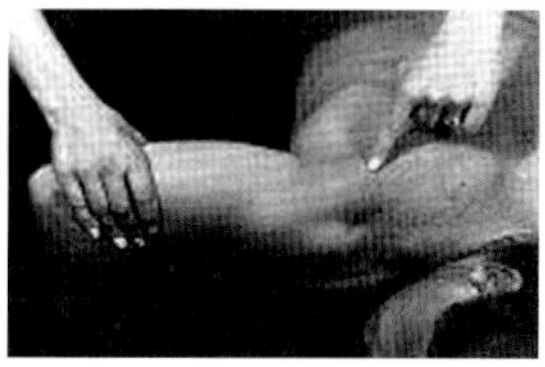

5) 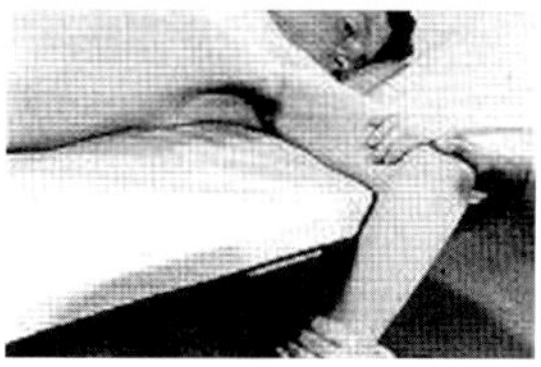

**문제해설**

919 해설내용 참조

답 1)



## Explanation 어깨관절 바깥돌림의 중력제거 자세

### 1. 시작자세(start position)

1) 엎드려 누움(prone)
   (1) 매트의 가장자리에 팔 전체를 걸침
   (2) 팔은 안쪽돌림(internal rotation) 상태

### 2. 안정(stabilize)

• 몸통과 어깨뼈는 매트에 안정시킴

### 3. 지시(instruction)

• "손바닥을 밖으로 돌려보세요."

### 4. 보상(substitution)

• 뒤침(supination)이 바깥돌림(external rotation)으로 착각될 수 있음

# 920

어깨관절 안쪽돌림의 항중력 자세는?

1) 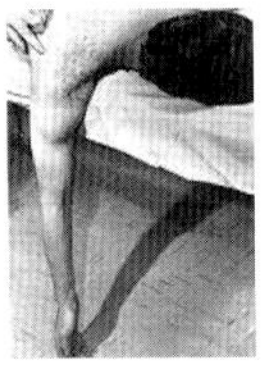

2) 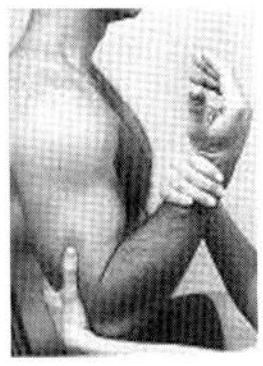

3) 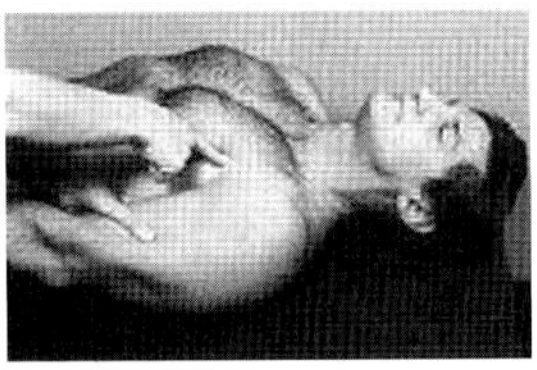

4) 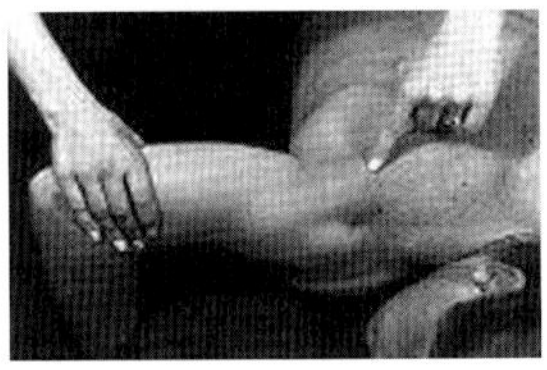

5) 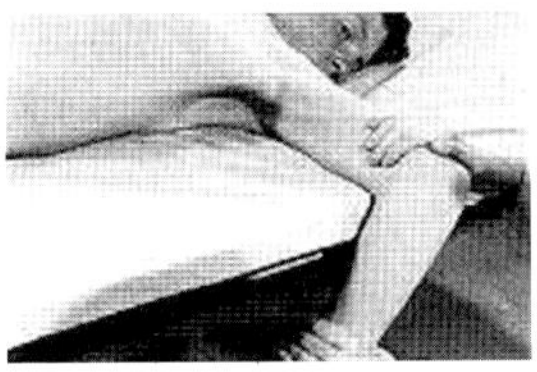

**문제해설**

920 해설내용 참조

답 5)

## 어깨관절 안쪽돌림의 항중력 자세

Explanation

### 1. 시작자세(start position)

1) 엎드려 누움(prone)
   (1) 위팔은 90° 벌림(매트에 지지)
   (2) 팔꿉관절은 90° 굽힘

### 2. 안정(stabilize)

1) 위팔에서 팔꿈치까지 고정
   • 돌림만 허용

### 3. 저항(resistance)

1) 한 손은 아래팔의 원위부(먼쪽) 끝 아랫면에 위치
   • 바닥 쪽으로 저항
2) 다른 손
   (1) 팔꿉관절을 지지 및 90° 굽힘
   (2) 뒤침(supination)을 예방

# 921

MMT 측정 시 팔꿉관절 폄의 항중력 자세는?

1) 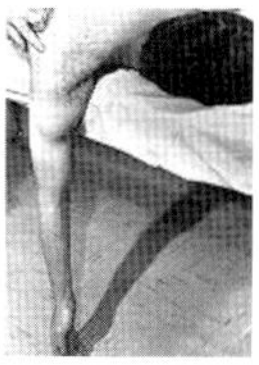

2) 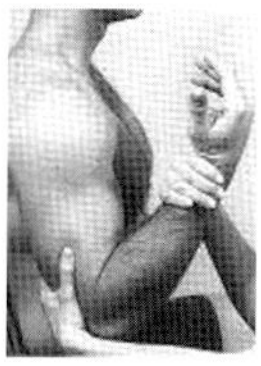

3) 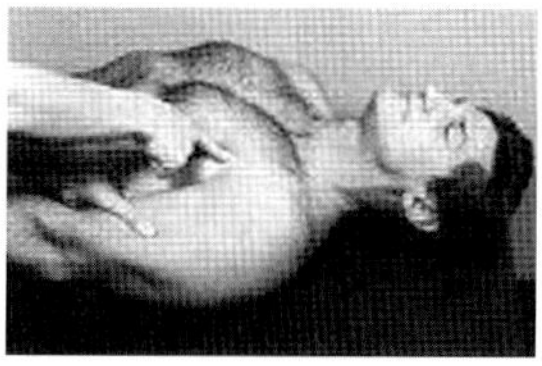

4) 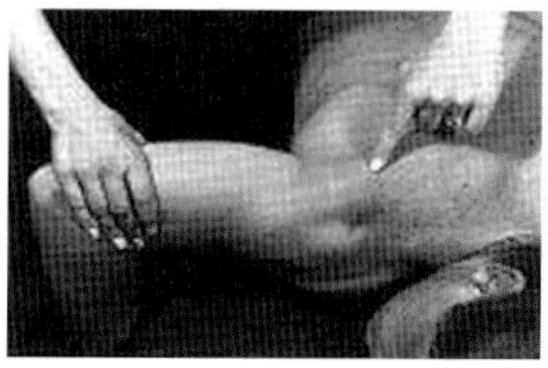

5) 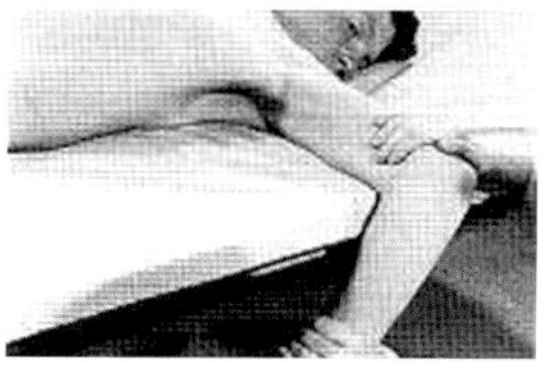

**문제해설**

921 해설내용 참조

답 4)



## 팔꿉관절 폄의 항중력 자세

Explanation

### 1. 주동근(prime movers)

- 'triceps'

### 2. 시작자세(start position)

1) 엎드려(prone) 누움
   (1) 위팔은 90° 벌림하고 테이블에 지지
   (2) 팔꿈치는 굽힘
2) 아래팔은 테이블의 가장자리 위에 걸침

### 3. 저항(resistance)

1) 완전 폄 보다 10~15° 정도 작은 범위에서 저항
2) 치료사의 손은 환자의 아래팔의 등에 위치
3) 굽힘 방향으로 밀어 움직임

# 922

다음 사진은 무엇을 평가하는 것인가?

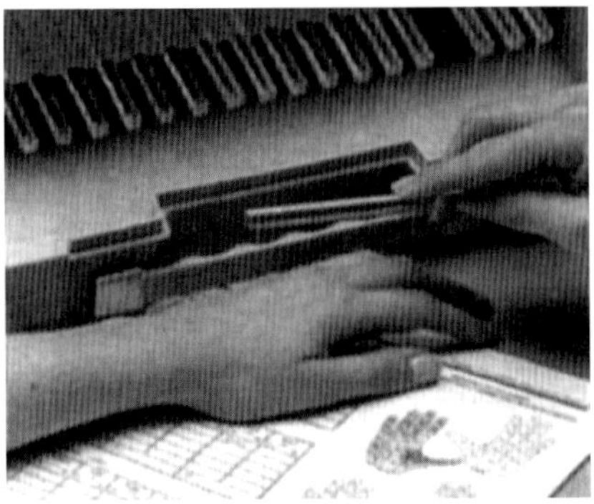

1) 2점 검사
2) 압각 검사
3) 통증 검사
4) 온도 검사
5) 진동감각 검사

**문제해설**

922 해설내용 참조

답 2)

## Semmes-Weinstein monofilaments

Explanation

1. 피부 압박의 역치(threshold) 측정에 가장 정확한 도구
2. 구성 : 플라스틱 손잡이 막대에 20개의 monofilament
3. 범위 : 1.65에서 6.65(prob의 범위)
   • 정상 범위(normal fingertip sensitivity) : 2.44에서 2.83
4. 적용 방법
   1) 'monofilament'를 피부와 수직으로 적용하고 'monofilament'가 구부러질 때까지 적용함
   2) 피부가 창백해질 때까지 적용하면 안 됨
5. 범위별 사용법
   1) 1.65～2.83 : 세 번 통통 튀겨줌
   2) 3.22～4.08 : 구부러질 정도로 3번 적용함
   3) 4.17～6.65 : 한 번 적용함
6. 굵은 'monofilament' 적용 시
   1) 'monofilament'가 구부러지지 않음
   2) 누르는 정도를 결정하기 위해 피부색을 잘 관찰해야 함

# 923

**다음 그림의 내용으로 옳은 것은?**

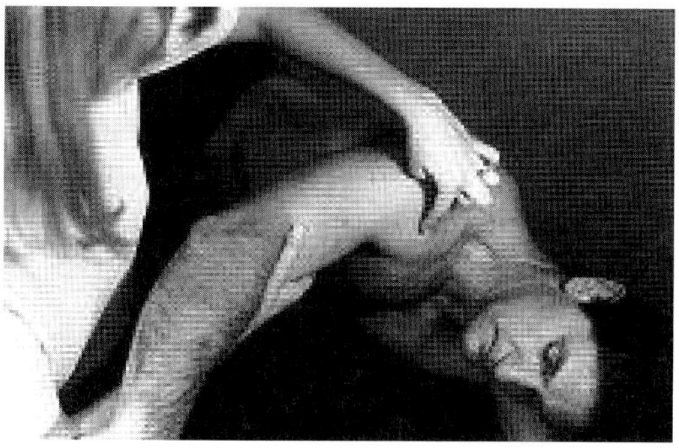

1) ROM 측정이다
2) 항중력 자세이다
3) 어깨관절 폄 측정이다
4) 'F'등급 측정 자세이다
5) 어깨관절 굽힘 측정이다

# 924

**다음 그림의 내용으로 옳은 것은?**

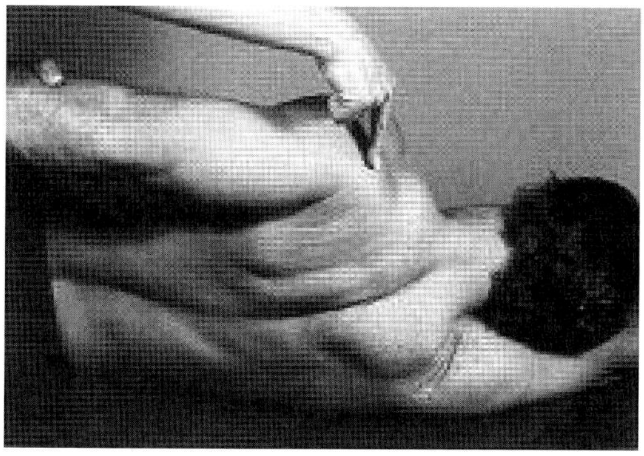

1) 어깨관절 폄의 항중력 자세
2) 어깨관절 굽힘의 항중력 자세
3) 어깨관절 폄의 중력제거 자세
4) 어깨뼈 모음의 중력제거 자세
5) 어깨관절 굽힘의 중력제거 자세

## 문제해설

**923 어깨관절 굽힘의 중력제거 자세**

- 시작자세(start position)
  - 옆으로 누운 자세(side lying)
    - 몸통의 옆을 따라 팔을 위치함(중심부)
  - 치료사의 지지
    - 팔꿈치 아래를 지지해줌
- 지시(instruction)
  - "손이 어깨 높이로 오도록 팔을 움직이세요."

**답** 5)

**924 어깨관절 폄의 중력제거 자세**

- 시작자세(start position)
  - 옆으로 누운 자세(side lying)
    - 팔은 몸의 옆에 위치하고 안쪽돌림
  - 움직이는 동안 팔꿈치를 지지함
- 지시(instruction)
  - "팔을 뒤쪽으로 움직이세요."

**답** 3)

# 925

다음 두 그림에 대한 설명으로 틀린 것은?

가. 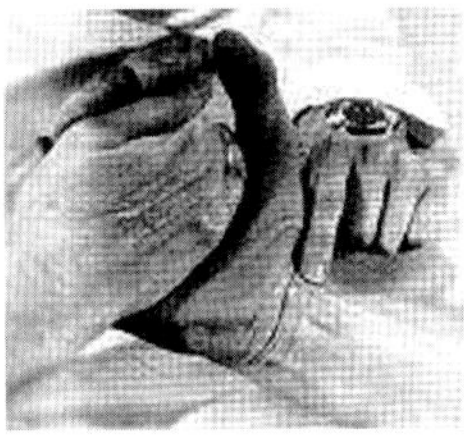 나. 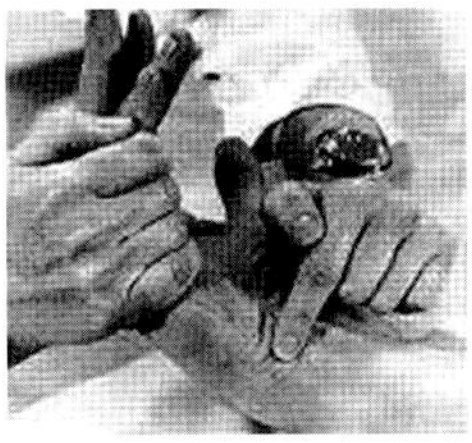

1) 나－중력제거 자세이다
2) 가－손목 굽힘의 근력측정이다
3) 가－'palmaris longus'가 대상이다
4) 나－'flexor carpi ulnaris(FCU)'가 대상이다
5) 가－'flexor carpi radialis(FCR)'가 대상이다

### 문제해설

925 해설내용 참조

답 1)

## 손목 굽힘의 항중력 자세

Explanation

### 1. 주동근(prime movers)

1) flexor carpi radialis(FCR)
2) palmaris longus
3) flexor carpi ulnaris(FCU)

### 2. 시작자세(start position)

1) 아래팔은 뒤침(supination)
2) 손목은 폄
3) 손가락과 엄지는 이완

### 3. 안정(stabilize)

1) 아래팔은 테이블 위에서 안정됨
2) 손등은 테이블 위에 놓여짐

## 4. 저항(resistance)

1) FCR / palmaris longus
   - 치료사는 폄방향으로 손바닥의 중수골두(metacarpal head) 위에 저항을 가함
2) FCU
   (1) 치료사는 자뼈 편위(radial deviation) 및 손목 폄 방향으로 저항을 가함
   (2) 바닥 쪽 4번째 중수골두(metacarpal head) 위에 저항을 가함

## 5. 보상(substitution)

- ‘abductor pollicis longus’, ‘flexor pollicis longus’, ‘flexor digitorum superficialis’, ‘flexor digitorum profundus’

# 926

**다음 사진과 같은 크러치(목발)을 사용해야 하는 환자는?**

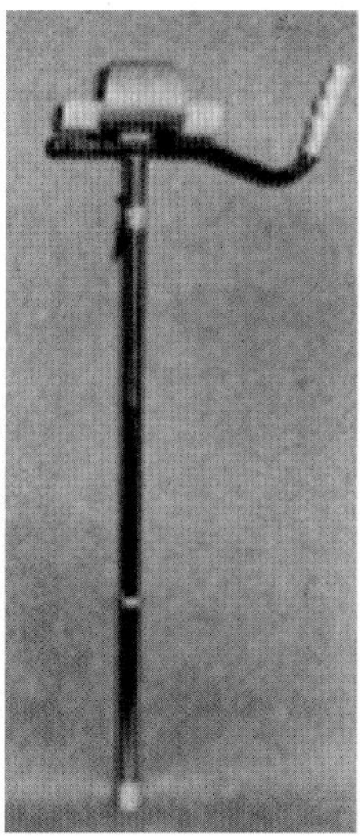

1) 급성기 하지 절단 환자
2) 손에 관절염이 있는 환자
3) 상지의 근긴장이 낮은 환자
4) 어깨에 심한 통증이 있는 환자
5) 비만으로 체중이 많이 증가된 환자

**문제해설**

**926 플랫폼 크러치 사용에 적합한 환자**

- 아래팔 절단환자
- 수부 및 손목관절에서 체중부하를 할 수 없는 관절염 환자
- 근 긴장이 증가하였거나 구축이 되어 손목 관절과 수지의 기형이 있는 환자
- 수동적으로 수근관절을 폄할 수 없는 환자
- 아래팔의 엎침과 뒤침이 제한적이거나 통증이 있는 사람에게 유용하게 사용됨

**답** 2)

# 927

다음 그림의 내용으로 틀린 것은?

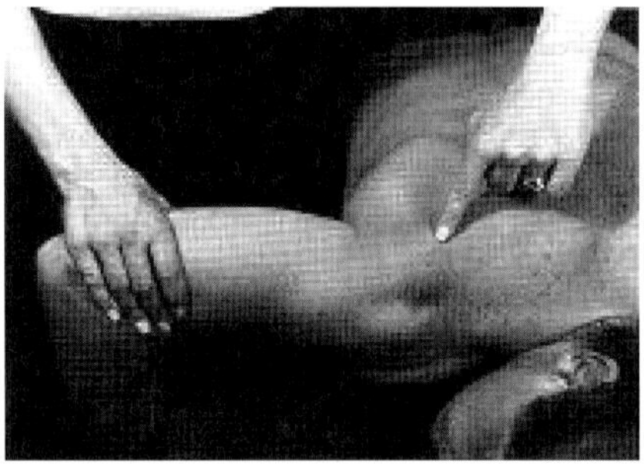

1) 저항은 수평모음 방향이다
2) 'P' 등급을 평가할 수 있다
3) 주동근은 'posterior deltoid'이다
4) 어깨뼈와 몸통을 매트에 안정시킨다
5) 어깨관절 수평벌림을 평가하는 것이다

**문제해설**

927 해설내용 참조

답 2)

## 어깨관절 수평 벌림(Shoulder horizontal abduction) : 항중력 자세

Explanation

### 1. 주동근(prime movers)

- 'posterior deltoid'

### 2. 시작자세(start position)

1) 엎드려 누운 자세(prone)
   (1) 매트의 가장자리 위에 팔을 위치
   (2) 어깨관절 90° 벌림
   (3) 팔꿉관절 90° 굽힘

### 3. 안정(stabilize)

- 어깨뼈와 몸통은 매트로 안정시킴

### 4. 지시(instruction)

- "천장을 향해 팔꿈치를 들어보세요."

**5. 저항(resistance)**

1) 치료사의 손은 위팔의 원위부(먼쪽) 끝 뒷부분에 위치
2) 수평 모음(horizontal adduction) 방향으로 밀어줌



# 928

**다음 자세는 어떤 동작의 근력측정인가?**

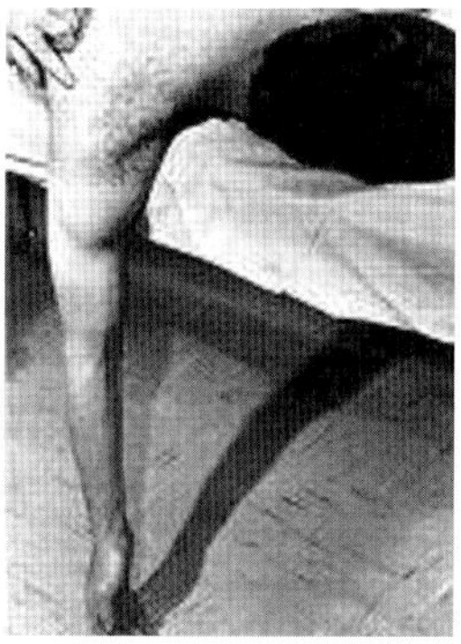

1) 어깨관절 폄의 항중력 자세
2) 어깨관절 바깥돌림의 항중력 자세
3) 어깨관절 안쪽돌림의 항중력 자세
4) 어깨관절 바깥돌림의 중력제거 자세
5) 어깨관절 안쪽돌림의 중력제거 자세

# 929

**과거 어떤 질환을 지닌 클라이언트는 그림의 왼쪽에서 오른쪽 순으로 보행 형태를 보였다. 예상되는 질환은?**

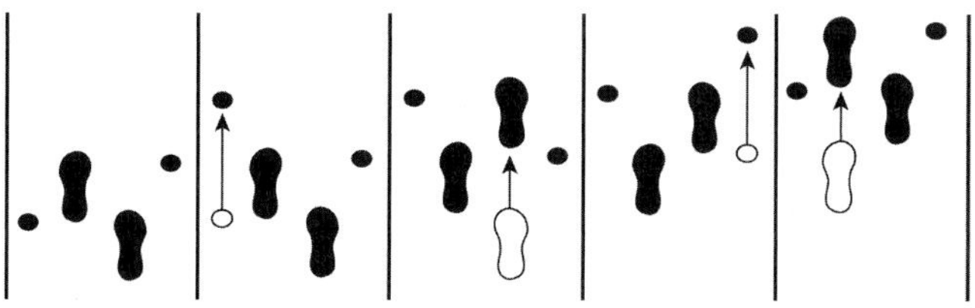

1) CVA
2) Poliomyelitis
3) Multiple sclerosis
4) Central cord syndrome
5) Duchen muscular dystrophy

**문제해설**

**928** 어깨관절 안쪽돌림의 중력제거 자세
- 시작자세(start position)
  - 엎드려 누움(prone)
    - ◦ 팔 전체를 매트의 가장자리에 걸침
    - ◦ 팔은 바깥돌림(external rotation)

**답** 5)

**929** 4 point gait
- 두 다리와 두 보조기구가 기능적으로 개의 다리 역할을 하기 때문에 4점 보행이라고 함
- 두 다리를 모두 땅에 디딜 수 있으면서 보조기구를 두 개 사용하는 경우에 행할 수 있는 보조기구 보행임
  - 예 : 소아마비, 하지마비 등

**답** 2)

# 930

## 다음 그림의 MMT 측정 시 대상근육은 무엇인가?

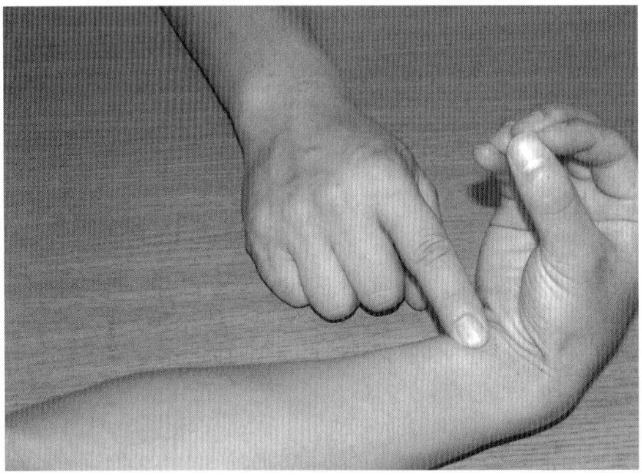

1) palmaris longus
2) flexor carpi ulnaris(FCU)
3) flexor carpi radialis(FCR)
4) flexor digitorum profundus
5) flexor digitorum superficialis

# 931

## 다음 그림의 MMT 측정 시 대상근육은 무엇인가?

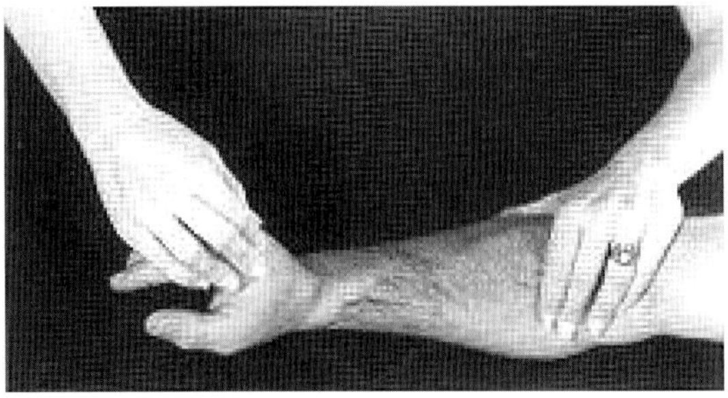

1) palmaris longus
2) extensor digitorum
3) extensor pollicis longus
4) extensor carpi ulnaris(ECU)
5) extensor carpi radialis longus(ECRL)

### 문제해설

**930** 손목 굽힘의 중력제거 자세

- 시작자세(start position)
  - 아래팔은 중립자제
  - 손목은 폄
  - 손가락과 엄지는 이완
- 안정(stabilize)
  - 아래팔은 테이블 위에 놓고 안정시킴
- 촉지(palpation)
  - FCR은 radial의 palmaris longus와 2번째 metacarpal에 손목의 주름(line)의 바닥 면에 촉지
  - FCU는 pisiform 쪽의 손목 바로 근위의 바닥 면에 촉진
  - palmaris longus의 힘줄은 손목의 바닥 면의 가운데를 지남

답 1)

**931** 해설내용 참조

답 5)

# 932

다음 그림의 MMT 측정 시 대상근육은 무엇인가?

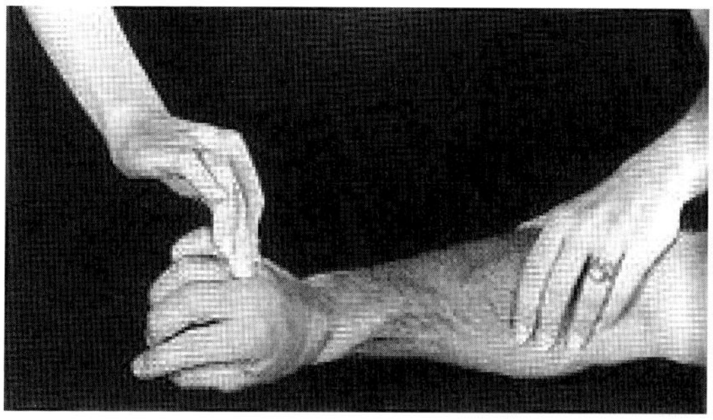

1) palmaris longus
2) extensor digitorum
3) extensor pollicis longus
4) extensor carpi ulnaris(ECU)
5) extensor carpi radialis longus(ECRL)

문제해설

932 해설내용 참조

답 4)



## 손목 폄(Wrist extension)의 항중력 자세

Explanation

### 1. 저항(resistance)

1) ECRL
   (1) 손목 폄과 노뼈 편위(radial deviation)를 만드는 근육
   (2) 자뼈 편위(ulnar deviation)와 굽힘의 방향으로 저항을 가함
2) ECRB
   • 굽힘 쪽으로 밀거나 손등에 저항을 가함
3) ECU 테스트
   • 자뼈(ulnar)쪽으로 손의 등 부위에 저항을 노뼈 편위(radial deviation) 및 굽힘방향

### 2. 보상(substitution)

• 'extensor pollidis longus', 'extensor digitorum'

# 933

**다음 그림의 내용으로 옳은 것은?**

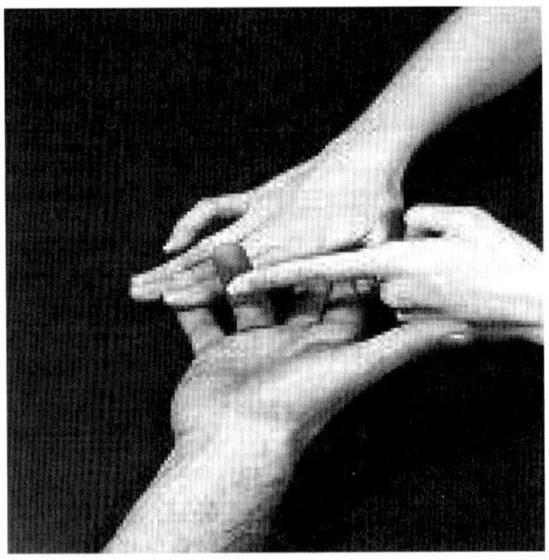

1) PIP 관절의 폄 평가이다
2) DIP 관절의 폄 평가이다
3) PIP 관절의 굽힘 평가이다
4) DIP 관절의 굽힘 평가이다
5) 'lumbricales'가 대상근육이다

**문제해설**

933 해설내용 참조

답 3)

## 손가락 PIP 굽힘(Finger PIP flexion)

Explanation

- 주동근(prime movers)
  - Flexor Digitorum Superficialis(FDS)
  - Flexor Digitorum Profundus

### 1. 항중력 자세(against-gravity position)

1) **시작자세**(start position)
   (1) 테이블 위에 위치
   (2) 아래팔을 뒤침(supination)하고 지지함
   (3) 손목과 중손가락(metacarphalangeal) 관절은 이완
2) **안정**(stabilize)
   - 다른 손가락의 IP관절을 안정시킴

3) **저항**(resistance)

(1) 하나의 손가락을 사용

(2) 치료사는 폄방향으로 middle phalanx의 head에 저항을 가함

## 2. 중력제거 자세(gravity-eliminated position)

1) **시작자세**(start position)

(1) 아래팔은 중립자세에서 지지

(2) 손목과 MP관절은 중립자세로 이완

2) **안정**(stabilize)

- 테스트 받는 손가락의 근위손가락(proximal phalanx)을 안정시킴



# 934

**다음 그림의 내용으로 옳은 것은?**

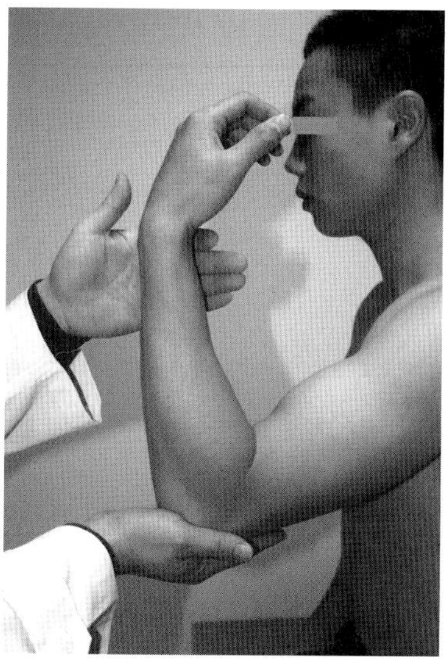

1) 'F' 등급을 측정하는 자세이다
2) 엎침에 대한 근력측정 자세이다
3) 뒤침에 대한 근력측정 자세이다
4) 손목 폄에 대한 근력측정 자세이다
5) 손목 굽힘에 대한 근력측정 자세이다

**문제해설**

**934 뒤침(supination)의 중력제거 자세**

- 시작자세(start position)
  - 의자에 앉음
    - 위팔은 90° 굽히고 지지
    - 팔꿉관절은 90° 굽힘
    - 아래팔은 완전 엎침(pronation)
    - 손목과 손가락은 편하게 둠

**답** 3)

# 935

**다음 그림에 대한 설명으로 옳은 것은?**

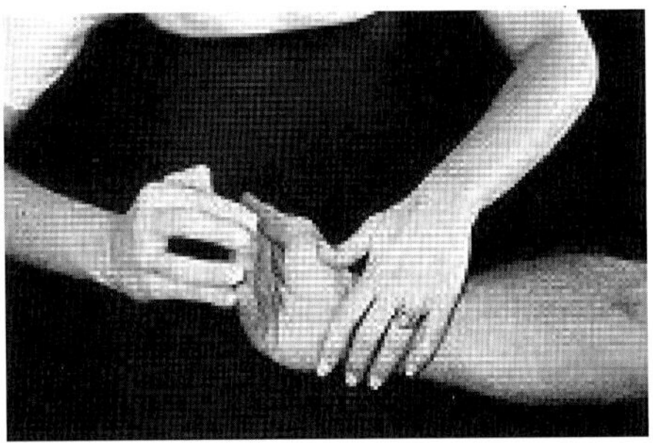

1) 중력제거 자세이다
2) 손가락간(IP) 관절의 폄 평가이다
3) 'lumbricales'는 대상근육이 아니다
4) 손가락간(IP) 관절의 굽힘 평가이다
5) 'flexor digitorum superficialis'가 주동근이다

**문제해설**

935 해설내용 참조

답 2)

## 손가락간(IP) 관절의 폄(extension) : 항중력 자세

Explanation

### 1. 주동근(prime movers)

1) 'lumbricales'
2) 'interrossei'
3) 'extensor digitorum'
4) 'extensor indicis proprius'
5) 'extensor digiti minimi'

### 2. 시작자세(start position)

1) 아래팔은 뒤침(supination)하고 지지
2) 손목은 중립자세(neutral position)
3) 두 가지 테스트(test) 방법
   (1) 테스트 1
      ① 전형적인 방법
      ② MP는 폄, IP는 굽힘

(2) 테스트 2

① 근전도 검사 시 사용

② MP는 굽힘, IP는 폄

### 3. 안정(stabilize)

- 중간마디뼈(metacarpals)와 손목을 안정시킴

### 4. 저항(resistance)

1) **테스트 1**

(1) 치료사는 테스트 받는 손가락의 끝을 고정

(2) 시작자세 쪽으로 밀어 줌

2) **테스트 2**

(1) 치료사는 손톱 위에 손가락을 위치

(2) 굽힘 방향으로 밀어 줌

# 936

**다음 그림에 대한 설명으로 옳은 것은?**

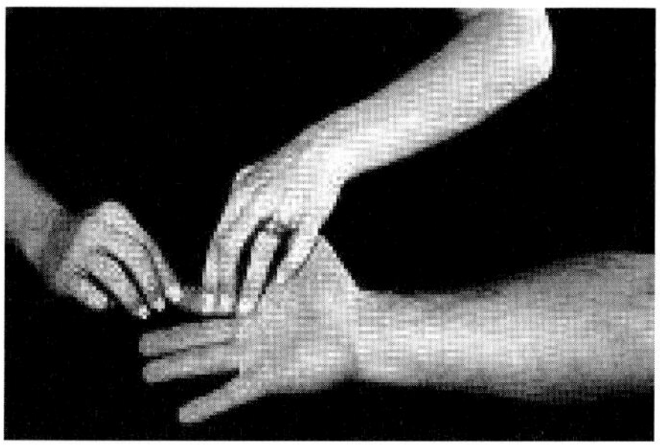

1) 중력제거 자세이다
2) PIP 관절의 폄 평가이다
3) DIP 관절의 폄 평가이다
4) PIP 관절의 굽힘 평가이다
5) DIP 관절의 굽힘 평가이다

**문제해설**

**936 손가락의 DIP 굽힘(finger DIP flexion)**
**: 항중력 자세**

- 시작자세(start position)
  - 테이블 위에 아래팔의 뒤침(supination)과 지지
  - 손목과 IP 관절은 이완
- 안정(stabilize)
  - 각각 손가락의 middle phalanx를 확고히 지지함
    - ◦ DIP 관절의 굽힘 방지를 위해
- 저항(resistance)
  - 치료사는 환자 손가락의 패드(pad)에 한 손가락을 위치
  - 폄 방향으로 저항을 가함

**답** 5)

# 937

**다음 그림의 내용으로 옳은 것은?**

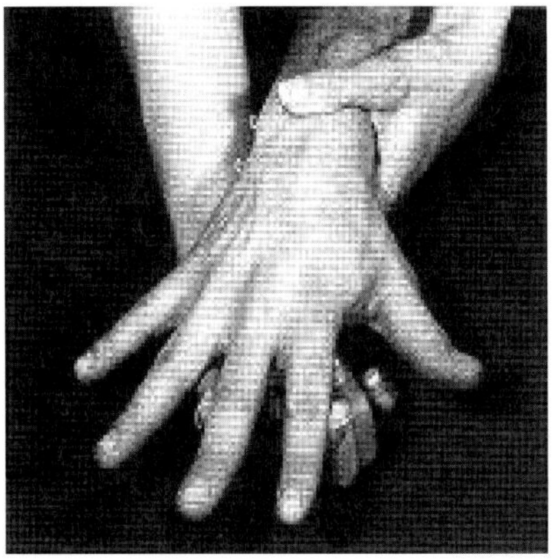

1) 시작자세는 손가락의 벌림이다
2) 'dorsal interossei'에 대한 평가이다
3) 3점은 부분적인 AROM이 가능할 때이다
4) 'P' 등급은 완전한 AROM이 가능할 때이다
5) 3점은 약간에 저항을 이기며 손가락을 벌림한다

**문제해설**

937 해설내용 참조

답 2)

## 손가락의 벌림(Finger abduction) : 항중력 자세

Explanation

### 1. 시작자세(start position)

1) 아래팔은 엎침(pronation)하여 지지
2) 손목은 중립자세
3) 손가락은 펴하고 모음함
4) MP관절은 중립을 취하거나 약간의 굽힘

### 2. 저항(resistance)

1) 핀서(pincer) 형태로 엄지와 검지를 사용
2) 치료사는 proximal phalanx의 head의 자뼈 또는 노뼈 측에 저항을 가함

### 3. 보상(substitution)

• extensor digitorum

**4. 등급(grading)**

1) 4 : 약간에 저항으로 수행
2) 3 : 완전한 AROM일 때
3) 2 : 부분적 AROM일 때
4) 1 : 촉지 시 수축이 느껴질 때
5) 0 : 수축 활동을 촉지 할 수 없을 때



# 938

**큰볼기근(gluteus maximus)과 넙다리두갈래근(biceps femoris)의 MMT 측정 시 'G' 등급을 위한 시작자세는?**

1) 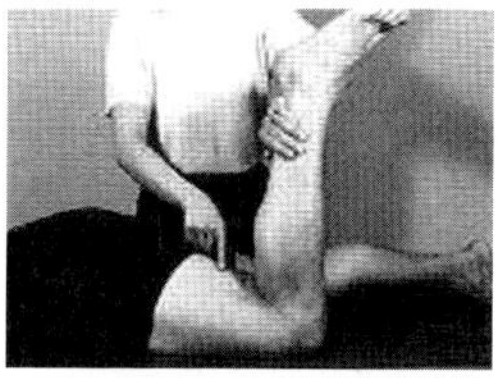

2) 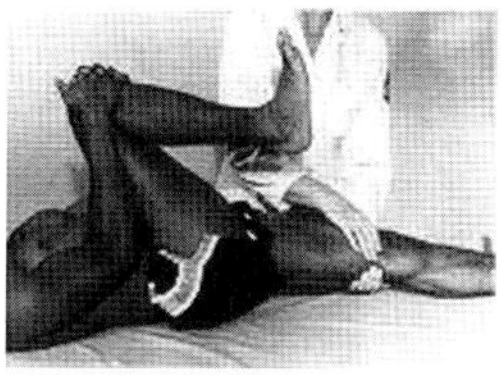

3) 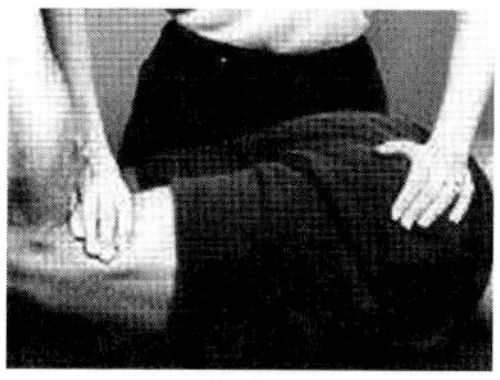

4) 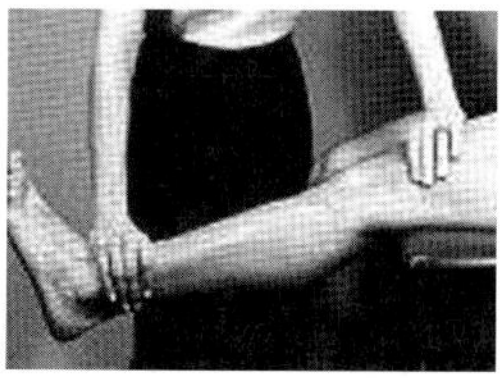

5) 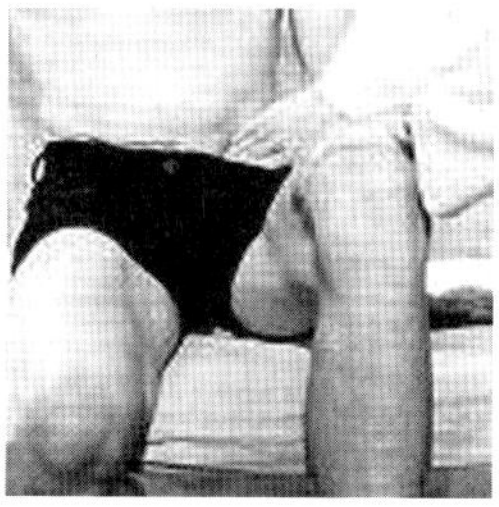

**문제해설**

**938** gluteus maximus와 biceps femoris의 MMT 시작자세

- 뒤로 누움(supine)
  - 테스트하는 다리는 완전히 폄
  - 반대편 다리는 무릎과 엉덩관절을 굽힘하여 고정

**답** 2)

# 939

다음 그림의 내용으로 옳은 것은?

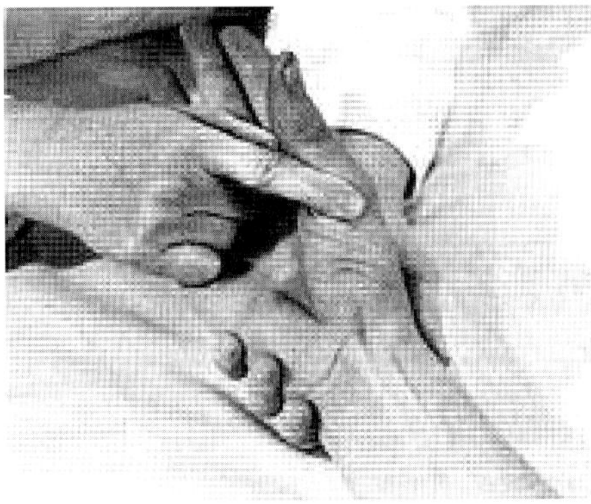

1) 엄지의 폄 검사 자세
2) 엄지의 굽힘 검사 자세
3) 'extensor pollicis brevis'를 위한 항중력 자세
4) 'abductor pollicis brevis'를 위한 항중력 자세
5) 'extensor pollicis longus'를 위한 항중력 자세

**문제해설**

939 해설내용 참조

답 4)

## 엄지의 벌림(Thumb abduction)

Explanation

- 주동근(prime movers)
  - 'bductor pollicis longus'
  - 'abductor pollicis brevis'

### 1. 항중력 자세

1) **시작자세**(start position)
   (1) 아래팔의 뒤침(supination)
   (2) 손목의 중립자세
   (3) 엄지의 모음

2) **안정**(stabilize)
   (1) 중립자세에서 고정
   (2) 자뼈 측으로 손목지지

3) **저항**(resistance)
- 치료사는 모음 방향으로 1번 중손가락골두(head of 1st metacarpal)를 누름

## 2. 중력이 제거된 자세(gravity-eliminated position)

1) **시작자세**(start position)
(1) 아래팔은 중립자세에서 지지
(2) 손목의 중립
(3) 엄지의 모음

2) **안정**(stabilize)
(1) 중립자세를 유지
(2) 자뼈 측의 손목을지지



# 940

**다음 그림에 대한 내용으로 옳은 것은?**

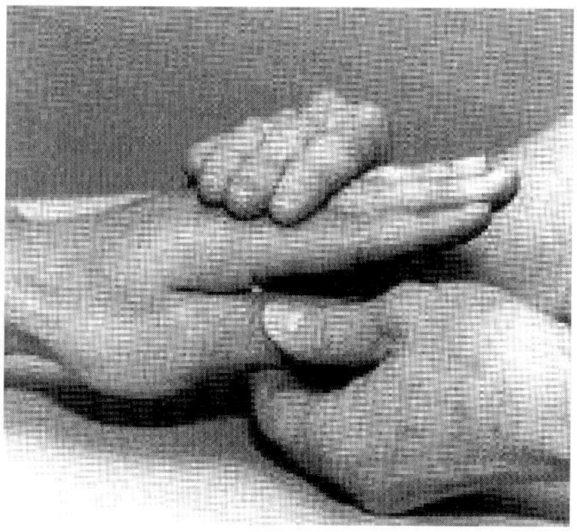

1) 중력제거 자세이다
2) 시작자세는 아래팔의 뒤침이다
3) 주동근은 'abductor pollicis'이다
4) 저항은 두번째 마디뼈의 머리에 준다
5) 'extensor pollicis longus'는 보상운동을 만든다

**문제해설**

**940** 엄지의 모음(thumb adduction)
: 항중력 자세
- 주동근(prime movers)
  - 'adductor pollicis'
- 시작자세(start position)
  - 아래팔의 엎침(pronation), 손목과 손가락의 중립
- 저항(resistance)
  - 첫 마디뼈의 머리(head of proximal phalanx)를 감싸 쥠
- 보상(substitution)
  - 'extensor pollicis longus', 'flexor pollicis longus', 'flexor pollicis brevis'

**답** 5)

# 941

다음 그림의 내용으로 옳은 것은?

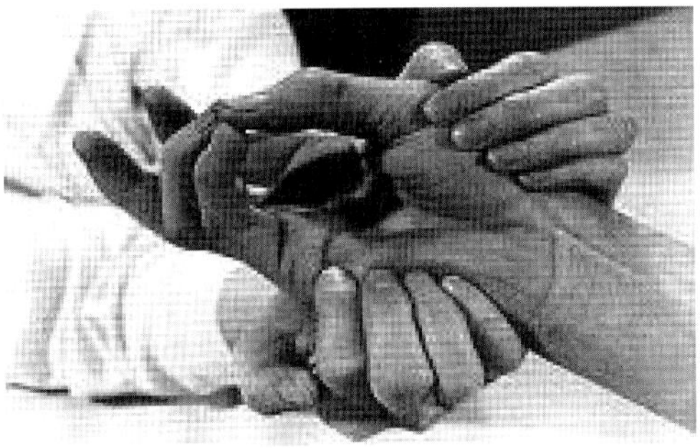

1) 중력제거 자세이다
2) 엄지의 굽힘근 측정이다
3) 'opponens pollicis'가 대상이다
4) 저항은 1번과 4번 손허리뼈에 준다
5) 'extensor pollicis logus'가 대상이다

문제해설

941 해설내용 참조

답 3)

## 대립(Opposition) : 항중력 자세

Explanation

### 1. 주동근(prime movers)

1) 'opponens pollicis'
2) 'opponens digiti minimi'

### 2. 시작자세(start position)

1) 아래팔은 뒤침(supination)하며 지지됨
2) 손목은 중립자세
3) 엄지의 모음과 폄

### 3. 안정(stabilize)

• 중립 자세에서 손목을 고정함

### 4. 지시(instruction)

• "엄지의 손끝에 소지의 끝을 접촉하세요. 저항을 가할 때 떨어지지 않도록 하세요."

**5. 저항(resistance)**

1) 치료사

(1) 1번 중수골(first metacarpal) 사이를 잡고 저항을 줌

(2) 5번 중수골(fifth metacarpal) 사이를 잡고 저항을 줌



# 942

**다음 그림과 같이 양쪽 눈에 반맹증이 나타난다면 예상되는 손상 부위는?**

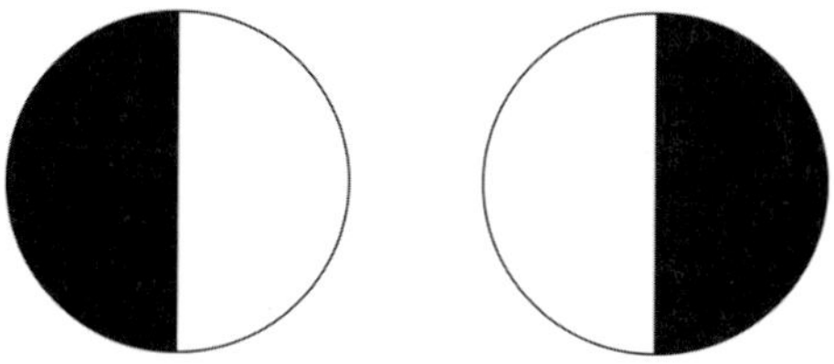

1) 시각로(optic track)
2) 시신경(optic nerve)
3) 시각겉질(visual cortex)
4) 시신경 교차(optic chiasm)
5) 시각투사섬유(optic projection fibers)

**문제해설**

**942 시야결손의 원인**

- 시신경의 손상
  - 편측 완전 손상 : 동측 시력의 완전 상실(monocular blindness)
  - ●○
- 시신경 교차(optic chiasm) 부위 손상
  - 양이측 반맹증(bitemporal hemianopsia)
  - ◐◑
- 시삭(optic track : 시각로) 손상
  - 동측성 반맹증(homonymous hemianopsia)
  - ◑◑
- 측두섬유의 손상 : 동측 상부 사분의 일이 시야결손
- 두정섬유의 손상 : 동측 하부 사분의 일이 시야결손

**답** 4)

# 943

**다음 그림은 어떤 동작을 평가하려는 것인가?**

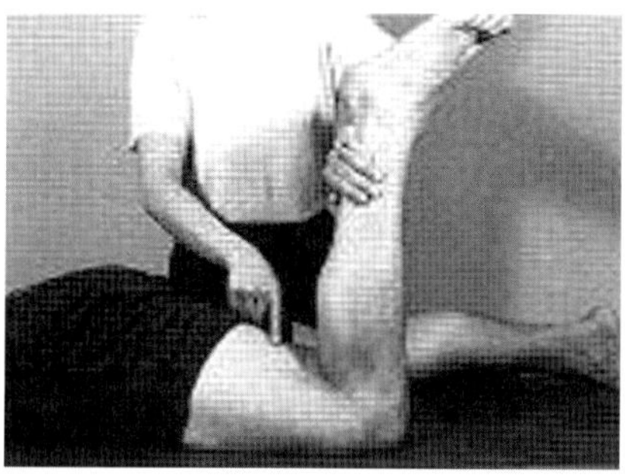

1) 엉덩관절 폄　　2) 무릎관절 폄
3) 엉덩관절 굽힘　　4) 무릎관절 굽힘
5) MMT의 'T'등급 측정 자세

**943 무릎관절 굽힘의 항중력 자세**

- 엎드려 누움(prone)
  - 무릎과 엉덩이를 모두 폄

**답** 4)

# 944

**다음 그림의 내용으로 옳은 것은?**

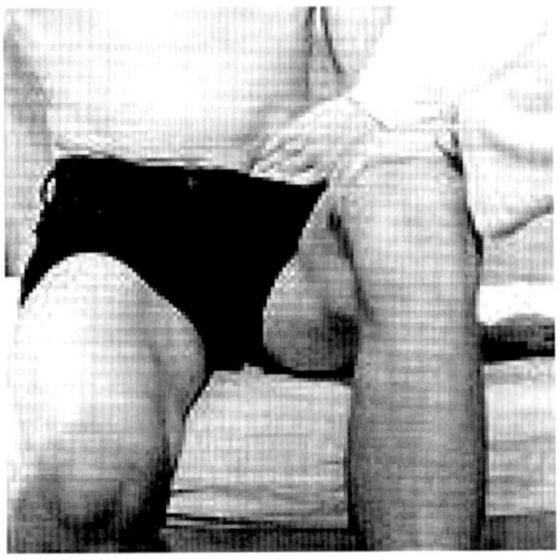

1) 중력제거 자세이다
2) 저항은 굽힘 방향이다
3) 무릎관절 폄 검사이다
4) 주동근은 'iliopsoas'이다
5) 저항은 허벅지의 몸쪽(proximal)이다

**문제해설**

**944** 해설내용 참조

답 4)

## 엉덩관절 굽힘(Hip flexion) : 항중력 자세

Explanation

### 1. 주동근(prime movers)

- 'iliopsoas', 'iliacus', 'psoas major'

### 2. 시작자세

- 매트에 앉음(하지는 아래로 내림)

### 3. 안정(stabilize)

- 골반(pelvis)은 넓은 매트에 안정시킴

### 4. 지시(instruction)

- "천장을 향해 무릎을 들어올리세요. 그리고 굽힌 무릎을 유지하세요. 저항을 가할 때 다리가 내려가지 않도록 하세요."

### 5. 저항(resistance)

- 치료사는 폄방향으로 허벅지의 원위부(먼쪽) 앞쪽에 저항

# 945

다음 그림의 내용으로 옳은 것은?

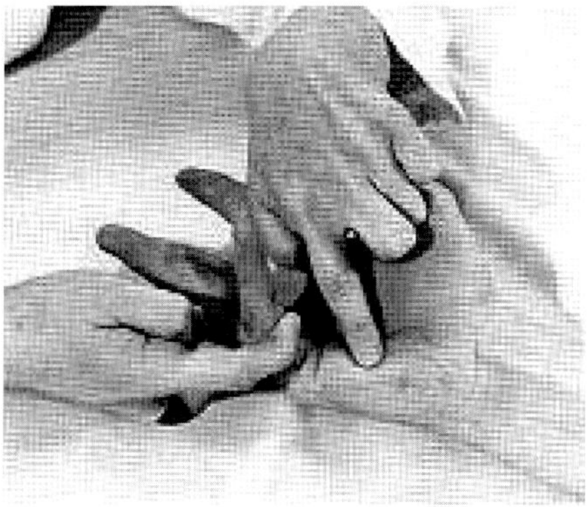

1) DIP 관절의 폄 평가이다
2) MCP 관절의 폄 평가이다
3) DIP 관절의 굽힘 평가이다
4) MCP 관절의 굽힘 평가이다
5) 'lumbricales'가 대상근육이다

**문제해설**

945 해설내용 참조

답 4)



## MP(MCP) 관절의 굽힘(Finger MP flexion)

Explanation

### 1. 항중력 자세(against-gravity position)

1) **시작자세**(start position)
   - 아래팔은 뒤침(supination)에서 지지
2) **저항**(resistance)
   (1) 한 손가락을 사용해 폄방향으로 proximal phalanx의 head를 밀어줌
   (2) IP관절이 폄된 상태로 남아 있는지 확인

### 2. 중력제거 자세(gravity-eliminated position)

1) **시작자세**(start position)
   - 아래팔은 중립자세에서 지지됨
2) **안정**(stabilize)
   - 폄한 다른 손가락을 안정시킴

# 946

**다음 그림의 내용으로 옳은 것은?**

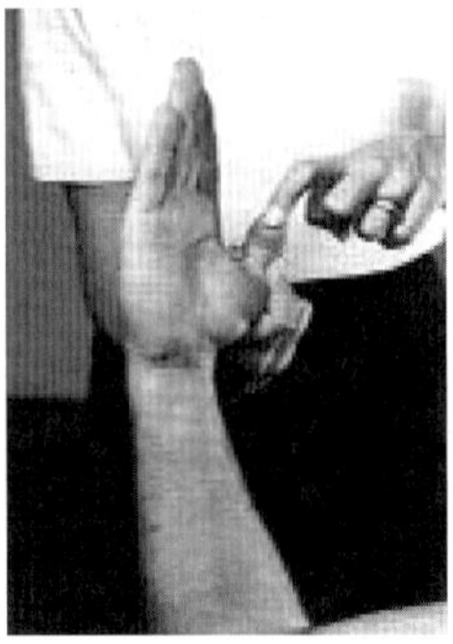

1) 항중력 자세이다
2) 엄지의 MP 관절 굽힘 검사이다
3) 'proximal phalanx'를 안정시킨다
4) 저항은 'proximal phalanx' 머리(head)이다
5) 'FDS(flexor digitorum superficialis)'에 대한 검사이다

**문제해설**

946 해설내용 참조

답 1)

## 엄지의 IP 굽힘(Thumb IP flexion) : 항중력 자세

Explanation

### 1. 주동근(prime movers)

- 'lexor pollicis longus'

### 2. 시작자세(start position)

1) 테이블에 팔꿉관절을 굽힘하고 지지
2) 아래팔의 벌림(supination)
3) 엄지의 MP 및 IP 폄

### 3. 안정(stabilize)

1) 근위지골(proximal phalanx)
2) 폄된 MP 관절 고정

### 4. 저항(resistance)

- 치료사의 손가락은 폄방향으로 원위지골두(head of distal phalanx)를 밀어줌

# 947

다음 그림의 내용으로 옳은 것은?

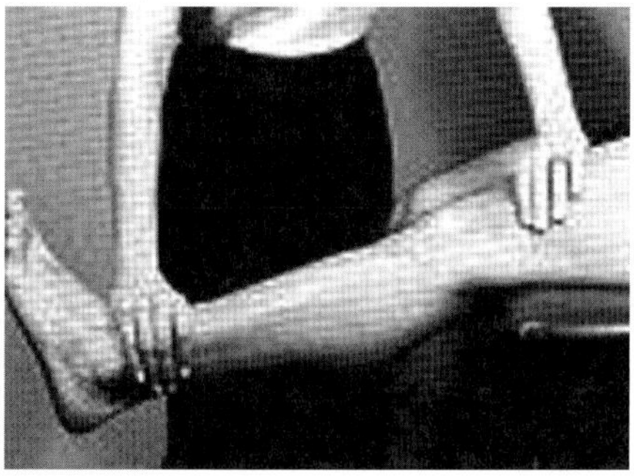

1) 주동근은 'hamstrings'이다
2) 'P' 등급 측정이 가능하다
3) 'P' 등급 측정은 불가능하다
4) '$F^{+}$' 등급 측정은 불가능하다
5) 발목관절 폄에 대한 MMT 측정이다

**문제해설**

**947** 해설내용 참조

**답** 3)



## 무릎관절 폄(Knee extension)

Explanation

### 1. 주동근(prime movers)

- 'quadriceps'

### 2. 항중력 자세(against-gravity start position)

1) 매트에 앉음
   (1) 하지는 아래로 걸침
   (2) 무릎관절의 굽힘

### 3. 저항(resistance)

1) 저항을 적용하기 전 10~15° 굽힘
   - 완전 폄 후
2) 치료사의 손은 경골(tibia)의 앞면 원위부(먼쪽) 끝에 위치함
3) 환자의 최대 힘 형성을 위해 천천히 저항을 적용
   - 손상을 피하기 위해

# 948

다음 그림의 내용으로 옳은 것은?

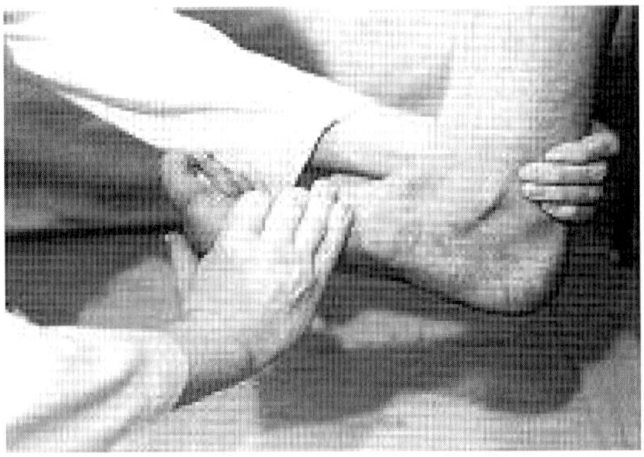

1) 엄지발가락의 굽힘
2) 엄지발가락의 폄 중력제거 자세
3) 발목의 발등굽힘(dorsiflexion) 항중력 자세
4) 발목의 발등굽힘(dorsiflexion) 중력제거 자세
5) 발목의 발바닥쪽굽힘(plantar flexion) 중력제거 자세

문제해설

948 해설내용 참조

답 3)

## 발목의 MMT 측정

Explanation

### 1. 발목 발바닥쪽굽힘(ankle plantar flexion)

1) 주동근(prime movers)
- 'gastrocnemius(GCM)', 'soleus'

2) 2가지 자세
(1) 선 자세(standing)
(2) 매트 끝에 발을 놓고 엎드려 누움

3) 안정(stabilize)
(1) 서서하는 테스트
- 환자는 균형을 위해 잡는 것이 필요함

(2) 엎드려서 하는 테스트
- 발목 바로 위 하지를 매트에 안정시킴

4) **지시**(instruction)

(1) “발가락 끝으로 서보세요.”

(2) “마치 차의 엑셀 페달을 밟는 것처럼 발을 아래로 눌러보세요. 저항을 가할 때 유지하세요.”

5) **저항**(resistance)

(1) 선 자세

- 몸 전체의 체중이 근육에 저항을 줌

(2) 엎드린 자세

① 치료사는 ‘dorsiflexion’ 방향으로 저항을 줌

② 발의 원위부(먼쪽) 쪽을 손으로 저항 제공

6) **등급화**(grading)

(1) 5점 : 피로나 휴식 없이 완전 ROM으로 발꿈치 들기를 20번 수행

(2) 4점 : 피로나 휴식 없이 완전 ROM으로 발꿈치 들기를 10~19번 수행

(3) 3점 : 피로나 휴식 없이 정확한 발꿈치 들기를 1~9번 수행

(4) 2+(poor plus) : 완전한 ROM과 최대저항을 견딜 경우

(5) 2점(poor) : 완전한 ROM에서 수행하지만, 특정 저항을 이겨낼 수 없음

## 2. 발목의 발등굽힘(ankle dorsiflextion)

1) **주동근**(prime movers)

(1) ‘tibialis anterior’

(2) ‘extensor hallucis longus’

(3) ‘extenor digitorum longus’

2) **항중력 자세**(against-gravity start position)

(1) 매트에 앉음

① 하지를 아래로 걸침

② 발은 다리와 수직으로 함

3) **안정**(stabilize)

- 저부의 하지와 발목을 안정시킴

4) **지시**(instruction)

- “발가락이 천장을 향하도록 발을 드세요.”

5) **저항**(resistance)

(1) 치료사의 손은 발 앞쪽(forefoot)에 위치

(2) 발바닥쪽굽힘(plantar flextion) 방향으로 저항

- 내번(invert)이나 외번(evert)을 허용하지 않음

# 949

다음 그림의 내용으로 옳은 것은?

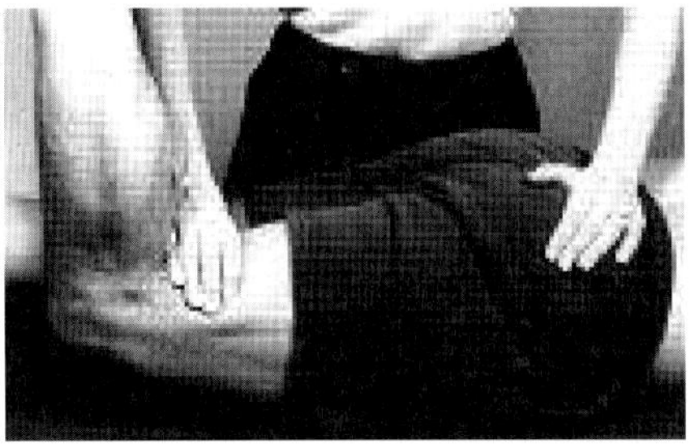

1) 중력제거 자세이다
2) 무릎관절 굽힘 검사이다
3) 보상은 엉덩관절 굽힘이다
4) 저항은 요추부위에 제공한다
5) ‘gluteus maximus’의 항중력 자세이다

문제해설

949 'gluteus maximus'를 위한 항중력 자세

- 시작자세
  - 엎드려 누움(prone) : 90° 또는 그 이상 무릎을 굽힘
- 안정(stabilize)
  - 골반(pelvis)과 요추(lumbar spine)는 매트에 안정
- 저항(resistance)
  - 치료사는 굽힘 쪽으로 허벅지 원위 뒤쪽을 아래로 밀어줌
- 보상(substitution)
  - 요추(lumbar spine)의 폄, hamstrings 등이 폄을 도움

**답** 5)

## Explanation 무릎관절 굽힘의 MMT 평가 : 항중력 자세

### 1. 주동근(prime movers)

- hamstrings : ‘semimembranosus’, ‘semitendinosus’, ‘biceps femoris’

### 2. 시작자세

- 엎드려 누움(prone) (무릎과 엉덩이를 모두 폄)

### 3. 안정(stabilize)

- 허벅지는 매트에 안정시킴

### 4. 저항(resistance)

1) 치료사의 손은 경골(tibia)의 원위부(먼쪽) 끝 뒷부분에 위치
2) 폄방향으로 밀어줌

### 5. 보상(substitution)

1) 중력
   (1) 90° 이상의 굽힘을 조장
   (2) 앉은 상태에서 중력은 무릎을 굽힘할 수 있음

# 950

**다음 그림의 내용으로 틀린 것은?**

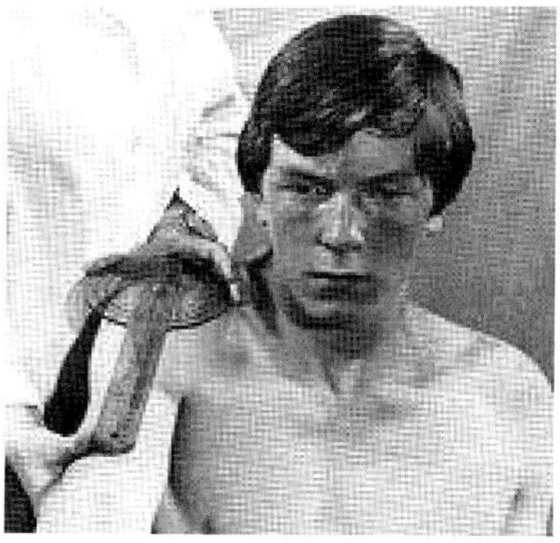

1) 보상은 몸통 돌림이다
2) 축은 'acromion process'이다
3) 어깨관절 굽힘의 ROM 측정자세이다
4) 어깨관절 수평모음의 ROM 측정자세이다
5) 어깨관절 수평벌림의 ROM 측정자세이다

# 951

**다음 보기는 성냥을 이용하여 제시된 모양을 만들도록 하는 비표준화된 검사이다. 평가하고자하는 것은?**

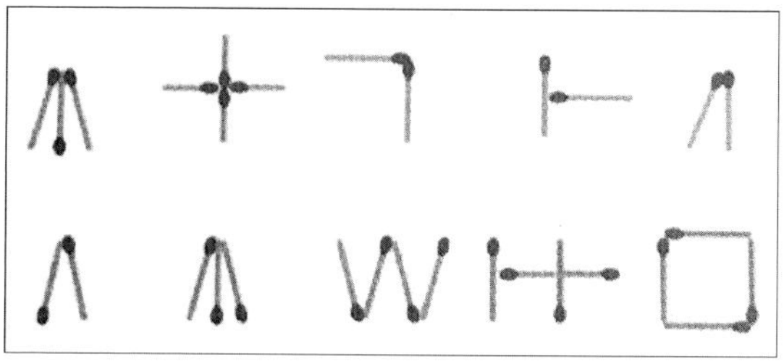

1) 물체 상호간의 위치를 인식하는 능력
2) 형상과 배경이 되는 물체를 구별하는 능력
3) 불완전하게 제시된 물체 또는 형태를 확인하는 능력
4) 감각기관으로 들어온 정보를 순간적으로 저장하는 능력
5) 형태와 물체를 다양한 환경, 자세, 크기에서 똑같은 것으로 인식하는 능력

**문제해설**

**950** **수평 모음 및 벌림**

- 축(axis)
  - 'acromion process'의 윗부분
- 정적 상태의 팔(stationary arm)
  - 위팔의 상면(superior aspect)과 평행하게 위치
    - ◦ 신체와 수직 자세를 유지
- 동적 상태의 팔(movable arm)
  - 상면(superior aspect)의 세로축으로 평행하게 움직임
- 보상
  - 몸통의 돌림

**답** 3)

**951** 공간 관계성을 평가하는 비표준화된 평가이다. 성냥을 이용하여 제시된 모양을 만들도록 하는 것으로 물체 상호간의 위치를 인식하는 평가이다.

**답** 1)

# 952

다음 그림의 내용으로 옳은 것은?

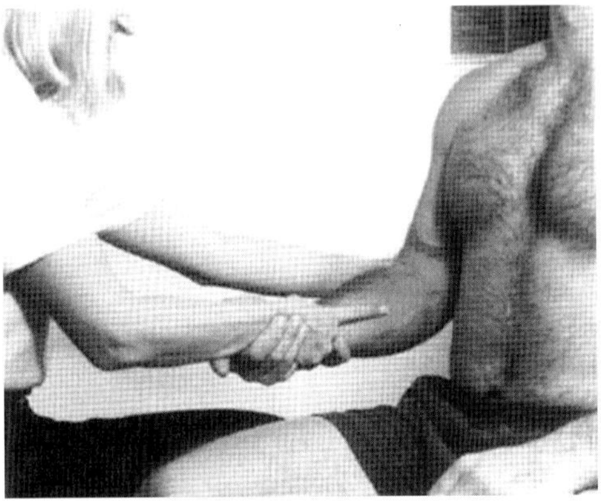

1) 중력제거 자세이다
2) 저항은 엎침 방향이다
3) 주동근은 'pronator'이다
4) 보상운동은 어깨관절 모음이다
5) 위팔의 몸쪽(proximal)을 고정한다

**문제해설**

952 해설내용 참조

답 3)

## 엎침의 항중력 자세

Explanation

- 주동근(prime movers)
  - 'pronator'
  - 'pronator qudratus'

### 1. 시작자세(start position)

1) 의자에 앉음
   (1) 위팔은 모음
   (2) 팔꿉관절은 90도 굽힘
   (3) 아래팔은 뒤침(supination)

### 2. 안정(stabilize)

- 원위부(먼쪽) 위팔을 안정시킴

### 3. 지시(instruction)

• "바닥 쪽으로 손바닥을 돌려보세요, 그리고 저항을 가할테니 유지하세요."

### 4. 저항(resistance)

1) 손바닥 쪽 손목을 감싸 쥠
2) 치료사는 뒤침(supination) 방향으로 저항

### 5. 보상(substitution)

1) 어깨관절 벌림
2) 손목과 손가락 굽힘



## 953

**시신경교차(optic chiasm) 손상으로 인한 시야손상으로 옳은 것은?**

1) 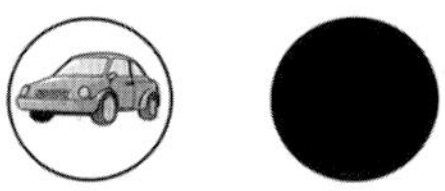

2) 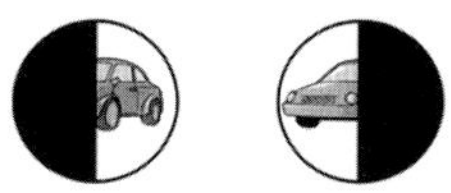

3) 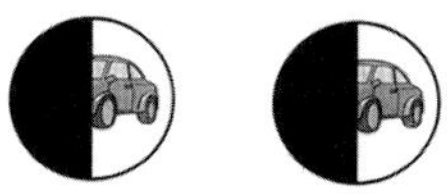

4) 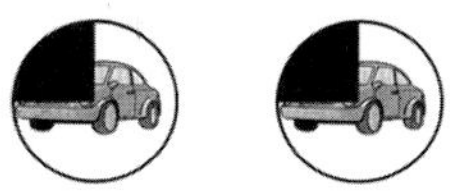

5) 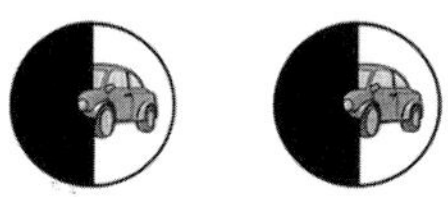

## 954

**왼쪽 시각로 손상 시 나타나는 시각결손 현상은?**

1) ●○
2) ◐◑
3) ◑◑
4) ○○(우상방 1/4 안보임)
5) ○○(우하방 1/4 안보임)

**문제해설**

**953 시야의 장애**

- 편측 완전 손상
  - 동측 시력의 완전 상실 (monocular blindness) ●○
- 시신경 교차(optic chiasm) 부위 손상
  - 양이측 반맹증 (bitemporal hemianopsia) ◐◑
- 시삭(optic track : 시각로) 손상
  - 동측성 반맹증 (homonymous hemianopsia) ◑◑
- 측두섬유의 손상
  - 동측 상부 사분의 일이 시야결손
- 두정섬유의 손상
  - 동측 하부 사분의 일이 시야결손

**답** 2)

**954 시삭(optic track : 시각로) 손상**

- 동측성 반맹증 (homonymous hemianopsia)
- ◑◑

**답** 3)

# 955

다음 그림의 내용으로 옳은 것은?

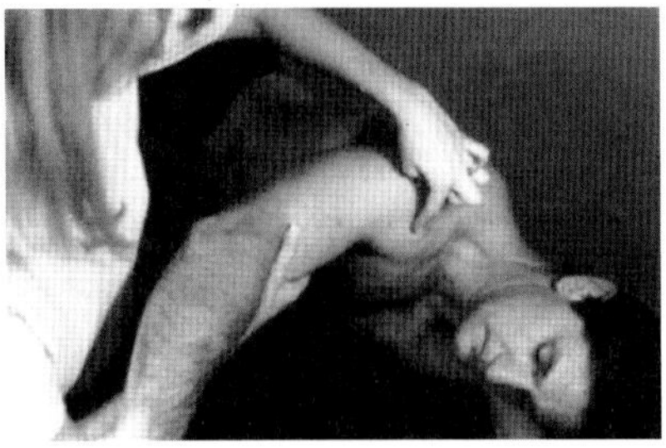

1) 어깨관절 굽힘의 P 측정
2) 어깨관절 모음의 $P^+$ 측정
3) 어깨관절 벌림의 P 측정
4) 어깨관절 굽힘의 $P^+$ 측정
5) 어깨관절 모음의 F 측정

**문제해설**

955 해설내용 참조

답 1)

## 어깨관절 굽힘(Shoulder flexion)

Explanation

- 주동근(prime movers)
  - 'anterior deltoid'
  - 'coracobrachialis'
  - 'pectoralis major', 'clavicular head'
  - 'biceps', 'both heads'

### 1. 항중력 자세(against-gravity position)

1) **시작자세**(start position)
   (1) 의자에 앉은 자세
   - 중립자세에서 양팔은 측면 아래로 함

### 2. 중력이 제거된 자세(gravity-eliminated position)

1) **시작자세**(start position)
   (1) 옆으로 누운 자세(side lying)
   - 몸통의 옆을 따라 팔을 위치함(중심부)

   (2) 치료사의 지지
   - 팔꿈치 아래를 지지해줌

# 956

다음 그림의 근력 검사는?

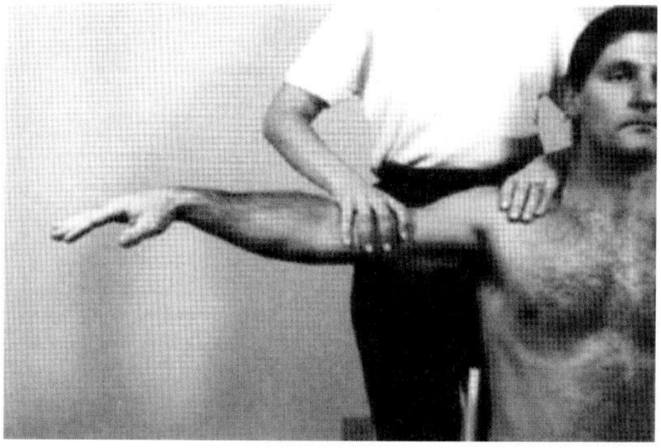

1) 팔꿉관절 폄 'P' 측정
2) 팔꿉관절 굽힘 'P' 측정
3) 어깨관절 벌림 'G' 측정
4) 어깨관절 바깥돌림 'P' 측정
5) 어깨관절 안쪽돌림 'G' 측정

**문제해설**

956 해설내용 참조

**답** 3)



## 어깨관절 벌림(Shoulder abduction)

Explanation

- 주동근(prime movers)
  - 'supraspinatus'
  - 'middle deltoid'

### 1. 항중력 자세(against-gravity position)

1) **시작자세**(start position)
   (1) 바르게 앉은 자세
   - 중립자세에서 팔을 측면에 위치
2) **안정**(stabilize)
   - 쇄골과 어깨뼈에 손을 올려 안정시킴
3) **지시**(instruction)
   - "팔을 옆으로 올려 어깨 높이로 가져오세요. 저항을 주면 내리지 말고 유지하세요."
4) **저항**(resistance)
   - 몸 쪽 아래로 밀어줌

# 957

다음 그림의 내용으로 옳은 것은?

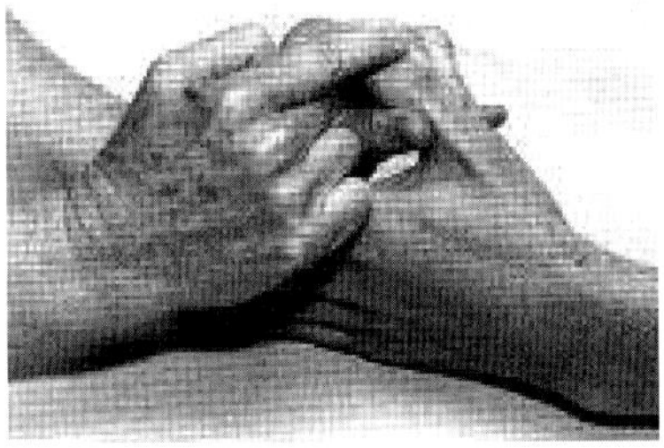

1) 중력제거 자세이다
2) 손목은 10～20° 펌한다
3) 엄지의 굽힘근 검사이다
4) 저항은 엄지의 손톱 아래에 제공한다
5) 주동근은 'extensor pollicis longus(EPL)'이다

**문제해설**

957 해설내용 참조

답 5)

## 엄지의 폄(Thumb IP extension) : 항중력 자세

Explanation

### 1. 주동근(prime movers)

- 'Extensor Pollicis Longus(EPL)'

### 2. 안정(stabilize)

- MP 굽힘에서 근위지골(proximal phalanx)까지 안정시킴

### 3. 지시(instruction)

- "엄지의 끝을 곧게 펴보세요."

### 4. 저항(resistance)

1) 치료사는 엄지의 손톱 위에 손가락을 위치
2) 굽힘방향으로 DIP만 밀어줌

### 5. 보상(substitution)

- 'flexor pollicis longus'의 이완으로 명백한 폄근의 움직임이 나타남(rebound effect)

# 958

**다음 그림의 평가도구는 무엇을 평가하는 도구인가?**

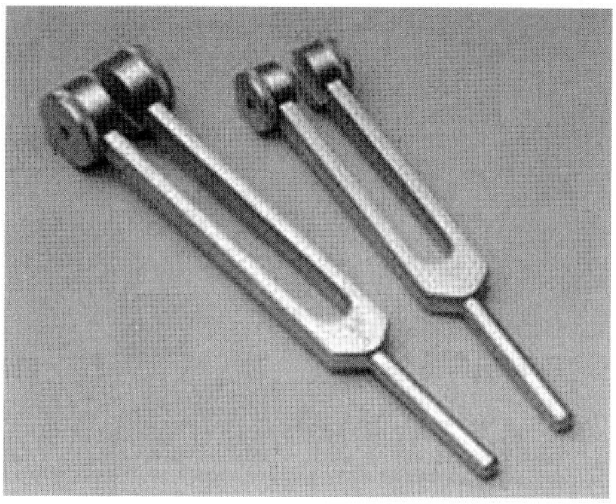

1) 근력 평가
2) 장악력 평가
3) 온도감각 평가
4) 진동감각 평가
5) 두점 구별 평가

# 959

**다음 그림은 DTVP-2의 일부분이다. 하부항목의 제목으로 타당한 것은?**

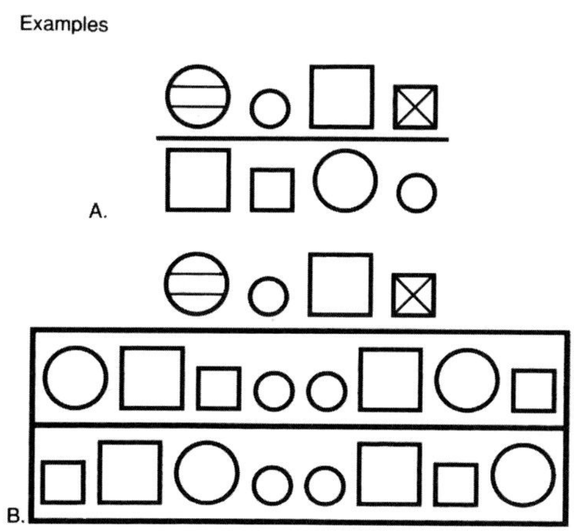


1) 전경배경
2) 공간관계
3) 형태항상성
4) 시운동 속도
5) 공간내 위치

## 문제해설

**958 진동 평가**

- 신경 복구(nerve repair) 후 진동 감각(vibratory sensation) 회복 정도를 평가
- 'tuning forks' 이용
  - 초당 30~256 사이클
- 'lundborg'
  - 상업적인 진동 측정기(vibrometer)
  - 비정상 감각(abnormal sensation)을 찾아낼(defect) 수 있음

**답** 4)

**959 시운동 위치 평가 방법**

- 특정 디자인에 특정한 표시를 할 수 있는지 속도를 측정함
- 총 3개의 문항으로 구성
- 점수는 1점 또는 0점으로 표시함
  - 1점 : 정확하게 표시한 경우
  - 0점 : 표시가 모양의 경계선을 벗어난 경우
- 부정확한 표시에 대한 감점은 없음

**답** 4)

# 960

**환자의 지역사회이동 훈련 중 다음 표지판을 보고 이해하는 기능은?**

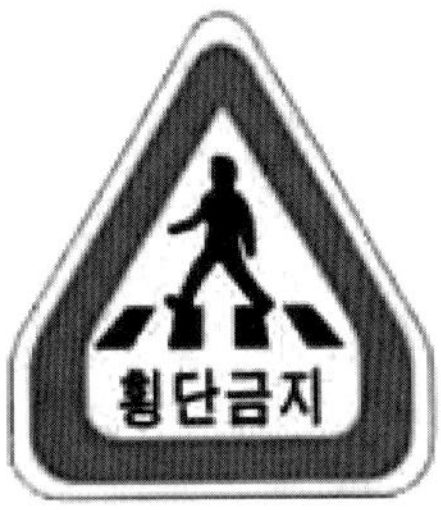

1) 재인식
2) 사회성
3) 공간지각
4) 소운동 협응
5) 지리적지남력

**문제해설**

**960** 도로 표지판 이해하기에 필요한 기능

- 재인식
- 각성
- 집중력
- 기억력 등

**답** 1)

## 인지와 인지통합(Cognitive and cognitive integration) 요소

Explanation

### 1. 각성수준(level of arousal)

- 환경적 자극에 대해 반응과 경계를 보이는 것

### 2. 지남력(orientation)

- 사람, 장소, 시간, 상황을 분별하는 것

### 3. 재인식(recognition)

- 낯익은 얼굴, 사물, 그리고 이전에 보았던 물건들을 분별해내는 것

### 4. 집중력(attention)

- 정해진 시간 내 특정 업무에 집중할 수 있는 것

### 5. 활동의 시작(initiation of activity)

- 육체적·정신적 활동을 시작하는 것

### 6. 종결(termination)

- 적절한 시간에 맞춰 활동을 마치는 것

**7. 기억력(memory)**

- 잠시 후 또는 장시간 후 정보를 다시 불러내는 것

**8. 연속성(sequencing)**

- 정보, 개념, 활동들을 순서에 맞춰 배치하는 것

**9. 분류(categorization)**

- 정보의 종류들을 비슷한 것들과 다른 것들로 분별하는 것

**10. 개념형성(concept formation)**

- 특정 생각과 사고를 구성하기 위해 다양한 정보를 조직화하는 것

**11. 문제해결(problem solving)**

- 문제 인식, 문제 정의, 대체적 방법 선택, 계획(selecting a plan), 단계별로 조직화하기, 계획한 것 실시하기, 결과 평가 등의 과정을 말함

**12. 학습(learning)**

- 새로운 행동과 개념을 획득하는 것

**13. 일반화(generalization)**

- 다양한 새로운 환경에 이전 학습된 개념들과 행동들을 적용시키는 것

**14. 공간 조작(spatial operation)**

- 정신으로(mentally) 사물의 위치를 다양한 관계로 조작하는 것

# 961

다음 그림의 도구가 사용되는 'ADL' 영역은?

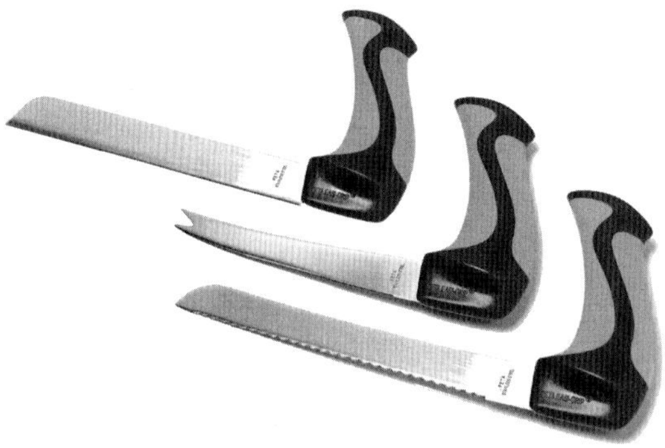

1) 식사(eating)
2) 위생(hygiene)
3) 옷입기(dressing)
4) 가정관리(home management)
5) 환경적 도구(environmental hardware)

문제해설

961 해설내용 참조

답 4)

## 요리에 필요한 보조도구들

Explanation

1. Right Angle Knife
   - 한 손으로 칼 사용이 가능

2. Rocker Knife
   - 한 손으로 칼질하기가 가능

3. Zim Jar Opener
   - 한 손으로 용기를 열 수 있음

4. Pan Stabilizer
   - 프라이팬을 고정함

5. Spiked Cutting Board
   - 재료를 고정하므로 한 손으로 썰기가 가능함

### 6. 기타

1) non-slip mat
2) scoop dish
3) 타이머
4) 야채 peeler
5) pate guard 등



# 962

**다음 그림 중 'Bent pivot transfer'의 사례는?**

1)
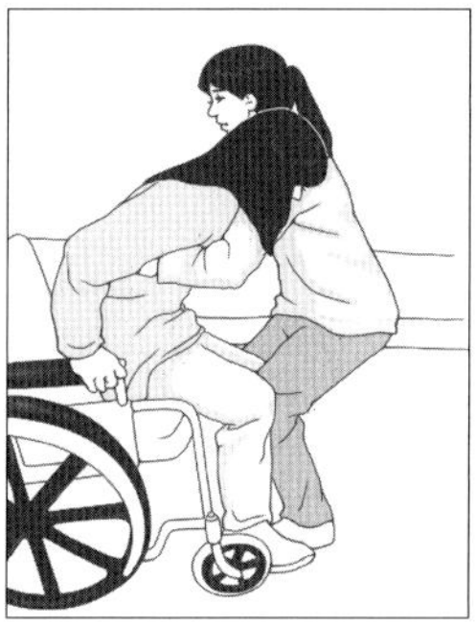

2)
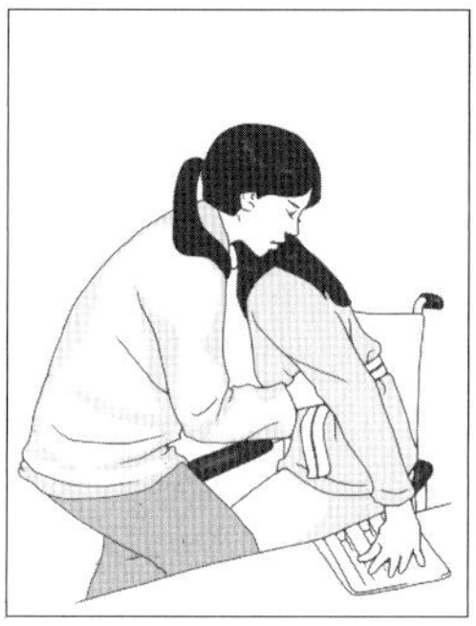

3)
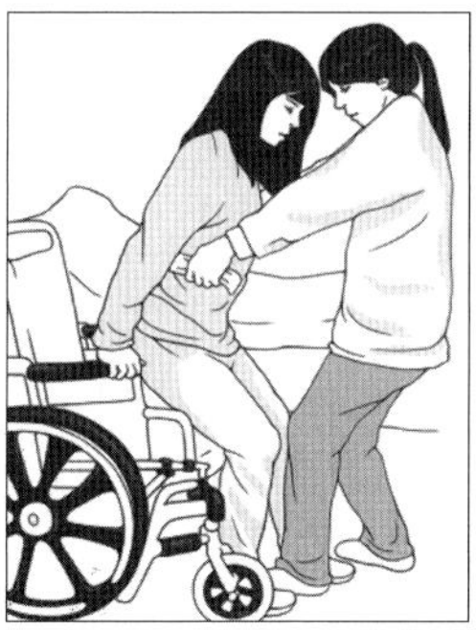

4)
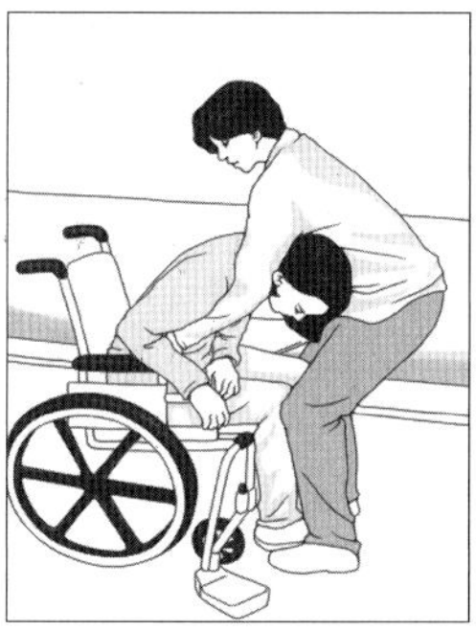

5)
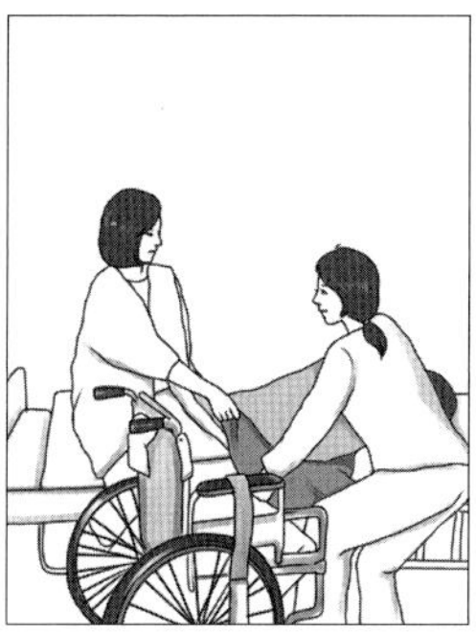

**문제해설**

**962** 3) Stand pivot transfer, 2) sliding board transfer 4), 5)는 의존적 이동

**답** 1)

# 963

**SCI $C_4$ 완전손상 환자가 종이에 그림을 그리고자 한다. 가장 필요한 보조도구는?**

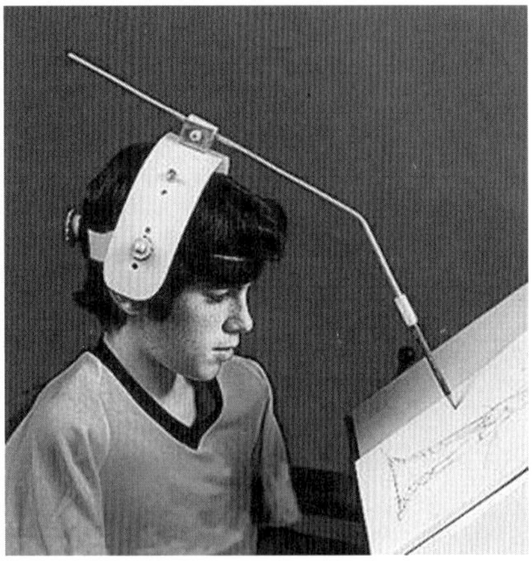

1) head wand
2) page turner
3) pencil holder
4) universal cuff
5) cock up splint

# 964

**일반적인 휠체어 규격으로 적절한 것은?**

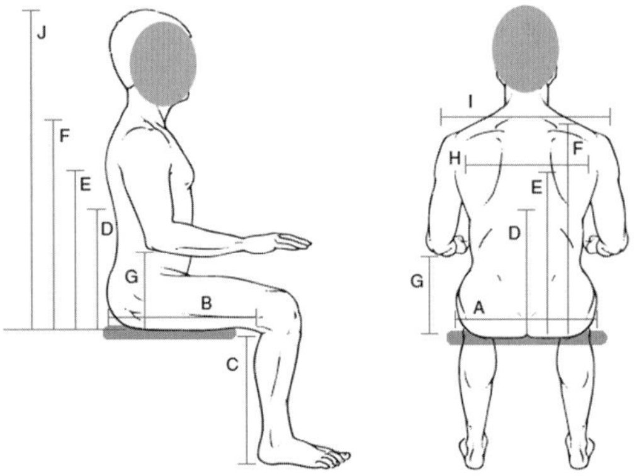


1) 등높이=E－5cm
2) 좌석깊이=B－5cm
3) 좌석넓이=A－5cm
4) 좌석높이=C－5cm
5) 팔걸이높이=G－5cm

## 문제해설

**963** 손의 사용이 어려운 사지마비 환자이므로 머리를 이용한 보조도구인 head wand가 필요하다.

**답** 1)

**964**
- 좌석넓이=A+5cm
- 등높이=D－5cm
- 좌석높이=C+5cm
- 팔걸이높이=G－5cm

**답** 2)

# 965

## 다음 사진의 보조도구 적용으로 옳은 것은?

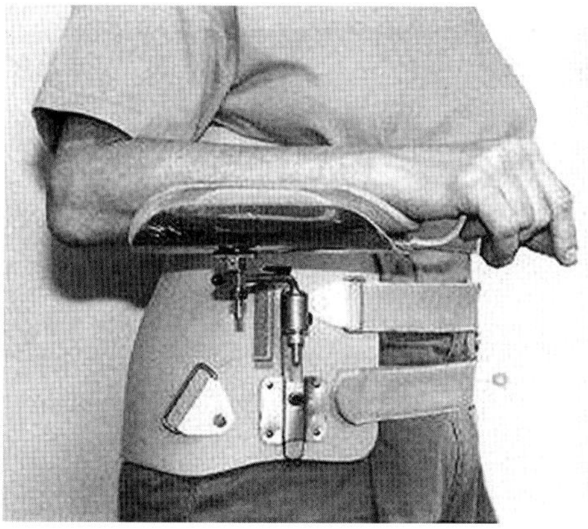

1) 손의 부종을 감소시킨다
2) BPI 환자의 어깨를 지지한다
3) 사지마비 환자의 ADL을 보조한다
4) CRPS 환자의 통증을 감소시킨다
5) 뇌졸중으로 마비된 팔의 움직임을 촉진한다

### 문제해설

**965** Gunslinger보조기

- 기성품을 구입하거나 주문제작 가능
- 위팔신경얼기 손상과 같은 통증을 동반한 어깨관절 지지에 사용

**답** 2)

# 966

## 다음 사진의 보조기와 가장 관계 깊은 질환은?

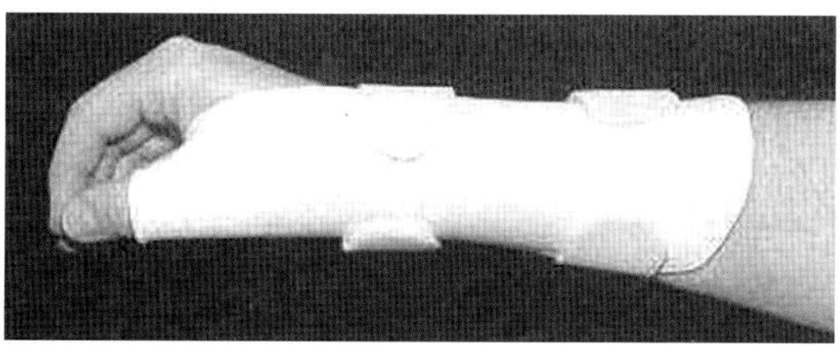

1) CVA
2) SCI C6
3) Erb's palsy
4) 드퀘르벵(DeQuervain)
5) CTS(carpal tunnel syndrome)

**966** 긴 맞섬근 스플린트

- 엄지폄근의 드퀘르벵(DeQuervain) 건염, 손목과 엄지관절염 통증 감소
- 엄지의 IP 관절이나 폄근 손상 시 IP 관절을 스플린트에 포함시킴

**답** 4)

# 967

**다음 그림의 보조기가 필요한 대상자로 가장 타당한 사례는?**

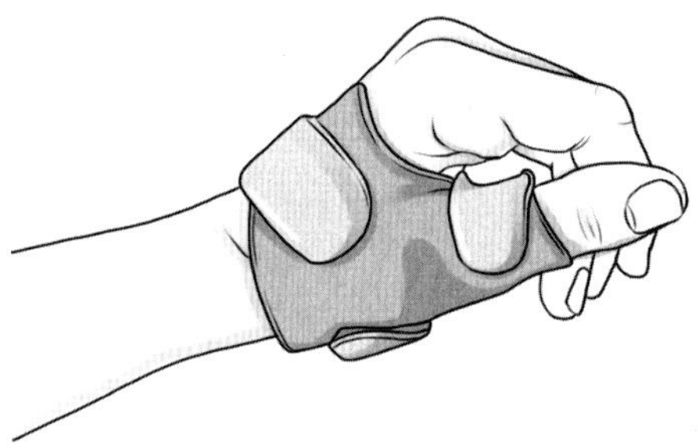

1) CTS 환자
2) Bells' palsy 환자
3) SCI C6 완전손상 환자
4) 편마비가 있는 뇌졸중 환자
5) 손목 관절에 염증이 있는 환자

# 968

**환자는 요통을 호소하고 있다. 수정이 고려되어야할 부분은?**

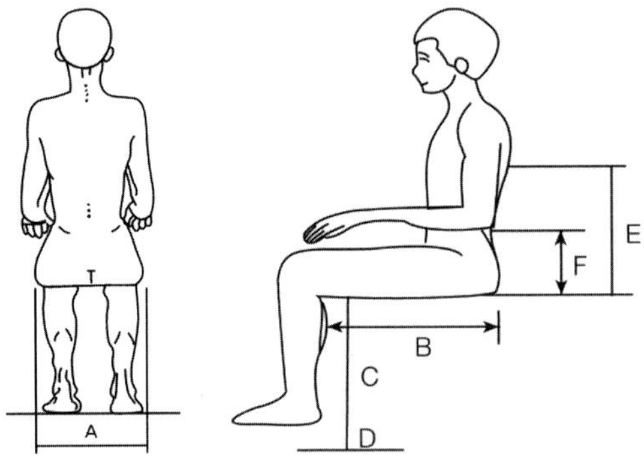


1) A
2) B
3) C
4) E
5) F3

## 문제해설

**967** short opponens splint이며, tenodesis splint의 기초 부분이 된다.

**답** 3)

**968** 휠체어 앉기 자세에서 환자의 무릎높이는 골반 경사를 결정하는 요소이고 요통의 원인이 될 수 있다.

**답** 3)

# 969

다음 그림의 내용으로 옳은 것은?

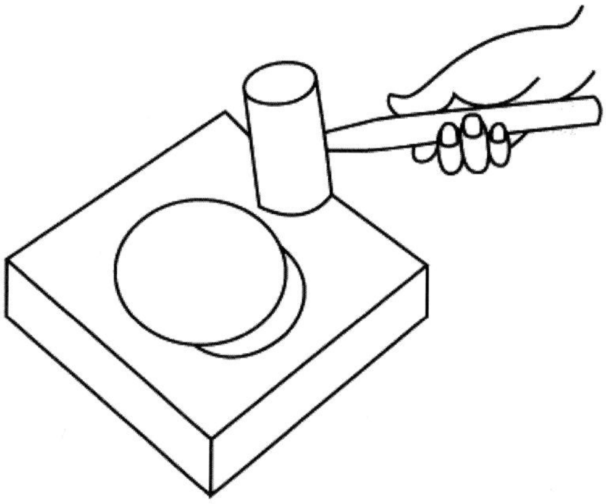

1) 목공예
2) 종이공예
3) 금속공예
4) 바늘공예
5) 찰흙공예

**문제해설**

969 해설내용 참조

답 3)



## 금속공예의 종류

Explanation

### 1. 두드리기(hammering)

1) 틀 위에 동판을 위치시킴
2) 원하는 모양이 나올 때까지 두드림

### 2. 무늬 새기기 및 구멍 내기(chasing and piercing)

1) 금속위에 디자인하기
2) 나무판 위에 고정하기
3) 무늬 새기기 또는 구멍 내기
4) 디자인 완성

# 970

다음 그림에 대한 설명으로 옳은 것은?

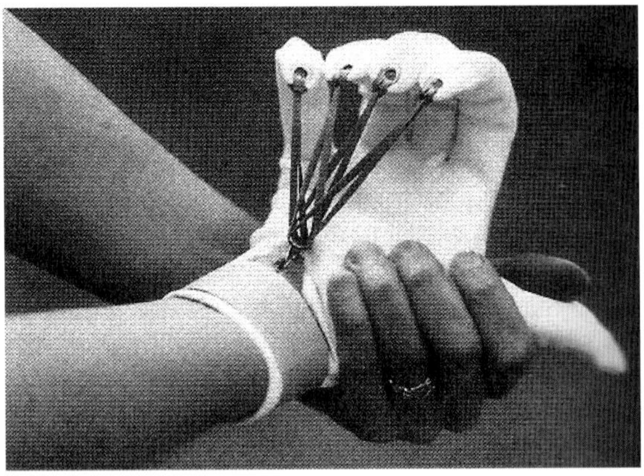

1) 건 손상 환자의 스플린트이다
2) 능동적인 손가락 폄이 목적이다
3) 손가락 폄 시 엄지는 굽힘시킨다
4) 환자의 과도한 노력이 도움이 된다
5) 가죽 끈이 달린 운동 장갑이다

**문제해설**

**970** 능동적 손가락 폄 (active finger extension)

고무밴드가 달린 운동 장갑(glove)이 사용될 수 있음

**답** 2)

## 자발적 놓기(active release of grasp) 성취

Explanation

### 1. 재훈련의 세 번째 목표

### 2. 일반적으로 자발적 놓기(release)는 굽힘근의 과긴장(hypertonicity)으로 인해 어려움

### 3. 자세

1) 치료사는 환자와 마주보고 앉음
2) 치료사는 엄지두덩(thenar eminence)을 잡고 손 밖으로 엄지를 당김
   - 위팔은 뒤침+손목은 약간(slight) 굽힘
3) 치료사는 엄지 잡기를 계속 유지한 채 위팔의 교차적 엎침(pronate)과 뒤침(supinate) 실시
   - 뒤침(supination)이 더 강조됨
4) 엄지에 압력을 가함
   - 엎침 시 감소시키고 뒤침 시 증가시킴

### 4. 피부자극 제공

1) 위팔 뒤침(forearm supination) 시 손과 손목의 등(dorsum)을 자극함
2) 손가락 폄근에 약간의 긴장을 유발함
   - 손가락이 폄됨

### 5. 위팔의 뒤침(forearm supination)

- 위팔의 뒤침 시 환자는 손가락 펴기에 참여할 수 있음

### 6. 환자의 과도한 노력

- 오히려 굽힘을 유발하므로 피해야 함

### 7. 손가락(finger) 폄근의 신장(stretch)이 사용될 수 있음

- 굽힘근 신장은 부정적인 영향의 발생으로 피함

### 8. 능동적 손가락 폄(active finger extension)

- 고무밴드가 달린 운동 장갑(glove)이 사용될 수 있음

### 9. 팔의 올림(elevation)

- 어깨선 이상의 올림은 손가락의 폄 반사를 유발함



## 971

**다음 사진의 평가 목적으로 가장 타당한 것은?**

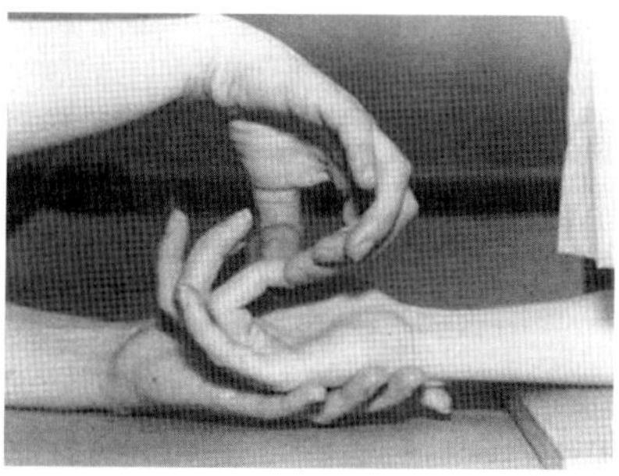

1) 통증 평가
2) 근력 평가
3) ROM 평가
4) 입체지각 평가
5) 고유수용성감각 평가

**문제해설**

**971 고유수용성평가**

- 팔꿈치, 손목 또는 손가락의 측면을 잡고 실시함
- 굽힘 또는 폄으로 신체 일부를 이동시킴
- 움직임 방향을 피검자가 대답함 : 위 / 아래

**답** 5)

# 972

**다음 그림과 가장 관계 깊은 수공예는 무엇인가?**

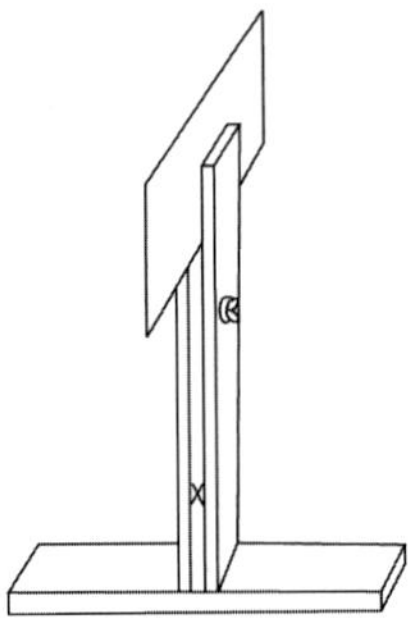

1) 목공예
2) 종이공예
3) 타일공예
4) 가죽공예
5) 바늘공예

**문제해설**

972 해설내용 참조

답 4)

## 가죽공예

Explanation

### 1. 가죽공예에 사용되는 대표적 도구들

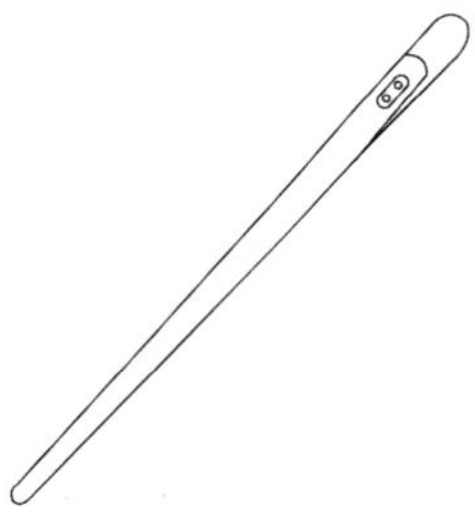

two prong needle

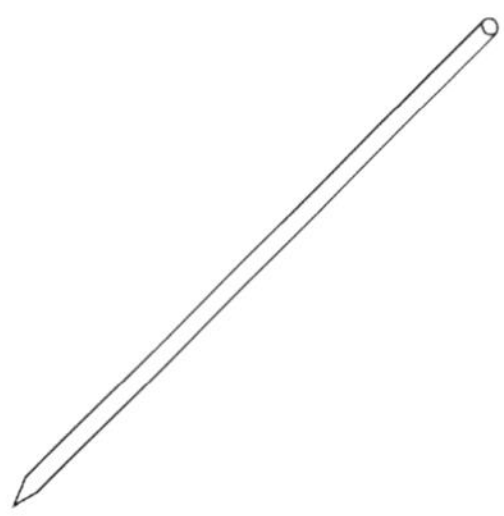

life-eye lacing needle

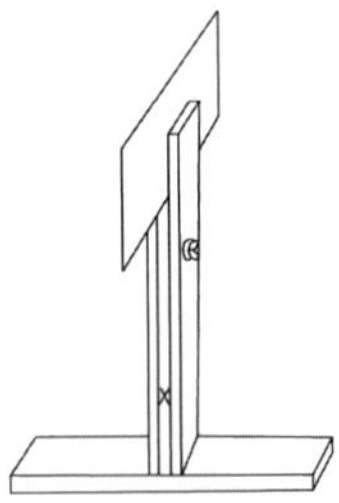

racing pony

### 2. 레이싱의 종류

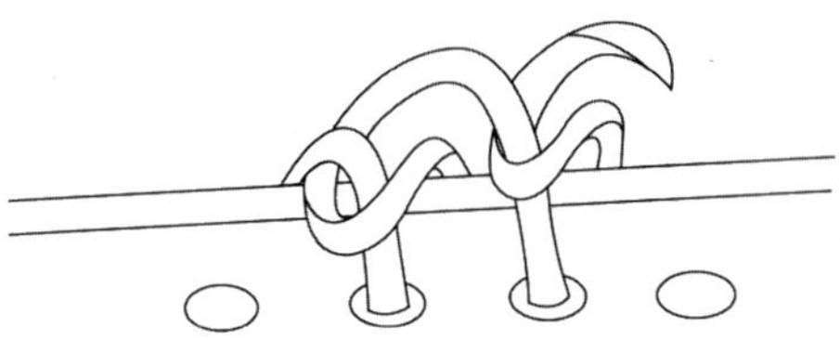

싱글 코르도반 레이싱

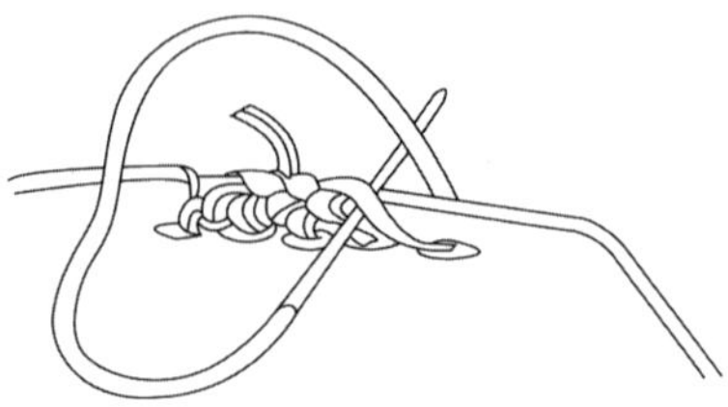

더블 코르도반 레이싱

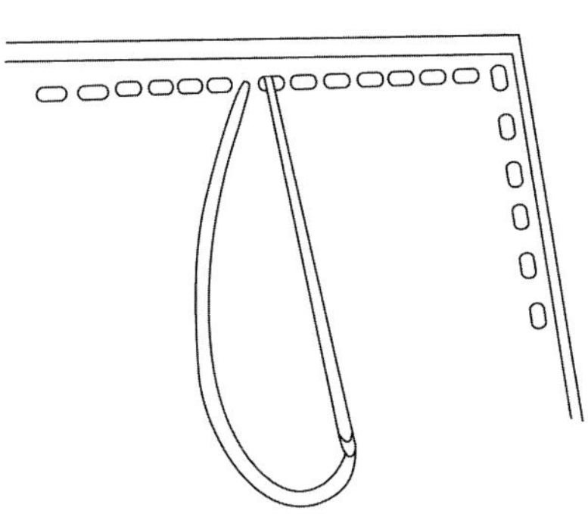

running stitch

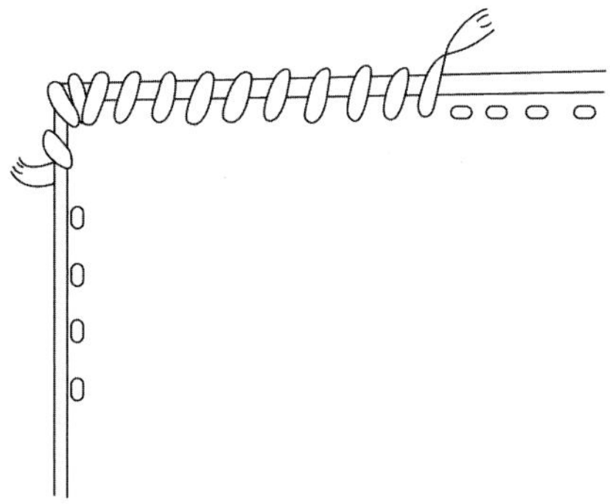

whip stitch



# 973

**그림에 제시된 평가의 목적은?**

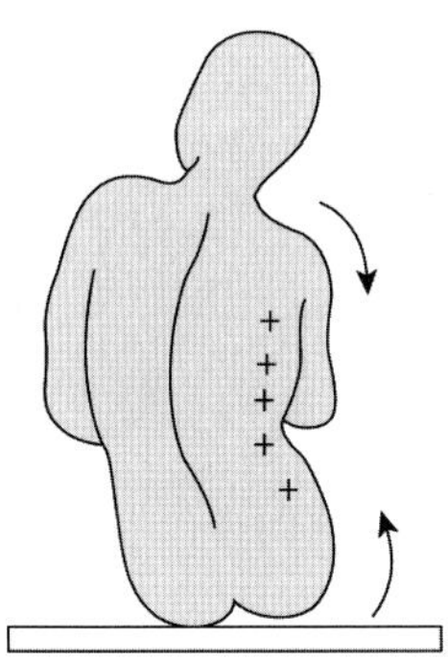

1) 오른쪽 몸통 폄근 원심성 수축(eccentric contraction) 평가
2) 오른쪽 몸통 폄근 구심성 수축(concentric contraction) 평가
3) 오른쪽 몸통 굽힘근 구심성 수축(concentric contraction) 평가
4) 오른쪽 몸통 가쪽굽힘근 원심성 수축(eccentric contraction) 평가
5) 오른쪽 몸통 가쪽굽힘근 구심성 수축(concentric contraction) 평가

**문제해설**

**979 오른쪽 몸통 가쪽굽힘근 구심성 수축 (concentric contraction) 평가**

몸통과 골반의 가쪽굽힘(외측굴곡)을 평가하는 것으로, 여기에서 움직임은 몸통의 하부와 골반에서 시작한다. 마지막에 취하는 자세는 체중 부하된 쪽의 몸통 폄과 체중부하 반대편으로 짧아지는 것인데, 이것은 오른쪽의 구심성 수축에 해당한다.

**답** 5)

# 974

**치료사는 다음 두 그림과 같은 자세를 환자가 취하도록 하였다. 자세의 목적으로 가장 타당한 것은?**

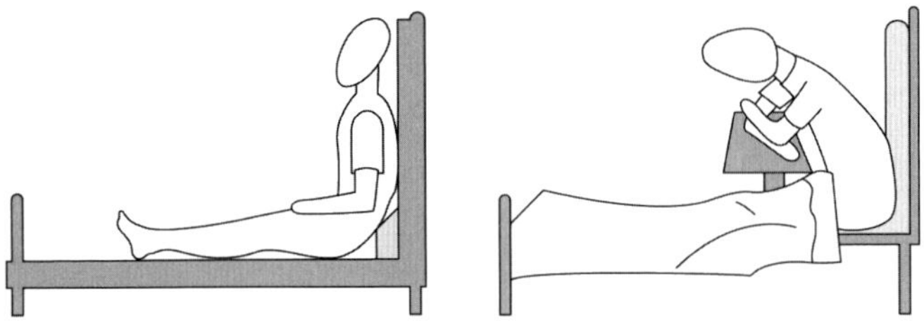

1) 요통 감소
2) 혈압 강하
3) 호흡곤란 완화
4) 어지럼증 완화
5) 삼킴 조절 강화

# 975

**다음 그림의 활동은 어떤 공예인가?**

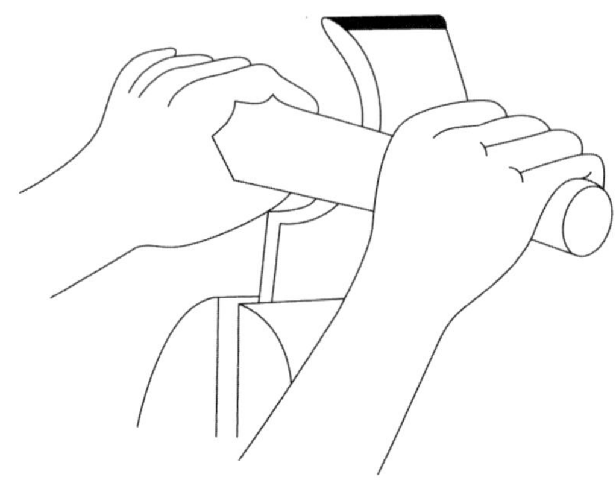

1) 조각
2) 목공예
3) 모자이크
4) 금속공예
5) 찰흙공예

## 문제해설

**974** Fowler 자세와 orthopneic 자세이다. 호흡곤란이 있는 경우 사용되는 자세이다.

**답** 3)

**975 목공예**

- 수 천 년간 사용되어 온 수공예
- 나무는 가구, 주거 등에 사용된 가장 기본적인 요구
  - 요리, 무기, 건축 등
  - 다양한 기술이 필요함

예) 세발 의자 만들기
① 4조각 사포질(sand)
② 페인트칠하기 또는 염색하기 (paint or stain)
③ 말리기
④ 조립
◦ 필요한 도구들 : Cylindrical sanding block, sanding table

**답** 2)

# 976

**다음 그림과 가장 관련 깊은 공예는?**

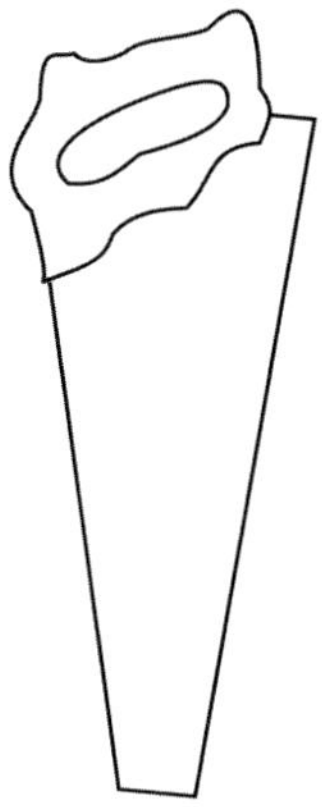

1) 목공예 2) 금속공예
3) 매듭공예 4) 찰흙공예
5) 모자이크공예

# 977

**다음 그림에 대한 내용으로 옳은 것은?**

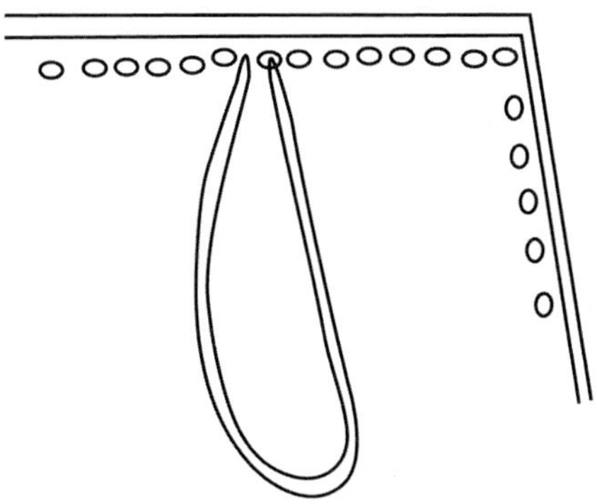

1) 털실 2) 모자이크
3) 종이공예 4) 가마니 짜기
5) running stitch

**문제해설**

**976 목공예**

- 낮은 테이블 만들기 순서
  - 나무위에 도안
  - 측정 및 자르기
  - 조립
  - 사포질
  - 접합
  - 구멍 만들기
  - 나사못 박기
  - 마무리
- 필요한 도구들
  - handsaw
  - coping saw
  - 기타

**답** 1)

**977 레이싱의 종류**

- 싱글 코르도반 레이싱
- 더블 코르도반 레이싱
- running stitch
- whip stitch 등

**답** 5)

# 978

다음 사진의 아동이 할 수 없는 활동은?

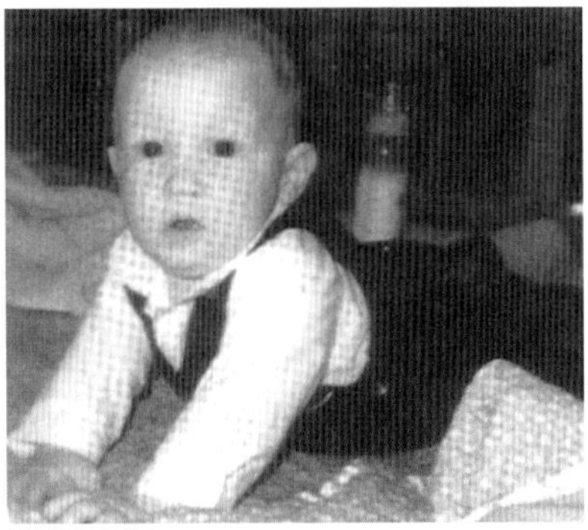

1) 뒤집기
2) 장난감 입으로 가져오기
3) 앉은 자세에서 물건 가지고 놀기
4) 팔꿈치로 체중지지 후 정면 응시하기
5) 바로누운자세(supine)에서 자신의 발을 가지고 놀기

**문제해설**

**978 아동의 운동 발달 지표**

손으로 체중을 지지할 수 있는 5~6개월의 아동이다.

**답** 3)

## 아동의 운동 발달 지표

Explanation

- 그림의 아동은 6개월 정도의 아동이다.
- 앉은 자세에서 물건 가지고 놀기는 8개월 아동의 수행이다.

### 1. 나이에 맞는 운동발달 지표(milestone)

| 운동지표 | | 개월 수 |
|---|---|---|
| 머리조절(head control) | • 엎드려 누운 자세(prone)<br>– 45° 머리 들기<br>– 90° 머리 들기 | 2개월<br>4개월 |
| | • 바로 누운 자세(supine)<br>– 정중선(midline) 유지하기<br>– 머리 들기 | 2개월<br>6개월 |
| 구르기(rolling) | • 엎드려 누운 자세(prone)<br>– 돌림(rotation) 없음<br>– 돌림을 동반함 | 4~6개월<br>6~9개월 |

| 운동지표 | | 개월 수 |
|---|---|---|
| 구르기(rolling) | • 바로 누운 자세(supine)<br>– 돌림(rotation) 없음<br>– 돌림을 동반함 | <br>5~7개월<br>6~9개월 |
| 앉기(sitting) | • 순간적인 팔 지지(arm support)<br>• 지속적인 팔 지지(arm support) | 4~5개월<br>5~6개월 |
| | • 순간적인 팔 지지 없음<br>• 지속적인 팔 지지 없음 | 6~7개월<br>7~9개월 |
| 이동성(mobility) | • 크롤(crawling)<br>• 기어 다니기(creeping)<br>• 돌아다니기(cruising)<br>• 걷기(walking) | 7~9개월<br>9~11개월<br>9~13개월<br>12~14개월 |



# 979

다음 그림은 어떤 동작의 ROM 평가인가?

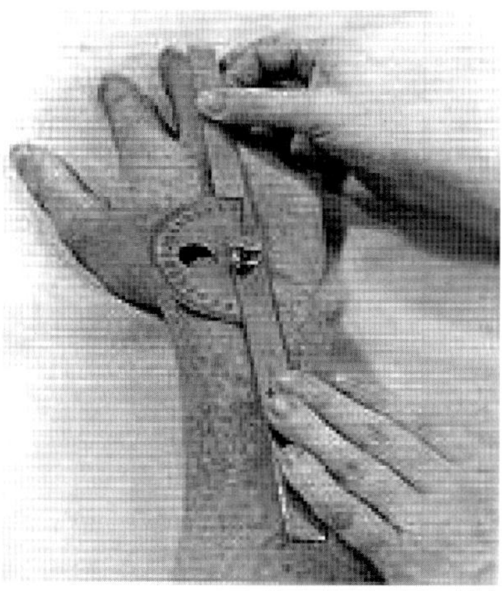

1) 자뼈 편위
2) 팔꿉관절의 폄
3) 아래팔의 엎침
4) 손가락 관절의 폄
5) 손목 관절의 돌림

**문제해설**

**979** 자뼈 편위

• 범위
 – 자뼈 측으로 향하는 손의 움직임 : 0~30°
• 축(axis)
 – 3번 중수골 저부(base)를 따라 손목 관절의 등쪽 윗부분까지
• 각도계
 – 한 쪽 : 아래팔의 등 쪽 부분의 정중선을 따라
 – 다른 쪽(other arm) : 3번 중수골(metacarpal)의 정중선을 따라

**답** 1)

# 980

**다음 그림은 어떤 평가인가?**

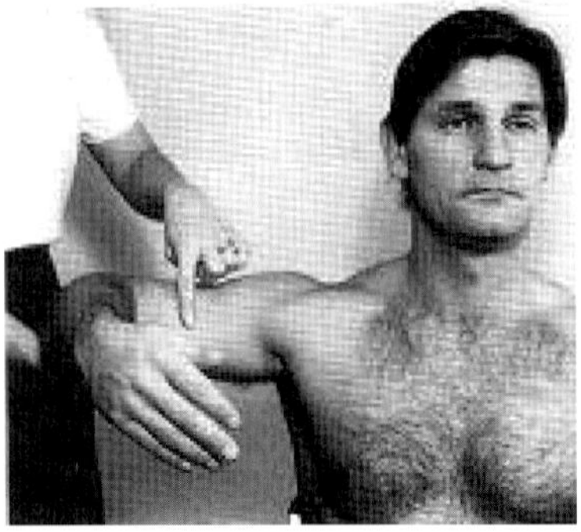

1) 팔꿉관절 굽힘의 항중력 자세
2) 어깨관절 벌림의 항중력 자세
3) 팔꿉관절 폄의 중력제거 자세
4) 팔꿉관절 굽힘의 중력제거 자세
5) 어깨관절 벌림의 중력제거 자세

# 981

**다음 그림에 제시된 검사와 관련된 날신경(efferent nerve)으로 가장 타당한 것은?**

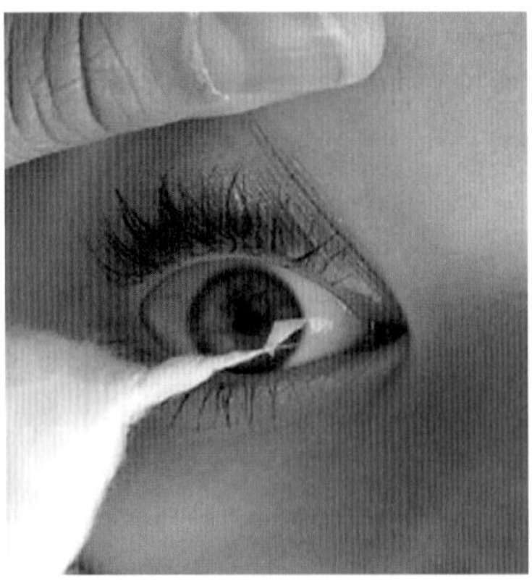

1) 시각신경
2) 동안신경
3) 삼차신경
4) 얼굴신경
5) 미주신경

**문제해설**

**980** 팔꿉관절 굽힘의 중력제거 자세 (start position)

- 의자에 앉음
  - 팔은 90° 벌림(abduction)하여 치료사가 지지
  - 팔꿈치는 폄

답 4)

**981**
- 각막반사 : 각막을 접촉하면 눈을 감음
- 들신경 : 삼차신경
- 날신경 : 얼굴신경

답 4)

# 982

**그림과 같은 휠체어 조작이 가장 필요한 증상은?**

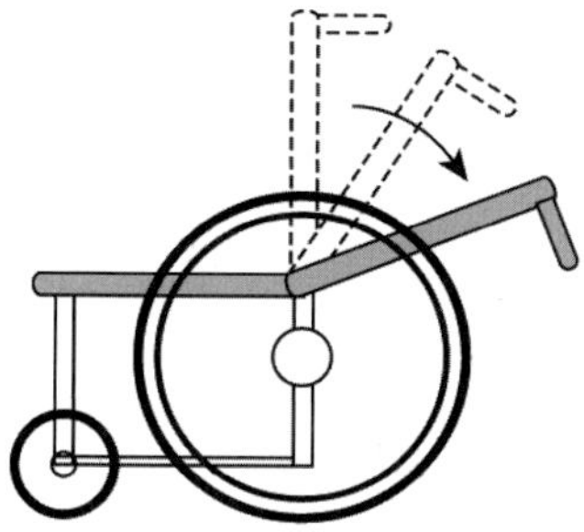

1) 통증
2) 호흡곤란
3) 기립성 저혈압
4) HO(이소성 골화증)
5) 자율신경성 반사부전증

**문제해설**

**982** 기립성 저혈압시에는 휠체어 recline이 필요하다.

**답** 3)

# 983

**동그라미를 보고 그리기(copy circle)가 가능한 나이는?**

1) 2년
2) 3년
3) 4년
4) 5년
5) 6년

**983 그림 그리기**

- 3세 : 동그라미 보고 그리기, 사람 그리기(4부분 – 머리, 팔, 다리, 눈)
- 4세 : 십자가 보고 그리기, 사람 그리기(8부분)
- 4.5세 : 사각형 보고 그리기
- 5세 : 삼각형 보고 그리기
- 6세 : 마름모 보고 그리기, 사람(12부분 – 눈, 코, 입까지 모두)

**답** 2)

## 글씨 쓰기

Explanation

1. 10~12개월 : 낙서하기
2. 2세 : 수직선, 수평선, 원의 흔적이 나타남
3. 2.5세 : 수직선, 수평선 그리기
4. 3세 : 동그라미 보고 그리기, 사람 그리기(4부분 – 머리, 팔, 다리, 눈)
5. 4세 : 십자가 보고 그리기, 사람 그리기(8부분)
6. 4.5세 : 사각형 보고 그리기
7. 5세 : 삼각형 보고 그리기
8. 6세 : 마름모 보고 그리기, 사람(12부분 – 눈, 코, 입까지 모두)

9

V·O·L·U·M·E

2024

합격 선배들의 맥 one pick!

# 퍼시픽 작업치료사 국시대비 문제집

# OCCUPATIONAL THERAPY

---

## 그림 실기형 문제

발 행 2023년 4월 30일

편저자 작업치료 국시연구회
발행인 이 웅 현
발행처 **퍼시픽북스**
서울시 중구 충무로 29 아시아미디어타워 501호
TEL. 02-2272-7766(代) / FAX. 02-2272-7166
E-mail : papu77@daum.net

ISBN 979-11-6375-465-7



정가 Volume 9 **21,000원**